C. Bausewein, S. Roller, R. Voltz

Leitfaden Palliativmedizin

W0094944

Geleitwort

Some people might regard it as a sad reflection on our society, and on medical and nursing education in particular, that there is a need for a book such as this, devoted entirely to palliative medicine. They assume that every doctor and nurse knows, and is concerned about, the needs of the terminally ill and skilled in easing their suffering, whatever its cause.

Sadly they would be wrong. Only in recent years have we recognized how much people suffer as they approach the end of life (though death may yet be many month or even years away) and how relatively easy it is to help them. Out of this long-overdue recognition has grown the new subject to which this book is devoted, *Palliative Medicine*. Not only have the principles been defined and the therapeutic regimens established, but they have been shown to be applicable to all good medical and nursing eare, as relevant in neurology as in oncology, in cardiology as in respiratory medicine, in hospital medicine as in general practice.

Palliative medicine focuses on the *patient* rather than on the pathology producing his or her appalling symptoms and distress; on *quality of life* rather than on life prolongation; on *interprofessional caring* rather than on professional "prima donnas".

It is not the need for palliative medicine which should upset anyone but the fact that it has, until recently, scarcely been thaught in our medical and nursing schools since the last century. We became so pre-occupied with cure that the incurable were often overlooked; so busy with scientific technology that we forgot how easy yet it was to ease their pain and listen to their fears. For several years the only country with palliative medicine introduced into the medical training was the United Kingdom, followed by Canada, Australasia and several European countries, each eagerly looking forward to the day when Germany would follow their example, and take a lead role in this field as it has done in so many others.

That day has come and soon we may look forward to every German doctor and nurse feeling competent in palliative medicine; confident that even when they cannot cure they can always care. Even when they are tempted to say, as others have done for too long „There is nothing I can do" there is always more that can be done to ease pain, to dispel fears and to share our humanity.

This modest book may be overdue but its importance and its potential cannot be overstated.

Edinburgh, UK   Derek Doyle
February 2000   Retired consultant in palliative medicine
                 President of the international Hospice Institute and College
                 Vice-Chairman, National Hospice Council, UK

Geleitwort

Die palliative Medizin wurde in ihrer heutigen Form in den sechziger- und siebziger Jahren vor allem im englischen Sprachraum entwickelt und ist mit Namen wie Kübler-Ross, Cicely Saunders, St. Christopher's Hospice und anderen verbunden. In Deutschland entstand 1983 in Köln die erste Palliativstation. Nachdem die Anfangsschwierigkeiten überwunden waren, hat sich dieser Bereich erfreulich entwickelt und auch in den neuen Ländern eindrucksvoll Fuß gefaßt. 1996 gab es in Deutschland 26 Palliativstationen, 30 stationäre Hospize, 6 Tageshospize, 268 Hausbetreuungsdienste und 183 Hospizinitiativen.

Die größte Patientengruppe, die der Palliativtherapie bedarf, sind Kranke mit fortgeschrittenen Krebsleiden. In Deutschland überwiegt diese Gruppe auch deshalb, weil die Deutsche Krebshilfe diesen medizinischen Teilbereich früh zum Förderschwerpunkt erklärt hat. Doch umfaßt das palliative Patientenspektrum auch AIDS-Kranke und neurologische Patienten. Gerade letztere, nicht allzu groß in ihrer Zahl, gemessen an den ungefähr 250000 Menschen, die in Deutschland jährlich an Krebs sterben, weisen in ihrer Behandlung Besonderheiten auf.

Es ist ein großes Verdienst der Herausgeber Bausewein, Roller und Voltz, sich in Form eines Leitfadens dem breiten Spektrum der Palliativmedizin anzunehmen. Dabei handelt es sich um ein weit ausgereiftes Werk, das alle wichtigen Bereiche der Palliativmedizin anspricht und vor allem die breite Interdisziplinarität dieses Gebietes in psychologischer, sozialer, rehabilitativer, spiritueller und sogar rechtlicher Richtung verdeutlicht. Das wiederum macht dieses Buch für ein breites Spektrum von Ärzten und nichtärztlichen Behandlern besonders wichtig und wertvoll.

Prof. Dr. Dr. Heinz Pichlmaier
Ehrenvorsitzender
Deutsche Gesellschaft für Palliativmedizin e.V.

Vorwort

Palliativmedizin ist in Deutschland noch eine recht junge medizinische Disziplin, obwohl sie ihre Ursprünge in den Anfängen ärztlichen Handelns überhaupt hat. Das im Mittelalter entstandene Wort „To cure sometimes, relieve often, comfort always" („Heilen selten – Lindern manchmal – Beistehen immer") hat besonders heute, in Anbetracht der modernen medizinischen Entwicklung, eine große Aktualität. Die Sorge um schwerkranke und sterbende Menschen und ihre Angehörigen unter medizinischen, psychischen, sozialen und spirituellen Aspekten steht im Mittelpunkt dieses Buches. Es soll Hilfe, Anleitung und Anregung sein, gerade in Anbetracht einer begrenzten Lebenszeit, die Betreuung der Betroffenen zu verbessern und das Hauptaugenmerk auf Lebensqualität und nicht auf Lebensquantität zu legen.

Palliativmedizin ist die Kombination aus spezialisiertem medizinischem Wissen, das sich die neuesten Erkenntnisse der Schmerztherapie und Symptomkontrolle zunutzen macht, und der inneren Haltung, daß Sterben ein Teil des Lebens ist und daß jeder Mensch besonders in dieser letzten Lebensphase als Individuum geachtet und begleitet werden muß. Vieles in der Schmerztherapie ist erforscht und validiert. In der Symptomkontrolle fehlen uns oft noch „harte" Daten, häufig beruht unser Handeln hier auf empirischen Erfahrungen oder Einzelfallbeschreibungen aus der Literatur. Daher scheinen viele Tips in diesem Buch unkonventionell. Letztlich ist aber alles erlaubt, was die Lebensqualität des Patienten verbessert.

Bei der Erstellung des Buches konnten wir erfahrene Palliativmediziner oder Spezialisten im Bereich der Betreuung von Schwerkranken und Sterbenden als Autoren gewinnen. Da Palliativmedizin in Deutschland noch sehr unterschiedlich interpretiert wird und manche Definitionen nicht einheitlich sind, kann vieles sicher kontrovers diskutiert werden. Wir freuen uns über eine rege Diskussion und weitere Anregungen und Erfahrungen zur Verbesserung des Buches.

Das Buch ersetzt kein Lehrbuch der Palliativmedizin, sondern soll vielmehr ein schneller Ratgeber für alltägliche Fragen im ambulanten und stationären Bereich sein. Wir hoffen außerdem, daß neben Ärzten auch andere Berufsgruppen, die in die Betreuung von schwerkranken und sterbenden Menschen eingebunden sind, von diesem Buch profitieren.

Wir möchten mit diesem Buch einen Beitrag zur Verbreitung der Palliativmedizin im deutschsprachigen Raum leisten.

München im April 2000

Die Herausgeber

Danksagung

Für Anregungen und langjährige Unterstützung danken wir:
- Dr. med. Thomas Binsack, Johannes Hospiz, Palliativstation am Krankenhaus der Barmherzigen Brüder, München
- Prof. Dr. med. Thomas Brandt, Neurologische Klinik, Klinikum Großhadern, München
- Dr. med. Derek Doyle, St. Columba's Hospice, Edinburgh, Schottland
- Prof. Dr. med. Ilora Finlay, Marie Curie Centre, Holme Tower, Cardiff, Wales
- Prof. Dr. med. Kathy Foley, Memorial Sloan Kettering Cancer Center, New York
- Prof. Dr. med. Reiner Hartenstein, IV. Med. Abteilung, Städt. Krankenhaus München-Harlaching
- Prof. Dr. med. Hermann Heimpel, Ulm
- Prof. Dr. med. Eberhard Klaschik, Malteser Krankenhaus, Bonn
- Dr. med. Michael Minton, Sir Michael Sobell House, Oxford
- Prof. Dr. med. Hans Pichlmaier, Köln
- Prof. Dr. med. Russ Portenoy, Beth Israel Medical Center, New York
- Dr. med. Robert Twycross, Sir Michael Sobell House, Oxford
- Dr. Roger Burne, St. Bartholomew's Medical Centre, Oxford, und Frau Elizabeth Leigh, Paediatric Oncology Community Nurse, The John Radcliff Hospital, Oxford, für die hilfreiche Unterstützung bei der Erstellung des Kinderkapitels.
- Frau Irmhild Walch, Palliativstation, Städt. Krankenhaus München-Harlaching, für ihr Manuskript über Lymphödembehandlung.
- Dr. med. Nicole Braunen danken wir für die konzeptionellen Anregungen bei der Planung dieses Buches.
- Frau Elisabeth Dominik danken wir für die kompetente, anregende und sehr engagierte Lektoratsarbeit.

Den Mitarbeitern und Mitarbeiterinnen des Urban & Fischer Verlages danken wir für ihre Unterstützung.

Unseren Partnerinnen und Partnern danken wir für ihre Geduld.

Ein besonderer Dank gilt unseren Patienten und ihren Angehörigen, die uns an ihrem Leid und ihren Erfahrungen teilhaben lassen und durch die wir viel lernen können.

Adressenverzeichnis

Dr. med. Elisabeth Albrecht
Leuchtenbergweg 8
93051 Regensburg

Dr. med. Claudia Bausewein
Palliativstation
Städt. Krankenhaus Harlaching
Sanatoriumsplatz 2
81545 München

Dr. med. Thomas Binsack
Palliativstation Johannes-Hospiz
Krankenhaus der Barmherzigen Brüder
Romanstraße 93
80639 München

Dr. Roger Burne
St. Bartholomew´s Medical Centre
Cowley Road
Oxford OX4 1XB

Dr. med. Michael Cremer
Palliativstation
Katharinen-Hospiz am Park
Mühlenstr. 1
24937 Flensburg

Elizabeth Leigh
Paediatric Oncology Community Nurse
The John Radcliff Hospital
Headley Way
Headington
Oxford OX3 9DU

Prof. Dr. med. Eberhard Klaschik
Abt. für Anästhesiologie, Intensiv- und
Palliativmedizin, Schmerztherapie
Malteser Krankenhaus Bonn Hardtberg
Von-Hompesch Str. 1
53123 Bonn

Renate Langenbach
Palliativstation des Herz Jesu Krankenhaus
Friedrich-Wilhelm-Str. 29
54290 Trier

Dr. med. Regina v. Maydell
Jägerpfad 13
77656 Offenburg

Dr. med. Friedemann Nauck
Abt. für Anästhesiologie, Intensiv- und
Palliativmedizin, Schmerztherapie
Malteser Krankenhaus Bonn-Hardtberg
Von-Hompesch Str. 1
53123 Bonn

Prof. Dr. med. Uwe Peter
Oberer Eselsberg 40
89081 Ulm

Rechtsanwalt Wolfgang Putz
Eduard-Schmid-Straße 30
81541 München

Dr. med. Susanne Roller
Palliativstation Johannes-Hospiz
Krankenhaus der Barmherzigen Brüder
Romanstraße 93
80639 München

Klinikpfarrer. i. R. Christoph Scheytt
Hahnengasse 6
890073 Ulm

Prof. Dr. med. Wolfgang Schreml
Innere Abteilung
Kreiskrankenhaus Günzburg
89312 Günzburg

Prof. Dr. med. Matthias Volkenandt
Dermatologische Klinik und Poliklinik
Frauenlobstr. 9
80337 München

Dr. med. Raymond Voltz
Neurologische Klinik
Klinikum Großhadern
Marchioninistr. 15
81377 München

Englische Begriffe

Da bisher fast alle palliativmedizinischen Publikationen in englischer Sprache veröffentlicht werden, soll die folgende Auflistung helfen, entsprechende englische Begriffe, die von den deutschen/lateinischen medizinischen Fachausdrücken abweichen, zu finden.

Amyotrophe Lateralsklerose (ALS)	Motor neurone disease (MND)
Appetitlosigkeit	anorexia
Atemnot	dyspnoea
Ausfluß	discharge
Bestrahlung	irradiation
Dekubitus	bed sore, pressure sore, decubital ulcer
Erbrechen	vomiting
Erhöhter Hirndruck	raised intracranial pressure
Erstickungsanfall	choking
Geschmacksveränderungen	taste alteration, dysgeusia
Hämoptoe	hemoptysis
Husten	cough
Ikterus	jaundice
Ileus	bowel obstruction, gastrointestinal obstruction
Juckreiz	itch
Knochenschmerz	bone pain
Krampfanfall	seizure, convulsions
Kunsttherapie	art therapy
Müdigkeit	fatigue
Mukositis	stomatitis
Mundtrockenheit	dry mouth, xerostomia
Nervenschmerz	neuropathic pain
Obere Einflußstauung	superior vena cava obstruction
Obstipation	constipation
Querschnittslähmung	spinal cord compression
Rasselatmung	death rattle
Röntgen	x-ray
Schlaflosigkeit	insomnia
Schläfrigkeit	drowsiness
Schwäche	weakness
Schwindel	dizziness, vertigo
Singultus	hickup
Suizidalität	suizidal risk
Trauer	grief, bereavement
Übelkeit	nausea
Unruhe	restlessness
Verwirrtheit	confusion

Abkürzungsverzeichnis

Symbole

®	Handelsname	GOT	Glutamat-Oxalacetat-Transaminase
→	vgl. mit, daraus folgt		
☞	siehe (Verweis)	GPT	Glutamat-Pyruvat-Transaminase
/kg	pro Kilogramm Körpergewicht	Granulos	Granulozyten
		gtt.	Tropfen
5-FU	5-Fluorouracil		
		h	Stunde
ACE	Angiotensin converting enzyme	Hb	Hämoglobin
		Hkt.	Hämatokrit
ACTH	adrenokortikotropes Hormon	HWZ	Halbwertszeit
AIDS	Acquired immuno-deficiency syndrome	i.a.	intraarteriell
		i.c.	intrakutan
allg.	allgemein	i.m.	intramuskulär
ALS	Amyotrophe Lateralsklerose	i.th.	intrathekal
		Ind.	Indikation
ANV	Akutes Nierenversagen		
AP	Alkalische Phosphatase	KI	Kontraindikationen
AZ	Allgemeinzustand	KO	Komplikationen
		Leukos	Leukozyten
bakt.	bakteriell		
BB	Blutbild	li.	links
bes.	besonders	Lj.	Lebensjahr
BGA	Blutgasanalyse		
β-HCG	humanes Choriongonadotropin	max.	maximal
		mg	Milligramm
BSG	Blutkörperchensenkungsgeschwindigkeit	Min.	Minute
		ml	Milliliter
bzw.	beziehungsweise	mögl.	möglich
		MRT	Magnetresonanztomographie
ca.	circa		
CCT	Craniales Computertomogramm		
		Nephrot. Sy.	Nephrotisches Syndrom
Ch.	Charrière	NHL	Non-Hodgkin-Lymphom
chron.	chronisch	NLG	Nervenleitgeschwindigkeit
CTZ	Chemorezeptor-Trigger-Zone		
		NSAID	Nonsteroidal antiinflammatory drug (Synonym NSAR)
d/die	Tag (Medikamentendosierung)		
DD	Differentialdiagnose	NSAR	Nicht-steroidale Antirheumatika (Synonym NSAID)
DK	Dauerkatheter		
Drg.	Dragee(s)	NW	Nebenwirkung
E. coli	Escherichia coli	o.B.	ohne Besonderheit
E'lyte	Elektrolyte	ONW	Oberer Normalwert des Patientenkollektivs vor Therapiebeginn
EKG	Elektrokardiogramm		
EMG	Elektromyogramm		
ggf.	gegebenenfalls		
GI-Trakt	Gastrointestinaltrakt	p.o.	per os

Pat.	Patient	Sympt.	Symptome, Symptomatik
PEG/PEJ	Perkutane endoskopische Gastro-/Jejunostomie	Tbl.	Tablette(n)
		tgl.	täglich
		Thrombos	Thrombozyten
re.	rechts	Tr./Trpf.	Tropfen
rezidiv.	rezidivierend		
RG	Rasselgeräusche	u.a.	unter anderem
Rö	Röntgen	u.U.	unter Umständen
RR	Blutdruck nach Riva-Rocci		
		V.a.	Verdacht auf
		v.a.	vor allem
s.c.	subkutan	Vit.	Vitamin
s.l.	sublingual		
s.u.	siehe unten	z.B.	zum Beispiel
Sek.	Sekunden	z.N.	zur Nacht
stdl.	stündlich	ZNS	Zentrales Nervensystem
Supp.	Suppositorium	ZVD	Zentraler Venendruck
		ZVK	Zentraler Venenkatheter

Bildnachweis

Die eckigen Klammern am Ende des Legendentextes unter den Abbildungen verweisen auf die verwendete Abbildungsquelle und die dazugehörigen Urheber.

Umschlagfoto
Susanne Roller, München

Abbildungen
A300–157: S. Adler, Lübeck, in Verbindung mit der Reihe Klinik- und Praxisleitfaden, Gustav Fischer Verlag
A300–190: G. Raichle, Ulm, in Verbindung mit der Reihe Klinik- und Praxisleitfaden, Gustav Fischer Verlag
L157: S. Adler, Lübeck

Kapitelanfangseiten
Kap. 1, 3: W. Krüper, Bielefeld [K157]
Kap. 2, 4, 6, 8, 10, 11, 12, 15, 17, 18, 19, 21: Susanne Roller, München
Kap. 5: G. Wildenmann, Karlsbad
Kap. 7: E. Weimer, Köln [K183]
Kap. 9: MEV Verlag, Augsburg [J660]
Kap. 13: S. Adler, Lübeck [L157]
Kap. 14: Th. Oberheitmann, Witten [K151]
Kap. 20: DOEHRINGs, Lübeck [K225]

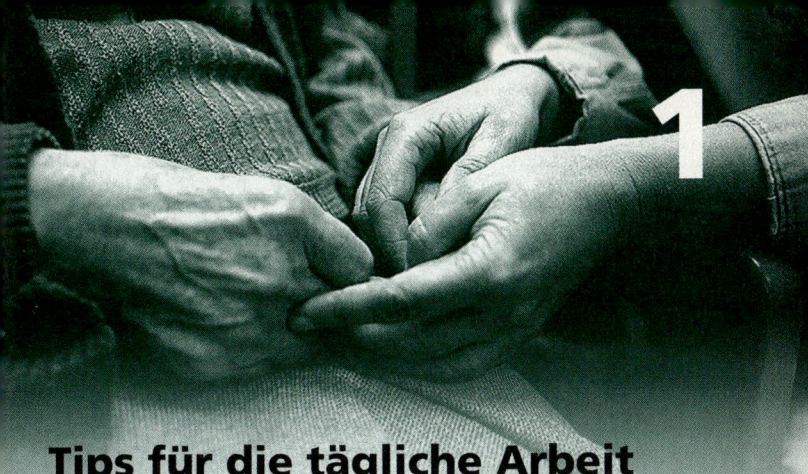

1

Tips für die tägliche Arbeit

Susanne Roller
Claudia Bausewein
Raymond Voltz

1

1.1   Konzept der Palliativmedizin

1.1.1   Kurativ – Palliativ

Handlungsziel eines Arztes ist es, „Leben zu erhalten, Gesundheit zu schützen und wiederherzustellen sowie Leiden zu lindern und Sterbenden bis zum Tod beizustehen". (Präambel der Richtlinien der BÄK zur ärztlichen Sterbebegleitung 1998, ☞ 18.3.2).

Die kurative Medizin legt ihren Schwerpunkt auf die „Heilung" (curare, lat. = heilen) und Lebenserhaltung bzw. -verlängerung. Der Tod eines Patienten muß so lange wie möglich hinausgezögert werden und gilt in manchen Bereichen (immer noch) als „Versagen" der ärztlichen Kunst. In der Palliativmedizin geht es vor allem um die Linderung von Leiden. (pallium, lat. = Mantel). Die Zeit des Sterbens wird als eine (wichtige) Zeit des Lebens gesehen und wird weder hinausgezögert noch verkürzt. Die Behandlung von krankheitsbedingten Beschwerden und das Wohlbefinden des Patienten in allen Bereichen (physisch, psychisch, sozial und spirituell) stehen im Mittelpunkt. Ziel ist die bestmögliche Lebensqualität für den Patienten und seine Angehörigen. Die Angehörigen werden immer mitbetreut.

Das Konzept der Palliativmedizin gilt für Menschen mit jeder Erkrankung, die progredient und irreversibel zum Tode führt und bei der die zu erwartende verbleibende Lebenszeit relativ (< 1 Jahr, teils auch < 6 Monate) kurz ist.

Das Angebot umfaßt Symptomkontrolle, Rehabilitation, Betreuung in der Terminalphase, Beratung und Unterstützung der Familie, Betreuung zu Hause, im Tageshospiz oder im stationären Bereich, Begleitung in der Trauerphase.

Die Übergänge von kurativer zu palliativer Therapie sind fließend (☞ Abb. 1.1). Wichtig ist, sich über das Ziel der Behandlung (kurativ oder palliativ) klar zu sein.

WHO: „Palliativmedizin ist die aktive, ganzheitliche Behandlung von Patienten mit einer progredienten, weit fortgeschrittenen Erkrankung und einer begrenzten Lebenserwartung zu der Zeit, in der die Erkrankung nicht mehr auf eine kurative Behandlung anspricht und die Beherrschung der Schmerzen, anderen Krankheitsbeschwerden, psychologischen, sozialen und spirituellen Problemen höchste Priorität besitzt."

European Association for Palliative Care (EAPC): „Palliativmedizin ist die angemessene medizinische Versorgung von Patienten mit fortgeschrittenen und progredienten Erkrankungen, bei denen die Behandlung auf die Lebensqualität zentriert ist und die eine begrenzte Lebenserwartung haben. Palliativmedizin schließt die Berücksichtigung der Bedürfnisse der Familie vor und nach dem Tod des Patienten ein."

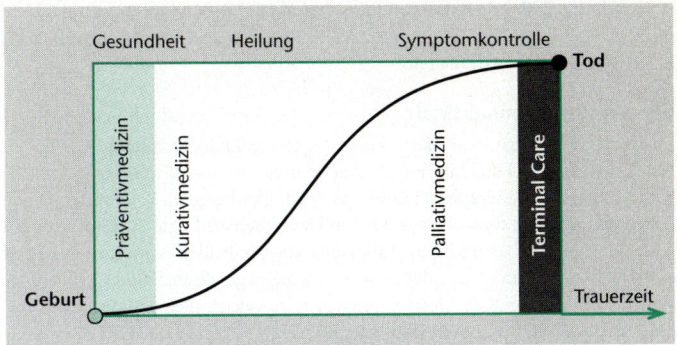

Abb. 1.1:   Die Übergänge von kurativer zu palliativer Therapie [L157]

Ziel der Palliativmedizin ist es, eine möglichst hohe Lebensqualität bis zum Tod zu erreichen.

Grundsätze der Palliativmedizin (C. Saunders 1977)

- Behandlung des Patienten in der Umgebung seiner Wahl (ambulant, stationär, zu Hause, Pflegeheim etc.)
- Beachtung der physischen, psychischen, sozialen und seelsorgerlichen Bedürfnisse von Patient, Angehörigen und Behandlungsteam
- „high person low technology"
- Individuelle Behandlung jedes Patienten im multidisziplinären Team rund um die Uhr
- Offenheit und Wahrhaftigkeit als Grundlage des Vertrauensverhältnisses unter allen Beteiligten
- Symptomkontrolle (Schmerzen und andere Symptome) durch den Spezialisten (intensive medizinische Betreuung)
- Fachliche Pflege durch speziell geschulte Pflegekräfte
- Integration von Ehrenamtlichen
- Zentrale Koordination des Teams
- Kontinuierliche Betreuung (24-Stunden-Bereitschaft) des Patienten und seiner Angehörigen bis zum Tod bzw. in der Trauerzeit
- Bejahung des Lebens. Akzeptanz von Sterben und Tod als Teil des Lebens. Der Tod wird weder beschleunigt noch hinausgezögert. Aktive Sterbehilfe wird strikt abgelehnt

- Forschung, Dokumentation und Auswertung der Behandlungsergebnisse
- Unterricht und Ausbildung von Ärzten, Pflegekräften, Sozialarbeitern, Seelsorgern und Ehrenamtlichen.

 Was ist terminal/final?

finalis, Synonym terminalis (lat.) = die Grenze, das Ende betreffend

Das Kriterium der Finalität/Terminalität ist ungenau und wird oft mit „Unheilbarkeit" und „austherapiert" oder sterbend gleichgesetzt. Die verbleibende Lebenszeit ist nicht abzuschätzen. Oft sind krankheitsbedingte Symptome nochmals gut therapierbar und eine Entlassung aus der Palliativstation möglich. Ist eine Rückkehr in ein mehr oder weniger normales gesellschaftliches Leben über Wochen und gelegentlich Monate möglich, wird gelegentlich von der **Präterminalphase** bzw. Rehabilitationsphase gesprochen.

Ein „**terminaler**" Patient hat nur noch eine absehbar kurze Zeit zu leben, wobei die Schätzungen zwischen wenigen Stunden und Tagen schwanken. Oft besteht eine große Diskrepanz zwischen der Einschätzung durch Arzt, Patient und Angehörigen. Symptomkontrolle steht im Vordergrund.

Hat die letzte Phase des Sterbens begonnen, sind typische, diagnoseunabhängige Zeichen des nahen Todes (z.B. Rasselatmung, Bewußtseinseintrübung) erkennbar (☞ 15.1.3).

Mit zunehmender Verbreitung der Palliatividee werden Patienten länger ambulant betreut bzw. öfter in einem relativ frühen Krankheitsstadium (d.h. zur Rehabilitation und nicht terminal) zur Symptomkontrolle stationär behandelt und wieder entlassen. Die Terminalphase und die Sterbephase („Zustand in extremis") allein werden immer seltener Aufnahmegrund für stationäre Einrichtungen.

Ein Patient in der „Sterbephase" sollte nicht mehr verlegt werden und, falls er das wünscht, nicht mehr alleine gelassen werden.

1.1.2 Ziele der Hospiz- und Palliativbetreuung

1

„Nicht dem Leben mehr Tage hinzufügen, sondern den Tagen mehr Leben geben" (C. Saunders).

Lebensqualität statt Lebensquantität

- Diagnostik und Therapie dürfen die verbliebene Lebensqualität nicht verschlechtern
- Schwerpunkt medizinischer Betreuung: Linderung von Schmerzen u.a. Symptomen
- Schwerkranke, Sterbende und deren Angehörige werden in der Zeit des Sterbens und Trauerns begleitet
- Die physischen, psychischen, sozialen und spirituellen Bedürfnisse der Begleiteten werden berücksichtigt (☞ Abb. 1.2)
- Das Sterben wird „als ein Teil des Lebens" anerkannt und ein „Leben bis zum Tod" ermöglicht
- Wünsche, Ziele und Befinden des Patienten stehen im Vordergrund
  - Im Sterben nicht alleine gelassen werden
  - An einem vertrauten Ort, begleitet von vertrauten Menschen sterben
  - Nicht unter starken körperlichen Beschwerden leiden
  - Die letzten Dinge regeln können
  - Die Frage nach dem Sinn stellen können
- Es herrscht ein offener Umgang mit Sterben und Tod, d.h. Patient (und ggf. Angehörige) sind über Diagnose und Prognose informiert und wissen um den nahen Tod
- Lebensverlängernde Maßnahmen werden nicht gewünscht
- Zeit hat für den Schwerkranken und seine Angehörigen eine besondere Bedeutung bekommen, da sie begrenzt und wertvoll geworden ist
- Intensive Öffentlichkeitsarbeit sorgt für einen anderen Umgang mit Krankheit, Sterben, Tod und Trauer in der Bevölkerung.

Alle Beteiligten sind sich einig, daß das medizinische Behandlungsziel von der kurativen (heilenden) zur palliativen (symptomlindernden) Medizin gewechselt hat.

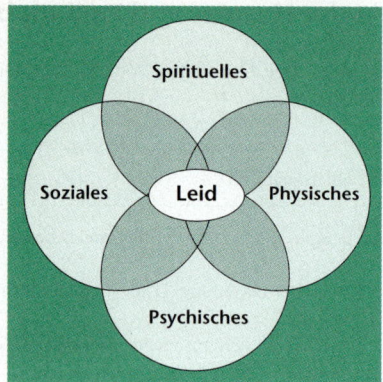

Abb. 1.2:   Die vier Dimensionen des Leidens [L157]

1.1.3   Entwicklung der Hospiz- und Palliativbetreuung

Die Sorge für Kranke, Schwache und Alte ist ein Zeichen sozialer Strukturen in einer Gesellschaft und hat ihre Wurzeln bereits weit vor unserer Zeitrechnung. Erste Orte der Pflege finden sich in den byzantinischen und frühchristlichen „Xenodochien" (Herbergen). Im Römischen Reich werden diese „Gasthäuser" *hospitium* genannt. Im Mittelalter während der Kreuzzüge entstehen viele dieser Hospize als Gast- und Rasthäuser („Hotel") entlang der Pilgerwege. Dort werden müde, kranke und alte Wandernde gepflegt, oft auch bis zum Tode. Erste Hospize speziell für die Pflege Schwerkranker und Sterbender („Hospital") entstehen im 18. Jahrhundert in Dublin (Irland) und Lyon (Frankreich). Von dort verbreitet sich die Idee in mehrere europäische Länder.

Die Entwicklung der modernen Hospizarbeit und Palliativmedizin geht von England aus, wo Dame Cicely Saunders 1967 mit dem St. Christophers Hospice das erste stationäre Hospiz gründete. Dort werden Schwerkranke und Sterbende bis zum Tode betreut. Die erste Palliativstation entstand 1975 am Royal Victoria Hospital in Montreal (Kanada).

In Deutschland wird zunächst die Idee der stationären Hospizeinrichtungen, bekannt geworden durch den Film „Noch 16 Tage", als „isolierte Sterbekliniken" von vielen abgelehnt. Alles Interesse gilt zunächst der immer mehr technisierten lebenserhaltenden Medizin.

Die ersten stationären und ambulanten Einrichtungen gingen daher meist auf Einzelinitiativen zurück. 1983 wurde die erste Palliativstation in Köln eröffnet. 1990 gab es erst 3 Palliativstationen in Deutschland. Seither ist jedoch eine deutliche Zunahme zu erkennen. Vor allem die ambulante Hospizarbeit in ehrenamtlich arbeitenden Gruppen wurde fast unüberschaubar. Mit Gründung der Bundesarbeitsgemeinschaft Hospiz (vertritt alle ehrenamtlich und hauptamtlich arbeitenden, ambulanten und stationären Hospizeinrichtungen) und der Deutschen Gesellschaft für Palliativmedizin (Vereinigung palliativmedizinisch arbeitender Ärzte, Pflegekräfte, anderen Professionellen und Organisationen) wurden wesentliche „Standesvertretungen" geschaffen. Diese konnten eine staatliche Anerkennung und finanzielle Unterstützung der Hospiz- und Palliativbetreuung in Deutschland erreichen.

Diese „Entwicklung von unten" erklärt, warum viele verschiedene Formen der Hospiz- und Pallitivbetreuung in Deutschland mit denselben Zielen entstanden sind.

Geschichte der Palliativmedizin in Deutschland	
1967	Dame Cicely Saunders gründete St. Christophers Hospice in London (England)
1971	Dokumentarfilm über St. Christophers Hospice „Noch 16 Tage" von R. Iblacker SJ löst in Deutschland Diskussion über Hospizidee aus
1975	Palliativstation am Royal Victoria Hospital in Montreal (Kanada) eröffnet
1983	Eröffnung der ersten deutschen Palliativstation (Chir. Klinik der Univ. Köln)
1985	Gründung des ersten regionalen Hospizvereins (München) und des bundesweiten Vereins „OMEGA – mit dem Sterben leben e.V."
ab 1985	In vielen Städten werden ehrenamtlich arbeitende Hospizgruppen (Vereine, Arbeitsgemeinschaften, Initiativen u.a. Organisationsformen) gegründet
1986	Gründung der „Internationalen Gesellschaft für Sterbebegleitung und Lebenshilfe e.V." (IGSL)
1986	Eröffnung des ersten stationären Hospizes (Aachen)
1992	Gründung der „Bundesarbeitsgemeinschaft Hospiz" (BAG)
1993	BM Gesundheit fördert pro Bundesland eine „Palliativstation" nach Kölner Vorbild
1995	Gründung der „Deutschen Gesellschaft für Palliativmedizin"
1996	Erster bundesweiter Palliativmedizin-Kongress (Köln)
1997	Zusammenschluss der Landesarbeitsgemeinschaften Hospiz (LAG) in der Bundesarbeitsgemeinschaft (BAG)
2000	Über 55 Palliativstationen und ca. 60 stationäre Hospizeinrichtungen, mehrere Hundert ambulante Hospizgruppen betreuen Schwerkranke, Sterbende und deren Angehörige in Deutschland

1

1.1.4   Organisationsformen

„Hospiz ist eine Idee und kein Gebäude"

Aufgrund der finanziellen Trennung von medizinischer (Krankenkasse) und pflegerischer (Pflegekasse) Betreuung in Deutschland sind Hospiz- und Palliativeinrichtungen verschieden organisiert. Allen gemeinsam ist eine optimale Betreuung des Schwerkranken und seiner Angehörigen in der letzten Phase seiner Erkrankung durch ein multidisziplinäres Team (☞ Abb. 1.3) mit dem Ziel der optimalen Symptomkontrolle.

Hospizinitiativen und palliativmedizinische Einrichtungen arbeiten eng zusammen. Für den Alltag ist es wichtig, die (in Deutschland bestehenden) Unterschiede zu kennen. Im englischen Sprachraum ist „hospice care" und „palliative care" gleichzusetzen und bedeutet Behandlung, Pflege und Fürsorge Schwerkranker und Sterbender.

■ Hospizbetreuung

Ambulante Hospizeinrichtungen

- Verschiedene Trägerschaften (Kirche, Stadt, Wohlfahrtsverbände, private Organisationen, Verein, u.a.)
- Vorwiegend Ehrenamtliche mit spezieller Schulung (Vorbereitungskurse, Seminare, Selbsterfahrung, Pflegepraktikum)
- Hauptamtliche in den Bereichen Pflege, Verwaltung, Fortbildung, Öffentlichkeitsarbeit u.a.
- Zusammenarbeit mit regionalen Einrichtungen der Pflege, Ärzten, Wohlfahrtsverbänden u.a.
- Die Begleitung ist für die Betroffenen kostenlos, unabhängig von sozialen, religiösen oder medizinischen Aspekten.

Stationäre Hospizeinrichtungen

- Verschiedene Trägerschaften
- Mischfinanzierung, u.a. aus
  - Mitteln der Pflegekasse
  - Mitteln der Krankenkasse (gesetzlich festgelegter Betrag)
  - Eigenbeteiligung
  - Spenden
  - Kirchlichen Mitteln
- Hauptamtliche, speziell geschulte Pflegekräfte, z.T. unterstützt von Ehrenamtlichen
- Ambulante hausärztliche Betreuung in der Hospizeinrichtung

- Betreut werden Schwerkranke und Sterbende, die nicht ständige (24-h) ärztliche Betreuung benötigen
  - zur Entlastung pflegender Angehöriger für begrenzte Zeit
  - bis zum Tod (voraussichtliche Lebenserwartung < 6 Mon.)
  - zur Unterstützung bei krankheitsbedingten Krisensituationen
- Stationäre Aufnahme auf Wunsch des Patienten (muß meist selbst den Antrag stellen).

■ Palliativmedizinische Betreuung

Ambulante Betreuung

- Verschiedene Trägerschaften, finanziert u.a. aus
  - Krankenkasse
  - Spenden
  - Kirchlichen Mitteln
  - Bundes- und Landesmitteln
- Verschiedene Organisationsformen
  - Tagesklinik
  - Spezialambulanz (z.B. Schmerzambulanz) bzw. Praxis
  - Ambulantes Team (Arzt, Pflegekraft, Sozialarbeiter, Seelsorger)
- Schwerpunkt medizinische Betreuung zur Symptomkontrolle
- Zusammenarbeit mit anderen Einrichtungen der Hospiz- und Palliativbetreuung.

Stationäre Betreuung

- Angeschlossen an (Palliativstation) oder integriert in (Palliativeinheit) ein Krankenhaus
- Speziell geschulte Ärzte und Pflegekräfte
- Interdisziplinäres Team mit Ärzten, Pflegekräften, Sozialarbeitern, Seelsorgern, anderen Therapeuten und ehrenamtlichen Hospizmitarbeitern (☞ 1.2)
- Finanzierung über Krankenkasse
- Stationäre Einweisung durch behandelnden Arzt
- Aufnahmekriterien
  - Unheilbare, in absehbarer Zeit zum Tode führende („finale") Erkrankung (historisch meist Krebserkrankungen, in letzter Zeit jedoch zunehmend andere Diagnosen, z.B. AIDS, ALS, terminale internistische Erkrankung u.a.)
  - Patient über palliative Situation seiner Krankheit informiert und mit palliativer Behandlung (d.h. nicht primär lebensverlängernder Therapie) einverstanden (Behandlungsvertrag ☞ 18.1)
  - Medizinische Problematik im Vordergrund (d.h. primäres Ziel ist symptomorientierte medizinische Therapie)

1

- Die Entlassung nach Hause bzw. in andere stationäre Einrichtungen, z. B. Hospiz ist Ziel der Behandlung
- Mittlere stationäre Behandlungszeit ca. 14–16 Tage, d.h. keine Langzeitbehandlung
- Prä- und poststationär Betreuung durch angeschlossene ambulante Hospizdienste möglich
- Zusammenarbeit mit
  - allen medizinischen Abteilungen des Krankenhauses
  - ambulanten Diensten
  - Hausärzten
  - Pflegeeinrichtungen u.a.

1.1.5 Wichtige Begriffe

Palliative Therapie
Therapeutische Maßnahme mit dem Ziel der Symptomlinderung (lat. pallium = Mantel), in vielen Fachbereichen häufigstes therapeutisches Ziel.

Kurative Therapie
Therapeutische Maßnahme mit dem Ziel der Heilung (lat. curare = heilen).

Hospiz
(lat. hospitium = Gast-, Rasthaus, Gastfreundschaft). Von Dr. C. Saunders 1967 verwendeter Begriff für ihre medizinische Einrichtung zur Betreuung Sterbender und ihrer Angehörigen (St. Christopher´s Hospice, London). Wesentliche Elemente der Arbeit sind der Teamgeist, die – soweit möglich – häusliche Betreuung und Mitarbeit Ehrenamtlicher.

Palliativmedizin
International verwendeter Begriff für den medizinischen Teil der Hospizarbeit, laut WHO (1990): „Palliativmedizin kümmert sich um Patienten mit aktiver, progredienter, weit fortgeschrittener Erkrankung, für die die Prognose begrenzt ist und der Schwerpunkt der Behandlung auf der Lebensqualität liegt."

Palliativstation
In einigen Ländern gleichbedeutend mit „Hospiz". In manchen Ländern – wie auch in Deutschland – von Hospizen unterschieden durch den Schwerpunkt auf Betreuung von Patienten mit inkurablen fortgeschrittenen Erkrankungen mit begrenzter Lebenserwartung (meist, aber nicht nur Tumorpatienten) zur Symptomkontrolle, psychosozialen Begleitung und zur Betreuung in der Terminalphase. Immer ärztliche Leitung.

Hospizgruppen
In Deutschland eher ambulant tätige Organisationen mit unterschiedlichem Anteil von ehrenamtlichen und professionellen Kräften, nicht begrenzt auf onkologische Patienten.

Rehabilitation
(lat. re-habilitare = wieder-befähigen) Üblicherweise verwendet für Maßnahmen, die die vollständige berufliche und soziale Wiedereingliederung zum Ziel haben. In der Palliativmedizin ist das Ziel der rehabilitativen Bemühungen die Wiederherstellung kleiner alltäglicher Verrichtungen (Aufstehen aus Bett, Besuche empfangen, etc.) als Verbesserung der Lebensqualität.

Euthanasie
(gr. eu = gut, thanatos = Tod) Jeder von uns wünscht sich einen „guten Tod". Seit dem Mißbrauch des Begriffs in der Nazizeit in Deutschland meist synonym zu „aktiver Euthanasie" verwendet.

Dysthanasie
(gr. dys = schlecht, thanatos = Tod) Umschreibung von Zynikern für die derzeitige Situation der meisten Sterbenden in unseren Kliniken.

Aktive Sterbehilfe
Gezieltes, tätiges Herbeiführen des Todes. Die zum Tod führende Handlung wird von einem Dritten ausgeführt. In Deutschland strafbar (☞ 18.3).

Passive Sterbehilfe
Unterlassung lebensverlängernder Maßnahmen (z.B. Nicht-Behandlung einer Pneumonie). Beim todkranken Patienten oder auf Wunsch eines aufgeklärten Patienten nicht strafbar (☞ 18.3).

Indirekte Sterbehilfe
Gabe symptomlindernder Medikamente unter Inkaufnahme einer möglichen Lebensverkürzung (kommt bei korrekter Dosierung nur selten vor).

Sterbebegleitung
Palliative Betreuung durch Ärzte, Pfleger, Ehrenamtliche, etc. im Sinne der Hospizarbeit. Aktive Sterbehilfe wird dabei ausgeschlossen.

Suizid
Selbsttötung. Die zum Tode führende Handlung wird vom Betroffenen selbst ausgeführt. Er kann bis zuletzt von der Handlung Abstand nehmen. Nicht strafbar.

Beihilfe zum Suizid

Da der Suizid(versuch) nicht strafbar ist, ist auch die Beihilfe dazu nicht straf-bar. Rechtlich kann der Arzt jedoch in Konflikte mit dem Vorwurf unterlassener Hilfeleistung kommen (☞ 18.3).

„Therapia minima"

Minimale (kurative) Therapie. Begriff aus der Zeit der ausschließlich kurativ denkenden Medizin und daher obsolet. Die Therapieanstrengungen sollten bis zuletzt maximal sein, zuletzt natürlich mit palliativer Zielrichtung.

„Austherapiert"

Ebenso obsoleter Begriff: Ein Patient sollte bis zu seinem Tod optimal symptom-orientiert behandelt werden.

„Nicht behandelbar"

Meist im Sinne von „kurativ nicht behandelbar" („wir können nichts mehr für Sie tun") verwendet. Palliative Therapiemaßnahmen sollten immer bis zum Tod ausgeschöpft werden.

Terminalphase

In der internationalen Literatur verwendet für die letzten 24 bis 48 Stunden. Auch prospektiv mit klinischer Erfahrung z.B. an Atemform oder beginnender Zentralisierung erkennbar. Synonym Finalphase.

Patientenverfügung

Schriftliche Willensäußerung eines Patienten für den Fall, daß er selbst diesen nicht mehr äußern kann (☞ 18.2.1).

Patiententestament

Früher üblicher Begriff für Patientenverfügung. Wurde anfangs von der „Deut-schen Gesellschaft für Humanes Sterben" propagiert und war daher inhaltlich jedoch oft mit Wunsch nach aktiver Euthanasie verbunden. Daher von Ärzten zurecht mit Skepsis betrachtet.

Betreuungsverfügung

Willensäußerung eines Patienten im Rahmen des Betreuungsrechts in Bezug auf die Wahl eines Betreuers für den Fall, daß eine Betreuung für den Betroffenen eingerichtet werden muß.

1.2   Interdisziplinäres Team

1

Um den komplexen und sich rasch ändernden physischen, psychischen, sozialen und spirituellen Bedürfnissen von Patienten mit fortgeschrittenen Erkrankungen und begrenzter Lebenserwartung und deren Angehörigen zu begegnen, ist die Zusammenarbeit mehrerer Berufsgruppen mit entsprechenden Kompetenzen in einem interdisziplinären Team notwendig. Das Zusammenkommen unterschiedlicher Berufsgruppen (multidisziplinäres Team) bedeutet nicht automatisch ein interdisziplinär arbeitendes Team. Im interdisziplinären Team sind die gemeinsamen Ziele und die Identität des Teams wichtiger als die individuelle Berufszugehörigkeit, die Rangordnung und die Ziele einzelner Berufsgruppen. Informationsaustausch erfolgt über Diskussionen und enge Zusammenarbeit (☞ Abb. 1.3).

Hauptziel des interdisziplinären Teams ist die bestmögliche Lebensqualität für den Patienten und seine Familie.

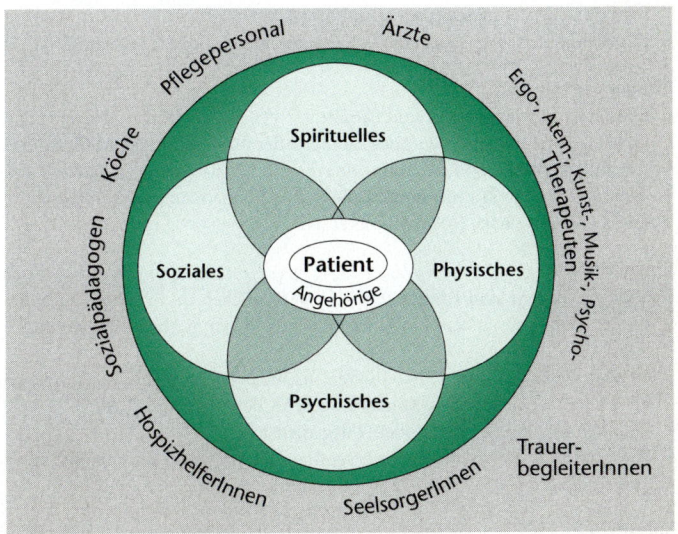

Abb. 1.3:   Interdisziplinäres multiprofessionelles Team [L157]

1

1.2.1   Mitarbeiter des interdisziplinären Teams

Patient und Familie
- Erhalten Information und Erklärung durch Teammitglieder über die aktuelle Situation, die Erkrankung und mögliche oder bestehende Symptome
- Berichten über die eigenen Lebenserfahrungen und die Reaktionen auf die Erkrankung
- Sollen sich aktiv beteiligen an Entscheidungen und der Entwicklung eines Betreuungsplanes.

Ärzte
- Linderung körperlicher Beschwerden als Grundlage für die weitere palliativmedizinische Betreuung
- Profundes Wissen über die Pathogenese von Symptomen, Erfahrung in Symptomkontrolle und bes. in Schmerztherapie, mit Schwerpunkt in der medikamentösen Therapie
- Information über die Krankheit, Zustand und Prognose für das Team
- Information von Patienten und Angehörigen
- Förderung der Kommunikation zwischen Patient, Angehörigen und Team
- Verantwortlich für Suche nach Konsens bei Entscheidungen bezüglich der Betreuung des Patienten
- Übernehmen meistens auch die Leitung des interdisziplinären Teams.

Pflegepersonal
- Engster Kontakt zu Patient und Familie
- Hilfe für Patienten, mit den Auswirkungen der fortgeschrittenen Erkrankung zurechtzukommen und den Kontrollverlust möglichst gering zu halten
- Rehabilitative Funktionen durch Erhalten und Unterstützen der Alltagsfähigkeiten (Körperpflege, Essen, Mobilität usw.).

Sozialarbeiter
- Hilfe für Patient und Familie, mit den persönlichen und sozialen Veränderungen durch die Erkrankung und dem möglichen Sterben zurechtzukommen
- Unterstützung bei Familienkonflikten, finanziellen Problemen oder Plänen für die weitere Versorgung, Kontakte zu Behörden
- Einschaltung von Sozialstationen, Pflegediensten
- Beratung, evtl. therapeutische Intervention (abhängig von der Qualifikation)
- Trauerbegleitung.

Seelsorger
- Gesprächspartner für religiöse und spirituelle Fragen, unabhängig von der Religion und dem Glauben des Patienten

- Zuhören, Umgang mit Schuld und Vergebung
- Hilfe bei der Suche nach dem Sinn der Erkrankung
- Hilfe bei der Erledigung von „unerledigten Geschäften".

Therapeuten (Musik-, Kunst-, Körper-, Atemtherapie u.a.)

- Förderung der non-verbalen Kommunikation und unkonventioneller Verarbeitungswege
- Ausdruck von Emotionen und Verborgenem
- Entspannung, Lösung von Angst, Abwechslung, Ablenkung.

Krankengymnasten

- Planung und Unterstützung von Aktivität mit dem Ziel, die schwächer werdenden körperlichen Kräfte und Ressourcen des Patienten optimal auszunützen
- Mobilisation, Bewegungsübungen, Massage, Lymphdrainage u.v.a.

Psychologen

- Unterstützung bei der Krankheitsbewältigung
- Mitbehandlung bei Depressions- und Angstzuständen
- Unterstützung der Angehörigen
- Unterstützung des Teams (Supervisor).

Diätassistenten

- Ansprechendes Essen in kleinen, appetitanregenden Portionen
- Lieblingsspeisen für Patienten.

Ehrenamtliche Hospizhelfer

- „Repräsentation der Normalität" im interdisziplinären Team
- Unterstützung der Professionellen in der Begleitung
- Brücke zwischen Institution und Alltagswelt
- Einbringen verschiedenster Fähigkeiten und Lebenserfahrungen
- Patienten-nahe Tätigkeiten (Gespräche mit Patienten und/oder Angehörigen, Vorlesen, Spazierengehen, Entlastung der Angehörigen, Nachtwachen usw.)
- Patienten-ferne Tätigkeiten (administrative Tätigkeiten, Telefondienst usw.).

Notwendige Fähigkeiten aller Teammitarbeiter

Ein Team ist immer so stark wie sein schwächstes Mitglied. Daher ist es notwendig, daß im interdisziplinären Team der Palliativbetreuung alle regelmäßig ihre Fähigkeiten überprüfen und sich weiterbilden. Neben der spezifischen fachlichen Kompetenz sind allgemeine Fähigkeiten gefordert:
- Kommunikation
- Flexibilität
- Phantasie

1

- Konfliktfähigkeit
- Anerkennung von Fähigkeiten und Kompetenzen anderer Teammitglieder
- Bereitschaft zur Selbstkontrolle und Supervision
- Bereitschaft, die Führungsrolle abwechselnd, je nach Bedürfnissen des Patienten, zu übernehmen
- Der Patient und seine Familie werden als Partner gesehen
- Der Patient wird in seiner Ganzheit gesehen (physisch, psychisch, sozial, spirituell).

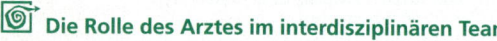 **Die Rolle des Arztes im interdisziplinären Team**

Der Arzt in der Palliativmedizin muß

- ein umfassendes Wissen über die Pathogenese von Symptomen und Therapiemöglichkeiten haben
- Therapien auswählen, verschreiben, durchführen bzw. überwachen und den Erfolg beurteilen
- die Führungsrolle im interdisziplinären Team übernehmen können
- Patienten und Angehörige informieren und im Prozeß der Krankheitsverarbeitung begleiten
- ggf. die Kommunikation zwischen dem Patient und seinen Angehörigen katalysieren
- einen Konsens bei schwierigen Therapieentscheidungen unter allen Betroffenen erreichen
- Zuhören können.

1.2.2   Supervision

Berufsbegleitende, praxisorientierte, geleitete Beratung des Teams, einer Gruppe oder eines Einzelnen durch einen externen, speziell ausgebildeten Supervisor. Im Bereich der Palliativbetreuung handelt es sich meist um die Supervision des interdisziplinären Teams.

Die Betreuung von sterbenden Menschen und deren Angehörigen sowie die Zusammenarbeit im interdisziplinären Team wirft immer wieder Fragen, Probleme und Emotionen auf, die die Arbeit des Einzelnen und des Teams beeinflussen, manchmal auch erschweren. Die Supervision bietet einen geschützten Rahmen, um verschiedene Arbeits- und Themenbereiche gemeinsam im Team bearbeiten zu können.

Mögliche Themen der Supervision

- Eigenes professionelles Handeln
- Verhältnis zu Mitarbeitern und Vorgesetzten
- Verhältnis zu Patienten und Angehörigen

1

- Fragen nach Arbeitskonzepten
- Probleme in und mit organisatorischen oder institutionellen Fragen.

Die Themen der Supervision werden von den Teilnehmern selbst bestimmt.

Ziel der Supervision
- Entlastung der Mitarbeiter
- Kompetenzerweiterung durch eigenes Lernen
- Befähigung zur Arbeit im interdisziplinären Team.

1.3   Häusliche Betreuung

1.3.1   Möglichkeiten und Grenzen der häuslichen Betreuung

Einem Kranken sollte der Wunsch, bis zu seinem Tod in vertrauter Umgebung zu leben, wenn möglich immer erfüllt werden. Dies ist meist zu Hause, im Kreise der Familie.

Was spricht für ein Sterben zu Hause?

- Der Patient behält seinen Platz in der Familie und ist nicht von geliebten Menschen getrennt
- Die Wahrung der Autonomie ist gewährt, da der Patient an den täglichen Entscheidungen, Ereignissen und Sorgen teilhaben kann
- Bei zunehmender Verwirrtheit kann die gewohnte Umgebung stabilisierend wirken
- Der Abschied von der vertrauten Umgebung, die ihn an Erlebtes erinnert, erleichtert ihm das Abschließen mit seinen persönlichen Dingen und das Akzeptieren des Sterbens
- Die Angehörigen können ihn auch während den Verrichtungen des häuslichen Alltages mit Blicken, Gesten, Worten, kleinen Hilfestellungen begleiten und haben insgesamt dennoch mehr Zeit für sich
- Der Sterbende hat vertraute Bezugspersonen und nicht mit jeder Schicht wechselndes Pflegepersonal
- Kommunikation ist „alltäglich" möglich, schwelende Konflikte können so besser beseitigt werden
- Die Intimität ist gewahrt, erotische oder sexuelle Bedürfnisse können erfüllt werden

1

- Schuldgefühle der Angehörigen gegenüber dem Schwerkranken werden vermindert oder vermieden („Abschieben ins Krankenhaus")
- Die Angehörigen erleben ununterbrochen das Sterben mit und können einen Großteil der Trauerarbeit vorwegnehmen.

Was spricht gegen ein Sterben zu Hause?

Im Gegensatz zu den früher häufigen Großfamilien ist in Zeiten der Kleinfamilie oft kein Familienmitglied in der Lage oder bereit, die Verantwortung für die Betreuung eines Schwerkranken zu Hause zu übernehmen. Trotz Pflegeversicherung ist der Verdienstausfall im Falle einer häuslichen Pflege für viele nicht zu kompensieren.

Gründe, die gegen ein Sterben zu Hause sprechen, müssen berücksichtigt werden
- Es gibt keine Angehörigen oder Freunde, die für Grundpflege und nächtliche Betreuung zur Verfügung stehen, z. B. auch bei Krankheit oder Berufstätigkeit der Angehörigen
- Die räumlichen Voraussetzungen lassen eine aufwendige Pflege mit notwendigen Hilfsmitteln nicht zu, z. B. fehlendes Bad, Etagenklo, sehr kleine Räume, Dachwohnung
- Die ärztliche Versorgung kann nicht sichergestellt werden
- Um dem Patienten Symptomfreiheit und Wohlbefinden zu ermöglichen ist ein unverhältnismäßig hoher Aufwand erforderlich. z. B. stündliches Absaugen, häufige Lagerungswechsel.

Voraussetzungen für ein Sterben zu Hause

Einem Sterbenden den Wunsch erfüllen, zu Hause zu sein, kann für alle Beteiligten das größte Geschenk sein.

- Alle Beteiligten wissen von dem nahen Tod
- Der Patient hat den Wunsch, zu Hause zu sterben
- Die Angehörigen können und wollen die Pflege zu Hause übernehmen
- Die räumlichen Voraussetzungen sind gegeben (Krankenzimmer, Bad, Treppen)
- Hausarzt und ambulante Pflegedienste unterstützen die Familie, kommen regelmäßig, sind im 24-Stunden-Dienst erreichbar und haben in der Betreuung Sterbender Erfahrung
- Die notwendigen Pflegehilfsmittel stehen zur Verfügung (☞ 3.5.3)
- Die Symptomkontrolle ist gewährleistet (auch nachts und am Wochenende).

Es ist kein Zeichen von Schwäche oder Versagen, wenn Angehörige die häusliche Pflege nicht durchführen können. Oftmals ist ein Sterben im Krankenhaus oder anderen stationären Einrichtungen für alle Beteiligten die beste Lösung.

1.3.2   Ambulante Dienste

Es gibt verschiedene Hilfen für die häusliche Betreuung. In den letzten Jahren haben sich diese Einrichtungen vermehrt mit der Hospizidee vertraut gemacht. Alle Hospiz- und Palliativeinrichtungen arbeiten mit den ambulanten Diensten vor Ort eng zusammen.

Freie Wohlfahrtspflege

Zahlreiche Einrichtungen bieten soziale Hilfen an. Die Leistungen dieser freien Wohlfahrtsverbände haben Vorrang vor der öffentlichen Wohlfahrtspflege (Sozialamt)
Die Freien Wohlfahrtsverbände gliedern sich in sechs Spitzenverbände, die sich durch unterschiedliche weltanschauliche Ziele unterscheiden:

- Arbeiterwohlfahrt (AWO)
- Deutscher Caritasverband (DCV)
- Deutscher Paritätischer Wohlfahrtsverband (DPWV)
- Deutsches Rotes Kreuz (DRK)
- Diakonisches Werk der Evangelischen Kirche in Deutschland (DW)
- Zentralwohlfahrtsstelle der Juden in Deutschland (ZWST).

Aufgaben und Ziele

- Erkennen und Beseitigen von Ursachen individueller Not
- Hilfe in sozialen Notlagen
- Prävention, Aktivierung und Rehabilitation für sozial schwache Gruppen (Kinder, Alte, Behinderte, Kranke, Arbeitslose, Ausländer)
- Förderung in bestimmten Lebenssituationen, bei persönlichen und familiären Problemen (Hilfe zur Selbsthilfe unter Erhalt der Selbständigkeit)
- Öffentlichkeitsarbeit, Aufklärung und Hinweisen auf soziale Mißstände
- Aufklären der Betroffenen über mögliche Hilfen.

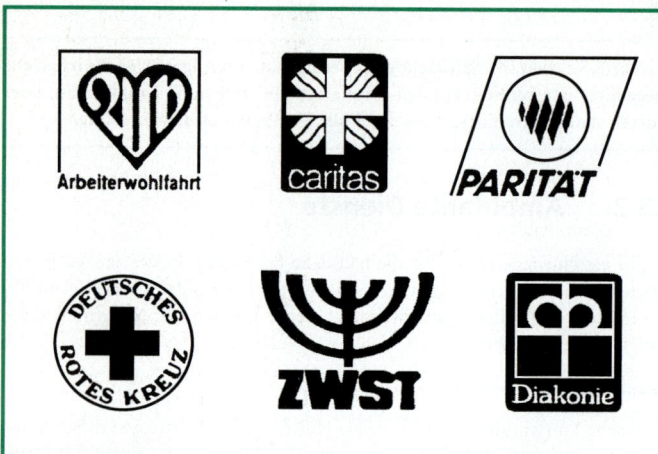

Abb. 1.4:   Die Freien Wohlfahrtsverbände

Ambulante Dienste und stationäre Einrichtungen

- **Sozialstationen**: Ambulante Pflege und Hilfen im Bereich der häuslichen Haus-, Familien- und Altenpflege mit breitgefächertem Leistungsangebot. Hauptamtliche Fachkräfte unterschiedlicher Berufe
- **Gemeindepflegedienst**: Überwiegend Hilfen im täglichen Alltag und Altenbetreuung. Häufig speziell geschulte ehrenamtliche HelferInnen
- **Haus- und Familienpflege**: Versorgung des Haushaltes für Familien- und Einzelpersonen. Überwiegend im ländlichen Bereich, haupt- und ehrenamtlich
- **Mobile Soziale Dienste**: Hauswirtschaftliche Dienste, Hol- und Bringe-Dienst, Fahr- und Begleitdienst durch meist Zivildienstleistende und freiwillige Helfer
- **Mahlzeitdienste**: Mittagstisch (evtl. mit Fahrdienst) oder „Essen auf Rädern" mit verschiedenen Diätangeboten (Essen muß zu Hause aufgewärmt werden). Ehrenamtliche und hauptamtliche Helfer
- **Besuchsdienst**: Erhalt oder Aufbau von sozialen Kontakten durch meist ehrenamtliche Helfer (z.B. Nachbarschaftshilfe, Besuchsdienste der Kirchengemeinde u.a.)
- **Selbsthilfegruppen**: Zusammenschluß von Menschen mit einer bestimmten Behinderung oder Krankheit zum Erfahrungsaustausch und Wahrnehmung gemeinsamer Interessen (Fachinformation, Empfehlung von Therapeuten

und Therapien, sozialen oder rechtlichen Hilfen u.a.). Meist ehrenamtliche Leitung der Gruppe durch geschulte Betroffene, regionale und überregionale Organisation. Z.B. Selbsthilfegruppen nach Krebs, Stomaträger, Kehlkopflose, AIDS-Hilfe. Adressen ☞ Kap. 21

- **Haus-Notruf:** Notrufsystem über Telefon oder tragbares Funksystem an eine Zentrale, die im Notfall bestimmte Personen (Pflegedienst, Hausarzt, Notdienst) informiert
- **Tagesklinik:** Teilstationäre Versorgung für Patienten, die noch nicht oder nicht mehr vollstationärer Betreuung bedürfen. Als Tages- oder Nacht-Klinik möglich
- **Tagespflege:** Hilfe für Pflegebedürftige, die keine vollstationäre Pflege benötigen. Z.T. ärztliche Hilfe, aktivierende Pflege, Therapie (Ergotherapie, Logopädie, Krankengymnastik) mit dem Ziel der Rehabilitation und Prävention. Meist an stationäre Einrichtungen angebunden
- **Kurzzeitpflege:** Sicherstellung einer zeitlich begrenzten vollstationären Pflege durch entsprechenden Fachkräfte, z.B. zur Vermeidung oder Verkürzung von Krankenhausaufenthalten, Nachsorge nach schweren Krankheiten oder Entlastung pflegender Angehöriger
- **Altenwohnheim:** Stationäre Einrichtung für ältere Menschen (Alleinstehende oder Ehepaare, meist Altersgrenze > 60 Jahre). Unterbringung in Appartments, Selbstversorgung, soweit möglich bzw. gewünscht. Pflege, Verpflegung und andere Dienstleistungen müssen zusätzlich angefordert (und bezahlt) werden
- **Pflegeheim:** Volle Versorgung und Betreuung alter Menschen, die zur Selbstversorgung nicht mehr in der Lage sind (Ein- und Mehrbettzimmer, Altersgrenze meist > 60 Jahre). Spezielle Krankenpflege in unterschiedlichem Umfang möglich
- **Ambulante Hospizdienste** (☞ 1.1.4): Meist ehrenamtlich tätige, entsprechend vorbereitete „Laienhelfer", die unentgeltlich individuelle, psychosoziale Hilfen (von „Besuchsdienst" bist zu „Sitzwachen") anbieten
- **Stationäre Hospizeinrichtung** (☞ 1.1.4): Spezielle, dem Hospizgedanken verpflichtete Pflegeeinrichtung für Menschen mit progredientem, zum Tode führendem Leiden, die zwar komplexe pflegerische Hilfe (z.B. auch Absaugen, Schmerzmittelgabe über Pumpe) benötigen, nicht jedoch ständige ärztliche Hilfe.

1.3.3 Gesetzliche Hilfen und Pflegebedürftigkeit

- **Sozialhilfe:** Soll dem Hilfsbedürftigen die „Führung eines Lebens ermöglichen, das der Würde des Menschen entspricht". Leistungen entsprechend der Vermögensverhältnisse des Hilfesuchenden (Prüfung durch das Sozialamt). Unterstützung in Form von persönlicher Hilfe, Sach- und Geldleistun-

1

gen als Hilfe zum Lebensunterhalt (Sicherstellung des Lebensunterhaltes, Übernahme von Krankenversicherungsbeiträgen u.a. Beiträgen, Hilfen zur Sicherung der Unterkunft, Übernahme der Bestattungskosten) und Hilfe in besonderen Lebenslagen (Hilfe zur Pflege, Weiterführung des Haushaltes, Krankenhilfe, Blindenhilfe, Eingliederung für Behinderte, Altenhilfe)

- **Gesetzliche Krankenversicherung**: Soll die Gesundheit des Versicherten erhalten, bessern oder wiederherstellen und zur gesundheitsbewußten Lebensführung anleiten. Leistungen bei Krankheit umfassen ärztliche Behandlung, zahnärztliche Behandlung, Versorgung mit Arznei-, Verband-, Heil- und Hilfsmitteln, häusliche Krankenpflege, Krankenhausbehandlung, Leistungen zur Rehabilitation und Wiedereingliederung in den Arbeitsprozeß.

■ Pflegebedürftigkeit

Pflegebedürftig sind Personen, die auf Dauer, jedoch voraussichtlich mindestens für 6 Mon. infolge einer körperlichen, geistigen oder seelischen Krankheit oder Behinderung für die gewöhnlichen und regelmäßig wiederkehrenden Verrichtungen im Ablauf des täglichen Lebens in erheblichem oder höherem Maß der Hilfe bedürfen.

Voraussetzungen für Leistungen nach dem Pflegegesetz

- Mitglied der Pflegeversicherung (alle Mitglieder der gesetzlichen Krankenversicherung, private Pflegeversicherungen)
- Leistungs-/Hilfebedarf bei tägl. Verrichtungen.

Hilfebedarf bei täglichen Verrichtungen

- *Körperpflege:* z.B. Waschen, Duschen, Darm- und Blasenentleerung
- *Ernährung:* mundgerechte Zubereitung oder Aufnahme der Nahrung
- *Mobilität:* selbständiges Aufstehen und Zubettgehen, An- und Auskleiden, Gehen, Treppensteigen, Verlassen- und Wiederaufsuchen der Wohnung (Recht auf soziale Kontakte!)
- *Hauswirtschaftliche Versorgung:* Einkaufen, Kochen, Reinigung der Wohnung, Beheizen der Wohnung, Wäschepflege etc.

Festlegung der Pflegebedürftigkeit

Die zuständige Pflegekasse läßt über den Medizinischen Dienst der Krankenkassen (MDK) prüfen, ob und welche Stufe der Pflegebedürftigkeit besteht, i.d.R. durch Untersuchung des Pflegebedürftigen in der häuslichen Umgebung. Der MDK wendet sich bei Bedarf an den Hausarzt. **Cave:** Pat. *muß* Arzt von Schweigepflicht entbinden!

Pflegestufen (Grad der Pflegebedürftigkeit)		
Pflegestufe	Hilfebedarf (Körperpflege, Ernährung und Mobilität)	Hilfebedarf (hauswirtschaftl. Versorgung)
I Erheblich Pflegebedürftige	Wenigstens 2 Verrichtungen in einem oder mehreren Bereichen mindestens 1 x tägl., Zeitbedarf: mind. 90 Min., dabei müssen auf die Grundpflege mind. 45 Min. entfallen	Mehrfach in der Woche
II Schwerpflegebedürftige	Mindestens 3 x tägl., Zeitbedarf: mind. 3 h, dabei müssen auf die Grundpflege mind. 2 h entfallen	Mehrfach in der Woche
III Schwerstpflegebedürftige	Rund um die Uhr, auch nachts, Zeitbedarf: wöchentlich im Tagesdurchschnitt 5 Stunden, Grundpflege mind. 4 h tägl.	Mehrfach in der Woche
Hilfebedarf allein im hauswirtschaftlichen Bereich reicht für Eingruppierung in Pflegestufe nicht aus! In beiden genannten Bereichen *muß* Versorgungsbedarf bestehen.		

 Eingruppierung in die Pflegestufe ––––––––––––––––––––

- Patient bzw. Angehörige auf Führen eines Pflegetagebuchs über 14 Tage hinweisen, erhältlich bei manchen Krankenkassen und ambulanten Pflegediensten. Hilfreich, da pflegende Angehörige oft das Ausmaß der Pflege unterschätzen. Eingruppierung in Pflegestufe wird nach Aufwand in Min./Woche berechnet!
- Wird der Antrag auf Eingruppierung in eine Pflegestufe abgelehnt, besteht generell das Recht des Versicherten auf Einsichtnahme in die Stellungnahme des MDK und Widerspruchsrecht. Der Arzt kann durch entsprechende Bescheinigung den Patienten in seinem Bemühen unterstützen, falls der MDK eine abweichende Stellungnahme abgegeben hat.

1

Leistungen nach dem Pflegegesetz

Leistungsumfang der Pflegesachleistungen			
Pflegestufe	Inanspruchnahme von Pflegesach-leistungen bis zu monatlich	Pflegegeld monatlich	Pflegeeinsätze (Beratung ☞ Text)
I Erheblich Pflege-bedürftige	750,– DM	400,–	halbjährlich
II Schwerpflege-bedürftige	1.800,– DM	800,–	halbjährlich
III Schwerstpflege-bedürftige	2.800,– DM	1.300,–	vierteljährlich
(Härtefälle, z.B. Endstadium Krebserkrankung bis 3.300.– DM)			

- *Leistungsbeginn:* i.d.R. ab dem Tag der Antragstellung, frühestens mit Beginn der Pflegebedürftigkeit, ebenso bei Antrag auf Höhereinstufung (Verschlimmerung)
- *Pflegesachleistung:* Leistung erhält der Pflegebedürftige, der in der häuslichen Umgebung von Vertragspartnern der Pflegekassen (ambulante Pflegedienste, Sozialstationen, etc.) versorgt wird. Leistungsumfang nach Grad der Pflegebedürftigkeit
- *Pflegegeld für selbstbeschaffte Pflegepersonen* (z.B. Ehepartner, Tochter, Sohn etc.): Der Pflegebedürftige *muß* je nach Stufe der Pflegebedürftigkeit in regelmäßigen Abständen *Pflegeeinsatz* (Beratung!) durch eine Vertragseinrichtung (ambulante Pflegedienste, Sozialstationen etc.) in Anspruch nehmen. Die Kosten (nach § 37.3 SGB XI 35,- DM) trägt Versicherter
- *Kombination Geld- und Sachleistungen:* Muß beantragt werden! Wird Sachleistung (s.o.) nur teilweise in Anspruch genommen, erhält der Versicherte prozentual anteiliges Pflegegeld, z.B. Pflegestufe II Sachleistung 1.170,– DM von 1.800,– monatlich = 65%, Restanspruch Pflegegeld 35% von 800,– DM = 280,– DM
- *Häusliche Pflege bei Verhinderung der selbstbeschafften Pflegeperson:* Pflegekasse übernimmt die Kosten für Ersatzkraft für längstens 4 Wo. bis max. 2.800,– DM im Jahr. Voraussetzung: Pflegeperson muß mindestens 12 Mon. Pflegebedürftigen gepflegt haben. **Cave:** Ursache der Verhinderung nicht entscheidend. Durch Quittungen Aufwand belegen, auch tageweise (Entlastung des pflegenden Angehörigen, z.B. bei Überforderung)

- *Pflegehilfsmittel und technische Hilfen:* Anspruch besteht
  - Zur Erleichterung der Pflege (Pflegebett, Badewannenlifter etc.)
  - Zur Linderung der Beschwerden (z. B. Anti-Dekubitus-Matratze etc.)
  Cave: Abgrenzung zu Leistungen der Krankenkasse oft schwierig!
  - Zur Ermöglichung einer selbständigen Lebensführung z. B. Gehhilfen. Versorgung umfaßt auch Anpassung, Instandhaltung, Ersatz von technischen Hilfsmitteln.

Kostenübernahme von Pflegehilfsmitteln

- Pflegekasse prüft Notwendigkeit der Versorgung ggf. unter Einbeziehung einer Pflegefachkraft oder des MDK, Hausarzt bleibt außen vor! Bei Ablehnung trägt Versicherter die Kosten
- Verbrauchsmaterialien (z. B. Windelhosen) werden bis Höchstbetrag von 60,– DM/Mon. in jeder Pflegestufe übernommen. Nach vollendetem 18. Lj. Zuzahlung von 10 %, höchstens 50,– DM
- Hilfsmittel werden meist leihweise überlassen.

- *Zuschüsse zur Verbesserung des Wohnumfeldes:* um Pflege zu ermöglichen, bzw. zu erleichtern oder/und selbständige Lebensführung wiederherzustellen. Höchstbetrag total 5.000,– DM, einkommensabhängig
- *Tages- und Nachtpflege:* Anspruch auf teilstationäre Pflege in entsprechenden Einrichtungen, incl. Beförderung. Höchstbeträge/Mon.: Pflegestufe I = 750,– DM, Pflegestufe II = 1.500,– DM, Pflegestufe III = 2.100,– DM. Wird Höchstbetrag nicht ausgeschöpft, Zahlung des anteiligen Pflegegeldes (s. o. wie Kombipflege). Vorteil: Pflegeperson kann Erwerbstätigkeit nachgehen!
- *Kurzzeitpflege:* Vollstationäre Pflege bis längstens 4 Wo./J. und max. 2.800,– DM. **Ind.:**
  - Übergangszeit im Anschluß an stationäre Behandlung
  - Urlaub/Verhinderung der Pflegeperson, falls Pflege ansonsten nicht sichergestellt werden kann
  - Krisensituationen, wenn vorübergehend häusliche oder teilstationäre Pflege nicht möglich oder ausreichend ist
  - Voraussetzung: Pflegeperson muß mindestens 12 Mon. den Pflegebedürftigen in seiner häuslichen Umgebung gepflegt haben
- *Vollstationäre Pflege:* (ab 01.07.96) bis 2.800,– DM/Mon. (Härtefälle bis 3.300,– DM). Aufwendungen für Unterkunft und Verpflegung sowie Zusatzleistungen sind vom Versicherten selbst zu tragen
- *Leistungen der sozialen Sicherung selbstbeschaffter Pflegepersonen:* nicht erwerbsmäßig pflegende Person, mindestens 14 h/Wo. und nicht anderweitig > 30 h/Wo. erwerbstätig. Leistungen umfassen: Beitragszahlung zur Rentenversicherung, wobei Höhe der Beitragszahlung nach Stundenzahl und Pflege-

stufe gestaffelt ist; gesetzliche Unfallversicherung; Anspruch auf Unterhaltsgeld nach dem Arbeitsförderungsgesetz, z.B. bei Rückkehr ins Erwerbsleben.

Pflegestufe I des Pflegebedürftigen bedeutet nicht gleichzeitig Anspruch auf Leistungen zur sozialen Sicherung, da Minimum 10,5 h/Wo. Pflegeprotokoll führen!

Pflegekurse für Angehörige und ehrenamtliche Pflegepersonen: Angehörige sind oft überfordert und sozial isoliert, kein Erfahrungsaustausch. Unbedingt auf Angebote hinweisen, auch wenn die Pflege noch keinen belastenden Schweregrad erreicht hat, aber dies zu erwarten ist.

1.3.4   Häufige Probleme bei der häuslichen Hospiz-Betreuung

Trotz optimaler Vorbereitung bzw. Organisation des ambulanten Teams zur Betreuung eines Schwerkranken bzw. Sterbenden zu Hause treten immer wieder typische Probleme auf.

Hauptpflegekraft erschöpft

Die körperliche und psychische Erschöpfung des pflegenden Partners ist der häufigste Grund für die stationäre Einweisung sterbender Menschen in den letzten 24 h vor dem Tod.

- Bei der Planung bereits Pausen und Entlastungszeiten für die Hauptpflegekraft (meist Ehepartner oder Kinder) vorsehen
- Wenn möglich, immer mehrere Pflegende einteilen
- Notrufliste erstellen (24-h-Bereitschaft) für Pflegehilfen im Krankheitsfall und bei Erschöpfung
- Regelmäßig nach dem Befinden der Pflegeperson erkundigen
- Ehrenamtliche Hospizbegleitung zur Entlastung der pflegenden Angehörigen
- Anbinden an Selbsthilfegruppen wie z.B. „Pflegende Angehörige" vor allem, wenn eine Langzeitpflege wahrscheinlich ist (z.B. ALS)
- Rechtzeitig an Kurzzeitpflege (stationär), Tagespflegeeinrichtungen oder stationäre Einweisung (ultima ratio) denken
- Überprüfen des Betreuungsplans im Team.

Mangelnde Kommunikation im Team

Wenn zu viele Personen in die Begleitung eingebunden sind, werden leicht Dinge übersehen bzw. vernachlässigt, wenn nicht exakte Absprachen stattfinden, da jeder denkt, daß „die anderen das schon tun werden".

Immer wieder klären, wer alles zum Team in der Betreuung dieses Patienten gehört.

- Regelmäßige Teambesprechungen mit Klärung der jeweiligen Aufgaben
- Dokumentation am Bett des Patienten mit Eintrag aller Tätigkeiten
- Überprüfen der Funktionen im Team – Wo laufen die Fäden zusammen?
- Überprüfen der Information einzelner Teammitglieder – Sind alle voll aufgeklärt?

Mangelnde Symptomkontrolle bzw. dramatische medizinische Verschlechterung

Körperliche Symptome sind oft ein vorgeschobener Grund (bewußt oder unbewußt) bei bestehenden psychischen Problemen (z.B. Angst vor dem Sterben).

- Mögliche neue Beschwerden vorher besprechen und Notfallmedikamente bereitstellen
- Vorgehen bei Verschlechterung bestehender Beschwerden immer wieder besprechen
- 24-h-Bereitschaft zur Symptomkontrolle organisieren
- Ständiger Kontakt zwischen Hausarzt, Pflegenden und Hospizteam
- Notdienste und Wochenenddienste informieren (bzw. Hausarzt kann Information am Bett hinterlegen)
- Pflegekräfte und Angehörige mit Notfallmedikamenten vertraut machen und die Anwendungen besprechen (z.B. Schmerzmittelbedarf, Medikation bereitstellen)
- Überprüfen des medizinischen Konzeptes
- Stationäre Einweisung als ultima ratio.

Probleme mit Behörden und Formalitäten

Formalitäten sollten kein Hindernis für eine Betreuung zu Hause sein – im Zweifelsfall kann alles in Ruhe nach dem Tod geklärt werden.

- Früh genug planen (Lieber zu früh!)
- Zuständigkeiten klären und ggf. eine Person aus dem Team mit der Erledigung beauftragen
- Klären, welche Dinge (z. B. Pflegehilfsmittel) unbürokratisch zu organisieren sind
- Regelmäßig mit den örtlichen Behörden im Kontakt bleiben und diese über die Grundidee der Hospiz- und Palliativbetreuung informieren und damit Verständnis für (seltene) „Ausnahmesituationen" schaffen.

1.4   Schnittstelle häusliche – stationäre Betreuung

1.4.1   Aufnahmekriterien für Palliativeinheiten

Die Entscheidung über eine stationäre Aufnahme muß immer im Einzelfall getroffen werden. Für die meisten Palliativstationen gelten orientierend folgende Aufnahmekriterien

- Der Patient leidet an einer unheilbaren, fortschreitenden Krankheit mit Krankheitssymptomen, die zu Hause oder in einem Pflegeheim nicht mehr beherrschbar sind
  - Fortgeschrittene Krebserkrankung
  - Fortgeschrittene AIDS-Erkrankung
  - Erkrankung des Nervensystems mit fortschreitenden Lähmungen insbesondere der Atemmuskulatur
  - Endzustand einer langdauernden bzw. chronischen Erkrankung von Niere, Herz, Lunge oder Gefäßsystem
- Eine konkrete, krankheitsspezifische Todesursache ist absehbar
- Patient und Familie sind über die Art und Prognose der Erkrankung aufgeklärt
- Patient und Familie kennen und billigen das Prinzip der palliativen Pflege und Therapie und wünschen keine lebensverlängernden Maßnahmen
- Eine Entlassung nach erfolgter Symptomkontrolle ist Ziel der Behandlung und wird vom Team vorbereitet oder
- Der Krankheitsverlauf bis zum Tode macht eine ständige ärztliche Betreuung erforderlich, so daß eine Entlassung nicht möglich ist
- Es sind meist keine „Notfallaufnahmen" möglich (evtl. Zusammenarbeit mit der Notaufnahmestation eines Akutkrankenhauses, Erstversorgung dort mit konsiliarischer Betreuung, Übernahme auf die Palliativstation zum nächstmöglichen Zeitpunkt).

1

Zunehmend werden Schwerkranke frühzeitig vom Akutkrankenhaus in eine Palliativstation übernommen, um dort einen Behandlungsplan zur Symptomkontrolle aufzustellen, die Entlassung nach Hause vorzubereiten und das notwendige soziale Netz zu knüpfen.

 Wahl der betreuenden Einrichtung

Für die Aufnahme in *Hospizeinrichtungen* sind überwiegend pflegerische und soziale Kriterien maßgebend. Entscheidend für die Wahl der Einrichtung ist die Notwendigkeit ärztlicher Betreuung, die in Hospizeinrichtungen von niedergelassenen Ärzten geleistet wird, so daß in der Regel keine „rund-um-die-Uhr"-Betreuung gewährleistet ist. Stehen medizinische Maßnahmen im Vordergrund, sollte die *Palliativstation* gewählt werden. Die Grenzen sind allerdings fließend.

1.4.2 Erfassen der Situation im häuslichen Bereich

Eine notfallmäßige Einweisung zur sofortigen Symptomkontrolle oder zur Durchführung lebensrettender Maßnahmen ist in der palliativen Situation sehr selten. Bei rascher Verschlechterung eines Schwerkranken sind „Pro" und „Kontra" einer Krankenhauseinweisung abzuwägen. Der Hausarzt hat dabei den Vorteil, Patient und Angehörige meist schon längere Zeit zu kennen und zu begleiten. Er kann somit Faktoren, die für oder gegen eine Einweisung sprechen, besser beurteilen. Der Arzt im Krankenhaus sollte über diese Faktoren informiert werden.

Bei der Einweisung eines Schwerkranken in eine Akutklinik müssen die palliative Situation und, falls bekannt, die Behandlungswünsche des Patienten (z.B. Patientenverfügung ☞ 18.2.1) ausdrücklich betont werden, um unnötige Diagnostik und Therapie zu vermeiden.

Die Problematik einer stationären Einweisung wird noch verstärkt, wenn es sich um einen Sterbenden handelt. Hier ist neben der medizinischen besonders auch die pflegerische, psychologische und soziale Situation zu beachten.

Vor jeder stationären Einweisung nochmals prüfen, ob dies der Wunsch des Patienten ist bzw. ob das Behandlungsziel nicht auch ambulant erreicht werden kann.

Für eine stationäre Einweisung in eine Palliativstation spricht

- Nicht beherrschbare Symptome mit der Notwendigkeit stationärer palliativmedizinischer Maßnahmen wie schwerste Schmerzen, unstillbares Erbrechen, Atemnot-Angst-Syndrom
- Wunsch des Patienten nach intensiverer medizinischer Betreuung
- Sehr agitierter Patient
- Fehlen eines tragfähigen sozialen Umfeldes
- Erschöpfung der pflegenden Angehörigen.

Gegen eine stationäre Einweisung spricht

- Große physische Belastung durch den Transport
- Trennung des Schwerkranken aus seiner vertrauten Umgebung
- Wecken falscher Hoffnungen (z.B. auf eine weitere spezifische Behandlung)
- Falls keine Einweisung in eine Palliativstation möglich ist und deswegen die Aufnahme in ein Akutkrankenhaus erfolgt: Risiko sinnloser Diagnostik und Therapie durch Klinikärzte, die den Patienten nicht kennen und palliativmedizinisch unerfahren sind.

1.4.3 Einweisung in eine Palliativstation/ ein Krankenhaus

Anmeldung

- Anfrage beim zuständigen Aufnahmearzt nach einem freien Bett
- Information über medizinische Vorgeschichte
- Information über pflegerische Besonderheiten, damit z.B. entsprechende Antidekubitusmatratze bereitgestellt wird
- Information über das soziale Umfeld
- Information über den Wissensstand von Patient und Angehörigen in bezug auf Diagnose und Prognose
- Information über die Erwartungen von Patient und Angehörigen an den stationären Aufenthalt (z.B. Patientenverfügung)
- Information über derzeit durchgeführte Therapien.

Einleitung notwendiger ärztlicher Maßnahmen vor der Einweisung

- Schmerzmittelbedarfsgabe vor dem Transport, Bedarfsmedikamente mitgeben
- Sichern von Kathetern, Infusionssystemen und anderen „Zugängen", um Gefahren beim Umlagern zu verringern
- Evtl. Sedieren vor dem Transport
- Evtl. Sichern einer kontinuierlichen Sauerstoffgabe
- Mitgabe von Patientenunterlagen und Röntgenbildern sowie Medikamentenplan, wenn vorhanden, um unnötige Doppeluntersuchungen zu vermeiden

- Mitgabe von ausgefallenen Medikamenten, um lückenlose Gabe in den ersten Tagen des stationären Aufenthaltes zu sichern
- Mitgabe von Dokumenten wie Patientenverfügung, Anleitung für Infusionspumpen o. ä.

Vermittlung eines geeigneten Transports

- In der Regel liegend
- Information des Begleitpersonals über die Prognose und mögliche Komplikationen auf dem Transport und geeignete Notfallmaßnahmen
- Genaue Wegbeschreibung zur aufnehmenden Klinik und Angabe des zuständigen Arztes, um unnötige Umwege und Wartezeiten zu vermeiden.

1.4.4   Entlassung nach Hause

Prinzipiell sollte der Schwerkranke in vertrauter Umgebung seine letzte Lebenszeit verbringen können. Dies bedeutet, daß eine Entlassung nach Hause angestrebt werden sollte. Dies kann für manche Patienten ein letzter Herzenswunsch sein, den ihm die Angehörigen gerne erfüllen. Nicht immer ist aber das Zuhause gleichzeitig der Ort, an dem der Patient sich geborgen fühlt bzw. die beste Begleitung erfährt. Die Verlegung in eine Einrichtung zur stationären Pflege kann dann einen Kompromiß bedeuten.

Für die Entlassung eines Schwerkranken nach Hause ist eine sorgfältige Vorarbeit nötig. Immer sollten alle Beteiligten (Patient, Angehörige, Pflegedienst, Hausarzt) bestmöglichst über die medizinische und pflegerische Situation und mögliche Komplikationen informiert sein. Ggf. im Gespräch über eine Patientenverfügung klären, was bei einer akuten Verschlechterung zu Hause veranlaßt werden soll (Notrufnummern z.B. ambulante Hospizdienste, Palliativstation, diensthabende Ärzte, Notfallmedikamente für zu Hause, wann soll wieder eine Einweisung in ein Krankenhaus erfolgen?).

Gründe gegen eine Entlassung nach Hause

- Sterbender Patient (außer bei ausdrücklichem Wunsch)
- Fehlende Möglichkeit zur häusliche Pflege
- Fehlende hausärztliche Versorgung.

Die Anforderungen an alle Beteiligten bei der Pflege eines Sterbenden zu Hause dürfen nicht unterschätzt werden. Angehörige müssen evtl. von dem Vorwurf entlastet werden, den Patienten „in das Pflegeheim abzuschieben".

1

Voraussetzungen für eine Entlassung nach Hause

Die Entlassung eines Schwerkranken nach Hause muß sorgfältig vorbereitet werden, da für ihn der Wechsel und eine evtl. notwendige Wiedereinweisung sehr belastend sind. Kompromisse sind oft nicht vermeidbar. Folgende Bereiche sollten geklärt werden:

Medizinische Betreuung
- Ist der Hausarzt bereit, regelmäßig Hausbesuche durchzuführen?
- Ist der Hausarzt mit der Therapie vertraut?
- Wer vertritt den Hausarzt?
- Art der Symptomkontrolle (Tabletten, Subkutaninjektionen, Infusion, Pumpensysteme)
- Sind sonstige Therapien (z.B. Strahlentherapie) geplant und von zu Hause aus durchführbar?

Pflegerische Betreuung
- Art und Umfang der Grundpflege: Körperpflege, Mobilität, Essen und Trinken, Ausscheidung, Sonstiges
- Art und Umfang der Behandlungspflege: Zugänge, Injektionen, Bedarfsmedikation, Sauerstoffgabe
- Wer koordiniert Pflegedienste, Arztbesuche und andere Helfer?

Pflegehilfsmittel (☞ 3.5.3)
Was ist nötig und vorhanden bzw. muß besorgt werden?
Krankenbett, Aufsetzhilfe, Lagerungshilfen (Spezialmatratze, Fell, Ring, Rollen, Kissen), Bettgitter, Nachtstuhl, Rollstuhl, Nachttisch, Infusionsständer, Urinflasche, Bettschüssel, Körperpflegemittel, Wärmflasche, Schnabelbecher, Bettwäsche, Nachtwäsche, Unterlagen, Windeln, Verbandmaterial, Notrufglocke u.a.

Soziales Umfeld
- Patient lebt allein/mit Partner/sonstige Angehörige
- Können Freunde in die Pflege eingebunden werden?
- Von wem ist aktive Hilfe zu erwarten?
- Wie kann diese Hilfe aussehen (Pflege, Haushalt, Einkaufen, Essen kochen, Arztbesuche, Nachtwachen)?
- Sind bereits Sozialstation/Hospizhelfer eingeschaltet?

Wohnsituation
- Größe der Wohnung/der Zimmer: Können ein von beiden Seiten begehbares Bett und die notwendigen Pflegehilfsmitteln (☞ 3.5.3) aufgestellt werden?
- Kann ein Mittelmaß zwischen Krankenzimmer und Wohnzimmer gefunden werden?
- Treppen/Aufzug: Ist ein Verlassen der Wohnung möglich?

1

- Garten/Balkon: Ist Gelegenheit, im Freien zu liegen?
- Besondere Problembereiche wie Badezimmergröße, Schlafplatz für Nachtwachen
- Wer kommt wie in die Wohnung?
- Rufmöglichkeiten: Telefon am Bett, Notrufsystem, wer ist erreichbar?

Finanzierung
- Krankenkasse
- Pflegekasse, Pflegestufe
- Sozialhilfe, Rentenanträge
- Persönliche Rücklagen
- Zuschüsse, Spenden.

Absprachen mit ambulanten Betreuungspersonen

- Rechtzeitige Information des Hausarztes über das therapeutische Konzept, angewendete Medikamente, spezielle Darreichungsformen (z. B. Pflaster, Pumpen), BtM-Bedarf, spezielles Verbandmaterial
- Rechtzeitige Organisation einer häuslichen Pflege oder Information bereits eingeschalteter ambulanter Pflegedienste (☞ 1.3.2)
- Schriftlicher Bericht über durchgeführte ärztliche und pflegerische Maßnahmen
- Information über den Wissensstand von Patient und Angehörigen
- Kontakt zu ambulanten Hospizdiensten.

Pflegeüberleitung

In vielen Bundesländern bestehen Modelle zur Pflegeüberleitung. Meist sind Kliniksozialarbeiter oder speziell ausgebildete Pflegekräfte bei der Vorbereitung der Entlassung behilflich.
Ein Besuch des weiterbetreuenden ambulanten Pflegedienstes im Krankenhaus und evtl. Anleitung in spezielle Pflegemaßnahmen kann sinnvoll sein und gibt allen Beteiligten Sicherheit. Bei komplizierten Verbänden oder technischen Geräten sollte vor Entlassung Gelegenheit zum „Üben" bestehen.
Vor der Entlassung muß geklärt werden, wer was wann tun kann bzw. muß.
- Wo können Nachbarn und Freunde helfen?
- Wo müssen Fachkräfte eingeschaltet werden?
- Welche Hilfen haben die Helfer?
- Wer koordiniert die einzelnen Helfer?
- Wer erstellt eine Liste wichtiger Telefonnummern und Handlungsanweisungen für den Notfall?

1

1.4.5 Entlassung in stationäre Pflegeeinrichtungen

Ist eine Entlassung nach Hause nicht möglich, kommen verschiedene Pflegeein-richtungen in Frage, die unterschiedlich finanziert werden
• Tagespflege/Nachtpflege: Patient ist den Tag/die Nacht über in einer speziel-len Einrichtung betreut (Kosten werden teilweise von der Pflegekasse über-nommen)
• Kurzzeitpflege: Zur Entlastung der Angehörigen oder bis ein Pflegeplatz gefunden ist, zeitlich begrenzt auf 4 Wochen (Kosten werden anteilmäßig von Pflegekasse und Patient getragen)
• Pflegeheim/Altenheim/betreutes Wohnen (Pflegekasse übernimmt anteil-mäßig, abhängig von der Pflegestufe die Kosten, den Rest muß der Patient tragen)
• Stationäres Hospiz (Krankenkasse übernimmt bis ca. DM 250/Tag, oft zusätz-lich Spenden und andere Finanzierungsmodelle).

Die Vorbereitung entspricht der Entlassung nach Hause (☞ 1.4.4). Pflegekräfte und weiterbehandelnder Arzt müssen rechtzeitig informiert werden. Soziales Umfeld, medizinische Betreuung, pflegerische Betreuung und Finanzierung müssen geklärt sein.
Für manche Patienten und Angehörige ist die Weiterbetreuung in einer statio-nären Pflegeeinrichtung eine große Erleichterung und Voraussetzung für eine Bewältigung der Sterbesituation.

1.4.6 Hausärztliche Bescheinigungen

Transportbescheinigung

Krankentransporte sind nur verordnungsfähig zu Behandlungszwecken. Zuzah-lungspflicht (derzeit DM 20) außer bei Gebührenbefreiung (z.B. Härtefall nach § 61 und §6 SGB V). Auswahl des preisgünstigsten Transportmittels zum „nächstgelegenen, geeigneten, aufnahmebereiten" Krankenhaus durch den ein-weisenden Arzt (Wirtschaftlichkeitsgebot).
Verlegungen von zu Hause ins Pflegeheim oder zu pflegenden Verwandten sind nicht verordnungsfähig. Ausnahmen sind aber möglich. Ggf. vorher telefonische Klärung mit der zuständigen Kasse.
Typische palliative *Indikationen*:
• Verlegung von zu Hause oder einem allgemeinen Krankenhaus auf eine Palli-ativstation
• Stationäre Leistung (Krankenhauseinweisung) zur Symptomkontrolle (z.B. Schmerztherapie)

- Ambulante Behandlung (z. B. Pleurapunktion, Chemotherapie, Zystofix-Anlage)
- Andere Fahrten zu stationären Behandlungen (z. B. O_2-Gabe bei Dyspnoe)
- Hilfsbedürftigkeit (z. B. bei zunehmender Verschlechterung des AZ einer alleinstehenden Person oder Erschöpfung der Pflegeperson).

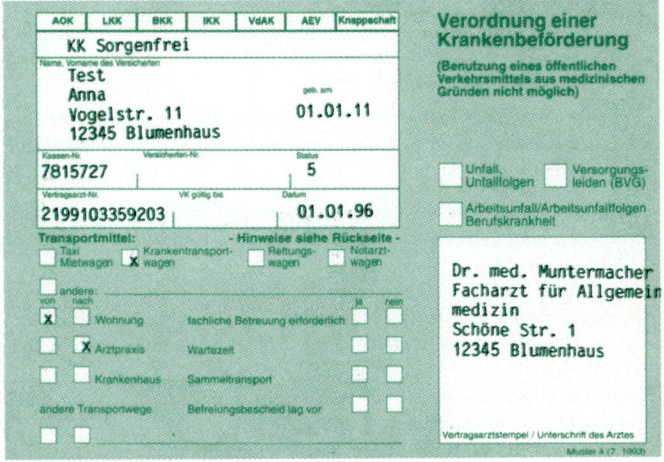

Abb. 1.5:   Verordnung einer Krankenbeförderung

Krankenhauseinweisung

- Vordruck mit 2 Durchschlägen (Teil a und b zur Weitergabe an das Krankenhaus, Teil c für den einweisenden Arzt)
- Angaben über Vorerkrankungen, mitgegebene Befunde, Therapie und Einweisungsgrund auf Teil b
- Einweisung in das nächstgelegene, geeignete Krankenhaus
- Bei Notfalleinweisung wichtige Zusatzinformationen für den weiterbehandelnden Arzt evtl. telefonisch liefern, um Zeitverzögerung zu vermeiden.

Krankenhauseinweisung

- Das *geeignete* Krankenhaus muß in palliativer Situation nicht immer das nächstgelegene oder dasjenige sein, in dem der Patient vorbehandelt wurde. Eine telefonische Vor-Anfrage zur Aufnahmefähigkeit ist immer sinnvoll um Irrfahrten zu vermeiden (☞ 1.4.3).
- Eine Notfalleinweisung sollte beim Palliativpatienten wenn möglich durch entsprechende Vorgespräche vermieden werden (Patientenverfügung).

Arbeitsunfähigkeitsbescheinigung

AU liegt vor, wenn „der Versicherte aufgrund von Krankheit seine ausgeübte Tätigkeit nicht mehr oder nur unter Gefahr der Verschlimmerung seiner Erkrankung ausführen kann"

- Vordruck 3teilig: Blatt 1a für Krankenkasse (ggf. Freiumschlag der Kasse benutzen), Blatt 1b zur Vorlage beim Arbeitgeber, Blatt 1c zur Krankenakte (1 Jahr aufbewahren)
- In palliativer Situation selten notwendig, da der Patient meist schon lange krankgeschrieben und damit aus dem Arbeitsprozeß ausgeschieden (berentet) ist, bzw. AU „bis auf weiteres" ausgestellt wird (max. 6 Wo, dann endet i.d.R. derzeit die Lohnfortzahlung des Arbeitgebers)
- Dennoch jedesmal abwägen, ob Weiterarbeit zumutbar bzw. vom Patient gewünscht ist (Lebensqualität)
- Erstbescheinigung beginnt mit dem Tag der Feststellung
- Bei Folgebescheinigung kann Rubrik „Diagnose" als bekannt vorausgesetzt werden
- Für Privatversicherte formlose Bescheinigung (ggf. Vordruck der Kasse benutzen) ohne Angabe der Diagnose (wird dem Arbeitgeber vorgelegt)
- AU auch bei Arbeitslosen erforderlich (Arbeitslosengeld)
- Kassenanfragen (bei Privat- und Ersatzkassen häufig nach längerer AU) zu AU-Zeiten, Fortbestehen der AU u. ä. je nach Vordruckmuster abrechnungsfähig. Im Zweifelsfall telefonische Rückfrage.

Auszahlschein für Krankengeld

- Wird dem Pat. von der Kasse zugeschickt (Krankengeld von der Kasse ab 6 Wochen AU bis zu 18 Mon) und vom Arzt retrospektiv erstellt (nicht abrechnungsfähig)
- Bestätigen des Fortbestehen der AU oder „Gesundschreibung" bei wieder eingetretener Arbeitsfähigkeit (nicht nötig in den ersten 6 WO der AU)
- Liegt kein Auszahlschein vor, sollte weiter eine AU-Bescheinigung erstellt werden.

1

AOK	LKK	BKK	IKK	VdAK	AEV	Knappschaft

Verordnung von Krankenhausbehandlung
(Nur bei medizinischer Notwendigkeit zulässig)

KK Sorgenfrei

Name, Vorname des Versicherten
Test
Anna
Vogelstr. 11
12345 Blumenhaus

geb. am
01.01.11

Kassen-Nr.
567890

Versicherten-Nr.

Status

Vertragsarzt-Nr.
219910359203

VK gültig bis

Datum
20.03.1996

☐ Belegarzt-behandlung   ☒ Notfall

☐ Unfall/Unfallfolgen   ☐ Versorgungs-leiden (BVG)

Nächsterreichbare, geeignete Krankenhäuser

Diagnose / Befund
akuter Vorderwandinfarkt

Dr. med. Muntermacher
Facharzt für Allgemein-
medizin
Schöne Str. 1

12345 Blumenhaus

Vertragsarztstempel / Unterschrift des Arztes

Bitte die Rückseite beachten!   Muster 2a (7. 1993)

Paul Albrechts Verlag, 22950 Lüjensee

Für den Krankenhausarzt! Vertraulich!   Bitte dem Patienten gesondert mitgeben!

Untersuchungsergebnisse   EKG: LT, SR, deutliche horizontale
ST-Streckenhebung V1-V3

RR 140/80, HF 88/Min. reg.

Bisherige Maßnahmen (z. B. Medikation)   Nitrospray, Diazepam 10 mg i.v.,
Tramal 100 mg i.v., ASS 300 mg oral, Dauertropf-Infusion mit
Laevulose 5 %

Fragestellung/Hinweise (z. B. Allergie)

Mitgegebene Befunde

Muster 2b (7. 1993)

Paul Albrechts Verlag, 22950 Lüjensee

Abb. 1.6:   Verordnung von Krankenhausbehandlung

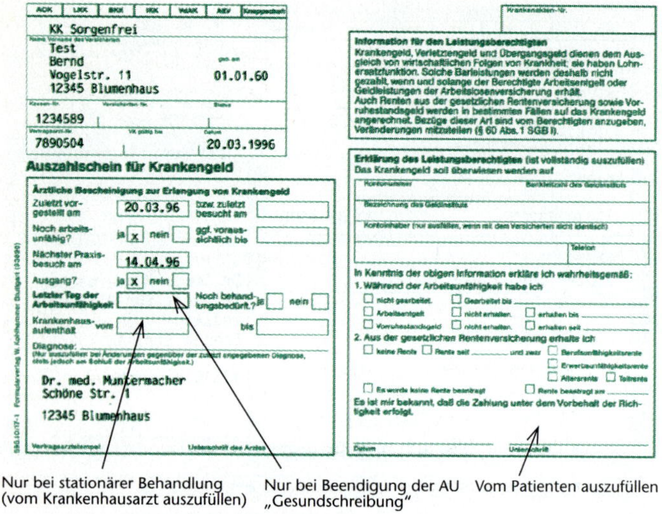

Nur bei stationärer Behandlung (vom Krankenhausarzt auszufüllen)   Nur bei Beendigung der AU „Gesundschreibung"   Vom Patienten auszufüllen

Abb. 1.7:   Auszahlschein für Krankengeld

Verordnung häuslicher Krankenpflege

Unterscheidung zwischen:
- Häuslicher Krankenpflege (Krankenhausersatzpflege = Grund- und Behandlungspflege, ggf. hauswirtschaftliche Versorgung) gemäß § 37 Abs. 1 SGB V
- Hausärztlicher Krankenpflege (Behandlungspflege) gemäß § 37 Abs. 2 SGB V.

Krankenhausersatzpflege nach § 37 Abs. 1 SGB V

Verordnungsfähig, wenn „Krankenhausbehandlung
- geboten, aber nicht ausführbar ist
- dadurch nicht erforderlich wird
- dadurch abgekürzt werden kann" (auf Vordruck ankreuzen!)

Krankenhausersatzpflege nach § 37.1 beinhaltet:
- *Grundpflege:* v.a. Körperpflege, Betten und Lagern, Prophylaxen (Pneumonie, Dekubitus, Thrombose etc.), Krankenbeobachtung
- *Behandlungspflege:* v.a. Verbände, Wundversorgung und Wundpflege, Dekubitusversorgung, Anus praeter-Versorgung, künstliche Ernährung, Pflege und

Wechsel von Drainagen. *Cave:* Leistungen dürfen nicht vom Arzt erbracht werden
* *Hauswirtschaftliche Versorgung:* im Krankenzimmer anfallende, auf den Pat. bezogene hygienische Leistungen, Zubereitung kalter und/oder Aufwärmen von Mahlzeiten, etc.

Die Leistungen sind auf Vordruck in den Spalten a) Behandlungspflege, b) Grundpflege und c) Hauswirtschaftliche Versorgung anzukreuzen und zu spezifizieren, für längstens 4 Wo. verordnungsfähig.

Die Verordnung bedarf der Genehmigung der Krankenkasse vor Pflegeeinsatz durch ambulanten Pflegedienst. Voraussetzung ist, daß eine zum Haushalt gehörende Person den Kranken *nicht* alleine versorgen kann.

Die Erstellung eines Pflegeplans (Pflegeziel, Pflegemaßnahmen) gemeinsam mit der Pflegedienstleitung der ambulanten Einrichtung, ggf. mit Ergotherapeuten, Logopäden, Krankengymnasten ist sinnvoll.

Behandlungspflege nach § 37 Abs. 2 SGB V

Verordnungsfähig, wenn „das Ziel der ärztlichen Behandlung dadurch gesichert wird", z.B. Verbandswechsel, Einläufe, Dekubitusversorgung, BZ-Kontrolle, Injektion etc.

Bei psychiatrischen, psychischen und altersbedingten zerebralen Abbauprozessen auch Medikamentengabe und -überwachung.

Verordnung grundsätzlich nur für 4 Wo. möglich, in speziellen Fällen auch länger. Genehmigung muß innerhalb von drei Arbeitstagen bei der zuständigen Kasse eingeholt werden.

 Vorsicht

Pflegeleistungen nach dem Pflegegesetz (SGB XI) sind *nicht* vom Arzt verordnungsfähig! (☞ 1.3.3)

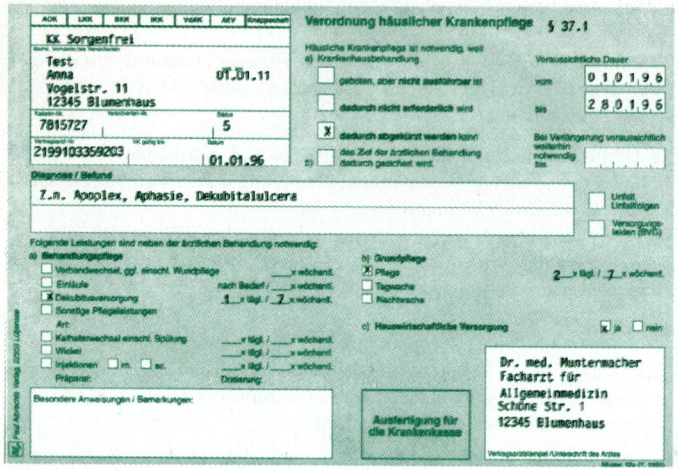

Abb. 1.8:   Verordnung häuslicher Krankenpflege nach § 37.1

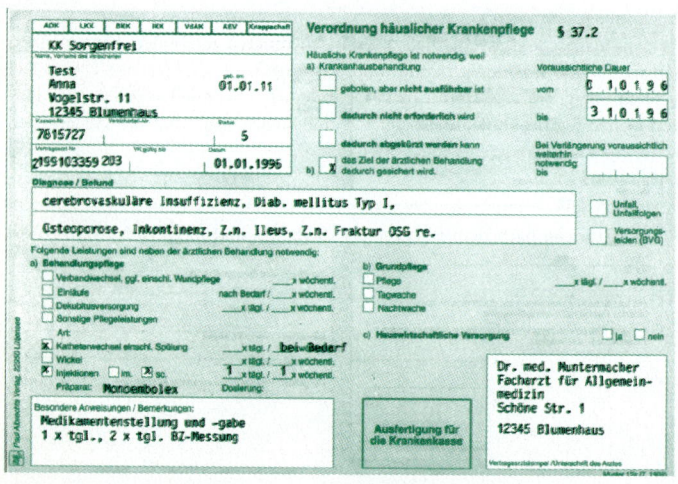

Abb. 1.9:   Verordnung häuslicher Krankenpflege nach § 37.2

1.4.7   Verordnungen

1

BtM-Rezept

Anforderung von BtM für Stationsbedarf
- Spezielle Formulare werden vom Bundesamt für Arzneimittel und Medizin-produkte, BfArM, an den Arzt, der ein Krankenhaus oder eine Krankenabtei-lung leitet, ausgegeben (☞ Abb. 1.10)
- Angabe der anfordernden Station (Stempel), keine Patientennamen erforderlich

Betäubungsmittelhaltiges Arzneimittel	bestellte Menge	gelieferte Menge*)

Betäubungsmittel-Anforderungsschein — **Teil III**
Verbleibt im Heft bei dem Verschreibendem
Anfordernde Stelle:

-Leerzeilen bitte streichen!-   *) nur bei Abweichungen ausfüllen

Datum   Name des Arztes, Zahnarztes, Tierarztes   Telefon-Nr.

04.97 - Nachdruck verboten   Name des Arztes, Zahnarztes, Tierarztes

Abb. 1.10: Anforderung von BtM für den Stationsbedarf. Teil I für Apotheke, Teil II für Apotheke zur Abrechnung

1

- Handschriftliche Anforderung durch den ermächtigten Arzt mit Angabe von Medikamenten-Name und Hersteller (z.B. MST 10 mundipharma), Darreichungsform (ret. Tbl.), Stärke (à 10 mg), Anzahl (Nr. 50)
- Mehrere Medikamente auf einem Formular rezeptierbar
- Keine Höchstgrenze für Einzelsubstanzen
- Leerräume am Ende durchstreichen
- Datum, Name (leserlich), Unterschrift, Tel. Nr. der Station.

BtM-Rezept für Patient und Sprechstundenbedarf

- Der Klinikarzt kann nur für Privatpatienten rezeptieren (außer bei ambulanter Betreuung), sonst Rezept vom Hausarzt oder Notfallambulanz ausstellen lassen
- Anforderung von BtM-Rezeptformularen bei Bundesinstitut für Arzneimittel, Bundesopiumstelle, Genthiner Str. 38, 10785 Berlin (beglaubigte Kopie der Approbationsurkunde bei Erstanforderung mitschicken)
- Liste der Medikamente, die der BtM-Verschreibungs-Verordnung unterliegen und Höchstmenge → rosa Seiten der Roten Liste und viele Informationsschriften zur Schmerztherapie
- Für den Praxisbedarf darf bis zu einer Menge des durchschnittlichen Zweiwochenbedarfs (und mindestens die kleinste Packungsgröße) verschrieben werden
- Vorratshaltung in der Praxis nicht mehr als der Monatsbedarf
- Für Patienten max. 1 BtM je Rezept (im Sonderfall 2, Rezeptformular muß dann mit einem „A" gekennzeichnet sein
- Max. Bedarf für 30 Tage bzw. Höchstmenge (im Sonderfall mehr, dann kennzeichnen mit „A")
- Im Notfall kann die dem Notfall entsprechende Menge auch auf einem Normal-Rezept (kennzeichnen mit „Notfall-Verschreibung") verordnet werden. Die gleichlautende Verordnung muß dann „unverzüglich" auf einem BtM-Rezept (kennzeichen mit „N") an die abgebende Apotheke nachgereicht werden. Die beiden Formulare müssen dann „dauerhaft" verbunden werden
- BtM-Rezept muß innerhalb 7 Tagen eingereicht werden, sonst ungültig
- Aufbewahrungspflicht 3 Jahre (gilt für Arzt und Apotheker).

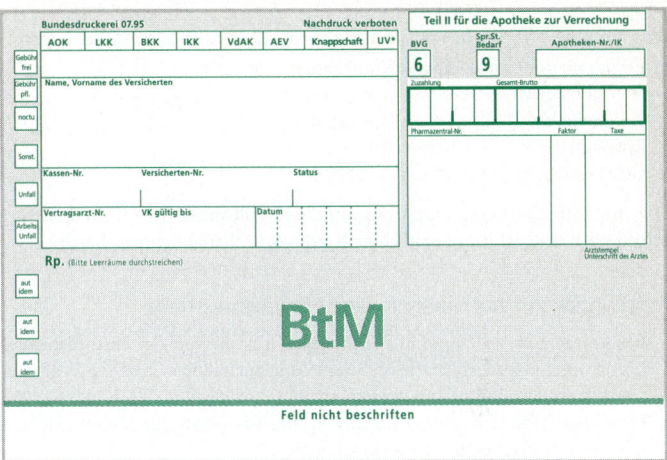

Abb. 1.11: BtM-Rezept für den Patienten [L157]

1 Name und Anschrift des Pat.
2 Ausstellungsdatum
3 Arzneimittelbezeichnung, soweit dadurch nicht eindeutig bestimmt, die Bezeichnung und Gewichtsmenge des enthaltenen BtM. Die Menge des Arzneimittels in Gramm, Milliliter oder Stückzahl
4 Gebrauchsanweisung mit Einzel- und Tagesgabe, oder im Falle einer gesonderten schriftlichen Gebrauchsanweisung für den Pat. mit dem Vermerk: „Gem. schriftl. Anw."
5 Name, Berufsbezeichnung, Anschrift einschließlich Telefonnummer des verschreibenden Arztes
6 Eigenhändige Unterschrift des Arztes, im Vertretungsfall der Vermerk „i.V."

Verordnung von Pflegehilfsmitteln (zur Vorbereitung der häuslichen Betreuung)

- Informelles Schreiben an die Kranken- bzw. Pflegekasse zur Bereitstellung von speziellen Pflegehilfsmitteln
- Muß die medizinische Notwendigkeit begründen (z.B. um stationäre Behandlung abzukürzen, um Verschlechterung vorzubeugen, um häusliche Betreuung zu gewährleisten usw.). Im Rahmen der Sparmaßnahmen sind bei einigen Kassen recht drastische Formulierungen notwendig, um z.B. einen Badewannenlift genehmigt zu bekommen
- Nicht abrechnungsfähig
- Mittel zur Körperpflege (Vorlagen, Verbandmaterial, Material zur Stomaversorgung) müssen vom Hausarzt rezeptiert werden.

1

 Im stationären Bereich empfehlen sich interne Brief-Vorlagen

- Elektrisch höhenverstellbares Krankenbett
- Spezialmatratze
- Toilettenstuhl
- Rollstuhl
- Gehwagen

Die medizinische Begründung, warum diese Hilfsmittel für einen Patienten erforderlich sind, ist im wesentlichen diagnoseunabhängig immer dieselbe.

Fragebogen zur Aufnahme in eine Pflegeeinrichtung

- Bei Antrag zur Aufnahme in ein Pflegeheim meist von der entsprechenden Einrichtung geforderte ärztliche Beurteilung zur medizinischen, psychischen und pflegerischen Situation des Patienten
- Formblatt (jede Einrichtung hat ein eigenes Formblatt, die inhaltich jedoch sehr ähnlich sind) oder informelles Schreiben
- Nicht abrechnungsfähig
- Kopie für die Akte empfiehlt sich, da meist mehrere Anträge nötig sind bzw. Rückfragen erfolgen.

Verordnungen bei geplanter Entlassung

- Den Hausarzt veranlassen, die häusliche Krankenpflege zu verordnen
- Mit dem Hausarzt die notwendigen Medikamente besprechen, evtl. Rezept veranlassen (vordatiert) und Angehörige bitten, dieses in der Praxis abzuholen und die Medikamente bereits in der Apotheke zu bestellen
- Versorgung mit BtM-pflichtigen Medikamenten klären bzw. sicherstellen. Nicht alle Hausärzte verfügen über BtM-Rezeptformulare, evtl. Mitbetreuung durch eine Schmerzambulanz oder einen niedergelassenen Schmerztherapeuten/Onkologen in die Wege leiten.

1.5   Stationäre Betreuung

1.5.1   Räumliche und personelle Voraussetzungen einer Palliativstation

Räumliche Ausstattung

In den letzten Jahren sind viele Palliativstationen entstanden. Dabei hat sich eine Größe von 8–12 (Minimum 6, Maximum 15) Betten bewährt, um die familiäre

Atmosphäre zu bewahren. Die Räume sollten hell, freundlich und bunt sein, um die typische Krankenhausatmosphäre zu vermeiden. Es muß genügend Raum sein für Angehörige, die einen Kranken begleiten oder für Trauernde, die Abschied nehmen wollen. Daraus ergibt sich folgender Raumbedarf:

- Krankenzimmer für 10–12 Patienten (Ein- und Zweibettzimmer mit Naß- zelle) mit wohnlichem Charakter und Möglichkeit, auch mit Krankenbett ins Grüne zu kommen
- Behindertengerechtes Bad mit Badewanne und Lift
- Toiletten für Personal und Besucher
- Aufenthaltsraum für Patienten und Angehörige
- Aufenthaltsraum für Personal
- Arztzimmer
- Stationszimmer
- Arbeitsraum für medizinische und pflegerische Tätigkeiten rein/unrein
- Behandlungszimmer/Ambulanzraum
- Sprechzimmer
- Küche
- Gästezimmer
- Besprechungs- und Schulungsraum für Ausbildung ehrenamtlicher HelferIn- nen, Weiterbildung, Bibliothek, Videothek
- Abschiedszimmer, in dem Verstorbene bis 24 Stunden nach dem Tod verblei- ben können
- Evtl. Kapelle
- Evtl. Raucherzimmer.

Personelle Ausstattung

- Pflegeschlüssel ideal 1:1,4, d. h. bei 10–12 Patienten 14–17 speziell ausgebil- dete Pflegekräfte, zuzüglich 4,5 Stellen für 2 Nachtwachen. In der Nacht müs- sen wegen der Schwerstpflege auch auf kleinen Palliativstationen mindestens zwei Pflegekräfte anwesend sein, zumindest muß unproblematisch innerhalb weniger Minuten eine Aushilfe erreichbar sein.
- Ein Arzt mit speziellen Kenntnissen und praktischer Erfahrung in Palliativ- medizin
- Ganze oder halbe Stelle für einen weiteren Assistenzarzt (z.B. Urlaubs- und Krankheitsvertretung)
- 1–2 Stellen (z.B. speziell geschulte Sozialpädagogen) für psychologische Betreuung von Patienten und Angehörigen, Supervision, Ausbildung und Begleitung der ehrenamtlichen Helfer, Koordination der Entlassung, ambu- lante Betreuung nach Entlassung
- Krankengymnastik
- Musiktherapie, Kunsttherapie, Atemtherapie, Ergotherapie usw. z.B. stun- denweise bzw. nach Bedarf auf Honorarbasis

1

- Evangelischer und katholischer Seelsorger (immer erreichbar, auch nachts), kooperierende Seelsorger anderer Konfessionen in Rufbereitschaft
- Ehrenamtliche Helfer (Hospizhelfer) zur Mitarbeit auf Station und im ambulanten Bereich.

Eine Palliativstation sollte an ein größeres Krankenhaus angeschlossen sein, damit die Möglichkeiten einer Poliklinik (z.B. Labor, Röntgen, Endoskopie, Konsiliardienst, Krankengymnastik, Diätberatung, Seelsorge, Sozialdienst etc.) mitgenutzt werden können.

Die medizinische Versorgung rund um die Uhr (Kostenübernahme durch die Krankenkasse) ist der wesentliche Unterschied zwischen Palliativstation und Hospiz (Kostenträger Pflegekasse).

Pflegemittel (☞ 3.5)

In den letzten Jahren hat sich die Palliativpflege als eigenständiger Teil der Palliativbetreuung entwickelt. Neben den allgemeinen Regeln der Krankenpflege gelten spezielle Grundsätze bei der Betreuung Sterbender

- Die Wünsche des Sterbenden stehen immer im Vordergrund – der Patient weiß, was für ihn gut ist
- Die Pflege so gestalten, wie man selber gerne gepflegt werden möchte
- Bereitschaft zur Auseinandersetzung mit dem eigenen Tod und Sterben und den eigenen Grenzen ist Voraussetzung für die Pflege Sterbender
- Die Pflege ist immer personenbezogen und individuell
- Palliativpflege ist ein wichtiger Teil der Kommunikation mit dem Patienten (☞ 2.3.6)
  - Zeit haben in der Pflege für Zuhören, Gespräch und Schweigen
  - Sprache der Berührung
  - Sprache der Augen
  - Sprache des Körpers
- Dem Patienten zeigen „Du bist bis zum letzten Atemzug kostbar und wichtig".

Phantasie und unkonventionelle Ideen einsetzen – was dem Patienten hilft, ist richtig. Evtl. Angehörige nach speziellen Vorlieben fragen.

Notwendige Pflegemittel für die Palliativpflege (über die allgemeine Krankenpflege hinaus) sind abhängig von der speziellen Situation der Patienten
- Hilfen zur Lagerung: Mehrere, verschiedene Antidekubitusmatratzen und Bettauflagen, Kissen (auch Dinkel, Kirschkern u.a.), Keile, Rollen

- Hilfen zur Ausscheidung: Vorlagen, Betteinlagen, Windeln, Ableitungssysteme, Klysmen, Irrigator, Darmrohr, Nierenschalen
- Hilfen zur Mobilisation: Fahrbare Betten, Lifter, Mobilisationsliege, Rollstuhl (mit hoher Rückenlehne), Rutschbrett, Aufrichthilfen, Gehwagen u.a.
- Hilfen zur Körperpflege: Pflegemittel (z.B. Massageöle, Düfte, Kosmetika, Rasierer, Haarpflegeutensilien), Badewanne (mit Lifter), Mundpflegemittel (☞ 10.4)
- Hilfen zur Nahrungs- und Flüssigkeitsaufnahme: Möglichkeiten zur Vorratshaltung und individuellen Speisenzubereitung, Trinkhilfen (Schnabelbecher, Strohhalm, Pipette, Spritze, Tücher, Wattestäbchen, Eiswürfel u.a.)
- Hilfen zur Erleichterung der Atmung: Vernebler, Inhalator, Luftbefeuchter, Ventilator, Absauggerät, Aromalampe, Sauerstoffgeräte (auch transportabel)
- Hilfen zur Stimulation: Musikinstrumente, Kassettenrekorder, Fernseher, Bibliothek, Bilder, Kalender, Kuscheltiere, Greifbälle, Mobile, Lichtspiele, Massagegeräte.

1.5.2 Stationäre Patientenaufnahme

Die Aufnahme in eine Palliativstation ist in der Regel keine „Notfallaufnahme". Indikation und Zeitpunkt müssen vorab geklärt werden.

- Das Team der Palliativstation bekommt erste Informationen über Patient, Anamnese und soziale Situation bereits bei der telefonischen Anmeldung (☞ 1.4.3)
- Am Tag der Aufnahme Vorbereiten des Bettes (z.B. spezielle Lagerungshilfen, Antidekubitusmatratzen) und des Zimmers (z.B. Blumen auf den Nachttisch, Lüften oder Heizen)
- Begrüßen des Patienten mit Namen und Begleiten in „sein Zimmer" (z.B. Guten Tag, Herr XY, ich bin Schwester Z. Wir haben Sie schon erwartet. Ich begleite Sie jetzt in Ihr Zimmer")
- Für viele Schwerstkranke ist der Transport so anstrengend, daß am Aufnahmetag nur noch wenig weitere Kommunikation möglich ist (☞ 2.3.3)
- Angehörige von Anfang an integrieren. Auch für sie ist die Tatsache der Aufnahme belastend. Oft ist die Entscheidung für die Palliativstation oder das Hospiz die erste Konfrontation mit dem nahen Tod des Kranken
- Gesprächsbedarf der Angehörigen erkennen – Gesprächsbereitschaft signalisieren.

1

Problemorientierte Anamnese (☞ 2.4)

Die meisten standardisierten Anamnesebögen sind ungeeignet. Es geht nicht darum, das Datum banaler Vorerkrankungen zu erfragen.

- Alle bekannten Informationen aus Vorgesprächen und Arztbriefen zusammentragen
- Das Erstgespräch dauert in der Regel 30–60 Minuten
- Vor Gesprächsbeginn Kranken fragen, ob er sich für ein längeres Gespräch in der Lage fühlt, evtl. auf die Möglichkeit der Fremdanamnese verweisen
- Anwesenheit der Angehörigen mit dem Patienten klären. Auch beim wachen, orientierten Patienten kann die Fremdanamnese sinnvoll und vom Kranken gewünscht sein
- Kein „Abfragen" bereits bekannter Daten und Fakten
- Schwerpunkt auf den aktuellen Beschwerden. Sinnvolle Eröffnungsfrage: „Was hat sich in Ihrer Erkrankung verändert, daß Sie heute zu uns kommen?"
- Den Patienten zunächst erzählen lassen (offene Fragen, ☞ 2.4.2), um einen Eindruck von seinem Informationsstand bzw. seiner Bewußtseinslage zu bekommen
- Letzte Medikation erfragen, soweit nicht aus den Unterlagen ersichtlich
- Überprüfen der Angaben auf Medikamentenplänen und Einweisungsscheinen. Oft wurde die Therapie, z. B. Schmerztherapie, in den Tagen vor der stationären Aufnahme vom Patienten mit oder ohne Rücksprache geändert
- Ggf. Angaben von Angehörigen bestätigen lassen
- Keine Wertäußerungen über Vortherapien
- Soziales Netz und Ansprechpersonen erfragen
- Gezieltes Nachfragen nach den häufigsten Beschwerden. Da viele Symptome bei fortgeschrittener Erkrankung schon lange bestehen und bisher nicht erfolgreich behandelt wurden, sind sie für den Kranken oft schon selbstverständlich.

Wenn Patienten beim Erstgespräch angeben, über ihre Erkrankung nicht informiert zu sein, so kann das bedeuten, daß sie die Schwere der Erkrankung verdrängen und hoffen, daß irgend jemand endlich sagt, daß alles nicht so schlimm ist. „Barmherzige Lügen" verstärken diese Verdrängungsmechanismen.

Fremdanamnese

Die meisten Patienten einer Palliativstation sind zu schwach für eine extensive Anamnese. Da die Angehörigen oft schon lange Zeit an der Betreuung des Kran-

ken beteiligt sind, können sie meist gut Auskunft geben. Zusätzliche Informationen erhält man u.a. von
- Vorbehandelnden Ärzten
- Ambulantem Pflegedienst
- Hospizhelfer (falls schon im Vorfeld eingeschaltet)
- Seelsorger.

Familienstammbaum
Die Kenntnis der familiären Struktur und des „sozialen Netzes" ist für die Betreuung auf der Palliativstation und die Planung einer eventuellen Entlassung Voraussetzung. Oft sind aufgrund der langen, zermürbenden Krankheits- und Pflegephase herkömmliche familiäre Strukturen aufgelöst. Die Pflege wird dann von entfernten Verwandten oder Freunden durchgeführt. Der Begriff „Nächster Angehöriger" muß nichts mit Verwandtschaftsgraden zu tun haben (engl. significant other). Falls keine detaillierte Betreuungsvollmacht vorliegt, hat sich das Erstellen eines „Familienstammbaumes (Genogramm)" bewährt mit Angaben zu
- Verwandtschaftsgrad
- Entscheidungsbefugnis bei Therapieentscheiden
- Erreichbarkeit (Telefonnummern privat und dienstlich)
- Dürfen persönliche Dinge mitgeteilt bzw. ausgehändigt werden?
- Dürfen Auskünfte am Telefon erteilt werden?

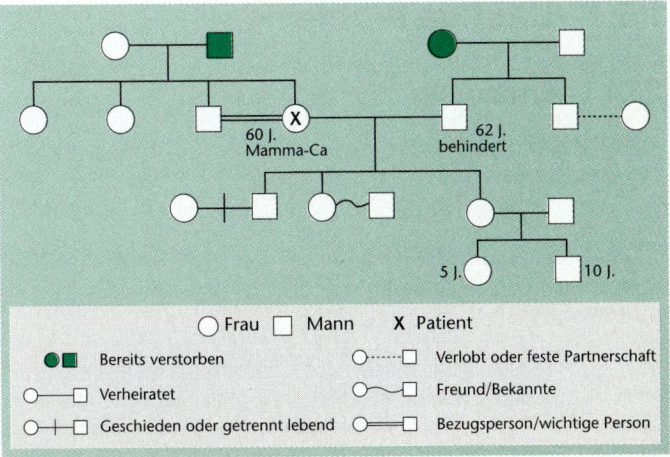

Abb. 1.12: Beispiel für ein Genogramm [L157]

Körperliche Untersuchung

Eine komplette, internistische Untersuchung ist meist nicht möglich und nicht nötig.

- So viel wie nötig und so wenig wie möglich
- Vorbefunde mit einbeziehen und überprüfen
- Schwerpunkte setzten
  - Mundhöhle (Gebißstatus, Soor, Speichelfluß)
  - Schluckfähigkeit
  - Ausgedehnte Untersuchung der Thoraxorgane nur bei klinischer Notwendigkeit (Pleura- Perikarderguß, Pneumonie, Bronchusverschluß, Herzrhythmusstörungen)
  - Abdomen: Lebergröße, Resistenzen, Meteorismus, Obstipation, Aszites, Schmerzen
  - Genitale: Kontinenz, Infektionen, Dauerkatheter, Stuhlverschmierung, rektales Austasten der Ampulle bei Morphintherapie (paradoxe Diarrhoe)
  - Neurologischer Status
  - Hautstatus (Dekubitus, Ödeme, Blutungszeichen).

1.6   Häufige Probleme

1.6.1   Ernährung

„Liebe geht durch den Magen."
„Der Mensch ist, was er ißt."

Es ist nicht einheitlich geklärt, ob Ernährung über eine Sonde eine (potentiell lebensverlängernde) medizinische oder eine pflegerische Maßnahme der Grundversorgung ist.

Die Frage der Ernährung stellt sich bei nahezu jedem Sterbenden irgendwann und betrifft alle Beteiligten (Patient, Angehörige, Pflegende und Ärzte). Kaum ein Thema wird so oft „über den Kopf des Patienten hinweg" mit den Angehörigen besprochen. Meist gibt es neben rein sachlichen Fragen viele emotionale Probleme
- „Man kann den Patienten doch nicht verhungern lassen!"
- Ernährung und Flüssigkeit haben für die Behandelnden oft einen irrationalen Stellenwert

- Die Infusion ist „das Letzte, was wir noch für ihn tun können"
- „Wir haben noch nie jemanden umgebracht bzw. verhungern lassen" – das Beenden der Ernährung wird oft mit aktiver Sterbehilfe (☞ 18.3) verwechselt.

Vor einer geplanten Ernährungstherapie klären: Für wen ist es wichtig, daß der Patient ißt?

Solange der Patient zu einer (auch noch so geringen) Willensäußerung fähig ist (☞ 18.1.1), muß sein Wille erfragt und respektiert werden. Eine „Zwangsernährung" ist nicht möglich.

Gerade bei der Frage der Ernährung besteht oft Unklarheit über die medizinischen und rechtlichen Fakten. Deshalb muß vorab geklärt werden

- Hat der Patient Hunger? Die meisten schwerkranken und sterbenden Patienten haben keinen Hunger
- Welche Symptome sollen durch eine Ernährung gelindert werden (symptomorientierte Therapie)?
- Was will der Patient. Jeder Mensch hat das Recht, die Nahrungsaufnahme zu verweigern (Ausnahme Strafvollzug!)
- Gibt es andere Möglichkeiten der Symptomkontrolle bzw. um die orale Nahrungszufuhr zu erhalten bzw. wieder zu erlangen?
- Welche Lebenserwartung hat der Patient?

Das Problem der Ernährung

Das Legen einer Sonde ist ein Eingriff in den Körper, der das (schriftliche) Einverständnis des Patienten voraussetzt (Körperverletzung, ☞ 18.3.1)

- Solange der Patient noch kleine Mengen essen kann, muß dies unterstützt werden
- Parenterale Ernährung führt nicht sicher zu Gewichtszunahme oder mehr Lebensqualität
- Parenterale Ernährung kann zu Problemen wie Einlagern, Hirndruck, Anregung des GI-Trakt mit Erbrechen, Notwendigkeit eines DK führen
- Mit Beginn der Sondenernährung fällt meist viel Zuwendung weg – der Patient wird „abgefüttert".

Hilfen für die Entscheidung

Die Frage nach einer Ernährungstherapie läßt sich nicht „exemplarisch" beantworten. Sie muß individuell für jeden Patienten vom gesamten Team gestellt und beantwortet werden. Oft muß immer wieder ein für alle akzeptabler Kompromiß gesucht werden.

Wenn das erwünschte Therapieziel nach ca. 1–2 Wochen Ernährungstherapie nicht erreicht ist bzw. keine eindeutige Besserung der Symptome eingetreten ist, muß die Indikation überprüft werden.

Eine einmal begonnene Ernährung kann auch wieder beendet werden!

- Das Gespräch über Ernährung ist guter Anlaß, mit Patient und Angehörigen über die Prognose zu sprechen (☞ 2.5.2), (Wieviel „Energie" hat bzw. braucht der Patient noch? – Im Sterben reduziert sich auch der Bedarf)
- Die Hilflosigkeit der Angehörigen erkennen und ihnen andere Möglichkeiten der Zuwendung aufzeigen (Mundpflege ☞ 10.4, Massage, Vorlesen etc.)
- Nach vorbestehenden Ernährungsgewohnheiten fragen
- Häufig kleine Mahlzeiten anbieten, Gewohnheiten beibehalten (z.B. Aperitif, ein Glas Wein zum Essen, Nachtisch, Stoffserviette u.ä.)
- Gemeinsame Mahlzeiten
- Lieber einen kleineren Teller mit kleinen Portionen wählen
- Auch passierte Kost oder Breikost kann appetitlich zubereitet werden
- Eine liegende Sonde muß nicht für Nahrungsgabe benutzt werden
- Ernährungstagebuch, um zu erkennen, was und wieviel der Patient noch ißt – meist ist es viel mehr, als die Angehörigen meinen
- Ernährungsberatung (☞ 10.1), um möglichst lange orale Nahrungszufuhr zu erhalten
- Auch flüssige Nahrung ist Nahrung (z.B. Bier, Wein, Milch, Eis, Suppe)
- Gute Mundpflege (☞ 10.4) und Dekubitusprophylaxe (☞ 12.2), um Symptome zu vermindern.

1.6.2 Flüssigkeitsgabe

Für viele Menschen ist es unvorstellbar, auch nur einen Tag ohne Flüssigkeit auszukommen. Die Gabe von Flüssigkeit – vor allem parenteral – ist daher fast schon ein Reflex.

Dabei ist es nicht bewiesen, daß der Durst bei Sterbenden durch parenterale Flüssigkeitsgabe gelindert werden kann. Allgemeingültige Regeln gibt es nicht. Die Entscheidung muß in jedem Einzelfall vom behandelnden Team gemeinsam mit dem Patienten (und den Angehörigen) neu getroffen werden. Ein Zuviel an Flüssigkeit kann die Lebensqualität einschränken und das Sterben qualvoll verlängern. Der Arzt muß sich selbst Klarheit verschaffen, warum er die parenterale Flüssigkeitsgabe befürwortet oder ablehnt. Im Vordergrund steht immer die optimale Symptomkontrolle.

Es wurden viele friedliche Sterbeverläufe beobachtet ohne parenterale Flüssig-keitsgabe. Die bisherige Praxis der automatischen Gabe von parenteraler Flüssigkeit führt eher zu einer Hyperhydratation, vor allem in den letzten Stunden, was verschiedene Symptome erst auslösen kann (Rasselatmung, Dyspnoe, Einlagerung, terminales Delir).

Hilfreiche Erfahrungen

- Durst und Mundtrockenheit darf nicht gleichgesetzt werden, meist leiden die Patienten an **Mundtrockenheit** (☞ 10.3)
- Flüssigkeitsgabe nur, wenn Durst (trotz Mundpflege) besteht
- Enterale Zufuhr solange wie möglich – die meisten Sterbenden können bis kurz vor ihrem Tod kleine Schlucke zu sich nehmen bzw. äußern, ob sie Durst haben (z. B. indem sie an dargebotenen feuchten Tüchern „nuckeln" oder bei tropfenweiser Gabe von Wasser den Mund öffnen oder den Kopf wegdrehen, während z. B. Schmerztropfen geschluckt werden)
- Durch eine sorgfältige **Mundpflege** (☞ 10.4) kann das Austrocknen der Schleimhaut (meist qualvoller als der Durst!) verhindert und das Durstgefühl gemindert werden
- Flüssigkeitsgabe bessert nicht unbedingt die Mundtrockenheit und ersetzt keine Mundpflege (oft wird eine Infusion gelegt und die Mundpflege vergessen)
- Eine künstliche Flüssigkeitszufuhr bedeutet immer ein Eingriff in den Körper, angebunden sein an einen Schlauch, angewiesen sein auf professionelle Pflege
- Um „etwas tun zu können" gibt es auch andere Dinge
  - Mundpflege
  - Hautpflege durch Einreibung
  - Massagen
  - Lagern
- Rechtzeitige Aufklärung von Patient und Angehörigen kann die Angst vor dem Verdursten nehmen – es gibt viele positive Erfahrungen vom friedlichen Sterben in der terminalen Dehydratation
- Die Rolle der Angehörigen ist schwierig, vor allem, wenn sich deren Wünsche von denen des Patienten unterscheiden, da sie sich so hilflos fühlen und sich selber „Nicht-Trinken" nicht vorstellen können
- Immer im Team klären, **wer warum wann wo welche** Therapie wünscht (zu Hause fällt die Entscheidung für oder gegen Flüssigkeitszufuhr meist anders aus als im Krankenhaus).

Pseudoargumente für eine parenterale Flüssigkeitsgabe

- Flüssigkeitszufuhr ist die letztmögliche Therapiemaßnahme, zeugt von Respekt vor Leben (dabei ist es mehr ein Nicht-wahrhaben-wollen des Sterbens)
- „Man kann den Patienten doch nicht einfach verdursten lassen"
- Weiterführung einer Infusion ist leichter als deren Abbruch
- Infusion ist letztes Zeichen, daß „etwas getan" wird (dabei könnte viel anderes getan werden).

Terminale Dehydratation

Der **akute** Verlust von Flüssigkeit kann lebensbedrohlich und sehr qualvoll sein (z.B. schwere Blutung, schweres Erbrechen und Durchfall) und ist immer behandlungsbedürftig.

Die **langsame**, allmähliche Verminderung von Wasser und Salzen in der Sterbephase (Terminale Dehydratation) wird heute von vielen bereits als „physiologisch", also dem Sterbeprozess natürlich zugehörig angesehen. Sie verursacht einige typische Symptome in der Sterbephase, die von dem Kranken sehr unterschiedlich bewertet und oft nicht als störend empfunden werden.

Symptome der Dehydratation

- Erschlaffen der Haut: weniger Ödeme
- Veränderungen an den Blutgefäßen: Verlangsamung des Pulsschlages, Blutdrucksenkung, Durchblutungsstörungen mit Dekubitusgefahr
- Veränderung der Nierenfunktion: weniger Urin, weniger Wenden und Drehen zum Trockenlegen, kein Katheter nötig
- Veränderung der Flüssigkeitsverteilung im Körper: weniger Wasser im Gewebe (Ödeme) oder in Körperhöhlen (Aszites, Pleuraerguss)
- Psychische Veränderungen: Schläfrigkeit, weniger Unruhe, weniger Schmerzempfinden, aber manchmal mehr Verwirrtheit
- Veränderungen der Verdauung: weniger Darmbewegung, Erbrechen und Übelkeit, dafür Neigung zur Verstopfung
- Veränderung der Atmung: weniger Atemnot, Husten und Erstickungsgefühl, aber evtl. zäher, trockener Schleim
- Veränderung der Elektrolytzusammensetzung: natürliche Anästhesie, Entspannung, aber manchmal auch Muskelkrämpfe
- Die natürliche Produktion von Endorphinen bei der Dehydration führt zu weniger Leiden durch geringere Schmerzempfindung.

Entscheidungshilfen pro und kontra Flüssigkeitsgabe

 Flüssigkeitsgabe ─────────────────

- Eine einmal begonnene Flüssigkeitsgabe kann und darf auch wieder beendet werden, ihre Indikation muß immer wieder überprüft werden
- Achtung: Laborwerte helfen nicht weiter bei der Entscheidung, ob Flüssigkeit gegeben werden soll.

- Eine vorsorglich gelegte Ernährungssonde (z.B. zur Medikamentengabe) muß nicht zur Ernährung und Flüssigkeitsgabe benutzt werden
- Ein Kranker, der schlucken kann – aber nicht will – darf nicht künstlich ernährt werden und braucht in der Regel keine Flüssigkeit
- Ein Kranker, der keinen Durst hat oder keine Infusion will, darf diese nicht gegen seinen Willen bekommen (Recht auf Selbstbestimmung ☞ 18.1.1 – Infusion als Körperverletzung. Ausnahme Strafvollzug)
- Bei Beschwerden durch Dehydratation sollte ein Versuch mit Flüssigkeitsgabe (500 ml pro Tag, am besten s.c.) gemacht werden (und nach 3–5 Tagen wieder beendet werden, falls erfolglos)
- Meist reichen 500 ml Flüssigkeit (s.c.) beim Sterbenden, um Symptome zu behandeln
- Da die meisten Medikamente s.c. gegeben werden können (☞ 3.2.3), muß keine Infusion „zum Offenhalten" angelegt werden
- Es gibt keinen Beweis dafür, daß eine nur minimale Flüssigkeitsgabe (z.B. schluckweise Trinken bei der Mundpflege) das Sterben verkürzt – aber es vergrößert auch nicht das Leiden
- Es gibt keinen Beweis dafür, daß Flüssgkeitsgabe das Sterben verlängert – aber es treten oft mehr Probleme auf.

Argumente gegen eine parenterale Flüssigkeitsgabe
- Weniger gastrointestinale Sekretionen, weniger Erbrechen, weniger Aszites
- Weniger pulmonale Sekretionen mit Husten und Atemnot
- Minimierung von Ödemen (z.B. Hirnödem)
- Weniger Urinproduktion, weniger Vorlagenwechsel, geringeres Dekubitus-Risiko, seltener Notwendigkeit für Dauerkatheter
- Relative Hypohydratation führt möglicherweise zu einer natürlichen Produktion von Endorphinen und dadurch zu weniger Leiden
- Die parenterale Flüssigkeitsgabe begrenzt Beweglichkeit des Patienten, schafft Barriere für Angehörige
- Das Symptom Mundtrockenheit kann durch eine regelmäßige Mundpflege und kleine Schlückchen effektiv behandelt werden
- Mehr persönliche Zuwendung durch das Anreichen von Essen und Trinken oder die Mundpflege.

1

Optimale Mundpflege reduziert meist alle Symptome wie Durst und Mundtrokkenheit (1–2 ml Flüssigkeit alle 30–60 min in Mund träufeln, z.B. mit Plastik-Pipette oder Spritze, kleine Eisstückchen, Ananas, gefrorener Saft/Sekt/Bier etc., ☞ 10.4).

Indikationen für eine Rehydratation in der Terminalphase

Versuch einer Rehydratation über 24 h, dann erneutes Überprüfen der Indikation.

- Unruhe
- Delir
- Übelkeit
- Durstgefühl (Vorsicht: oft durch Mundtrockenheit hervorgerufen. Dann bringt Flüssigkeitsgabe kaum Symptomlinderung)
- Muskelkrämpfe
- Toxische Medikamentenkonzentrationen
- Wunsch des Patienten
- Akuter Flüssigkeitsverlust bei sonst relativ guter Lebensqualität.

Bei bewußtlosen Patienten gibt es nur indirekte Parameter für unzureichende Flüssigkeitsgabe, z.B. Tachykardie, Hypertonie, Tachypnoe, Schwitzen, motorische Unruhe – im Zweifelsfall eher substituieren (z.B. NaCl 500 ml s.c./24 h)

Möglichkeiten der Flüssigkeitsgabe beim Sterbenden
- Oral
- Sonden (nasal, oral, PEG)
- Katheter (peripher, zentral)
- Subkutan
- Rektal.

Vorteile der s.c. Gabe (☞ 3.2.3)
- Einen i.v. Zugang zu legen kann schwierig sein
- S.c.-Gabe ist auch bei Kachexie möglich
- S.c.-Infusionen können auch vom Pflegepersonal angelegt werden
- Eine s.c.-Nadel kann ohne Sorge um Thrombose gelegt oder gezogen werden
- Eine einmalige Anlage kann bis zu 7 Tage reichen

- Resorption erfolgt langsam, dadurch geringere Ödembildung und geringere Kreislaufbelastung
- Bei Resorptionsschwierigkeiten Versuch mit Hyaluronidase in der Infusion (150–750 U/l über 24 h).

Subkutane Flüssigkeitsgabe

Ausreichend sind 1–2 x 500 ml NaCl 0,9 % tägl.

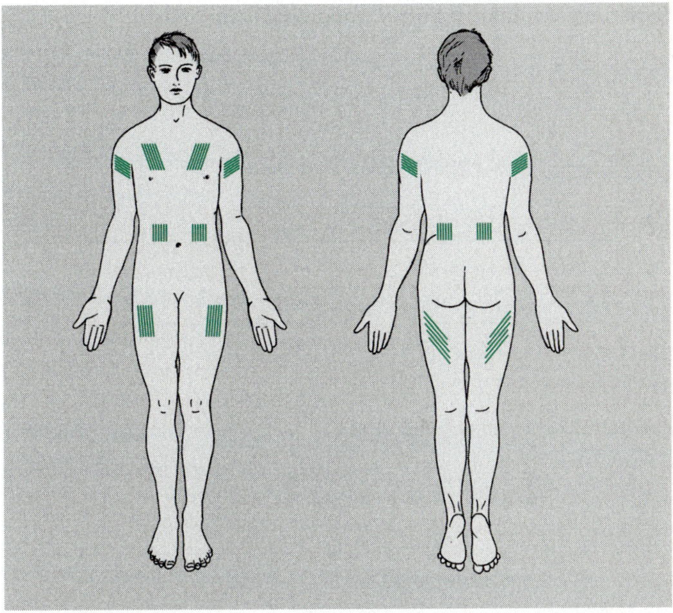

Abb. 1.13: Geeignete Körperareale zur subkutanen Flüssigkeitsgabe [L157]

1

1.6.3   Sedierung

 Unterscheide drei Ziele von Sedierung: ————————

- Sedierung als Therapie motorischer Unruhe oder eines deliranten Syndroms (☞ 7.7)
- Sedierung als ultima ratio zur Symptomlinderung
- Sedierung mit dem Ziel der Unterdrückung des Atemzentrums (= **verbotene** aktive Euthanasie, ☞ 18.3)

Sedierung als ultima ratio zur Symptomlinderung

Indikation nur bei einem bisher therapierefraktären Symptom, d.h.

- Keine weiteren Maßnahmen (außer der Sedierung) versprechen Linderung
- Nur andere Maßnahmen mit intolerablen Nebenwirkungen stehen zur Verfügung
- Diese Maßnahmen würden nicht innerhalb einer angemessenen Zeit Linderung verschaffen.

 ————————————————————————

Vor allem Dyspnoe, Delir oder Schmerzen können manchmal nur mit Sedierung ausreichend gelindert werden.

Die Häufigkeit der Notwendigkeit einer Sedierung wird in der Literatur sehr unterschiedlich angegeben (1% bis > 50%).

Kontraindikationen zur Sedierung

- Wenn der Wunsch zur Sedierung ausschließlich auf seiten der Angehörigen oder des betreuenden Personals besteht und nicht beim Patienten (wessen Leid wird behandelt?). Die Sedierung nimmt dem Patienten nämlich auch die Chance, Abschied zu nehmen und seine letzten Dinge zu regeln
- Wenn es sich nicht um ein refraktäres Symptom (s.o.) handelt, sondern um ein für die Betreuenden schwierig durchzuführendes, aber erforderliches Procedere:
  - Erfahrenere Kollegen, bes. Kollegen auf einer Palliativstation oder in einem Hospiz fragen
  - Nachfrage in einer der bestehenden Internet-Gruppen, z.B. unter palliative-medicine@mailbase.ac.uk oder neuropall@lists.lrz-muenchen.de

Vorgehen

Vor Einleitung der Sedierung
- Ausführliche Diskussion im Team (Teambesprechung, Konsile einholen), danach Diskussion mit Patient und Angehörigen. Dies allein macht oftmals eine Sedierung überflüssig!
- Sind alle medizinischen, psychologischen, sozialen, spirituellen Aspekte der Symptomkontrolle ausgenutzt?
- Immer offen und klar über die Therapieziele, die verwendeten Medikamente und sogar die Dosierungen sprechen, klare Abgrenzung zur aktiven Euthanasie.

Das Angebot der Sedierungsmöglichkeit als ultima ratio wird oft gerne von Patient und Angehörigen aufgenommen, muß aber dann häufig gar nicht realisiert werden.

Medikamente
- Falls Patient bereits Opiate erhält, Erhöhung um 50%, falls toxisch oder ungenügend, zusätzlich Benzodiazepine
- Falls Unruhe, Depression, Angst im Vordergrund, Sedierung mit Benzodiazepinen empfohlen, beginnend mit z.B. 5–10 mg Diazepam (Valium®) oder 2,5–5 mg Midazolam s.c. (Dormicum®)
- Falls Notfall (z.B. massive terminale Blutung): Midazolam i.v. oder i.m., beginnend mit 5-10 mg (☞ 7.2)
- Monotherapie mit Barbituraten oder Propofol, wenn Erfahrung mit diesen Medikamenten besteht.

 Vorsicht

Es darf **keine weitere Dosissteigerung** erfolgen, wenn das Symptom beherrscht ist oder die indirekten Auswirkungen des Symptoms nicht mehr nachweisbar sind, wie:
- Tachykardie
- Hypertonie
- Tachypnoe
- Schwitzen etc.

Keine weitere Erhöhung der Medikation, da sonst die Grenze zur *aktiven* Euthanasie überschritten wird! Auch sollten alle weitere Maßnahmen, die nicht ausschließlich dem Ziel der Symptomlinderung dienen, unterbleiben (z.B. keine Veränderung der Flüssigkeitszufuhr!).

1

1.6.4   Sauerstoff

Atemnot ist das Symptom, das Patienten, Angehörige und Personal am meisten belastet und Angst macht. Sauerstoff wird in der palliativen Situation häufig eingesetzt mit der irrationalen Begründung, man könne dem Patienten die „Luft" nicht verwehren. Es gibt jedoch rational begründbare Kontraindikationen und Indikationen für Sauerstoff.

Diagnostik
- Pulsoxymetrie: Einfache, nicht-invasive (transkutane) Methode zur Messung der Sauerstoffsättigung (O_{2sat}) im Blut, Norm 94–98 %, pO_2 und O_{2sat} verändern sich immer gleichsinnig. Sehr hilfreich und ausreichend zur schnellen Erfassung der Oxygenierungssituation des Patienten
- Blutgasanalyse (BGA): Messung der Gasaustauschfunktion (pO_2 und pCO_2) durch arterielle Blutabnahme (A. radialis oder A. femoralis). In der Palliativmedizin selten notwendig.

Applikation von Sauerstoff
- Nasensonde mit Schaumstoffpolsterung, Nasenbrille: zur Applikation von 3–8 l O_2/min. Irritation der Nasenschleimhäute möglich, deshalb regelmäßige Nasenpflege
- Sauerstoffmaske, die auf Mund und Nase aufgesetzt wird. Zur Applikation von 6–10 l O_2/min. Erschwert Sprechen und damit die Kommunikation. Viele Patienten empfinden die Sauerstoffmaske als sehr unangenehm. Sie sollte nur verwendet werden, wenn die Sauerstoffzufuhr mit Nasensonde- oder -brille nicht ausreichend ist.

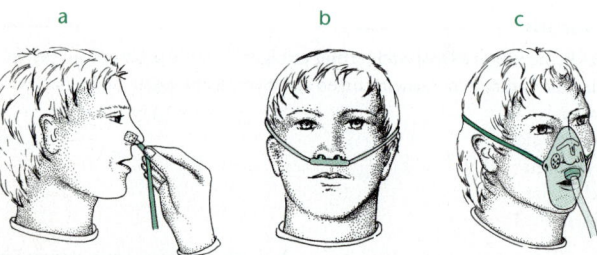

Abb. 1.14: O_2-Sonde, -Brille, -Maske

Indikationen

- Bei Patienten mit nachgewiesener Hypoxie (O_2-Sättigung < 90 %) und gleichzeitiger Dyspnoe (☞ 9.1) aufgrund einer pulmonalen Vorschädigung (Lungentumor, -metastasen, Lymphangiosis carcinomtosa der Lunge, chron. obstruktive Lungenerkrankungen). Häufig sind Patienten über längere Zeit an den niedrigeren Sauerstoffpartialdruck im Blut so gut adaptiert, daß sie keine Dyspnoe empfinden. Dann sollte kein Sauerstoff gegeben werden
- Bei Patienten mit Belastungsdyspnoe reicht intermittierende Sauerstoffgabe oft aus. Sauerstoff kann vor, während oder nach der Belastung gegeben werden.

Kontraindikationen

- Chronische Hyperkapnie (O_2 dämpft in dieser Situation den Atemantrieb) oder wenn pCO_2 unter O_2-Gabe ansteigt
- Fehlende Hypoxie: bei O_2-Sättigung > 94 % ist eine Sauerstoffgabe nicht indiziert. Falls ein Patient trotzdem über Dyspnoe klagt, ist an eine Hyperventilation oder einen Angstzustand zu denken
- „Ich will wenigstens etwas tun".

Nebenwirkungen

- Die Kommunikation mit dem Patienten wird durch Gesichtsmaske, Nasensonde etc. behindert
- Der Patient wird an die Sauerstoff-Flasche („Nabelschnur") gebunden → verhindert durch Gewöhnung und Angstentwicklung ggf. sogar Entlassung nach Hause
- Austrocknung der Schleimhäute
- Druckulzera bei nasaler Gabe
- Hyperkapnie bei gleichzeitiger Morphin-Gabe.

Alternativ oder ergänzend zur Sauerstoffgabe können atemstimulierende Einreibungen, Inhalieren, Lüften, Düfte, Zuwendung, Entspannungsübungen angeboten werden.

1.6.5   Dialyse

Indikation zur Dialyse in terminaler Situation

- Bei Patienten, die aufgrund einer weit fortgeschrittenen Erkrankung (Tumorleiden) in eine Niereninsuffizienz (☞ 6.8) geraten, ist eine Dialyse nur in Einzelfällen indiziert. Bei Versiegen der Nierenfunktion in der Sterbephase ist eine Dialyse nicht indiziert

1

- Die Indikationsstellung zu einer Dialyse-Behandlung sollte bereits deren spätere Beendigung mitbedenken.

Therapiemöglichkeiten von Symptomen nach Abbruch der Dialyse		
Patho-physiologie	Symptom	Therapiemöglichkeiten
Azidose	Keine (rasche Atmung ohne Gefühl der Atemnot)	Keine notwendig
Hyperkaliämie	Somnolenz	Keine notwendig
Hypervolämie	Dyspnoe (☞ 9.1)	Sinnlose parenterale Flüssigkeitsgabe vermeiden, dem Pat. oral Flüssigkeit anbieten, ggf. Morphin oder Benzodiazepine
Urämie	Übelkeit (☞ 10.9), Gastritis	Antazida, Antiemetika
	Perikard- oder Pleuraerguß	Ggf. Morphin, Sedierung
	Somnolenz bis Koma	Keine notwendig
	Epileptischer Anfall (☞ 7.6)	ggf. Benzodiazepine, Phenytoin
	Unruhe, Delirantes Syndrom (☞ 14.6)	Benzodiazepine, Neuroleptika
	Pruritus (☞ 12.4), trockene Haut	Haut- und Mundpflege, Antihistaminika

Indikation zum Abbruch einer Dialyse

- Der Abbruch einer Dialyse erfolgt meist auf ausdrücklichen Wunsch des Patienten oder wenn eine weitere Erkrankung mit tödlicher Prognose auftritt (z.B. Multiorganversagen)
- Abbruch der Dialyse ist dritthäufigste Todesursache von Dialysepatienten (ca. 10% aller Todesfälle bei Dialysepatienten)
- Der Todeszeitpunkt ist Stunden bis Wochen nach Abbruch der Dialyse (im Schnitt acht bis neun Tage)
- Die Mehrzahl der Patienten verstirbt ohne belastende Symptome am progredienten Nierenversagen (☞ 6.8).

Symptome nach Abbruch der Dialyse

Die Symptome einer **Urämie** treten in den Tagen nach Beendigung der Dialyse auf. Es kann zu Schwäche, Übelkeit und Erbrechen, Diarrhoen, urämischer Gastritis, pulmonaler Stauung und neurologischen Beschwerden (Verwirrtheit, Krampfneigung, Bewußtlosigkeit bis Koma) kommen. Patienten und ihre Angehörigen sollten über diese möglichen Symptome informiert sein, aber auch über die Möglichkeiten der Symptomkontrolle, ☞ Tabelle. Meist ist die Situation aber geprägt von einer vergleichsweise symptomarmen Zunahme von Müdigkeit und Bewußtseinsstörung bis zum Koma.

1.6.6   Blutprodukte/Transfusion
(☞ 6.1)

Erythrozyten

Die Gabe von Erythrozytenkonzentraten (EK) ist indiziert bei niedrigem Hämoglobin mit Symptomen der Anämie.
In der Regel genügen 2 EK für 3-4 Wochen.
Für den Patienten belastend und gut beeinflußbar sind vor allem
- Atemnot
- Schwächegefühl
- Herzrasen.

Keine Substitution von Erythrozyten ohne Symptome.

In der frühen Phase einer unheilbaren Erkrankung kann die EK-Gabe zur Symptomkontrolle sinnvoll sein, wenn
- Der Patient es wünscht
- Die Ursache der Anämie nicht anders behoben werden kann (z.B. Therapie einer Blutung, Eisensubstitution)
- Die Symptome auf die EK-Gabe ansprechen, d.h. nach dem ersten EK eine Symptombesserung eintritt
- Der Aufwand der EK-Gabe in einem realistischen Verhältnis zum Nutzen steht (d.h. z.B. ambulant durchführbar bei mobilem Patienten).

In der Terminalphase ist die EK-Gabe nur selten sinnvoll und muß gegen den lebens- und leidensverlängernden Effekt abgewogen werden. Die leichte Müdigkeit durch eine Anämie kann durchaus erwünscht sein. Ggf. ist eine einmalige Gabe eines EK hilfreich, um den therapeutischen Nutzen abschätzen zu können.

1

Schwerstkranke und kachektische Patienten spüren oft keinen oder einen negativen Effekt nach EK-Gabe, z.B.

- Hitzegefühl
- Herzklopfen
- Alpträume.

Der logistische Aufwand (i.v.-Zugang, Blutabnahmen zur Kreuzprobe, Kosten) ist in der Regel höher als der Nutzen für die Symptomkontrolle.

Thrombozyten

Die Gabe von Thrombozytenkonzentraten (TK) ist indiziert bei thrombopenischer Blutung auf dem Boden einer **reversiblen** Thrombopenie.
In der Regel sind 4–6 TK alle 4–14 Tage erforderlich.
Für den Patienten belastend und gut beeinflußbar sind vor allem

- Schleimhautblutungen
- Nasenbluten
- Hämaturie.

Keine Substitution von Thrombozyten ohne Blutungszeichen.

Irreversible Thrombopenie

Bei einer (nach menschlichem Ermessen) irreversiblen Thrombopenie muß die Option einer Thrombozytensubstitution sehr genau überlegt werden, da in der Regel mindestens wöchentliche Substitution mit hohem logistischem und finanziellem Aufwand erforderlich sind (Mittlere Lebenszeit substituierter Thrombozyten ca. 7–14 Tage). Mit zunehmender Substitutionsdauer kann durch Sensibilisierung das **Allergierisiko** steigen bzw. die Wirksamkeit nachlassen. In ausführlichen Gesprächen mit dem Patienten muß die lebensbedrohliche **thrombopenische Blutung** (z.B. zerebrale Massenblutung, sehr selten, wenn, dann meist erst bei Thrombozytenwerten < 10 000/mm³) als „finales, todbringendes Ereignis" besprochen werden und die therapeutischen Möglichkeiten zur Symptomkontrolle bei einer solchen Blutung vorab geklärt werden. Die meisten thrombopenischen Blutungen sind nicht akut lebensbedrohlich (z.B. Nasenbluten) bzw. nicht behandlungsbedürftig (z.B. petechiale Hautblutungen), so daß Zeit zum Überlegen bleibt. Oft reicht eine symptomatische Behandlung (z.B. Nasentamponade).

In der Terminalphase ist eine Thrombozytensubstitution nicht indiziert.

Indikationen zur Thrombozytensubstitution
- Reversible Thrombopenie mit Blutungszeichen (z. B. nach palliativer Chemotherapie)
- Erstmaliges, akut lebensbedrohliches Blutungsereignis bei bestehender Thrombopenie, um Zeit für eine Entscheidung zu finden
- Geplanter invasiver Eingriff zur Symptomkontrolle (z. B. Plexusinfiltration, Pumpenimplatation)
- Patient und Angehörige sind in ihrem Verarbeitungsprozeß noch nicht soweit, die palliative bzw. terminale Situation zu erkennen
- Sehr gute Lebensqualität des Patienten, die durch thrombopenische Blutung deutlich beeinträchtigt wird (Substitution dann unabhängig von der geschätzten verbleibenden Lebenszeit).

Plasma/Eiweiß

Die Gabe von Blutplasma (BP) und Humanalbumin (HA) ist in der palliativen Situation extrem selten indiziert.

Ursachen von Eiweißmangel bei Schwerkranken
- Appetitlosigkeit, Kachexie
- Malabsorption und -digestion bei intestinalen Tumoren
- Leberzirrhose, Lebertumoren
- Aszites, Peritonealkarzinose
- Ileus (mechanisch und paralytisch)
- Nierenschädigungen (Tumor, Medikamente, paraneoplastisch).

Symptome
Können völlig fehlen oder die Lebensqualität schwer beeinträchtigen
- Generalisierte Ödeme (☞ 12.5)
- Ergüsse in Körperhöhlen (Aszites, Pleuraerguß, Perikarderguß)
- Infektanfälligkeit
- Durchfall (☞ 10.14).

Eiweißsubstitution
Eine parenterale Eiweißsubstitution ist in der Regel wenig hilfreich, da die Ursache des Mangels nicht behoben werden kann.
Die Eiweißsubstitution nach Aszitespunktion (☞ 3.3.1) verhindert das Nachlaufen **nicht** und hat meist keinen Einfluß auf andere Aszites-bedingte Symptome (☞ 10.12).
Orale Eiweißzufuhr kann auf Wunsch des Patienten durch entsprechende eiweißreiche Kost (Diätberatung) erfolgen. Meist scheitert dies aber an der – krankheitsbedingten – Appetitlosigkeit (☞ 10.1).

1

Gerinnungsfaktoren

Bei bekannter Hämophilie wird die Faktorensubstitution wie bisher fortgesetzt, d.h. Dauersubstitution oder bei Bedarf. Es kann jedoch Wunsch des Patienten sein, die Substitution zu beenden. Dies ist sein gutes Recht und kann vom behandelnden Arzt mitgetragen werden. Meist kommt es beim terminal kranken, bettlägrigen Hämophilen zu keinen nennenswerten Blutungen, da das Blutungsrisiko durch die Bettruhe deutlich geringer ist. Vorsicht bei Lagerung und Pflege.

Ein neu aufgetretener Faktorenmangel ist extrem selten. Substitution nur bei symptomatischer Blutung, ausreichender Lebensqualität und geschätzter verbleibender Lebenszeit > 3 Mon. sowie reversibler Ursache für den Faktorenmangel.

Immunglobuline

Infektionsanfälligkeit und verschiedene Immundefekte treten im Verlauf einer schweren, unheilbaren, progredient zum Tode führenden Krankheit (z.B. AIDS ☞ 6.3, 1.6.11; Tumor ☞ 6.2) häufig auf. Bei Tumorerkrankungen kann dies durch die spezifische Therapie noch verstärkt werden. Dazu kommt es durch Haut- und Schleimhautdefekte (venöse Katheter, Ulzera nach Strahlentherapie, Dekubitus) zum erleichterten Eindringen von Bakterien. Folge sind schwere bakterielle Infektionen (Sepsis, Abszeß, Phlegmone), Pilzinfekte und seltener Virusinfektionen.

Diese müssen wenn, dann so rasch wie möglich antibiotisch, antimykotisch bzw. antiviral behandelt werden.

Ist der Infekt nicht mit gängigen Substanzen beherrschbar, muß das weitere Prozedere gut überdacht werden

• Intensivierung der Antibiose (Keimisolierung, Austestung; ☞ 1.6.7)
• Invasive diagnostische Maßnahmen zur Infektionslokalisation (Blutkulturen, Abszeßpunktion, Biopsie)
• Begrenzen der Therapie, Übergang zur rein symptomatischen Therapie.

1.6.7   Antibiose

 ### Indikation zur Antibiotikagabe

• Antibiotika sind in der palliativmedizinischen Situation dann indiziert, wenn die Infektion belastende Symptome hervorruft, die durch die Antibiotikagabe wahrscheinlich gelindert werden können
• Alle Patienten mit einer Infektion sollten unabhängig vom Einsatz von Antibiotika eine symptomorientierte Therapie erhalten.

Harnwegsinfekt (☞ 11.1)

Bakteriurie

Eine Bakteriurie sollte nicht behandelt werden, wenn keine Symptome, wie Fieber, Dysurie oder störender Geruch vorliegen, also auch keine Labordiagnostik ohne Symptome!

- Kommt in fast 100 % aller Patienten mit Blasenkatheter vor
- Ist häufig bei Patienten mit fortgeschrittener Grunderkrankung.

Indikation für weitere Diagnostik und Antibiotika-Therapie
- Fieber
- Schüttelfrost
- Dysurie
- Geruch
- Infekt bei liegendem suprapubischem Katheter.

Diagnostische und therapeutische Maßnahmen
- Urinkultur
- Trimethoprim-Sulfamethoxazol (Bactrim®) 2x160 mg/800 mg p.o. oder Ofloaxacin (Tarivid®) 2 x 100–200 mg p.o.

Pneumonie/Bronchitis (☞ 9.1)

Die Pneumonie kann die „erlösende" Komplikation sein, die das Leben jetzt friedlich beendet („old man´s friend").

Eine Pneumonie kann relativ symptomlos verlaufen (z.B. nur zu Fieber führen) oder mit Verschleimung und ausgeprägter Dyspnoe einhergehen. Besonders in der Terminalphase steht die Symptomkontrolle im Vordergrund.

Symptomatische Maßnahmen
- Mukolytika gegen zähes Sputum
- Lagerung zur Erleichterung des Abhustens (☞ 3.5.2)
- Atemstimulierendes Einreiben
- Klopfmassagen
- Atemtherapie (☞ 5.3)
- Inhalation von 2,5 mg Morphin und 2 mg Dexamethason in 1 ml physiologischer Kochsalzlösung (☞ 3.2.4).

1

Indikation für weitere Diagnostik und Antibiotika-Therapie
- Starke Dyspnoe
- Für Patienten belastender Schüttelfrost
- Produktiver Husten mit eitrigem Sputum
- Patient noch nicht in der Terminalphase.

Diagnostische und medikamentöse Maßnahmen
- Körperliche Untersuchung, Auskultation
- Evtl. Rö-Thorax, wenn sich daraus eine therapeutische Konsequenz ergibt
- Ggf. Gram-Färbung und Kultur des Sputums
- Ampicillin/Sulbactam (Unacid®) 2 x 750 mg p.o. oder 3 x 3 g i.v. oder Cephalosporine (z.B. Cefotiam = Spizef®) 2 x 2 g i.v. oder Clarithromycin (Klacid®) 2 x 250 mg p.o.

1.6.8   Abbruch einer Beatmung

Der Abbruch einer Beatmung unterscheidet sich ethisch und juristisch nicht vom Abbruch anderer Therapiemaßnahmen, wie Chemotherapie oder Dialyse. Ein Problem entsteht dadurch, daß sich der Patient meist nicht mehr selbst dazu äußern kann.

- Ein Patient, der bei vollem Bewußtsein beatmet werden muß (z.B. bei ALS, ☞ 6.9.1), hat das Recht, den Abbruch dieser Beatmung zu fordern (☞ 18.1.2)
- Bei einem bewußtlosen Patienten muß diese Entscheidung in vollem Einverständnis mit allen Betroffenen erfolgen (Angehörige, Patientenverfügung, Pflegepersonal, Ärzte)
- Ideal ist das Vorliegen einer spezifischen Patientenverfügung, in der explizit auf dieses Problem bezug genommen wird (☞ 18.2.1)
- Vor dem Abbruch sollten alle Betroffenen über die mögliche Lebensdauer des Patienten informiert werden: Patienten mit Apnoe versterben wahrscheinlich innerhalb von Minuten, während andere länger weiterleben können. Der Tod tritt nicht in allen Fällen „mit Sicherheit" ein
- Alle Maßnahmen sollten erläutert werden.

Methoden des Abbruchs mechanischer Beatmung

- Ziehen der Trachealkanüle: Befeuchtete Luft oder Sauerstoff wird z. B. durch Nasensonde zugeführt. Nach Absaugen wird die Endotrachealkanüle entfernt. Vorher sollte der Patient mit 2–4 mg Midazolam i.v. sediert werden.
- Terminales „weaning" am Gerät: Schrittweise Verringerung der Beatmungsparameter, wie z. B. Beatmungsfrequenz, PEEP oder des Sauerstoff-Anteils. Trachealkanüle wird dabei meist nicht gezogen.

Verschiedene Variationen dieser beiden prinzipiellen Methoden werden verwendet, dabei gibt es keine klaren Unterschiede hinsichtlich der Art und Häufigkeit von Symptomen im Rahmen des Behandlungsabbruchs.

Symptome nach dem Abbruch der Beatmung

Nach dem Abbruch der Beatmung kann es zu deutlicher Agitation des Patienten kommen, die wahrscheinlich vor allem durch das Gefühl der Dyspnoe ausgelöst wird. Gegen Dyspnoe helfen Opiate in relativ niedriger Dosierung (☞ 7.3, 9.1). Benzodiazepine können bei vorwiegender motorischer Unruhe ohne offensichtliche Dyspnoe und als zusätzliches Medikament bei Dyspnoe-Therapie eingesetzt werden (☞ 7.3, 9.1, 14.2). Patienten müssen intensiv überwacht werden, um sofort auf die Entstehung von Agitation und Dyspnoe reagieren zu können

- Medikation (z. B. Midazolam) muß sofort verfügbar sein (i.v.-Nadel muß liegen)
- Rasche und ausreichende Dosis-Titration des verwendeten Medikamentes gegen die Agitation. Wenn der Patient ruhig ist und keine indirekten Zeichen von Leiden zeigt (z. B. Tachykardie, Schwitzen), darf die Dosis auch nicht weiter gesteigert werden.
- Neuromuskulär blockierende Medikamente sollten vorher abgesetzt werden, da sie die evtl. entstehenden Symptome maskieren können.

Praktisches Vorgehen

Bei bewußtlosen Patient kann der Abbruch ohne vorhergehende Sedierung durchgeführt werden.

Abbruch der Beatmung beim bewußtseinsklaren Patienten

- Vorbereitung und eingehende Aufklärung (☞ 18.1.4) des Patienten und der Angehörigen
- Absprache im therapeutischen Team
- Angehörige und ggf. Seelsorger sollten anwesend sein
- Zeitpunkt und Umstände sollten beachtet werden (z. B. nicht während Schichtwechsels)
- Vor Abbruch: Zur Sedierung Bolus von 2–4 mg Midazolam (Dormicum®) i.v.

- Während „weaning": Gegen erwartete Dyspnoe Bolus von 5-10 mg Morphin, danach kontinuierliche Morphin-Infusion (50 % der Bolusdosis/h). Bei Patienten mit bereits laufender Opiatgabe Dosis zunächst um ca. 30 % erhöhen
- Bei unzureichender Symptomkontrolle von Agitation und Dyspnoe erneuter Bolus von 5–10 mg Morphin, ggf. weiterer Bolus von 2–4 mg Midazolam.

Abbruch der Beatmung unter Vollnarkose
Kann eine Alternative darstellen, um jegliches Leiden zu verhindern und ist medizinisch eigentlich zu befürworten. Juristisch könnte argumentiert werden, daß der Patient nicht bis zuletzt seine Meinung ändern kann, und somit das Einverständnis mit der Vollnarkose endet. Dies ist jedoch die gleiche Situation wie bei einer OP, wo sich das Einverständnis des Patienten sich auf den gesamten Vorgang (Narkose und OP) bezieht. Namhafte deutsche Strafrechtler sehen diese Möglichkeit des Abbruchs sogar als die juristisch zu bevorzugende an (☞ 18.1.2).

1.6.9 Steroide bei Hirntumoren

Bei einem Patienten mit nicht mehr beherrschbarem Hirntumor und trotz ausreichender Steroidtherapie progredientem Hirndruck kann eine Fortführung der Steroidtherapie ausschließlich eine Verlängerung des Leidens darstellen, ohne einen symptomlindernden Effekt zu haben.

- Kann ein Patient aufgrund der fortschreitenden Grunderkrankung die Steroide nicht mehr oral zu sich nehmen, so muß die Indikation für eine parenterale Gabe überprüft werden. Evtl. Ausschleichen. Auf zusätzliche symptomatische Therapie achten (Analgetika ☞ 8.3, Antiemetika ☞ 10.9, Antiepileptika ☞ 7.6)
- Manche Patienten bitten aufgrund fortschreitender Symptome und nicht mehr akzeptabler Lebensqualität darum, die Steroide abzusetzen (☞ 18.1.1). Dies führt meist zu Spannungen im Team und mit den Angehörigen. Besser ist es daher, die Steroide nur langsam zu reduzieren: kein Entzug, kein Rebound, und der Patient kann seine Entscheidung widerrufen!

Begleitende medikamentöse Therapie bei Beendigung der Steroidgabe

Zusätzliche Analgetikagabe

- Schmerztherapie des Pat. ist auf Stufe I der WHO Empfehlungen (Nicht-Opiod-Analgetika, z.B. Paracetamol) → zusätzlich Stufe II (zentral schwach wirksame Opiate, z.B. Tramadol) verschreiben
- Schmerztherapie des Pat. ist auf Stufe II → zentral schwach wirkende Opiate durch stark wirkende ersetzen (z.B. Morphin 10–20 mg)

 Auswahl des Analgetikums

- Meist helfen nichtsteroidale Antiphlogistika besser als Opiate
- Auch tumorbedingte Kopfschmerzen können auf Opiate ansprechen
- Am besten Kombination mit nichtsteroidalen Antiphlogistika.

Zusätzliche Gabe von Antikonvulsiva

- Erhöhung evtl. bereits gegebener Antikonvulsiva
- Falls nicht mehr oral einzunehmen, oder falls bisher keine Antikonvulsiva, Diazepam supp. oder Midazolam (Dormicum®) s.c., beginnend bei 5–10 mg

1.6.10　Beendigung prophylaktischer Maßnahmen

Juristisch gesehen handelt es sich bei der Beendigung prophylaktischer Maßnahmen (z.B. Heparinisierung oder kardiologische Medikation) in der Palliativmedizin um passive Sterbehilfe (☞ 18.3) und stellt somit in dieser Hinsicht kein Problem dar. In der Praxis ist die Beendigung prophylaktischer Maßnahmen jedoch oft sehr schwierig: Wann ist der richtige Zeitpunkt? Wie weit sollten Patient und Angehörige aufgeklärt sein?

Abzuwägende Faktoren: Wunsch des Patienten (☞ 18.1.1), Prognose der Grunderkrankung, vom Patienten empfundene Lebensqualität, Patient und Angehörige einverstanden mit Verzicht auf intensivmedizinische Maßnahmen, Entscheidung im Einzelfall.

Kriterium: empfundene Lebensqualität

- Wenn die empfundene Lebensqualität trotz progredienter Grunderkrankung noch hoch ist, oder der Patient möchte ein bestimmtes Ereignis noch erleben, so kann ein akutes tödliches Ereignis (Lungenembolie, Herzinfarkt etc.) als eine vermeidbare Verkürzung des Lebens angesehen werden. Die Fortführung prophylaktischer Maßnahmen kann durchaus gerechtfertigt sein
- Wenn die empfundene Lebensqualität jedoch gering ist, und der Patient zu verstehen gibt, daß er mit seinem Leben abgeschlossen hat, so kann die Fort-

1

führung prophylaktischer Maßnahmen als eine ungerechtfertigte Verlängerung des Leidens angesehen werden (☞ 18.1.2).

Akzeptanz des Sterbens

Die Beendigung prophylaktischer Maßnahmen steht oft am Ende eines Prozesses, den der Patient, seine Angehörigen und das Personal in der Akzeptanz des Sterbens durchlaufen. Daher ist oft das schrittweise Absetzen verschiedener Maßnahmen gerechtfertigt. Man muß mit dem Patienten ausführlich über die Folgen und auch die Möglichkeit des Wiederansetzens der Medikamente sprechen. In diesen Gesprächen zeigt sich oft der Zwiespalt des Patienten zwischen der Akzeptanz des Sterbens und seinem Lebenswillen (☞ 2.5.3).

1.6.11 Betreuung von Aids-Patienten

Die meisten Aids-Patienten, die in palliativmedizinische Betreuung kommen, stehen unter einen breiten Therapie zur Prophylaxe von opportunistischen Infektionen. Seit Einführung der hochaktiven antiretroviralen Therapie (HAART) sind die opportunistischen Infektionen deutlich zurückgegangen.

Der Zustand eines Aids-Patienten kann sich sehr schnell verändern, so daß es schwer sein kann, die eigentliche Terminalphase zu erkennen. Häufig kann sich der Zustand bei einem moribunden Patienten durch Therapie einer Infektion oder anderen Komplikation so stark verbessern, daß er noch Wochen oder Monate leben kann.

CDC-Klassifikation der HIV-Infektion (CDC, 1993)			
Immunologische Kategorie	**Klinische Kategorie**		
	A Asymptomatisch, akute HIV-Inf., persistierende Lymphadenopathie	**B** Symptomatisch weder A noch C	**C*** AIDS-definierende Erkrankung (s.u.)
1 (CD4$^+$-Zellen > 500/µl)	A1	B1	C1
2 (CD4$^+$-Zellen 200–500/µl)	A2	B2	C2
3 (CD4$^+$-Zellen < 200/µl)	A3	B3	C3

🔎 AIDS-definierende Erkrankungen

- Opportunistische Infektionen
  - Bakteriell: Tuberkulose, alle Formen (pulmonal, extrapulmonal, disseminiert), atypische Mykobakteriosen und disseminierte Formen, rezid. bakt. Pneumonien, rezid. Salmonella-Bakteriämien
  - Viral: CMV-Krankheit (disseminiert, Retinitis, ZNS, GI-Trakt), ulzerierende Herpes simples-Infektionen (> 1 Mon.), progressive multifokale Leukenzephalopathie (PML)
  - Protozoal: Pneumocystis carinii-Pneumonie, Toxoplasma-Enzephalitis, chron. (> 3 Mon.) gastrointestinale Kryptosporidiose, Strongyloidiasis, Isosporidiose
  - Mykotisch: Candidiasis (ösophageal, tracheobronchial), Kryptokokkose und Histoplasmose (disseminiert, extrapulmonal, Meningoenzephalitis), Kokzidiodomykose (disseminiert, extrapulmonal)
- Opportunistische Tumoren: Kaposi-Sarkom, alle Formen, Lymphome, NHL (hochmaligne [B-Zell-Typ], EBV-assoziiert, primär zerebral), Analkarzinom, Zervixkarzinom.

Korrelation zwischen Komplikationen und Anzahl der CD4$^+$-Zellen bei HIV-Patienten

Die Anzahl der CD4$^+$-T-Lymphozyten (T-Helfer-Zellen) ist ein wichtiger Anhalt für das Fortschreiten der Erkrankung. Die meisten HIV-assoziierten Komplikationen sind abhängig von der Anzahl der CD4$^+$-Lymphozyten.

- **CD4$^+$-Lymphozyten > 500/µl**
  - Akutes retrovirales Syndrom, Candida-Vaginitis
- **CD4$^+$-Lymphozyten 200–500/µl**
  - Pneumokokken oder andere bakt. Pneumonien, Lungentuberkulose, Herpes Zoster, Ösophagealer Soor, Kryptosporidien (selbstlimitierend), Kaposi-Sarkom, Orale Haarleukoplakie
  - Zervix-Karzinom, B-Zell-Lymphom, Hodgkin-Lymphom
- **CD4$^+$-Lymphozyten < 200/µl**
  - Pneumocystis carinii-Pneumonie, Diss./Chron. Herpes simplex, Toxoplasmose, Kryptokokken, Diss. Histoplasmose, Chron. Kryptosporidien, Mikrosporidien, Miliare/extrapulmonale Tbc, Progressive multifokale Leukenzephalopathie, Ösophagealer Soor
  - Wasting-Syndrom, HIV-assoziierte Demenz
- **CD4$^+$-Lymphozyten < 50/µl**
  - Diss. CMV-Infektion, Diss. nicht-tuberkulöse Mykobakterieninfektion (Mykobakterium avium intracellulare).

HIV-assoziierte opportunistische Infektionen

Pneumocystis carinii-Pneumonie

Häufige Infektion bei Aids-Patienten (80%), zunächst als Protozoon klassifiziert, möglicherweise aber den Pilzen zuzuordnen (neueste genetische Analysen). Meist Reaktivierung einer bereits stattgefundenen Infektion (hohe Durchseuchung in der Normalbevölkerung). Selten bei CD4$^+$-Lymphozyten > 200/µl.

- *Klinik:* Fieber, trockener Husten, Kurzatmigkeit. Körperliche Untersuchung meist unauffällig, Rö-Thorax in 50% unauffällig, sonst bilaterale interstitielle Infiltrate
- *Therapie:* Cotrimoxazol (Bactrim®) 120 mg/kg tgl. verteilt auf vier Dosen p.o. oder i.v. für drei Wochen, alternativ Pentamidin (Pentacrin®) 4 mg/kg tgl.
- *Primärprophylaxe* bei CD4$^+$-Lymphozyten < 200/µl, mit Vollbild Aids oder oraler Candidiasis, Cotrimoxazol 480–960 mg tgl., bei NW oder Unverträglichkeit Pentamidin 300 mg monatlich inhalieren
- *Sekundärprophylaxe* obligat, wie bei Primärprophylaxe.

Zerebrale Toxoplasmose

Reaktivierung einer stattgefundenen Infektion. Erhöhtes Risiko ab CD4$^+$-Lymphozyten < 200/µl, ohne Prophylaxe entwickeln bis zu 47% der Pat. eine Meningoenzephalitis

- *Klinik:* Fieber, Verwirrtheit, Kopfschmerzen, fokal-neurologische Ausfälle (Hemiparese, Ataxie, Hirnnervenlähmung, Krampfanfälle), psychomotorische Verlangsamung, veränderter mentaler Zustand
- *Therapie:* Pyrimethamin (Daraprim®) 1–2 mg/kg und Sulfadiazin (Sulfadiazin-Heyl®) 4–6 g tgl. oral über mind. 3 Wochen. Folinsäure (Leucovorin®) 15–30 mg tgl. zur Prophylaxe einer Myelonsuppression
- *Primärprophylaxe* bei CD4$^+$-Lymphozyten < 200/µl mit Cotrimoxazol 960 mg tgl.
- *Sekundärprophylaxe* mit Sulfadiazin 4 x 1 g p.o., Pyrimethamin 25 mg tgl., Folinsäure 10 mg tgl.

Mykobakterium avium intracellulare (MAI)

- *Klinik:* 25–35% aller HIV-positiven Patienten entwickeln eine MAI-Infektion, meist bei CD4$^+$-Lymphozyten < 50/µl, selten bei CD4$^+$ > 200/µl. Hepatosplenomegalie, intraabdominelle Lymphadenopathie, Fieber, Nachtschweiß, Diarrhoe, abdominelle Schmerzen, Übelkeit und Erbrechen, Gewichtsverlust
- *Therapie:* Immer Kombinationstherapie, keine einheitlichen Therapieschemata, meist Kombination aus Clarithromycin (Klacid®) 2 x 500 mg p.o., Ethambutol (Myambutol®) 15 mg/kg einmal tgl., evtl. Rifabutin (Mycobutin®) 300 mg einmal tgl.

- Beginn der *Primärprophylaxe* bei CD4$^+$ < 50/µl mit Clarithromycin (Klacid®) 2 x 500 mg oder Azithromycin (Zithromax®) 1,25 g einmal/Woche, alternativ Rifabutin 300 mg/d
- *Sekundärprophylaxe:* Nach Erkrankung lebenslange Erhaltungstherapie.

Cytomegalie (CMV)

- *Klinik:* Nahezu immer Reaktivierung einer bereits stattgefundenen Infektion, typischerweise bei CD4$^+$-Lymphozyten < 50/µl. Visusverlust, Schleiersehen bei Retinitis, Dysphagie und Diarrhoe bei gastrointestinaler Beteiligung, akute Enzephalopathie bei Enzephalitis, Adrenalitis bei Nebennierenbefall (klinisch meist inapparent).
- *Therapie*
  - Ganciclovir 2 x 5 mg/kg/d (Cymeven®) zur Induktion über 2–4 Wochen und/oder Foscarnet (Foscarvir®) 2 x 90 mg tgl. i.v.
  - Intravitreale Applikation (in den Glaskörper) von Ganciclovir mit einer Aktivität von 6–9 Monaten
  - Erhaltungstherapie mit Ganciclovir 5 mg/kg/d i.v. 5 Tage/Woche
  - Bei CMV-Retinitis sollte die parenterale Therapie fortgeführt werden, bis zu ausgeprägter Toxizität (Knochenmarkdepression), Visusverschlechterung oder Tod des Patienten. Da eine progressive Retinitis erst 3 Wochen bis einige Monate nach Therapieende auftritt, kann die Therapie in der Terminalphase oder bei zu starker Toxizität abgesetzt werden.

Herpes simplex-Infektion

Verursacht durch Infektion mit Herpes simplex Virus Typ 1 (Extragenitaltyp, Haut und Mundschleimhaut) und 2 (Genitaltyp). Sehr häufig im Verlauf einer HIV-Erkrankung. Übertragung durch Schmierinfektion oder direkten Körperkontakt.

- *Klinik:* Traubenartig gruppierte Bläschen auf gerötetem Untergrund, meist juckend, die aufplatzen, verkrusten oder ulzerieren, häufig mukokutane Ausbreitung. Bakterielle Superinfektion möglich. Rezidivierendes Auftreten ist die Norm
- *Therapie:* Aciclovir 200 mg p.o. 5 x tgl. für 5 Tage, alternativ bei Aciclovir-Resistenz Foscarnet (Foscarvir®) 40 mg/kg KG/d i.v. alle 8 Std.
- *Sekundärprophylaxe:* Aciclovir p.o. 200 mg 8-stdl.
- Prophylaxe gegen Herpes simplex-Reaktivierung sollten lebenslang fortgeführt werden, solange der Patient orale Medikamente einnehmen kann, da diese Infektionen mit einer hohen Morbidität und belastenden Symptomen verbunden sind.

1

Candidainfektion

Oraler Mundsoor häufigste opportunistische Infektion (> 95%), ösophagealer Soor ist eine Aids-definierende Erkrankung, systemische Candida-Infektion äußerst selten (nur bei intravenöser Keimverschleppung über ZVK oder gemeinsame Nadeln bei Drogenabhängigen)

- *Klinik:* Weiße Beläge, die abgewischt werden können und eine blutende Oberfläche hinterlassen. Häufig asymptomatisch, Zufallsbefund bei der körperlichen Untersuchung oder Endoskopie. Gelegentlich Geschmacksveränderung, orale Schmerzen, Schluckbeschwerden, Gefühl, daß Nahrungsteile stecken bleiben, retrosternaler Schmerz beim Schlucken, Übelkeit
- *Therapie*
  - Leichter Befall: topisches Nystatin (Moronal® Suspension 4–6 x 2 ml/d p.o.) oder Amphotericin B (Amphomoronal® 4 x 1 Pipette tgl.)
  - Mäßige bis starke Infektion: Fluconazol (Diflucan®) 1 x 100–200 mg/d p.o. für 7–14 Tage oder, falls Dysphagie zu stark, 1 x 200–400 mg/d i.v.
- *Prophylaxe:* Ösophageale Candidiasis ist keine grundsätzliche Indikation für eine kontinuierliche antimykotische Therapie. Bei Wiederauftreten der Candidainfektion direkt nach Beendigung der Therapie ist eine Dauertherapie indiziert. Dann soll die Therapie fortgeführt werden, bis der Patient nicht mehr schlucken kann.

Kryptokokkenmeningitis

- *Klinik:* Bei Infektion mit Cryptococcus neoformans bes. Gehirn und Meningen betroffen. Schwere, lebensbedrohliche Erkrankung, meist erst bei weit fortgeschrittener Aids-Erkrankung, 10% ohne Symptome, 10–40% ohne neurologische Symptome, Hauptsymptome: Kopfschmerzen (75%), Fieber (65%), Persönlichkeitsveränderungen (40%), meningeale Irritation (25%), neurologische Zeichen (15%)
- *Therapie:* Amphotericin B für 2 Wochen. Bei gutem Ansprechen Fortsetzung der Therapie mit Fluconazol (Diflucan®) oder Beginn mit Fluconazol (400–800 mg/d)
- *Primärprophylaxe:* Fluconazol (Diflucan®) 200 mg/d bei CD4$^+$-Lymphozyten< 200/μl
- *Sekundärprophylaxe:* Fluconazol (Diflucan®) hochdosiert 400 mg/d oder Amphotericin B i.v. einmal wöchentlich.

Beendigung prophylaktischer Maßnahmen

Patienten sind häufig durch die Unmenge an Tabletten aufgrund der hochaktiven antiretroviralen Therapie und der zur Prophylaxe eingenommenen Medikamente stark belastet. In der Terminalphase, soweit sie absehbar ist, wird eine Reduktion der Tabletten immer wieder als Wunsch geäußert. Dazu müssen mehrere Faktoren in Betracht gezogen werden:

1

- Symptomatischer Benefit der Prophylaxe gegenüber Toxizität und Belastung
- Prognose und Wahrscheinlichkeit, ein symptomatisches Fortschreiten der opportunistischen Infektion zu erleben
- Möglichkeiten der Kontrolle von Symptomen aufgrund einer opportunistischen Infektion
- Blickpunkt des Patienten und der Angehörigen.

Es gibt keine klaren Richtlinien zum Beenden oder Fortführen von Therapien. Die Entscheidung muß im Einzelfall immer wieder neu bedacht werden. Folgende Empfehlungen können daher lediglich helfen, zu einer Entscheidung mit Patienten und Angehörigen zu kommen.

Organspezifische prophylaktische Maßnahmen sollten unter folgenden Voraussetzungen bis zum Tod fortgeführt werden:
- Patienten, die Zidovudin (Retrovir®) einnehmen
- Bei durchgemachter Pneumocystis carinii-Pneumonie
- Bei Herpes simplex-Infektionen
- Bei Aids-Demenz, die auf Zidovudin angesprochen hat
- Bei progredienter CMV-Retinitis
- Bei ösophagealer oder systemischer Candidiasis
- Bei übertragbaren Krankheiten
- Bei zerebraler Toxoplasmose.

Prophylaktische Maßnahmen können unterbleiben, wenn
- Die Behandlung keinen Erfolg zeigt
- Inakzeptable Toxizität oder Nebenwirkungen auftreten
- Schwere Demenz vorliegt
- Tod unmittelbar bevorstehend.

Das Absetzen prophylaktischer Maßnahmen bedeutet nicht automatisch, daß opportunistische Infektionen rasch progredient sind. Häufig ändert sich an der klinischen Situation nicht viel.

1.7 Diagnostik in der Palliativmedizin

Bei der Betreuung von schwerkranken und sterbenden Menschen werden genauso wie in der Akutmedizin alle **notwendigen** diagnostischen Verfahren durchgeführt. Die Tatsache, daß ein Mensch stirbt, bedeutet nicht, daß man nichts mehr für ihn tut, d.h. auch keine Diagnostik durchführt.

Die Realität zeigt aber leider, daß gerade bei sterbenden Menschen häufig unnötige Untersuchungen ohne Konsequenz angeordnet werden. Dies geschieht sicher oft unbedacht, aber auch, um durch einen gewissen Aktionismus den eigentlichen Problemen nicht ins Auge schauen zu müssen. Die Diagnostik darf nicht Ersatz für das Gespräch und die Begleitung sein. Im Gegenteil: Vor jeder Diagnostik muß mit dem Patienten geklärt werden:

- Welche Beschwerden bestehen? (z.B. Patientin mit bekannt in Knochen, Leber, Lunge metastasiertem Mammakarzinom und Kopfschmerzen)
- Welche Ursachen werden vermutet? (z.B. Hirnmetastasen, oder andere, nicht tumorspezifische Ursachen)
- Können diese Beschwerden behandelt werden?
- Welche Therapie steht hierfür zur Verfügung? (z.B. zunächst symptomorientierte Schmerztherapie, bei Metastasen Bestrahlung oder Steroide)
- Ist diese Therapie vom Patienten gewünscht? (Schmerztherapie und Steroide ja, Bestrahlung eventuell)
- Welche diagnostischen Maßnahmen sind notwendig, um die Diagnose zu sichern und die Therapie durchzuführen? (CT des Schädels wird bei Bestrahlung immer notwendig sein, sonst eher nicht)
- Welche logistischen Maßnahmen sind notwendig und kann der Patient diese tolerieren? (z.B. 30 km Fahrt zum Radiologen mit ca. 2 h Wartezeit werden nicht in Kauf genommen)
- Ist die Diagnose klinisch sicher genug, so daß auf weitere Diagnostik verzichtet werden kann und welche Risiken beinhaltet dies? (z.B. ein zusätzlicher Krampfanfall macht die Diagnose Hirnmetastasen sehr wahrscheinlich)
- Wie sieht die notwendige Therapie konkret aus? (z.B. Bestrahlung ambulant im 30 km entfernten Zentrum mit täglichen Fahrten sind für die Patientin nicht akzeptabel, deshalb rein symptomatisch Krampfprophylaxe und Steroide)
- Welche Therapiealternativen bestehen ohne ausgedehnte Diagnostik? (z.B. rein symptomorientiert Schmerztherapie und antikonvulsive Therapie).

Dies setzt ein ausführliches offenes Gespräch voraus (☞ 2.4.4), ggf. in Anwesenheit der Angehörigen (die z.B. evtl. Fahrdienste übernehmen müssen).

✿ Gerade für die palliativmedizinische Situation gilt

1. Diagnostik wird nur durchgeführt, wenn sie eine Konsequenz für die Therapie des Patienten hat
2. Keine Routineuntersuchungen (z.B. Rö-Thorax, EKG), keine routinemäßige Erhebung von Blutdruck, Herzfrequenz und Temperatur
3. Symptomorientierte Diagnostik (z.B. wo nichts weh tut, muß nicht geröntgt werden)
4. Einbeziehung des Patienten in alle Entscheidungen
5. Verständliche Erklärung von Diagnostik und Konsequenz für Patienten und Angehörige.

Auswahl hilfreicher Untersuchungen

- **Hämoglobin** zur Diagnostik einer transfusionsbedürftigen Anämie (bei bestehenden Anämiesymptomen), falls der Patient mit Transfusionen einverstanden ist
- **Kalzium** zum Ausschluß einer Hyperkalzämie, falls es sinnvoll ist, die Hyperkalzämie zu behandeln (☞ 6.2.2)
- **Spiegelbestimmung** von **Digitalis, Theophyllin** u.a. bei entsprechender Medikamenteneinnahme und gleichzeitiger Übelkeit
- **Kreatinin** und **Harnstoff** bei ungeklärter Übelkeit, zur Anpassung nierenpflichtiger Medikamente oder bei klinischen Zeichen einer Morphinüberdosierung
- γ–GT, CHE, Quick, GOT zur Beurteilung der Leberfunktion bei der Gabe hepatisch verstoffwechselter Medikamente
- **Rö-Thorax** bzw. **Sonographie** zur Abklärung eines punktionswürdigen Pleuraergusses
- **Sonographie des Abdomens** bei Aszites, Ileus, Harnverhalt, Restharn

 Beispiel für ein „Aufnahmelabor" in der Palliativstation

- Kleines Blutbild
- Natrium, Kalium, Kalzium
- Quick
- GOT.

Beispiele für unnötige Diagnostik

- **Bilirubin:** Erhöhung ohne Ikterus hat keine Konsequenz, bei bestehendem Ikterus ist es erhöht, muß also nicht noch gemessen werden (es sei denn, die Klinik läßt keinen eindeutigen Rückschluß auf hepatische Genese zu, so daß ein Unterscheiden von direktem und indirektem Bili nötig ist)
- **Routine-EKG:** In der Regel liegen mehrere EKG-Befunde in der Akte
- **Rö-Thorax** nach Punktion eines großen Pleuraergusses ohne klinische Zeichen des Pneumothorax
- **Abdomenübersicht** bei klinischen Zeichen des Ileus und klarer Entscheidung (z.B. des Patienten) gegen eine Operation
- **Blutbildkontrolle** nach Transfusion
- **CT des Kopfes** bei bekannten Hirnmetastasen und Krampfanfall
- Laborkontrolle beim Sterbenden
- **Sonographie des Abdomens** bei massivem Aszites (außer zur Lokalisation der Punktionsstelle nach erfolgloser Punktion)
- **Blutgasanalyse** bei Zyanose, wenn klar ist, daß eine Intensivtherapie nicht gewünscht bzw. nicht sinnvoll ist.

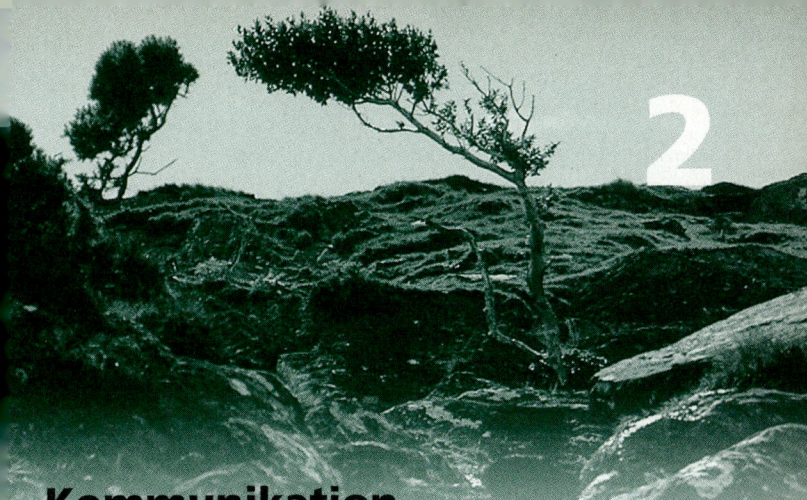

Kommunikation

Susanne Roller

„Man kann nicht nicht kommunizieren" (Watzlawick 1969).

2.1 Kommunikation als Grundlage des Miteinander und Füreinander

2

„Kunst ist Kommunikation und Kommunikation ist Kunst" (Husebø 1992).

Kommunikation (lat. communicare = gemeinschaftlich tun, mitteilen und lat. communis = allen oder mehreren gemeinsam, allgemein) bedeutet, wie Menschen miteinander in Verbindung treten, miteinander teilen und sich mitteilen. Im ganzen Leben haben wir Umgang mit Menschen, begegnen einander und leben bzw. lernen Kommunikation. Dazu gehören auch die Erfahrungen der gestörten Kommunikation, der Mißverständnisse, des Ungehörten und Ungehörigen.

Kommunikation mit Schwerkranken, Sterbenden ist vor allem deshalb wichtig, weil diese Menschen oft aus der Gesellschaft ausgeschlossen sind. Der geduldige Prozeß der offenen und wahrhaftigen Kommunikation bietet diesen Menschen neben der sachlichen Information auch Raum für ihre Gefühle und Hoffnungen und vermittelt ihnen das Mitgefühl der Begleitenden.

2.1.1 Teilnehmerbezogene Ziele der Kommunikation

Das Gespräch und andere Formen der Kommunikation sind der wichtigste Teil der Betreuung Schwerkranker und Sterbender. Immer wieder finden Gespräche und Austausch von Informationen statt. Im Unterschied zu vielen anderen medizinischen Situationen ist Kommunikation in der Palliativmedizin selten etwas, was nur Arzt und Patient betrifft. Das ganze Team nimmt daran teil, wobei die verschiedenen Gesprächsteilnehmer jeweils verschiedene Ziele verfolgen. Jeder Teilnehmer hat eine bestimmte Rolle in der Kommunikation, übernimmt eine eigene Aufgabe und hat eine spezifische Problematik.

Intentionen der verschiedenen Teilnehmer

- **Patient:** Will immer wieder wissen, wie es um ihn steht. Überprüft, ob die verschiedenen Botschaften den selben Inhalt haben. Will über bestimmte Dinge reden (direkt oder indirekt) und sucht sich den jeweils geeigneten Gesprächspartner dazu aus dem Team aus. Hat vorher meist mehr oder weniger gute Erfahrung mit anderen professionellen Gesprächspartnern gemacht. Fühlt sich durch seine Situation oft abhängig und unterlegen (Autoritätsgläubigkeit) und ist daher eher zurückhaltend.

Ziel: Der Patient sollte immer am besten informiert sein und muß immer wieder zur Kommunikation angeregt werden. Regelmäßige Information („Mündiger Patient", „informed consent" ☞ 18.1.4).

- **Angehörige:** Fühlen sich oft als „Anwalt des Patienten" oder sind mit der Situation überfordert bzw. von einer langen Pflege erschöpft und ziehen sich zurück. Oft ist die Kommunikation zwischen Patient und Angehörigen gestört (unterschiedlicher Informationsstand und „Geheimnisse" voreinander) bzw. jeder will den anderen nicht belasten, sich nicht aufdrängen. Ängste und Sorgen („Wie geht es weiter?") sowie schlechte Vorerfahrungen erschweren das Gespräch.
  Ziel: Die Angehörigen von Anfang an integrieren und ihnen ausreichend Gelegenheit zum Gespräch (auch allein mit dem Patient oder einem Teammitglied) geben. Entlastung in der Pflege. Begleitung in der Trauerzeit (☞ 15.6.3).

- **Arzt:** Hat in der Regel den größten Wissensstand (alle Informationen laufen bei ihm zusammen), aber auch den engsten Blickwinkel. Die meisten Ärzte sind kaum geschult in Kommunikation und haben gerade vor dem Gespräch mit Schwerkranken Angst, die sie hinter „Sachinformationen" und Fachausdrücken verstecken. Zeitmangel und Arbeitsüberlastung führen dazu, daß Gespräche so kurz wie möglich gehalten werden. Nichtmedizinische Themenbereiche (psychosoziale oder spirituelle Fragen) werden ausgeklammert.
  Ziel: Weiterbildung und Übung in Kommunikation. Beachten der Wertigkeit und Wichtigkeit des ärztlichen Gesprächs (☞ 2.5) und der offenen Kommunikation mit allen Teammitgliedern. Supervision (☞ 1.2.2) und regelmäßige Selbstkontrolle (Balintarbeit o.a.).

- **Pflegepersonal:** Hat oft den intensivsten und intimsten Kontakt zum Patienten und damit beste Voraussetzungen für ein offenes Gespräch. Kommunikation wird aber kaum gelernt, Supervision ist die Ausnahme und Teambesprechungen selten. Die Informationen werden dadurch nicht adäquat weitergegeben. Unangenehmen Themen (z.B. Diagnose und Prognose) wird gelegentlich aus dem Weg gegangen, oft aus Unsicherheit über die Zuständigkeit („Aufklärung ist Arztsache").
  Ziel: Die herausragende Rolle im Kommunikationsprozeß bewußt machen und durch adäquate Schulung bzw. Supervision (☞ 1.2.2) stärken. Zuständigkeiten im Team immer wieder klären.

- **Soziale Dienste:** Stehen oft am Rande des Teams, fühlen sich für die medizinischen Belange nicht zuständig und konzentrieren sich somit stark auf ihr Teilgebiet. Für Patient und Angehörige wären sie aber oft gute Ansprechpartner, da viele Konflikte auf der sozialen Ebene Auswirkungen haben (z.B. Entlassung nach Hause bei Spannungen zwischen Patient und Angehörigen auf dem Boden unterschiedlicher Information). Kommunikation wird zwar gelernt – aber das Thema „Sterben und Tod" ist eher tabu.
  Ziel: Integration in das Behandlungsteam (☞ 1.2) mit regelmäßigem Infor-

2

mationsaustausch, (gleiches Wissen, Aufklärung über medizinische Sachverhalte), gemeinsame Supervision. Eigene „Sozialvisite".
- **Seelsorger:** Fühlt sich „zuständig" für das Gespräch. Viele Patients assoziieren mit einem seelsorgerlichen Gespräch aber etwas Bedrohliches („Ist es schon soweit, daß der Pfarrer kommen muß?"), so daß zunächst ein Vertrauensverhältnis aufgebaut werden muß. Meist werden medizinische Themen ausgeklammert. Die Fragen sind sehr existentiell: „Wer bin ich, wozu lebe ich, was macht mein Leben – mich – wichtig, was ist der Sinn für mich, was kommt danach?" Die Anbindung an das Team ist meist sehr schlecht, Informationsaustausch findet kaum statt (Schweigepflicht!?), die Erreichbarkeit rund um die Uhr ist nicht sicher gewährleistet.
  Ziel: Früher Erstkontakt mit dem Seelsorger, regelmäßige „Seelsorgevisiten" und Informationsaustausch mit dem Team. Teilnahme an Teamsupervision.

Gemeinsame Wirklichkeit

In jedem Gespräch muß eine gemeinsame Wirklichkeit gefunden werden. Jeder Gesprächsteilnehmer hat seine subjektive Wirklichkeit. Der Arzt muß die individuelle Wirklichkeit des Patienten erfassen und seine eigene darauf abstimmen, so daß eine gemeinsame Wirklichkeit entsteht. Z. B. kann der Patient sich bereits mit dem nahen Tod auseinandersetzen, während der Arzt noch auf der Suche ist, was an lebensverlängernden Therapien getan werden kann.

„Ärzte und Kranke leben in verschiedenen Wirklichkeiten. Die Wirklichkeit, in der Ärzte, Krankenschwestern und Pflegepersonen leben, deutet die Schmerzen, über die Kranke klagen, als Symptome von Krankheiten, die einen objektiven Verlauf haben. Dieser Wirklichkeit steht ein Kranker als Outsider gegenüber. Er ist in seine individuelle Wirklichkeit eingeschlossen, in der Schmerzen und Krankheiten eine schicksalhafte Bedeutung haben." (zit. nach v. Uexküll).

2.1.2 Die vier Ebenen der Kommunikation

Kommunikation ist mehr als der Austausch von Informationen zwischen einem „Sender" und einem „Empfänger". Die Aussage bzw. Nachricht wird durch den Vorgang des Kommunizierens beeinflußt. Eine Nachricht enthält immer mehrere Botschaften, die ausgesendet werden. Ebenso kann der „Empfänger" die Botschaften verschieden entschlüsseln.

Die vier Ebenen einer Botschaft

- *Sachinhalt und Information:* Ich teile einen Sachinhalt mit
- *Selbstoffenbarung:* Ich spreche über mich und was der Sachinhalt für mich bedeutet
- *Beziehungsaspekt:* Ich sage meinem Gegenüber, was ich von ihm halte und wie wir zueinander stehen
- *Appell:* Ich versuche, meinen Gesprächspartner zu beeinflussen.

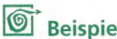 **Beispiel**

Eine Patientin sagt zur Schwester: „Mir ist immer noch übel"

- Sachinhalt: Mir ist übel
- Selbstoffenbarung: Ich bin enttäuscht, weil die Übelkeit (trotz Behandlung) noch nicht besser ist
- Beziehungsaspekt: Ich wende mich an dich, weil du mir hoffentlich helfen kannst (was die Ärzte bisher nicht konnten bzw. um meine Bitte an die Ärzte weiterzuleiten)
- Appell: Hilf mir.

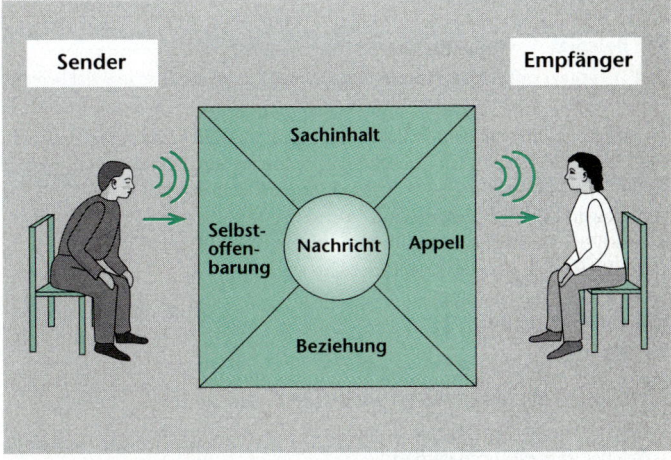

Abb. 2.1: Die vier Ebenen der Kommunikation (nach F. Schultz v. Thun) [L157]

Alle Aspekte zusammen ergeben eine **Nachricht.** Länge und Inhalt einer Nachricht sind völlig unabhängig. Selbst Schweigen stellt eine Nachricht dar, die allerdings besonders schwer interpretierbar ist.

Jede Nachricht muß auf ihre **vier Botschaften** hin gehört werden (F. Schultz v. Thun: „vierohrig" gehört werden: Das Sachohr, das Beziehungsohr, das Selbstoffenbarungsohr und das Appellohr). Werden eine oder mehrere Ebenen ausgeklammert, kommt es zu Störungen.

Im ärztlichen Gespräch muß neben dem (gut geschulten) „Sachohr" auch das **„Selbstoffenbarungsohr"** trainiert werden. Dies trägt zu einem besseren Verstehen des Patienten bei. Die Gefahr dabei ist, daß eine Nachricht „psychologisiert" wird, d.h. der Sachinhalt völlig ausgeblendet wird.

Gleichzeitig muß der Arzt beachten, daß viele Anliegen, Wünsche, Hoffnungen und Absichten, aber auch Enttäuschungen und Vorwürfe vom Patienten nicht direkt ausgesprochen werden, sondern als Appell in der Botschaft verschlüsselt sind.

Eine Nachricht kann neben der expliziten (ausdrücklichen) Botschaft aber auch **implizite (indirekte) Botschaften** enthalten. Das Nichterkennen „impliziter" Botschaften kann zu schweren Kommunikationsstörungen führen. Der Arzt muß sich also immer auch auf „implizite" Botschaften einstellen. Beim aktiven Zuhören können diese ausgesprochen werden. Auch nonverbale Zeichen verdeutlichen den impliziten Anteil einer Botschaft, vor allem, wenn sie übereinstimmend (kongruent) sind. Gelegentlich widersprechen sich jedoch auch verbale und nonverbale Signale.

 Beispiel

Ein Patient sagt mit schmerzverzerrtem Gesicht: „Es geht mir schon viel besser".

Deshalb ist es sinnvoll, dem Patienten zu sagen, was der Arzt „verstanden" hat, d.h. welche Botschaft über den Sachinhalt hinaus aus der Nachricht gehört wurde. Dies kann durch eine Wiederholung der Nachricht mit eigenen Worten (nach Rogers „spiegeln") geschehen.

Auf der Ebene der **Metakommunikation** müssen weitere Aspekte beachtet werden:
* Der Kontext, in dem das Gespräch steht
* Die Art der Formulierung
* Mimik und Gestik
* Tonfall.

 Fragen, die bei Mißverständnissen weiterhelfen:
* Welche Botschaft enthält die Nachricht?
* Welches ist die Hauptbotschaft?
* Gibt es implizite Botschaften?
* War die verbale und nonverbale Nachricht konkruent?
* Wie war die Nachricht auf der Ebene der Metakommunikation gemeint?
* Habe ich beim Hören alle vier Ebenen der Nachricht gehört („vierohrig")?

2.2   Regeln zur Gesprächsführung

2.2.1   Gesprächsrahmen („Setting")

2

Voraussetzung für ein gelungenes Gespräch ist ein angemessener Gesprächsrahmen.

- **Räumliche Situation der Ungestörtheit**
  - Eine geeignete, ruhige Umgebung schaffen (z.B. spezielles Gesprächszimmer, nicht das Arztzimmer oder der Untersuchungsraum)
  - Für Ungestörtheit und Diskretion sorgen („Bitte-nicht-stören"-Schild, Telefon abstellen)
- **Atmosphäre des Vertrauens,** der Offenheit und Aufgeschlossenheit und des Verständnisses für den Patienten schaffen
  - Das Gespräch ankündigen und Zeitpunkt und Dauer vereinbaren
  - Pünktlich sein (Der Patient wartet mit Angst, die sich von Minute zu Minute steigert)
  - Private Atmosphäre vermitteln (z.B. Kittel ausziehen)
  - Zeit haben und dies signalisieren (z.B. hinsetzen)
  - Schweigen und längere Gesprächspausen (☞ 2.2.5) zulassen
  - Blickkontakt mit dem Patienten halten
  - Den Patienten mit Namen ansprechen.

 Vorsicht ———————————————————————————

Kein Erstgespräch am Abend, wenn der Patient anschließend alleine eine Nacht verbringen muß.

——————————————————————————————————————

- Richtige räumliche Distanz, in der der persönliche Raum gewahrt wird (nicht zu nah aufeinander), aber genügend Nähe für eine persönliche Beziehung läßt (nicht zu weit weg), z.B. 90–150 cm (☞ Abb. 2.2)
- Richtige Sitzordnung, d.h. das Gespräch sollte im entspannten Sitzen auf gleicher Höhe, mit Möglichkeit zum Blickkontakt und zur Variation stattfinden (z.B. über Eck am Schreibtisch). Beim liegenden Patienten Kopfteil soweit möglich hochstellen, an das Bett setzen mit Blick zum Patienten. **Nicht am Fußende stehen bleiben.**

2

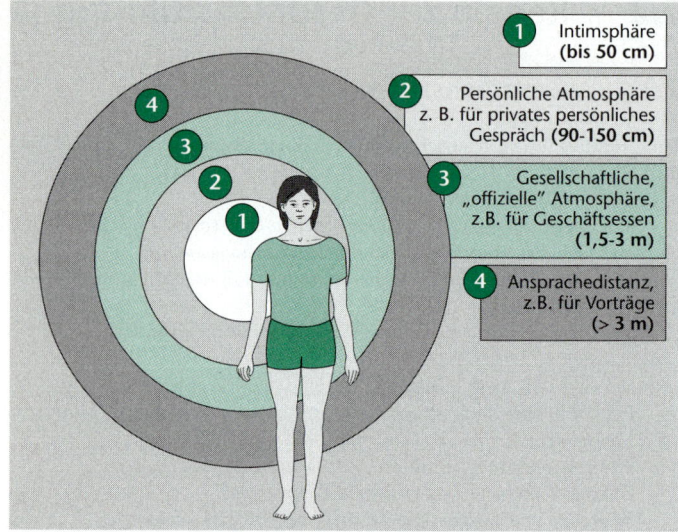

1 Intimsphäre
(bis 50 cm)

2 Persönliche Atmosphäre
z. B. für privates persönliches
Gespräch **(90-150 cm)**

3 Gesellschaftliche,
„offizielle" Atmosphäre,
z.B. für Geschäftsessen
(1,5-3 m)

4 Ansprachedistanz,
z.B. für Vorträge
(> 3 m)

Abb. 2.2:   Räumliche Distanz im Gespräch [L 157]

2.2.2   Aktives Zuhören

Aktives Zuhören ist die wichtigste Fähigkeit eines Arztes im Gespräch mit dem
Patienten. Es bedeutet, nicht nur die Fakten zu erfassen, sondern auch die Hin-
tergründe, das Unausgesprochene, die Zwischentöne. Voraussetzung ist das
Interesse, die Bereitschaft und Fähigkeit, zuzuhören und dabei völlig präsent zu
sein. Dies kann z.B. signalisiert werden durch

• Blickkontakt
• Zugewandte Körperhaltung
• Klärende Aussagen
• Offene Fragen (☞ 2.2.4).

Dies fordert Geduld, Konzentration, Selbstdisziplin, analytisches Denken,
Gespür für Zwischentöne und vollständige Zuwendung zum Patienten.
Der Dialog ist ein Wechselspiel zwischen Sprechen und Zuhören, Ausdrücken und
Sehen. Der Schwerpunkt des ärztlichen Parts liegt beim Zuhören und Sehen
(☞ Abb. 2.3). Der Gesprächspartner darf nicht unterbrochen werden. Gesprächs-
pausen und Schweigen können Ausdruck des Verstehens sein und sind beim akti-
ven Zuhören manchmal die angemessene Gesprächsform (☞ 2.2.5).

Beim Schwerkranken ist Schweigen oft einziges Ausdrucksmittel (☞ 2.3.6). Der Arzt muß dann versuchen, das Schweigen zu „übersetzen". Hierbei kann es hilfreich sein, ein Zeichen des Verstehens zu vereinbaren (Händedruck, Augen öffnen, Mund auf und zu).

Durch aktives Zuhören erreicht man beim Patienten
- Er fühlt sich als Person mit seinen Problemen angenommen
- Er wird entspannter und gelöster und kann seine Gefühle besser erkennen
- Er kann sich besser auf das Wesentliche konzentrieren
- Er braucht weniger Zeit, um sich klar auszudrücken.

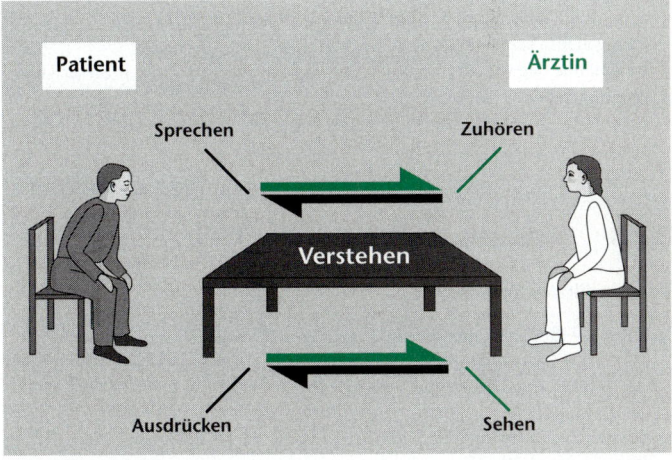

Abb. 2.3:   Aktives Zuhören [L 157]

Empathisches Zuhören

Einfühlsames Verstehen („Empathie") ist Voraussetzung für ein gutes Gespräch. Es bedeutet, das Erleben des Patienten so genau nachzuvollziehen, als ob es das eigene wäre – ohne jedoch diesen „Als-ob-Status" zu verlassen. Wesentlich ist das Einfühlen in die Erlebniswelt des Patienten, ohne sie zu beeinflussen und zu dominieren. Empathie ist die Voraussetzung dafür, daß Arzt und Patient auch wirklich dasselbe meinen, wenn sie über die Krankheit und das Kranksein reden und daß die Beziehung Arzt-Patient Wärme und gegenseitiges Akzeptieren beinhaltet.

Empathie unterscheidet sich von Sympathie und Mitgefühl, bei denen die Gefühle im Vordergund stehen. Empathisches Verhalten bedeutet aber auch nicht „emotionale Neutralität", sondern fordert die Fähigkeit, sich emotional berühren zu lassen und mit diesen Empfindungen umzugehen. Voraussetzungen für die Fähigkeit, Empathie zu entwickeln, sind
- Gelassenheit
- Geselligkeit
- Reflexionsfähigkeit
- Fähigkeit zur Selbstkritik
- Psychische Stabilität.

Wie zeige ich dem Patienten, daß ich ihn verstehe?
- „Ich kann mir gut vorstellen, wie Ihnen jetzt (damals, in dieser Situation) zumute ist (war)..."
- „Ich weiß, daß dieses Gefühl (dieser Zustand, diese Untersuchung) sehr unangenehm sein kann"
- „Ich glaube, Sie wollen mir sagen, daß Sie sehr große Angst vor dieser Untersuchung haben"
- „Ich spüre, daß Sie ganz schön wütend auf den Kollegen (über die Erkrankung, auf mich) sind".

2.2.3   Sprachwahl

Verständliches Sprechen

Voraussetzung ist
- Einfachheit: Kurze, prägnante Sätze, bekannte Wörter, anschauliche Sprache
- Gliederung und Ordnung: Einen Gedanken nach dem anderen ansprechen, die wichtigen Punkte zuerst
- Zusätzliche Anregungen: Sprachliche und reale Bilder, Skizzen, Piktogramme, Vergleiche, Beispiele.

Eine besondere Rolle spielen sprachliche Bilder und Vergleiche, wie sie auch in diesem Buch immer wieder zu finden sind, z.B. „Liebe geht durch den Magen".

Sprachstil

Der Sprachstil muß sich dem Patienten anpassen. Kriterien sind
- Alter
- Geschlecht
- Rollenverständnis

- Beruf bzw. Bildungsniveau
- Sozialer und kultureller Hintergrund
- Aktuelle medizinische Situation.

Zu vermeiden
- Die Verwendung von Begriffen aus anderen „Kommunikationsfeldern", z.B. Begriffe aus der „Slangsprache" „Technikersprache" oder „Kriegssprache" wie: Umprogrammieren, Bekämpfen, Batteriewechsel, Pumpe, Abschießen, Niederbügeln etc.
- Langatmige Formulierungen ohne oder mit minimalem Informationsgehalt („Politikersprache").

2.2.4   Fragen im Gespräch

■ Patientenfragen

In einem guten Gespräch ist es vor allem der Patient, der fragt. Der Arzt muß dann für sich klären, warum der Patient *jetzt diese* Frage stellt, was *hinter* dieser Frage steckt oder warum er *nicht* fragt. Viele Patienten haben im Gespräch mit dem Palliativmediziner erstmals überhaupt die Gelegenheit, konkrete Fragen zu stellen und müssen sich daran erst einmal gewöhnen.

Der Arzt muß die Patientenfrage immer vollständig beantworten und dabei die Regeln des aktiven Zuhörens (Offenheit, Empathie, Blickkontakt, ☞ 2.2.2) beachten.

- **Stellvertreterfragen:** Der Patient scheut sich, ein Problem direkt anzusprechen und stellt dafür eine andere. Der Arzt sollte dann die dahinterstehende Frage offen ansprechen und dem Patient die Möglichkeit geben, das eigentliche Thema anzusprechen. „Muß ich die Schmerzmittel mein ganzes Leben lang nehmen?" Arzt: „Ich habe den Eindruck, daß Sie diese Frage aus einem bestimmten Grund stellen. Stimmt das?"
- **Wiederholungsfragen:** Stellt ein Patient immer wieder die gleiche Frage (vielleicht mit minimalen Wortänderungen), muß sich der Arzt fragen
  - Hat der Patient die Antwort verstanden?
  - Kann der Patient die Antwort, die er bekommen hat, nicht vertragen oder erwartet eine andere?
  - Stecken hinter der Frage unausgesprochene Ängste?
  - Haben Arzt und Patient die gleiche Wirklichkeit?

Wenn der Patient *nicht* fragt, muß das den Arzt aufmerksam machen. Es kann verschiedene Gründe haben.
- Das Gespräch betrifft nicht das eigentliche Problem des Patienten (z.B. Thema Schmerz statt Thema Sterben)
- Der Arzt spricht völlig unverständlich

- Der Patient wurde mit so gravierenden Dingen konfrontiert, daß „es ihm die Sprache verschlagen hat"
- Der Arzt signalisiert Zeitdruck, so daß der Patient nicht wagt zu fragen.

■ Arztfragen – „Die gute Frage"

Richtige Fragen sind das halbe Gespräch. Die richtige Fragetechnik ist wesentliches Element der Patientenführung.

Der Arzt muß sich bei jeder Frage klar machen, was diese leisten kann und was nicht. Nicht jede „gute Frage" ist auch in diesem Moment und für diesen Zweck richtig. Manchmal kann es z.B. hilfreich sein, einen Patienten durch eine Suggestivfrage auf die erreichte Besserung hinzuweisen. Einige, sog. „verbotene Fragen" (s. unten) sollten jedoch in jedem Fall vermieden werden, da sie Empathie und Wertschätzung vernachlässigen und zu einer Gesprächsasymmetrie und -hemmung führen. Es ist – gerade bei solchen ungeeigneten Fragen – das Recht des Patienten, nicht zu antworten.

Eine gute Frage
- ist klar und unmißverständlich formuliert
- wird zum richtigen Zeitpunkt gestellt
- fördert die Bereitschaft zum Antworten
- dient dem Gesprächsziel
- vertieft das Gespräch und bringt es weiter
- läßt Empathie erkennen.

Gute Fragen

- **Geschlossene Fragen** = strukturierte Fragen = Entscheidungsfragen: Werden mit „Ja" oder „Nein" oder einer entsprechend kurzen Information beantwortet. Sie führen schnell zu Informationen, wirken jedoch schematisiert und trocken und erlauben wenig Flexibilität. Sie helfen nicht, das Gespräch zu vertiefen und können eine Pseudogenauigkeit forcieren. Das aktive Zuhören ist mit ausschließlich geschlossenen Fragen kaum möglich.
  ✓ „Um wieviel Uhr treten die Schmerzen auf?"
- **Offene Fragen** = unstrukturierte Fragen = Erzählfragen: Ermöglichen dem Patienten, mit eigenen Worten etwas zu schildern und dabei seine Gefühle, seine Wirklichkeit darzustellen. Sie können damit den Prozeß der Selbsterkenntnis anstoßen und zur Therapie beitragen. Aktives Zuhören kann dem Patienten das Interesse und die Zuwendung des Arztes signalisieren. Unangenehme Themen können jedoch umgangen werden bzw. das Gesprächsziel durch Abschweifen verpaßt werden.
  ✓ „Können Sie mir Ihre Schmerzen in der letzten Zeit bitte schildern?"

- **Sondierende Fragen** = halbstrukturierte Fragen = Ergänzungsfragen: Z. B. W-Fragen (Wann, Was, Wer, Wie, Wo) vertiefen einzelne Punkte. Sie sind besonders zur Gesprächseinleitung geeignet und um in einzelnen Punkten mehr Klarheit zu schaffen.
  ✓ „Wann waren die Schmerzen am stärksten?"
- **Katalogfragen** = halbstrukturierte Fragen: Bieten mehrere alternative Antworten zur Auswahl an. Beachtet werden muß, daß die zutreffende Antwort vielleicht nicht vorgegeben wurde.
  ✓ „Waren die Schmerzen morgens, mittags oder abends am stärksten?"
- **Konfrontationsfragen**: Spiegeln dem Patienten frührere Aussagen, Gefühle oder Verhaltensweisen, um z. B. auf Widersprüche hinzuweisen.
  ✓ „Sie sagen, daß Sie immer Schmerzen haben, aber nach der Tabletteneinnahme kaum Schmerz wahrnehmen?"
- **Reflexionsfragen**: Wiederholen eine Aussage in betonter Frageform, um das angeschnittene Thema zu vertiefen.
  ✓ „Nach der Tabletteneinnahme sind die Schmerzen für einige Zeit weg?"
- **Interpretationsfragen**: Interpretieren die Aussagen des Patienten. Nur vorsichtig einsetzen, da meist eine Wertung stattfindet.
  ✓ „Wollen Sie damit sagen, daß die Schmerzen eigentlich weg sind?"

Ungeeignete Fragen

- **Suggestivfragen**: Von Vorurteilen bzw. Wunschdenken geprägte Fragen, die dem Patienten die Antwort in den Mund legen, ihn unterschwellig unter Druck setzen und damit meist nicht wahrheitsgemäß beantwortet werden.
  ✓ „Sind die Schmerzen heute nicht schon viel besser?"
- **Mehrfachfragen**: Aus Zeitmangel oder Ungeduld werden zwei oder mehr Sachinhalte in eine Frage gepackt bzw. in einem Atemzug erfragt. Meist kann der Patient nicht mehr als eine Frage beantworten, so daß letztlich keine Zeit gespart wird.
  ✓ „Haben Sie noch Schmerzen und haben Sie die Medikamente vertragen und ...?"
- **Überfallfragen**: Fallen mit der Tür ins Haus und signalisieren damit Ungeduld, Unhöflichkeit und Unfähigkeit zum Zuhören. Sie lösen Abwehr und Aggressionen aus.
  ✓ „Haben Sie die Medikamente überhaupt eingenommen?"

Verbotene Fragen

Manche Fragen erreichen das Gegenteil einer „guten Frage", sie zerstören das Gespräch. Gerade der Schwerkranke ist oft durch Krankheit und Therapie so geschwächt und ggf. verlangsamt, daß er sich gegen solche Fragen nicht wehren kann und sich deshalb dem weiteren Gespräch verschließt.

2

- **Fangfragen**: Der Befragte soll überrumpelt werden, um eine Vermutung zu bestätigen.
  - ✓ „Haben Sie mehr oder weniger Schmerzen, wenn Sie die Tabletten weglassen?" (Vermutung: Der Patient nimmt die Medikamente nicht regelmäßig ein)
- **Neugierfragen**: „Verhörfragen". Vertiefen das Gespräch nicht bzw. betreffen Themen, die mit dem Gesprächsziel nichts zu tun haben.
  - ✓ „Haben Ihre Schmerzen eigentlich Ihr Sexualleben beeinflußt?"
- **Wertende Fragen**: Meist „Warum-Fragen", die den Befragten abwerten. Der Patient wird gezwungen, sich zu verteidigen und wird wahrscheinlich ausweichend antworten.
  - ✓ „Warum können Sie sich nicht merken, wann Sie die Schmerzmittel einnehmen sollen?"
- **Aggressive Fragen**: Üben Druck auf den Patienten aus und verletzen sein Selbstbestimmungsrecht:
  - ✓ „Wollen oder können Sie nicht akzeptieren, daß diese Medikamente gegen Ihre Schmerzen sind?"
- **Sokratische Fragen**: Der Arzt weiß von vornherein, daß der Patient die Fragen nicht beantworten kann. Sie dient lediglich seiner Selbstbeweihräucherung.
  - ✓ „Wissen Sie eigentlich, daß Ihre Schmerzen durch peripher wirkende Medikamente gar nicht behandelt werden können?"
- **Floskelfragen**: Oberflächliche, klischeehafte, unechte Fragen, die lediglich eine Gesprächspause überbrücken sollen:
  - ✓ „Na, und was gibt's sonst noch besonderes?" oder das beliebte „Wie geht's uns denn heute?".

2.2.5   Gesprächspausen

Gesprächspausen und gemeinsames Schweigen sind auch Kommunikation. Gerade in der Palliativmedizin, im Gespräch mit Sterbenden, bleibt vieles „unausgesprochen" bzw. kann nur durch Schweigen gesagt werden. Die Ursachen für Pausen sind sehr unterschiedlich: Bewußte Pause, Erschöpfung des/der Gesprächspartner, emotionale Blockierung, Gedächtnisprobleme, äußere Unterbrechung. Der Grund für die Pause, die nonverbalen Botschaften und die Reaktion der Gesprächspartner sind entscheidend für die Bedeutung und Wirkung. Schweigen kann den Gesprächsverlauf fördern oder hemmen.

 Gesprächspausen

Vorteil einer Gesprächspause
- Möglichkeit zum Nachdenken, Aufarbeiten, emotionalen Ausklinken
- Das Sprechtempo wird beruhigt, der Aggressionspegel wird gesenkt

- Fördert Intensität und Menge der Botschaften
- Signalisiert Themenwechsel oder Gesprächsende.

Nachteil einer Gesprächspause
- Thematischer Bruch, „den Faden verlieren"
- Fehldeutung als Desinteresse, Überheblichkeit und mangelnde Zuwendung
- Frustration und Gefühl des Alleingelassenseins
- Erzeugt emotionale Spannung und Angst, vor allem bei langen Pausen, deren Ursache unklar ist.

Produktive Pausen

- Entscheidungspause: Erlaubt es den Gesprächspartnern, über das Gesagte nachzudenken, es zu verarbeiten und zu strukturieren. Der Blickkontakt wird unterbrochen, die Körperhaltung meist verändert (Abwendung und erneute Zuwendung am Ende der Pause). Evtl. einleiten: „Darüber möchte ich kurz nachdenken"
- Pause vor dem Themenwechsel oder am Ende eines Gespräches: Läßt Raum für eine gedankliche Zusammenfassung und ggf. Fragen
- Pause als Form des aktiven Zuhörens: Gesprächspause, ehe man selbst wieder anfängt zu sprechen oder um Interesse erkennen zu lassen, meist verbunden mit nonverbalen Zeichen des Verstehens (Nicken, Zulächeln) und averbale Äußerungen („mhnm"). Motiviert zum Weitersprechen und Vertiefen.

Hilfen bei einer hemmenden Pause

Eine Unterbrechung ist eine typische hemmende Pause. Sie entsteht durch Störfaktoren von außen (Radio, Telefon, Funk, andere Personen) oder Blockierungen von innen (Müdigkeit, Schmerzen, Vergesslichkeit, Ablehnung, Angst, Überforderung, Nicht-Verstehen, starke Emotionen). Die Unterbrechung wird von den Gesprächspartnern als unangenehm empfunden. Der Arzt kann Hilfen anbieten:
- Die Pause akzeptieren
- Den äußeren Störfaktor abstellen (Radio aus, Telefon daneben legen. Funk aus, „Bitte-nicht-stören-Schild")
- Die Pause als fördernde „Entscheidungspause" anbieten („Überlegen Sie in aller Ruhe")
- Den „Faden wieder aufnehmen" („Wir sprachen gerade über ...")
- Die Ursache direkt ansprechen („Ich merke, Sie haben das jetzt nicht ganz verstanden")
- Dem Patienten einen Ausweg anbieten („Es fällt Ihnen schwer, darüber jetzt zu reden")
- Das Gespräch oder das Thema verschieben („Ich habe den Eindruck, daß wir heute über dieses Problem nicht mehr sprechen sollten").

2.3 Typische Gesprächssituationen

2.3.1 Gespräche im stationären und ambulanten Bereich

Viele Faktoren beeinflussen die Qualität und den Erfolg eines Gespräches. Sie müssen vorher bedacht werden und Vor- und Nachteile abgewogen werden. Es kann sinnvoll sein, ein geplantes Gespräch zu verschieben, bis der Patient in stationärer/ambulanter Betreuung ist. Ein vom Patienten begonnenes Gespräch sollte immer abgeschlossen werden – evtl. mit Hinweis auf eine Fortsetzung.

Gesprächssituation stationär – ambulant		
Faktor	**Stationär**	**Ambulant/Hausbesuch**
Setting	Patient fühlt sich fremd	Patient in gewohnter Umgebung
	Sachlich-nüchterne Atmosphäre („Arztzimmer")	Private Atmosphäre ohne (nötige) Distanz
	Ungestörtheit nicht immer gewährt (Telefon, Funk)	
Zeit	Meist mehrere kurze Gespräche	Meist ein intensives Gespräch
Gesprächspartner	Stationsarzt oder anderes Teammitglied	Hausarzt oder Pflegekraft des ambulanten Dienstes
Begleitung	Kontinuierliche Betreuung durch das ganze Team rund um die Uhr	Patient ist nach dem Gespräch allein
	Kommunikation mit mehreren Teammitgliedern	Meist nur ein Gesprächspartner, der danach nicht mehr erreichbar ist
	Angehörige nicht immer dabei	Angehörige meist anwesend
Thema	Medizinische Fragen im Vordergrund	Psychosoziale Fragen im Vordergrund

2.3.2   Gesprächsbeginn

Der erste Eindruck, das erste Gespräch ist richtungsweisend für die Beziehung zwischen Arzt und Patient und damit für alle weiteren Gespräche. In der palliativen Situation wird sehr selten eine „Notfallsituation" eintreten, die keine Zeit für einen strukturierten Gesprächsbeginn läßt. In der Regel können optimale Voraussetzungen geschaffen werden. Meist sind schon viele Fakten über den Patienten im voraus bekannt, so daß Zeit ist, eine gute Beziehung aufzubauen. Dies ist besonders wichtig, da der Patient bereits eine lange „Karriere" hinter sich hat, viele schlechte Vorerfahrungen gemacht hat und viele Ängste vor dem nächsten Lebensabschnitt in sich trägt.

- Der Patient soll von Anfang an das Gefühl haben, willkommen zu sein (Begrüßung mit Handschlag und korrekter Anrede, Nennen des eigenen Namens und der Funktion)
- Durch einen herzlichen Empfang fühlt sich der Patient nicht mehr fremd, sondern vertraut und sicher (Entgegenkommen, Platz anbieten bzw. ins Zimmer begleiten, sagen, daß z. B. alles für seine Ankunft vorbereitet wurde. Bei Patienten einer Palliativstation sind Floskeln wie: „Schön, daß Sie da sind" mit Vorsicht zu genießen!)
- In einer verbalen „Anwärmphase" kommt der Arzt dem Patienten entgegen („Was kann ich für Sie tun?", „Wie kann ich Ihnen helfen?")
- Der Patient muß Zeit bekommen, anzukommen und sich zu öffnen (z. B. erst einmal das Zimmer ansehen, Platz nehmen, bei stationärer Aufnahme evtl. Koffer ausräumen etc. und nicht gleich „medias in res", z. B. mit dem Anamnesebogen an der Transportliege erscheinen)
- Da anfangen, wo der Patient steht, d. h. zunächst seine Wünsche, Erwartungen, Gedanken, Gefühle, Wertvorstellungen erfragen und einen Eindruck von seinem Krankheitserleben bekommen
- Nonverbale Zeichen der Angst oder Unsicherheit werden vom Arzt erkannt und aufgefangen (☞ 2.7)
- Der Arzt wendet sich zu, interessiert sich, ist freundlich und zeigt Beistand und Empathie (nicht noch in Akten blättern, telefonieren oder gar nochmals den Raum verlassen)
- Die Rolle der Gesprächspartner und das Gesprächsziel müssen geklärt sein
- Der Patient wird zur freien Aussage ermuntert und bekommt damit eine aktive Rolle zugeteilt
- Der Arzt macht ein emotionales Angebot (z. B. Lächeln) zu Offenheit und Vertrauen.

2

 Gute Einstiegsfragen sind

- Ich möchte mich gerne mit Ihnen unterhalten, darf ich mich an Ihr Bett setzen?
- Was belastet Sie zur Zeit am meisten?
- Was möchten Sie, daß ich für Sie tue?
- Worüber möchten Sie heute mit mir reden?

2.3.3   Visite

Das Visitengespräch spielt in der Palliativmedizin eine zentrale Rolle. Eine „klassische Visite" mit dem gesamten Team ist auf der Palliativstation die Ausnahme. I.d.R. besuchen diejenigen Teammitglieder den Patienten, die unmittelbar in seine Begleitung involviert sind, teils einzeln, teils zu mehreren. Die Dauer des einzelnen Visitengespräches variiert je nach Thema und Zustand des Patienten und kann 1–60 Minuten dauern. Bewährt hat sich
- Tägliche, ausführliche „Kurvenvisite" im Team
- Regelmäßige „Schwerpunktsbesprechungen", z.B. mit Seelsorger, Sozialdienst oder nichtmedizinischen Therapeuten
- Tägliches Arztgespräch („Visite") am Krankenbett mit oder ohne Angehörige
- Regelmäßige (mind. zweitägig) „Pflegevisite", bei wachen Patienten am Bett (Arzt und zuständige Pflegekraft)
- Bei Schwerstkranken „Visite aus der Pflege", d.h. der Arzt nimmt an Pflegemaßnahmen (z.B. Körperwäsche) teil, kann so die nonverbalen Kommunikationsmittel nutzen und sich ein Bild vom Zustand des Patienten machen
- Die einzelnen Teammitglieder besuchen den Patienten regelmäßig (und ggf. nach Rücksprache bzw. gegenseitiger Absprache).

Bei bewußtlosen, nicht ansprechbaren oder verwirrten Patienten kann es sinnvoll sein, über 30 Min. ruhig am Bett zu sitzen und zu beobachten, welche Reaktionen und Kommunikationsangebote der Patient zeigt (z.B. Gesicht verziehen, Änderung des Atemmusters, Entspannung oder Unruhe, Handzeichen u.a.).

Inhalte des Visitengespräches

Die Inhalte eines Visitengespräches unterscheiden sich in der Palliativsituation meist von der „Kurativsituation". Besprechung von Befunden spielt eine untergeordnete Rolle. Im Vordergrund stehen immer die Bedürfnisse des Patienten. Die meisten Erwartungen an das Visitengespräch betreffen den Arzt. Der Patient muß jedoch spüren, daß er mit jedem Teammitglied theoretisch alle Bedürfnisse und Bereiche ansprechen kann. Ggf. muß bei der Visite auf ein weiteres

Gespräch mit anderen Teammitgliedern verwiesen werden. Wesentliche Punkte sind
- **Allgemeines Informationsbedürfnis** des Patienten (Fragen stellen)
- **Physische Bedürfnisse:** Schmerzen und andere Symptome, Fortschreiten der Krankheit, Ressourcen, Therapieplan für die nächste Zeit, ggf. Aussagen zu lebensverlängernden Maßnahmen
- **Psychische Bedürfnisse:** Mitteilen von Träumen, Ängsten, allgemeinem Befinden
- **Soziale Bedürfnisse:** Bericht von Angehörigenbesuchen, Entlassvorbereitung, Organisatorisches (z.B. Pflegegutachten, finanzielle Probleme)
- **Spirituelle Bedürfnisse:** Gespräche über das „Danach", über allgemeine spirituelle Themen oder spezifische Wünsche des Patienten.

Einbeziehung von Angehörigen

Angehörige können – müssen aber nicht – in das Visitengespräch einbezogen werden. Je nach Situation wird unterschiedlich vorgegangen
- *Mit Patient und Angehörigen gemeinsam sprechen:* Vor allem, wenn Tendenzen bestehen, voreinander Geheimnisse zu haben bzw. sich gegeneinander auszuspielen. **Achtung Schweigepflicht!** (☞ 18.1.3). Immer nur im Einverständnis mit dem Patienten
- *Zuerst mit dem Patienten allein reden, dann nach Rücksprache mit ihm die Angehörigen hinzuziehen:* Bei intimen Fragen, Wunsch des Patienten respektieren, Dinge nicht den Angehörigen mitzuteilen etc.
- *Nur mit dem Patienten reden* – auf Wunsch des Patienten. I. d. R. sollten die Angehörigen in den Kommunikationsprozess einbezogen werden
- *Nur mit den Angehörigen reden:* Bei überwiegend organisatorischen Fragen z.B. vor Entlassung, um den Patienten nicht mit diesen Dingen zu belasten bzw. um die Bedürfnisse der Angehörigen zu erfahren.

Der Patient sollte immer „am meisten" wissen, d.h. zwischen Patient, Angehörigen und Behandlungsteam sollten keine Geheimnisse entstehen.

 Anekdote

Patient zum Arzt: „Herr Doktor, ich weiß, daß ich sterben werde. Aber draußen steht meine Frau. Sagen Sie der um Gottes Willen nicht, daß ich sterben werde – das würde Sie nie verkraften."
Vor der Türe Ehefrau zum Arzt: „Herr Doktor, gut daß ich Sie sehe. Ich muß Ihnen sagen, daß ich weiß, daß mein Mann sterben wird – aber sagen Sie ihm das um Gottes Willen auf keinen Fall, er würde das nie verkraften."

2

2.3.4   Überbringen schlechter Nachrichten

Was und wieviel soll der Patient wissen – und wann soll er es erfahren?

Über eine (Erst-) Diagnose und die möglichen Therapieverfahren informieren im Rahmen der Aufklärung ist eines. Das Gespräch über die Unheilbarkeit und den nahen Tod ist etwas ganz anderes. Hier spielen Medizin, Ethik, Kultur, Traditionen, Generation (von Arzt und Patient) und persönliche Biographie eine Rolle.

- Das Recht auf Information (☞ 18.1.4) und Autonomie (☞ 18.1.1) des Patienten ist in westlichen Ländern ein Grundrecht
- Die heutige (westlich-industrialisierte) Gesellschaft stellt Jugend, Gesundheit und langes Leben über alles
- Der Arzt hat traditionell in bestimmten Situationen das Recht, für den Patienten zu entscheiden, z.B. welche Details angesprochen werden sollen – dies widerspricht aber dem Selbstbestimmungsrecht des Patienten
- Aufklärung ist Pflicht des Arztes – und wird doch oft Familienangehörigen „überlassen"
- Der Arzt soll den Patienten vor Schaden schützen – viele Ärzte meinen, es schade dem Patienten, über seine unheilbare Krankheit die „Wahrheit" zu kennen.

Situationsgerechte Gesprächsführung

Es geht in solchen Gesprächen nicht um „Fakten" und Offenheit um jeden Preis. Der Patient entscheidet, wieviel er wissen möchte. Wichtig ist, wie dem Patienten die Nachricht überbracht wird. Der Arzt hat Aufklärungspflicht – nicht Aufklärungsrecht. Kein Patient darf gegen seinen Willen aufgeklärt werden. Es sollte aber Anlaß zu einem ausführlichen Gespräch sein, wenn der Patient nichts über seine Situation wissen will.

„Man sollte dem anderen die Wahrheit wie einen Mantel hinhalten, in den er hineinschlüpfen kann, und sie ihm nicht wie einen nassen Lappen um die Ohren hauen." (Max Frisch)

- Das „Setting" (☞ 2.2.1) ist als äußerer Rahmen unbedingt zu beachten
  - Nicht während der Visite
  - Nie am Abend, wenn anschließend niemand mehr für den Patienten zur Verfügung steht
  - Wenn möglich, sollte der Patient eine Person des Vertrauens dabei haben

- Der Patient mit seinen Fragen ist Wegweiser für den Gesprächsablauf. Zunächst nur das Nötigste sagen und die Reaktion des Patienten abwarten

 Beispiel

Nach einem ausführlichen Gespräch über die weit fortgeschrittene Krebskrankheit, fehlende lebensverlängernde Therapieoptionen und den nahen Tod durch z.B. Ileus kommt die Frage vom Patienten: „Soll ich dann, wenn meine vorläufige Rente in zwei Jahren ausläuft, mich endgültig berenten lassen?" Hier sollte weniger Wert auf medizinische Fakten gelegt werden und mehr darüber gesprochen werden, was der Patient vom Leben noch erwartet.

- Alle Fragen müssen ehrlich und wahrheitsgemäß (☞ 2.4.2) beantwortet werden, ohne den Patienten mit „Fakten" zu erschlagen. (Alles, was gesagt wird, muß wahr sein, aber nicht alles, was wahr ist, muß gesagt werden).

 Beispiel

Auf die Frage: „Werde ich sterben" ist eine falsche Antwort: „Ja, wir können nichts mehr für Sie tun". Besser wäre eine Gegenfrage „Was denken Sie selbst?", die ruhige Zusammenfassung der letzten Gespräche mit dem Schluß, daß jetzt jeder Tag wichtig ist oder die wahrhafte Antwort „Ja, Sie werden sterben".

- Das Schweigen des Patienten akzeptieren und nicht zum ungebremsten Weiterreden nutzen, evtl. ein Angebot zum Weiterreden machen

 Beispiel

Nach einer Gesprächspause fragen, ob es noch etwas gibt, was der Patient wissen möchte.

- Dramatisierende Redewendungen und Worte vermeiden, z.B. „Sie müssen jetzt sehr tapfer sein", „bösartig fressender Krebs"
- Bedauern und Mitgefühl zeigen, nicht „routiniert" hinter dem weißen Kittel verstecken
- Verständlich reden – kein „Fachchinesisch" – und sich immer wieder vergewissern, daß der Patient den Inhalt verstanden hat. Dies ist dann auch immer eine Gelegenheit, zu spüren, ob der Patient noch mehr wissen will
- Mehrere Gesprächstermine einplanen und anbieten und am Anfang eines neuen Gespräches vom Patienten schildern lassen, was er vom letzten Gespräch in Erinnerung hat, wie es ihm damit ergangen ist und ob dazu Fragen aufgetaucht sind.

Wie lange habe ich noch?

Niemals Fristen nennen, auch nicht, wenn der Patient konkret danach fragt – lieber fragen, was der Patient selber spürt (z.B. welche Kraftreserven er noch hat).

Mögliche Reaktionen des Patienten

Die Reaktion des Patienten hängt sehr von seiner Person, seiner Biographie, seinem sozialen Hintergrund, seinen Vorkenntnissen und Vorerfahrungen und seiner momentanen Verfassung ab. Je weniger der Patient von seiner Erkrankung spürt, desto schwerer fällt es ihm, die Unheilbarkeit zu akzeptieren.

Jeder Patient, auch der, mit dem noch nicht „offiziell" gesprochen wurde, hat bereits eine Ahnung und konnte sich so innerlich vorbereiten.

Jeder Mensch reagiert auf eine „schlechte Nachricht" so, wie es für ihn momentan am besten ist. Das kann von totalem Erstarren bis zu einem heftigen Gefühlsausbruch variieren und ist auch bei demselben Menschen nicht immer gleich. Diese Reaktion dient als Schutz vor zu großem Schmerz und Angst. Erfahrungsgemäß bewältigt der Patient die Nachricht wesentlich besser, als der Arzt erwartet hätte.

Jedem Menschen muß seine eigene Reaktion zugestanden werden.

Richtiges Verhalten des Arztes
- Nicht beschwichtigen
- Keine langen Trostreden
- Verständnis zeigen durch Gesten (z.B. Papiertaschentuch reichen), Berührung (Hand halten), empathisches Schweigen (Blickkontakt)
- Schweigen aushalten, evtl. das Gespräch wieder aufnehmen mit einem Gesprächsangebot an den Patienten, z.B. „Ich könnte mir vorstellen, daß Sie jetzt viele Fragen haben."
- Abwehrreaktionen respektieren, den Patient nicht zwingen, alles anzunehmen
- Ängste ansprechen
- Einen Ausblick auf Hoffnung geben
  - Hoffnung auf bestmögliche Linderung der Beschwerden
  - Hoffnung auf liebevolle Begleitung bis zum Tod
  - Hoffnung auf selbstbestimmtes Leben bis zum Tod
  - Hoffnung auf Nähe zu den Angehörigen
  - Hoffnung auf ein gutes „Sein" nach dem Tod
  - Hoffnung auf Hilfe für die „Hinterbliebenen".

Mögliche Ängste des Arztes

Das **„Überbringen schlechter Nachrichten"** ist eine der schwersten ärztlichen Aufgaben, die in der Ausbildung kaum gelehrt, gelernt und geübt wird und für viele Ärzte eine große Belastung darstellt. Oft wird ein notwendiges Gespräch vom behandelnden Arzt hinausgezögert, weil

- er selber die Tatsache der Unheilbarkeit noch nicht akzeptieren kann
- es ihm unerträglich erscheint, so ein Gespräch zu führen
- er Angst vor der Reaktion des Patienten hat und davor, daß er nicht richtig darauf reagieren kann
- er so ein Gespräch noch nie selber geführt hat und auch nicht dabei war
- er schlechte Erfahrungen gemacht hat bei ähnlichen Gesprächen
- er hofft, daß der Patient „zufällig" von jemand anderem aufgeklärt wird
- er Angst hat, sein „Versagen" (bzw. das seiner „Heilkunst") zugeben zu müssen
- er vor seinen eigenen Gefühlen Angst hat
- er vor seinem eigenen Sterben Angst hat.

Schwierige Therapieentscheidungen

Auch wenn in der palliativen Situation die Unheilbarkeit der Erkrankung meist akzeptiert ist, gibt es immer wieder schwierige Therapieentscheidungen, die Arzt, Patient und, wenn möglich, Angehörige gemeinsam treffen müssen. Dies können Therapiealternativen sein, die Einfluß auf die Lebensqualität und evtl. die Überlebenszeit haben. Sie können vom Patienten, seinen Angehörigen oder dem Arzt zur Diskussion gestellt werden. Therapien ohne dokumentierten Erfolg dürfen nur im Rahmen einer kontrollierten Studie (Aufklärungspflicht) angewendet werden.

Zunächst ist zu klären, ob es sich um eine sinnvolle Maßnahme handelt. **Eine medizinische Behandlung ist eher unnütz, wenn**

- ein angeblicher Nutzen nicht nachvollziehbar ist
- die Behandlung für den Patienten keinen ersichtlichen Vorteil bringt
- das angestrebte Therapieziel eher nicht erreicht werden kann
- die Einschränkungen durch die Behandlung größer sind als der zu erwartende Nutzen.

Für das **Gespräch mit dem Patienten** gilt dabei immer

- Der Patient hat das Recht, daß der Arzt sich für die Diskussion aller Fragen Zeit nimmt
- Der Arzt hat die Pflicht, nach medizinischen und ethischen Kriterien zu entscheiden, welche Therapiealternativen in der gegebenen Situation angeboten werden müssen
- Der Patient hat das Recht, selbst zu entscheiden, welche Therapie er akzeptieren will
- Der Patient hat kein Recht auf eine „nutzlose" Therapie, vor allem, wenn dabei Leid und Kosten vergrößert werden

2

• Der Arzt hat die Pflicht, den Patienten vor sinnlosen Entscheidungen, Therapien und Experimenten zu bewahren und zu schützen.

2.3.5   Das Gespräch am Telefon

In der Palliativmedizin spielt die ambulante Betreuung eine wesentliche Rolle. Viele Patienten werden über lange Zeit „konsiliarisch" mitbetreut. Viele (Erst-) Kontakte finden am Telefon statt. Auch Angehörige, Hausärzte und andere Betreuungspersonen nutzen den telefonischen Kontakt zur Palliativstation. Oft sind vor einer stationären Aufnahme bereits mehrere Telefonate geführt worden. Im Alltag der Palliativstation machen Telefonate bis zu 20 % der Arbeitszeit aus. Um so wichtiger ist es, das Telefongespräch als einen wichtigen Teil der Kommunikation zu nutzen.

Ein Telefonat mit dem Patienten kann verschiedene **Funktionen** haben.
• Erste Kontaktaufnahme
• Beratung in Notsituationen
• Ergänzung zum ambulanten Besuch
• Abrundung stationärer Gespräche
• Aufrechterhalten des Kontaktes nach stationärer Behandlung.

Problematisch bei telefonischen Gesprächen ist
• Fehlender Blickkontakt, daher fehlende nonverbale Kommunikation
• Oft sprachliche Verkürzung und damit mehr Mißverständnisse
• Die Reaktion des Gesprächspartners kann schlechter abgeschätzt werden
• Der Angerufene wird „überrumpelt" und kann sich nicht auf das Gespräch vorbereiten.

Häusliche Betreuung

Ein wichtiger Aspekt des Telefongespräches ist die Unterstützung des Patienten und seiner Angehörigen in der häuslichen Betreuung. Der Patient und seine Angehörigen müssen immer **verschiedene Telefonnummern** haben, wohin sie sich bei Fragen oder Problemen und unvorhergesehenen Situationen wenden können. Wichtig ist, daß unter dieser Nummer auch jemand zu erreichen ist (24-Stunden-Erreichbarkeit).

Situationsgerechte Gesprächsführung

Für das Telefonat gelten in eingeschränkter Form alle Regeln der Gesprächsführung. Beachtet werden muß
• Zeitpunkt vereinbaren bzw. beim Anruf klären, ob der Zeitpunkt geeignet ist und ob frei gesprochen werden kann
• Vor dem Telefonat das Gesprächsziel für sich selber klären
• Notwendige Utensilien bereit halten (Papier, Stift, Patientenakte)

- Wenn andere Personen am Apparat sind, sorgfältig die Schweigepflicht beachten
- Die wesentlichen Punkte ohne lange Vorreden und unwesentliches Füllmaterial nennen
- Für spätere Rückfragen einen Rückruftermin vereinbaren
- Detaillierte Gesprächsnotiz über alle wesentlichen Fakten in der Akte abheften
- Bei einem vereinbarten Anruf (z.B. zur Mitteilung eines Befundes) unbedingt die Zeit einhalten
- Ausreichend Gelegenheit für Rückfragen geben
- Zum Abschluß einen Termin für ein persönliches Gespräch (ggf. auch durch Stellvertreter bzw. andere Teammitglieder z.B. bei häuslicher Betreuung) vereinbaren.

Nicht alle Themen können am Telefon erörtert werden. Sind Ängste, Mißverständnisse oder andere Probleme zu erwarten, ist das persönliche Gespräch vorzuziehen.

2.3.6 Das Gespräch mit dem Sprachlosen

Ursachen für Sprachlosigkeit

- Anatomische Defekte am Sprechapparat (z.B. Kehlkopf-Ca)
- Therapiebedingt (z.B. Tracheostoma)
- Neurologische Erkrankungen (z.B. ALS, ☞ 6.9.1)
- Zerebral (z.B. Aphasie durch Hirntumor).

Die schwerste Kommunikationsstörung ist die **senso-motorische Aphasie** (Hirntumor, Apoplex). Hierbei sind viele Zwischenformen zu unterscheiden. Sprachvermögen, Nachsprechen, Lesen, Schreiben, Sprach- und Schriftverständnis sind unterschiedlich betroffen. Zusätzlich können andere Behinderungen auftreten: Ermüdbarkeit, Konzentrationsstörungen, Affektlabilität, Aggressivität, Depression u.a.

Kommunikationsmöglichkeiten

Sprachlos heißt nicht in jedem Fall auch ohne **Möglichkeit zur Kommunikation.** Oft können andere Wege der verbalen Verständigung gewählt werden:
- Buchstabieren und Schreiben
- Zeichnen
- Zeichensprache

2

- Fremdsprachen (falls gezielt das primäre Sprachzentrum betroffen ist, können manche Patienten sich in einer sekundär erlernten Fremdsprache unterhalten).

Prinzipiell sollte so lange wie möglich die **verbale Kommunikation** gewählt werden (z.B. Buchstabentabelle für ALS-Patienten). Das kann manchmal sehr mühsam und zeitraubend sein, bietet dem Patienten jedoch die beste Chance, sich zu verständigen und trägt damit zu einer besseren Lebensqualität bei. Ggf. können Angehörige und ehrenamtliche Helfer angeleitet werden und so dem Patienten zur Verfügung stehen.

Bei erhaltenem Sprachverständnis kann mit sorgfältig gewählten **geschlossenen Fragen** (☞ 2.2.4) durch „Ja" und „Nein" eine Verständigung für Alltagsthemen möglich sein. Komplexere Inhalte sind so jedoch sehr schwer erfassbar. Hier können Angehörige und andere nahestehende Personen evtl. Auskunft geben. Dies setzt allerdings das Einverständnis des Patienten voraus (Schweigepflicht).

Bei jeder Form der Aphasie muß geprüft werden, welche Bereiche der Kommunikation (Redewendungen u.a. automatisierte Sprachformen, Singen, Fremdsprachen) erhalten sind. Diese müssen unterstützt und gefördert werden. Eine Sprachtherapie sollte – schon aus psychologischen Gründen – angestrebt werden.

Situationsgerechte Gesprächsführung

- Den Patienten immer mit Namen ansprechen und den eigenen Namen (und Funktion) sagen
- Immer wieder Orientierungshilfen geben („Es ist Montag vormittag, ich komme zur Visite")
- Erklären, was geschieht und was geplant ist
- Nie das Sprechen erzwingen – kann demütigend und demotivierend sein
- Nie anstelle des Gesprächspartners sprechen – mindert das Selbstvertrauen und verstärkt die Abhängigkeit
- Nicht unterbrechen – genügend Zeit für die Suche nach Worten lassen
- Nicht an Kleinigkeiten (Aussprache, Grammatik) korrigieren – wichtig ist, daß der Patient sich inhaltlich verständlich machen kann
- Langsam, mit einfachen Worten und in einfachen Sätzen sprechen
- Positive Formulierungen wählen
- Zum Üben ermuntern, loben, motivieren und zum Sprechen anregen
- Isolierung vermeiden – Besucher ermuntern, zu kommen. Ggf. ehrenamtlichen Mitarbeiter zur Begleitung einsetzen
- Andere nonverbale Formen der Kommunikation nutzen: Malen, Musik, Körpersprache
- Kritik, wenn überhaupt, dann sehr vorsichtig und sparsam äußern
- Viel Geduld und Zeit einsetzen.

2.3.7   Gesprächsende

Der Gesprächsabschluß ist genauso wichtig wie der Anfang. In der palliativen Situation muß es dem Arzt immer bewußt sein, daß es das letzte Gespräch gewesen sein könnte. Gespräche, die „offen" enden, hinterlassen ein Gefühl der Leere und Unsicherheit. Der **strukturierte Abschluß** ist dagegen die beste Voraussetzung für weitere Gespräche. Er beinhaltet

2

- *Zusammenfassung des Gesprächs:* Das Gesprächsziel wird nochmals formuliert und Bilanz gezogen, was erreicht wurde und was nicht, ggf. mit letzter Gelegenheit zur Klärung offener Fragen
- Einen *Ausblick auf die Zukunft,* ggf. mit konkreten Handlungshinweisen
  - Verordnungen, Ratschläge und Empfehlungen
  - Hinweise zur Realisierung der Anordnungen
  - Weitere Gesprächstermine und ggf. weitere Gesprächsziele
- Verabschiedung und Trennung.

2.4   Das Gespräch mit Patient und Angehörigen

2.4.1   Das Gespräch mit dem Patienten

Ziele

- Der Patient soll seine Krankheitssituation und seine Diagnose so klar kennen, daß er den wahrscheinlichen Verlauf der Erkrankung (Prognose) und die Möglichkeiten einer palliativen Therapie (Optionen) kennt
- Der Patient wird in die Lage versetzt, seinen persönlichen Willen situationsangemessen zu formulieren und ihn seinen Bezugspersonen zu vermitteln
- Der Patient soll erkennen, daß er Gefühle (auch negative wie Angst, Wut und Enttäuschung) erleben und ausleben darf
- Der Patient erfährt, daß Ärzte und Pflegepersonal für ihn ansprechbare und vertrauenswürdige Bezugspersonen sind und daß er nicht alleine gelassen wird
- Patient und Angehörige sollen ins Gespräch kommen und während der Zeit des Sterbens im Gespräch bleiben können.

Dies gilt auch für den Patienten mit eingeschränkten verbalen Ausdrucksmöglichkeiten (Tracheostoma, Aphasie bei Hirntumor, ausländischer Patient). Alle Arten der Kommunikation sind Hilfsmöglichkeiten bis über den Tod hinaus, dem Patient und den Angehörigen beizustehen.

Voraussetzungen

Als Basis für das Gespräch mit dem Patienten muß der Arzt Klarheit über folgende Voraussetzungen schaffen:
- Den aktuellen Informationsstand des Patienten
- Die intellektuellen und emotionalen Reserven (Ich-Stärke, sozialer und religiöser Rückhalt)
- Die momentane Befindlichkeit des Patienten
- Die Bedeutung der Krankheitssituation für den Patienten (familiär, beruflich, sozial)
- Die bisherige Einstellung des Patienten zu den Informationen (rational, verdrängend oder depressiv?)

2.4.2   Der Gesprächspartner „Patient"

■ Selbstbestimmungsrecht

Das Selbstbestimmungsrecht (☞ 18.1.1) des Patienten wahren.

Nicht überreden, sondern überzeugen
Der Arzt muß sich vor jedem Gespräch über seine eigene Position klar werden. Diese darf zwar im Gespräch mit dem Patienten deutlich werden, der Patient muß jedoch seine eigene Entscheidung treffen bzw. die des Arztes überzeugt mittragen können.
Dabei muß der Arzt dem Patienten so mit Respekt und Takt begegnen, daß dieser sich seiner Würde und Selbstbestimmung bewußt sein kann, d.h.
- Nicht „zwischen Tür und Angel" wichtige Informationen mitteilen
- Äußere Umstände (Setting, ☞ 2.2.1) angemessen gestalten
- Bereitschaft zum Zuhören deutlich zeigen, das Gespräch sollte ein Dialog sein, in dem der Patient mindestens genauso viel spricht wie der Arzt
- Einfache, umgangssprachliche Formulierungen verwenden (kein Fachsprache), und immer wieder versichern, daß der Patient den Inhalt versteht
- Dramatisierende und wertende Ausdrücke vermeiden (z.B. „fortschreitende Tumorerkrankung" statt „bösartiger, fressender Krebs", „behandeln" statt „bekämpfen")
- Dem Patienten Zeit lassen, einzelne Fakten zu verstehen, Reaktionen abwarten
- Nonverbale Signale des Patienten beachten (☞ 2.7)
- Nicht nur Diagnose, Therapie, Prognose und Risiko ansprechen, sondern auch konkret, was der Patient jetzt selbst tun kann.

Ein Schwerkranker ist oft zu schwach für lange Gespräche. Mehrere kurze Termine vereinbaren.

■ Wahrheit und Wahrhaftigkeit

Niemals eine unwahre Information („Notlüge") geben.

Wahrheit ist die Übereinstimmung einer Aussage mit der Sache, über die sie gemacht wird, die Übereinstimmung des Denkens mit dem Sein.

Wahrhaftigkeit ist das Streben nach Wahrheit, die Übereinstimmung des Verhaltens und der Aussagen eines Menschen mit seiner Überzeugung.

Bei jedem Gespräch die Worte so wählen, daß der Patient sie auch verstehen kann und dabei wahrhaftig bleiben, ohne Hoffnung zu zerstören. Offenheit und Verständnis zeigen dem Patienten, daß man seine Würde und Rechte wahrt.
- Später als falsch erkannte Informationen zerstören das Vertrauen des Patienten in die Glaubwürdigkeit des Arztes
- Es muß nicht die komplette Sachinformation mit allen Konsequenzen und auf dem direktesten Weg übermittelt werden. Der Arzt hat das Recht und die Pflicht, nach seinem Ermessen auszuwählen, welche Fakten für den Entscheidungsprozess des Patienten wichtig sind
- Patienten haben das Recht, nicht gegen ihren Willen aufgeklärt zu werden
- Schrittweise Hinführung auf die Kernpunkte, Umschreibungen und Vergleiche erleichtern dem Patienten die Annahme der Realität
- Oft ist das, was nicht gesagt wurde sehr viel „wahrhaftiger" als alles, was gesagt wurde.

Gerade bei Sterbenden niemals Angaben zur verbleibenden Lebenszeit oder einem vermuteten Todeszeitpunkt machen. Selbst wenige Minuten vor dem Tod kann man sich da noch sehr verschätzen!

■ Steuerung des Informationsprozesses

2

Der Patient steuert den Ablauf des Informationsprozesses. Kein Patient darf weiter aufgeklärt werden, als er es selber möchte.

- Zunächst Aufbau einer vertrauensvollen Gesprächsbasis, z.B. durch ein Gespräch über unbelastete Themen z.B. Eingewöhnung in den Stationsalltag (aber nicht unwichtige Themen wie Wetter, Kultur etc.)
- Klären des aktuellen Informationsstandes des Patienten
- Der Patient läßt durch verbale („Wie schlimm steht es mit mir?") und nichtverbale (angespannte Haltung, weicht dem Blickkontakt aus) Zeichen erkennen, wie weit er zum aktuellen Zeitpunkt bereit und fähig ist, schwerwiegende und belastende Informationen anzunehmen
- Ggf. den Patienten fragen, ob und wie weit er über seine Erkrankung informiert werden will. In seltenen Fällen will der Patient keine Information über seine Erkrankung. Dies ist zulässig, solange er keine Einwilligung zu Diagnostik oder Therapie geben muß, bei der die Kenntnis der Diagnose Voraussetzung ist
- Nicht alles auf einmal, sondern in mehreren Gesprächen schrittweise an neue oder schwerwiegende Tatsachen heranführen bzw. wichtige Punkte immer wieder mit anderen Worten wiederholen
- Dem Patienten anbieten, eine Person seines Vertrauens dabei zu haben
- Den Patienten informieren, daß das Team in den Informationsprozess einbezogen wird (zumindest was die fachlichen Inhalte betrifft), der Patient kann sich dann mit weiteren Fragen an einen von ihm gewünschten Gesprächspartner wenden. Dies ist nicht immer ausschließlich der Arzt
- Die Fragen des Patienten zeigen, wofür er zum jetzigen Zeitpunkt bereit ist und geben die Richtung vor
- Die Reaktion des Patienten als die für ihn beste akzeptieren und verständnisvoll begleiten (weniger durch Worte, als durch Gesten, Berührung, Mimik, z.B. Taschentuch anbieten, Streicheln)
- Neben medizinischen Aspekten auch die psychischen, sozialen und spirituellen Seiten der Nachricht betrachten
- Dem Patienten signalisieren, daß das Gespräch weiter geht (z.B. am nächsten Tag)
- Dem Patient am Ende eines Gespräches immer die Möglichkeit geben, noch offene Fragen zu klären
- Bei einem weiteren Gespräch klären, was vom letzten noch in Erinnerung und verstanden worden ist
  - „Ich frage mich, wie es Ihnen nach dem gestrigen Gespräch heute geht."
  - „Ich könnte mir vorstellen, daß Sie heute Fragen an mich haben."

2

Der „verleugnende" Patient

Ein besonderes Problem sind Patienten, die bei jedem Gespräch (mit demselben oder verschiedenen Gesprächspartnern) den Eindruck vermitteln, nichts zu wissen. Das kann verschiedene Gründe haben:
- Die Information war bisher für den Patienten unverständlich (Fachausdrücke, Sprachprobleme)
- Der Patient will „prüfen", ob offen und ehrlich mit ihm umgegangen wird und die Informationen jeweils identisch sind (z.B. ein Grund, verschiedene Ärzte zu konsultieren)
- Der Patient ist psychisch nicht in der Lage, den Inhalt zu akzeptieren und verdrängt bzw. wehrt ab. Dies kann ein gesunder Mechanismus zum Selbstschutz oder ein Zeichen der Hilflosigkeit und großen Angst sein.

■ Ängste des Patienten

Ängste können neben der Erkrankung viele **Ursachen** haben, z.B.
- Angst vor der medizinischen Technik und Intensivmedizin, besonders bei negativer Vorerfahrung bzw. aufgrund übertriebener Berichte in den Medien
- Angst vor dem Klima der Unpersönlichkeit und Hektik im Krankenhaus
- Angst vor dem Verlust der Selbstbestimmtheit („Ausgeliefert sein an die Maschine Medizin")
- Fundamentale Angst vor dem Verlust des „Habens oder Seins".

Ängste ansprechen. Die schlimmste Angst ist die unausgesprochene.

Umgang mit Ängsten
- Viele Patienten sind nicht in der Lage, ihre Ängste in Worte zu fassen
- Viele Ängste verstecken sich hinter „Masken": „Schwieriger Patient", therapieresistente Symptome, Suchtproblematik, psychosomatische Beschwerden
- Der Arzt hat die Aufgabe, dem Patienten zu vermitteln, daß Angst in seiner Situation normal und natürlich ist
- Hilfreich kann sein, wenn der Arzt dem Patienten zeigt, daß er bestimmte Befürchtungen mit ihm teilt – so werden die Ängste angesprochen
- Ein unaufgeklärter Patient hat mehr Angst, denn vieles bleibt unausgesprochen
- Viele Patienten sprechen gerade über ihre Angst eher nicht mit dem Arzt, sondern mit anderen Teammitgliedern und oft indirekt bzw. nonverbal (z.B. die Angst, ein Bad zu nehmen kann bedeuten „Ich habe Angst, meinen körperlichen Zerfall eingestehen zu müssen")

2

Ängste im Angesicht des Todes

- Angst vor den physischen Veränderungen: Schwäche, Schmerz, Immobilität, Verlust eines Organes, Angst vor Therapien und Operationen
- Angst vor den psychischen Veränderungen: Geistiger Abbau, Zusammenbruch und Entgleisung, Veränderungen durch Medikamente (Morphin)
- Angst vor den sozialen Veränderungen: Verlust der Rolle in der Familie und im sozialen Umfeld, Verlust geliebter Personen, Belastung für die Familie, Verarmung, Entmündigung, Stigmatisierung durch die Erkrankung („Krebsangst")
- Angst vor den spirituellen Veränderungen: Angst vor dem Tod und was danach kommt („Jüngstes Gericht"), existentielle Angst vor dem Verlust von allen und allem.

2.4.3   Das mißglückte Arzt-Patient-Gespräch

Störungen der Kommunikation sind häufig. Oft werden sie vom Arzt selber nicht wahrgenommen. Die entstehenden Unzufriedenheitsgefühle werden nicht mit dem Gespräch in Zusammenhang gebracht. Die Folgen sind Lustlosigkeit, Aggression und Erschöpfung. Dadurch werden weitere Gespräche als Belastung empfunden und vermieden. Es kommt zu noch größeren Kommunikationsstörungen.

Grundlegende **Ursachen** für ein mißglücktes Gespräch zwischen Arzt und Patient sind:

- Der Arzt erkennt nicht, daß das Gespräch das wichtigste Instrument ärztlichen Handelns ist
- Der Arzt verfügt über eine mangelhafte Gesprächstechnik
- Das Verhältnis Arzt-Patient ist gestört (z.B. aufgrund vorausgegangener Kommunikationsstörungen mit anderen Ärzten).

Häufige Fehler

- Einstufung des Gesprächsinhaltes oder Gesprächspartners als „schwierig"
- Fehlender Gesprächsbeginn und -abschluß (☞ 2.3.2)
- Unzureichende Struktur des Gespräches
- Unfähigkeit, aktiv zuzuhören (☞ 2.2.2)
- Unverständliche oder mißverständliche Sprache
- Unpassender Gesprächsrahmen (☞ 2.2.1)
- Häufige Störungen des Gesprächs
- Unverbindliche, verallgemeinernde Redewendungen
  - „Man-Aussagen" („Man sollte, man müsste, man könnte ...")
  - „Es-Sätze" („Es ist ungesund, Schmerzmedikamente nicht nach Vorschrift zu nehmen")

2

- – Übertreibungen („Sie vergessen immer, die Schmerzmittel einzunehmen")
- – Unbestimmtheiten („irgendwie", „eigentlich", „unter Umständen", ...)
- – „Wir-Aussagen" („Jetzt nehmen wir mal schön die Schmerztabletten ein")
- – Scheinbare Zustimmung („Ja, aber...")
- Fehlendes Verständnis für verschiedene Botschaften einer Nachricht (☞ 2.1.2)
- Abweisung des Gesprächspartners durch Hinhalten, Überfahren, Bagatellisieren, Nichtbeachten, Verlagern
- Auslösung von Ängsten
- Aufstellen von Regeln, Bevormundung statt Gespräch
- Fehlende Metakommunikation (Supervision, Teambesprechung)
- Fehlende gemeinsame Wirklichkeit.

Selbstkritische Fragen, wenn ein Gespräch unbefriedigend verlaufen ist

- Habe ich aktiv zugehört?
- Habe ich dem Patienten Empathie entgegengebracht?
- Waren die äußeren Umstände optimal?
- War das Gespräch gut gegliedert?
- War ich im Zeitdruck?
- Habe ich alle Ebenen des Gespräches beachtet?
- Waren meine Fragen offen?
- Hatte der Patient Gelegenheit, zu fragen?
- Gab es genügend Gesprächspausen?
- Habe ich den Patienten und sein Problem ernstgenommen?
- War der Patient mit dem Gespräch überfordert?
- Habe ich Ängste nicht erkannt oder ausgelöst?
- Haben wir über dasselbe gesprochen?

Umgang mit dem Patienten bei Problemgesprächen

- Patienten offen und echt begegnen statt verschlossen und fassadenhaft
- Sich in den Patienten einfühlen und Verständnis zeigen statt Verständnislosigkeit und Belehrenwollen
- Emotionale Wärme ausstrahlen statt distanzierter Kälte
- Patienten akzeptieren und wertschätzen statt ablehnen und geringschätzen
- Hilfsbereitschaft zeigen statt Routine
- Sich engagieren und Interesse zeigen statt Teilnahmslosigkeit und Desinteresse
- In die Fähigkeiten des Gegenübers vertrauen statt den Partner geringschätzen
- Das Positive betonen statt Negativismus.

2.4.4 Das Gespräch mit den Angehörigen

Die Führung im Kommunikationsprozess hat der Patient.

• Der Patient bestimmt, wie weit die Angehörigen informiert werden sollen
• So früh wie möglich mit dem Patienten klären, wer über was informiert werden darf, vor allem, wenn
  – Das Verhältnis unter den Angehörigen nicht harmonisch ist
  – Es keine Verwandten gibt
  – Die nächsten Angehörigen nur telefonisch erreichbar sind
  – Ein großer Freundeskreis sich um den Patienten kümmert
• Es gelten grundsätzlich die Regeln der ärztlichen Schweigepflicht (☞ 18.1.3)
• Bei einem mündigen, einwilligungsfähigen Patienten haben die Angehörigen kein Recht, über seinen Informationsstand zu bestimmen bzw. für ihn zu entscheiden
• Bei intakten Beziehungen zwischen Patient und Angehörigen und tragfähigem Vertrauensverhältnis zum Arzt gelingt es meist, den Informationsprozess nach „gesundem Menschenverstand" zu gestalten und die Angehörigen mit einzubeziehen
• Für alle Beteiligten stellt es eine schwere Belastung dar, wenn sie über die Kernprobleme der Erkrankung und deren Konsequenzen nicht miteinander sprechen können und ein Versteckspiel betreiben
• Bei einem nicht einwilligungsfähigen Patienten (z.B. Koma, Hirnmetastasen) muß im Gespräch mit den Angehörigen der mutmaßliche Wille eruiert werden – die Angehörigen müssen also stellvertretend für den Patienten informiert werden
• Falls der Patient eine Vollmacht (☞ 18.2.2) erteilt hat, werden alle Gespräche mit dem Bevollmächtigten geführt – gegenüber nicht bevollmächtigten Angehörigen gilt Schweigepflicht.

Wichtige Gespräche möglichst gemeinsam mit dem Patienten und der wichtigsten Bezugsperson führen.

Offene – geschlossene Familien

In **„offenen" Familien,** in denen eine klare Kommunikation ohne Tabus besteht und die Rollen der Familienmitglieder im Gleichgewicht sind, werden Veränderungen als normal und notwendig angesehen. Hier werden sich leicht Bezugspersonen finden, die den Patienten in der Kommunikation mit dem Arzt begleiten.

In **„geschlossenen" Familien** bestehen von vornherein eine begrenzte, indirekte und unklare Kommunikation und starre Regeln, unter denen Änderungen kaum möglich sind. Die Krankheit eines Familienmitgliedes zerstört diese Strukturen und raubt den Mitgliedern ihren Halt. Die Krankheit wird „totgeschwiegen". Angehörige und Patient sind meist wenig gesprächsbereit und suchen immer wieder nach „Therapiealternativen".

Die Tabuisierung der realen Situation führt zu einem Verdrängungsprozeß mit **„Sprachlosigkeit"** zwischen Patient und Angehörigen bzw. Bezugspersonen. Solche Familienprobleme sind nicht selten Ursache für schwer therapierbare Symptome. Den Verdrängungsprozeß zu durchbrechen ist Voraussetzung für das Entstehen einer würdevollen Bewältigungsstrategie bei Patient und Angehörigen.

Offene Kommunikation als Voraussetzung für die häusliche Pflege

Eine Pflege zuhause ist kaum möglich, wenn die Kommunikation zwischen Arzt, Patient und Angehörigen nicht offen sein kann. Vor einer geplanten Entlassung nach Hause sollten, wenn möglich, alle auf demselben Informationsstand sein. Falls der Patient (oder seine Angehörigen) dies ablehnt, muß nochmals ein ausführliches Gespräch stattfinden und die Frage der häuslichen Versorgung kritisch geprüft werden.

Kommunikation mit dem Sterbenden bedeutet auch, für die Angehörigen den Weg zur Annahme des Sterbens bereiten, ein Stück vorweggenommene Trauerarbeit (☞ 15.6.1) und Hilfe in der Trauer nach dem Tod ermöglichen. Der Arzt und der Patient können durch offene Kommunikation den Angehörigen dabei helfen:

- Die unheilbare Krankheit akzeptieren
- Abschied nehmen
- Dankbarkeit ausdrücken dürfen
- Geglückte Lebenserfahrungen und Erinnerung wachrufen
- Schuldgefühle abbauen
- Gefühle wie Angst, Wut, Inkompetenz, Hilflosigkeit und Eifersucht aushalten
- Unerledigte Dinge klären.

In jedem Fall sollte angestrebt werden, daß der Patient vor oder zumindest gleichzeitig mit den Angehörigen aufgeklärt wird. Wissen Angehörige mehr, als der Schwerkranke, führt das automatisch zu Kommunikationsproblemen zwischen dem Patient und seinen Angehörigen. Beiden wird die Gelegenheit genommen, offen über das, was kommt, zu reden.

- Patient und Angehörige bauen ein Lügengebäude über die Zukunft auf
- Gespräche über unerledigte Dinge finden nicht statt
- Gefühle dürfen nicht gezeigt werden
- Angehörige fühlen sich verpflichtet, Entscheidungen zu treffen
- Der Patient wird entmündigt.

2

Nonverbale Kommunikationsmöglichkeiten zwischen Patient und Angehörigen

Ist die Kommunikation innerhalb der Familie erschwert, können nonverbale Formen hilfreich sein
* Einbinden der Angehörigen in die Pflege
* Anleitung zu speziellen Maßnahmen wie Massage, Lagerung, Ernährung über Sonde, s.c.-Gabe von Medikamenten
* Einbinden in Therapieentscheidungen
* Gemeinsame nonverbale Therapieformen (Musiktherapie, Maltherapie)
* Frühzeitige Gespräche über Abschiedsrituale (Bestattung etc.) initiieren.

2.5 Die Rolle des Arztes in der Kommunikation

2.5.1 Das Gespräch „führen"

Grundsätzlich ist es **Aufgabe** des behandelnden Arztes, den Patienten über die ernsthafte, lebensbedrohliche Erkrankung **aufzuklären** (☞ 18.1.4). Meist ist es dabei sinnvoll, andere Personen aus dem Behandlungsteam bzw. aus dem Umfeld des Patienten hinzuzuziehen. Das Gespräch mit Schwerkranken und Sterbenden ist eine der schwersten, aber auch eine der schönsten und dankbarsten Aufgaben eines Arztes.
* Derjenige, der als erster eine schlechte Nachricht überbringt, wird am ehesten mit den Aggressionen konfrontiert, die solche Nachrichten auslösen
* Gesprächsführung wird in der Ausbildung kaum gelehrt bzw. gelernt, kaum ein Arzt ist darauf vorbereitet – es fehlt an Ausbildung, Übung und Vorbildern
* Wenn von solchen schweren Gesprächen berichtet wird, dann meist von den dramatisch-negativen Reaktionen (z.B. ein Patient habe sich nach dem Überbringen der Nachricht selbst getötet). Diese sind in Wirklichkeit eher die Ausnahme
* Die Diagnose „unheilbar" bedeutet auch, einzugestehen, daß die ärztliche Kunst an ihre Grenzen gekommen ist. Doch gerade dann ist der Beistand des Arztes wichtig
* Das Grundverständnis der ärztlichen Haltung ist neutral-distanziert, Gefühle „schaden dem Geschäft". Bei einem Gespräch mit Schwerkranken kommt es jedoch meist zu gefühlsmäßigen Reaktionen (bei Patient und Arzt)
* Das Gespräch über den nahen Tod konfrontiert den Arzt mit seiner eigenen Sterblichkeit.

2

Der Arzt *führt* das Gespräch, der Patient bestimmt Ort, Zeitpunkt, Inhalt, Dauer und Tempo, manchmal sogar den Gesprächspartner.

Patient und Angehörige haben meist bestimmte **Erwartungen an den Arzt,** die in der Palliativmedizin weniger deutlich ausgesprochen werden oder sehr unrealistisch sein können. Dies belastet die Beziehung zwischen den Gesprächsteilnehmern von vornherein. Daher sollte ein Gespräch so geführt werden, daß der Patient die für ihn wichtigen Fragen selber stellen kann. Zahlreiche Studien haben gezeigt, daß die meisten Schwerkranken ein großes Bedürfnis nach offener, ehrlicher Kommunikation mit ihrer Umwelt haben.

- Das „Wie" hat Vorrang vor dem „Was". Besser „aktiv Zuhören" (☞ 2.2.2) und den Patienten fragen lassen, als einen professionellen, fassadenhaften, routinierten Vortrag halten
- Vor jedem Gespräch muß sich der Arzt über Inhalt und Ziel klar sein. Es geht immer um Befund und Befinden aller Beteiligten, auch um das Befinden des Arztes
- Ist der Arzt sich nicht über seine eigenen inneren Werte im klaren, kann er das Gespräch nicht ohne Wertung führen und dem Patienten damit keine Freiheit zur Selbstbestimmung im Gespräch geben
- Der Arzt strebt an, zu jeder Zeit einfühlsames Verständnis (Empathie, ☞ 2.2.2) und Wertschätzung des Patienten erkennen zu lassen. Eine „Mitteilung" kann dann wirklich bedeuten, die schwere Last einer Nachricht miteinander zu teilen
- Das Gespräch mit dem Patienten und den Angehörigen kann wesentlich zur Besserung des Befindens beitragen, wenn der Beziehungsaspekt des Gespräches berücksichtigt wird
- Es ist keine Schande, zu zeigen, daß man keine Patentlösung hat oder mitteilt, mit-leidet, mit-trauert. Aber es ist ein Schande, wenn man dem aus dem Weg geht, indem man dem Patienten aus dem Weg geht.

Oft wird im Verlauf eines Aufklärungsgespräches deutlich, daß Kommunikationsbedarf in anderen Bereichen besteht. Der Arzt muß diese Hilfsbedürftigkeit erkennen und **Hilfsangebote** machen, z.B.

- Abgebrochene Kontakte zu Familienmitgliedern oder Freunden wieder anknüpfen
- Religiöse oder weltanschauliche Bedürfnisse erkennen und erfüllen helfen
- „Unerledigte Geschäfte" (nach E. Kübler-Ross) klären und erledigen helfen
- Die Frage nach dem Sinn aushalten und mit dem Patienten gemeinsam eine Antwort suchen.

2

2.5.2 Vertrauen und Hoffnung stärken

Jedes Gespräch muß Vertrauen stärken und Hoffnung erhalten.

Vertrauen und Hoffnung beziehen sich nicht nur auf Heilung. Vertrauen und Hoffnung sind wesentlich für die Gestaltung einer verbleibenden, beschränkten Lebenszeit
- Hoffnung auf ein selbstbestimmtes Leben bis zum Tod
- Hoffnung auf Linderung der Beschwerden
- Hoffnung auf liebevolle Fürsorge
- Hoffnung auf Kontakt zu vertrauten Menschen bis zum Tod
- Hoffnung auf psychische und seelische Gesundheit
- Hoffnung auf ein ersehntes Ereignis in naher Zukunft
- Hoffnung auf einen schmerzfreien, würdigen Tod
- Hoffnung auf das, was nach dem Tode kommt
- Hoffnung auf ein gutes Weiterleben der Lieben.

Aufgabe des Arztes
Aufgabe des Arztes bzw. des Teams ist es, dem Patienten bis zuletzt Zuversicht und Hoffnung zu erhalten, wenn auch in sich wandelnder Form, und dabei immer bei der Wahrheit zu bleiben.
- Erreichbare Ziele mit dem Patienten festlegen, z.B. ein naheliegendes Familienfest feiern, einen lange gehegten Wunsch erfüllen, einen geliebten Menschen noch einmal sehen
- Hoffnungen des Patienten respektieren, aber irreale Hoffnungen („wenn ich wieder ganz gesund bin") beschwichtigen bzw. zum Anlass für ein weiteres „Aufklärungsgespräch" nehmen
- Auf das jetzt Machbare verweisen und zu einer mittelfristigen Planung ermutigen.

Nie sagen „Wir können nichts mehr für Sie tun", denn es gibt immer etwas zu tun.

2.5.3 Umgang mit der Angst bei Schwerkranken

Zusätzliche Ängste vermeiden
- Verständliche Sprache
- Anonymität und Isolierung des Patienten vermeiden
- Eigene Ängste erkennen und abbauen (Supervison). Die Ängste des Arztes können sich auf den Patienten übertragen

Vorhandene Ängste erkennen
- Versteckte Ängste erkennen (Den Patienten „beim Wort nehmen")
- Formen der Angst differenzieren („normale" Angst, organische, neurotische oder psychotische Angst?)

Angst abbauen
- Die Angst ansprechen und annehmen, ggf. erklären
- Den Patienten die Angst aussprechen und zu Ende denken lassen
- Nonverbale Kommunikationsmöglichkeiten nutzen (v.a. Musik-, Körper- und Maltherapie)
- Abwehrmechanismen nicht durchbrechen
- Zuversicht vermitteln, daß die Angst schwinden wird (z.B. Jenseitsvorstellungen)

„Der Sinn des Lebens unterscheidet sich von Mensch zu Mensch, von Tag zu Tag und von Stunde zu Stunde. Worauf es daher ankommt, ist nicht der Sinn des Lebens im allgemeinen, sondern vielmehr der besondere Sinn eines menschlichen Lebens zu einem gegebenen Zeitpunkt. (zit. nach Viktor E. Frankl)

2.5.4   Selbsterfahrung

Kommunikation mit sich selbst ist Voraussetzung für die Kommunikation mit Patient und Angehörigen.

Da die Rolle des Gesprächs in der Palliativmedizin ungleich größer ist, als in den meisten anderen therapeutischen Situationen und die Inhalte immer wieder an die eigenen emotionalen Grenzen stoßen, ist es Grundvoraussetzung, diese eigenen Grenzen und Positionen zu kennen. Dabei kann die Supervision (☞ 1.2.2) oder Arbeit in einer Balintgruppe hilfreich sein. Vor allem **existentielle Fragen** stellen sich:
- Die eigene Einstellung zu Leiden und Leid
- Die eigenen Erfahrungen mit Sterben und Tod
- Die eigenen Vorstellungen von Werten des Lebens und des Sterbens
- Die eigenen Vorstellungen zu Machbarem, Macht und Ohnmacht
- Das Akzeptieren der eigenen Grenzen – fachlich und menschlich
- Das Erkennen der eigenen Rolle im Beziehungsgeflecht zwischen Team und Patient.

2.5.5 Psychische und physische Grenzen des Arztes

Die Betreuung Schwerkranker und Sterbender erfordert ein Höchstmaß an Konzentration und Leistung und immer wieder individuelles, bisher nicht „trainiertes" Verhalten. Das Versagen moderner medizinischer Maßnahmen verunsichert und verängstigt den Arzt zusätzlich. Oft beschäftigt ihn das Schicksal eines sterbenden Patienten so, daß er auch nach Dienstschluß nicht „abschalten" kann. Gedanken und Erlebnisse aus dem Berufsalltag werden zu einem Teil des Privatlebens. Das ist auf Dauer so belastend, daß ohne adäquaten Ausgleich langsam und oft unbemerkt eine Erschöpfung im Sinne eines **„Ausbrennens"** (**„Burn-out"**) entstehen kann.

Phasen des „Burn-out"

Menschliche Überforderung und wiederholte Enttäuschungen führen zu emotionaler Erschöpfung und Resignation und Abnahme der physischen Belastbarkeit bereits im mittleren Berufsalter. Dies kann zum völligen Rückzug aus dem gesellschaftlichen Leben, Entfremdung von sich selbst und schwerer körperlicher Krankheit führen.

Typisch für das Burn-out-Syndrom ist der Verlauf in charakteristischen Phasen. Diese werden zwar unterschiedlich eingeteilt und benannt, entwickeln sich aber meist in ähnlicher Weise.
- Enthusiasmus und Idealismus am Beginn einer beruflichen Tätigkeit
- Realismus und Pragmatismus in der Routine des Arbeitsalltags
- Stagnation und Überdruß als erster Anhalt für Erschöpfung
- Frustration und Depression mit der Folge, den Arbeitsaufwand auf das Notwendigste zu reduzieren, jedes Engagement schläft ein
- Apathie und Verzweiflung, Aggression und Erschöpfung und der Wunsch, alles liegen zu lassen.

Menschen, die an den Rand ihrer physischen und psychischen Belastbarkeit im Beruf kommen, fühlen sich oft müde, niedergeschlagen, körperlich und emotional erschöpft, unglücklich, abgearbeitet, überdrüssig, wertlos, verärgert, reizbar, enttäuscht, zurückgewiesen und hoffnungslos. Spaß und Freude an der Arbeit, Tatkraft und Zuversicht erleben sie nur noch selten oder nie.

Arbeitsstörungen durch „Burn-out"

- Abnahme der psychischen Belastbarkeit am Arbeitsplatz im mittleren Berufsalter
- Streßreaktionen mit wiederholten körperlichen Erkrankungen, dadurch Ausfall am Arbeitsplatz und Verstärkung des Stress durch unerledigte Aufgaben
- „Innere Kündigung" mit dem Versuch, eine Position mit dem geringst möglichen Aufwand („Dienst nach Vorschrift") zu halten. Das Interesse an der

eigenen Arbeit, an der Qualität des Arbeitsproduktes und am Erfolg der Firma/Einrichtung erlischt.
- Kompensation durch vermehrtes Engagement in der Freizeit oder am Arbeitsplatz („workaholic")
- „Mobbing" durch gezielte Belästigungen, Angriffe und Verleumdungen anderer, um sich selber aufzuwerten.

Hilfen aus der „Burn-out-Krise"

„Die wichtigste Aufgabe des Arztes: Zuerst die eigene Seele zu heilen und sich um sich selbst zu kümmern, bevor er versucht, anderen zu helfen". (Auf einem Grabstein eines Arztes 200 v. Chr.)

Dem „burn-out" geht in der Regel eine lange Zeit voraus, in der der Beruf mit großem Engagement ausgeübt wird („Traumberuf"). Je höher der Idealismus für eine berufliche Aufgabe, desto größer die Gefahr des „burn-out".
Eine **berufliche Erschöpfung** im Sinne des „burn-out" kann unabhängig von der beruflichen Stellung bei jedem Menschen auftreten. Dennoch findet es sich besonders häufig in sozialen und therapeutischen Berufen, mit vielen beruflichen Kontakten zu Menschen, im mittleren Management und mittleren Beamtenstand, bei Selbständigen.
Je früher Anzeichen des „burn-out" erkannt werden, desto leichter ist eine Umkehr und Regeneration. Hilfreich sind
- Regelmäßige Teambesprechungen und Supervision (im Team oder einzeln, ☞ 1.2.2)
- Ein stabiles, tragfähiges Team
- Ein stabiles soziales Umfeld (Familie, Freunde)
- Frühzeitiges Beilegen von Streitigkeiten im beruflichen Umfeld
- Die Möglichkeit, „nein" zu sagen, d.h. die Betreuung eines Patienten abzugeben
- Ausreichend Pausen im Arbeitsalltag (Mindestens 30 Min. alle 2–3 h)
- Regelmäßige Erholungsphasen (Mindestens 3–4 Wochen am Stück pro Jahr und mehrere „verlängerte Wochenenden")
- „Sabbat-Jahr": Eine längere berufliche Pause ($^1/_2$–1 Jahr) nach 5–7 Berufsjahren
- Kompetenz und Professionalität durch regelmäßige Fort- und Weiterbildung (vom Arbeitgeber unterstützt und mit ausreichend Freizeitausgleich)
- Selbstverständliche Möglichkeit der Einflußnahme auf Rahmenbedingungen am Arbeitplatz, Arbeitsabläufe und innerbetriebliche Angelegenheiten
- Gesunde und freundliche Gestaltung des Arbeitsplatzes mit ausreichend Ruhezonen
- Positive Arbeitsbestärkung („Lob statt Tadel")
- Gesunder Umgang mit Leistung am Arbeitsplatz und in der Freizeit

2

- Konstruktiver und effektiver Umgang mit der Zeit und mit den persönlichen Vorlieben („Morgenmuffel" und „Nachtmenschen")
- Auseinanderstzung mit der eigenen Sterblichkeit, den eigenen Ängsten vor Sterben und Tod (z.B. Lebens-Sterbe-Meditation nach Tausch)
- Ausreichend Gelegenheit zur Selbsterfahrung (Balintarbeit), Selbstwahrnehmung und -erkenntnis (z.B. Meditationswochenenden, Entspannung)
- Entspannungsübungen (z.B. am Arbeitsplatz)
- Gesunde Lebensführung (auch vom Arbeitgeber unterstützt, z.B. Vollwertkost in der Kantine).

Helfersyndrom

Das typische Problem von Menschen in helfenden Berufen ist das „Sich-verantwortlich-fühlen" und die Gefühle der Omnipotenz. Ist eine sinnvolle Hilfe nicht mehr möglich („Wir können nichts mehr für Sie tun"), kann dies zu schweren Beeinträchtigungen des betroffenen „Helfers" (Arzt, Pflegepersonal) führen → ein Helfersyndrom (nach Schmidbauer) entsteht.

- Sich aus der Arzt-Patienten-Beziehung entziehen
- Angst vor Nähe (beruflich und privat)
- Angst vor Schwäche
- Angst, Fehler zuzugeben
- Angst vor Liebe
- Flucht in die Sucht
- Suizidgefahr.

Die Situation des Arztes in der Palliativmedizin

Arzt und Patient haben viele gemeinsame Möglichkeiten, um sich vor der Unsicherheit und der Begrenzung therapeutischer Mittel und der daraus entstehenden Angst zu schützen. In der Geschichte des Arztberufes haben sich zusätzliche Überlebensstrategien etabliert. Wenn Ärzte vor beruflichem Streß, Verletzungen oder Niederlagen stehen, werden bewußt oder unbewußt **kompensatorische Schutzmechanismen** aktiviert.

Gerade in der Palliativmedizin, wo Ärzte fachlich und menschlich an Grenzen stoßen, muß man solche Mechanismen kennen, um sich und den Patienten davor zu schützen. Gefährlich sind

- Zu viele und unnötige Untersuchungen
- Sinnlose Therapieversuche
- Zynische und gefühllose Sprache
- Gefühlsmäßiger Rückzug und seelische Verarmung
- Zu viele Überstunden (um nicht von Kollegen kritisiert zu werden)
- Falsche positive Nachrichten („Notlügen"), um angstbesetzte Themen zu vermeiden.

Ärzte und andere helfende Berufe sind anfälliger für bestimmte Krankheiten und persönliche Lebensumstände wie

- Sucht (Alkohol, Tabletten, Morphin)
- Psychosen, Neurosen
- Suizid
- Scheidung und zerstörte Beziehung zu den eigenen Kindern.

Durch den großzügigen Umgang mit Morphin und anderen Betäubungsmitteln in der Palliativmedizin ist die „Schwelle" erniedrigt. Eine besonders sorgfältige Kontrolle und ausgeprägte Selbstbeherrschung ist notwendig, um Mißbrauch unter professionellen Helfern zu vermeiden.

2.6   Kommunikation im multidisziplinären Team

Das **„Team"** (Arbeitsgruppe, ☞ 1.2) ist der geeignetste Ort, Kommunikation zu üben, überdenken, kontrollieren, korrigieren und eventuelle Fehler aufzufangen. Teamsupervision und/oder Balintarbeit sind geeignete Wege für das Team einer Palliativstation, Erfahrungen in Kommunikationsprozessen zu sammeln.
In der palliativen Situation kann das **Gespräch** mit dem Patienten und seinen Angehörigen zur zentralen **„Therapie"** werden. Oft läßt sich erst viel später erkennen, ob ein Gespräch „gut", d.h. für den Patienten hilfreich war. Dabei handelt es sich meist nicht um ein einzelnes Gespräch, sondern um einen Kommunikationsprozeß, in den viele Mitglieder des Teams eingebunden sind. Kommunikation ist also nicht eine bestimmte Technik, sondern eine innere Haltung, aus der sich Handlungsfähigkeit, Flexibilität und Kreativität im Umgang mit Patient und Angehörigen ergeben. In der Palliativmedizin und Hospizarbeit findet Kommunikation unabhängig von der Organisationsform immer im multidisziplinären Team statt. D.h. auch das Gespräch unter vier Augen hat Auswirkungen auf das Team und die Begleitung des Patienten. Ständig wird ein offener Austausch zwischen allen Mitgliedern angestrebt.

Kommunikation im Laufe der Entwicklung eines Palliativ-Teams

Viele Palliativeinheiten sind relativ neu gegründet. In der Anfangsphase findet Kommunikation eher zufällig, im „familiären" Stil statt. Mit zunehmender Ausweitung der Tätigkeiten und Vergrößerung des Teams muß immer mehr auf die offene Kommunikation geachtet werden. Es kann notwendig werden, mehrere kleinere Arbeitsgruppen zu bilden, die eigene Kommunikationsregeln entwickeln.

2.6.1 Teambildung

Teamarbeit funktioniert nicht von selbst. In den meisten Berufsausbildungen wird Teamarbeit nicht gefördert. Jedes Team muß seine eigenen Kommunikations- und Interaktionsformen finden und einüben.

Voraussetzung für Teamarbeit ist
- Ausreichende fachliche Qualifizierung jedes Mitglieds und Anerkennung der Kompetenz der anderen Mitarbeiter im Sinne einer partnerschaftlichen Kollegialität ohne Machtstreben
- Klare Leitungsstrukturen und Rollenzuweisung jedes Mitgliedes, vor allem in bezug auf das multidisziplinäre Team, so daß eindeutige Hierarchielinien erkennbar sind
- Regelmäßige, vollständige Teambesprechungen
- Differenzierter Umgang mit Konfrontation und Feedback, so daß Konflikte offen angesprochen werden können
- Einhalten von Verbindlichkeiten und Verabredungen als Zeichen der gegenseitigen Akzeptanz
- Zukunftsorientiertes Umsetzen der Ziele des Teams
- Lebenslanges Lernen als Voraussetzung für ständiges Weiterentwickeln im Team.

Feedback-Regeln
Feedback = Sachliche Mitteilung an eine Person, wie sie von den anderen im Team wahrgenommen, verstanden und erlebt wird als Hilfe zur Orientierung und Verhaltensregulierung.

Feedback-Geber	Feedback-Empfänger
Beschreiben, nicht bewerten	Zuhören
Auf konkretes, veränderbares Verhalten beziehen	Nachfragen
Beobachtungen nennen, keine Vermutungen oder Interpretationen	Nicht rechtfertigen, verteidigen, argumentieren
Eigene Empfindungen benennen	Nachdenken, nicht wegschieben
Nur im eigenen Namen reden	Deutlich machen, was angekommen ist
So bald wie möglich – nichts „aufstauen" lassen	Deutlich machen, was ausgelöst worden ist, nichts in sich „hineinfressen"

2.6.2   Offene Kommunikation im Team

Fragen zur offenen Kommunikation im Team
- Was ist wichtig?
- Was ist für wen sinnvoll, relevant und erlaubt zu wissen?
- Wo sind Grenzen zu beachten?

Regeln zur offenen Kommunikation im Team
- „Nicht alles, was wahr ist, muß gesagt werden, aber alles, was gesagt wird, muß wahr sein" (selektiv authentisch)
- Auch im Behandlungsteam muß immer Respekt und Achtung vor dem Patienten gewahrt sein
- Keine Interpretation und Spekulation, sondern Mitteilung von Inhalten und Fakten
- Reden in der „Ich-Form" nicht „Man-Form"
- Persönliche Aussagen machen („Ich meine ...)
- Persönliche Gefühle deutlich äußern („Das macht mich ärgerlich, weil ...)
- Keine Wertung von Gefühlen
- Bei Fragen die dahinterstehende Motivation benennen (Ich frage das, weil ...)
- Interpretationen und Ratschläge vermeiden
- Einzelne Gruppenmitglieder direkt ansprechen (nicht in der dritten Person)
- Es spricht immer nur einer
- Seitengespräche sind oft wichtig und haben deshalb Vorrang
- Körpersprache und -signale beachten.

Probleme bei der offenen Kommunikation im Team
- Es gibt keine absolute Wirklichkeit und keine eindeutige Aussage. Immer sind Verarbeitungsprozesse bei der Kommunikation im Spiel, die Inhalte verändern
- Die unterschiedliche Sichtweise der verschiedenen Teammitglieder führt zu verschiedenen Aussagen über den Patienten – dies kann zu Widersprüchen oder einem besseren Bild und besseren Verständnis der Situation führen
- Verschiedene Berufsgruppen haben ihre eigene Sprache, die oft andere Wertigkeiten bedeutet (z.B. kann dieselbe Reaktion einmal als Weinerlichkeit, Trauer oder Depression beschrieben werden)
- Der Anteil der verbalen und nonverbalen Kommunikation ist in verschiedenen Beziehungen sehr unterschiedlich (z.B. Arzt-Patient, Musiktherapeut-Patient)
- Verschiedene Teammitglieder haben verschiedene Ziele (z.B. Arzt: Diagnoseaufklärung; Kunsttherapeut: Erleben der Angst; Seelsorger: Erkennen des Sinns)
- Die Rolle der ehrenamtlichen Teammitglieder ist nicht klar formuliert
- Hierarchische Strukturen im Team werden nicht wahrgenommen bzw. sind den einzelnen Mitgliedern unterschiedlich stark bewußt.

2.6.3   Funktion der Teamleitung

Das typische Palliativ-Team ist multidisziplinär (☞ 1.2). Die Eigenständigkeit der verschiedenen Berufsgruppen muß gewahrt bleiben und dennoch alle Gruppen koordiniert werden. Dies erfordert eine **qualifizierte Leitung** als Voraussetzung für eine gelungene Kommunikation und Arbeit im Team. Wer leiten will, braucht

- ein überlegtes Verhältnis zu Macht, Autorität und Hierarchie
- Klarheit in seinem persönlichen Wertesystem
- die Fähigkeit, seine Rolle als „Vorgesetzter" zu akzeptieren
- die Fähigkeit, Kritik und Anerkennung zu äußern und anzunehmen
- die Fähigkeit, Konflikte zu erkennen, verstehen und bearbeiten
- die Fähigkeit zu konzeptionellem und vernetztem Denken
- die Fähigkeit, zu entscheiden
- Grundkenntnisse und praktische Erfahrung in Kommunikation
- Sensibilität für schwache Signale von Störungen
- Toleranz für die verschiedenen Anforderungen an seine Rolle
- Sachwissen über den Arbeitsbereich
- Kenntnis der Organisation und ihrer Abläufe
- die Fähigkeit, andere Menschen handeln zu lassen
- die Fähigkeit, sich selbst zu relativieren.

Aufgaben des Teamleiters sind
- Probleme erkennen und analysieren
- Zielfindung, Planung von Lösungsalternativen, Entscheidungen treffen
- Organisation, Koordination und Lenkung
- Kontrolle und Bewertung
- Motivation.

Der beste Teamleiter ist derjenige, der jederzeit ersetzbar ist.

2.7   Nonverbale Kommunikation

2.7.1   Die Sprache des Körpers

„Der Körper lügt nicht". (zit. nach J. Fast)

Jedes Verhalten, jede „Haltung" bedeutet auch Kommunikation und Beziehung und jede Kommunikation löst ein bestimmtes Verhalten aus. Neben Worten gibt es noch viele Ausdrucksmöglichkeiten, die alle Gesprächspartner unterschiedlich stark nutzen können.

Musiktherapie, Kunsttherapie und andere „Körpertherapien" (☞ Kap. 5) geben Raum für nonverbalen Ausdruck. Die Körpersprache ist ein wesentlicher Teil der nonverbalen Kommunikation.

In jedem Gespräch werden von den Beteiligten **nonverbale Signale** gesendet:

- Sprachmelodie und Lautstärke
- Gesprächspausen (☞ 2.2.5)
- Mimik (z.B. zusammengepresster Mund = Ablehnung, hängende Mundwinkel = Mißfallen, Nichtwissen)
- Blickaustausch (leerer Blick = Ignorieren des Gegenüber, starrer Blick = Zwingen des Gegenübers zur Konzentration, fehlender Blickkontakt = Flucht aus dem Gespräch)
- Körperhaltung, -bewegung
- Gestik (Sprechende Hände: Daumen drücken = Angst, sich-verkriechen-wollen, „drohender Zeigefinger", offene Handflächen = Vertrauen, Geste des Friedens und Gebens, geballte Faust = Aggression, Händereiben = Zufriedenheit, Schadenfreude, Nacken reiben = Unbehaglichkeit ...)
- Körperkontakt (z.B. Händedruck, in den Arm nehmen)
- Räumliche Situation (z.B. Sitzordnung, Distanz oder Nähe)
- Zuwendung oder Wegdrehen.

Nonverbale Kommunikation ist immer mehrdeutig und muß im Gesamtzusammenhang gesehen werden. Ethnische Unterschiede und Geschlechtsunterschiede sind zu beachten. In Situationen, in denen das verbale Gespräch nicht im Vordergrund steht (z.B. Körperpflege) kann ein besonderer Schwerpunkt auf der nonverbalen Kommunikation liegen.

Auch bei der rein verbalen Kommunikation sind immer nonverbale Informationen und Reaktionen beteiligt. Neben dem Sachinhalt wird etwas über sich selbst, die Beziehung und den emotionalen Inhalt ausgesagt. Nicht immer stimmen dabei verbale und nonverbale Inhalte überein. Dies führt zu Mißtrauen, Unsicherheit und Ängsten.

Zeichen der Angst

- Unsteter Blick
- Schweißnasse Hände
- Geduckte Haltung
- Verkrampfte Hände bzw. Fäuste
- Gehetzte, abgehackte Sprache
- „Auf dem Sprung", z.B. Sitzen an der Stuhlkante, unruhige Füße.

Zeichen des Schmerzes

- Stirnfalte
- Verkrampfte Haltung
- Schonstellungen

2

- Asymmetrische Bewegungen
- Zusammengebissene Zähne, hervortretende Wangenmuskulatur
- Flache Atmung
- Gepresste Sprache.

„Nonverbale Aufklärung"

Oft ahnen bzw. erkennen Patienten lange vor dem offiziellen Aufklärungsgespräch ihre Situation aufgrund der vielen kleinen, unbewußten oder bewußten nonverbalen Signale, die alle um sie herum aussenden

- Visitenzeiten werden kürzer
- Der Patient wird seltener zu Fragen aufgefordert
- Zu Untersuchungen geht eine Person mit, die die Akte trägt
- Bei der Pflege wird weniger gesprochen oder nur über Unverfängliches
- Blickkontakt wird vermieden bzw. weniger intensiv
- Zukunftspläne werden übergangen oder nur zögernd mitgesponnen
- Das Personal geht seltener, kürzer und geschäftiger ins Patientenzimmer
- Besucher wirken betreten, befangen.

2.7.2   Symbolsprache

Viele Symbole sagen indirekt etwas über Sterben und Tod. Oft können Traumbilder bzw. Alpträume (deshalb immer wieder nach den Träumen fragen), gemalte Bilder, Lieder oder Lieblingsmärchen Aufschluß darüber geben, wie intensiv sich der Patient mit dem nahen Tod auseinandersetzt.

Typische Bilder für den nahen Tod

- Eine große Reise machen (Koffer packen)
- Über ein großes Wasser oder einen Fluß gehen bzw. darin eintauchen
- Über eine Schwelle, eine Grenze, einen Berg gehen
- Einen Weg vor sich sehen
- Eine Leiter oder Treppe hinauf steigen
- Durch eine Röhre oder ein Tor gehen
- In die Tiefe fallen
- Sonnenuntergang
- Regenbogen
- Bäume
- Der große schwarze Vogel
- Geld oder Essen, das zur Neige geht
- Blumen, die verwelken
- Dinge, die nicht mehr gebraucht werden

- Dinge bzw. Handlungen, die abgeschlossen sind bzw. vorbereitet sind, abgeschlossen zu werden
- Begegnungen mit Menschen, die schon lange gestorben sind
- Zeiten, die abgelaufen sind
- Uhren, die stehen bzw. nicht mehr aufgezogen werden sollen
- Christliche Todessymbole (und Auferstehungssymbole) wie Kreuz, Anker, Palme, Taube, Ölzweig, Kerze, Kranz.

Symbole im Kontext verstehen lernen

Wichtig ist, die persönliche Biographie des Patienten zu kennen, um seine „Bilder" zu verstehen. Es gibt keine allgemeingültigen Regeln. Bei älteren Menschen kann das Gespräch über Erlebnisse im Krieg Symbolcharakter bekommen. Bei Kindern empfiehlt es sich, sie zum Malen von Bildern aufzufordern und evtl. darüber mit ihnen zu reden.

Der Patient sollte durch geeignete Gesprächsangebote ermutigt werden, z.B.
- Was haben Sie heute nacht geträumt?
- Welche Märchenfigur wären Sie gerne?
- Was würden Sie sich wünschen, wenn Sie einen Wunsch frei hätten?
- Was möchten Sie los werden?
- Gibt es etwas, was Sie sich bisher nicht zu sagen bzw. zu tun getraut haben?

2.7.3   „Die Sprache Sterbender"

Sterbephasen (☞ 15.1)

Einen wesentlichen Beitrag zu den heutigen Kenntnissen über Kommunikation mit Schwerkranken und Sterbenden haben die Arbeiten von Elisabeth Kübler-Ross geleistet. Ihre „Interviews mit Sterbenden" (1970) zeigten, wie wichtig und dringend das Gespräch mit Schwerkranken ist – und inwieweit es sich von anderen Arzt-Patient-Dialogen unterscheidet. Sie beschreibt die Phasen, Stadien bzw. Stationen, die ein Mensch durchläuft, wenn er sich mit dem nahen Tod auseinandersetzt. Wobei erfahrungsgemäß jeder Mensch diese anders erlebt und durchlebt, sie nicht linear „durchläuft", sondern immer wieder, dann jedoch auf einer neuen Stufe, ähnliche Gefühle hat. Das meiste wird unbewußt erlebt. Dieser Weg ist kein rationaler Prozeß, er verläuft mit Höhen und Tiefen vom Beginn der Erkrankung an bis zum Tode. Es gibt Umwege, Abkürzungen und Rastplätze. Er wird nicht nur vom Patienten selber, sondern auch von seinen Angehörigen und anderen Begleitern gegangen. Für Angehörige kann dies ein wichtiger Teil der (vorweggenommenen) Trauer sein (☞ 15.6). Für Begleiter ist es wichtig, die Schritte zu kennen und evtl. durch Impulse zu beeinflussen.

2

 Sterbephasen nach E. Kübler-Ross ─────────────

- *Verneinung und Isolation, Nicht-wahr-haben-wollen* der schweren Krankheit. „Nein, das hat nichts mit mir zu tun, das ist eine Fehldiagnose ..." Kann in einem schockähnlichen Zustand der Starre und Handlungsunfähigkeit münden
- *Zorn, Wut, Auflehnung* gegen das Schicksal, Schuldzuweisungen und Aggression gegenüber denjenigen, die damit zu tun haben wie Ärzte, Pflegepersonal, Angehörige. „Warum gerade ich?" Kann in Selbstaggression mit Selbsttötungsgedanken umschlagen
- *Verhandeln* mit dem Schicksal oder dem, der es vermeintlich in der Hand hat, Suche nach Auswegen z.B. durch andere Ärzte oder andere medizinische Methoden, Suche nach einem Aufschub. „Wenn ich das und das tue, dann geht es vielleicht noch bis dahin." Kann auch auf materieller Ebene Ausdruck finden, z.B. ein symbolischen „Loskaufen", indem alles Hab und Gut verschenkt wird
- *Depression, Trauer und Rückzug* bis zur Isolation und Verzweiflung, obwohl gleichzeitig ein großer Wunsch nach Nähe und menschlichem Kontakt besteht. Trauer um Dinge, die nicht mehr erlebt, erledigt, erfahren werden können. „Was soll das alles noch, lieber ist gleich Schluß."
- *Anpassung und Annahme* der Realität des nahenden Todes, Gelassenheit und gelegentlich große seelische Reife. Für Außenstehende nicht immer erkennbar bzw. gelegentlich so „eingefordert", daß ein „Sterbestreß" entsteht. Kann auch in Resignation umschlagen.

Diese Phasen dürfen nicht mit einem „Lernprogramm" verwechselt werden. Es gibt kein „richtiges" oder „schönes" Sterben. Gerade in Kenntnis der Sterbephasen muß immer klar sein: Jeder Mensch lebt sein Leben bis zum Schluß und stirbt seinen Tod. Es ist aber wichtig, sie zu kennen. So können die verschlüsselten Signale des Patienten leichter erkannt und verstanden werden. Manchmal kann es hilfreich sein, den Patienten direkt auf seinen derzeitigen Zustand anzusprechen und ihm zu zeigen, daß er sich in einem Prozeß der Verarbeitung befindet.

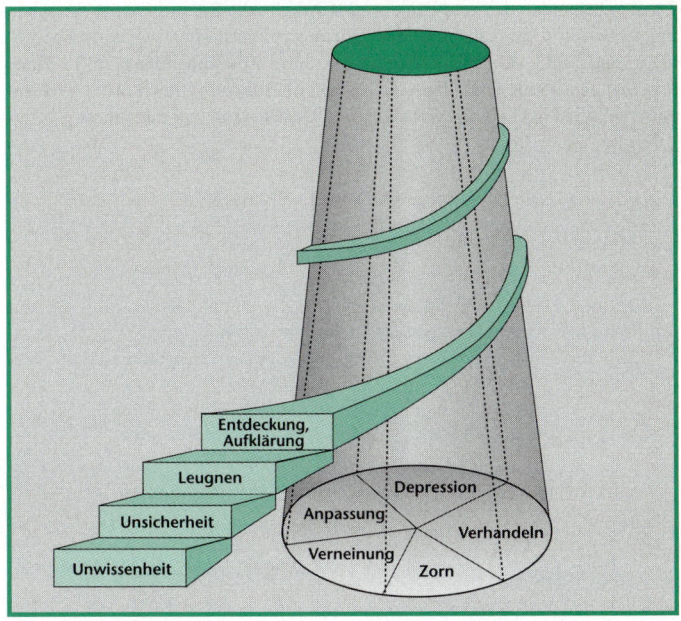

Abb. 2.4: Schritte der Verarbeitung von Krankheit, Sterben und Tod (Sterbephasen nach E. Kübler-Ross und Phasen der Verarbeitung nach P. Sporken) [L 157]

Phasen der Verarbeitung nach P. Sporken

Patienten „wissen" bzw. ahnen die Wahrheit oft schon vor dem eigentlichen Aufklärungsgespräch und verarbeiten diese (nach Paul Sporken, 1982). Dies löst einen ähnlichen Prozess aus, dem die Patienten ausgesetzt sind und der eine Flut von Gefühlen auslöst:

- Unwissenheit: Der Patient spürt, daß andere mehr wissen als er selbst
- Unsicherheit: Abwägen verschiedener Möglichkeiten, zunehmende Unruhe, was denn los ist mit einem Wechselbad der Gefühle
- Unbewußtes Leugnen: Der Patient spürt immer deutlicher, daß etwas nicht stimmt und leistet innerlich Widerstand, verleugnet deutliche Zeichen (z. B. Symptome) und versucht zu entfliehen (z. B. nimmt Arzttermine nicht wahr)
- Entdeckung, Aufklärung und erstes offenes Gespräch über die schon vermutete Wahrheit der unheilbaren Krankheit und des nahen Todes.

Für den behandelnden und begleitenden Arzt ist die Kenntnis dieser Verarbeitungsprozesse wichtig. Er muß dem Patienten jederzeit offen und ehrlich gegenübertreten und Gefühlsschwankungen im Zusammenhang mit dieser Auseinandersetzung verstehen. In der Regel ist es nicht hilfreich für den Patienten, wenn die Phase der Unwissenheit und Unsicherheit lange andauert.

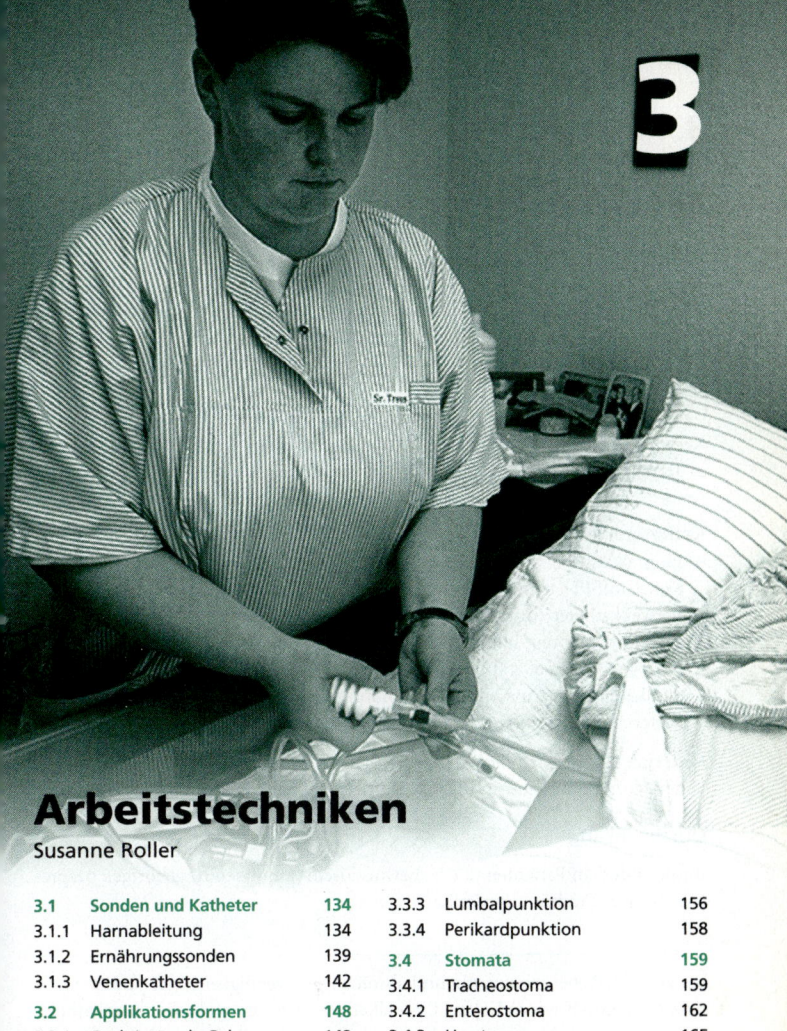

3

Arbeitstechniken
Susanne Roller

3.1   Sonden und Katheter

3.1.1   Harnableitung

■ Transurethraler Blasenkatheter (DK)

Ind.: Harnverhalt (☞ 11.6), Harninkontinenz, Kloakenbildung, Überlaufblase, Nieren- bzw. Blasenblutung, Prostatavergrößerung, Dekubitus, Schwäche.
KI: Fehlende Indikation bzw. „Bequemlichkeit" des Personals.

Katheter kann durch geringe Ausscheidungsmenge bzw. Dehydratation (☞ 1.6.1) in Terminalphase (☞ 15.1.3) unnötig werden. Dauerkatheter ggf. entfernen.

Katheterarten
* Einmalkatheter (bei Überlaufblase, vorher Ultraschallkontrolle) aus PVC-Kunststoff (Tiemann-Katheter [Mann], Nelaton-Katheter [Frau])
* Verweilkatheter (mit Blockballon) aus Silikon (ggf. mit Teflonbeschichtung) zur Harnableitung über längere Zeit. Wechsel in Abhängigkeit vom Material nach 4–6 Wochen, ambulant möglich
* Spülkatheter (bei massiver Blasenblutung, Tumoreinbruch mit nekrotischem Material) zweiläufig mit Dreiwegehahn.

Material: Katheter, steriles Set, Nierenschale, Urinbeutel, Tupfer, Handschuhe, Unterlage, Desinfektionsmittel, Gleitmittel, Gel mit Anästhetikum.

Durchführung

Immer mit dem Patienten (auch „bewußtlosem") und den Angehörigen besprechen, Einverständnis erforderlich.

Bei geringer Lebenserwartung und absoluter Notwendigkeit eines Katheters die Belastung durch wiederholten Einmalkatheter bzw. einmaligen Dauerkatheter (evtl. nur für wenige Stunden) abwägen bzw. mit dem Patienten klären.

Bei Männern
* Rückenlage mit Unterschieben eines Kissens unter das Becken
* Lochtuch so plazieren, daß die Harnröhrenöffnung sichtbar ist. Äußeres Genitale desinfizieren (ohne sterilen Handschuh)

3

- Mit sterilem Handschuh Penis halten, Vorhaut zurückstreifen und Harnröhrenöffnung spreizen. Glans penis und Meatus urethrae dreimal mit einem Tupfer desinfizieren (z. B. mit Betaisodona®)
- Urethrale Oberflächenanästhesie mit Lidocain-Gel (Instillagel®), langsam instillieren
- Spitze des Katheters mit sterilem Gleitmittel versehen
- Mit der linken Hand den Katheter am hinteren Ende greifen und ihn mit der rechten Hand mit einer sterilen Pinzette 5 cm von der Spitze entfernt fassen
- Katheterende zwischen kleinem Finger und Ringfinger der re Hand einklemmen
- Penis mit der linken Hand nach oben strecken und Blasenkatheter mit Pinzette ca. 15 cm in die Harnröhre vorschieben. Wird Widerstand spürbar, Penis unter Strecken absenken und Katheter weiterschieben bis Urin fließt. Ggf. kleineren Katheter verwenden
- Fließt Urin, Katheter weiter vorschieben, bei erneutem Widerstand Ballon mit 5 bis 10 ml Aqua dest. (möglichst keine NaCl-Lsg., Ventil-Verkrustung!) blocken. Vorsichtig zurückziehen, bis ein federnder Widerstand spürbar ist
- *Cave:* Präputium reponieren wegen Gefahr der Paraphimose.

KI: Urethritis, Prostatitis, Epididymitis, Harnröhrenabriß. Relativ: Harnröhrenengen, alte Via falsa
Pflege: Täglich Glans und Katheter reinigen und mit z. B. Braunovidon® desinfizieren. Wechsel mindestens alle 2-3 Wo., (Silastik-Katheter alle 3 Mon.).

Bei Frauen

- Rückenlage, Fersen zusammenstellen, Knie nach außen
- Lochtuch so plazieren, daß die Harnröhrenöffnung sichtbar ist
- Zuerst Vulva von ventral nach dorsal desinfizieren. Dann mit linker Hand (sterile Handschuhe) Labien spreizen und kleine Schamlippen dreimal desinfizieren. Zuletzt Harnröhrenöffnung desinfizieren. Der letzte Tupfer wird in den Vaginaleingang gebracht. Desinfektionstupfer mit Pinzette halten, nur einmal verwenden
- Mit neuer Pinzette Katheter in die Harnröhre einführen. Bei Dauerkathetern Blockballon mit 5 bis 10 ml Aqua dest. füllen. Vorsichtig zurückziehen, bis man einen federnden Widerstand spürt
- Tupfer aus dem Vaginaleingang entfernen.

 Vorsicht

Bei Harnverhalt nach 500–1000 ml zunächst ca. 30 min Pause, dann Rest ablaufen lassen.

■ Vorgehen bei nicht entblockbarem Dauerkatheter

Trotz ständig verbesserter Qualität der Katheter kann es vereinzelt zu Verlegungen oder Verstopfungen des Ballonkanals kommen.

- *Torsion und Aspiration:*
  - Leere Spritze (ca. 10 ml) auf den Ballonzugang aufsetzen
  - Katheter ca. 2 cm distal der Urethraöffnung bzw. über dem Hautniveau (suprapubischer Katheter) festhalten
  - Katheter im gesamten extrakorporalen Verlauf links-rechts drehen (zwirbeln) und kneten
  - Aspirationsversuch durchführen
  - Bei fehlendem Erfolg: Vorsichtig den intrakorporal verlaufenden Katheterteil um seine Achse drehen; Aspirationsversuch durchführen.
- *Katheterballon sprengen:*
  - Ballon mit Kochsalzlösung oder Luft bis zum Platzen füllen (70–200 ml je nach Kathetertyp)
  - Einspritzen mehrmals durch Aspirationsversuch unterbrechen
  - Bei fortgeschrittener Ballonfüllung auf Schmerzäußerungen achten (z.B. bei Schrumpfblase), ggf. Ballonsprengung abbrechen
  - Nach erfolgreicher Sprengung perforierten Ballon auf Vollständigkeit überprüfen
  - Ggf. in der Blase verbliebene Ballonfragmente durch viel Trinken oder Blasenspülung entfernen (Urin auffangen und sieben). Im Notfall Fragmente durch Zystoskopie entfernen.
- *Katheter kürzen* (vermutete Störung im extrakorporalen Katheteranteil):
  - Katheter ca. 5 cm distal der Urethralöffnung bzw. über Hautniveau (suprapubischer Katheter) abschneiden
  - Spontane Ballonentleerung abwarten.
- *Katheterballon sondieren und ggf. perforieren:*
  - Eine dünnlumige Sonde (Mandrin von Ureter-, zentralem Venen-, oder Angiographie-Katheter) durch den Ballonkanal einführen (ggf. Gleitmittel)
  - Sonde entfernen und Aspirationsversuch durchführen
  - Bei fehlendem Erfolg: Erneut sondieren, Katheter anziehen und festhalten; Sonde bis zur Ballonperforation vorschieben; Katheter entfernen, Ballon auf Vollständigkeit prüfen. Ggf. in der Blase verbliebene Ballonfragmente durch viel Trinken oder Blasenspülung entfernen (Urin auffangen und sieben). Im Notfall Fragmente durch Zystoskopie entfernen.
- *Katheterballon perkutan oder transurethral punktieren:* Aufgabe eines Urologen.

■ Suprapubischer Blasenkatheter

Ind.: Langdauernde Harnableitung zu erwarten, Entlassung geplant, große Prostatatumoren, neurogene Blasenstörung, verwirrter Pat. (transurethralen Katheter mehrfach entfernt), Harnröhrenstriktur.

KI: Massiver Aszites, Blaseninfiltration durch Tumor, Peritonealkarzinose (relativ), Terminalphase, fehlendes Einverständnis.

Material: Zystostomie-Set, Katheter, Lokalanästhetikum und Kanüle, Skalpell, sterile Abdeckung (Schlitztuch), sterile Handschuhe, Einmalrasierer.

Durchführung

- Patient und/oder Angehörige informieren, Einverständnis einholen
- Gefüllte Blase palpieren, perkutieren (ggf. Ultraschall, ggf. Flüssigkeit oral geben oder Blase retrograd füllen)
- Rasur, Desinfektion der Haut, Lokalanästhesie (2–3 cm über Symphyse in Medianlinie), Punktionsversuch mit Lokalanästhesienadel
- Steril abdecken, sterile Handschuhe, Stichinzision
- Punktionskanüle in die Blase einführen, Katheter vorschieben, Kanüle zurückziehen, entfernen (an Perforationsstelle aufklappen)
- Katheter mit Naht gut fixieren, Durchgängigkeit prüfen, steriler Verband.

Katheterwechsel nur bei Infektion des Einstichkanals, Notwendigkeit eines großlumigen Katheter (Konsistenzänderung des Urins durch Blut, Eiter, Tumornekrose o. ä.) oder verstopftem Katheter.

■ Nierenfistel (Perkutane Nephrostomie)

Vor geplanter perkutaner Nephrostomie klären, ob die zystoskopische Anlage einer internen Ureterschienung (Pigtail, Double-J) sinnvoll ist. Urostoma als operativer Eingriff ist nur bei ausreichender Lebensqualität sinnvoll (großer Aufwand). Eine Nierenfistel ist dagegen relativ schnell und einfach durchführbar.

Ind.: Harnstauungsniere, Ummauerung der Uretheren und andere Ursachen der supravesikalen Obstruktion, fortgeschrittenes Blasenkarzinom, Schrumpfblase, Harnfistel.

KI: Lebenserwartung Tage bis Wochen, massiver Aszites, Gerinnungsstörungen

KO: Blutung, lokale oder systemische Infektion, Dislokation.

Bei terminaler Dehydratation (☞ 1.6.2) mit sinkender Urinausscheidung kann bei einseitiger Abflußstörung auf eine Nierenfistel verzichtet werden.

Durchführung

- Patient und/oder Angehörige durch behandelnden Arzt aufklären, schriftliches Einverständnis erforderlich
- Anlage i.d.R. durch den Urologen
- Unter Ultraschallkontrolle nach Lokalanästhesie
- I.d.R. einseitig an der „besseren" Niere perkutane Punktion und Einlage eines Nephrostomas (meist Silikonkatheter 7 Ch.) über einen Führungsdraht
- Bei stärkerer Blutung direkt nach Einlage eines Katheters abstöpseln und spontane Blutstillung durch Tamponade des Nierenbeckens abwarten
- Kontrolle durch antegrade Kontrastmittelgabe
- Wechsel bei Blutung, Verstopfung z.B. durch Tumornekrosemassen, Infektion an der Einstichstelle, Urosepsis oder nach ca. 4–8 Wochen
- Selten nach Besserung Wechsel auf „endgültige Harnableitung" sinnvoll (z.B. operative Anlage eines Ureterstoma).

Die supravesikale Harnableitung bedeutet meist eine Lebensverlängerung (Verhinderung oder Therapie der Urämie) und sollte daher von einer akzeptablen Lebensqualität begleitet sein.

Versorgung

- Beutel mit Ablaufsystem (evtl. zusätzlich Bettbeutel zur Nacht oder Beinbeutel am Tag)
- Eingeschweißte Rücklaufsperre im Beutel (Verhindert Rücklauf von Urin in und um das Stoma und damit Bildung von Urinkristallen und Hyperkeratosen)
- Beutelwechsel wegen ständigem Urinfluß nur bei abgeklemmtem Katheter
- Katheterwechsel kann ambulant erfolgen.

Bei Katheterverlust ist innerhalb 1–2 Stunden die Neuanlage über den alten Punktionskanal möglich.

3.1.2 Ernährungssonden

Ehe über eine Sonde zur Ernährung gesprochen wird, muß geklärt sein, ob der Patient nicht essen **kann**, oder nicht essen **will** (☞ 1.6.1).

An eine **Ablaufsonde** bei hohem Ileus (☞ 10.15) mit rezidivierendem Erbrechen rechtzeitig denken – kleiner Eingriff mit großer Wirkung.

■ Magensonde

3

Ind.: Nasale Sonden zur Entlastung bei Patienten mit Ileus (☞ 10.15), die keine Verweilsonde tolerieren und rezidivierend erbrechen (Ablaufsonde) oder (selten) zur vorübergehenden Gabe von Medikamenten, Flüssigkeit oder Ernährung (Indikationsstellung ☞ 1.6.1).

Kontraindikationen

- **Ernährungssonde**: Patient hat keinen Hunger und/oder will nicht ernährt werden, HNO-Tumoren, Finalstadium
- **Ablaufsonde**: Tumor im Mund-Rachen-Ösophagusbereich mit Gefahr der Perforation.

Eine bereits gelegte Ernährungssonde darf nicht benutzt werden, wenn der Patient es nicht will! Vor jeder Gabe Einverständnis einholen.

Komplikationen

- Katheterbedingt (Dislokation, Verstopfung, Knotenbildung): Sondenwechsel
- Ernährungsbedingt (Diarrhoe, Reflux, Erbrechen, Aspiration): Wechsel der Sondennahrung, motilitätssteigernde Medikamente (z.B. Cisaprid 3 x 10 mg, Metoclopramid (Paspertin®) 4-stdl. 10–20 mg), Reduktion oder Stop der enteralen Ernährung
- Metabolisch (Elektrolyt-Verlust bei Sekretabsaugung): Meist nicht ausgleichsbedürftig
- Mechanisch (Druckulkus an Nase oder Rachenwand, Refluxösophagitis): Wechsel auf andere Sondenart.

Material: Verweilsonde aus Silikonkautschuk oder Polyurethan, 12 Ch. (Ernährung) bis 16 Ch. (Sekretableitung). Liegedauer bis zu 1 Jahr und länger, wenn die Eintrittstelle reizlos ist.

Sonden im Kühlschrank aufbewahren. Lassen sich kalt und dadurch steif besser einführen.

Durchführung

- Patient und Angehörige über Sinn und Ablauf aufklären
- Zahnprothese entfernen
- Sonde mit Gleitmittel bzw. Lokalanästhetikum bestreichen
- Sonde durch die Nase (bei liegendem Patienten senkrecht nach unten) ca. 50–60 cm tief einführen
- Patient wenn möglich schlucken lassen (z.B. Wasser geben)
- Führungsstab entfernen
- Lagekontrolle falls kein spontaner Sekretfluß (Luft mit Magenspritze einblasen, dabei auskultieren)
- Bei Hustenreiz oder Atemnot Sonde bis oberhalb der Epiglottis zurückziehen (liegt in Trachea!), nach „Atempause" neu vorschieben
- Markierung der Lage auf der Sonde (vermeidet versehentliches Herausziehen bei Pflegemaßnahmen)
- Entfernen: Abklemmen, Patient einatmen lassen, rasches gleichmäßiges Zurückziehen.

■ Perkutane endoskopische Gastro-/Jejunostomie (PEG/PEJ)

Endoskopisch kontrolliert transkutan gelegte Sonde zur enteralen Ernährung oder Sekretableitung. Anlage in einigen Kliniken inzwischen auch ohne Endoskopie unter Ultraschallkontrolle möglich (z.B. bei Ösophagusstenose).

Indikation

- Zur Ernährung bei absehbarer Stenose im oberen GI-Trakt, neurologischer Schluckstörung (Dysphagie ☞ 10.7) oder frühzeitig bei ALS (☞ 6.9.1) um dysphagiebedingte Komplikationen und Kachexie zu vermeiden
- Sekretabsaugung (wenn keine nasale Verweilsonde möglich)
- Geriatrische Erkrankungen (z.B. Alzheimer) nur nach sorgfältiger Aufklärung und Indikationsstellung.

Tumorkachexie und Anorexie sind nicht notwendigerweise eine Indikation für eine PEG. Ausführliches Gespräch über die Diagnose und Prognose erforderlich. Es besteht derzeit keine Einigkeit darüber, ob die Ernährung über PEG zur Basispflege gehört oder eine lebensverlängernde medizinische Maßnahme ist. Bei nicht einwilligungsfähigem Patienten ist aber auf jeden Fall die Anlage einer PEG als medizinische Maßnahme zu bewerten. Unbedingt vorher Patientenwillen eruieren und schriftliches Einverständnis einholen.

KI: Fehlender Patientenwille, Ileus (außer zur Sekretabsaugung), Finalstadium, Peritonealkarzinose, massiver Aszites, Gerinnungsstörungen, M. Crohn.

Komplikationen

- Wundinfektion: häufiger Verbandwechsel mit lokal desinfizierenden Salben (z.B. Betaisodona®, Braunovidon®)
- Pneumoperitoneum: meist spontane Rückbildung
- Fehlpunktion (Fistelbildung, Peritonitis): OP
- Dislokation mit Dehiszenz von Magenwand und Bauchdecke → Peritonitis: Sonde stillegen, symptomatische Maßnahmen, ggf. Antibiose
- Verlegung der Sonde: Durchspülen, ggf. Sondenwechsel
- Rezidivierende Aspiration oder Erbrechen: Oberkörper hochlagern, Nahrungsmenge reduzieren, ggf. Ernährung beenden
- Sonde rückläufig: nur Tee geben, Oberkörper hochlagern, evtl. motilitätssteigernde Medikamente (s.o.).

Durchführung

- Eingriff immer unter aseptischen Bedingungen in Endoskopieabteilung mit chirurgischer Interventionsmöglichkeit
- Pat. und Angehörige aufklären (operativer Eingriff → schriftliches Einverständnis)
- Gastroskopie (1. Untersucher) und Lokalisation der Punktionsstelle durch Diaphanoskopie (☞ Abb. 3.1 a)
- Punktionsstelle steril abdecken (so hoch im Magen wie möglich, um intraperitonealen Austritt von Mageninhalt durch die Punktionsstelle zu verhindern)
- Desinfektion und Lokalanästhesie der Punktionsstelle, Probepunktion (2. Untersucher, ☞ Abb. 3.1 b)
- Punktion des Magen mit Spezialkanüle, Einführen des Zugfadens über die Kanüle (2. Untersucher)
- Greifen des Zugfadens endoskopisch mit der Biopsiezange und orales Zurückziehen des Endoskops mit dem Zugfaden (1. Untersucher)
- Ernährungssonde mit Zugfaden verknoten (1. Untersucher) und durch Mund, Magen und Bauchdecke durchziehen (2. Untersucher, ☞ Abb. 3.1 c+d)
- Ziehen, bis die gastrale Andruckplatte der Magenschleimhaut anliegt (Widerstand, ☞ Abb. 3.1 e)
- Äußere Andruckplatte anbringen und mit Verschluß festklemmen
- Punktionsstelle steril verbinden bis zum Abschluß der Wundheilung. Danach bei reizlosen Wundverhältnissen kein Verband mehr nötig. Patient kann baden und schwimmen.
- Pat. 12–24 h nüchtern lassen, dann Gabe von Tee und, falls gewünscht, Kostaufbau.

Bei erhöhtem Infektionsrisiko (starke Kachexie, Immunsuppression) perioperativ antibiotische Einmalprophylaxe. Bei erhöhtem Ulkusrisiko H_2-Blocker, Antazida.

3

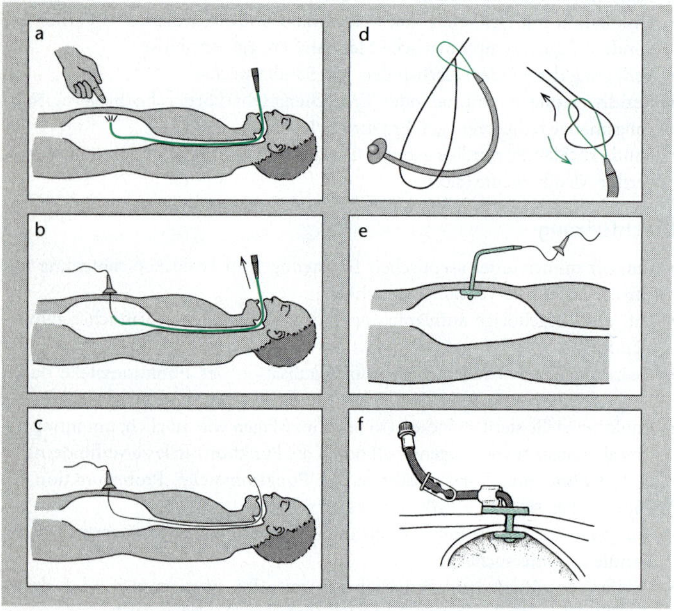

Abb. 3.1: Anlegen einer perkutanen endoskopischen Gastrostomie (PEG) [L157]

3.1.3 Venenkatheter

Vor jeder (Neu-)Anlage eines Venenkatheters überprüfen:
- Gibt es auch eine weniger belastende Applikationsform (z.B. s.c.)?
- Ist die Therapie (noch) indiziert bzw. vom Patienten gewünscht?
- Für welche Zeitdauer ist voraussichtlich eine intravenöse Gabe nötig?

Für viele Ärzte und Patienten ist die Anlage eines venösen Zugangs vor allem ein Reflex, damit „etwas getan wird". Die Indikation für eine intravenöse Therapie muß aber vorher geklärt sein.

■ Venenverweilkanülen

3

- Sinnvoll, wenn kurzfristig i.v.-Gabe von Medikamenten oder Flüssigkeit notwendig. Bei absehbar längeren Zeiträumen rasch an andere Möglichkeiten (s.c.-Gabe ☞ 3.2.3, implantierter ZVK oder Absetzen) denken
- Meist sind kleine Größen (z.B. 20 G, Durchfluß bis zu 50 ml/h wässrige Flüssigkeit) ausreichend
- Möglichst „sichere" Vene suchen, d.h. spezielle Lagerungspositionen, terminale Zentralisierung und ästhetische Gesichtspunkte beachten
- Maximal zwei Versuche, dann Kollegen holen.

Vor jeder neuen Kanüle überlegen, ob sie notwendig und sinnvoll ist und das beabsichtigte Ziel nicht auch ohne i.v.-Gabe erreichbar ist.

KI (relativ): Reine Flüssigkeitssubstitution in der terminalen Phase (geht auch s.c.), sterbender Patient, Ödeme an der Punktionsstelle
Material: Verweilkanüle (z.B. Braunüle®, Venflons®) max. 18 G (grün), Hautdesinfektionsmittel, Pflaster (spezielles Kanülenpflaster), Verschluß (Mandrin, Stöpsel).

Durchführung

Vene stauen, Desinfektion (gefäßerweiternde Wirkung von Alkohol kann zusammen mit einer leichten Klopfmassage die Venenverhältnisse verbessern), Punktion (möglichst rasch durch die Haut – weniger schmerzhaft), Kanüle ausreichend weit in die Vene vorschieben (sonst Gefahr der „platzenden Vene"), Punktionsnadel zurückziehen und Plastikkanüle vorschieben, Stauschlauch lösen, Kanüle fixieren (an eingeschränkte Schmerzwahrnehmung denken, ausreichend polstern), Infusion anschließen.

Komplikationen

- Vene „platzt": Fehlpunktion (zu steil, zu tief), Kanüle zu früh zurückgezogen, gefäßbedingt (Steroidtherapie, nach Chemotherapie, Kachexie, Blutungsneigung). Prozedere: Punktionsversuch sofort beenden. Alkohol- oder Heparinsalbenverband. Wenn wirklich nötig, Versuch an anderer Stelle (Hilfe holen nach dem zweiten Versuch!).

- Kanüle läßt sich nicht vorschieben (Spasmus, Venenklappe, Venenknick). NaCl-Spülen und gleichzeitig vorschieben
- Infusion läuft „para", d.h. schmerzhafte Schwellung perivasal, Infusion läuft langsam, läßt sich nicht beschleunigen. Prozedere: Infusion stoppen, bei lokaler Reizung Alkohol- oder Heparinsalbenverband, Arm hochlegen. Indikation für Infusion nochmals überprüfen, ehe neue Kanüle gelegt wird
- Vene entzündet sich rasch (Phlebitis). Ursache: Kachexie, Lagerung, Unverträglichkeit (Kanülenmaterial, Infusion), falsche Medikamente (hochkalorische Ernährung, Kalium), Sepsis. Prozedere: Intravenöse Therapie beenden bzw. Indikation überprüfen, lokal entzündungshemmende Maßnahmen (Alkoholumschlag, steroidhaltige Creme), Wechsel zu zentralem Venenzugang falls Fortführen der Therapie erforderlich.

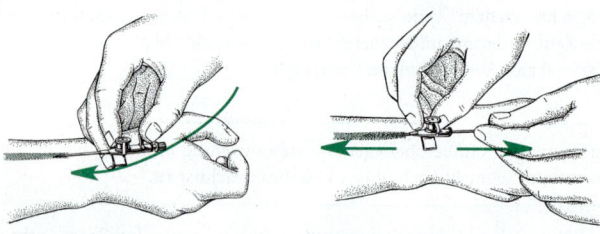

Abb. 3.2:   Legen einer intravenösen Verweilkanüle [A300–157]

■ Zentraler Venenkatheter

Ind.: In der Palliativmedizin sehr selten sinnvoll, z.B. kurzfristige volle parenterale Ernährung, venenreizende Infusionen, keine peripheren Venen mehr zu finden.
KI: Nur kurzzeitige i.v.-Gabe nötig, sterbender Patient, schwere hämostasiologische Störungen, Entlassung nach Hause geplant.

Zugangswege

- Peripher (V. basilica, V. cephalica). *Vorteil:* Geringe Infektionsrate, geringe Blutungsgefahr. *Nachteil:* Hält nur wenige Tage bis Wochen, hohe Thromboserate, große Variationsbreite der Anatomie (häufig erfolgloser Punktionsversuch). Nicht sinnvoll in der palliativen Situation, da kein Vorteil gegenüber Verweilkanülen
- Zentral (V. jugularis ext. und int., V. subclavia). *Vorteil:* Lange Liegedauer, mehrlumige Katheter möglich. *Nachteil:* Sehr belastend für den Patienten und viele mögliche Komplikationen beim Legen, braucht einige Erfahrung und oft Röntgenkontrolle, nicht im häuslichen Bereich legbar.

Material: Punktionsset mit entsprechendem Plastikkatheter (Länge und Dicke von Punktionsort abhängig), Lokalanästhetikum, sterile Handschuhe, 10-ml-Spritze mit NaCl (steril), sterile Abdeckung und Kleidung.

Durchführung

- Trendelenburgsche Lagerung (Kopftieflagerung 20°) (V. jugularis, V. subclavia), wenn Patient es toleriert (bessere Venenfüllung, Vermeidung von Luftembolien)
- Kopf zur Gegenseite drehen (Zugangsweg zentral)
- Vorbereiten der Punktionsstelle (Desinfektion, Abdecken) und Lokalanästhesie, dabei Probepunktion
- Punktion mit speziellem Katheterset in Seldinger-Technik (Vorschieben des Plastikkatheter über Führungsdraht) oder durch Vorschieben des Katheters durch Punktionskanüle
- Lage überprüfen (Rückläufigkeit [peripher], Röntgen [zentral])
- Aufheben der Kopftieflage nach Anschluß eines Infusions-Systems
- Katheter gut fixieren, evtl. annähen.

Röntgenkontrolle kann bei gut rückläufigem, komplikationslos gelegtem Katheter entfallen, wenn keine ZVD-Messung erforderlich und keine hochkalorische Ernährung geplant ist.

Komplikationen

- Thrombose, Phlebitis, Infektion (Staph. aureus) deutlich häufiger als bei peripheren Verweilkanülen
- Beim Legen Risiken in Abhängigkeit der anatomischen Strukturen
  - *peripher:* arterielle Punktion, Nervenverletzung, Vorschieben nicht möglich wegen atypischem Venenverlauf
  - *zentral:* arterielle Punktion, Pneumothorax, Hämatothorax, Hämatom, Nervenverletzung (Plexus brachialis), Luftembolie
- Endokardverletzung, Rhythmusstörung durch zu weites Vorschieben
- Bei exsikkiertem Patient kann Punktion schwierig sein. Indikation überprüfen, ggf. Patienten vorher über peripheren Venenzugang oder s.c. infundieren
- Bei Fieber oder infizierter Einstichstelle Katheter entfernen. Vor Neuanlage Indikation überprüfen.

Ein Patient muß nicht unbedingt eine Infusion haben, nur weil ein zentraler Venenkatheter liegt. Nach „Blocken" mit Heparin (Instillieren von ca. 2 ml Heparin) kann der Katheter mehrere Tage (bis Wochen) „stillgelegt" werden.

3

■ Implantierter Venenkatheter („Port")

Operativ in Lokalanästhesie oder Vollnarkose in die V. basilica oder V. subclavia eingeführter und subkutan implantierter zentraler Venenzugang, der i.d.R. lebenslang verbleiben kann.

Der „Port" besteht aus einem Reservoir, das mit einer Silikonmembran verschlossen ist (ca. 1 cm Dicke). Anstechen nur mit Spezialnadeln („Hubernadeln") erlaubt, da sonst Löcher in die Membran gestanzt werden. Blutabnahmen aus dem Port sind mit Einschränkung möglich (evtl. 10 ml verwerfen, Meßfehler vor allem für Gerinnungsparameter). ZVD-Messung ist nicht möglich.
Ind.: Längerfristige Infusionstherapie (Ernährung, Medikamentengabe, Chemotherapie, Schmerztherapie) bei schlechten peripheren Venenverhältnissen und fehlender Alternative (z.B. s.c.-Gabe).
Indikationen für implantierte Ports an anderen Stellen
- Lokale Chemotherapie (z.B. Lebermetastasen ☞ 4.1.3)
- Medikamentenpumpen (z.B. Schmerztherapie intrathekal ☞ 8.4.1).

Indikation zur Implantation früh genug stellen, da bei gutem AZ weniger Komplikationen bei der Implantation.

KI: Schlechter AZ (Narkose), Koagulopathie, geringe Lebenserwartung
KO: Postoperativ lokale Wundinfekte, Serom, Hämatom, Dislokation des Reservoirs, Leck an der Eintrittsstelle in die Vene. Infizierter Port mit Sepsis, Thrombose mit Verschluß, Armvenenthrombose, Abriß des Katheters, Dislokation.

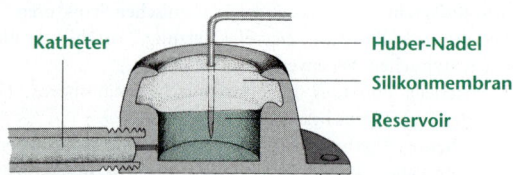

Katheter — Huber-Nadel
— Silikonmembran
— Reservoir

Abb. 3.3:   Portsysteme [A300–157]

Injektion oder Infusion in den Port

Material: Hubernadel (90° gewinkelte Kanüle mit Innenschliff), Hautdesinfektionsmittel, sterile Kompressen, Spritze mit 10 ml NaCl, Kanülenpflaster.

Durchführung

- Steriles Arbeiten
- Ggf. alten Verband und alte Nadel entfernen, dabei Port von außen mit der Hand im Unterhautgewebe fixieren (Achtung Verletzungsgefahr durch „Zurückschnellen" der Hand beim Ziehen)
- Hautdesinfektion
- Vorbereiten der Portnadel (steril): Mit NaCl füllen, evtl. Schutzfolie am selbstklebenden Unterteil entfernen, steril ablegen (z.B. in die Verpackung)
- Port mit der einen Hand im Unterhautgewebe fixieren, Membran lokalisieren.

Bei schwerer Kachexie kann sich der Port lockern und um 180° drehen, so daß die Membran unten liegt. Drehversuch möglich, meist aber operative Revision nötig.

- Verschieben der darüberliegenden Haut, damit nicht mehrfach an derselben Stelle punktiert wird
- Ggf. erneute Desinfektion
- Nadel rasch senkrecht durch Haut und Membran (1 cm Dicke!) stechen, bis Kontakt mit dem Portboden (metallisch) sicher
- Aspiration von Blut bzw. Heparingemisch (wenn Port vorher stillgelegt war und wenn möglich)
- Bolusgabe von 10 ml NaCl („anspülen")
- Infusion anschließen (Mindestflow 2 ml/h)
- Nach Abschluß einer i.v.-Gabe Bolusgabe von 10 ml NaCl und „Heparin-block" (z.B. Heparin 2500 IE auf NaCl 2 ml, bei längerer (> 12 h) Infusions-pause Heparin pur)
- Portnadel kann bei reizloser Einstichstelle auch länger (z.B. 1-2 Wochen) liegen bleiben
- Vor Entfernen der Nadel immer Heparinblock (s.o.).

Wenn der Port nicht läuft

Ein Port, der nicht rückläufig ist oder nicht läuft, muß nicht zwangsläufig entfernt werden. Bei Unklarheiten Porterfahrenen zu Rate ziehen!

- Nadel steckt nicht tief genug (Spitze in der Membran)
- Nadel steckt nicht im Port (kein „metallischer" Widerstand) sondern daneben
- Klemme an der Portnadel ist noch zu
- Infusionsschlauch abgeknickt
- Port zuthrombosiert

– Bolusgabe von NaCl-Heparin-Gemisch, evtl. mit Insulinspritze (höherer Druck möglich. *Cave:* Port kann platzen!)
– Instillation von Heparin pur, 2–4 Stunden belassen, dann erneuter Bolusversuch mit NaCl
– Instillation von Vit. B-Komplex (Achtung: Unangenehmer Geruch. Bei hohem Injektionsdruck besteht Gefahr, daß es spritzt!) und bis zu 12 Stunden belassen (Erfahrungswissen, Wirkweise unbekannt)
– Ultima ratio: Mini-Lyse z.B. mit Streptokinase 5000 IE über 1–4 h, Urokinase 2000 IE über 2–8 h
• Port disloziert (Paravasat erkennbar, evtl. Kontrastmitteldarstellung)
• Armvenenthrombose (Klinik).

Portinfektion

Meist Indikation, den Port zu entfernen. Bei geringer Lebenserwartung und fehlender Alternative zu i.v.-Gabe (sehr selten!) Sanierungsversuch mit Antibiose über den Port z.B. Vancomycin 1 g/24 h bzw. nach Austestung. Evtl. „Antibiotika-Block" über 24 h. Erfolgsrate ca. 10–20%.

3.2 Applikationsformen

Immer die Methode wählen, die den Patienten am wenigsten belastet.

3.2.1 Orale/enterale Gabe

• Prinzipiell sollte die orale Gabe bevorzugt werden. Bei den meisten Patienten ist dies bis kurz vor dem Tod möglich
• Bei vielen Substanzen kann ein Versuch gemacht werden, Tabletten rektal zu applizieren
• Bei Schluckunfähigkeit klären, ob die Indikation für eine Ernährungssonde (PEG ☞ 3.1.2) gegeben ist, sonst Wechsel auf parenterale Gabe (s.c. bevorzugt).

Bei Schluckstörungen

• Indikation überprüfen, soviel wie möglich absetzen
• Tabletten möglichst weit hinten auf die Zunge legen
• Tabletten zermörsern oder auflösen
• Wechsel auf Tropfen
• Medikamente in Eiswürfel einfrieren und zum Lutschen geben
• Medikamente mit weicher Kost (Joghurt, Brei) geben
• Sublinguale Gabe

- Suppositorien
- Transdermale Gabe
- Parenterale Gabe.

3.2.2   Parenterale Gabe

- Die meisten Medikamente, die i.v. verabreicht werden können, sind auch **subkutan** applizierbar (☞ 3.2.3). Im Einzelfall vortesten mit verdünnter (NaCl) Substanz
- Bei regelmäßiger Gabe kann die Tagesdosis über Perfusor oder Spritzenpumpe kontinuierlich zugeführt werden
- Bereits vorhandene implantierte Venenkatheter (z.B. Port) nutzen.

 Vorsicht ————————————————————————————————

Intramuskuläre Injektionen vermeiden, da sie bei den meist kachektischen Patienten schmerzhaft und risikoreich sind.
Ausnahme: In Akutsituationen (z.B. Krampfanfall ☞ 7.6, massive Tumorblutung ☞ 7.2) ist die subkutane Resorption zu langsam, ein intravenöser Zugang oft nicht vorhanden oder nicht realistisch (schlechte Venenverhältnisse), so daß die intramuskuläre Gabe sinnvoll sein kann.

3.2.3   Subkutane Gabe

Ind.: Gelegentliche oder regelmäßige Gabe von Medikamenten als Bolus oder kontinuierlich, Flüssigkeitssubstitution bei Schluckunfähigkeit und Durst (☞ 1.6.2)
KI: Schwerste Thrombopenie (< 10.000/mm^3) oder Koagulopatie, Hautläsionen
- Einzelgaben oder subkutane Butterflynadel (Vorteil: Patient muß nicht bei jeder Injektion neu gestochen werden
- Mehrere Medikamente können nacheinander verabreicht werden (ggf. zeitlich versetzt)
- Kontinuierliche Medikamentengabe über Pumpe (s.u.) z.B. zur Schmerztherapie auch ambulant bei mobilem Patienten möglich
- Flüssigkeitssubstitution (NaCl) bis zu 1 l pro Tag möglich
- Anlage einer Verweilnadel und Injektion kann leicht erlernt werden (Angehörige).

 ————————————————————————————————————

Wird die subkutane Nadel nicht vertragen (Hämatombildung, Metallunverträglichkeit), kann eine dünne Venenverweilkanüle (24 G) versucht werden.

3

Punktionstechnik
- Günstige Injektionsstellen: Infraklavikulargegend, Oberarme, Oberschenkel, Bauch, Schulter-Nackenbereich, paravertebral (☞ 1.6.2, Abb. 1.13)
- Aufklären des Patienten, bequeme Lagerung
- Dünne Butterflynadel (23–27 G) oder Spezialsubkutannadel (z. B. Auto Syringe Sub-Q-Set 27 Gauge von Baxter)
- Hautdesinfektion
- Einstechen der Kanüle mit < 30° Einstichwinkel zur Hautoberfläche, ca. 1 cm weit vorschieben
- Fixieren mit durchsichtiger Hautfolie (z. B. Tecaderm®), Zuleitungsschlauch mit Pflaster fixieren
- Anlagedatum auf Pflaster und in der Kurve notieren
- Inspektion der Einstichstelle vor jeder Injektion, bei Rötung Wechsel.

Geeignete Medikamente zur subkutanen Gabe (☞ Kap. 19)
Alizapride, Cyclizin, Dexamethason, Dimenhydrinat, Furosemid, Haloperidol, Hydrocortison, Metamizol, Metoclopramid, Midazolam, Morphin, N-Butylsco-polamin, Ondansetron, Pethidin, Piritramid, Promethazin, Ranitidin, Trama-dol, Triflupromazin.

 Spritzenpumpe

Mit Hilfe einer Spritzenpumpe können Medikamente kontinuierlich subkutan gegeben werden. Dazu wird eine Nadel (z. B. Butterfly-Nadel oder Baby-Brau-nüle) subkutan gelegt und mit einem durchsichtigen Pflaster verklebt, um die Einstichstelle kontrollieren zu können. Die zur Symptomkontrolle notwendigen Medikamente (Analgetika, Antiemetika, u. a.) können in einer Spritze gleichzei-tig gegeben werden. Mögliche Kombination für eine Spritzenpumpe zu Beginn einer Therapie

Metamizol (Novalgin®)	5 g/24 h
Morphin	10 mg/24 h
Butylscopolamin (Buscopan®)	60 mg/24 h
Haloperidol (Haldol®)	5 mg/24 h

3.2.4   Inhalation

Über die gängigen Asthmamittel hinaus ist die Inhalation von Pharmaka selten indiziert und durchführbar
- Atemnot ist ein häufiges Symptom und kann Inhalation unwirksam machen
- Bei zunehmender körperlicher Schwäche ist eine ausreichende Atemtiefe und damit Resorption nicht mehr möglich (Totraumventilation), so daß keine Wirkspiegel erreicht werden

- Wenige Wirkstoffe liegen als Aerosol vor
- Sekretolyse kann durch reine NaCl-Inhalation (Vernebler, Dampf) ausreichend erfolgen. Meist ist in der Terminalphase eher eine Sekretionsminderung notwendig ("Todesrasseln" ☞ 15.4.1).

Anwendungsbereiche
- Morphin bei akuter Atemnot (dämpft periphere Morphinrezeptoren und nimmt damit das Gefühl der Atemnot, ☞ 9.1)
- Sekretolytika (z.B. Ambroxol, Acetylcystein, Bromhexin) über Ultraschallvernebler bei zähem Schleim
- Steroide bei akuter ödembedingter Dyspnoe (z.B. Glottisödem, Tumor) z.B. Beclometason-Dosier-Aerosole
- Broncholytika bei spastischer Komponente der Atemnot (z.B. Salbutamol, Terbutalin)
- Antibiotika bei jauchig zerfallendem Tumor in HNO-Bereich oder Lunge mit oft ausgeprägter Geruchsbildung (für Patient, Angehörige und Personal belastend), z.B. Metronidazol über Ultraschallvernebler
- Salbeiextrakt bei Hypersekretion
- Auf dem Boden der "Aromatherapie" (☞ 3.5.4) können durch Aromalampen Substanzen verdampft werden, die neben dem angenehmen Duft auch Einfluß auf die psychische Situation des Patienten haben können. Einige Substanzen (Lavendel, Teebaumöl, Zitrone) haben auch desinfizierende Eigenschaften.

3.2.5 Transdermale Gabe

"Das geht mir unter die Haut".

Die Haut ist das größte organische System und das größte Wahrnehmungsorgan des Körpers. Sie hat Schutzfunktion, ist Sinnes- und Stoffwechselorgan. So wie viele psychosomatische Störungen an der Haut erkennbar sind, sind viele psychosomatische Beschwerden über Hautkontakt beeinflußbar. Gerade bei Schwerkranken und Sterbenden, bei denen die anderen Formen der Kommunikation eingeschränkt sind, ist Hautkontakt ein wichtiger Kommunikations- und Therapiefaktor (☞ 12.1).
- Massageöle und Einreibungen aller Art bedeuten nicht nur eine sehr intime Art der Zuwendung, sondern können auch pharmakologisch genutzt werden, z.B. bei lokalen Infektionen, Entzündungen, Hautveränderungen, Juckreiz, zur Beeinflussung Headscher Zonen, Atemstimulation und Durchblutungsförderung

3

- Die transdermale Applikation („Pflaster") ist vor allem in der Schmerztherapie in neuester Zeit durch die Entwicklung eines entsprechenden Fentanyl-Pflasters (Durogesic®) wieder aktuell
- Das Scopolamin-Pflaster kann vor allem in der Terminalphase zur Schmerztherapie, Symptomkontrolle bei Atemnot (☞ 9.1), Hypersekretion und Todesrasseln (☞ 15.4.1) sowie bei Ileus und Erbrechen sinnvoll eingesetzt werden
- Lokal wirksame Substanzen sind bei Dekubitalulzera (☞ 12.2) und exulzerierenden Tumoren (☞ 12.3) hilfreich. Inwieweit eine systemische Wirkung erzielt werden kann, ist noch nicht für alle Substanzen geklärt.

◎ Beispiele für Hautöle

- Lavendelöl 1%: 100 ml Mandelöl + 1 ml (20 Trpf.) Lavendelöl (lavendula officinalis)
  - Atemstimulierende Einreibungen, beruhigende Massage vor dem Einschlafen
  - Bei Hautmykosen, Wundsein, beginnendem Dekubitus und oberflächlichen Hautläsionen (z.B. nach Pflaster)
  - Antidepressiv
- Teebaumöl 5%: 100 ml Mandelöl + 5 ml (100 Trpf.) Teebaumöl (melaleuca alternifolia)
  - Infizierte Haut- und Schleimhautläsionen (stark antimykotisch, antiviral und antiseptisch)
  - Chron. Stauungsulkus, Stauungsdermatose
  - Neurogene Schmerzen (z.B. nach Herpesinfektionen)
- Zitronenöl 1%: 100 ml Mandelöl + 1 ml (20 Trpf.) Zitronenöl
  - Zur anregenden Massage vor allem bei Fieber (fiebersenkend)
  - Stimmungsaufhellend.

3.3 Punktionen

3.3.1 Peritonealpunktion (Aszitespunktion)

Ind.: Entlastungspunktion bei aszitesbedingten Beschwerden, selten Diagnostik. In der Terminalphase oft sinnvoll zur Erleichterung der Atmung
KI: Asymptomatischer Aszites (außer zur Diagnostik). Vorsicht bei Gerinnungsstörung, Thrombopenie, Leberausfall (Quick), Peritonealkarzinose (Bauchwandverdickung durch Tumor, Blutungsgefahr)
KO: Blutung, Verletzung intraabdomineller Strukturen (vor allem nach wiederholten Punktionen, mehrfachen Operationen, Peritonealkarzinose), Fistelbildung (deshalb tangentiales Einführen der Punktionsnadel)

Punktionsort: Oberhalb der Blase bzw. auf der Linie zwischen Spina iliaca ant. und Nabel, meist links (weniger Verwachsungen). Bei ultraschallgeführter Punktion überall, wo reichlich Aszites und keine soliden Strukturen zu erkennen sind.

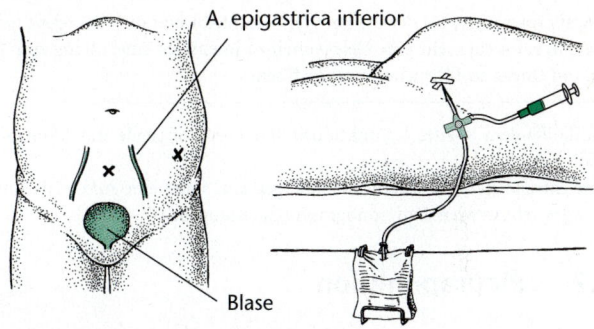

A. epigastrica inferior

Blase

Abb. 3.4:   Peritonealpunktion [A300–190]

Durchführung

Da in palliativer Indikation in der Regel nur große Aszitesmengen punktiert werden, ist eine Fehlpunktion relativ selten. Das routinemäßige vorherige Entleeren der Blase kann entfallen. Eine Eiweißsubstitution ist selten sinnvoll. Meist ist sowohl die Nachlaufgeschwindigkeit als auch das Allgemeinbefinden des Patienten unabhängig von dieser (teuren) Maßnahme (☞ 1.6.6).

Immer so viel Aszites entnehmen, wie möglich bzw. wie für den Patienten tolerabel. Eine „obere Grenze" existiert nicht. Es gilt „so oft wie nötig, so viel wie möglich".

Da für einen Patienten mit massivem Aszites das Liegen auf dem Rücken sehr belastend ist, diesen vorher ausführlich informieren, alle Instrumente sorgfältig vorbereiten und zügig arbeiten: Hautdesinfektion, Lokalanästhesie, „Zick-Zack-Punktion" (subkutan stechen, Nadel mit der Haut entlang des Unterhautfettgewebes 1–2 cm verschieben, dann erst peritoneal stechen) mit großlumiger Verweilkanüle (14 G), Entfernen der Nadel (es fließt Aszites im Strahl), Anbringen eines Ablaufsystems (fertig abgepackte Sets oder Infusionsverlängerungssystem mit Dreiwegehahn und großvolumiger Spritze).

Bei ruhigen, wachen, kooperativen Patienten und klarem Aszites kann die Aszitesflüssigkeit frei in ein bereitgestelltes Gefäß ablaufen, dennoch immer dabei bleiben. Eiweißreicher Aszites bei Peritonealkarzinose verklebt leicht und muß daher meist manuell abgezogen werden.

Eine Aszitespunktion, bei der der Arzt am Bett bleibt und die Flüssigkeit manuell abzieht, kann eine sehr gute Gelegenheit zu intensiver Zuwendung zum Patienten und einem ausführlichen Gespräch sein.

Bei auslaufendem Aszites („Punktionsleck") Punktionsstelle mit Stomabeutel verschließen.
Ist eine intraperitoneale Chemotherapie geplant, sollte eine maximale Entleerung angestrebt werden. Evtl. sonographische Kontrolle (☞ 4.1.6).

3.3.2   Pleurapunktion

Ind.: Symptomatischer Pleuraerguß (vor allem bei Mamma-, Bronchial- und Ovarialkarzinom), Zytostatika-Instillation zur Pleurodese bei rezidivierendem Erguß, selten zur Diagnostik, gelegentlich „notfallmäßig" bei schwerer Dyspnoe und bekanntem bzw. klinisch nachgewiesenem Erguß.
KI: Asymptomatischer Erguß bei bekannter Genese.

 Vorsicht

- Bei gleichzeitigem ausgeprägtem Aszites erst Aszites punktieren, dann Pleuraerguß, falls noch erforderlich.
- Nach wiederholten Pleurapunktionen, lang bestehendem Erguß und fortgeschrittener Erkrankung kann eine Punktion wegen ausgeprägten Verwachsungen erfolglos sein.
- Pneumothoraxrisiko muß vorher mit dem Patient besprochen werden, um evtl. gewünschte oder verweigerte Notfallmaßnahmen zu kennen! Bei beidseitigen Pleuraergüssen nicht beide Seiten in einer Sitzung punktieren (Gefahr des beidseitigen Pneumothorax mit schwerster Dyspnoe).

Punktionsort: Unterhalb des Ergußdämpfungsrandes, 4. bis 7. ICR (nicht tiefer!), im Interkostalraum „obere Kante untere Rippe". Wenn möglich, vorher sonographische Kontrolle (häufig gekammerter Erguß).

Durchführung

- Vorbereiten des Patienten auf die Prozedur und die Notwendigkeit des „aufrechten Sitzens" (Ist für schwache Patienten oft kaum möglich – Hilfsperson)

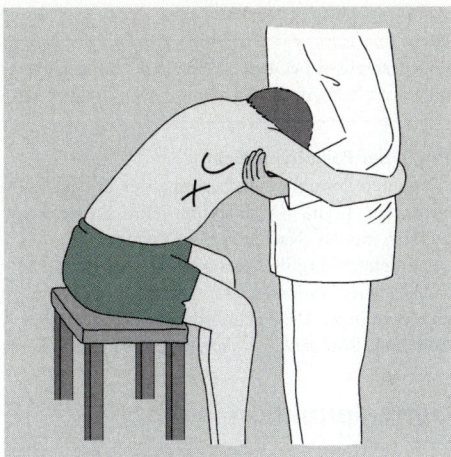

Abb. 3.5:   Pleurapunktion [L157]

- Evtl. 15 Min. vorher Prämedikation mit Antitussivum (Codein 40 mg p.o. oder s.c.) und Sedativum (z. B. Promethazin 5–10 mg p.o. oder s.c.), bei großer Angst vor Schmerzen und Atemnot Morphin (1/10 der Tagesdosis oder 5 mg s.c.)
- Patient in sitzende Position bringen. Ergußhöhe perkutorisch oder mit Ultraschall feststellen, Punktionsstelle markieren („Oberrand der Unterrippe")
- Hautdesinfektion, Lokalanästhesie mit Probepunktion
- Punktionskanüle des fertigen Punktionsset oder großlumige Verweilkanüle (14 G) mit aufgesetzter Spritze senkrecht zur Haut einführen und unter ständiger Aspiration in „Zickzacktechnik" (abwechselnd schräg nach oben und gerade vorschieben, reduziert Pneurisiko) vorschieben bis sich Ergußflüssigkeit aspirieren läßt. Stahlnadel zurückziehen und Plastikkanüle vorschieben
- Wenn möglich, Patient pressen lassen („Valsalva-Manöver", für Schwerkranke oft nicht möglich), um Ablaufschlauch anzuschließen (fertiges Set oder Infusionsverlängerungsschlauch, Dreiwegehahn und großvolumige Spritze)
- Soviel Erguß entnehmen wie möglich bzw. für den Patienten tolerabel. Hustenreiz (Aneinanderreiben der Pleurablätter) kündigt vollständige Drainage an. Bei sehr großen Ergüssen (> 2 l) evtl. zweizeitige Punktion
- Entfernen der Kanüle unter erneutem Valsalva-Manöver (wenn möglich) und Kompression mit Tupfer und Pflasterverband.

Rezidivierende Pleuraergüsse, bei denen keine Verklebung geplant oder möglich ist, nie vollständig drainieren, da der Hustenreiz sehr quälend sein kann.

Besonderheiten in der Palliativmedizin
- Bei einigen Patienten kommt es nach einmaliger Entlastung nicht mehr zu einem signifikanten Erguß (Verklebung nach Entleerung, verbleibende Lebenszeit zu kurz, um das „Nachlaufen" zu erleben)
- Bei rasch nachlaufendem Erguß Pleurodese erwägen (☞ 4.1.6)
- Bei stark kachektischen Patienten evtl. Salbenverband, um Punktionsstelle „abzudichten" (vermindert das Pneumothoraxrisiko)
- Keine routinemäßige Röntgenkontrolle, sondern klinische Kontrolle.

3.3.3   Lumbalpunktion

Ind.: Diagnostik und Therapie der Meningiosis carcinomatosa, Lumbalanästhesie zur Schmerztherapie, Diagnostik und selten Therapie infektiöser ZNS-Erkrankungen
KI: Erhöhter Hirndruck (Augenspiegeln beider Augen: Stauungspapille, Klinik, CT-Befund)
KO: Postpunktionelles Syndrom mit diffusen Kopfschmerzen, Übelkeit, Kreislaufstörungen über 12–24 h. *Prävention und Therapie:* Möglichst dünne, atraumatische Punktionsnadel (z.B. Sprotte-Nadel) verwenden. Nach Punktion 24 h Bettruhe (flach lagern) und reichlich Flüssigkeit (ca. 1 l zusätzlich, Benefit nicht gesichert), evtl. Paracetamol 0,5–1 g.
Punktionsstelle: L4/5 oder L3/4 in der Medianebene genau zwischen den Dornfortsätzen.

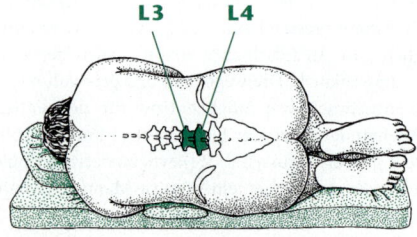

Abb. 3.6:   Lumbalpunktion [A300–190]

Durchführung

- Pat. aufklären, evtl. Prämedikation (z.B. Midazolam 2,5–5 mg s.c. oder i.v.)
- Material und ggf. Medikamente bereithalten
- Pat. auf die Seite mit angezogenen Knien lagern, falls möglich auch sitzend (Punktion einfacher, *Cave:* Kollapsneigung – Hilfsperson)
- Hautdesinfektion, Lokalanästhesie (nicht routinemäßig) evtl. auch interspinal (Punktionsweg eruieren, *Cave:* „Spinalanästhesie"), streng aseptisches Arbeiten
- Punktion mit Spinalnadeln (G 22, 25, 27 oder 29 mit Mandrin; je dünner die Nadel, desto weniger postpunktionelle Probleme), Nadelöffnung nach lateral zeigend, schräg nach kranial vorschieben. Dabei am Rücken des Patienten abstützen (Verhindert Fehlpunktion bei Abwehrreaktion des Patienten). Nach Überwinden des Widerstandes des derben Lig. interspinale Nadel vorsichtig millimeterweise weiterschieben, bis Liquor fließt („Loss of resistance"), dabei zur Kontrolle Mandrin jeweils kurz zurückziehen
- Patient verspürt evtl. kurze, einschießende Schmerzen mit Ausstrahlung in das Bein. Patient beruhigen und vorsichtig weiter vorschieben
- Falls Punktionsnadel auf Widerstand stößt (Periost), Nadel weit (bis ins Unterhautfettgewebe) zurückziehen und kranial ansteigend vorschieben
- Vor Gabe des Medikaments ca. 5 ml Liquor abtropfen lassen, ggf. zur Diagnostik in sterile Röhrchen auffangen
- Kein Rückfluß von Liquor: Nadel langsam um ca. 90° drehen, evtl. etwas vor und zurückschieben, evtl. Lage korrigieren
- Bei blutigem Liquor abtropfen lassen, bis Liquor klar. Keine Injektion bei Rückfluß von Blut aus der Punktionsnadel (Punktion einer Periduralvene bzw. eines Subarachnoidalgefäßes → Kanülenlage korrigieren)
- Medikament/e langsam unter regelmäßiger Kontrollaspiration applizieren (Achtung: Nadel wird leicht versehentlich weiter vorgeschoben)
- Nadel entfernen, steriles Pflaster, Punktionsstelle komprimieren, Pat. mind. 1 h flach lagern mit Sandsack auf der Punktionsstelle (in Rücken- oder Bauchlage möglich).

 Vorsicht

- Keine Medikamenteninjektion ohne Liquorrückfluß
- Klagt der Pat. bei der Punktion über anhaltende Schmerzen, die ins Bein ausstrahlen, ist die Nadel am Ligament nach lateral ausgewichen. Nadel bis ins Subkutangewebe zurückziehen und erneuter Punktionsversuch, evtl. mehr nach kranial. Achtung: Lumbalpunktionsnadel ist sehr elastisch, so daß Abweichung von außen nicht erkennbar sein muß.

Geeignete Medikamente
Dexamethason (4–8 mg), Cytarabin, z.B. Alexan® (40 mg), Methotrexat (15 mg). Lokalanästhetika (je nach Indikation und Konzentration) zur Schmerztherapie (☞ 8.4.1).

3.3.4 Perikardpunktion

Ind.: Symptomatischer Perikarderguß unterschiedlicher Genese, intrakavitäre Chemotherapie (☞ 4.1.6) bei malignem Erguß, Diagnostik.
Symptomatik des Perikardergusses: Linksthorakaler Schmerz, retrosternaler Druck, Angst, Atemnot, Blutdruckabfall, Tachykardie.
KI: Fehlende Symptome, Blutungsneigung.

Nicht die Ergußmenge, sondern die Geschwindigkeit des Auftretens ist entscheidend für die Beschwerden. Bei raschem Entstehen des Ergußes können bereits 100 ml symptomatisch sein, bei langsamer Entstehung werden bis > 1 l Erguß toleriert.

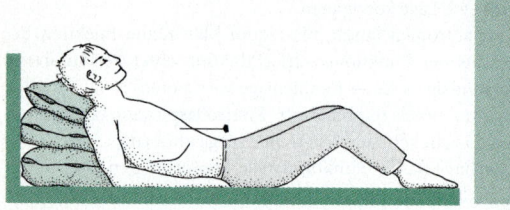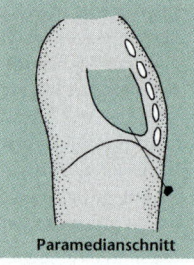

Paramedianschnitt

Abb. 3.7: Topographische Orientierung bei Perikardpunktion [A300–157]

Durchführung

- Pat. mit 45° Oberkörperhochlagerung gut abstützen
- Hautdesinfektion und Lokalanästhesie
- Punktionsstelle zwischen Xyphoid und linkem Rippenbogen
- Wenn möglich unter Ultraschallkontrolle Punktion mit langer Nadel (z.B. Lumbalpunktionsnadel G 25, 27) 45° nach kranial gerichtet unter ständiger Aspiration
- Bei nachlaufendem, nachgewiesen malignem Erguß Sklerosierungsversuch mit Tetrazyklin (500 mg), Bleomycin (15–30 mg), Mitoxantron (20 mg). Erfolgsrate 50%

- Steriler Verband
- Nach Punktion ca. 6–12 h Bettruhe, Puls- und Blutdruckkontrolle.

Meist sind die Beschwerden bereits nach geringen Punktionsmengen besser, wenn möglich dennoch maximale Ergußpunktion.

3.4 Stomata

3

Künstlich geschaffene Verbindung zwischen einem Hohlorgan und der Haut.

Patient präoperativ ausführlich auf die Stomaanlage vorbereiten. Es ist das Recht jedes Patienten, das Einverständnis zur Stomaanlage zu verweigern (☞ 18.1.1).

3.4.1 Tracheostoma

Künstliche Trachealöffnung nach zervikal zur Sicherung der Atmung (maschinell oder normal).

Ind.: Notfallmaßnahme bei akuter mechanischer Atemwegsverlegung (☞ 7.3), z. B. Fremdkörper, Ödem, Tumor, Entzündung, geplant bei drohender Atemwegsverlegung, Langzeitbeatmung, Operationen mit Risiko der Trachealverlegung.

Bei HNO-Tumor-Patienten rechtzeitig an die drohende Atemwegsverlegung denken und Vorgehen im Notfall klären.

KI: Fehlende Indikation, fehlendes (mutmaßliches) Einverständnis des Patienten.

Komplikationen
- Nervenläsion (Recurrens) bei der Stomaanlage
- Lokale Infektion
- Stomaverlegung (vor allem in der ersten Woche postoperativ) durch Sekret, Borken, Blut, Tumor o. ä.
- Ausfall der Luftbefeuchtung (Nasen-Rachenraum) → Infektrisiko, Borkenbildung → „künstliche Nase", Vernebler
- Schleimbildung mit erschwertem Abhusten → Atemnot, Sekretstau, Infekt → Sekretolyse, Flüssigkeitszufuhr, Absaugen
- Psychosoziale Probleme, Angst vor Ersticken (☞ 9.1).

Lokalisation
- Unterhalb des Kehlkopfknorpels, ober- oder unterhalb der Schilddrüse medial
- Selten (bei Notfalltracheotomie) transthyreoidal oder lateral.

Stomaversorgung

- Anpassen einer geeigneten Kanüle (flexibel, starr, blockbar, doppel-, einwandig, Tracheotomie- oder Laryngektomiekanüle, ☞ Abb. 3.8)
- Verbandswechsel ein- oder mehrmals täglich, je nach Sekretion
  - Ggf. Absaugen bei starker Sekretbildung
  - Entfernen der Halterung und Kanüle
  - Hautreinigung (Wasser oder Öl, keine Seife – Aspirationsgefahr)
  - Ggf. Hautschutzmittel
  - Kanülenreinigung (Wasser, Spezialbürste für innen)
  - Schlitzkompresse bzw. Hautschutzkompresse
  - Kanüle einführen, fixieren
- Immer Ersatzkanüle bereit halten
- Auch beim bewußtlosen Patienten jeden Handgriff kommentieren (Panikattacke beim Absaugen oder Entfernen der Kanüle, Atemnot)
- Auch leichte Blutungen beim Kanülenwechsel sofort abklären, Gefahr der Aspiration.

 Vorsicht

Plötzliche Atemnot beim tracheotomierten Patienten bedeutet meist Verlegung der Kanüle durch Borken → Ruhe bewahren, Kanüle entfernen, reinigen, neu einsetzen.

In den ersten 1-2 Wochen darf die Trachealkanüle nicht für längere Zeit entfernt werden (vor allem bei dilatativ angelegtem Tracheostoma). Danach bleibt die Stomaöffnung in der Regel offen, so daß ein Kanülenwechsel unkompliziert und ohne Zeitdruck durchgeführt werden kann (Patient beruhigen). Evtl. kleines Spekulum (Klinaspekulum) bereithalten.

Ein Tracheostoma bedeutet nicht zwingend Verlust der Sprache, aber meist große Einschränkung der Lebensqualität.

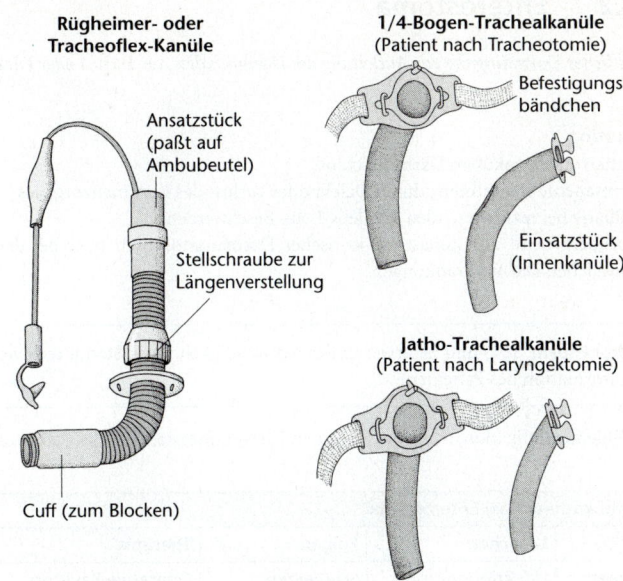

Rügheimer- oder Tracheoflex-Kanüle

Ansatzstück (paßt auf Ambubeutel)

Stellschraube zur Längenverstellung

Cuff (zum Blocken)

1/4-Bogen-Trachealkanüle (Patient nach Tracheotomie)

Befestigungsbändchen

Einsatzstück (Innenkanüle)

Jatho-Trachealkanüle (Patient nach Laryngektomie)

3

Abb. 3.8: Trachealkanülen [A300–157]

Information von Patient und Angehörigen

- Umgang mit dem Stoma
  - Kein Wasser oder Seifenlösung in Stoma bringen (Baden und Duschen!)
  - Steriles Arbeiten beim Kanülenwechsel
  - Ausreichende Luftfeuchtigkeit vor allem in der Heizperiode
  - Psychosoziale Hilfen, Selbsthilfegruppen
- Anleitung zu selbständiger Pflege, Absaugen und Kanülenwechsel (Üben am Spiegel, braucht viel Geduld und Verständnis)
- Anleitung zur Ernährung (Aspirationsgefahr → blockbare Kanüle)
- Anleitung zum Sprechen (Sprechkanüle, Logopädie)
- Ggf. alternative Kommunikationssysteme anbieten (Schreibtafel)
- Kontakt zur lokalen Selbsthilfegruppe vermitteln: Bundesverband der Kehlkopflosen, Obererle 65, 45897 Gelsenkirchen-Buch, Tel. 02 09 / 59 22 82.

3

3.4.2   Enterostoma

Künstlicher Darmausgang zur Ausleitung des Darminhaltes aus Dünn- oder Dickdarm.

Indikation
- Entlastung bei akutem Darmverschluß
- Permanente Inkontinenz durch Defekt oder Verlust des Kontinenzorganes
- Palliativ bei rezidivierenden Subileus-Ileus-Beschwerden
- Vorübergehend zur Entlastung kritischer Darmanastomosen oder bei entzündlichen Darmerkrankungen.

Bei drohendem Ileus und zu erwartender Notwendigkeit eines Stoma rechtzeitige Information des Patienten.

KI: Fehlende Indikation, fehlendes (mutmaßliches) Einverständnis des Patienten

Komplikationen bei Enterostoma			
KO	**Ursachen**	**Folgen**	**Therapie**
Hernien	Infektion, Adipositas, Peritonealkarzinose, Aszites, Rezidiv	Schmerzen, Entleerungsstörungen	Operative Revision, Bruchband
Prolaps	Zu große Faszienlücke	Ulzera, Pseudopolypen, Blutungen	Prolapskappe
Stenose	Rezidivierende Entzündungen, Nahtinsuffizienz, Narbenschrumpfung	Stuhlverhalt	Bougieren, operative Korrektur
Retraktion	Ungenügende intraoperative Mobilisierung des Darmes, Adipositas	Nahtdehisziens, Zurückrutschen des Darmes	Sofortige Reoperation, konvexe Stomaplatte
Hautprobleme	Irritation durch ungenügende Pflege, falsche Beutelwahl, zu seltener Wechsel		Prävention, exaktes Ausschneiden der Platten, Wechsel auf Karayaprodukte und Adhäsivplatte

Komplikationen bei Enterostoma			
KO	**Ursachen**	**Folgen**	**Therapie**
Haut-probleme	Allergie, Kontaktekzem auf Klebe-flächen, Plastikmaterial, Hautpflege-mittel, Adhäsivplatte u.a.		Allergen eruieren, weglassen. **Weniger ist mehr!**
	Follikulitis durch Ausreißen der Haare beim Plattenwechsel		Rasur, vorübergehend Adhäsivplatte
	Pilzinfektion (Candida) vor allem bei immunabwehrgeschwächten Patienten		Abstrich, antimykoti-sche Lotionen lokal, evtl. systemisch Anti-mykotika
	Hyperkeratose und Kristallbildung (vor allem bei Urostoma, ☞ 3.4.3) durch ständige Feuchtigkeit		Exakte Anpassung der Klebefläche, 1–2 mal täglich Spülung mit Essigwasser (1:1, 10 Min. einwirken lassen), reichlich Flüssigkeit (senkt Harnkonzen-tration)
Psycho-soziale Probleme	• Eingriff in die Intimsphäre • Angst vor Rezidiv • Störung des Sexuallebens		

Lokalisation

• Endständig oder doppelläufig, definitiv oder vorübergehend, das Ileum oder Kolon ausleitend
• Wenn möglich, Lage des Stoma präoperativ am liegenden, sitzenden, stehen-den und sich bewegenden Patienten testen
• Stoma muß für Patienten einsehbar und handhabbar sein
• Innerhalb des Rektusmuskels
• Ausreichend Abstand zu Nabel, Leiste, Taille, knöchernen Strukturen, Nar-ben, vorbestrahlten Hautarealen
• Lage des leeren und vollen Stomabeutels in verschiedenen Körperhaltungen bedenken
• Ileostoma (re. Mittel- und Unterbauch, prominent, dünner Stuhl, wenig Luft) oder Kolostoma (li. Mittel- und Unterbauch, flach im Hautniveau, dik-ker Stuhl, viel Luft) erfordern unterschiedliche Vorsichtsmaßnahmen.

Stomaversorgung

• **Kolostomie:** Postoperativ durchsichtiger Ausstreichbeutel (Kontrolle auf Blut, Nahtausriß, Nekrose, Vermeiden unnötiger Wechsel), später meist 1-2 mal täglich unproblematische, kontrollierte Entleerungen (fester Stuhl)

3

- **Transversostomie:** Meist Notfalleingriff → Patient nicht vorinformiert. Lage oft ungünstig unter Rippenbogen, großes Stoma. Immer Ausstreichbeutel, da häufige, unkontrollierte Entleerung von dünnem Stuhl
- **Ileostoma:** Exakt abdichtende Platte mit Ausstreifbeutel wegen häufigen, unkontrollierten Entleerungen von sehr dünnem, hautschädigendem Stuhl (Dünndarmsaft).

Beutelsysteme

- Verschiedene Klebeflächen mit verschiedenen Lochgrößen (vorgegeben oder variabel), Beutel jeweils mit zusätzlichem Gürtel sicherbar
- Beutel zum Einmalgebrauch oder ausstreichbar, evtl. mit Aktivkohlefilter zur Geruchsminderung
- Für alle Stomata Abdeckung mit Minibeutel oder Stöpsel möglich (Sport, elegante Kleidung)
- Einteilig: Fest mit Klebefläche verbunden, beim Wechsel vollständig entfernt, hohe Belastung für die Haut
- Zweiteilig: Hautschutzplatte mit integriertem Rastring und separatem Beutel, der problemlos gewechselt werden kann.

Hautschutzmaßnahmen

- Vollständiger Wechsel alle 3 Tage
- Sorgfältige Reinigung der Haut (Wasser, Seife, spezielle Reinigungsmittel vom Beutelhersteller)
- Trockenfönen
- Spezielle Hautschutzmittel zum Gerben oder Abhärten der Haut
- Exaktes Anpassen der Stomaplatte
- Regelmäßige Kontrolle der Stomagröße, da postoperativ und bei starker Kachexie das Stoma schrumpfen kann.

 Vorsicht ————————————————————————————————

Zur Hautreinigung nie Äther, Alkohol, Benzin oder Öl verwenden, da die Haut zerstört und die Haftung der Platten vermindert wird.

Information von Patient und Angehörigen

- Immer Kontakt zur lokalen Selbsthilfegruppe der ILCO (Ileostomie-Colostomie-Urostomie-Vereinigung: Deutsche ILCO e.V. Kepserstr. 50, D-85356 Freising, Tel. 08161-84909) herstellen, die präoperativ, postoperativ und ambulant beraten und medizinisch, pflegerisch, psychisch und sozial betreuen
- Ausführliche Information über Notwendigkeit, Funktion und Risiken des Stoma
- Patienten und Angehörige baldmöglichst in die Versorgung einbeziehen.

3.4.3   Urostoma

Ableitung des Urins aus dem Nierenbecken (Nephrostoma) oder einer Ersatzblase (Urostoma) durch eine künstlich angelegte transdermale Öffnung.

Direktes Einnähen des Nierenbeckens in die Haut zur Harnableitung, wenn eine Nephrektomie nicht möglich ist oder Anlage eines Ileum-Conduit oder Sigma-Implantat als Harnblasenersatz und Ausleitung des implantierten Darmsegments mit einem Hautstoma (meist im rechten Unterbauch).

Aufgrund der Beschaffenheit des ausgeleiteten Urins sind neben den allgemeinen Regeln der Stomaversorgung spezielle Probleme zu beachten

- Auf guten, dichten Sitz des Stomabeutels achten
- Wechsel des Stomabeutels am besten morgens (weniger Urinfluß bei geringer Flüssigkeitsaufnahme in der Nacht)
- Regelmäßig entleeren, da Urin die Haut angreift
- Bei Hautproblemen 1–2 mal täglich mit Essigwasser (1:1) spülen, reichlich trinken (verdünnt den Urin)
- Aufsteigende Harnwegsinfekte sofort behandeln
- Stenosen im Stomabereich sind häufig – Urinmenge regelmäßig kontrollieren
- Urat- und andere Harnsteine können zu Stomaverschluß führen.

3.5   Lagerungs- und Pflegetechniken

 Sprichwörter

Wie man sich bettet, so liegt man
Wer nie sein Brot im Bette aß, weiß nicht, wie Krümel pieksen
Wer in einem silbernen Bett schläft, hat goldene Träume
Wessen Bett zu kurz ist, der muß krumm liegen

3.5.1   Ziele richtiger Lagerung

- **Wohlbefinden** des Patienten durch Bewegung, Körperkontakt, Zuwendung
- **Lagewechsel** mit neuer Stellung und neuem Platz im Raum verbinden, um dem Patienten neue Eindrücke zu ermöglichen (Basale Stimulation ☞ 3.5.4)
  - Blickwechsel zwischen Fenster, Türe und Wand (Bilder anbringen)
  - Kontaktaufnahme mit Bettnachbar ermöglichen
  - Blumen, Bilder, Mobile von der Decke oder Aufrichthilfe, Licht und Farben bewußt einsetzen
  - Nicht immer horizontal lagern

3

- **Druckentlastung** als Prophylaxe und Therapie von Dekubitus
  - Druckumverteilung: häufiges Umlagern
  - Hohllagern: Würfelbett, Wechseldruckmatratze, Lagerungskissen
  - Weichlagerung: Matratzenauflagen wie Schaffell, Gelkissen, Schaumstoff
- **Ruhigstellen, Stützen und Entlasten,** z. B.
  - Lagern in Schiene bei pathologischer Fraktur
  - Kissenlagerung bei Parese
  - Hochlagern bei Lymphödem
- **Therapie und Prophylaxe von Kontrakturen**
  - Vorsichtige Mobilisation der Extremitäten beim Lagewechsel (Kinästhetik)
  - Einreibungen und Massage, Krankengymnastik, Anleitung zur Bewegung
- **Verminderung der Spastizität gelähmter Gliedmaßen**
  - Sandsack unter gelähmte Extremität
  - Vorsichtiges „Durchbewegen" beim Umlagern.

Lagerungsarten (☞ Abb. 3.9)		
Art der Lagerung	**Durchführung**	**Wann anwenden**
Flachlagerung/ Rückenlage	• Bett flach • Nur kleines Nacken-kissen • Fußstütze • Evtl. kleine Knierolle	• Schädelverletzungen • Rückenoperationen • Wirbelsäulen- oder Beckenfrakturen
Rückenlage mit Knierolle	• Flachlagerung mit Knierolle	• Zur Entspannung der Bauchmuskeln bei Bauchschmerzen • Bauchverletzungen
Oberkörper-hochlagerung	• Kopfteil des Bettes erhöhen • Gesäß sollte an der Abknickstelle des Bettes sein • Knierolle oder „Knieknick"	• Zur Atemerleich-terung • Herz- und Lungen-erkrankungen • Zum Essen und Trinken
Trendelenburg-Lage/Schocklage	• Ganzes Bett schräg stellen (Kopf tief)	• Schock • Akute Blutungen • Kreislaufversagen
Beintieflagerung/ schiefe Ebene	• Ganzes Bett schräg stellen • Fußstütze • Evtl. Knierolle oder „Knieknick"	• Arterielle Durch-blutungsstörungen • Nach Gefäßoperatio-nen im arteriellen System

Lagerungsarten (☞ Abb. 3.9)		
Art der Lagerung	**Durchführung**	**Wann anwenden**
Beinhoch-lagerung	• Ganzes Bett schräg stellen • Oder erkrankte Extremität auf einer Schiene • Weiche Fußstütze	• Fördert den venösen Rückfluß • Venenoperationen • Venenentzündungen
Bauchlagerung	• Bett flach • kleines Kopfkissen • Fußkissen (Zehen entlasten)	• Entlastungslage (z.B. bei Dekubitus) • Korrekturlage (z.B. bei Kontraktur)
90°-Seitenlage	• Bett flach oder leicht erhöht • Evtl. Stützkissen (Nacken, Rücken, Extremitäten, Füße)	• Nach Lungen-OP's • Bei Hemiplegie • *Ungeeignet* zur Dekubitusprophy-laxe, da Trochanter-gegend einem hohen Druck ausgesetzt wird
30°-Seitenlage	• Wie 90°-Seitenlage mit flachen Kissen unter Rumpf und einem Bein • 2. Variante: Matratze auf einer Seite in ganzer Länge mit Kissen unterlegen (Protektro plus®)	• Dekubitusprophy-laxe und -therapie • Zum Essen und Trin-ken bei Dekubiti im Sakralbereich
	Wichtig: unten gelegene Schulter nach Lagerung nach vorne ziehen. Kissen zwischen die Knie!	
135°-Seitenlage	• 2 Kissen neben Rumpf des Pat. legen und ihn „darauf-rollen"	• Zum Verbandwech-sel im Rücken- und Sakralbereich, wenn keine 2. Pflegekraft vorhanden ist

3

3

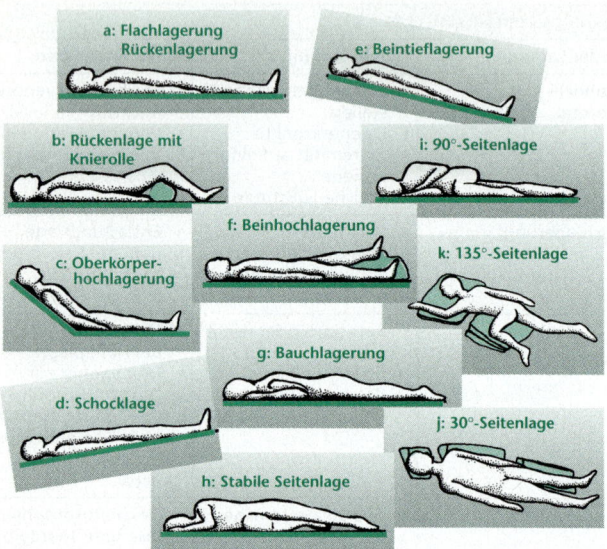

Abb. 3.9:   Lagerungsarten [A300–157]

3.5.2   Spezielle Hinweise zur Lagerung bei Sterbenden

Beim Sterbenden gelten alle und keine Lagerungsregeln.

Für alle Lagerungen gilt

- Lagerung mit dem Patient absprechen, jeden Handgriff vorbereitend erklären, keine plötzlichen Lagewechsel
- Möglichst immer zu zweit umlagern (Schonung des Rückens der Patienten und Pflegenden)
- Mithilfe des Patienten fördern
- Gebrauch des „Bettgitters" immer (auch bei „nicht ansprechbaren" Patienten) mit Patient und Angehörigen besprechen. Alte und verwirrte Menschen werden durch die Bettumrandung oft eher unruhiger und ängstlicher (Freiheitsberaubung, Platzangst)
- Auf Wunden, Verbände, Katheter, Infusionen, Drainagen, Sauerstoffschlauch o. ä. achten.

Beim Sterbenden gilt zusätzlich

- Wohlbefinden ist wichtiger als Prophylaxe von Langzeitfolgen (die der Patient wahrscheinlich nicht mehr erleben wird)
- Wünsche und persönliche Vorlieben des Patienten beachten
- Angehörige, wenn möglich, in die Pflege integrieren
- Bei Bedarf vor Wäschewechsel und Lagerung Schmerzmittel geben (Bedarfsanordnung in Patientenkurve)
- Vor Beginn der Lagerung klären, ob gleichzeitig Wäschewechsel, Kontrolle der Ausscheidungen und Körperpflege nötig ist → alle evtl. notwendigen Utensilien bereitstellen
- Wäschewechsel nutzen, um dem Patienten Zuwendung, Körperkontakt und Stimulation aller Art anzubieten
- Eigene Kissen und Decken des Patienten verwenden
- Möglichst häufiger Lagewechsel beim unruhigen Patienten (Zuwendung)
- Umlagern in ein anderes Bett (z.B. „Luftmatratze") so bald wie möglich, da Umgewöhnungsphase für Patienten lästig sein kann und um so besser toleriert wird, je besser der Zustand des Patienten noch ist
- Bei einer geplanten Entlassung nach Hause vor dem Einsatz eines Spezialbettes klären, ob dies auch ambulant zur Verfügung steht (Anfrage bei der Pflegekasse). Sonst lieber gleich nach Alternativen suchen und Patient die zweimalige Umstellung ersparen
- Je weicher die Lagerung, desto schwieriger ist es für den Patienten, sich wahrzunehmen → Gefahr der Desorientiertheit und Unruhe → Kinästhetik, Basale Stimulation (☞ 3.5.4)

 Im Notfall kann richtige Lagerung und die Anwesenheit eines Menschen Beschwerden lindern, z.B.

- Oberkörperhochlagerung bei akuter Dyspnoe (☞ 7.3)
- Seitenlage bei Hämatemesis, um Aspiration zu vermeiden
- Knierolle oder Kistenlagerung bei Perforation eines Hohlorganes mit akuter peritonitischer Reaktion
- Sitzen am Bettrand bei finaler Unruhe (☞ 15.4.2; Dabeibleiben!).

3.5.3 Krankenbett und Hilfsmittel

Krankenbett

Die sachgemäße Ausstattung des Pflegebettes (auch im ambulanten, häuslichen Bereich) erleichtert die Pflege, vermittelt dem Patienten Sicherheit und fördert sein Wohlbefinden. Bei speziellen Lagerungsproblemen ist einerseits Improvisation gefragt, andererseits sollten auf lange Sicht spezielle Hilfsmittel eingesetzt werden.

Zur Erhaltung der Selbständigkeit immer elektrisch höhenverstellbares Bett mit Steuerungsmöglichkeit für Patienten und Angehörigen verwenden.

Normalbett: Länge 2 m, Breite 1 m, Höhe ab 60 cm, Bettverlängerung 30–50 cm, Rollen mit Feststellbremse, Kopf- und Fußteil getrennt (elektrisch) höhenverstellbar, Aufrichthilfe (ideal ist Griff über dem Kopfende **und** Strickleiteraufrichthilfe am Fußende), einteilige Matratze mit Schutzbezug, Spannbettuch (größere Faltenfreiheit) und „Stecklaken" (Durchzug, zum häufigeren, problemlosen Wechsel im Gesäßbereich), großes und kleines Kissen (Stützkissen, evtl. Nackenrolle).

Packbett/Würfelbett: Einteilige Matratze mit Aussparungen im Gesäß- und Fersenbereich, die durch verschieden große Schaumstoffwürfel aufgefüllt sind. Ermöglicht Entlastung und Hohllagerung.

Luftbett (Pegasus-Bett®, Klinitronbett® u.a.): Luftmatratze mit mehreren Einzelkammern, die in Abhängigkeit vom aufliegenden Gewicht abwechselnd auf- und abgepumpt werden. Druck und Temperaturregelung getrennt. Ermöglicht Wechseldrucklagerung und Druckentlastung zur Dekubitustherapie und -prophylaxe. Nicht geeignet für sehr kachektische Patienten (Auflagedruck zu niedrig). Umlagerung erfordert Eingewöhnungszeit, für manche Patienten nicht tolerabel. Nicht zu spät und nicht erst beim finalen Patienten einsetzen.

Schwenkbett: Elektrisch und mechanisch drehbare Liegefläche um 30° nach links und rechts. Druckentlastung bei Thoraxerkrankungen, Atemnot und Dekubitus, Stimulation.

Luftdrehbett: Kombination von Luftkammermatratze und Schwenkbett mit Selbststeuerung und Automatikbetrieb zur optimalen, sanften Lagerung.

Mobilisationsstuhl: Fahrbarer, gepolsterter Liegestuhl mit verstellbarer Rückenlehne und Fußteil. Ermöglicht bettlägrigen Patienten größere Mobilität (Balkon, Garten), bessere Integration im häuslichen Bereich. Vor allem für unruhige Patienten oft Alternative und Bettersatz über mehrere Tage (Angst vor dem nahen Tod, denn „Im Bett stirbt man").

Hilfsmittel

Immer individuellen Kompromiß zwischen „high-tech" und wohnlicher Atmosphäre suchen. Hilfsmittel, die nicht ständig gebraucht werden, aus dem Krankenzimmer räumen, um dem Patienten eine persönliche Umgebung zu gestalten.

Grundausstattung: Klingelanlage (Kopfklingel, Verlängerung, Hebel), evtl. Gegensprechanlage (Babyphon), Steuerung zum Verstellen des Bettes, Aufrichthilfen (Kopfüber, Fußende), Nachtkasten mit höhenverstellbarem, kippbarem Tisch, Ablage für persönliche Dinge (Uhr, Blumen, Bücher, Aromalampe etc.),

Trinkbecher (Schnabelbecher oder Strohhalm zum Trinken im Liegen), Urinfla-schenhalterung mit Flasche, Radio, Fernbedienung für Fernseher (und Fenster mit Sonnenschutz?), Telefon, Pinnwand für Bilder, persönliche Notizen und all-gemeine Informationen.

Bei Bedarf einsetzen: Trittstufe, Schemel, Bettrahmen (Bettgitter), Infusions-ständer mit Halterung für Perfusoren und Pumpen, Nachtstuhl, Rollstuhl, Geh-wagen, Mobilisationsstuhl, Badewannenlift, Lagerungshilfen.

Lagerungshilfen

Kissen: Gefüllt mit Dinkelspreu, Hirse, Schaumstoff, Gel, Wasser, Sand, Federn o. a.

Dekubitusprophylaxe und -therapie: Schaffell, Schaumstoffauflagen, Lage-rungsring, Bettbogen (Auflagedruck der Bettdecke)

Entlastungslagerung: Nacken-, Knierollen, Keile, Kissen, Bettkiste

Prophylaxe und Therapie von Frakturen und Kontrakturen: Fußstützen, Schienen, Kissen, Keile.

Lagerungshilfen gezielt einsetzen. So wenig wie möglich, so viel wie nötig.

3.5.4   Pflegetechniken

■ Kinästhetik

„Bewegungsempfindung". Sinneswahrnehmung und Bewertung von Bewegung (aktiv und passiv) und Bewegungsfähigkeit.

Grundlagen
- Verbindet Psychologie, Verhaltenskybernetik und Stilelemente des modernen Tanzes
- Beeinflußt ökonomisches Handeln (Fortbewegen statt Heben und Tragen) und Prophylaxe für Pflegende (rückenschonendes Arbeiten) und Patienten
- Schwerpunkt: Wahrnehmen der eigenen Bewegung (bei Patient und Pflegen-dem)
- Voraussetzung: Erlernen der Methode durch eigenes Erfahren, Kreativität und Flexibilität.

Ziele (für Patient und Pflegende)
- Körperbewußtsein erlernen
- Ökonomischer Umgang mit dem eigenen Körper
- Bewegen und Befördern mit geringem Kraftaufwand
- Vermeiden von Schäden

- Selbstwahrnehmung verbessern
- Nonverbale Kommunikation fördern
- Minderung von Schmerz und Hilflosigkeit bzw. -bedürftigkeit.

 Elemente der Kinästhetik

- *Interaktion:* Durch die Handlung in eine Beziehung treten. Elemente der Interaktion sind: Zeit (Dauer und Geschwindigkeit), Raum (Ort, Richtung, Entfernung, Umgebung), Kraftaufwand (Aufwand im Verhältnis zum Ergebnis)
- *Anatomische Grundlagen:* Kinästhetik teilt den menschlichen Körper in 7 sog. Massen (Kopf, Brustkorb, Becken und die 4 Extremitäten) und 6 bewegliche Zwischenräume (Hals, Taille, Schulter- und Hüftgelenke) ein
- *Funktion und Bewegung:* Die Zwischenräume werden dreidimensional genutzt, um das Gewicht zu organisieren und zu verschieben, statt es zu heben und zu tragen
- *Anstrengung und Kraftaufwand:* Die Kinästhetik unterscheidet drei Beziehungselemente (Hängen, Verstreben, Sitzen) und drei Bewegungselemente (Ziehen, Drücken, Ruhen). Im Sitzen ruhen die Massen übereinander, im Verstreben drücken sie gegeneinander und im Hängen ziehen sie die Massen voneinander weg
- *Gestaltung der Umgebung:* Die Umgebung wirkt auf die Bewegung und die damit verbundene Anstregung (z. B. beim Transfer vom Bett in der Rollstuhl). Die Anpassung der Umgebung an den Patienten fördert seine Lernfähigkeit (er findet selbst heraus was für ihn gut ist). Eine gestaltete Umgebung verbessert die Selbstwahrnehmung des Patienten und fördert seine Beweglichkeit.

Kontaktadresse: Gesellschaft für Kinästhetik, Erkstr. 11, 12043 Berlin.

■ Basale Stimulation

Förderung bzw. Erhalt der Wahrnehmung auf allen Sinnesebenen.

Grundlagen
Die Methode wurde ursprünglich zur Früh- und Wahrnehmungsförderung bei körperlich und geistig schwer behinderten Kindern entwickelt. Sie geht davon aus, daß Menschen sich nur dann weiterentwickeln, wenn sie sich selbst und ihr Umfeld mit ihren eigenen Wahrnehmungsmöglichkeiten erfahren können. Grundwahrnehmungserfahrungen, d.h. bereits beim ungeborenen Kind vorhandene Wahrnehmungen sind
- Die Fähigkeit zur ganzkörperlichen Wahrnehmung
- Die Orientierung zur Lage im Raum (vestibuläre Wahrnehmung)
- Fähigkeit zur Wahrnehmung von Vibration und rhythmische Bewegungen, Berührung (taktil-haptisch), Geruch und Geschmack (olfaktorisch), Visuellem und Auditivem.

Anfang der 80er Jahre wurde von Frau C. Bienstein auf diesen Grundlagen ein Konzept der Basalen Stimulation in der Pflege erarbeitet. Die Basale Stimulation greift auf die oben beschriebenen Grunderfahrungen des Menschen zurück und nutzt diese zur Förderung wahrnehmungsbeeinträchtigter Patienten. Zitat Frau Bienstein: „Wir holen den Patienten dort ab, wo er sich gerade befindet". Konkret: Wahrnehmungsbeeinträchtigte Patienten liegen häufig reglos im Bett, leiden unter dem Verlust an sensorischen Reizen und sind darauf angewiesen, daß andere ihnen Körpererfahrungen vermitteln.

Beispiele für erworbene Wahrnehmungsstörungen

- Bei langer Krankheit und Bettlägrigkeit kommt es zu einem Mangel an Reizen z.B. durch langes Liegen mit Blick an die weiße Zimmerdecke, eintönige Diäten etc.
- Die Krankheit selbst bzw. notwendige Therapien können zu einer verminderten Reizwahrnehmung führen, z.B. fehlender Geruchsinn nach Tracheotomie, fehlende Sensibilität bei Polyneuropathie (diabetisch, Chemotherapiefolge), Hirnmetastasen etc.
- Zusätzlich können „altersbedingte" Wahrnehmungsstörungen (Altersschwerhörigkeit, Sehstörungen etc.) zu Einschränkungen führen.

Die basale Stimulation dient dazu, daß der wahrnehmungsgestörte Mensch sich wieder selbst erfährt und damit wohler fühlt.

Voraussetzung für den Anwender

- Klare und deutliche Kommunikation mit dem Patienten (Berührung, Sprache, sonstige „Signale")
- Eingehen auf den biografischen Hintergrund des Patienten (biografische Anamnese, s.u.)
- Integration der Angehörigen.

Ziele

- Entspannung, z.B. durch Wärme, Musik, Berührung
- Aufbau eines eigenen, neuen Körperschemas, z.B. durch Ganzkörpermassagen
- Verbesserter Muskeltonus
- Verbesserte Bewegungs- und Gleichgewichtskoordination
- Sicherheit geben und Angst nehmen
- Körperlich, geistig und seelisch reaktivieren
- Neugierde wecken.

Durchführung und Möglichkeiten

Die Basale Stimulation richtet sich an alle Sinne des Menschen, sie baut auf der Vermittlung von Wahrnehmung und Bewegung auf. Welche Sinne besonders angesprochen werden müssen, läßt sich durch eine gezielte und umfassende Anamnese (Vorlieben des Pat. erfragen) bei Angehörigen und Freunden herausfinden.

- *Hören:* z.B. Lieblingsmusik des Patienten spielen (z.B. Kassette, Instrumente); Geräusche machen oder vorspielen (z.B. Motorengeräusche, Meeresrauschen, Kreissäge)
- *Sehen:* z.B. Lieblingslicht schaffen (z.B. Sonnenuntergangsatmosphäre, Discolicht); Farben zeigen (z.B. auf Plakaten, Bildern oder im Fernsehen); Bewegte Bilder vorführen (z.B. Vorspielen, Fernsehen oder Stationsflur)
- *Riechen:* z.B. Aromastoffe (z.B. Parfum, Pflanzendüfte, Blumen, Gewürze); Essensgerüche (z.B. Pizza, Sauerkraut, frisches Brot, Fisch); Arbeitsplatzgerüche (z.B. Benzin, Küchengerüche); Menschliche Gerüche (z.B. Schweiß, typischer Geruch des Partners, frisch gebadet); z.B. Kopfkissen von zu Hause mitbringen lassen. Eigenes Kissen bei Verlegung mitgeben
- *Fühlen:* z.B. Einreibungen (z.B. mit Ölen); Wärme, Körperwärme schaffen (z.B. warme Wickel); Körperkontakt (z.B. Eltern legen sich zu Kind ins Bett, nehmen das Kind in den Arm und schaukeln es); Streicheln (z.B. mit einem Fellhandschuh, einem weichen Schwamm oder mit den Händen); Tasten lassen (z.B. die Hände des Pat. über verschiedene Gegenstände streichen)
- *Schmecken:* z.B. die Mundpflege mit einem Lieblingsgeschmack einleiten (z.B. Schokocreme, Heringssaft oder Erdbeermarmelade), der Patient öffnet dann freiwillig den Mund; Speichelfluß wird angeregt. Herkömmliche Salben und Mittelchen zur Mundpflege erregen evtl. die Abneigung des Patienten, und er wird den Mund nur unter massiven Maßnahmen öffnen.

Weitere Elemente

- Wahrnehmungsförderndes Lagern (z.B. Reduzierung von Weichlagerung, dafür häufigere Umlagerung)
- Vermeidung destimulierender Sinneseindrücke (Monotonie, weiße Zimmerdecke, Urinbeutel des Nachbarn)
- Waschen und Mundpflege nach wahrnehmungsfördernden Gesichtspunkten (s.o.)
- Schaffung eines optimalen „Milieus" (nicht zu hektisch, nicht zu monoton).

⚠ Vorsicht

- Hastiges Arbeiten übermittelt unklare Informationen und verwirrt den Patienten
- Schmerzreize zur Bewußtseinsprüfung (z.B. Kneifen) bewirken in der Regel das Gegenteil des Erwarteten
- Bewußtlosigkeit bedeutet nicht unbedingt, daß der Patient ohne Bewußtsein ist
- So früh wie möglich mit der Stimulation beginnen (Erfolgsaussichten werden erheblich verbessert)
- Bei Kinästhetik und Basaler Stimulation: Klare Berührung an *einer* Körperstelle durch *eine* Person (keinesfalls Vorgehen nach dem Prinzip: eine Pflegeperson wäscht, eine andere trocknet die Haut ab.

3

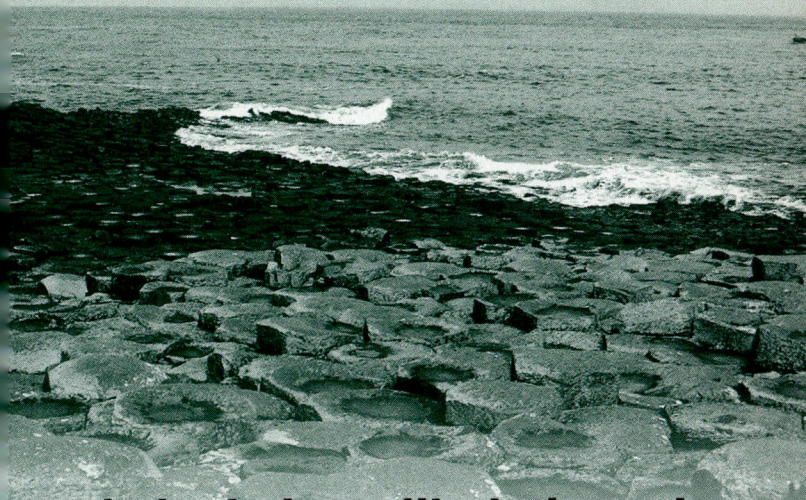

4

Onkologische Palliativtherapie

Susanne Roller

Bei den meisten soliden Tumoren kann ein Rezidiv nicht mehr kurativ behandelt werden. Ca. 50 % aller Tumorpatienten müssen daher ab dem Zeitpunkt der Rezidivdiagnose palliativ behandelt werden. Spätestens ab diesem Zeitpunkt sollten alle, die an der weiteren Therapie beteiligt sind oder sein könnten, regelmäßig zur interdisziplinären Therapieplanung zusammenkommen. Fast alle Palliativ-Patienten benötigen Therapien aus zwei oder mehr verschiedene Fachdisziplinen.

Grundsätzlich gilt: Keine Therapie ohne zu behandelnde Beschwerden.

Bewährt hat sich ein interdisziplinäres onkologisches Konsil als feste Institution einer Klinik, in dem regelmäßig (z.B. wöchentlich) alle onkologisch tätigen Disziplinen zusammenkommen, um Therapiepläne zu diskutieren.

4.1 Chemotherapie

4.1.1 Therapieplanung

Prinzip der Chemotherapie ist die Gabe zellwachstumshemmender Substanzen (Zytostatika). Ziel der kurativen Chemotherapie ist – allein oder im Zusammenhang mit weiteren tumorspezifischen Therapien – die komplette Remission und damit Heilung. Eine palliative Chemotherapie hat das Ziel, tumorbedingte Beschwerden zu lindern. Lebensverlängerung ist (oft unbewußt) ein zweites Therapieziel. Grundsätzlich sind die Grenzen zwischen kurativer, lebensverlängernder und palliativer Indikation für eine Chemotherapie fließend.

Wichtige Fragen bei palliativer Chemotherapie

- Wie einschneidend darf die Therapie sein und was soll damit ereicht werden?
- Ist eine „Heilung" zu erzwingen?
- Um welchen Preis kann Lebensverlängerung erreicht werden?
- Muß überhaupt therapiert werden, d.h. gibt es Symptome, die auf eine Chemotherapie ansprechen?
- Sind vorhersehbare Komplikationen zu vermeiden?
- Können die bestehenden Beschwerden auch ohne Chemotherapie bzw. mit weniger Aufwand oder Nebenwirkungen effektiv gelindert werden?

Therapieziel

Das Therapieziel muß vor jeder Chemotherapie definiert werden, da die Therapieintensität und die tolerablen Nebenwirkungen eng damit zusammenhängen (☞ Abb. 4.1).

Arzt, Patient und Angehörige können durchaus verschiedene Therapieziele haben. Um dieses Ziel zu erreichen, werden unterschiedliche „Nebenwirkungen" toleriert oder können ein Grund sein, eine Therapie nicht durchzuführen. Vor Beginn einer palliativen Therapie müssen die verschiedenen Ziele und tolerablen Nebenwirkungen in ausführlichen, offenen Gesprächen geklärt werden.

Voraussetzung für die Festlegung eines Therapieziels ist eine exakte Diagnose und Stadieneinteilung. Die Kenntnis der Tumorausbreitung und das Wissen der Unheilbarkeit sind Voraussetzungen für die Einordnung der Beschwerden, die Wahl der Therapiealternativen und die Entscheidung des Patienten.

4

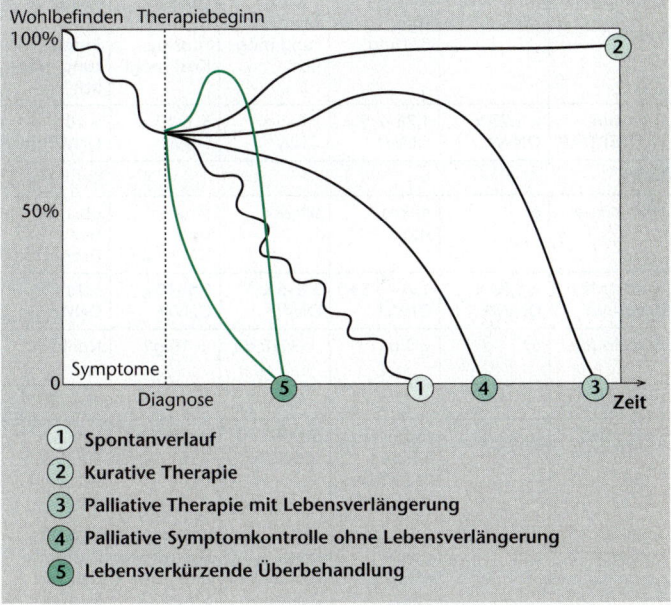

① **Spontanverlauf**
② **Kurative Therapie**
③ **Palliative Therapie mit Lebensverlängerung**
④ **Palliative Symptomkontrolle ohne Lebensverlängerung**
⑤ **Lebensverkürzende Überbehandlung**

Abb. 4.1: Therapieintensität und Nebenwirkungen palliativer Tumortherapie [L157]

Toxizitätsbewertung bei Chemotherapie (WHO)				
	Grad 0	Grad 1	Grad 2	Grad 3	Grad 4
Blut					
Hb [g/l]	> 110	95–109	80–94	65–79	< 65
Leukos/nl	> 4,0	3,0–3,9	2,0–2,9	1,0–1,9	< 1,0
Granulos/nl	> 2,0	1,5–1,9	1,0–1,4	0,5–0,9	< 0,5
Thrombos/nl	> 100	75–99	50–74	25–49	< 25
Gastrointestinaltrakt					
Übelkeit/ Erbrechen	φ	Übelkeit	gelegentl. Erbrechen	therapie- bedürftig	therapie- refraktär
Diarrhoe	φ	kurz: < 2 Tage	erträglich: > 2 Tage	therapie- bedürftig	Dehydra- tation
Mundhöhle	φ	Mißge- fühl, Rötung	Ulzera, feste Nah- rung mög- lich	Ulzera, nur flüssige Kost mögl.	keine orale Ernäh- rung mög- lich
Bilirubin GOT/GPT/AP	< 1,25 x ONW*	1,26–2,5 x ONW*	2,6–5 x ONW*	5,1–10 x ONW*	> 10 x ONW*
Niere					
Hämaturie	φ	mikro- skop.	schwer	schwer und Gerinnsel	obstruk- tive Uropathie
Harnstoff Kreatinin	< 1,25 x ONW*	1,26–2,5 x ONW*	2,6–5 x ONW*	5,1–10 x ONW*	> 10 x ONW*
Proteinurie	φ	< 3 g/l	< 3–10 g/l	> 10 g/l	Nephrot. Sy.
Herz					
Rhythmus	o.B.	Ruhe- Sinus- tachykar- die < 110/ Min.	mono- tope VES	polytope VES	ventri- kuläre Tachykar- die
Funktion	o.B.	asym- ptom. aber pathol. Befunde	kurz- fristige Dysfunk- tion mit Sympt., φ Therapie	Dysfunk- tion mit Sympt., therapeu- tisch beeinfluß- bar	Dysfunk- tion mit Sympt., ther.-resi- stent

4

Toxizitätsbewertung bei Chemotherapie (WHO)					
	Grad 0	Grad 1	Grad 2	Grad 3	Grad 4
Perikarditis	φ	asymptomat. Erguß	sympt., keine Drainage nötig	Tamponade, Drainage erforderlich	Tamponade, chir. Fensterung nötig
Nervensystem					
Bewußtseinszustand	wach	vorübergehende Lethargie	Somnolenz, > 50 % Wachphase	Somnolenz, < 50 % Wachphase	Koma
Peripher	φ	Parästhesien und/oder vermind. Sehnenreflexe	schwere Parästhesien und/oder leichte allg. Schwäche	unerträgl. Parästhesie und/oder deutl. allg. Schwäche, Antriebslosigkeit	Lähmung
Schmerz	φ	wenig	mäßig	schwer	sehr schwer
Weitere Manifestationen					
Lunge	o.B.	leichte Symptome	Dyspnoe bei Belastung	Dyspnoe in Ruhe	Bettruhe erforderlich
Fieber nach Medikament	φ	< 38 °C	38–40 °C	> 40 °C	Fieber mit Hypotension
Allergie	φ	Ödeme	Bronchospasmus	Bronchospasmus	Anaphylaxie
Haut	o.B.	Erytheme	trockene Schuppung, Bläschen, Juckreiz	nässende Schuppung, Ulzerationen	exfoliative Dermatitis, Nekrosen
Haare	o.B.	leichter Haarausfall	mäßige, fleckige Alopezie	vollständige Alopezie, reversibel	irreversible Alopezie
Infektion (Herd)	φ	leichte Infektion	mittelschwere Infektion	schwere Infektion	Sepsis

4

* ONW: Oberer Normalwert des Patientenkollektivs vor Therapiebeginn

Der Arzt muß sich vor dem Aufklärungsgespräch mit dem Patienten für sinnvolle Therapiealternativen entscheiden.

Kriterien für die Therapieauswahl sind
- Behandlungswunsch des Patienten
- Tumorart und biologische Eigenschaften
- Vortherapien (Zytostase, Strahlentherapie)
- Patientenalter
- Begleiterkrankungen
- Karnofsky-Status (☞ unten)
- Lebenserwartung
- Wirksamkeit und Toxizität der geplanten Therapie (☞ Tab).

Das **Aufklärungsgespräch** muß dem Patienten Sachinformationen über Krankheit und Therapie vermitteln und darüber hinaus Vertrauen und Hoffnung in die Zukunft stärken (☞ 2.5.2).

Nur ein sorgfältig, ausgewogen und wahrhaftig aufgeklärter Patient (☞ 18.1.4) ist in der Lage, Therapiewunsch und Therapieentscheidung mitzutragen. Die Angehörigen sollten mit einbezogen werden.

Therapieerfolg

Der Erfolg einer Chemotherapie wird meist durch Tumoransprechen und Überlebenszeit gemessen.

 Beurteilung des Therapieerfolges

- **Komplette Remission (CR):** vollständige Rückbildung sämtlicher nachweisbarer Tumormanifestationen für mindestens 1 Monat
- **Kontinuierliche komplette Remission (CCR):** mehr als 10 J. anhaltende Remission (entspricht „Heilung")
- **Partielle Remission (= PR):** Rückgang aller Tumorparameter, z.B. bei soliden Tumoren um > 50 % der initialen Größe (Flächenmaß: zwei möglichst senkrecht aufeinanderstehende Messungen); durch zwei mehr als einen Monat auseinanderliegende Beobachtungen bestätigt
- **Kein Ansprechen („No change"; NC):** keine Größenänderung oder < 50 %ige Rückbildung meßbarer Tumorparameter
- **Progression (PD):** ≥ 25 %ige Zunahme der Tumorparameter, Zunahme oder Neumanifestation von sicher tumorbedingten Symptomen
- **Rezidiv:** erneute Tumormanifestation nach Erreichen einer CR.

Meist führt die *komplette Remission* zu einer Lebensverlängerung oder Heilung. Dies ist bei einer partiellen Remission oft nur schwer abzuschätzen. In der palliativen Situation ist die Tumorrückbildung meist ebenfalls ein Parameter für die Beurteilung des Therapieerfolgs, da dies fast immer Voraussetzung für die Linderung der Beschwerden ist. Zusätzlich muß die Lebensqualität des Patienten beachtet werden. Bei fehlender Tumorrückbildung kann diese sogar das einzige Kriterium zur Erfolgsbeurteilung sein.

Patienten mit *partieller Remission* haben zwar in der Regel eine bessere Lebenserwartung als Patienten ohne meßbaren Tumorrückgang (NC). Es ist jedoch unklar, ob dies Folge der Chemotherapie ist oder ob die Remission nicht grundsätzlich bei Tumorerkrankungen mit biologisch günstigerem Verlauf eher erreicht werden kann. Dafür spricht auch, daß bei palliativen Chemotherapien keine feste Dosis-Wirkungsbeziehung zwischen den eingesetzten Zytostatika und dem Erreichen einer Remission besteht.

Die **Messung der Lebensqualität** kann durch standardisierte Fragebögen oder durch indirekte Parameter erfolgen, z.B.:

- Schmerzreduktion
- Mobilitätssteigerung
- Appetitsteigerung
- Rückgang paraneoplastischer Symptome
- Leistungssteigerung.

Therapiebeginn und -dauer

Während bei kurativem Therapieziel grundsätzlich so schnell wie möglich mit einer Therapie begonnen werden sollte, müssen in der palliativen Situation andere Kriterien beachtet werden. Oft ist ein später Therapiebeginn sinnvoll.

Nach dem Erreichen des Therapieziels ist eine Fortsetzung über das maximale Ansprechen hinaus (keine Änderung über zwei Zyklen) nicht sinnvoll.

Patienten mit fortgeschrittener Tumorerkrankung haben Todesangst und drängen daher auf einen raschen Therapiebeginn. Ein ausführliches Aufklärungsgespräch und engmaschige psychosoziale Betreuung helfen dem Patienten, die abwartende Strategie zu verstehen.

\ **Skalen zur Beurteilung des Allgemeinzustandes (Karnofsky-Index/WHO-Einteilung)**			
Punkte	**Karnofsky-Index**	**WHO-Einteilung**	**Grad**
100	Normal; keine Beschwerden, kein Hinweis auf eine Erkrankung	Uneingeschränkte normale Aktivität	0
90	Normale Aktivität möglich, geringe Krankheitssymptome		
80	Normale Aktivität nur mit Anstrengung, mäßige Krankheitssymptome	Tagsüber nicht bettlägerig, mit Beschwerden, kann sich selbst versorgen	1
70	Selbstversorgung, aber unfähig zu normaler Aktivität oder Arbeit		
60	Gelegentliche Hilfe, aber noch weitgehende Selbstversorgung	Versorgt sich selbst, arbeitsunfähig, tagsüber weniger als die Hälfte der Zeit im Bett	2
50	Häufige Unterstützung und medizinische Versorgung erforderlich		
40	Überwiegend bettlägerig, spezielle Hilfe und Pflege erforderlich	Tagsüber mehr als die Hälfte der Zeit im Bett; pflegebedürftig	3
30	Dauernd bettlägerig, evtl. Krankenhauseinweisung, jedoch keine akute Lebensgefahr		
20	Schwerkrank, aktive unterstützende Ther., evtl. Krankenhauseinweisung	Völlig pflegebedürftig und bettlägerig	4
10	Moribund, rasches Fortschreiten der Erkrankung		
0	Tod		

Zielorientierte palliative Chemotherapie	
Therapieziel	**Therapiebeginn und -dauer**
Lebensverlängerung bei soliden Tumoren mit bestehenden Beschwerden	Rascher Therapiebeginn bei nachgewiesenem Progreß, da das Ansprechen von der Tumormasse abhängig ist. Fortführen bis zum maximalen Ansprechen
Erhalt der Lebensqualität bei langsam wachsenden Tumoren ohne Symptome	Abwartende Haltung bis Symptome auftreten, Therapie dann bis zum Erreichen einer Symptomkontrolle
Vermeiden lebensbedrohlicher Komplikationen	Engmaschige Verlaufskontrollen und sofortiger Therapiebeginn bei Progreß bis zum maximalen Ansprechen
Symptomkontrolle	Sofortiger Beginn bis zum Verschwinden der Symptome

4

Eine palliative Chemotherapie wird weitergeführt
- solange ein Symptomrückgang erkennbar ist
- solange die Tumorrückbildung anhält
- solange die therapiebedingten Belastungen vertretbar sind.

Eine palliative Chemotherapie muß abgebrochen werden
- wenn nach 2 Zyklen kein sichtbarer Therapieeffekt erkennbar ist
- wenn Nebenwirkungen den Therapieeffekt überwiegen
- bei Verschlechterung des Allgemeinzustandes.

Methoden

Grundsätzlich muß die Therapieform gewählt werden, die bei möglichst geringen Nebenwirkungen den maximalen Erfolg verspricht. Eine Erfolgsüberprüfung ist regelmäßig nach einer vorher individuell festgelegten Therapiedauer (z.B. 2 Zyklen, 4 Wochen) notwendig.
- **Systemische Therapie** (Kontinuierlich oder als Intervalltherapie)
  - *Polychemotherapie:* Bei rasch fortschreitender, diffuser Metastasierung eines chemotherapiesensiblen Tumors und geringen Vortherapien zur Behandlung von allgemeinen Beschwerden (Schwäche, Schmerzen, Appetitlosigkeit)
  - *Monotherapie:* Bei diffuser Metastasierung eines chemotherapiesensiblen Tumors und ausgedehnten Vortherapien
- **Regionale Therapie**
  - *Perfusion:* Bei umschriebener Tumorlokalisation mit einheitlichem Gefäßversorgungssystem
  - *Embolisation:* Bei ausgedehntem lokalem Tumorbefall mit gut darstellbarer Gefäßversorgung

- **Lokale Therapie**
  - *Lokal intraarteriell:* Vor allem Lebertumoren, Nierentumoren
  - *Intrakavitär:* Bei Blasentumoren, rasch nachlaufendem malignem Erguß (Aszites, Pleura, Perikard).

Häufig zur palliativen Chemotherapie eingesetzte Substanzen			
Generischer Name	**Handelsname**	**Indikationen**	**Nebenwirkungen**
1. Alkylantien			
Cyclophosphamid	Endoxan®	Mamma-, Bronchial-, Ovarialkarzinom, Sarkome, lymphatische Systemerkrankungen	Übelkeit, Erbrechen, Nephrotoxizität
Melphalan	Alkeran®	Multiples Myelom, Mamma-, Ovarialkarzinom, malignes Melanom	Myelotoxizität, Immunsuppression, Übelkeit, Erbrechen
2. Antimetabolite			
Cytarabin	Alexan®	Hämoblastosen	Übelkeit, Erbrechen (gering)
Fluorouracil	Fluroblastin®	Gastrointestinale Tumoren, Lebermetastasen	Übelkeit, Erbrechen (gering)
Methotrexat	MTX®	Mamma-, HNO-, Chorionkarzinom, NHL, Meningiosis carcinomatosa	Mukositis, Myelosuppression, Nephrotoxizität
3. Vinca-Alkaloide			
Vinblastin	Velbe®	Maligne Lymphome, Sarkome, fast alle soliden Tumoren	Neurotoxizität, Alopezie
Vincristin	Vincristin	Hämoblastosen, fast alle soliden Tumoren	Neurotoxizität, Alopezie

Häufig zur palliativen Chemotherapie eingesetzte Substanzen			
Generischer Name	**Handelsname**	**Indikationen**	**Nebenwirkungen**
4. Antibiotika			
Bleomycin	Bleomycinum Mack	Lymphome, HNO-Tumor, Bronchial-, Zervix-, Hodenkarzinom	Übelkeit, Erbrechen, Fieber, allergische Reaktionen (Anaphylaxie!), mukokutane Reaktionen (sklerodermieähnlich)
Mitomycin	Mitomycin-medac	Blasen-, Bronchial-, Mammakarzinom, gastrointestinale Tumoren	Verzögerte Myelosuppression (> 3 Wochen)
5. Anthrazykline			
Doxorubicin = Adriamycin	Adriblastin®	Leukämien, Lymphome, kleinzelliges Bronchialkarzinom, Mammakarzinom, gastrointestinale Tumoren	Myelosuppression, Übelkeit, Erbrechen, Alopezie, Kardiotoxizität (dosislimitierend)
6. Andere Zytostatika			
Cisplatin	Platinex®	Sarkome, gastrointestinale Tumoren, Hodentumoren	Nephro-, Neuro-, Ototoxizität, Myelosuppression, Übelkeit, Erbrechen (stark), Hepatotoxizität
Mitoxantron	Novantron®	Mammakarzinom, Lymphome, Leukämien, Leberkarzinom, intrakavitäre Chemotherapie	Myelosuppression, Mukositis, Kardiotoxizität
Paclitaxel	Taxol®	Mammakarzinom, nicht-kleinzelliges Bronchialkarzinom	Allergische Reaktionen (Asthma), Myelosuppression

4

4.1.2   Systemische Chemotherapie

Eine systemische Chemotherapie erfolgt in der Palliativsituation als lebensverlängernde bzw. die Lebensqualität verbessernde (symptomorientierte) Maßnahme. Therapieziel und Erwartungen müssen vorab geklärt werden. Die Wahl der Zytostatika (Mono- oder Polychemotherapie) hängt entscheidend von den meist zahlreichen Vortherapien ab. Bei Unklarheiten immer Kontakt mit den vorbehandelnden Einrichtungen aufnehmen (Höchstdosis vieler Zytostatika, kumulative Toxizität, vorbestehende Organtoxizität).

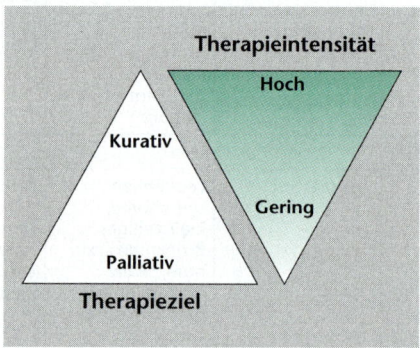

Abb. 4.2:   Zusammenhang zwischen Therapieziel und Therapieintensität [L157]

 Vorsicht

- Therapie nur durch erfahrenen Therapeuten.
- Individuelle Entscheidungen sind immer nötig.

Vor der Therapie
- Klären, welche Toxizität im Hinblick auf Lebensqualität und Lebenserwartung der Patient akzeptieren kann (vollständige, offene und schonungsvolle Aufklärung)
- Exakte Ursachenklärung vor einer symptomorientierten Therapie
- Wahl des Zytostatikums je nach Vortherapien und zu erwartendem Ansprechen des Tumors (kumulative Maximaldosen beachten). Kombinationstherapien können Monotherapien überlegen sein (müssen aber nicht!).

Während der Therapie

- Eine enge Dosis-Wirkungs-Korrelation ist in der palliativen Situation nicht nachgewiesen, deshalb sind Dosiskompromisse zur Reduktion der Nebenwirkungen möglich
- Kompromisse eher in Bezug auf Therapieintervall als auf Dosis
- Therapie über das maximale Ansprechen hinaus ist nicht sinnvoll
- Maximaler Einsatz supportiver Maßnahmen zur Vermeidung von Komplikationen
- Engmaschige Kontrolle von Nebenwirkungen und Therapieerfolg
- Therapieabbruch: bei gravierenden Nebenwirkungen oder Progreß.

Ansprechen auf Chemotherapie	
Potentiell heilbare Tumoren	**Komplette Remission in %**
Hodentumoren	90–95
Chorionkarzinom	80–90
Akute lymphatische Leukämie	80–90
Hodgkin-Lymphome	80–90
Hochmaligne Non-Hodgkin-Lymphome	70–90
Akute myeloische Leukämie	70–90
Kleinzelliges Bronchialkarzinom (limited disease)	60–90
Palliativ lebensverlängernd sinnvoll behandelbare Tumoren	**Ansprechrate in %**
Haarzell-Leukämie	90
Niedrig maligne Non-Hodgkin-Lymphome	90–100
Chronische lymphatische Leukämie	80–100
Prostatakarzinom	70–80
Kleinzelliges Bronchialkarzinom (extended disease)	80
Ovarialkarzinom	60–70
Plasmozytom	60–70
Mammakarzinom	60–70
Osteosarkom	40

4

Ansprechen auf Chemotherapie	
Palliative Chemotherapie zur Verbesserung der Lebensqualität sinnvoll	**Ansprechrate in %**
Plattenepithelkarzinome im HNO-Bereich	20–40
Weichteilsarkome	20–40
Urothelkarzinome	20–40
Magenkarzinome	20–40
Kolorektale Karzinome	20–40
Ösophaguskarzinom	20–40
Nebennierenkarzinom	20–40
Zervixkarzinom	20–40
Palliative Chemotherapie nicht sinnvoll	
Nierenkarzinom	< 5
Primäre ZNS-Tumoren	< 5
Anaplastische Schilddrüsenkarzinome	< 5
Mesotheliom	< 5

4.1.3   Regionale Perfusion

Das tumortragende Organ wird von der zentralen Gefäßversorgung abgeriegelt und in Rezirkulation (Herz-Lungen-Maschine) mit einem Zytostatikum durchspült.

Vorteile
- Steigerung der Konzentration des Zytostatikum möglich (5–10fach)
- Intraarterielle Gabe möglich, führt zu einem höheren zytotoxischen Effekt
- Bessere Bindung des Zytostatikums im Tumor durch erhöhten O_2-Partialdruck
- Geringere Belastung des Organismus
- Elimination der Abbauprodukte durch „Spülen" am Ende der Perfusion möglich.

Nachteile
- Hoher logistischer Aufwand, deshalb nur in einigen Zentren durchführbar, somit meist mit langen Anfahrten und Wartezeiten verbunden
- Nur stationär einsetzbar
- Nur für wenige Tumorarten und Lokalisationen.

Anwendungsgebiete

Wenn eine regionale Chemotherapie sinnvoll und möglich ist, sollte diese der systemischen vorgezogen werden.

- **Extremitäten:** Relativ einfache Methode, oft zusätzlich mit Hyperthermie (steigert die Wirksamkeit des Zytostatikums). Geeignet bei Melanom (Methode der Wahl), inoperablen Weichteiltumoren
- **Leber:** Aufwendige Technik, da großer operativer Eingriff für „Umgehungskreislauf" notwendig. Hyperthermie nicht möglich. Sinnvoll nur bei primären, inoperablen Lebertumoren. Ergebnisse da jedoch vergleichbar mit lokaler intraarterieller Chemotherapie (technisch einfacher, ☞ 4.1.5)
- **Lunge:** Bisher nur experimentell, z. T. aber mit gutem Erfolg
- **Becken:** Seltene Indikation bei inoperablen Rektumkarzinomen, Harnblasentumoren oder Malignomen des weiblichen Genitale. Großer operativer Aufwand (Kanülieren der Aorta abdominalis und V. cava inf. proximal der Bifurkation bei gleichzeitiger Blutsperre in den Beinen)
- **Kopf-Halsbereich:** Selten bei inoperablen Tumoren durch Perfusion über A. carotis externa (Hals-Gesichtregion) oder A. carotis interna (ZNS).

4.1.4 Chemoembolisation

Embolisation der tumorversorgenden Gefäße, evtl. kombiniert mit vorheriger Injektion von Zytostatika.

Vorteile

- Symptomkontrolle mit relativ geringer systemischer Wirkung möglich
- Wenig invasiv (radiologisch interventionell)
- Auch möglich bei akuter Tumorblutung.

Nachteile

- Methode mit relativ hohem logistischen Aufwand
- Muß immer unter aseptischen Bedingungen und mit Möglichkeit der Durchleuchtung geplant werden.

Leber

Die genaue Kenntnis des arteriellen Versorgungstyp und des Portalkreislaufs ist notwendig (intraarterielle DSA). Anwendung verschiedener Substanzen (Gelatine, Kunststoff, Metall, polymerisierender Gewebekleber u. a.), je nachdem, ob die Embolisation peripherer oder zentraler Gefäße gewünscht wird. Sondieren der Lebergefäße über die Leiste, ggf. unter Antibioseschutz. Alternativ kann ein arterielles Portsystem implantiert werden. Bei Metastasen-Operationen kann prophylaktisch ein Port implantiert werden.

Ein lebensverlängernder Effekt durch Chemoembolisation von Lebertumoren ist nicht gesichert.

Indikation
- Inoperable Lebertumoren (primär oder Metastasen), bestes Ansprechen bei endokrin aktiven Tumoren
- Leberkapselschmerz
- Intraabdominelle Blutung
- AV-Shunt oder arteriobiliäre Fistel
- Präoperativ vor Tumorresektion
- Postoperativ bei Resttumor oder Rezidiv
- Vor Chemoperfusion, um gesundes Gewebe zu schützen
- Bei (iatrogenen) Aneurysmen oder Fisteln
- Bei hohem Shuntvolumen oder beginnender portaler Hypertension.

Kontraindikation
- Reduzierter AZ
- Bekannte Metastasen (vor allem ZNS, Lunge)
- Portalvenenverschluß
- Leberzirrhose
- Cholestase
- Tumorausdehnung > 75 % des Lebervolumens
- Nach portokavalem Shunt.

Nebenwirkungen und Komplikationen
- An der Punktionsstelle: Hämatom, Aneurysma, Dissektion, Infektion
- Leberfunktionsstörung
- Cholezystitis, Leberabszeß, Leberinfarkt
- Schädigung anderer Organe: Pankreatitis, Milzinfarkt, ischämische Kolitis, Enzephalopathie
- Gastroduodenale Ulzera, Enteritiden
- Arteriitis, Thrombosen
- Postembolisationssyndrom: Oberbauchschmerzen, Temperaturanstieg, Übelkeit, Erbrechen, pleuraler Reizerguß, Elektrolytstörung.

Niere

Besondere Gefäßanatomie und hohes Behandlungsrisiko (bis 10 % ernsthafte Komplikationen) beachten. Vorher Kontrolle der zweiten Niere (Clearance) und der abdominellen Gefäßsituation. Verschiedene Substanzen (Histacryl, Alkohol, Spiralen u.a.) werden durch selektive Sondierung der Nierenarterie unter

Okklusionsbedingungen nach Vorinjektion einer 40 %igen Glukoselösung appliziert. Wenn möglich, sollte sich 12-48 Stunden später die Nephrektomie anschließen.

Eine Verlängerung der Überlebenszeit ist fraglich, am ehesten bei Patienten mit großen Tumoren oder mit ausgeprägter Hämaturie.

Indikation
- Hämaturie
- Schmerzen
- Rasches Tumorwachstum
- Endokrine Aktivität
- Präoperativ bei großen Tumoren
- Tumorzapfen in V. renalis oder V. cava inf.
- Inoperabilität aufgrund von Begleiterkrankungen.

Kontraindikation
- Bekannte fortgeschrittene Metastasierung
- Pyurie
- Gefäßanomalien, die ein Sondieren unmöglich machen.

Komplikationen
- Abschwemmen von Embolisat
- Herz-Kreislauf-Reaktionen (Rechtsherzbelastung)
- Infektionen und Sepsis
- Thrombosen und Embolien (Mesenterialarterien, Lunge)
- Akutes Nierenversagen
- Spinalis-anterior-Syndrom
- Hautnekrosen.

Kopf-Hals-Bereich

Nur in seltenen Fällen präoperativ oder palliativ sinnvoll. Großer apparativer Aufwand und hohe Gefährdung der Hirnnerven. Am ehesten bei Meningeomen, Glomustumoren und Blutung aus inoperablem Oropharynxkarzinom. Nur in spezialisierten Einrichtungen.

Eine Lebensverlängerung ist nicht gesichert.

Beckenbereich

Relativ geringe Invasivität. Gefahr des Refluxes des Embolisats in die Beine. Am ehesten bei lebensbedrohlichen Blutungen aus inoperablen Tumoren (Blase, Prostata, gynäkologisch, Rektum, Weichteile, Sarkome) oder bei Schmerzen durch ausgedehnte Knochenmetastasen im Beckenbereich.

Lunge

Vor allem bei rezidivierenden, lebensbedrohlichen Hämoptysen aus inoperablen Tumoren (primär oder sekundär). Vorbereitend Bronchialarteriographie (Herz-Kreislauf-belastend) erforderlich.

4.1.5   Lokale Chemotherapie

Wird überwiegend bei Lebermetastasen durch kolorektale Tumoren angewendet. Operative Implantation einer arteriellen Pumpe, über die kontinuierlich ein Zytostatikum (meist 5-FU) gegeben wird. Ein Ansprechen ist auch dann zu erwarten, wenn unter vorausgegangener systemischer Therapie ein Progreß stattfand. Systemische und kumulative Toxizität beachten. *Nebenwirkungen* (Hepatitis, Cholangitis, Katheterinfekt, Dislokation) können limitierend sein.

Eine Verlängerung der progreßfreien Lebenszeit ist gesichert, allerdings ohne Verlängerung der Überlebenszeit. Ein Benefit ist nicht gesichert (Beeinträchtigung der Lebensqualität).

Kontraindikation
- Karnofsky-Index < 70 (☞ 4.1.1)
- Tumorbefall > 75 % des Lebervolumens
- Bekannte Metastasen in anderen Organen.

Bereits bei der ersten (kurativen oder palliativen) Resektion einer Lebermetastase an die Pumpenimplantation denken. Erspart Zweitoperation bei Rezidiv oder Progreß.

4.1.6 Intrakavitäre Chemotherapie

Intrakavitäre Gabe von Zytostatika bei rezidivierenden Ergüssen (Aszites, Pleura, Perikard).

Aszites

Sinnvoll bei rezidivierendem Aszites (☞ 10.12) und aszitesbedingten Beschwerden. Vor allem bei Ovarialkarzinom, Mammakarzinom, Magenkarzinom und kolorektalen Karzinomen. Geringe systemische Wirkung. Ansprechraten mit Sistieren des Aszites in 50–90 % in Abhängigkeit von der Grunderkrankung. Die Wahl des Zytostatikums richtet sich nach der Grunderkrankung und den Vortherapien.

- Mitomycin C, Fluorouracil: Gastrointestinale Tumoren
- Bleomycin: Urogenitale Tumoren (Hodentumor)
- Mitoxantron: Mammakarzinom, Ovarialkarzinom, Gastrointestinale Tumoren
- Cisplatin, Carboplatin: Ovarialkarzinom.

Intraperitoneale Chemotherapie		
Substanz	**Dosierung**	**Intervall**
Bleomycin	30–90 U	3–4 Wochen
Carboplatin	250–300 mg/m^2	3–4 Wochen
Cisplatin	60–100 mg/m^2	3–4 Wochen
Cytarabin	50 mg/m^2	1–2 Wochen
Fluorouracil	2–3 g	3–4 Wochen
Methotraxat	5–15 mg	3–4 Wochen
Mitoxantron	15–30 mg/m^2	3–4 Wochen
Mitomycin C	10 mg/m^2	2–3 Wochen
Interferon α2	2–50 Mio IE	1–3 mal/Woche über 3 Monate

Bei eingeschränkter Nieren- oder Leberfunktion Dosis reduzieren (50 %) und Intervall verlängern (nach Klinik).

Durchführung der Zytostatikatherapie

- Sicherung der Diagnose „maligner Aszites" (Zytologie), falls nicht schon bekannt
- Vollständige Drainage des Aszites (☞ 3.3.1)
- Bei eiweißreichem Aszites Spülung des Peritonealraumes mit körperwarmer Infusionslösung zur Minimierung unspezifischer Eiweißbindung des Zytostatikums (v.a. Mitoxantron)
- Applikation des Zytostatikums in ca. 500–1000 ml körperwarmer Infusionsflüssigkeit (z.B. NaCl)
- Abpunktieren des Restaszites nach 12–24 h. *Cave:* Mit Zytostatikamüll entsorgen, enthält bis zu 80% der gegebenen Substanzmenge
- Bei nachlaufendem Erguß (> 1000 ml in 3 Tagen) ggf. wiederholen (Intervall beachten)
- Ggf. Schmerzprophylaxe mit nichtsteroidalen Antiphlogistika (z.B. Paracetamol 500 mg p.o. oder Metamizol 500 mg s.c.).

Nebenwirkungen

- Spezifische Nebenwirkungen des Zytostatikums (jedoch geringer als bei systemischer Gabe). Am besten verträglich ist Mitoxantron.
  - Cisplatin: Hohe Resorptionsrate, viele systemische Nebenwirkungen (Myelosupression, Ototoxizität, Nephrotoxizität, Neurotoxizität, Übelkeit, Erbrechen). *Cave:* Nur in speziell erfahrenen Zentren einsetzen
  - Mitomycin C: Myelosuppression (anhaltende Thrombopenien)
  - Bleomycin: Fieber, Schmerzen, Übelkeit
- Chemische Peritonitis (v.a. bei Fluorouracil, in Abhängigkeit von der Verweildauer des Zytostatikums)
- Bakterielle Peritonitis
- Lokale Reizung an der Einstichstelle.

Andere Methoden

- **Interferon**
  - *Ind:* Vor allem Mammakarzinom, Ovarialkarzinom, gastrointestinale Karzinome
  - *Ansprechen:* Nach mehrfacher Gabe von 20 Mio IE Interferon α2 40–90%
  - *NW:* Fieber, Schwächegefühl, Schmerzen, Übelkeit
  - *Problem:* Sehr hohe Kosten und hoher Aufwand durch häufige Gaben.
- **Radioaktive Isotope:** Wurden früher häufig gegeben. Heute wieder experimentell in einzelnen nuklearmedizinischen Zentren mit spezifischen Antikörpern. Keine routinemäßige Anwendung.

Pleuraerguß

Sinnvoll bei rezidivierendem Erguß mit Dyspnoe. Vor allem bei Mammakarzinom und gastrointestinalen Tumoren. Vor der Zytostatikagabe sollte ein Pleuro-
deseversuch mit Tetrazyklin oder Fibrin erfolgen (Erfolgsrate bis zu 70 %).

Zytostatika-Dosierungen für intrapleurale Therapie	
Bleomycin	15–30 mg
Fluorouracil	1–3 g
Methotrexat	50–200 mg
Mitoxantron	10–20 mg
Thiotepa	30–45 mg

4

Durchführung
- Sicherung der Diagnose „maligner Pleuraerguß" (Zytologie), falls nicht schon bekannt
- Vollständige Drainage (Saugdrainage über 3 Tage bzw. bis < 200 ml pro Tag Fördermenge; ☞ 3.3.2)
- Applikation des Zytostatikums in ca. 100 ml körperwarmer Infusionsflüssig-keit (z. B. NaCl)
- Für 24 h belassen
- Erneute Saugdrainage über 24 h. Bei Erguß > 200 ml über 24 h ggf. wiederholen.

Perikarderguß

Sinnvoll bei rasch nachlaufendem malignen Erguß mit Beschwerden (meist ab
100 ml). Bei 10 % der Patienten mit Malignom im Verlauf zu beobachten, vor
allem bei soliden Tumoren von Brust, Lunge und Ovar, Hodgkin- und Non-
Hodgkin-Lymphomen. Prognostisch ungünstiges Symptom (mittlere Überlebenszeit 2 Monate).

- Keine Therapie bei asymptomatischem Erguß
- Einmalige Punktion ohne Instillationstherapie führt oft zu langanhaltenden Ergußkontrollen.

Durchführung

- Sicherung der Diagnose „maligner Perikarderguß" (Zytologie), falls nicht schon bekannt
- Bei Rezidiv vollständige Ergußentleerung (Katheterdrainage; ☞ 3.3.4)
- Begleittherapie antipyretisch (z. B. Paracetamol 0,5 g), ggf. Antiemese (☞ 10.9)
- Applikation des Zytostatikums in möglichst geringen Volumina (z. B. 20 ml NaCl)
- Bei persistierender Ergußbildung > 25 ml tägl. erneute Ergußentleerung und Zytostatikagabe (*cave* systemische Wirkung)
- Entfernen des Katheters bei Sistieren des Ergußes (Erfolgsrate mit Zytostatikakombinationen ca. 80 %).

Geeignete Medikamente

- Bleomycin: initial 30 mg/20 ml, ggf. bis zu 3 mal 15 mg/20 ml/Tag
- Carboplatin: 150 mg/15 ml, bis zu 4 mal wiederholen
- Cisplatin: 10 mg/20 ml bis zu 4 mal wiederholen (Antiemese ☞ 10.9)
- Mitoxantron: 5 mg/20 ml bis zu 2 mal wiederholen
- Fluorouracil: 500 mg/20 ml bis zu 3 mal wiederholen
- Thiotepa: 15 mg/20 ml bis zu 2 mal wiederholen (Antiemese ☞ 10.9)
- Doxycyclin: 300 mg/20 ml bis zu 2 mal wiederholen (Analgesie mit Lidocain 20–30 mg intraperikardial voraus).

Meningiosis carcinomatosa

Ein intrathekale Therapie ist sinnvoll bei gesicherter Meningiosis, vor allem bei hämatologischen Malignomen, Mammakarzinom und kleinzelligem Bronchialkarzinom. Geringe Volumina dosislimitierend. Kaum systemische Wirkung. Postpunktionssyndrom relativ häufig (Kopfschmerz, Übelkeit, Erbrechen, Müdigkeit) bei zu kurzer Liegezeit nach der Punktion (☞ 3.3.3)
Geeignete Pharmaka: Cytosin-Arabinosid, Methotrexat, Thiotepa, Dexamethason.

Durchführung

- Lumbalpunktion (☞ 3.3.3)
- Ablassen von ca. 10 ml Liquor
- Instillation der Zytostatika (zur Reduktion der Nebenwirkungen immer mit Dexamethason 4 mg), z. B.
  - Methotrexat (MTX®) 10 mg/m^2 alle 2-3 Tage bis zum Abklingen der Symptome, wöchentlich bis Normalisierung der Zellzahl, monatlich bis 1 Jahr
  - Cytosin-Arabinosid (Alexan®) 25 mg/m^2 monatlich bis 1 Jahr (evtl. mit Methotrexat kombinieren)
- Ggf. nach 2–3 Tagen wiederholen
- Ggf. in Kombination mit einer Bestrahlung der Meningen und des Rückenmarks (vor allem bei Hämoblastosen).

4.1.7 Hormontherapie

Bei hormonsensiblen Tumoren ist primär immer eine Hormontherapie indiziert. Bei progredientem Tumorwachstum kann oft zumindest eine Wachstumsverzögerung oder ein Wachstumsstillstand erreicht werden.

Hormonsensible Tumoren sind: Mammakarzinom, Prostatakarzinom, Enddometriumkarzinom, Ovarialkarzinom, Nierenzellkarzinom (geringfügiges Ansprechen), Lymphome (Glukokortikoide).

Eine Steroidtherapie kann unabhängig von der Hormonsensibilität des Tumors zur Symptomkontrolle (Antiemese ☞ 10.9, Schmerztherapie ☞ Kap. 8, Atemnot ☞ 9.1 u. a.) hilfreich sein.

4

Hormontherapie bei hormonsensiblen Tumoren		
Prinzip	**Hormon/Methode**	**Tumorlokalisation**
Additiv	Östrogene (z.B. Östradiol)	Prostata
	Androgene (z.B. Testolacton)	Mamma
	Gestagene (z.B. Medroxy-progesteronacetat [MPA])	Mamma, Endometrium, Ovar, Niere
	Kortikoide (z.B. Dexamethason, Prednison)	Lymphome, Plasmozytom
Ablativ	Ovarektomie	Mamma
	Orchiektomie	Prostata
	Radiomenolyse	Mamma
	Antiöstrogene (z.B. Tamoxifen)	Mamma, Endometrium, Niere, fraglich Ovar
	Aromatasehemmer (z.B. Aminoglutethimid)	Mamma, Nebennierenrinde
	Antiandrogene (z.B. Cyproteronacetat, Flutamid)	Prostata
	LH-RH-Analoga (z.B. Buserelin, Goserelin)	Mamma, Prostata

Wirkprinzip

- Rezeptorvermittelt: Differenzierung und Ausreifung des Tumors werden direkt gehemmt
- Rezeptorunabhängig: Ausnutzen der antimitotischen und direkt zytotoxischen Wirkung einiger Hormone, vor allem Glukokortikoide (z.B. Lymphomtherapie)

- Alle Hormone, Hormonanaloga und -antagonisten haben zusätzlich eine direkte antiproliferative Wirkung auf hormonsensible Tumoren.

Die Wirkung aller Hormone setzt verzögert ein, eine Erfolgsbeurteilung ist erst nach 6–10 Wochen sinnvoll.

Die am meisten verwendeten Hormone sind Glukokortikoide, die wegen ihres günstigen Effektes auf Begleitentzündung, Hyperkalzämie und Skelettmetastasen auch bei hormonunsensiblen Tumoren eingesetzt werden können. Gestagene können zusätzlich zur Appetitsteigerung bei Tumorkachexie (☞ 10.1) führen.

Hormonpräparate und Dosierung zur palliativen Tumortherapie		
Stoffgruppe	**Medikament**	**Dosierung (Richtwerte)**
Östrogene	Estradiolvalerat (z.B. Progynon-Depot®)	80 mg alle 2 Wochen i.m.
	Diethyl-Stilbestrol-Phosphat (z.B. Honvan®)	360–480 mg 8-stdl. p.o.
Androgene	Testosteronpropionat (z.B. Testoviron®)	100 mg 3 mal oder 250 mg 1 mal pro Woche i.m.
	Testolacton (z.B. Fludestrin®)	100 mg 3 mal oder 250 mg 1 mal pro Woche i.m.
Gestagene	Medroxyprogesteron (z.B. Farlutal®, Clinovir®)	200–600 mg tägl. p.o.
	Megestrolacetat (z.B. Megestat®)	40–320 mg tägl. p.o.
Kortikoide	Prednison und Derivate (Wirkstoffäquivalenzen beachten)	10–100 mg tägl. p.o.
Antiöstrogene	Tamoxifen (z.B. Nolvadex® u.v.a.)	20–40 mg tägl. p.o.
Aromatasehemmer	Aminoglutethimid (z.B. Orimeten®)	250 mg 12–6-stdl. p.o.
Antiandrogene	Cyproteronacetat (z.B. Androcur®)	200–300 mg tägl. p.o.
	Flutamid (z.B. Fugerel®)	250 mg 8-stdl. p.o.
LH-RH-Analoga	Buserelin (z.B. Suprefact®)	0,5 mg 8-stdl. s.c. oder 1,3 mg tägl. nasal (Spray)
	Goserelinacetat (z.B. Zoladex®)	3,6 mg s.c. alle 28 Tage

Darreichungsformen und Applikationswege verschiedener Präparate beachten. Depotpräparate sind von verschiedenen Stoffgruppen (Gestagene, Östrogene, Androgene) entwickelt worden und können für einige Patienten sinnvoll sein.

Nebenwirkungen

Die Nebenwirkungen einer Hormontherapie entsprechen der physiologischen Wirkung des Hormons bzw. dem „Mangelbild" des gehemmten Hormons. Sie sind i.d.R. geringer als bei einer Chemotherapie bei gleichzeitig oft geringerer Wirksamkeit. Dennoch ist eine Hormontherapie bei jedem hormonsensiblen Tumor zu erwägen, da oft längerfristig gute Ergebnisse erzielt werden.

- Androgene: Virilisierung, Libidosteigerung, Haarausfall, Akne
- Östrogene/Gestagene: Feminisierung, Ödeme, kardiovaskuläre Probleme
- LH-RH-Analoga: „Wechseljahrbeschwerden" (Kopfschmerzen, Hitzewallungen)
- Aromatasehemmer: Müdigkeit, Exantheme.

4

4.2 Strahlentherapie

Die meisten Tumoren (ca. 80%) zeigen in der palliativen Situation ein Ansprechen auf Strahlen, so daß eine gute bis ausreichende lokale Symptomkontrolle, evtl. in Kombination mit anderen Therapieformen erreicht werden kann. Im palliativtherapeutischen Konzept sollte daher früh an die Möglichkeit einer Bestrahlung gedacht werden.

In den meisten Bestrahlungszentren sind Wartezeiten von 3-4 Wochen die Regel.

4.2.1 Wirkweise der Strahlentherapie

Durch ionisierende Strahlen werden Tumorzellen und umliegendes gesundes Gewebe zerstört. Ziel ist, sämtliche Tumorzellen zu zerstören (kuratives Therapieziel) bzw. die Tumormasse zu reduzieren (neoadjuvantes und palliatives Therapieziel). Gesunde Zellen haben eine bessere Fähigkeit, sich von der Bestrahlung zu erholen als Tumorzellen. Der Zelltod der bestrahlten Zellen tritt mehr oder weniger lange nach der Bestrahlung ein, die Zellen sind oft noch einige Zeit teilungsfähig. Der klinische Behandlungserfolg kann jedoch bereits nach einer oder wenigen Bestrahlungen erkennbar sein (z.B. eine Größenreduktion bei Kompressionssymptomatik).

Faktoren, die die Bestrahlungsdosis beeinflussen
- Tumorgröße und Lokalisation
- Histologie
- Zeitliche Dosisverteilung (Fraktionierung)
- Sauerstoffversorgung bzw. Durchblutung des Tumors.

Arten der Bestrahlung
- Hochvolttherapiegerät (Linearbeschleuniger oder ^{60}Co-Telecurietherapiegerät)
- Brachytherapie („Afterloading", meist Radiumeinlagen in tumortragende Organe, z.B. vaginal, rektal)
- Interstitielle Applikation radioaktiver Nuklide (z.B. Schilddrüse)
- Instillation radioaktiver Substanzen intrakavitär (z.B. Blase).

Neue Möglichkeiten
- **Neutronen:** Wegen der größeren biologischen Wirksamkeit vor allem bei langsam wachsenden Tumoren
- **Protonen:** Ermöglichen hohe Strahlendosen exakt lokalisiert im Tumor (z.B. rückenmarksnahe Tumoren)
- **Hyperthermie:** Regionale Überwärmung der Tumors (Mikrowellen, Ultraschall) erhöht die Strahlensensibilität. Meist in Verbindung mit Brachytherapie (z.B. Tumoren im Becken, HNO-Bereich, Mammakarzinom, Malignes Melanom)
- **Radio-Chemotherapie:** Bestimmte Zytostatika (Fluorouracil, Cisplatin, Doxorubicin) erhöhen die Strahlensensibilität (z.B. Tumoren des Magen-Darm-Trakts, im HNO-Bereich und der Blase).

Fraktionierung

Durch die zeitliche Dosisverteilung (Fraktionierung) können bessere Erfolge bei geringeren Nebenwirkungen erreicht werden. Gleichzeitig bedeutet fraktioniertes Bestrahlen für den Patienten eine große Belastung.
- Meist mehrwöchige Behandlungsdauer
- Tägliche Fahrten zum Therapieort
- Häufiges Umlagern auf dem Behandlungstisch.

Die Vorteile einer Fraktionierung müssen also sorgfältig gegen die Nachteile abgewogen werden. Grundlage der besseren biologischen Wirksamkeit einer fraktionierten Bestrahlung sind vier Prinzipien:
- **Reparatur** und **Erholung** einer Zelle: Durch Fraktionierung kann das gesunde Gewebe sich besser erholen. Der biologische Effekt im gesunden Gewebe wird kleiner. Die Reparaturmechanismen im Tumorgewebe können durch Hyperthermie oder gleichzeitige Chemotherapie vermindert werden
- **Repopulierung:** Nach einer anfänglichen Hemmung der Proliferation der Tumorzellen kommt es zu einer Stimulation der Zellerneuerung. Daher muß nach ca. 3 Wochen eine erneute Bestrahlung stattfinden. Unterbrechung einer

laufenden Bestrahlung kann sogar zu einem erneuten Wachstumsschub des Tumors führen

- **Reoxygenierung**: Je größer ein Tumor ist und je schlechter durchblutet, desto mehr „hypoxische" Zellen gibt es in seinem Zentrum. Diese hypoxischen Zellen sind strahlenresistenter. Durch fraktioniertes Bestrahlen nimmt die Tumorgröße und damit der Abstand der hypoxischen Zellen zu den Kapillaren ab. Die hypoxischen Zellen werden besser durchblutet (reoxygenisiert) und damit strahlenempfindlicher. Zusätzlich machen Hyperthermie, Neutronenstrahlen und bestimmte Substanzen hypoxische Zellen strahlensensibler
- **Redistribution**: Während der fraktionierten Bestrahlung werden die Zellen zerstört, die sich in einer strahlensensiblen Phase des Zellzyklus befinden. Unmittelbar nach der Bestrahlung sind die meisten Zellen in einer strahlenunempfindlichen Ruhephase. Einige Zeit danach sind dagegen weit mehr Zellen in einer strahlensensiblen Teilungsphase, so daß eine verzögerte Fraktionierung besonders wirkungsvoll sein kann.

4.2.2 Therapieplanung/Indikation

Ausgangssituation

Wenn eine palliative Strahlentherapie in Erwägung gezogen wird, sind meist ausgiebige zytostatische Therapien und/oder multiple Operationen, gelegentlich auch bereits Bestrahlungen vorausgegangen. Dies kann limitierend für eine erstmalige oder weitere Strahlentherapie sein, da die (kumulative) Organtoxizität überschritten wird.

Im Gesamtkonzept einer palliativen Tumortherapie sollte die Strahlentherapie so früh wie möglich geplant werden, da dann Faktoren wie schlechter Allgemeinzustand, Bettlägrigkeit u. a. weniger limitierend sind.

Es ist Aufgabe des behandelnden Onkologen, frühzeitig interdisziplinär Absprache mit den Strahlentherapeuten zu treffen, um eine rechtzeitige Indikationsstellung zu gewährleisten.

Vor der Therapieplanung

Ehe dem Patienten die Möglichkeit einer Strahlentherapie angeboten wird, muß die Machbarkeit geklärt werden. Vor allem durch eine Vorschädigung bzw. Reduktion des Knochenmarks (Chemotherapie, Tumorbefall, Operationen) ist die Strahlentherapie an sich bzw. die Ausdehnung des Bestrahlungsvolumens begrenzt.

Die Möglichkeiten der palliativen Strahlentherapie werden vom Patients und seinen Angehörigen (und manchem Arzt) eher überschätzt, die Nebenwirkungen eher unterschätzt.

- Kapazitäten der nächstliegenden Bestrahlungszentren erfragen
- Behandlungsziel festlegen und mit Patient und Angehörigen abklären, ob und wenn ja wie dies durch Strahlentherapie erreichbar ist
- Bei solitären Metastasen erneute Diagnosesicherung, ggf. Restaging (Zweittumoren, operative Therapie)
- Kritische Toleranzgrenzen für verschiedene Organe in Bezug auf therapiebedingte Vorschädigungen überprüfen
- Allgemein- und Ernährungszustand des Patienten berücksichtigen (Karnofsky-Index > 50, ☞ 4.1.1)
- Prognosefaktoren beachten.

 Ungünstige prognostische Parameter für eine Strahlentherapie

- Multiple (> 4) Metastasen in einem oder mehreren Organen
- Bettlägrigkeit
- Anämie
- Hyperkalzämie

Indikation

Die Indikation zur palliativen Strahlentherapie muß sorgfältig gestellt werden. Wenn eine Strahlentherapie indiziert ist, sollte innerhalb möglichst kurzer Zeit mit der Therapie begonnen werden. Die Strahlensensibilität des Primärtumors spielt zwar eine wichtige Rolle bei der Entscheidung zur palliativen, symptomorientierten Bestrahlung. Wesentlicher sind jedoch Lokalisation und Art der Beschwerden.

Allgemeine Kontraindikationen für eine palliative Strahlentherapie

- Eine ausreichende Symptomkontrolle ist ohne Strahlentherapie möglich
- Wiederauftreten von Beschwerden im vorbestrahlten Gebiet innerhalb kurzer Zeit (< 3 Monate)
- Sterbender Patient (wahrscheinliche verbleibende Lebenszeit < 3 Monate).

Strahlensensibilität verschiedener Tumoren	
Strahlensensibilität	**Tumorart**
Hoch	Leukämien
	Chorionkarzinom
	Lymphome
	Seminom
	Embryonale Tumoren
	Hypernephrom
	Kleinzelliges Bronchialkarzinom
Mittel	Plattenepithelkarzinome
	Glioblastome
	Osteosarkom
	Adenokarzinom
	Teratokarzinome
Gering	Ausgereifte Sarkome
	Malignes Melanom
	Benigne Tumoren

Häufige Indikationen zur palliativen Strahlentherapie

- Schmerzen durch Knochen- oder Weichteilmetastasen (☞ 4.2.2, 7.1)
- Schmerzen durch (drohende) Spontanfraktur
- Atemnot, Druckgefühl, Herzversagen durch (drohende) Einflußstauung (☞ 4.2.3, 7.5)
- Schmerzen und Funktionsverlust durch (drohenden) Querschnitt (☞ 4.2.4, 7.8)
- Bewußtseinseintrübung, Übelkeit, Erbrechen durch Hirndruck (☞ 13.4)
- Sehstörungen durch Exophthalmus
- Neurologische Symptomatik durch Kompression
- Hämoptoe, Hämatemesis (☞ 10.10)
- Kompression oder drohender Verschluß von Hohlorganen (☞ 10.15)
- Drohende Exulzeration von Hauttumoren (☞ 12.3)
- Blutung vaginal, intestinal (☞ 11.7)
- Druckgefühl durch „Raumforderung".

Keine Indikationen sind Peritonealkarzinose, Aszites, Pleurakarzinose, Wandinfiltrationen von Hohlorganen (Fistelgefahr).

Faktoren, die die Indikation zur palliativen Strahlentherapie beeinflussen

- Tumorart
- Allgemeinzustand
- Art und Ausmaß der Vortherapien
- Erwartete Überlebenszeit
- Erwarteter Zeitpunkt des Wirkeintritts
- Erwartete Nebenwirkung
- Häufigkeit der Behandlungen
- Transportweg.

Nebenwirkungen

Ausmaß und Art der Nebenwirkungen sind abhängig von der Gesamtdosis, der Fraktionierung (Höhe und zeitlicher Abstand der Einzeldosen, Gesamtdauer der Behandlung), dem Bestrahlungsvolumen und den Vortherapien.

Die meisten akuten Nebenwirkungen sind reversibel, können aber durch Zweiterkrankungen (z. B. Infektion) länger andauern bzw. wieder aufflammen. Ausmaß und Schwere der Spätfolgen sind unabhängig von den akuten Nebenwirkungen.

- **Akut** (bis 6 Monate nach Therapie): Enteritis, Zystitis, Mukositis, Übelkeit, Durchfall, Pollakisurie, Dysurie
- **Subakut** (bis 1 Jahr nach Therapie): Rezidiv akuter Nebenwirkungen
- **Spät:** Fibrosen (Haut, Lunge, Gefäße), Zweitkarzinome
- **Bei großen Bestrahlungsfeldern:** Anämie, Knochenmarksdepression, Tumorlysesyndrom.

Bei massivem Befall durch einen strahlensensiblen Tumor rechtzeitig an Tumorlysesyndrom mit Hyperurikämie, Hyperkaliämie und Hyperphosphatämie denken.

Vermindern von Nebenwirkungen

Palliative Bestrahlung hat nicht primär die komplette Zerstörung des Tumor als Ziel. Daher können gegenüber einer kurativen fraktionierten Strahlentherapie Kompromisse eingegangen werden, die die Nebenwirkungen vermindern.

- Berücksichtigen der höheren biologischen Wirksamkeit größerer täglicher Einzelfraktionen (12 mal 3 Gy entspricht 23 mal 2 Gy) und deshalb hohe tägliche Einzeldosen bis zur einmaligen hochdosierten Bestrahlung zur Verkürzung der Therapiezeit
- Erstellen eines computerisierten Bestrahlungsplans, um unnötige Nebenwirkungen im gesunden Gewebe zu vermeiden
- Berücksichtigen der Daten für vorbestrahlte Regionen (z.B. Wirbelsäule)
- Beachten der Toleranz kritischer Organe wie Gehirn, Rückenmark, Herz, Dünn- und Dickdarm, Leber, Niere, Lunge, Haut unter Berücksichtigung der Toxizität durch Vortherapien
- Frühzeitige symptomatische Therapie zu erwartender Nebenwirkungen, z.B.
  - Prophylaktische Gabe von Steroiden zur Ödemprophylaxe bei ZNS-Bestrahlung (Dexamethason, z.B. Fortecortin® 8 mg alle 8 h p.o. oder s.c.)
  - Antiemese bei Bestrahlung des Gastrointestinaltraktes (z.B. Dexamethason (Fortecortin®) 2–4 mg alle 12 h p.o. oder s.c.)
  - Ausreichend Flüssigkeitsgabe bei raschem Tumorzerfall (strahlensensible Tumoren) zur Prophylaxe des Tumorlysesyndroms.

4.2.3 Indikation: Metastasen

Knochenmetastasen

(☞ 6.2.1). Häufigste Indikation zur palliativen Strahlentherapie (60 %). Führendes Symptom: Schmerzen. Primärtumoren meist Mamma-, Bronchial- oder Prostata-, Nieren-, Schilddrüsen-, Korpuskarzinome.

 Vorsicht

- Keine Strahlentherapie bei asymptomatischen Knochenmetastasen → engmaschige Kontrolle
- In vorbestrahltem Gebiet an Tumornekrose als Schmerzursache denken.

- Erfolgswahrscheinlichkeit am größten bei singulären Knochenmetastasen (osteolytisch oder osteoblastisch) und objektivierbarem Ansprechen auf vorherige medikamentöse Therapie
- Frakturgefährdete Osteolysen (> 50 % der Kortikalis destruiert) evtl. vorher chirurgisch stabilisieren.

Therapieziel und -erfolg
- Schmerzlinderung bzw. -freiheit, Funktionsverbesserung, Erhalt der Mobilität und Stabilität, Pflegeerleichterung, lokaler Tumorwachstumsstillstand
- Symptomkontrolle in 80–85 % erreichbar
- Wirkeintritt frühestens nach 3–7 Tagen, maximal nach 3–6 Wochen.

**Günstige Voraussetzungen für eine erfolgreiche Symptom-
kontrolle durch Strahlentherapie bei ossären Metastasen**
- Patient noch mobil
- Schmerzen umschrieben lokalisierbar
- Metastasen mit bildgebenden Verfahren darstellbar
- Keine Hyperkalzämie
- Keine Anämie
- Keine schwere Kachexie.

Bestrahlungstechnik
- Bestrahlungsvolumen, Gesamtdosis und Einzelfraktionierung nicht standardisiert
- Bei kleinem Bestrahlungsfeld 3 Gy/Tag über 12 Tage (36 Gy Gesamtzielvolu-
  mendosis) sinnvoll (kurze Behandlungszeit)
- Bei großem Bestrahlungsfeld 2 Gy/Tag über 23 Tage (46 Gy Gesamtzielvolu-
  mendosis) notwendig (Vermeiden schwerer Nebenwirkungen)
- Bei diffusen Knochenmetastasen in Ausnahmen durch Halbkörperbestrah-
  lung mit einmaliger Applikation von 6–8 Gy Schmerzlinderung innerhalb
  1–2 Tagen möglich.

Bei Zunahme der Schmerzen unter Bestrahlung an Progreß, pathologische Fraktur oder zu klein gewähltes Bestrahlungsfeld denken.

Hirnmetastasen
(☞ 6.2.5). Primärtumor meist Bronchial-, Mamma-, Nierenkarzinom (20–
30%), Tumoren des Gastrointestinaltraktes, malignes Melanom. In 60–80%
multiple Hirnmetastasen (prognostisch ungünstig). Symptome je nach Lokalisation z.B. neurologische Ausfälle (Sprachstörung, Sehstörungen, Lähmungen),
Krampfanfall, Wesensveränderung, Kopfschmerz, Hirndruck (relativ spät).

Therapieziel und -erfolg
- Unabhängig von der Histologie des Primärtumors in 70–80% gute bis ausrei-
  chende Symptomkontrolle möglich
- Symptombesserung nach 5–7 Tagen
- Durchschnittliche Überlebenszeit nach erfolgreicher Bestrahlung 6 Monate,
  bei partieller Remission 3 Monate unabhängig vom Primärtumor.

Bei diffuser Hirnmetastasierung muß erwogen werden, ob der Tod an den Folgen der Hirnmetastasen nicht weniger qualvoll ist als der an anderen (bereits vorhandenen oder zu erwartenden) Tumormanifestationen.

Bestrahlungstechnik

- Bei singulären Metastasen wenn möglich operative Entfernung, anschließend Bestrahlung oder hochdosierte (20-30 Gy) stereotaktische Bestrahlung (γ-Knife)
- Bei Kleinhirnmetastasen möglichst immer primäre OP (evtl. postoperativ Bestrahlung)
- Immer den gesamten Hirnschädel bestrahlen (Mikrometastasen)
- Immer Hirnödemtherapie mit Dexamethason (16–24 mg/Tag) bei Auftreten von Hirndrucksymptomen bis ca. 2 Wochen nach Abschluß
- Fehlendes Ansprechen auf die Steroidtherapie innerhalb 72 h ist ein prognostisch ungünstiges Zeichen für anschließende Strahlentherapie
- Gesamtdosis 36 Gy (12 mal 3 Gy), evtl. lokal auf 46 Gy aufsättigen.

Orbita- und Aderhautmetastasen

Primärtumor am häufigsten Mammakarzinom, Bronchialkarzinom.

 Vorsicht

Kontralaterale Orbita in ca. 30% mitbefallen → engmaschige Kontrolle

- **Symptome:** Schmerzhafter Exophthalmus und Doppelbilder bei unveränderter Sehschärfe bei retrobulbären Metastasen, Rückgang der Sehschärfe bei Retinametastasen
- *Cave:* Gefahr der Linsentrübung und Schädigung der Tränendrüse durch Strahlentherapie, Keratokonjunktivitis
- Niedere Gesamtdosen (max. 36 Gy) ausreichend
- Ansprechrate 60–90%.

Lebermetastasen

(☞ 6.7). Indikation bei multiplen, inoperablen Lebermetastasen mit Kapselspannungsschmerz zur Symptomkontrolle in Verbindung mit medikamentöser Schmerztherapie.

- **Symptome:** Schmerzen (Kapselspannung), Gallenabflußstörungen (bei Lokalisation im Leberpfortenbereich), Leberfunktionsstörung (wenn > 80% des Leberparenchyms zerstört sind)

- Meist gutes Ansprechen (ca. 70 %) unabhängig vom Primärtumor, durchschnittliche Überlebenszeit nach Erreichen einer Remission 9 Monate (unabhängig vom Primärtumor).
- Einzeldosis 1,8 Gy bis zu einer Gesamtdosis von 27 Gy, lokal bis 36 Gy
- Bei Gastrointestinaltumoren durch simultane Radio-Chemotherapie mit 5-FU höhere Ansprechraten.

Lungenmetastasen

(☞ 6.2.3). Zur Symptomkontrolle bei nicht therapierbarem Reizhusten und diffusen Schmerzen.
- Nur bei inoperablen Metastasen ohne Ansprechen auf Chemotherapie oder bei sehr strahlensensiblen Tumoren (☞ 4.2.2) indiziert
- Ansprechen in 50 % gut, in 25 % nur partielle Remission
- Singuläre Metastasen: Einzeldosis 1,6–1,8 Gy (Gesamt 26–36 Gy)
- Multiple Metastasen: Komplette Bestrahlung der Lunge mit 15–20 Gy (Einzeldosis 1,3–1,6 Gy).

Bei diffuser Metastasierung und Pleuraerguß ist eine Strahlentherapie nicht sinnvoll.

Hautmetastasen und oberflächliche Lymphknotenmetastasen

Primärtumoren am häufigsten Mammakarzinom, Bronchialkarzinom, malignes Melanom, HNO-Tumoren, maligne Lymphome.
- Indikation meist drohende Exulzeration (☞ 12.3) mit Blutung, kosmetischer Beeinträchtigung, Kompression benachbarter Nerven und Gefäße
- In der Regel gutes Ansprechen
- Eventuell Kombination mit lokaler Hyperthermie
- Niedere Gesamtdosis (30 Gy) ausreichend.

4.2.4 Indikation: Drohende Rückenmarkkompression

✓ **Notfallindikation** (☞ 7.8)
- Bei 5–10 % aller Tumorpatienten
- Meist epidurale Raumforderung
- Meist im Rahmen ausgedehnter generalisierter Metastasierung (schlechte Prognose)

Symptome: Neurologische Ausfälle (in Abhängigkeit von der Lokalisation), Schmerzen.

Vorgehen
- Sorgfältige Lokalisation und Diagnostik (CT, Liquor)
- Sofortige prophylaktische antiödematöse Therapie (Dexamethason 60 mg/ Tag)
- Strahlentherapie wenn möglich innerhalb weniger Stunden
  - 2–3 mal 4 Gy tägl., anschließend
  - 1,8–2 Gy tägl. (fraktioniert) bis zur Gesamtdosis von 30–36 Gy
- Initial hohe Strahlendosen erhöhen die Effektivität.

Behandlungserfolg (10–60%) abhängig von vorbestehender neurologischer Symptomatik, Zeitraum der Symptomentstehung und Histologie des Primärtumor.

Prognostisch negativ ist eine länger bestehende (> 12 Stunden) neurologische Symptomatik, tief thorakale Lokalisation und das Einwachsen des Tumors in den Wirbelkörper.

4.2.5 Indikation: Obere Einflußstauung

✓ **Notfallindikation** (☞ 7.5), Therapiebeginn ggf. ohne Histologie
- Ursache meist kleinzelliges Bronchialkarzinom (75%) oder Lymphom (10–20%), selten Schilddrüsenkarzinom, Teratom, Thymom
- Initial hohe Einzeldosen (über 3 Tage 4 Gy), Gesamtdosis vom Primärtumor abhängig
- Begleitend antiödematöse Therapie (Dexamethason 60 mg/Tag) und ggf. Diurese
- Rückgang der Symptome meist nach 3-4 Tagen, Ansprechrate 75% (ohne wesentlichen Effekt auf Überlebenszeit)
- Bestrahlungsfeld regelmäßig dem aktuellen Ausmaß der Raumforderung anpassen (Röntgenkontrolle).

4.2.6 Palliative Strahlentherapie bei spezifischen Tumordiagnosen

Bei den meisten soliden Tumoren ist mit Diagnose des Rezidives keine Möglichkeit der kurativen Therapie mehr gegeben. Eine interdisziplinäre palliative Therapieplanung ist möglichst rasch nach der Diagnose des Rezidives notwendig. Die Strahlentherapie sollte dabei möglichst frühzeitig eingeplant werden, solange der Allgemeinzustand des Patienten noch ausreichend ist und damit genügend Zeit bleibt, einen individuellen Bestrahlungsplan zu erstellen. Dies trifft vor allem für folgende Tumoren zu.

Bronchialkarzinom

- Endobronchiale Läsionen führen zu Atelektase bzw. Dystelektase mit poststenotischer Pneumonie, Dyspnoe, Reizhusten
- Bis 3 cm große Tumoren können in 60 % erfolgreich bestrahlt werden
- Einzeldosis initial 3–4 Gy, dann 2 Gy (Gesamt 36–46 Gy, bei gutem Ansprechen bis max. 60 Gy)
- Bei ausbleibendem Erfolg sind weitere Bestrahlungen nicht sinnvoll.

Ösophaguskarzinom

- Bei inoperablem, fortgeschrittenem Tumor mit Dysphagie ist eine perkutane simultane Radio-Chemotherapie mit 5-FU sinnvoll
- Lokale Dosisaufsättigung mit endoösophagealer Bestrahlung mit wöchentlicher Einzeldosis von 6–7 Gy ist möglich
- Perkutane Einzeldosis 1,8 Gy (Gesamt 50–55 Gy)
- Wiederherstellung der Schluckfähigkeit in 50 % möglich

Frühzeitig an perkutane Gastroenterostomie (PEG) zur Ernährung (☞ 3.1.2) und zur enteralen Medikamentengabe denken.

Magenkarzinom

- Indikation zur Strahlentherapie bei primär inoperablem, blutendem Magenkarzinom und Patient in reduziertem Allgemeinzustand (Karnofsky-Index 50–70 %, ☞ 4.1.1)
- Bei Magenlymphom erreicht alleinige Bestrahlung in 50 % komplette Remissionen
- Symptomkontrolle und Tumorreduktion in ca. 50 % erfolgreich
- Einzeldosis 1,8–2 Gy (Gesamt 46–50 Gy).

Pankreaskarzinom

- Postoperative Bestrahlung bei inkomplett reseziertem Tumor zur Symptomkontrolle und Remissionsverlängerung sinnvoll
- Meist Radio-Chemotherapie mit 5-FU
- Gesamtdosis 46–60 Gy bei ausreichend großem Bestrahlungsfeld (regionale Lymphknoten)
- Intraoperative Einzelbestrahlung mit 15–20 Gy kann zu Langzeiterfolgen (6 Monate rezidivfreies bzw. symptomfreies Intervall) führen.

Verlängerung der Gesamtüberlebenszeit beim Pankreakarzinom durch Strahlentherapie statistisch nicht nachgewiesen.

Kolorektales Karzinom

- Rezidive infiltrieren meist das Os sacrum und führen zu ausgeprägten Schmerzen
- Frühzeitige Strahlentherapie (kleine Tumormasse) anstreben
- Hohe Dosen (66–70 Gy) erforderlich
- Nebenwirkungen durch Dünndarmreaktion (Bestrahlung in Bauchlage bei gefüllter Blase, um Darmschlingen nach kranial zu verdrängen)
- Symptomkontrolle in 60–80% (Dauer ca. 6 Monate), in Einzelfällen (10–20%) langdauernde Remissionen möglich
- Intraluminale endorektale Bestrahlung über 4 Wochen mit ^{192}Ir einmal wöchentlich 6–7 Gy kann die perkutane Bestrahlung ergänzen.

4.3   Chirurgische Therapie

4.3.1   Therapieziele

Einige Tumoren sind in limitierten Stadien bei ausreichender Radikalität kurativ operierbar. Doch auch durch immer ausgedehntere Operationstechniken sind andere Tumoren nur selten oder nicht operativ heilbar, da eine komplette (makroskopische und mikroskopische) Tumorentfernung (R-0-Resektion) nicht möglich ist bzw. zu einer zu großen Verstümmelung führen würde.

Rezidive

Die Rezidivrate nach kurativer Operation liegt für die meisten Tumoren nach wie vor bei > 50%, z. T. erst nach 10–15 Jahren (Mamma-, Prostatakarzinom). Rezidivursachen sind

- Resttumor nach ungenügender Entfernung z. B. durch Resektion
- Intraoperativ freigesetzte Zellen, die sich an anderen Körperstellen festgesetzt haben
- Primär bestehende, nicht entdeckte Metastasen.

Die Diagnose des Rezidivs erfolgt im Rahmen der Nachsorgeuntersuchung oder anhand klinischer Symptome. Derzeit ist unklar, ob die frühe Rezidivdiagnose und -therapie die Gesamtüberlebenszeit verlängert oder lediglich den Zeitraum, in dem das Rezidiv bekannt ist.

Möglichkeiten chirurgischer Tumortherapie	
Therapieziel	**Tumorart**
Im limitierten Stadium oft kurativ	Kolonkarzinom
	Magenkarzinom
	Mammakarzinom
	Malignes Melanom
	Weichteilsarkom
Im limitierten Stadium selten kurativ	Pankreaskarzinom
	Rektumkarzinom
	Ösophaguskarzinom
	Bronchialkarzinom
	Prostatakarzinom
Im lokal rezidivierten Stadium manchmal kurativ	Weichteilsarkom
	Malignes Melanom
	Kolonkarzinom
Palliativ	Ausgedehnte Lokalrezidive
	Metastasiertes Stadium

Nur selten können Rezidive erneut kurativ operiert werden. Meist sind lediglich symptomorientierte palliative Operationen, chirurgisch-plastische oder orthopädische Eingriffe möglich. Ca. 10 % der Patienten mit fortgeschrittener Krebserkrankung benötigen ein- bis mehrmals eine operative, symptomorientierte Therapie. Immer sollte diese im interdisziplinären Gespräch geplant werden.

Verstümmelnde Operationen sind als Palliativeingriffe nicht indiziert.

Ziel palliativer Operationen
- Verbesserung der Lebensqualität, nicht Lebensverlängerung
- Minimale operationsbedingte Morbidität
- Minimale Hospitalisationsdauer
- Maximale Komplikationsprophylaxe.

Keine Operation ohne Symptom.

Häufige palliative chirurgische Maßnahmen
- Umgehungsanastomose
- Blasenfistel
- Nierenableitung (extern/intern)
- Tracheostoma
- Endotubus/Stent
- Blutungsstillung
- Hautmetastasenentfernung
- Abszeßdrainage.

4.3.2 Metastasenchirurgie

Je nach Lokalisation der Metastasen sind verschiedene chirurgische Spezialdiszi-plinen notwendig (Interdisziplinäre Planung!; ☞ 4.1.1). Die Diagnose einer metastasierten Tumorerkrankung ruft beim Patienten große Ängste hervor. Bei der Therapieplanung muß große Sorgfalt auf die Aufklärung über Prognose und Nebenwirkung geplanter Therapien verwendet werden (☞ 18.1.4). Falsche Hoffnungen müssen vermieden werden (☞ 2.5.2). Bevor dem Patienten die Möglichkeit einer Operation dargelegt wird, sollte daher die allgemeine Opera-bilität geklärt und das Urteil eines Spezialisten eingeholt werden.

Die operative Entfernung von Metastasen ist in der Regel ein palliativer Eingriff und meist in Kombination mit anderen Tumortherapien, z.B. zur Tumormas-senverkleinerung vor systemischer Therapie geplant. Deshalb sind immer Ein-zelfallentscheidung zu treffen.

- Präoperatives Staging und Operationsplanung in Abhängigkeit von Primär-tumor und dessen Metastasierungsverhalten sowie anderen Therapiemodali-täten (Chemotherapie, Bestrahlung)
- In Einzelfällen ist eine **Lebensverlängerung** möglich, aber meist nicht primä-res Therapieziel
  - Singuläre Lungenmetastasen
  - Singuläre Hirnmetastasen
  - Singuläre Metastasen bei chemotherapiesensiblen oder hormonsensiblen Tumoren

- Sinnvoll zur **Symptomkontrolle**
  - Nervenkompression
  - Stenose
  - Schmerzhafte Weichteiltumoren
- Der Spontanverlauf ist in bezug auf die Lebenqualität oft ebenso gut.

Disseminierte Metastasen eines rasch wachsenden Tumors können nicht chirurgisch behandelt werden.

Kriterien zur Operationsindikation

- **Biologische Eigenschaften des Primärtumors** (Grading, Wachstumszeit, Differenzierungsgrad, Hormonsensibilität, molekularbiologische Eigenschaften): Rasch und infiltrativ wachsende, undifferenzierte Tumoren eher nicht operieren, bei Hormonsensitivität erst systemische Hormontherapie
- **Ort und Anzahl der Metastasen:** Je mehr und je unzugänglicher die Metastasen, desto eher nicht operieren
- **Stadium und Prognose des Primärtumors bei Erstdiagnose:** Bei weit fortgeschrittenem Primärtumor mit schlechter Prognose zurückhaltende Operationsindikation
- **Diagnosesicherung:** Im Einzelfall zur Rezidivdiagnose und als Stagingmaßnahme bei erstmals aufgetretener, singulärer Metastase bzw. zur Abklärung unklarer Befunde (z.B. Lunge) bei bekanntem Tumorleiden großzügige Operationsindikation
- **Vortherapien:** Im voroperierten oder bestrahlten Gebiet sind (Re-) Operationen schwierig
- **Vorerkrankungen** und **allgemeines Operationsrisiko**
- **Immunologischer Status** (z.B. tranplantierter, immunsupprimierter Patient)
- **Gesamttherapiekonzept:** Klären, ob andere Tumortherapien zeitlich koordiniert werden müssen.

 ### Nicht entscheidend für die Operationsindikation

- Alter
- Rezidivfreies Intervall
- Metastasengröße.

4.3.3 Plastische Chirurgie

Gerade für Patienten mit noch gutem Allgemeinzustand (Karnofsky > 70) können die tumorbedingte Entstellung des Äußeren, extreme Geruchsbildung und rezidivierende Blutungen bei exulzerierten Tumoren (☞ 12.3) eine große Beeinträchtigung der Lebensqualität darstellen. Immer müssen die nichtoperativen Möglichkeiten voll ausgeschöpft werden. Falls diese zur Symptomkontrolle nicht ausreichen, entschließen sich Patienten nach eingehender Aufklärung (☞ 18.1.4) trotz erhöhtem Risiko häufig zu einem operativen Eingriff.

 Gut operativ behandelbar

- Rezidivierende Arrosionsblutung bei ulzeriertem Primärtumor oder Rezidiv
- Exulzerierter Primärtumor ohne klinische Fernmetastasen
- Kleines, nicht infiziertes Strahlenulkus

Eher nicht operieren bei
- Generalisierter Metastasierung
- Schlechter Allgemeinzustand (Karnofsky < 50)
- Ausgeprägte Kachexie
- Geschätzte verbleibende Lebenszeit < 3 Monate
- Ausreichende Symptomkontrolle ohne Operation (z. B. Schmerztherapie)
- Ausgedehnte Superinfektion ohne Ansprechen auf systemische und lokale Antibiose.

Anwendungsbereiche

Zur Therapie von Schädigungen durch den Tumor
Vor allem bei oberflächlichen, exulzerierten und infizierten Tumoren, die durch Schmerzen, Geruchsbildung, Blutungen und entstelltes Äußeres die Lebensqualität des Patienten beeinträchtigen.
- **Primär entstellende Tumoren**
  - Exulzeriertes Mammakarzinom
  - Plattenepithelkarzinome im Gesichtsbereich
  - Malignes Melanom (Radikales Operieren bei funktionell und ästhetisch befriedigender Defektdeckung)
- **Ulzerierende Rezidivtumoren:** In Abhängigkeit von Tumortyp, Ausdehnung, Prognose, Lokalisation, Defektgröße, funktioneller Beeinträchtigung
  - Thoraxwandrezidiv bei Mammakarzinom
  - Bauchwandinfiltration durch intestinale Tumoren
  - Vulvakarzinom
  - Analkarzinom
  - Weichteiltumoren
  - Lymphknotenmetastasen

4

- **Fisteln** des Magen-Darm- und des Urogenitaltraktes
- **Tumoren des Pharynx, Larynx, Mundboden:** Erhalt der Fähigkeit zu schlukken und zu sprechen (Mittlere Überlebenszeit 8–12 Monate)
- **Proximaler Ösophagus:** Erhalt der Sprache und der Schluckfähigkeit durch Jejunuminterponat (Nachteil: Zusätzliche Laparotomie und Dünndarmresektion).

Zur Therapie von Behandlungsfolgen
- Strahlenulkus nach radikaler Exzision
- Zytostatikaparavasate nach lokaler Exzision
- Tumorzerfallshöhlen nach Chemo- oder Strahlentherapie
- Sekundär heilende Wunden
- Bei Haut- und Weichteiltumoren zur Defektdeckung nach radikaler operativer Entfernung
- Dekubitalulzera in Abhängigkeit von der Genese und der Gesamtprognose
  - Druckulzera durch Sonden und Tracheostoma
  - Druckulzera bei Prothesenträgern
  - Ulzera durch Immobilität.

Techniken

- **Lokale Lappenplastik**
  - kutan
  - fasziokutan (z. B. axialer Lappen)
  - muskulokutan (hohe Infektresistenz, daher bei ulzerierten Tumoren bevorzugt)
- **Freier Lappen** (mikrochirurgisch)
  - kutan, fasziokutan oder muskulokutan
  - Jejunum, Ileum
  - Knochen, Sehnen
- **Spalthauttransplantation** (selten).

4.3.4 Endoskopische Tumorbehandlung

Stellt oft eine sinnvolle Alternative zu palliativen Operationen dar und ist meistens ambulant möglich. Auch bei Patienten in deutlich reduziertem Allgemeinzustand (Karnofsky 50–70 %, ☞ 4.1.1) noch sinnvoll, wenn eine Symptomkontrolle erfolgversprechend ist und der Patient nach eingehender Aufklärung (☞ 18.1.4) einwilligt.

Indikation
- Tumorbedingte Stenosen (akut oder chronisch)
- Verlegung durch Bolus oder Sekret

- Blutungen im Intestinal- und Urogenitaltrakt
- Legen von Sonden und Stents.

Techniken

Verschiedene Techniken werden, teils kombiniert, eingesetzt:
- Elektroresektion
- Bougieren
- Endotubus
- Laser (☞ 4.3.5)
- β- oder γ-Strahlen (Afterloading)
- Kryosonden.

Anwendungsbereiche

4

Tracheobronchialsystem
Zur Therapie von Atemnot (☞ 9.1) durch Tumorobstruktion oder Sekretstau.
- Meist Lasertherapie mit flexiblem Bronchoskop
- I.d.R. mehrere Sitzungen notwendig
- Relativ geringes Risiko
- Allenfalls Kurznarkose nötig
- „Bronchialtoilette" zur Sekretentfernung.

Oberer Gastrointestinaltrakt
Zur Therapie von Schluckstörungen (☞ 10.7) oder rezidivierenden Blutungen.
- Bei Tumorstenosen meist Kombination von Bougieren, Lasern, Tubusimplantation und/oder Bestrahlung
- Zur Anlage einer PEG (☞ 3.1.2)
- Relativ geringes Risiko
- Ambulant möglich
- Sedierung (Dormicum®) meist ausreichend.

Anorektalbereich
Zur primären Tumortherapie, Therapie von Stenosesymptomatik und Schmerzen.
- Primäre Therapie des Rektumkarzinoms mit Kryochirurgie, Laser und Bestrahlung
- Auch mikrochirurgisch-bioptische Operation möglich
- Allgemeinnarkose oder Spinalanästhesie erforderlich
- Meist mehrere Behandlungen erforderlich
- Relativ hohes Risiko: Blutung, Abszeß, Perforation, Fisteln
- Nur in spezialisierten Zentren möglich.

4.3.5   Lasertherapie

Gewebsdestruktion durch Applikation von gebündeltem Licht hoher Intensität, das zu thermischen Effekten (Koagulation bis Verdampfung) führt.

Installation und Anwendung von Lasergeräten unterliegen strengen gesetzlichen Vorschriften (Gefahr der Retinaschädigung des Personals).

Bei Frühmalignomen, Carcinoma in situ und Präkanzerosen ist auch eine radikale, kurative Tumorentfernung möglich.

Typische palliative Indikationen
- Tumoren des Gastrointestinaltraktes: Schluckstörung durch stenosierende Tumoren im HNO-Bereich und Ösophagus, Hämatemesis, Fistelbildung, Gallenabflußstörungen
- Tumoren der Lunge: Atemwegsobstruktion, Hämoptoe, Fistelbildung.

Risiken: Perforation, Blutung
Eine sichere Aussage über den lebensverlängernden Effekt ist nicht möglich. Die Symptomkontrolle ist in 50–95 % erfolgreich.

4.3.6   Kryotherapie

Lokale Gewebsdestruktion durch Kälteapplikation mittels Verdampfen von flüssigem Stickstoff. Immunologische Reaktion und allgemeine Verbesserung der Abwehrlage werden diskutiert.

Vor allem bei allgemeiner Inoperabilität, lokaler Inoperabilität (Infiltration, Rezidiv in altem OP-Gebiet, Resttumor) und ausgedehnter Metastasierung, zur Schmerztherapie und lokalen Tumorverkleinerung bei Stenosesymptomatik.

Typische palliative Indikationen
Tumoren des Analbereiches: Blutungen, Defäkationsprobleme (Stenose, Schmerz), Prolabierender Tumor.
Risiken: Perforation, Nachblutung, Stenosen- oder Fistelbildung bei 10–40 %.
Eine Verlängerung der Überlebenszeit ist nicht nachgewiesen. In Einzelfällen ist jedoch eine gute Symptomkontrolle möglich.

4.3.7 Orthopädische Behandlung

Konservativ-palliative Behandlung von Tumoren und Metastasen des Skeletts mit orthetischen und prothetischen Hilfsmitteln, alleine oder in Kombination mit anderen Maßnahmen (Operation, Bestrahlung, Chemotherapie).

Therapieziel
- Stützen und Entlasten des Achsenskeletts
- Erhalt oder Wiederherstellung der Alltagsfunktion
- Ruhigstellen zur Schmerztherapie bei inoperabler Instabilität oder während Bestrahlung
- Ausgleich von Asymmetrien und Achsenfehlstellungen (in Tumortherapie eher selten)
- Gliedmaßenersatz nach Amputation.

Anwendungsbereiche

Orthesen werden überwiegend bei Tumoren und Metastasen der Wirbelsäule und Extremitäten eingesetzt.
- *Halswirbelsäule:* Meist entlastend und immobilisierend, immer mit begleitender Krankengymnastik zum Erhalt der Muskulatur, Aufklären über Einschränkung des Gesichtsfeldes durch Fixierung des Kopfes
- *Brustwirbelsäule:* Dreipunkt-Abstützprinzip zur Ruhigstellung, individuell angefertigt, für Patienten meist sehr belastend (Druckstellen, Kompression von Gefäßen und Nerven, eingeschränkte Atmung und Beweglichkeit). Konsequente Aufklärung und krankengymnastische Betreuung erforderlich
- *Lendenwirbelsäule:* Häufigste Indikation, meist stabilisierende Ruhigstellung bei Metastasen (ausreichende knöcherne Rest-Stabilität erforderlich)
- *Extremitäten:* Meist zur Ruhigstellung oder Entlastung. Nachbargelenke dürfen nicht mit fixiert werden. Oberstes Ziel ist Erhalt der Steh- und Gehfähigkeit. Selten zum Ausgleich von Beinlängendifferenzen

Arm- und Beinprothesen: Möglichst einfaches, leicht und schnell erlernbares Prinzip mit möglichst geringem Energieaufwand (in Herstellung und Nutzung) wählen, um es für den Patient so praktikabel wie möglich zu machen.

Wenn irgend möglich, sollte eine Amputation vermieden werden. Die aufwendige und langwierige Anpassung und Herstellung von Prothesen sowie das nötige Training und die Eingewöhnzeit sind für die wenigsten Patienten in palliativer Situation tolerabel.

4

Orthetische Hilfsmittel

Die Versorgung mit orthetischen Hilfsmitteln ist für Betroffene oft belastend, da sie sehr auffällig sind. Das Problem der Leichtigkeit und Unauffälligkeit ist durch moderne Kunststoffe besser beherrschbar (aber auch teurer!).

Oft sind Gipsabdrücke zur probatorischen Anwendung und zur individuellen Anfertigung einer endgültigen (Kunststoff-)-Orthese notwendig. Problem: Patient muß zum Anpassen meist stehen können.

- Verschiedene individuell angepasste Halskrawatten, Dreipunkt-Korsett (Thorax), Rahmenstützkorsett (Lendenwirbelsäule)
- Stabilisierende oder entlastende Schienen mit oder ohne Gelenk (Extremitäten)
- Gehhilfen: Zur Entlastung oder Mobilisation, z. B. Unterarmgehstützen, Gehwagen (Deltarad)
- Alltagshilfen: Erhalten bestmöglicher Selbständigkeit, z. B.
  - Helfende Hand (Greifgerät, um Bücken zu vermeiden)
  - Hilfen in Bad und Toilette
  - Spezialbett und -matratze
  - Rollstuhl.

4.4   Unkonventionelle Therapien

Therapieverfahren, die (derzeit noch) experimentell bzw. ohne gesicherten Wirkungsnachweis angewandt werden.

Grundsätzlich muß überlegt werden, ob in palliativer Situation die vermutete Lebenserwartung ausreicht, um experimentelle Therapien anzuwenden.

- Ca. 80 % aller Krebspatienten unterziehen sich einer „Alternativtherapie", meist ohne Wissen der behandelnden Ärzte
- Das Unterlassen wirksamer Therapien ist das größte Risiko der meisten „Alternativtherapien"
- Eine ungefähre Kenntnis ist wichtig, um offen mit dem Patienten zu reden und ihn adäquat beraten zu können
- Entscheidet sich der Patient zu einer unkonventionellen Therapie, muß die Weiterführung der (fach-)ärztlichen Betreuung geklärt sein
- Eine vorschnelle „Verteufelung" kann beim Patienten zur „Trotzreaktion" führen, die Alternativtherapie wird dann heimlich durchgeführt.

4.4.1   Immuntherapie

Gesicherte Immuntherapien

- In der Palliativsituation meist wenig sinnvoll, da Tumormasse zu groß
- Nebenwirkungen im Vergleich zu Chemotherapie meist gering (allergische Reaktionen, grippeähnliche Symptome)
- Einzelne monoklonale Antikörper sind etabliert und werden in frühen Tumorstadien adjuvant auch außerhalb von Studien eingesetzt (z. B. kolorektale Tumoren)
- Die Kombination von Interferon und Zytostatika wird bei einzelnen Hämoblastosen in kurativer und palliativer Intention erfolgreich eingesetzt.

Prinzip

- Steigerung der spezifischen zellvermittelten Abwehr (T-Zellen)
- Steigerung der natürlichen zellvermittelten Abwehr (natürliche „Killerzellen" = NK-Zellen, natürliche zytotoxische Zellen = NC-Zellen, lymphokin aktivierte „Killerzellen" = LAK-Zellen und antikörperabhängige „Killerzellen" = K-Zellen, Makrophagen).

Substanzen

- Interferone (IFN): 3 Typen zu unterscheiden, alle synthetisch herstellbar. Antiproliferative und regulative (NK-Zellen, Makrophagen) Wirkung (dosisabhängig).
- Interleukin 2 (IL2): Ermöglicht T-Zell-Proliferation (Wachstumsfaktor) und Reifung der NK-Zellen. Wirkt synergistisch mit γ-Interferon.
- Tumornekrosefaktor (TNF): Gentechnisch herstellbar, seither viele Studien über Wirksamkeit. 50 % der Patienten mit metastasiertem Tumor weisen einen erhöhten TNF-Serumspiegel auf. Erste Ergebnisse zeigen, daß ein therapeutischer Effekt nicht zu erwarten ist.
- Granulozyten-Makrophagen-Colonie-stimulierender Faktor (GM-CSF): Gentechnisch herstellbar. Seither viele klinische Studien (v.a. Hämoblastosen). Manche Tumoren weisen hohe GM-CSF-Produktion auf (Tumor-Leukozytose). Der Effekt auf die Therapie solider Tumoren ist noch ungeklärt.

Ungesicherte Immuntherapien („biologic response modifiers")

- Präparate z.B. Frischzellen, Lyophilisierte Zellen, Organextrakte, Serotherapien, Thymuspräparate, Pflanzliche Präparate (z.B. Esberitox®)
- Nebenwirkungen in Anbetracht der fehlenden Wirksamkeit z.T. gravierend: allergische Reaktionen bis zur Anaphylaxie, grippeähnliche Symptome, lokale Komplikationen

- Herstellung z. T. in kleinen, nicht standardisierten Serien (für jeden Patienten neu), dadurch große Gefahr der Verunreinigung
- ✓ Wirksamkeit nicht nachgewiesen.

Präparate

Xenogenes lyophilisiertes Fetalgewebe (Resistocell®)
- Lyophilisat aus Plazenta, Eihäuten und Nabelschnur von Schaffeten
- Soll kreuzreagierende Immunität erzeugen
- Tierversuche und klinische Studien (Mammakarzinom, nicht randomisiert) liegen vor
- Kann Spätmortalität und Überlebenszeit beeinflussen
- Keine meßbare zytostatische Aktivität, also eher „additiv"
- ✓ Derzeit nicht zugelassen.

Zytoplasmatische Therapie (Ney-Tumorin®)
- Bestandteile verschiedener fetaler Zellen, durch Säuredampflyse und Sulfatierung gewonnen
- Im Tierversuch bei gewissen Tumoren hemmende Wirkung, klinische Studien sind ungenügend
- Unbestätigte Erfolge sind beim Plasmozytom und Hypernephrom berichtet.

4.4.2 Biologische Tumortherapie

Synonyme: Alternativmedizin, Paramedizin, Erfahrungsheilkunde

„Methoden zur Vorsorge, Therapie und Nachbehandlung, die geeignet sind, auf möglichst ungiftige Weise das Schicksal des Krebskranken zu verbessern" (Gesellschaft für Biologische Krebsabwehr).

Ca. 70 % aller Krebspatienten wenden kurz- oder längerfristig biologische Tumortherapien an, meist ohne den behandelnden Onkologen zu informieren. Dies ist bei weit fortgeschrittener Erkrankung nicht häufiger als bei Erstdiagnose.

Intentionen für den Einsatz unkonventioneller Therapien
- Hoffnung auf das Verhindern des Rezidives bzw. Verlangsamung des Progress
- Hoffnung auf eine Minderung von Therapienebenwirkungen
- Hilflosigkeit und der Wunsch, selber etwas zur Behandlung beizutragen
- Unklare Vorstellung von Krebsentstehung und -behandlung
- Vertrauensverlust in die Schulmedizin (Kommunikationsstörung!)
- „Griff nach dem letzten Strohhalm" (Bei Patienten und Therapeuten!)
- Angehörige drängen zu einem Therapieversuch, z. T. aus unverarbeiteten Schuldgefühlen heraus („nichts unversucht lassen", „das ist er uns wert")
- Hilflosigkeit der Helfer, nichts mehr tun zu können.

Umgang mit dem Wunsch nach unkonventionellen Therapien

Informationen über unkonventionelle Methoden sind in heutiger Zeit leicht zu bekommen

- Medien und Werbung
- Internet
- Selbsthilfegruppen
- Krankenkassen (werben z.B. mit Kostenübernahme)
- Heilpraktiker
- Ärzte (unter Druck der Patienten oder um das „Nichts-mehr-tun-können" nicht zugeben zu müssen).

In der Tumornachsorge und in der Palliativtherapie sollte jeder Patient auf solche Therapien angesprochen werden. Im Einzelfall muß abgewogen werden, ob die (psychologische?) Wirkung in Anbetracht der Nebenwirkungen, Kosten und des Therapieaufwandes vertretbar ist. Bei den meisten biologischen Tumortherapien sind erfolgreiche Einzelfallberichte bekannt (Spontanremissionen).

Unbedingt sollte verhindert werden, daß wegen Einzelerfolgen mit biologischen Therapiemethoden andere, gesichert wirksame Therapien abgelehnt oder abgebrochen werden.

Der Arzt in der Palliativmedizin muß zum Patienten ein gutes Vertrauensverhältnis aufbauen und seinen Wunsch nach ganzheitlicher Behandlung respektieren (☞ 2.4). Dann kann offen über unkonventionelle Maßnahmen gesprochen werden.

Das Bedürfnis der Patienten und ihrer Angehörigen, etwas zur Therapie beizutragen, kann durch Beratung und Empfehlung einer „gesunden, ausgewogenen Lebensweise" (z.B. Diät) befriedigt werden. Fundierte Beratung über sinnvolle körperliche Aktivitäten, berufliche Konsequenzen, psychische und psychosoziale Aspekte der Krebserkrankung sowie menschliche Zuwendung durch den behandelnden Arzt, kompetente Symptomkontrolle und Vermeiden eines therapeutischen Nihilismus dienen dazu, dem Patienten Sicherheit zu geben. Er wird dann weniger anfällig für die „Wunderheilungsmeldungen" der Massenmedien.

Prinzip

Die meisten unkonventionellen Krebstherapien berufen sich auf eine allgemeine Stärkung der körpereigenen Abwehrkräfte, nicht lokale Tumorzerstörung. Die Wirkweise wird beschrieben mit Begriffen wie

- natürlich
- stoffwechselaktivierend
- immunstimulierend und -modulierend
- ungiftig

- ganzheitlich
- auf Erfahrung beruhend
- additiv zu etablierten Methoden.

Kritikpunkte
- Ungenügende Prüfung der Methoden (Pharmakologie, Wirkung und Nebenwirkung)
- Polypragmasie, so daß Wirkung und Nebenwirkung keiner einzelnen Methode oder Substanz zugeordnet werden kann
- Aura des Geheimnisvollen und Mystischen, dadurch große Popularität
- Undifferenzierter Einsatz bei jedem Malignom (Prophylaxe und Therapie).

4

■ Methoden

Da keine allgemein gültige Lehrmeinung herrscht, gibt es eine Unzahl von verschiedenen, z. T. sehr individuellen Methoden. Am häufigsten sind spezielle Medikamente und Ernährungsregeln.

Medikamente

Tumorhemmende pflanzliche Medikamente
- Zytostatika mit gesicherter Wirkung: Vinca-Alkaloide (Vincristin, Vinblastin, Vindesin), Antibiotika (Bleomycin, Mitomycin, Actinomycin, Mithramycin), Podophyllinderivate (halbsynthetisch, Etoposid, Teniposid)
- Zytostatika mit zu geringer oder zu toxischer Wirkung: Colchizin, Maytansin u. a.
- Medikamente mit unsicherer oder unbewiesener Wirkung, zum Teil mit erheblichen Nebenwirkungen: Mistelpräparate, Carnivora, Jomol, Eleutherokokk u.a.

Häufig angewandte tumorhemmende pflanzliche Präparate
Mistel
- Extrakt aus einem Parasit auf verschiedenen Wirtspflanzen (Bäumen)
- Wirkung gegen Tumoren je nach Wirtspflanze verschieden
- Inhaltsstoffe: Lektine, Viskotine, Alkaloide, Flavonoide, Phenylpropane, Lignine, Lignane
- Anspruch der „selektiven Kanzerostase und spezifischen Immunstimulation"
- Handelsübliche Präparate meist verdünnt und z. T. durch Laktobazillus fermentiert
- Tierexperimentelle Ergebnisse liegen vor (allerdings mit höheren Konzentrationen)
- Phase-II-Studien konnten bisher keinen Wirkungsnachweis erbringen
- Wirksame Dosis und therapeutische Breite unbekannt
- Adjuvante Gabe angeblich sinnvoll zur Verzögerung eines Rezidivs (unbewiesen)
- Immunstimulierende Wirkung unbewiesen.

Carnivora®
- Extrakt der Venusfliegenfalle
- Bisher keine nachprüfbaren Therapieerfolge bekannt
- Z. T. sehr starke Nebenwirkungen
- Parenterale Form in Deutschland verboten.

Jomol®
- Extrakt aus Rhodococcus, enthält Chymotrypsin, Melatonin, Cardiolipin
- Soll zelluläre Abwehr steigern ohne toxische Nebenwirkungen
- Gabe intravenös oder oral
- Keine wissenschaftlich dokumentierten Behandlungsergebnisse bekannt.

Eleutherokokk®
- Extrakt der Taiga-Wurzel mit Triterpensaponinen, Lignanen und Eleuthe-rosiden
- Soll vorbeugend und als Adjuvans bei Chemo- und Radiotherapie wirken
- Keine wissenschaftlich überprüfbare Wirksamkeit bekannt.

4

Krebsmedikamente mit fraglicher Wirksamkeit	
Pflanzenextrakte und Zubereitungen	Amygdalin (Aprikosenkern)
	Ananas
	Apocynaceae
	Baptista tinctoria (Wilder Indigo)
	Camptotheca
	Carnivora (Venusfliegenfalle)
	Chelidonium
	Echinacea (Sonnenhut)
	Eleuterococcus (Teufelsbusch)
	Euphorbiaceae
	Krallendorn
	Mistel
	Rhodococcus
	Rote Beete
	Thuja occidentalis (Lebensbaum)
	Vinca minor (Immergrün)

Krebsmedikamente mit fraglicher Wirksamkeit	
Chemisch definierte Präparate	Asparagin
	Germanium
	Kupfer-Gold-Silber (Mikroplex®)
	Magnesium
	Selen
	Vitamine (A, B, C, E)
Organpräparate und -extrakte	Leber (Hepar-,)
	Milz (Splen-, z.B. Splen-Uvocal®)
	Thymus (Thym-, Thymo-, z.B. Thymolin®)
	Organkombinationen (z.B. Faktor AF2)
	Zellkombinationen (z.B. Immunozyt®)
	Zelltherapie (z.B. Eigenblut) allgemein
Enzyme	z.B. Carzodelan®, Neoblastine®, Wobe-Mugos®, Wobenzym®
Homöopathika	Potenzierte Organpräparate, z.B. Carcinoma bronchicum
Mikroorganismen	Hefepilz (Kombucha)
	Nocardien (Jomol®)
	Pseudomonas aeruginosa
	Trypanosomen
Andere Präparate	Beres-Tropfen
	Petroleum
	Propolis

4

Ernährungsregeln

Empfehlungen zur Ernährung beziehen sich auf Diäten, Vitamine, Spurenelemente und Enzyme. Sie werden nicht für spezielle Tumorerkrankungen, sondern für „die Krebserkrankung" allgemein gemacht. Sie sollen meist sowohl prophylaktisch als auch therapeutisch wirken. Aus schulmedizinischer Sicht gilt:

- Viele Krebspatienten profitieren von einer Ernährungsberatung, da häufig durch die Erkrankung ein erhöhter Nährstoffbedarf, Mangelerscheinungen, Appetitlosigkeit, Nahrungsmittelaversionen, veränderte Geschmacks- und Geruchsempfindungen und mechanische Probleme (z.B. Schluckstörungen) auftreten
- Realistisch ist eine individuelle, abwechslungsreiche Kost zur Besserung des Allgemeinbefindens, damit Verbesserung der Lebensqualität, Therapietoleranz und Immunabwehrlage
- Ein Zusammenhang zwischen Ernährung und einigen Krebsarten ist bekannt (z.B. Kolonkarzinom), aber im einzelnen nicht vollständig geklärt
- Eine allgemeine „Krebsdiät" existiert nicht, für einzelne Risikogruppen können Empfehlungen ausgesprochen werden
- Verbreitet ist die „stoffwechselaktive, krebsfeindliche Vollwertkost", eine vorwiegend laktovegetabile Ernährung und Vermeidung von tierischem Fett, Salz, Zucker. Dies ist eine sehr gesunde, sinnvolle Ernährung (Empfehlungen der Deutschen Gesellschaft für Ernährung), auch wenn die krebstherapeutische Wirksamkeit unbewiesen ist
- Extreme Diätvorschriften können zu Mangelerscheinungen führen
- Ein „Aushungern des Krebses" (z.B. Totalfasten nach Breuss) ist nicht sinnvoll und kann eher die tumorbedingte Kachexie beschleunigen
- Vitamine haben keine sicher krebsbeeinflussende Wirkung, obwohl epidemiologisch Zusammenhänge vermutet werden können (Vit. A und C)
- Provitamine A, insbesondere β-Karotin, werden derzeit geprüft
- Spurenelemente, vor allem Selen haben auf Grund ihrer antioxidativen Wirkung Einfluß auf die Krebsentstehung (Epidemiologie des Mamma- und Dickdarmkarzinoms). Eine erfolgreiche Prophylaxe oder Therapie ist derzeit nicht bekannt
- Proteolytische Enzyme haben keinen nachgewiesenen Einfluß auf Krebsentstehung oder -wachstum.

4

4

„Krebsdiäten" und Nahrungsergänzungsstoffe		
Diät	**Prinzip**	**Beurteilung**
Vollwertkost (Kollath, Koerber u. a.)	Ovo-lakto-vegetabile Kost aus naturbelassenen Lebensmitteln	Als Dauerkost geeignet, jedoch z. T. falsche Ideologien und Versprechungen
Trennkost nach Hay	Einteilung der Nahrungsmittel in säurehaltig (Eiweiß, Kohlenhydrate) und basenhaltig (Gemüse, Obst), Trennung von Kohlenhydraten und Eiweiß bei den einzelnen Mahlzeiten	Als Dauerkost bei guter Kenntnis der Ernährungslehre mit großem Aufwand möglich. Kein Nachweis einer Prophylaxe oder Therapie für Krebserkrankungen
Fasten und Teilfasten (z. B. Kohlenhydratarme Diät nach Lutz, Eiweißfasten nach Wendt, Totalfasten nach Breuss)	Reduktion bestimmter Nahrungskomponenten bis hin zur totalen Nahrungskarenz (Breuss) unter der Vorstellung, den Krebs „auszuhungern"	Jeglicher Wirkungsnachweis fehlt. Immer Gefahr der Mangelernährung und Verstärkung der Tumorkachexie (v. a. Breuss)
Verbot einzelner Nahrungsmittel, z. B. Schweinefleisch (Sutoxin-Lehre nach Reckeweg), Tomaten	Verzicht auf spezifische Lebensmittel oder Lebensmittelgruppen	Wirkungsnachweis fehlt, oft aufwendig, jedoch weniger Gefahr der Mangelernährung
Orthomolekulare Diät, Metabolische Diät, Vitamin A-, C-, E-Präparate	Vitamin-, enzym- und supplementreiche Kost, z. T. mit zusätzlichen Nährstoffpräparaten	Gefahr der Überdosierung (v. a. Vit. A, C, E), bisher ohne positiven Wirkungsnachweis, z. T. sehr teuer
Rote-Beete, Weintrauben, Kartoffeln u. a.	Vermehrter Verzehr bestimmter Nahrungsmittel unter der Vorstellung einer krebshemmenden Wirkung	Kein Wirkungsnachweis, einseitige, langweilige Ernährung, Gefahr der Mangelernährung

4.4.3   Sonstige Maßnahmen

Verschiedene historisch und kulturell verankerte medizinische Gesamtkonzepte erheben Anspruch auf eine erfolgreiche Behandlung von Tumorpatienten, wobei oft schulmedizinische Therapieformen gleichzeitig akzeptiert werden. Zum Teil lassen sich die positiven Effekte auf eine intensive psychosoziale Betreuung der Patienten zurückführen.

- Anthroposophische Medizin nach Steiner
- Ayurveda
- Homöopathie nach Hahnemann
- Hildegard-Medizin
- Traditionelle chinesische Medizin.

Die Eubios-Strategie nach Hacketal führt durch ihre Verteufelung der modernen Onkologie zu einer großen Verunsicherung der Patienten.

Verschiedene Therapiemaßnahmen basieren auf einer speziellen Tumorentstehungstheorie und sollen eher präventiv wirken.

- Atmosphärisch-kosmisch-animalische Strahlentheorie nach Hartman
- Erdstrahlentheorie
- Mikrowellentherapie
- Magnetfeldanwendung
- Sauerstoffmehrschritt-Therapie.

Diese Therapiekonzepte führen zu großer Verunsicherung des Patienten, der sich oft in Unkosten stürzt, um sein ganzes Umfeld zu ändern bzw. teure Geräte zum Schutz zu kaufen.

4.4.4   Psychologische Maßnahmen

Aus der Erfahrung einer wirkungsvollen psychologischen Begleitung von Krebspatienten heraus (Psychoonkologie) haben sich mehrere psychologische Verfahren zur Behandlung der Krebserkrankung entwickelt. Der Nachweis eines
Einflusses auf die Überlebenszeit steht noch aus. Ein supportiver Effekt und eine
verbesserte Symptomkontrolle sind zum Teil gut belegt.

Ziele
- Hilfe bei der Krankheitsbewältigung
- Symptomkontrolle (Schmerztherapie, Therapienebenwirkungen)
- Vermindern von Angst und Hilflosigkeit
- Stimmungsaufhellend bzw. -stabilisierend
- Veränderung der Beziehung zur Umgebung

Methoden
- Psychotherapie: Krisenintervention, Einzel- und Familientherapie, Körper-
  therapie u. a.
- Visualisierung: Autosuggestion positiver Bilder, die die körpereigene Krebs-
  abwehr betreffen (z. B. Simonton)
- Autogenes Training
- Meditation (Zen-Buddhismus)
- Stoffwechsel-Psycho-Reflex-Krebstherapie (Münsterberg)
- Geistheilung

Die Grenze zwischen konventionellem und unkonventionellem psychologischen
Verfahren ist fließend.

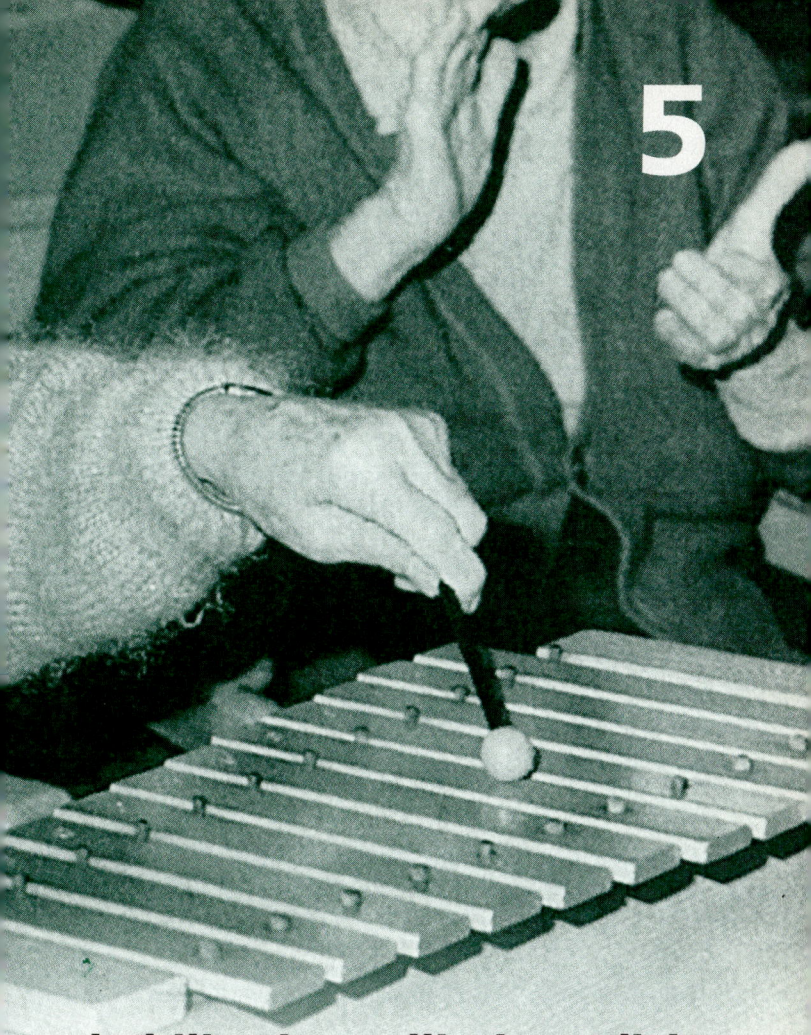

Rehabilitative Palliativmedizin

Susanne Roller
Claudia Bausewein

Rehabilitation

Die Rehabilitation in der Palliativmedizin hat zum Ziel, die Selbständigkeit des Schwerkranken wiederherzustellen bzw. so lange wie möglich zu erhalten und damit seine Lebensqualität zu bessern. Der Patient soll so weit wie möglich aktiv bleiben bzw. werden und bis zum Tod aktiv leben können – nicht „auf den Tod warten". Es geht also nicht um „Wiedereingliederung in das Berufsleben", wie Rehabilitation allgemein verstanden wird.

Ziele aller rehabilitativer Therapien in der Palliativmedizin sind
- Verminderung bzw. Beseitigung von körperlichen Symptomen (z.B. Schmerz, Atemnot)
- Verbesserung der Krankheitsbewältigung
- Verbesserung der Lebensmöglichkeiten mit möglichst hoher Lebensqualität und Bejahung des Lebens bis zum Tode
- Ermöglichen neuer Lebenserfahrungen, die in der Situation des Sterbens auftreten (z.B. Auseinandersetzung mit spirituellen und religiösen Themen, Entdecken der eigenen künstlerischen Seiten).

Dies setzt große Flexibilität der Therapeuten für die momentane Verfassung des Patienten und seine (kurz- und mittelfristigen) Wünsche voraus.

Günstig ist, wenn **ein Therapeut verschiedene Techniken** der rehabilitativen Palliativmedizin beherrscht, um individuell auf die Bedürfnisse des Patienten eingehen zu können. Sinnvoll ist z.B. eine Ausbildung zum Physiotherapeuten oder Ergotherapeuten mit zusätzlicher Qualifikation (z.B. Atemtherapie nach Middendorf, Massage). Die Ausbildung in Musik- und Kunsttherapie ist teils ein eigenständiges Berufsbild, teils eine Zusatzausbildung zu anderen Therapieformen. Für einige Methoden existieren keine standardisierten, staatlich anerkannten Ausbildungsrichtlinien (z.B. Fussreflexzonenmassage, Aromatherapie). Hier zählt die persönliche Kompetenz und Erfahrung auf dem Boden einer anerkannten Berufsausbildung.

Leider ist es derzeit noch nicht möglich, in allen palliativmedizinischen Einrichtungen sämtliche Rehabilitationsmethoden anzubieten. Es sollte jedoch mindestens eine Therapieform für die Patienten zur Verfügung stehen. Diese muß in das allgemeine Behandlungskonzept als fester Bestandteil integriert werden. Insbesondere gilt
- Therapeuten der rehabilitativen Palliativmedizin sind vollwertige Teammitglieder (z.B. Teilnahme an Besprechungen, Visiten, Supervision)
- Die Kontinuität der Behandler ist bis zum Tod des Patienten gewährleistet
- Die Begleitung ist ambulant, teilstationär und stationär möglich
- Die Angehörigen werden einbezogen.

Kostenübernahme

Im stationären Bereich werden Therapeuten der rehabilitativen Palliativmedizin meist über den Stationsetat bzw. aus gesonderten Mitteln (Spenden) finanziert. Für den ambulanten Bereich muß die Kostenübernahme individuell mit der zuständigen Krankenkasse geklärt werden. Eine Übernahme ist meist möglich, wenn die Therapie durch anerkannte Physiotherapeuten, Ergotherapeuten bzw. Musiktherapeuten durchgeführt wird.

Falls die Krankenkasse die Übernahme verweigert, müssen Spendenmittel gefunden werden (z.B. lokale Hospizgruppen, caritative Einrichtungen usw.) oder die Kosten vom Patienten selbst übernommen werden.

Sollten die Kosten weder von der Kasse, den Angehörigen noch über Spenden getragen werden können, können **Angehörige und Pflegepersonal** dem Patienten in Abhängigkeit von seinem Zustand Angebote im Sinne einer Stimulation (☞ 3.5.4, Basale Stimulation) und Anregung machen, z.B.

- Lieblingsmusik hören
- Urlaubsbilder gemeinsam ansehen und darüber reden
- Fotos, Postkarten, Bilder (z.B. von Enkelkindern gemalt) an die Wand (oder auch an die Decke) hängen
- Mobile, Talisman, Glücksbringer, Kreuz, Marienbild o.a. an einem Haken von der Decke, von der Aufrichthilfe oder an den Infusionsständer hängen
- Texte auf Band sprechen und abspielen lassen
- Radio, Fernseher, Video
- Spazieren gehen im Rollstuhl
- Vollbad nehmen
- Duftlampe oder Räucherstäbchen
- Bunte Tücher, Blumen, Kerzen um das Bett arrangieren
- Die Haustiere an bzw. in das Bett lassen
- Tagebuch schreiben
- Malen, Zeichnen, Handarbeiten, Basteln
- Erinnerungen aufzeichnen (z.B. auf Band).

Wichtig ist, den Patienten – soweit er möchte und kann – am **Alltagsleben der Familie** teilhaben zu lassen, z.B.

- Bett im Wohnzimmer aufstellen
- Tageszeitung lesen oder vorlesen, Nachrichten gemeinsam hören
- An Entscheidungen, Diskussionen teilhaben lassen
- Vom eigenen Alltag erzählen (z.B. Kinder, Besucher)
- Über den Tagesablauf bestimmen usw.

5

5.1   Physiotherapie

Ziele
- Erhöhen bzw. Erhalten von Kraft, Ausdauer, Beweglichkeit, Koordination, Mobilität, Funktionalität
- Reduzierung bzw. Beseitigung von Schmerz, Muskelspannung, Ödem, Kontraktur, Störung von Sensorik, Motorik und Koordination.

Physiotherapie ist Teil der palliativmedizinischen Gesamtbehandlung und wird immer individuell auf den Patienten und seine verbliebenen Möglichkeiten abgestimmt.
Passive und aktive Beeinflussung von Haut, Muskulatur und Gelenken können vorhandene Mobilität erhalten und verbessern so die Lebensqualität. Aktive Therapieformen beziehen den Patienten mit ein und fördern die Eigenverantwortlichkeit. Mobilisations- und Gehübungen können die Hoffnung auf ein sinnerfülltes Leben bis zum Tod unterstützen. Angehörige sollten, wo immer möglich, in die Therapie einbezogen werden (z. B. Anleitung zu schmerzlindernder Massage).

Aufgrund der Unklarheit über die mögliche Therapiedauer müssen kurzfristige, symptomorientierte Ziele angestrebt werden. Dabei darf der Schwerkranke nicht überfordert werden.

5.1.1   Passive Therapiemaßnahmen

- Passive Massagen sind für Schwerkranke gut geeignet, da körperliche Schwäche aufgefangen werden kann
- Nach einer Massagebehandlung ist stets eine Ruhephase von mind. 20-30 Min. des gut zugedeckten Patienten erforderlich (evtl. mit entspannender Musik)
- Arzt, Pflegende und Physiotherapeuten sollten sich regelmäßig austauschen, um die Therapie dem jeweiligen Zustand des Patienten anzugleichen.

Klassische Massage

Formen
- **Streichungen:** Großflächige Bewegung von peripher nach zentral zur Mobilisation von Stauungen (venös, Lymphödem) mit oder ohne Massageöl, evtl. mit Zusätzen (Aromatherapie ☞ 3.2.5)
- **Knetungen:** Tiefenwirksames „Wringen" der Muskulatur von distal nach proximal zur Beeinflussung des Muskeltonus (Verkrampfungen, Kontrakturen) und Förderung der Durchblutung

- **Reibungen**: Beeinflussung von oberflächlichen oder tiefen Gewebeschichten zur Erwärmung, Aktivierung und Durchblutungsförderung, vor allem zur Schmerztherapie bei Verspannungen und Kontrakturen
- **Klopfungen**: Fördern die Durchblutung der behandelten Muskulatur und führen zur Sekretlösung (Rücken- und Thoraxbereich). Vor allem zur Unterstützung der Expektoration (Pneumonieprophylaxe)
- **Vibrationen**: Feinste Zitterbewegungen (evtl. durch elektr. Gerät „Vibrax") zur Lösung von Muskelspannungen oder zur Schleimlösung (Thorax).

Indikation

Wird immer individuell gestellt. Möglichst regelmäßige Anwendung (Einzelbehandlung ca. 30 Minuten in Abhängigkeit vom Allgemeinbefinden) erhöht den Effekt.

- Schmerztherapie bei Muskelverspannungen z.B. durch Immobilität oder Lähmungen
- Schmerztherapie bei degenerativen Gelenkserkrankungen
- Schmerztherapie bei neurologischen Erkrankungen
- Sonstige lokalisierte Schmerzsyndrome
- Kontrakturprophylaxe und -therapie
- Pneumonieprophylaxe
- Verstärkung der Sekretolyse bei starker Verschleimung oder Unfähigkeit zum Abhusten aufgrund körperlicher Schwäche
- Psychovegetative und psychische Entspannung
- Zuwendung.

Kontraindikation

- Entzündliche Hautveränderungen, Dermatosen
- Blutungsneigung
- Frische Thrombose
- Ablehnung durch den Patienten.

Lymphdrainage

- Spezielle Form der klassischen Massage
- Fördert den Abfluß der interstitiellen Lymphe über das Lymph- und Venensystem
- Überwiegend kreisende Druckmassage mit geringer Intensität (30 mmHg), im Rhythmus angepaßt an die Pulsfrequenz des Patienten
- Beginn proximal des Ödems, um Platz für die nachströmende Flüssigkeit zu schaffen
- Mobilisation der distalen Abschnitte schrittweise unter Fortführen der Mobilisation im proximalen Abflußgebiet.

Indikation
- Lymphödem verschiedener Genese, z.B. bei tumorbedingten Abflußstörungen (☞ 12.5)
- Chronisch venöse Stauung
- Kombination aus verschiedenen Ödemformen
- Sklerodermie
- Rheumatische Erkrankungen
- Posttraumatische Ödeme und Hämatome.

KI: Akute Thrombose, akute Dermatitis.

Probleme
- Bei malignen Prozessen oder nach Strahlentherapie kann die Transportkapazität der Lymphabflußbahnen eingeschränkt sein
- Vorsicht bei akuten oder chronischen Entzündungen, älteren Thrombosen und Herzinsuffizienz (Volumenbelastung).

Thermotherapie

- **Rotlichtstrahler:** In Kombination mit verschiedenen Massagen zur Förderung der Durchblutung und Minderung von Verspannungen
- **Heiße Packungen:** Heublumen, Moor, Fango, Kartoffeln etc., um die Haut zu erwärmen und durchfeuchten, oft im Anschluß an eine Massage. Wirkt entspannend, beruhigend, krampflösend, schmerzstillend
- **Kryotherapie:** Eis-Anwendung bei akuter schmerzhafter Muskelverspannung (z.B. Nacken und Lumbalregion), wird von vielen Schwerkranken jedoch als unangenehm empfunden.

Hydrotherapie

Ein genüßliches Vollbad in gelöster Stimmung kann „Wunder wirken". Andere Formen der Hydrotherapie sind für die meisten Schwerkranken zu anstrengend.

Reflexzonenmassage

- In Verbindung mit Bindegewebsmassage an sog. Triggerpunkten zur Beeinflussung von inneren Organen (Schmerzlinderung)
- Fußreflexzonenmassage, evtl. in Verbindung mit einem Massageöl mit Zusatz von aromatischen Ölen (☞ 3.2.5). Kein „anerkanntes Therapieverfahren", wird aber von vielen Patienten gewünscht und sehr genossen
- Fernöstliche Massagen auf dem Boden der theoretischen Grundlagen der Akupunktur können analog zur klassischen Massage über kutisympathische Reflexe Wirkung zeigen. Eventuell geeignet zur Selbsthilfe bei Beschwerden wie Schwindel, Übelkeit, Kopfschmerz.

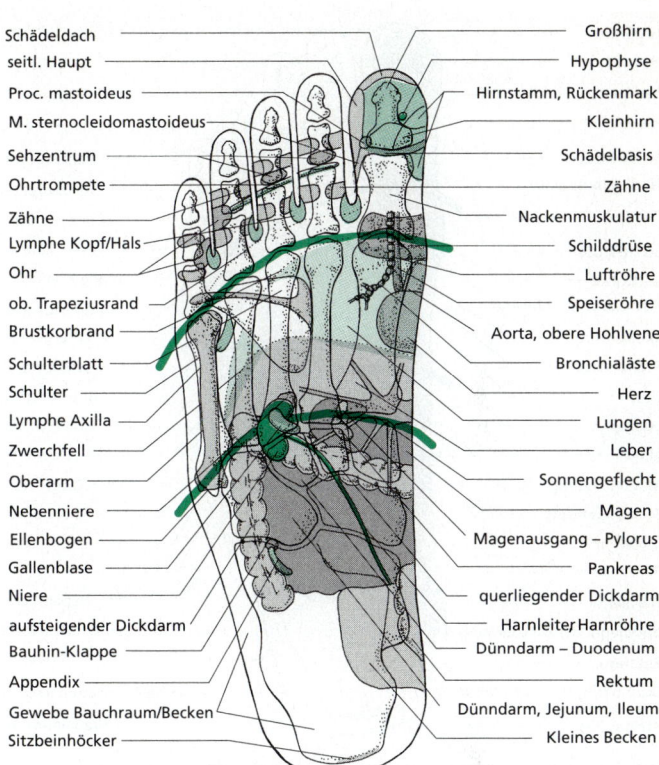

Schädeldach — Großhirn
seitl. Haupt — Hypophyse
Proc. mastoideus — Hirnstamm, Rückenmark
M. sternocleidomastoideus — Kleinhirn
Sehzentrum — Schädelbasis
Ohrtrompete — Zähne
Zähne — Nackenmuskulatur
Lymphe Kopf/Hals — Schilddrüse
Ohr — Luftröhre
ob. Trapeziusrand — Speiseröhre
Brustkorbrand — Aorta, obere Hohlvene
Schulterblatt — Bronchialäste
Schulter — Herz
Lymphe Axilla — Lungen
Zwerchfell — Leber
Oberarm — Sonnengeflecht
Nebenniere — Magen
Ellenbogen — Magenausgang – Pylorus
Gallenblase — Pankreas
Niere — querliegender Dickdarm
aufsteigender Dickdarm — Harnleiter Harnröhre
Bauhin-Klappe — Dünndarm – Duodenum
Appendix — Rektum
Gewebe Bauchraum/Becken — Dünndarm, Jejunum, Ileum
Sitzbeinhöcker — Kleines Becken

Abb. 5.1: Fußreflexzonen rechte Fußsohle

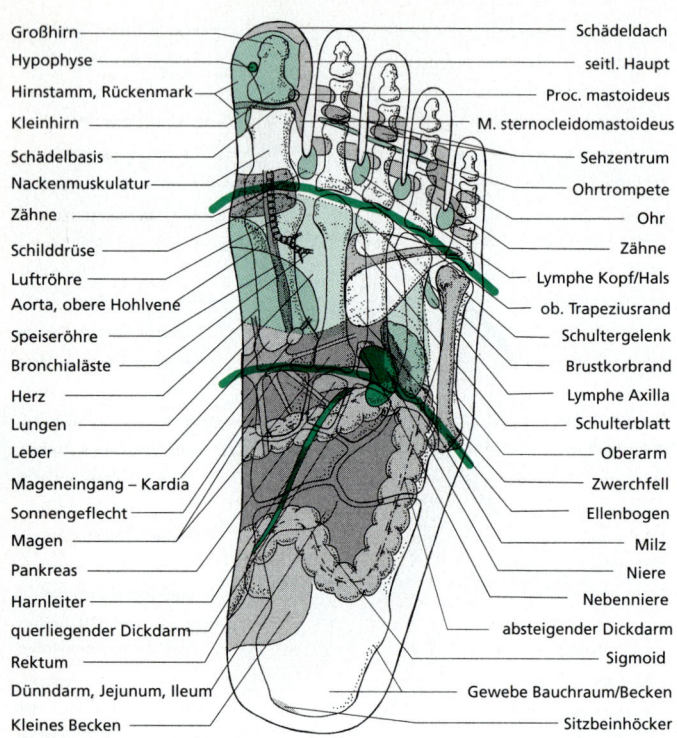

Großhirn	Schädeldach
Hypophyse	seitl. Haupt
Hirnstamm, Rückenmark	Proc. mastoideus
Kleinhirn	M. sternocleidomastoideus
Schädelbasis	Sehzentrum
Nackenmuskulatur	Ohrtrompete
Zähne	Ohr
Schilddrüse	Zähne
Luftröhre	Lymphe Kopf/Hals
Aorta, obere Hohlvene	ob. Trapeziusrand
Speiseröhre	Schultergelenk
Bronchialäste	Brustkorbrand
Herz	Lymphe Axilla
Lungen	Schulterblatt
Leber	Oberarm
Mageneingang – Kardia	Zwerchfell
Sonnengeflecht	Ellenbogen
Magen	Milz
Pankreas	Niere
Harnleiter	Nebenniere
querliegender Dickdarm	absteigender Dickdarm
Rektum	Sigmoid
Dünndarm, Jejunum, Ileum	Gewebe Bauchraum/Becken
Kleines Becken	Sitzbeinhöcker

Abb. 5.2:   Fußreflexzonen linke Fußsohle [A300–190]

Kolonmassage

Reflextherapeutische Methode durch Reiz auf die Nervengeflechte des Dickdarms. Beeinflußt Tonus und Bewegungsabläufe über viszerokutane Bahnen durch atemrhythmische Bewegungen mit Druck (bei Exspiration) in Richtung Peristaltik an bestimmten Behandlungspunkten (jeweils ca. 2–5 Min.)
- Zur Prophylaxe und Therapie der Obstipation (☞ 10.13)
- Bei meteoristischen Beschwerden.

KI: Akute Entzündungen im Abdomen.

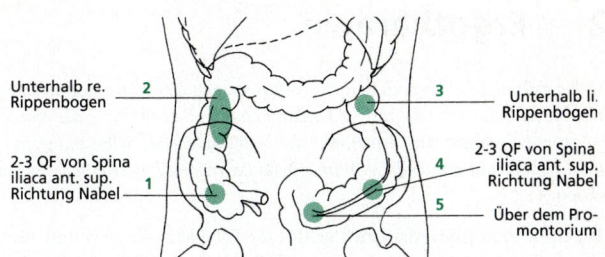

Unterhalb re. Rippenbogen — 2

3 — Unterhalb li. Rippenbogen

2-3 QF von Spina iliaca ant. sup. Richtung Nabel — 1

4 — 2-3 QF von Spina iliaca ant. sup. Richtung Nabel

5 — Über dem Promontorium

Abb. 5.3: Die 5 Ansatzpunkte der Kolonbehandlung (nach Krauß) [A300–190]

5.1.2 Aktive Therapiemaßnahmen

Alle aktiven Physiotherapiemaßnahmen setzen ein ausreichendes Maß an Kraftreserven voraus – bei Schwerstkranken und Sterbenden sind viele Methoden daher nicht mehr möglich.

Indikation
- Zur Stabilisierung und Kräftigung
- Zum Neuerlernen oder zur Verbesserung von Bewegungsabläufen z.B. nach Amputationen
- Zur Therapie von Schmerzen des Bewegungsapparats unterschiedlicher Genese.

Durchführung unter Anleitung oder alleine möglich.

Isometrisches Muskeltraining

- Verbesserung der Muskelkraft durch statische Muskelarbeit (maximale Anspannung ohne Bewegung)
- Mehrmals täglich 10–30 Sekunden steigert Muskeltonus und bewirkt Muskelkräftigung
- Kann auch von komplett bettlägrigen Patienten durchgeführt werden.

Ind.: Bei Inaktivitätsatrophie, Stumpfschmerz, Arthritisschmerz.

Dynamische isotonische Muskelkontraktionen

- Verbesserung der Beweglichkeit und Kräftigung der Muskulatur durch Bewegung der Gelenke bei gleichbleibender Anspannung der Muskulatur
- Mehrmals täglich 5–10 Minuten verbessert langfristig die dynamische Kraft.

Ind.: Bei Muskelhypotonie, chronischen Rückenbeschwerden, Kontrakturen.

5

5.2 Ergotherapie

Wiederherstellung bzw. Förderung nicht vorhandener oder verlorengegangener körperlicher, psychischer oder kognitiver Funktionen bzw. Beibehaltung des momentanen Zustands, damit die Patienten die größtmögliche Selbständigkeit und Unabhängigkeit und damit die größtmögliche Lebensqualität erhalten bzw. erreichen können.

Zur Lebensqualität jedes Menschen gehört die Fähigkeit, die gewohnte und alltägliche Selbstversorgung in Arbeit und Freizeit auszuführen. Durch eine lebensbedrohliche Erkrankung werden zunächst einige, später zunehmend mehr Fähigkeiten eingeschränkt. Gewohnheiten und Erwartungen können nicht mehr erfüllt werden. Gefühle von Hilflosigkeit, Hoffnungslosigkeit und Nutzlosigkeit tauchen auf und können das Selbstwertgefühl des Menschen stark beeinträchtigen.

Ergotherapeuten können sowohl in der ambulanten als auch in der teilstationären und stationären Palliativbetreuung eingesetzt werden. Nur die wenigsten Palliativteams haben aber einen Ergotherapeuten. Viele Bereiche können ansatzweise von anderen rehabilitativen Berufen übernommen werden, ersetzen aber einen Ergotherapeuten nicht. Gleichzeitig gibt es viele Überschneidungen zwischen den Aufgaben der Ergotherapie und anderen Berufsgruppen im Palliativteam. Regelmäßige Teamabsprachen sind unbedingt nötig.

Aufgaben der Ergotherapie in der Palliativbetreuung

- Erleichterung der aktuellen Situation des Patienten
- Nutzung vorhandener Fähigkeiten
- Förderung von Eigenständigkeit und Selbstbestimmung
- Wiederherstellung oder Erhalt der Kommunikationsfähigkeit
- Wiedergewinnung oder Erhalt von motorischen Fähigkeiten (Gleichgewicht, Koordination, Feinmotorik)
- Abbau störender pathologischer Bewegungsmuster
- Ermöglichung bestimmter Handlungen durch Hilfsmittel
- Bewältigung von Gefühlen (Angst, Trauer, Zorn, Aggression, Hoffnungslosigkeit) durch gestalterische Techniken
- Einbeziehung der Angehörigen (die oft dem Schwerkranken „alles abnehmen" wollen und ihn damit in seiner Selbständigkeit einschränken)
- Allgemeine Hilfsmittelherstellung (z.B. Betterhöhungen selbst bauen) und -bereitstellung (z.B. mit Hilfe eines Orthopädiemechanikers).

Anleitung und Unterstützung bei
- Anpassen des Alltags an die Behinderung
  - Alltägliche Verrichtungen (Essen, Ankleiden, Hygiene und Körperpflege) üben und erleichtern, z. B. die Vereinfachung der Zubereitung von Mahlzeiten
  - Benutzung des Rollstuhls innerhalb und außerhalb des Hauses, Transfer vom Rollstuhl ins Bett, auf die Toilette, ins Auto usw.
- Verbaler und non-verbaler Kommunikation
- Bewegung (Einsatz spezieller Therapiekonzepte, z. B. nach Bobath oder Funktionelle Bewegungslehre, taktile Stimulation, v.a. bei Wahrnehmungsstörungen, Ein- und Beidhändertraining)
- Gestalterischen Techniken zur emotionalen Unterstützung und zum Ausgleich.

Wichtig ist es, realistische Ziele zu setzen, damit der Patient nicht überfordert oder enttäuscht ist. Tagesbefindlichkeit beachten.

Häufige Indikationen
- Hirnmetastasen
- Immobilität durch Skelettmetastasen
- Kachexie, Schwäche, Bettlägrigkeit
- Angstsyndrome
- Zusätzliche chronische Erkrankungen
- Neurologische Erkrankungen (ALS, Multiple Sklerose, dementielle Syndrome).

Hilfsmittel (☞ 3.5.3)
- Pflegebett mit Antidekubitusmatratze
- Rollstuhl in entsprechender Größe und Funktion mit Sitzkissen
- Bade- und Duschsitze, Haltegriffe, erhöhte Toilettensitze
- Lagerungs- und Sitzhilfen
- Kommunikationshilfen: Buchstabentafeln, elektronische Mittel
- Greifhilfen, adaptiertes Eßbesteck und -geschirr, adaptiertes Schreibgerät
- Gehhilfen: Rollator, Krücken
- Treppenlift.

Probleme und Grenzen
- Bettlägrige Patienten mit eingeschränkter Mobilität
- Häufige Pausen notwendig
- Oft ungewohnt für ältere Patienten (Scheu und Unsicherheit)
- Ein kontinuierliches Konzept ist wegen der meist stark schwankenden Befindlichkeit nicht durchführbar.

5

5.3 Atemtherapie

Im Atemholen sind zweierlei Gnaden,
die Luft einziehen, sich ihrer entladen,
jenes bedrängt, dieses erfrischt,
so wunderbar ist das Leben gemischt.
So danke Gott, wenn er dich presst
und dank ihm, wenn er dich wieder läßt.
(J. W. v. Goethe)

Atemtherapie umfaßt verschiedene Maßnahmen. In den letzten Jahren hat sich eine Form der Atemtherapie (nach Middendorf) bei Schwerkranken und Sterbenden bewährt, die neben der mechanischen „Atemarbeit" der Physiotherapie auch Elemente aus Psychologie, Verhaltenstherapie und Phytotherapie berücksichtigt.

Physiotherapeutisch können vor allem die körperlichen Beschwerden bei Störungen der Atmung behandelt werden. In der frühen Phase der palliativen Therapie stehen Pneumonieprophylaxe, Techniken des Abhustens und Sekretolyse im Vordergrund. In seltenen Fällen (z.B. ALS) kommen Hilfsmittel zur Anwendung

- Maskenbeatmung (vor allem nachts) mit positiv-endexspiratorischem Druck (PEEP)
- Atemtrainer zur Verbesserung der Totraumventilation (z.B. Wasserschloß)
- Inhalatoren.

Bedeutung des Atems

Ohne Atem können wir nicht leben. Atem und Psyche bzw. Seele sind eng verbunden (Atmen = lat. spirare – spiritus [Geist], griech. psyche = Hauch, Seele, ind. Mahatma = große Seele, großer Atem). Der Atem ist mit allen Funktionen des Organismus verknüpft und hat darüber hinaus große Symbolbedeutung. Er hängt eng mit Leben und Lebensvorgängen, mit Gefühlen und Ängsten zusammen (Enge = Angina = Angst, lat. anima = Seele, Atem, Hauch). Auch in der abendländischen Kultur hat der Atem zusätzlich eine spirituelle Bedeutung (Gott haucht Adam den Lebensatem ein). In der Umgangssprache spielt der Atem vor allem im Zusammenhang mit psychischen Zuständen eine Rolle: Etwas atemberaubend finden, die Luft bleibt weg, aufatmen können, keine Luft bekommen, nicht frei atmen können, tief durchatmen müssen, die Luft anhalten, etwas verschlägt mir den Atem.

Atem umfaßt die Symbolik von
- Geben – Nehmen
- Aufnehmen – Loslassen
- Spannung – Entspannung
- Kontakt – Abwehr
- Freiheit – Beengung
- Fülle – Leere.

In der Palliativmedizin
- Viele Schwerkranke (ca. 50%) leiden unter physisch oder psychisch bedingter Atemnot (☞ 9.1)
- Die Angst vor dem Ersticken ist neben der Angst vor Schmerzen die häufigste Angst Sterbender
- Antriebe für Atmung sind Wachsein, Angst, Hypoxie, Hyperkapnie, Atelektasen.

Atemnot – Angst – Schmerz

5

- Atemnot führt zu psychischem und physischem Streß – durch Atemtherapie kann Streß gemindert werden
- Menschen mit Schmerzen atmen unwillkürlich flacher, so daß dadurch das Gefühl der Atemnot verstärkt wird
- Angst und Depression führen zu Veränderung des Atems: Dyspnoe → Angst → Panik → erhöhte Atemfrequenz → vermehrte Totraumventilation → vermehrte Atemarbeit → erhöhter Sauerstoffbedarf → Dyspnoe
- Veränderungen des Atems können ihrerseits Gefühle beeinflussen (Angst auslösen oder lösen).

Auswirkung der Atemtherapie: Der Patient empfindet neben einer tiefen Entspannung und besserer Körperwahrnehmung meist eine Schmerzlinderung, kann besser „durchatmen".

Indikationen für Atemtherapie

Möglich ist die Unterstützung und Vertiefung des Aus- und Einatmens zur Sekretolyse und Pneumonieprophylaxe, Atemberuhigung, Atemmassage und die Therapie der akuten Atemnot. Dies ergibt ein breites Indikationsspektrum in der Palliativmedizin. Sehr hilfreich ist die Atemtherapie bei Erkrankungen, die für den Patienten eine enge Beziehung zum Atmen erkennen lassen, z.B. Bronchialkarzinom, Lungenmetastasen, Pneumonie.
- Subjektiv oder objektiv erlebte akute oder chronische Atemnot
- Obstruktive und restriktive Ventilationsstörungen (unabhängig von der Genese)

- Pneumonieprophylaxe, Sekretstau
- Zur Unterstützung einer antitussiven, sekretolytischen oder sekrethemmenden Therapie
- Neurologischen Erkrankungen mit Schwäche der Atemmuskulatur
- Physische und psychische Spannungszustände, besonders auch bei Patienten, mit denen eine verbale Kommunikation nicht mehr möglich ist
- Erregungszustände, Angst oder unklare Unruhezustände, Schlafstörungen
- Allgemeiner körperlicher Schwäche
- Störungen der Körperwahrnehmung
- Zur Entspannung und Streßabbau bei Angehörigen und Begleitenden.

Atemtherapie ist auch mit bewußtseinsgetrübten, sterbenden Menschen möglich und kann zu einer deutlichen Entspannung und Beruhigung führen.

Methodik

Grundlage der **Atemtherapie nach Middendorf** ist der „erfahrbare Atem"
- Die bewußte Wahrnehmung des Körpers (Körpergrenzen, Innenräume, Grenzen der Beweglichkeit) wird geschult
- Die Aufmerksamkeit wird auf gestimmte Körperregionen konzentriert (und weg von Schmerzpunkten)
- Die bewußte Wahrnehmung des Atems als ein rhythmisches Geschehen („Weit-und-Schmal-Werden" des Körpers mit Dehnen und elastischem Zurückschwingen) wird gefördert
- Der Atem wird als spontane, ursprüngliche Atembewegung bewußt gemacht und erlebt
- Anleitung zum Umsetzen in Alltagsbewegungen fördert die Selbständigkeit des Patienten
- Atemtherapie ist Zuwendung, Körperkontakt und Begleitung, Anleitung zur Selbsthilfe
- Integriert verschiedene Heilmethoden: Entspannung, Physiotherapie, Psychologie, Verhaltenstherapie, Aromatherapie.

Ablauf

Eine Atemtherapie wird nur von einem geschulten Atemtherapeuten (z.B. nach Middendorf, Physiotherapeut) durchgeführt. Der Therapeut holt bei Arzt und Pflegepersonal vor der ersten Therapiesitzung Informationen über den Patienten (und Angehörige) ein. Vor jeder Sitzung muß er eine eigene innere gelockkerte Haltung finden, sich auf den Patienten einstellen, Ruhe ausstrahlen.
- Vorbereiten des Raumes: Raumtemperatur, Belüftung, Ungestörtheit („Bitte-nicht-stören"-Schild an die Türe)

- Kurze Gesprächsphase mit dem Patienten zum Kennenlernen und Erklären der Methode
- Beschwerden, Wünsche und Ängste des Patienten werden erfragt
- Patient liegt oder sitzt entspannt
- Durch Körperkontakt und bestimmte Grifftechniken „führt" der Therapeut die Atembewegung und macht damit den Atem bewußt
- Der Atem wird deutlich wahrgenommen, die Atembewegung bewußt unterstützt („Erfahrbarer Atem" nach I. Middendorf)
- Ggf. kann mit der Atembewegung eine sanfte, passive Bewegung von Kopf oder Extremitäten erfolgen (Dehnen, Kneten, Drehen, Stauchen) und damit Spannungen gelöst werden
- Schmerz- und Druckpunkte werden im Atemrhythmus massiert
- Durch Vorgabe geeigneter Bilder (Luftballon, Windhauch, weiter Himmel, Fluß) kann die Entspannung unterstützt werden
- Seufzen, Stöhnen, Schreien, Singen macht den Atem „hörbar" und für den Patienten verstehbar
- Wenn möglich, Angehörige einbeziehen ggf. mitbehandeln.

Atemtherapie kann als Einzeltherapie oder in Gruppen (z.B. Team, Trauernde Angehörige), stationär, ambulant bzw. zu Hause durchgeführt werden.

Patientenzentriertes Arbeiten
Für die atemtherapeutische Begleitung Schwerkranker gilt besonders, immer wieder anzuerkennen, was vorhanden ist und darauf aufzubauen. Der Mensch atmet immer irgendwie, so daß jeder Patient *seinen* momentanen Atem erfahren kann. Der Therapeut unterstützt ihn darin.
- Atemmuster des Patienten erkennen und spiegeln (flach, gebremst etc.)
- Nichts erzwingen, Zeit geben und lassen (keine Zeitbegrenzung zu Anfang der Therapiesitzung vorgeben)
- Ressourcen entdecken helfen und einsetzen (z.B. Bauchatmung)
- Geräusche des Patienten unterstützen (Gähnen, Stöhnen, Seufzen, Knurren, Schreien etc.)
- Eigene Bildersprache und Phantasien des Patienten aufnehmen und fördern (Pusteblume, Wind, sich „aufgeblasen" fühlen etc.)
- Um Rückmeldung bitten bzw. Körpersprache und Mimik beobachten
- Anleitung für eigenes Üben geben (evtl. aufschreiben).

5

5.4   Musiktherapie

Schläft ein Lied in allen Dingen,
Die da träumen fort und fort,
Und die Welt hebt an zu singen,
Triffst Du nur das Zauberwort.
(Eichendorff)

Das Gehör ist das Sinnesorgan, das entwicklungsgeschichtlich als erstes angelegt wird und vermutlich am längsten funktioniert. Es ist eng verbunden mit dem limbischen System. Geräusche und Musik begleiten uns durch das ganze Leben. In fast allen Kulturen spielt die Musik eine wichtige Rolle bei Ritualen im Jahres- und Lebenskreislauf. Auch in der Sprache gestalten wir viele Töne als direkten Gefühlsausdruck. Die Musik kann das Element der Normalität ohne Worte repräsentieren.

- Musik spricht jeden Menschen an
- Musik löst in jedem Menschen Gefühle aus (ohne Worte zu benötigen)
- Musik kann das Gefühl der Zuge-hör-igkeit vermitteln
- Musik vermindert Angstgefühle
- Musik (speziell geistliche) eröffnet eine spirituelle Dimension
- Musik regt zum Gespräch an
- Musik bietet Unterhaltung.

Musiktherapie ist ein Weg zu tiefen Erfahrungen über sich selbst. Durch bewußtes Hören und eigene Gestaltung können körperliche und psychische Symptome beeinflußt werden. Musiktherapie kann als psychotherapeutisches oder heilpädagogisches Verfahren eingesetzt werden. Das Hören von Musik wird über das Limbische System im ZNS gesteuert. Dort werden Erinnerungen und Gefühle geweckt. Musik kann dabei besonders Menschen erreichen, die verbal noch nicht oder nicht mehr ansprechbar sind. Deshalb kann sie auch bei Schwerkranken und Sterbenden heilsame Prozesse in Gang setzen, ohne daß (oft anstrengende) Gespräche geführt werden müssen.

In vielen **Totenritualen** verschiedener Weltreligionen spielte die Musik eine entscheidende Rolle, diese Rituale sind aber weitgehend in Vergessenheit geraten. Beim Einsatz der Musiktherapie bei Sterbenden werden alte, archaische Bilder angesprochen.

Wirkweisen der Musik

- Körperlich-sinnlich: Die Schwingungen der Musik lösen direkt körperliche Reaktionen aus und dienen so der Entspannung
- Seelisch: Musik ruft Erinnerungen, Emotionen, Phantasien wach, die das innere Erleben der Krankheit unterstützen

- Spirituell: Musik ist Träger religiöser Gedanken und schafft somit Zugang zu den eigenen spirituellen Bildern.

Indikation
- Im Prinzip alle Patienten, die möchten
- Speziell, wenn verbale Äußerungen erschwert sind, aber Bedarf an Kommunikation besteht (Hirntumor, Demenz, neurologische Erkrankungen)
- Unabhängig von der musikalischen Vorbildung
- Unabhängig von der Prognose (also auch oder gerade in den letzten Lebensstunden)
- Alle Zustände, in denen Entspannung hilfreich ist: Schmerzen, Schlaflosigkeit, Atembeschwerden, Depression, Probleme der Krankheitsbewältigung
- Angehörige und Betreuende, vor allem auch professionelle Helfer.

Kontraindikationen
Während der Musiktherapie müssen Signale des Patienten beachtet werden, die anzeigen, daß seine Grenzen erreicht sind
- Flache, schnelle Atmung
- Zeichen der Unruhe und Anspannung
- Wegdrehen, nachlassende Konzentration.

Eine Musiktherapie ist nicht angebracht bei
- Ablehnung durch den Patienten nach eingehender Information
- Ausgeprägter Schwerhörigkeit.

Methoden

Aktive Musiktherapie
Aktive Musiktherapie kann als freie Improvisation (lat. improvisius = das Unerwartete), Spiel nach Noten oder Komposition eigener Musikstücke (evtl. mit eigenen Texten, Gedichten, Gedanken) gestaltet werden. Es geht vor allem um den Ausdruck der Musik mit anschließendem Gespräch und Reflexion über das Spiel. Dies ermöglicht
- Die momentane Stimmung ausdrücken
- Eigene Klänge (Ungesagtes, Ungehörtes) klingen lassen und hören
- Schmerzen ausdrücken und sich mit ihnen auseinandersetzen
- Zugang zu eigenen Fähigkeiten und Energien finden
- Raum für Selbstreflexion, Erinnerung und Blick nach vorne.

Passive Musiktherapie
In der Sterbephase entscheiden sich die meisten Patienten für die passive, rezeptive Musiktherapie. Sie bedeutet das entspannte Hören von Musik, Klängen und Tönen aller Art (auch Sprache), evtl. verbunden mit imaginären Bildern. Im

anschließenden Gespräch können Gefühle, Gedanken, Bilder und Körperempfindungen reflektiert werden. Dies ermöglicht

- Die Lieblingsmusik „nochmal" hören
- Mit Musik verbundene Erinnnerungen wach rufen
- In „Phantasiereisen" Dinge erleben, die aufgrund der Krankheit nicht mehr in Realität erlebbar sind
- Durch Gesang und Hören der Stimme die Gefühle der Geborgenheit aus früher Kindheit wach werden lassen.

Ablauf

Vor einer Musiktherapie im Team klären, ob der Patient die nächsten 20–30 Minuten ungestört sein kann.

Da die Möglichkeiten des Schwerkranken oft eingeschränkt sind, hat sich folgende Vorgehensweise für den Therapeuten bewährt:

- Vorstellen im Krankenzimmer
- Signalisieren, daß Zeit für den Patienten da ist
- Verhältnis zur Musik erfragen
- Lieblingsmusik erfragen und klären, warum, wann und wie wichtig sie ist
- Zeit lassen, falls dabei bereits Erinnerungen wach werden
- Klären, ob rezeptive (Patient hört zu) oder aktive (Patient macht mit einem oder mehreren selbst gewählten Instrumenten Musik) Vorgehensweise gewünscht wird
- Patient wählt aus verschiedenen Musikangeboten (überwiegend leise, ruhige, zarte Musik)
- Falls möglich, sollte die Musik für den Patienten gespielt werden (fahrbares Klavier, Harfe, Flöte, andere Instrumente)
- Kann und will der Patient selber Musik machen (Singen, Harfe, Trommel, Gitarre, Flöte, Klavier etc.) wird er meist von dem Therapeuten begleitet
- Patient wird angeregt, sich beim Musik hören bzw. machen zu entspannen
- Anschließend Angebot zum Gespräch über die Gefühle, die beim Hören entstanden sind
- Klären, ob der Patient mit kleinem Radio oder Kassettenrekorder zwischen den Therapiestunden Musik hören will und ggf. Geräte und Kassetten zur Verfügung stellen.

Der Einsatz der Musiktherapie ist auch bzw. gerade bei nicht ansprechbaren Patienten sinnvoll. Angehörige sollten wenn möglich einbezogen werden.

- Mitsingen und -musizieren
- Lieblingsmusik des Patienten von zu Hause mitbringen
- Eigene Ängste in der Musik ausdrücken.

Aufgrund der hohen Konzentration und Intensität sollte selten länger als 10 Minuten Musik gehört bzw. gespielt werden.

5.5 Kunsttherapie

„Therapie mit bildnerischen Mitteln", also Therapie mit den Mitteln der Zeichnung, Graphik, Malerei, Plastik, Drucktechnik oder Fotografie im rehabilitativen, klinisch-psychologischen und therapeutischen Bereich.

Psychische Prozesse und sensomotorische Handlungsweisen werden bei der Betrachtung und bei der Herstellung von bildnerischen Ausdrücken genutzt. Sie helfen bei der Bewältigung von seelischen Störungen, Lebenskrisen oder schweren Erkrankungen zu einer Anders-, Neu- oder Umorientierung. Dadurch kann eine Lebens- und Alltagsbewältigung gelingen.

Kunsttherapie in der Palliativbetreuung

Bei der palliativen Kunsttherapie geht es eher um supportive Psychotherapie. Psychotherapie im strukturverändernden Sinne ist in der Palliativmedizin nicht indiziert.

- Eher Krisenintervention und Fokussierung als langfristige Rehabilitation
- Unterstützung bei Krankheitsverarbeitung, bei Bedarf tiefergehende Klärung von bedrückenden Lebensereignissen, keine aufdeckende Psychotherapie
- Einbindung in das ganzheitliche Behandlungskonzept mit regelmäßigen Teamabsprachen
- Der Patient bestimmt Thema, Tempo und Gestaltung der Therapiestunde
- Häufig finden nur ein oder zwei Begegnungen zwischen Therapeut und Patient statt
- Überwiegend Einzelsitzungen
- Begegnung und Gespräch: Entscheidend ist nicht das Kunstprodukt, sondern der Prozeß des Entstehens (Experimentieren mit den Mitteln), die Gefühle bei der Arbeit und bei der Betrachtung des fertigen Werkes, das Gespräch mit dem Therapeuten und anderen Teammitgliedern über das Kunstwerk
- Mögliche Themenbereiche: Verluste, Abschiednehmen, Loslassen, Trauer, Freude, Wut, Widerstand, Ängste, Schmerz, mögliche Neuorganisation der inneren und äußeren Welt, Sterben, Kindkeitserinnerungen, Stützung der eigenen Integrität.

Die „Be-Deutung" eines kunsttherapeutischen Werkes kennt nur der Patient selber. Nie ein Werk „interpretieren", lieber Dinge bildhaft lassen und nicht ansprechen, wenn der Patient dies nicht tut.

Voraussetzungen für kunsttherapeutische Begleitung
- Einverständnis des Patienten
- Befriedigende Schmerz- und Symptomkontrolle
- Ausreichend unterschiedliche Materialien (Blei- und Buntstifte, Pastell- und
  Ölkreiden, Fingerfarben, Aquarell- und Wasserfarben, Collagen, Fotos, Knet-
  massen und Ton, Holz, Stoffe etc.)
- Einführendes Gespräch zur Erklärung der Methoden (Malen, Modellieren etc.).

Kunsttherapie bei schwerkranken und sterbenden Menschen muß nicht unbedingt „Therapie" sein, sondern ist ein Angebot symbolischer Ausdrucksmittel,
das mit den Begriffen „Malen", „Spiel", „Entspannung" und „Kreativität"
umschrieben werden kann.

Häufige Einsatzbereiche
Prinzipiell kann eine kunsttherapeutische Begleitung jedem Schwerkranken
(und seinen Angehörigen) hilfreich sein und sollte ihm, wenn möglich, angebo-
ten werden. Aufgrund der begrenzten Möglichkeiten muß jedoch meist eine
Auswahl getroffen werden.
- Kinder (als Patienten, gelegentlich aber auch als Angehörige)
- Patienten mit eingeschränkter verbaler Kommunikationsfähigkeit (z.B. Hirn-
  tumor, dementielles Syndrom, neurologische Erkrankungen)
- Patienten, denen es schwer fällt, über ihre Gefühle zu sprechen.

Bewährt hat sich die feste Einrichtung eines wöchentlichen „Kunsttherapie-
treffs", bei dem von den Patienten verschiedene Techniken der Kunsttherapie
ausprobiert werden können. So kann, stationär oder ambulant, für Patienten
und Angehörige ein breiteres Angebot gemacht werden.

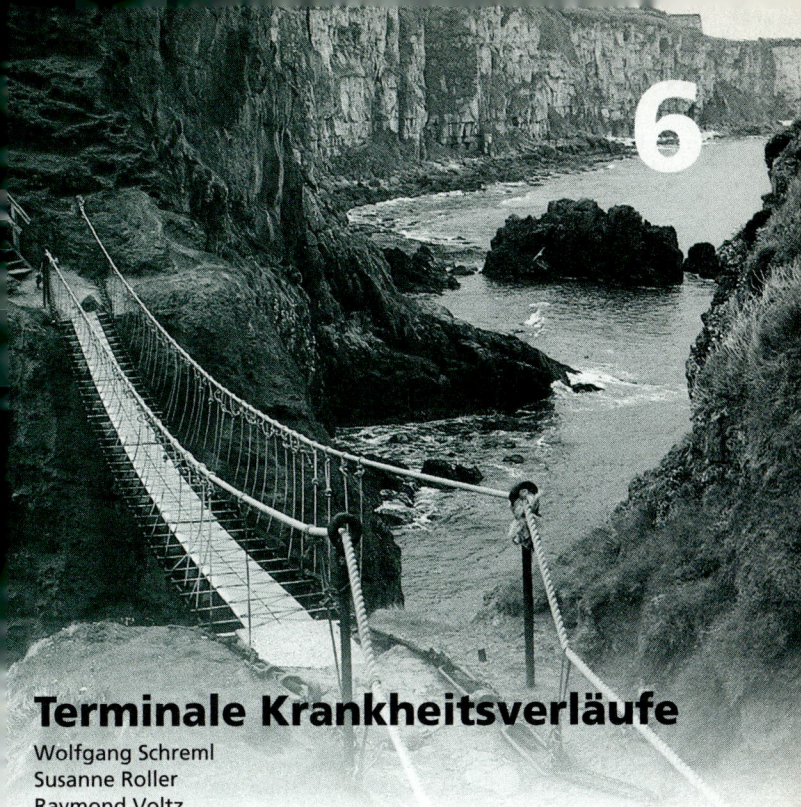

6

Terminale Krankheitsverläufe

Wolfgang Schreml
Susanne Roller
Raymond Voltz

In der Endphase der meisten Erkrankungen fehlen spezifische, auf die Grundkrankheit gerichtete Therapiemaßnahmen oder sie sind ausgeschöpft. Entscheidend ist eine Symptomkontrolle entsprechend dem Ausmaß der Beschwerden mit einer möglichst hohen Lebensqualität bis zum Tode. Die klassischen Ziele der Palliativmedizin mit umfassender Sorge um die körperlichen, psychischen, sozialen und geistlichen Bedürfnisse der Patienten, unter Wahrung ihrer größtmöglichen Selbstbestimmung, sind daher am Ende fast aller Erkrankungen maßgebend. So können exemplarisch „Terminale Syndrome" häufiger Grunderkrankungen betrachtet werden, die jeweils den gleichen Palliativansatz und ähnliche Zielvorgaben aufweisen. Hierbei wird die palliativmedizinische Denkweise deutlich.

Die folgende Darstellung einzelner terminaler Krankheitsverläufe erörtert jeweils drei Punkte

- Das **Syndrom** bzw. der **Symptomenkomplex**, d.h. die für die Therapie relevanten Symptome und Besonderheiten in der Palliativphase
- Den **Palliativansatz**, d.h. die zur Verfügung stehenden Optionen der Symptomkontrolle
- Die **Zielvorgaben**: Diese berücksichtigen den aktuellen, erklärten oder mutmaßlichen Willen des Patienten (mündliche Äußerung, Patientenverfügung ☞ 18.2.1, glaubwürdige Aussagen der Angehörigen). Dabei spielt der Bewußtseinszustand des Patienten eine entscheidende Rolle.

Aus dem Patientenwillen muß die Zielvorstellung für die palliative Therapie abgeleitet werden, unter die alle Maßnahmen zu stellen sind.

6.1   Hämatologische und lymphatische Systemerkrankungen

In der Terminalphase solcher Erkrankungen treten meist ähnliche Syndrom-Bilder auf, die häufig auch gemeinsam vorkommen und einen gemeinsamen Palliativansatz unter festgelegter Zielvorstellung erfordern.

Im Gegensatz zu den meisten anderen Krankheiten im Terminalstadium ist der Einsatz **spezifischer Therapiemaßnahmen** hier jedoch auch unter palliativen Gesichtspunkten sinnvoll.

- Sie sind meist klar definiert (Chemotherapie, Knochenmarktransplantation, Strahlentherapie)
- Die Chancen einer spezifischen Behandlung (kurativ-palliativ) sind durch definierte Parameter (z.B. molekularbiologisch) oft prognostizierbar

- Spezifische Therapie mit dem Ziel der Lebensverlängerung durch vorübergehende Remission bedeutet oft auch Symptomkontrolle und damit Verbesserung der Lebensqualität.

■ Syndrome

Hämatopoetische Insuffizienz

Ursache oft therapiebedingt (Chemotherapie, Strahlentherapie) oder Folge
einer Knochenmarkinfiltration durch die Grunderkrankung (z. B. Leukämie,
metastasiertes solides Karzinom).
Versagen der Blutbildung mit
- *Anämie:* Symptome wie Atemnot, Müdigkeit, Herzklopfen, Kopfschmerzen,
  Schlafstörungen, Kälteempfindlichkeit, Verdauungsstörungen, die relativ ein-
  fach durch Transfusion zu kompensieren sind (☞ 1.6.6). Durch die Gabe von
  Erythropoetin kann die chemotherapie-induzierte Anämie günstig beeinflußt
  werden
- *Leukopenie:* Führt zu schweren Infekten (lokal, z. B. Phlegmone oder generali-
  sierte Sepsis), die meist vital bedrohlich und nur bedingt durch Antibiotika
  und Antimykotika beherrschbar sind
- *Thrombopenie:* Symptome von petechialen Blutungen bis Massenblutungen
  (ZNS, GI-Trakt), die auch durch Massentransfusionen oft nicht beherrschbar
  sind.

Disseminierte intravasale Gerinnung

Ursache ist oft eine gramnegative Sepsis oder Freisetzung gerinnungsaktiver
Substanzen aus neoplastischen Zellen.
Das Zusammenbrechen des plasmatischen Gerinnungssystems durch Verbrauch
der Gerinnungsfaktoren, Abfall der Thrombozyten, Fibrinausfällung in den
Organen führt zu
- Schwerer Blutungsdiathese
- Multi-Organversagen.

Organ- und Funktionsausfälle

Ursache ist oft die Infiltration, Kompression von außen oder Verdrängung durch
die Grunderkrankung, z. B.
- Perikarderguß durch Lymphominfiltration
- Obere Einflußstauung durch Mediastinaltumor
- Leberausfall durch Lymphombefall.

Symptome je nach Organbefall.

6

■ Palliativansatz

Knochenmarkversagen (hämatopoetische Insuffizienz): Substitution von Blutprodukten ist bei Symptomatik in begrenztem Umfang sinnvoll und machbar (☞ 1.6.6). Limitierend können logistische Fragen (z.B. im ambulanten Bereich die fehlende Transportfähigkeit des Patienten zur Transfusion, Mangel an geeigneten Blutprodukten) oder die Entwicklung von Antikörpern sein.

Infekte: Eine Antibiose ohne vorhandene körpereigene Abwehr (Leukopenie) ist kaum erfolgreich und oft limitiert durch schwere Nebenwirkungen. Meist handelt es sich um Mischinfektonen mit Problemkeimen, oft therapeutisch kaum beherrschbare Pilzinfektionen (z.B. Lunge, Leber). (Antibiose ☞ 1.6.7).

Fieber tritt in der Terminalphase hämatologischer Erkrankungen sehr oft auf (Tumorfieber, Infektionen, therapiebedingt (drug fever)), oft verbunden mit ausgeprägtem Schwitzen und körperlicher Erschöpfung. Die Beschwerden sind nur bedingt durch fiebersenkende Maßnahmen behandelbar (☞ 7.10).

Schmerzen sind in der Terminalphase maligner Systemerkrankungen seltener und adäquat durch Analgetika beherrschbar (☞ 7.1, Kap. 8).

■ Zielvorstellung

Die Patienten sind in der palliativen Situation meist bei klarem Bewußtsein und über ihre Diagnose, die Therapiemöglichkeiten und Prognose aufgeklärt. Für das palliativmedizinische Team gilt daher

- Dem Patienten durch regelmäßige Gespräche eine frühzeitige offene Auseinandersetzung mit der palliativen Situation ermöglichen (☞ 2.4.1)
- Terminale Komplikationen antizipieren und die Therapiemöglichkeiten diskutieren
- Therapiewünsche des Patienten abklären
- Familienangehörige und medizinisches Personal in die Entscheidung einbeziehen
- Therapieentscheidungen müssen gemeinsam getroffen werden
  - Soll eine kritische Situation nochmals mit einer spezifischen Maßnahme (z.B. „minimal chance"-Chemotherapie) behandelt werden?
  - Soll die Substitution von Blutprodukten fortgeführt werden oder sollen die einsetzenden Beschwerden symptomorientiert behandelt werden (damit wird die terminale Konsequenz akzeptiert), ☞ 2.5.3?
  - Soll bei Auftreten einer Infektion auf Antibiotika verzichtet werden?
  - Soll zugunsten eines Lebens in gewohnter Umgebung auf stationäre Maßnahmen verzichtet werden?

Eine Indikation zu intensivmedizinischen Maßnahmen besteht in der Terminalphase einer malignen Systemerkrankung nicht – dies muß mit Patient und
Angehörigen rechtzeitig geklärt werden.

6.2   Metastasierte Neoplasien

Die Endphase maligner Erkrankungen ist meist durch einen generalisierten
Metastasierungsprozeß gekennzeichnet. Die Zerstörung des Tumorentstehungs-
Organs und verschiedene Metastasierungstypen führen unabhängig vom Pri-
märtumor zu ähnlichen terminalen Syndromen, aus denen sich der immer der-
selbe Palliativansatz mit den gleichen Zielvorgaben ableiten läßt.
Lebermetastasen ☞ 6.7

6.2.1   Skelettmetastasen

■ Syndrom

* Auftreten bei vielen Tumorerkrankungen (☞ Tabelle) bei fortgeschrittener
  Erkrankung
* Führende Beschwerden sind Schmerzen, Fraktur, Instabilität mit Folge der
  Immobilisation
* Die Skelettmetastasen führen in der Regel nicht direkt zum Tode, beeinträch-
  tigen aber die Lebensqualität
* Skelettmetastasen sind ein eindeutiger Parameter für die palliative Situation
  (Unheilbarkeit)
* Spezifische Behandlung (z.B. Strahlentherapie) und supportive Maßnahmen
  sind nicht scharf getrennt.

6

Häufigkeit von Skelettmetastasen			
Organ	**Skelettbefall (in %)**	**Organ**	**Skelettbefall (in %)**
Mamma	73	Pankreas	13
Lunge	32,5	Magen	11
Niere	24	Kolon	9
Rektum	13	Ovar	9

■ Palliativansatz

Symptome und Therapie von Skelettmetastasen	
Symptom	**Therapie**
Schmerzen	Schmerztherapie (☞ Kap. 8), Bisphosphonate
Frakturgefährdung	Bestrahlung, operative Stabilisierung, Bisphosphonate
Pathologische Fraktur	Operative Stabilisierung, Bestrahlung
Immobilisation	Krankengymnastik (☞ 5.1), Gehhilfen, Reha, „emotionale Mobilisation"

■ Zielvorstellung

- Der Patientenwille ist meist klar erfahrbar bzw. erkennbar
- Die Symptomkontrolle, vor allem Schmerzfreiheit steht an erster Stelle
- Eingehende Anamnese und Untersuchung zur frühen Erkennung frakturgefährdeter Bereiche, um die Fraktur zu verhindern
- Erhalt bzw. Wiedergewinnen der Mobilität
- Aufklären über die Unheilbarkeit.

6.2.2   Hyperkalzämiesyndrom

■ Syndrom

- Auftreten bei diffuser Skelettmetastasierung (☞ 6.2.1) und hormonproduzierenden Tumoren (Parathormon)
- Meist akutes Geschehen, das rasche Entscheidung erfordert.

Symptome: Schwäche, Exsikkose, Erbrechen, Somnolenz bis Koma, Polyurie, akutes Nierenversagen (☞ 6.8), Herzrhythmusstörungen.

■ Palliativansatz

- Subjektive Beschwerden sind oft gering bzw. werden wegen der zunehmenden Somnolenz nicht wahrgenommen
- Bei soliden Tumoren ist die Hyperkalzämie meist ein Zeichen für die Terminalphase, daher Therapie der Grundkrankheit nur in besonderen Fällen
- Bei systemischen Erkrankungen ist auch die Therapie der Grundkrankheit (z.B. Plasmozytom, Leukämie) zur Behandlung der Hyperkalzämie sinnvoll
- Symptomkontrolle durch kausale (z.B. zytoreduktive Therapie bei Leukämien) und symptomatische Maßnahmen (☞ 7.4).

■ Zielvorstellung

Die Hyperkalzämie führt neben den somatischen Beschwerden zu einer zerebralen Eintrübung bis zum Bewußtseinsverlust. Sie kann also eine „Komplikation" sein, die für den Patienten in einer „gnädigen" Weise zum Tode führt. Andererseits ist sie medikamentös in der Regel problemlos beherrschbar. Es muß geklärt sein, welches Vorgehen dem Willen des Patienten entspricht. Voraussetzung ist eine rechtzeitige Aufklärung über die Möglichkeit dieser Komplikation.

6.2.3   Pulmonale und pleurale Metastasen

■ Syndrom

- Häufige Manifestation einer Metastasierung, in Form von Rundherden, einzeln oder multipel, oder als Lymphangiosis carcinomatosa, die auch bei nur diskreten radiologischen Veränderungen schwerste Atemnot verursachen kann
- Beschwerdespektrum weit gespannt
  - Leichte Dyspnoe bis schwerste Atemnot mit Erstickungsangst
  - Trockener, quälender Husten bis massive Verschleimung
  - Schmerzlos bis stärkste Schmerzen.

■ Palliativansatz

- Atemnot (☞ 7.3, 9.1) und Erstickungsgefühl sind emotional besonders belastende Symptome
- Sofort wirksame Symptomkontrolle ist notwendig
- Rechtzeitig (d.h. möglichst vor Auftreten von Symptomen) Therapiealternativen (Sedierung ☞ 1.6.3, O_2-Gabe, Intubation) besprechen.

■ Zielvorstellung

- Der Patientenwille ist in der Akutsituation (pulmonale Insuffizienz, Hypoxie, Bewußtseinseinschränkung) schwer eruierbar
- Frühzeitige Klärung der gewünschten Maßnahmen
- Angst vor dem „Ersticken müssen" ist für Patient (und Angehörige, Pflegepersonal) sehr belastend
- Die Zusicherung einer adäquaten Therapie (☞ 7.3, 9.1) wirkt angstmindernd
- Der Verzicht auf intensivmedizinische Maßnahmen muß mit dem Patienten möglichst früh geklärt werden (☞ 2.5.3)
- Intubation und mechanische Beatmung sind nicht hilfreich
- Interkurrente Komplikationen, z.B. Pneumonien, sind therapeutisch kaum zu beeinflussen.

Die meisten Patienten reagieren erleichtert, wenn man ihnen die Möglichkeiten der Symptomkontrolle und den Verzicht auf intensive lebensverlängernde Maßnahmen darlegt. Je offener das Gespräch darüber, desto einfacher.

6.2.4   Weichteilmetastasen

■ Syndrom

- Meist große Belastung für den Patienten, Angehörige und Pflegende, da die Krankheit „sichtbar" wird (Entstellung, Geruch)
- Symptomatik in Abhängigkeit von der Lokalisation, z.B.
  - „Cancer en cuirasse": Starrer Panzer aus Hautmetastasen im Bereich des gesamten Thorax beim Mammakarzinom
  - Zerstörung des Weichteilgewebes bei HNO-Tumoren
  - Jauchiger Zerfall mit unerträglicher Geruchsbildung bei exulzerierenden Tumoren
  - Funktionsverlust (Sprechen, Kauen, Schlucken) durch HNO-Tumoren
  - Oft stärkste, schwer therapierbare Schmerzen durch diffuse Nerveninfiltration (☞ 8.8.3).

■ Palliativansatz

Symptomlinderung mit zahlreichen medikamentösen, pflegerischen und sozialen Maßnahmen, z.B.
- Kontrolle der Geruchsbildung durch pflegerische Maßnahmen und lokale und systemische Therapie mit Metronidazol (☞ 12.3)
- Vorbereitende Gespräche mit Besuchern über Entstellung und Geruchsbildung
- Regelmäßig Lüften, evtl. Duftlampe aufstellen
- Schmerztherapie (auch vor jedem Verbandswechsel!, ☞ 7.1, Kap. 8).

■ Zielvorstellung

Die Patienten erleben meist bei klarem Bewußtsein den Zerfall ihrer körperlichen Integrität. Dadurch wird die Krankheitssituation verschärft. Die Bitte nach der „erlösenden Spritze" wird am ehesten in dieser Situation glaubhaft vorgebracht. Die Versicherung, daß alle lebensverlängernden Maßnahmen sicher unterlassen werden, wirkt meist entlastend. Vorrangige Ziele sind die Symptomkontrolle und den Patienten nicht alleine zu lassen.

6.2.5 ZNS-Metastasen

■ Syndrom

- Häufig bei Bronchial-, Mamma-, Nierenkarzinom, Malignem Melanom und Karzinomen des Gastrointestinaltraktes
- In 80 % multiple Metastasen
- Meist schleichende Symptome mit Kopfschmerzen, neurologischen Ausfällen je nach Lokalisation, Wesensveränderung, Demenz, Krampfanfällen
- Sehr belastend für Patient und Angehörige sind vor allem die Persönlichkeitsveränderungen.

■ Palliativansatz

- Sofortige Steroidtherapie (☞ 1.6.9)
- Rasche Abklärung der Indikation zur Strahlentherapie
- Ggf. Antikonvulsivtherapie
- Aufklärung des Patienten und seiner Angehörigen über mögliche Komplikationen.

Wenn eine Steroidtherapie (16 mg Dexamethason tägl.) nicht innerhalb 72 h zu einer deutlichen Besserung führt, ist eine Strahlentherapie voraussichtlich wenig erfolgreich.

■ Zielvorstellung

Durchschnittliche Überlebenszeit unabhängig vom Primärtumor 3–6 Monate (je nach Ansprechen auf die Therapie)

- Frühzeitiges Abklären des Patientenwillens (☞ 18.2.1) über lebensverlängernde Maßnahmen
- Viele Patienten haben Angst davor, „den Kopf zu verlieren" bzw. nicht mehr zurechnungsfähig zu sein
- Zusichern der ständigen Be-Achtung des Patientenwillens mindert die Ängste vor dem Verlust der Selbstkontrolle
- Bei diffuser fortgeschrittener Metastasierung kann es sinnvoll sein, keine weiteren spezifischen Therapien durchzuführen, da der Tod an Hirnmetastasen weniger qualvoll sein kann als an anderen Tumormanifestationen.

6

6.3   HIV-Erkrankung

■ Symptomenkomplex

In den letzten Jahren hat sich die Therapie der HIV-Infektion deutlich gewandelt. Durch bessere Diagnostik, erfolgreiche Therapie opportunistischer Infektionen und frühzeitigen Beginn einer antiviralen Therapie ist eine deutliche Lebensverlängerung bei guter Lebensqualität erreicht worden. Auch bei weit fortgeschrittener Erkrankung ist oft eine Therapie mit dem Ziel der Lebensverlängerung sinnvoll.

Patienten mit HIV-Infektion werden lange und erfolgreich in speziellen Kliniken und Schwerpunktspraxen behandelt. Sie sind über ihre Erkrankung und alle Therapieoptionen oft besser informiert als die meisten Ärzte. Durch die langjährige Betreuung durch AIDS-Hilfe und andere Organisationen sind soziale Strukturen gewachsen, die auch in der Terminalphase tragen. In vielen Zentren findet eine enge Zusammmenarbeit von AIDS-Betreuungseinrichtungen und Palliativteam statt. Dadurch können die **AIDS-spezifischen Problemfelder** besser bewältigt werden.

- Häufig Drogenproblematik und dadurch verändertes soziales Umfeld bzw. zerstörte familiäre Beziehungen
- Problem des offenen Umgangs mit der Diagnose AIDS (Schweigepflicht)
- Thematik verschiedener Formen der Sexualität (Homo-, Bisexualität, Promiskuität)
- Nähe und Distanz im sozialen Umfeld, Pflege- und Behandlungsalltag
- Meist junge Menschen, die in ihrem sozialen Umfeld schon Menschen mit AIDS leben und sterben gesehen haben
- Fragen der Schuld, Sühne, Ohnmacht und Sinn.

Oft steht die **psychosoziale Betreuung** im Vordergrund (Sozialarbeiter der AIDS-Hilfe). Eine Betreuung durch ein **Palliativteam** wird z.B. notwendig bei
- dem Wunsch des Patienten auf Beendigung lebensverlängernder Therapie
- zerebraler Beteiligung mit neurologischen Ausfällen und zunehmender Demenz
- ausgeprägter Kachexie und Pflegebedürftigkeit.

■ Palliativansatz

- **Körperliche Symptome** (Schmerzen, Appetitlosigkeit, Atemnot bei pulmonalen Infektionen, gastrointestinale Beschwerden u.a.) müssen adäquat behandelt werden
- Hilfen bei der **Krankheitsverarbeitung** und Bewältigung **psychosozialer Probleme** (z.B. Wohnungssuche, Schuldenberatung, Einbeziehen der Familie) müssen von Anfang an gewährleistet sein

- Bei zusätzlicher **Drogenproblematik** muß die Möglichkeit einer Entzugsthera-
pie geklärt werden. Falls diese nicht (mehr) sinnvoll ist (z.B. fortgeschrittene
HIV-Infektion, schwere Organerkrankungen und Stoffwechselstörungen,
schwere hirnorganische Veränderungen, Psychosen, Tumorerkrankung, opiat-
pflichtige Schmerztherapie) muß ein adäquater Substitutionsplan (Methadon)
erstellt werden: Tägliche Heroinmenge (oder DHC) in mg ÷ 15 = Methadonmenge in mg (Levomethadon in mg = ½ Methadonmenge)

Die Behandlung HIV-bedingter Tumorerkrankungen (Lymphome, Kaposi-Sarkome) ist ohne nachgewiesenen lebensverlängernden oder lebensqualitätsver-
bessernden Effekt und mit einschneidenden Nebenwirkungen verbunden.
Daher im terminalen Stadium nicht sinnvoll.

Antiretrovirale Therapie
Die meisten Patienten wünschen in diesem Stadium nach eingehender Aufklärung eine Beendigung der antiretroviralen Therapie. Diese sollte nur dann
fortgeführt werden, wenn
- bestehende Symptome dadurch gemildert werden
- der Patient es ausdrücklich will
- es nach einem Auslaßversuch zu einer drastischen Verschlechterung kam und
ein Wiedereinstieg gewünscht wird (Resistenzen beachten!).

Therapie opportunistischer Infektionen (☞ 1.6.11)
Die Therapie opportunistischer Infektionen (Pneumocystis-Pneumonie [PCP],
Toxoplasmose, Candidiasis, Tuberkulose, Atypische Mykobakteriosen, CMV)
muß von Fall zu Fall diskutiert werden. Einerseits können manche Infektionen
ohne große Beeinträchtigung kurzfristig erfolgreich behandelt werden (z.B.
Candidiasis, PCP), andererseits kann eine zusätzliche Infektion (z.B. zerebrale
Toxoplasmose) als „terminale Komplikation" akzeptiert werden, unbehandelt
bleiben und den Sterbeprozeß einleiten.

■ Zielvorgaben

- Aufgrund der Zunahme hirnorganischer Veränderungen im Verlauf einer
AIDS-Erkrankung ist für viele Patienten das Risiko, nicht mehr selbst bestim-
men zu können, die größte Belastung
- Aufgrund der zerstörten sozialen Beziehungen gibt es oft keine nahen Ange-
hörigen oder Freunde, denen der Patient vertraut und Entscheidungsvoll-
machten (☞ 18.2.2) überträgt
- Frühzeitiges Erstellen einer Patientenverfügung (☞ 18.2.1) und regelmäßige
Gespräche über bestehende Probleme sind unabdingbar

6

- Zum Erhalt der Lebensqualität sind bei AIDS im Terminalstadium vorrangig die Symptome zu beachten, die eine starke Beeinträchtigung bedeuten
  – Entzugssymptome
  – Krampfanfälle (☞ 7.6)
  – Angst (☞ 14.3), Psychosen (☞ 14.6)
  – Drohender Verlust der Sehfähigkeit
  – Schmerzen (☞ Kap. 8)
  – Luftnot (☞ 9.1)
  – Dekubitusprophylaxe (☞ 12.2).

6.4   Gastrointestinale Erkrankungen

■ Symptomenkomplex

Verschiedene Krankheitsursachen führen im Gastrointestinaltrakt aufgrund der anatomischen und funktionellen Besonderheiten zu einer Vielfalt von Beschwerden durch
- Störung der Resorption (z. B. Tumorinfiltration)
- Störung der Motilität (z. B. Verschluß)
- Blutung
- Perforation
- Organausfall (z. B. Cholestase).

■ Palliativansatz

- Beschwerden im Zusammenhang mit der Ernährung sind für Patienten und Angehörige besonders belastend (☞ 10.1, „Liebe geht durch den Magen")
- Die Vielfalt von Symptomen macht ein breites Spektrum an palliativen Maßnahmen nötig, z. B. Ernährungsberatung bei Appetitlosigkeit und Schluckstörungen (☞ 10.7), medikamentöse Therapie von Übelkeit und Motilitätsstörungen, endoskopische Therapie bei Stenosen und Blutungen etc.
- Längerfristige Maßnahmen sollten wenn möglich eingesetzt werden, z. B. Stentimplantation bei malignem Verschlußikterus
- Kurzfristige Maßnahmen sollten wenn möglich ambulant durchführbar sein, z. B. Aszitespunktion.

■ Zielvorstellung

- Appetitlosigkeit und Gewichtsverlust zeigen dem Patienten den fortschreitenden Kräfteverfall auf

- Subjektive und objektive Einschätzung der Symptome durch Betroffenen, Angehörige und Arzt gehen oft weit auseinander, unabhängig vom Stand der Aufklärung über die Grundkrankheit
- Im Vordergrund stehen die Zuwendung und Begleitung des Patienten und das wiederholte Gespräch über die Symptome
- Mögliche Komplikationen und deren Behandlung müssen vorab geklärt werden
- Wenn es dem Patientenwillen entspricht, ist es richtig, eine akute Komplikation nicht zu behandeln, obwohl das möglich wäre.

Zwangsernährung führt nicht zu Symptomkontrolle oder Lebensverlängerung, eher zu Leidensverlängerung und entspricht einer Körperverletzung (☞ 18.1.2).

6.5 Kardiovaskuläre Erkrankungen

6.5.1 Akutes Herz-Kreislauf-Versagen

Kardiovaskuläre Erkrankungen stehen in der Todesursachenstatistik ganz vorne. Dennoch spielen die Betrachtungsweisen der Palliativmedizin eine untergeordnete Rolle. Auch wenn ursächliche Therapien nicht mehr möglich sind, können langfristig Symptome durch medikamentöse Maßnahmen behandelt werden. Diese sind sowohl „spezifisch" als auch „palliativ". Ihr Einsatz rechtfertigt sich bei geringem Nebenwirkungsspektrum auch bei fortgeschrittener Erkrankung. Im Gegensatz zu Patienten mit maligner Grunderkrankung stellen Patienten mit kardiovaskulären Erkrankungen selten die Frage nach dem Sinn lebensverlängernder Maßnahmen. Rechtzeitige Aufklärung über Komplikationen und mögliche Therapien sollte Aufgabe des behandelnden Spezialisten sein.

Pathomechanismus des akuten Herz-Kreislauf-Versagens	
Ereignis	**Pathomechanismus**
Herzstillstand	Kammerflimmern, Herzinfarkt, Elektrolytstörungen
Linksherzversagen (Lungenödem)	KHK, Hochdruck, Kardiomyopathie
Rechtsherzversagen	Lungenembolie, Tumorverschluß
Schock	Blutung, Sepsis, kardiogen

6

■ Symptomenkomplex

Ein akutes Herz-Kreislauf-Versagen kann durch verschiedene Mechanismen ausgelöst werden. Folge ist meist die schlagartig einsetzende Bewußtlosigkeit, evtl. mit Druck- und Pulslosigkeit.

■ Palliativansatz

- Vorgehen meist abhängig von der Krankengeschichte
    - Im Rahmen einer bekannten malignen Grunderkrankung jetzt kardiale Dekompensation: Therapiebeschränkung
    - Bekannte maligne Grunderkrankung und zusätzliche kardiale Erkrankung, die jetzt progredient ist: Therapie der kardialen Komplikation in Abhängigkeit vom Ausmaß der malignen Erkrankung
    - Völlig unerwartetes Ereignis bzw. bekannte kardiale Grunderkrankung ohne weitere Erkrankungen: Aktive Intensivmedizin
- Aufklärung des Patienten wenn immer möglich vorher, um Therapiewunsch zu kennen
- Einleitung einer Maßnahme nur, wenn sie dem Patientenwunsch entspricht
- Im „Notfall" bzw. wenn ein Notarzt hinzugezogen wird (der den Patienten meist nicht kennt) wird in der Regel das volle Spektrum intensivmedizinischer Maßnahmen eingesetzt, bis eine Besserung eintritt oder der Tod des Patienten die Bemühungen beendet
- Unter bestimmten Umständen, vor allem wenn der Wille des Patienten bekannt ist, ist es sinnvoll, statt Intensivmaßnahmen eine symptomorientierte Basistherapie durchzuführen.

■ Zielvorstellung

Bei kardiovaskulären Notfallsituationen ist der Patient i.d.R. bewußtlos, benommen oder in einer solchen psychischen Ausnahmesituation, daß er eine aktuelle Zielvorstellung seiner Behandlung nicht formulieren kann. Die Entscheidung über intensivmedizinische Maßnahmen hängt von der Chance ab, eine „Restitution" zu erreichen. Dazu ist die Kenntnis des Krankheitsverlaufs und der Situation vor dem Akutereignis nötig. Dies kann nicht vom Notarzt geklärt werden. Es muß also im Vorfeld die Entscheidung geklärt sein, ob der Notarzt gerufen werden soll oder nicht. Dazu ist nötig

- Die Vorbereitung von Patient und Angehörigen auf mögliche Notfallsituationen
- Die Absprache mit dem Hausarzt
- Evtl. schriftliche Verfügungen (Patientenverfügung, ☞ 18.2.1).

6.5.2   Angina pectoris und chronische Herzinsuffizienz

Koronare Durchblutungsstörung und chronische Herzinsuffizienz werden in der Todesursachenstatistik am häufigsten genannt.

Spezifische Therapiemaßnahmen wie konsequente Hochdruck-Therapie, Klappenersatz, Bypass, Koronardilatation gehören heute zur Standardtherapie und werden auch im fortgeschrittenen Krankheitsstadium bedenkenlos eingesetzt.

■ Syndrom

Beschwerden wie Schmerzen, Atemnot, Ödembildung, Leistungsschwäche, Rhythmusstörungen werden meist über lange Zeit langsam zunehmend belastend. Tätigkeiten des täglichen Alltags können immer weniger verrichtet werden.

- **Angina pectoris:** Schmerzen, retrosternales Druckgefühl und Todesangst. Maßstab oft das Treppensteigen (Stadium III: Angina pectoris bei Treppensteigen in den ersten Stock, Stadium IV: Beschwerden bei geringer Belastung oder in Ruhe).
- **Herzinsuffizienz:** Bei Linksherzinsuffizienz vorwiegend Atemnot (☞ 9.1, „Asthma cardiale", Lungenödem), bei Rechtsherzinsuffizienz vorwiegend Stauungsproblematik (periphere Ödeme, ☞ 12.5), Leberstauung mit Leberfunktionsstörung, „cirrhose cardiaque", gastrointestinale Probleme durch Stauungsgastritis (Aszites, Kachexie; ☞ 10.1, 10.12).

■ Palliativansatz

Das Beschwerdespektrum bleibt im Verlauf der Erkrankung im wesentlichen gleich, nimmt jedoch an Intensität zu.

In fortgeschrittenem Stadium meist große **„Todesangst"** ohne daß sich die Patienten jedoch konkret mit dem Sterben auseinandersetzen. Der Patient „lebt" mit seiner Krankheit und merkt die Verschlechterung oft selber kaum. Angehörige werden durch zunehmende Pflegebedürftigkeit stark belastet.

Da meist lange ein „spezifischer Therapieansatz" besteht, spielen palliativmedizinische Denkansätze (Selbstbestimmung des Patienten, Therapiebeschränkung, Symptomorientierte Therapie) bisher noch eine untergeordnete Rolle.

Die meisten medikamentösen Therapien sind gleichzeitig symptomorientiert, also spezifisch und palliativ.

Prognostische Aussagen sind noch schwieriger zu treffen als bei anderen „terminalen" Krankheiten.

■ Zielvorstellung

Eine spezifische medikamentöse Therapie ist relativ nebenwirkungsarm bis in fortgeschrittene Krankheitsphasen möglich. Im Verlauf ist eine Symptomkontrolle für immer kürzere Zeitabschnitte möglich.

Patienten mit chronischer Herzinsuffizienz oder koronarer Herzerkrankung stellen kaum die Frage, ob eine erneute „spezifische Therapie" sinnvoll ist. Eingehende Aufklärung ist notwendig.

Bei deutlichem Krankheitsprogress sollte mit dem Patienten und den Angehörigen über mögliche und sinnvolle symptomorientierte Therapien gesprochen werden. Der Wunsch, Abschied zu nehmen, die Dinge zu ordnen, das Sterben und den nahen Tod anzunehmen, wird selten ausgesprochen. Das Erstellen einer Patientenverfügung (☞ 18.2.1) kann jedoch gerade bei diesem Krankheitsbild sinnvoll sein. Dabei sollte geklärt werden

- Reanimation bei Kreislaufstillstand
- Intubation und Beatmung
- Intensivmedizinische Maßnahmen allgemein
- Operation, Notfall-Bypass etc.
- Verhalten nach „gelungener" Reanimation, wenn das Bewußtsein nicht wiedererlangt wird.

Liegt neben einer malignen gleichzeitig eine kardiale Erkrankung vor, wird meist die spezifische Therapie der malignen Erkrankung bei erkennbarer Palliativsituation beendet, ohne ebenfalls über Sinn und Nutzen der spezifischen Herzmedikation nachzudenken.

Das Absetzen einiger oder aller „Herzmittel" bei einem Patienten mit fortgeschrittenem Krebsleiden führt nicht notwendig zum Tod. Es kann sogar eine vorübergehende deutliche Besserung eintreten.

6.6   Pulmonale Erkrankungen

Endstadien einer pulmonalen Erkrankung stellen häufig einen langen Leidensweg dar. Hauptsächliche Grundkrankheiten sind

- Asthma bronchiale
- Chronisch obstruktive Lungenerkrankung
- Rezidivierende Lungenembolien
- Pulmonale Globalinsuffizienz, z.B. Fibrose, Mukoviszidose.

■ Symptomenkomplex

Unabhängig von der Grunderkrankung
- Schwere Dyspnoe (☞ 9.1) bei minimaler Belastung
- Panikartige Atemnot, oft nachts
- Unfähigkeit, flach zu liegen (Orthopnoe)
- Bewußtseinsstörung durch O_2-Mangel oder CO_2-Intoxikation
- Husten (☞ 9.2)
- Verschleimung.

Spezifische Therapiemaßnahmen reichen von einfachen physikalischen Maßnahmen bis zur Intensivmedizin mit Intubation und Beatmung. Auch nach langem Krankheitsverlauf können sie rasch erfolgreich sein, so daß das „Endstadium" meist erst retrospektiv erkannt wird.

■ Palliativansatz

Prognostische Aussagen sind problematisch. Auch bei ungünstiger Ausgangslage kann ein schweres pulmonales Versagen reversibel sein.

Wenn möglich früh mit dem informierten Patienten klären, ob bei einer akuten Dekompensation Intensivtherapie und Intubation sinnvoll und gewünscht sind.

6

Palliative und spezifische Maßnahmen sind oft identisch
- Basistherapie (z. B. Steroide, α-Mimetika) wenn möglich fortführen
- Sedieren
- Bronchospasmolyse (systemisch oder inhalativ)
- O_2-Gabe über Nasensonde
- PEEP (positiv pressure Atmung)
- Maschinelle Beatmung, falls kein gegenteiliger Patientenwille vorliegt. Zur Entwöhnung ist oft ein Tracheostoma notwendig (Frühzeitige Aufklärung).

■ Zielvorstellung

Da die Patienten über einen langen Leidensweg zahlreiche schwere Komplikationen überwunden haben, erwarten sie, daß es „auch diesmal" wieder weitergeht. Der Wunsch des Patienten, bei einer lebensbedrohlichen Komplikation keine weiteren lebensverlängernden Maßnahmen zu unternehmen, sondern rein symptomorientiert zu behandeln (Schmerztherapie, Sedierung), ist selten.

Die kritische Einsichtsfähigkeit ist durch langfristige zerebrale Mangelversorgung mit Sauerstoff häufig eingeschränkt. Angehörige in den Entscheidungsprozeß mit einbeziehen.

Im Akutfall hat eine ausreichende Sedierung Priorität. Bei vertrauensvollem Kontakt mit Patient und den Angehörigen kann das Unterlassen spezifischer Maßnahmen, z.B. einer Antibiose, die Situation klären und einen langen Leidensweg beenden.

6.7 Chronisch progredientes Leberversagen

Das chronisch progrediente Leberversagen stellt einen irreversiblen Endzustand verschiedener Leberleiden dar. Häufige Ursachen sind
- Leberzirrhose als Endstadium einer Virushepatitis, primär biliären Zirrhose oder als Folge einer toxischen Schädigung (Medikamente, Alkohol)
- Tumoren der Leber und der Gallenwege
- Lebermetastasen
- Maligne Gallengangsverschlüsse
- Strahlentherapie
- Venenverschluß (paraneoplastisch, Budd-Chiari-Syndrom).

■ Syndrom
- Kachexie (☞ 10.1)
- Ödembildung mit Aszites (☞ 10.12)
- Ösophagusvarizen mit Blutungsgefahr (☞ 10.10)
- Synthesestörungen (Albuminmangel, Gerinnungsstörungen)
- Ikterus (☞ 10.11), bei Cholestase mit quälendem Juckreiz (☞ 12.4)
- Stoffwechselentgleisungen, hepato-renales Syndrom
- Hepatische Enzephalopathie, Tremor.

■ Palliativansatz
- Eine Phase symptomatischer Therapie klärt, ob nochmal eine Stabilisierung erreicht werden kann, was auch bei fortgeschrittener Erkrankung möglich ist
- Eine einfache symptomatische Therapie (Diät, Diuretika, Laxantien) kann meist umgesetzt und eingehalten werden

- „Lebertherapeutika" sind von ungesicherter Wirksamkeit und für den Patienten meist belastend (viele Pillen), kostenintensiv, und sollten daher abgesetzt werden
- Labordiagnostik nur dann, wenn eine therapeutische Konsequenz besteht
- Intensive Maßnahmen wie endoskopische Blutungskontrolle sind vom Zustand des Patienten und der Zielvorstellung abhängig.

■ Zielvorstellung

Das Urteilsvermögen des Patienten ist durch die Enzephalopathie – im Falle einer Alkohol-Genese auch durch die Noxe selbst – häufig eingeschränkt. Um den Patientenwillen zu erfahren, sind eingehende Gespräche auch mit den Angehörigen nötig.

- Vorbereitendes Gespräch mit Patient und Angehörigen auf die Möglichkeit einer akuten Blutung
- Zur Indikation endoskopischer und intensiver Maßnahmen (Intensivtherapie, Operation, Transfusion) zur Blutungskontrolle bei Varizenblutung unbedingt vorher mit dem Patienten abklären, „wie weit das gehen soll".

Eingeschränkte Kritikfähigkeit und relativ geringer Leidensdruck können es erlauben, „den Dingen ihren Lauf zu lassen".

Keine Verbote, die den Patienten belasten. Alkoholverbot nur, wenn Prognose beeinflußbar. Sonst „Lieber Bier als Delir".

6.8   Terminale Niereninsuffizienz

Im Gegensatz zum akuten Nierenversagen, z.B. durch Trauma, Schock, Vergiftung, bei dem eine Akutdialyse im Normalfall indiziert ist, handelt es sich bei der terminalen Niereninsuffizienz um einen irreversiblen Zustand. Ursachen sind verschiedene Glomerulonephritiden, interstitielle Nephropathie z.B. nach Analgetikaabusus, rezidivierende Pyelonephritiden, diabetische und vaskuläre Nierenerkrankungen, Zystennieren u.a.

■ Syndrom

- Atemnot durch Wasserretention, Lungenstauung (☞ 9.1)
- Generalisierte Ödeme
- Appetitlosigkeit, Übelkeit, Erbrechen (☞ 10.9)
- Müdigkeit bis Somnolenz

- Wesensveränderungen (☞ 14.6)
- Symptome der Grundkrankheit, z.B. Polyneuropathie bei diabetischer Nephropathie, neurologische Symptome bei vaskulärer Nephropathie, Sepsis bei Glomerulonephritis etc.

■ Palliativansatz

Durch die Möglichkeit der (chronischen) Dialyse hat das terminale Nierenversagen eine spezifische Entscheidungsproblematik: Dialyse ja oder nein?

Entscheidungskriterien für oder gegen Dialyse

- Gegen Dialyse spricht, wenn das Nierenversagen als Terminalphase einer schweren, extrarenalen Erkrankung eintritt, z.B. bei Malignomen, Herzinsuffizienz, Leberinsuffizienz, pflegebedürftigem körperlichen Abbau, ausgelöst durch Exsikkose, Blutung, Sepsis, Infekt.

Immer klären: Ist das Nierenversagen nicht der erwünschte (und bei ausreichender Symptomenkontrolle gnädige) Weg zum Tod?

- Für Dialyse spricht ein Nierenversagen aus primär renaler Ursache, mit ausreichender Funktion der übrigen Vitalsysteme, bei Nephritis, Zystennieren, Niereninfektionen, Nierentumoren oder als Folge von Hypertonie oder Diabetes
- In manchen Zentren gelten maligne Grunderkrankungen, hohes Alter und manifeste Psychose als Kontraindikationen für den Beginn einer chronischen Dialyse.

Ehe Patient und Angehörigen eine Therapieempfehlung gegeben wird, müssen Ärzte und Pflegeteam sich eine Meinung bilden. Das Angebot zur Dialyse muß medizinisch begründet und sinnvoll sein. Es ist abhängig von Art, Schwere, Stadium und Prognose der Grundkrankheit.

 ### Lebensverlängernde medizinische Maßnahmen

„Im Zweifelsfall anfangen, aber in der späteren Erkenntnis, eine falsche Entscheidung getroffen zu haben, den Mut aufbringen, die Beendigung der Therapie vorzuschlagen" (Empfehlung von Franz Böckle, Ordinarius für Moraltheologie).

Probleme bei chronischer Dialyse
- Shuntanlage und -Pflege
- Zeitbedarf
- Einschneidende Umstellung der Lebensführung (Diät, Flüssigkeitsbeschränkung)
- Große Tablettenmengen.

Trotz der Probleme wird das Angebot der Dialyse von den Patients selten abgelehnt.

Zielvorgabe bei Dialyseverzicht

Den Tod in der Urämie als „gnädig" erlebbar zu machen. Das Sterben in der fachgerecht behandelten Urämie bedeutet: Zunehmende Müdigkeit und Bewußtseinseinschränkung bis zum Koma und Herzstillstand in der Hyperkaliämie, ohne Schmerzen, Luftnot und Krämpfe. Die Angehörigen erleben dies als „sanftes Einschlafen".

Das Sterben in der Urämie kann protrahiert verlaufen. Dies kann für Patient, Angehörige und Pflegende eine besondere Belastung sein, aber auch eine Chance für alle Beteiligten, da Zeit gegeben ist, Abschied zu nehmen.

Zielvorgabe bei chronischer Dialyse

Akzeptable Lebensqualität unter den gegebenen Einschränkungen. Als Gewinn wird empfunden, daß bei Langzeit-Dialyse durch das Team der Betreuer und Mitpatienten Geborgenheit vermittelt wird. Ein Abbruchwunsch wird daher selten geäußert.

Spätsymptome der chronischen Dialyse

- Kachexie
- Generalisierte AVK, Apoplex, Herzinfarkt
- Schwer kontrollierbare Hypertonie
- Renale Osteopathie
- Sekundärer Hyperparathyreoidismus
- Myopathie mit Schwäche und Schmerzen.

Eine chronische Dialyse ist belastend. Im Laufe der Zeit machen die Spätsymptome und Komplikationen eine Fortsetzung der Dialyse immer schwieriger. Bei zunehmender Verschlechterung der Lebensqualität kann die Beendigung der Dialyse angeboten werden.

6

Die Entscheidung, eine laufende Dialyse zu beenden, ist schwieriger, als sie nicht zu beginnen.

Ein offenes Angebot der fortbestehenden ärztlichen Begleitung und der Symptomenkontrolle im vertrauten Team kann die Entscheidung erleichtern.

6.9 Neurologische Erkrankungen

Patienten mit Amyotropher Lateralsklerose (ALS), oder Patienten mit Hirntumoren, beides Beispiele neurologischer Erkrankungen, wurden seit Beginn der Palliativmedizin in St. Christopher´s Hospice in London mitbehandelt. Bei der **Amyotrophen Lateralsklerose** kommt es zu einer unaufhaltsamen Degeneration des 1. und 2. Motoneurons; andere neurologische Systeme sind nicht betroffen, die Patienten erleben ihr Sterben also ohne Bewußtseinstrübung. Ähnlich verhält es sich mit den **dystrophischen Muskelerkrankungen,** die über die Beteiligung der Atemmuskulatur oder einen Herzinfarkt zum Tode führen. Dem gegenüber stehen **progrediente degenerative Erkrankungen,** die die Persönlichkeit vollständig zerstören und andere Systeme im wesentlichen intakt lassen, wie z.B. die Alzheimer-Demenz. Eine große Gruppe von neurologischen Patienten erleiden oft eingreifende Verluste von Funktionen, wie z.B. Patienten mit Schlaganfall oder Multipler Sklerose, mit denen sie oft jahrelang leben müssen. Bei diesen Patienten begegnen die Behandelnden oft dem Wunsch nach Suizid. Es folgt beispielhaft für neurologische Erkrankungen eine ausführlichere Darstellung der Amyotrophen Lateralsklerose (ALS), engl. auch *motor neuron disease* genannt.

6.9.1 Amyotrophe Lateralsklerose (ALS)

ALS ist die häufigste degenerative Erkrankung des Motoneurons beim Erwachsenen (Prävalenz 6–8:100 000).

■ Symptomenkomplex

Der klinische Verlauf ist charakterisiert durch progrediente Lähmungen, Atrophien und Spastik der willkürlich aktivierbaren Skelettmuskeln infolge Degeneration der zentralen und peripheren Motoneurone. Muskelkrämpfe, Spastik, Schluckstörungen, progrediente Bewegungs- und Sprachunfähigkeit sowie Ateminsuffizienz treten regelhaft, wenn auch in unterschiedlicher Ausprägung

und Reihenfolge auf. Die Augen- und Sphinktermotilität ist fast immer klinisch ausgespart, ebenso das sensorische und autonome Nervensystem.
Ätiologie und **Pathogenese** der ALS sind weitgehend ungeklärt. Es gibt noch keine zufriedenstellende kausale Therapie.
Die **mittlere Überlebensdauer** beträgt 3 Jahre. Ca. 10 % der Patienten überleben 10 Jahre und länger. Der Tod tritt durch Ateminsuffizienz (☞ 9.1) ein, meist vergesellschaftet mit einer Aspirationspneumonie (☞ 1.6.7).

■ Palliativansatz

Das scheinbar ausweglose klinische Bild hat dazu geführt, daß ALS-Patienten in vielen Fällen von ihren Ärzten zu hören bekommen, man könnte „nichts machen". Dieser therapeutische Nihilismus ist nicht angebracht. Dem behandelnden Arzt steht ein breites Spektrum an palliativen Maßnahmen zur Verfügung, die das Leiden der Kranken und die Belastung der pflegenden Angehörigen lindern können.

Im Laufe der Erkrankung können sich eine Vielzahl von Symptomen einstellen (direkt und indirekt), welche alle konsequent und meist mit gutem Erfolg behandelbar sind (s.u.). Bei Beginn von Atemnot sollte – auch wenn der Patient es selbst nicht direkt anspricht – die Angst des Patienten vor „Ersticken" angesprochen und ihm möglichst genommen werden. Gegen die Atemnot gibt es gute Behandlungsmöglichkeiten (s.u. und 9.1) und die meisten ALS-Patienten sterben „im Schlaf" ohne quälende Atemnot (CO_2-Narkose). Hierzu gehört ebenfalls die Diskussion um nicht-invasive und invasive Beatmung (☞ 1.6.8). Sollte der Patient für sich zu einer Entscheidung gekommen sein, so sollte diese im Rahmen einer spezifischen Patientenverfügung festgehalten werden (☞ 18.2.1).

Fortschreitende Muskelschwäche

• Die wichtigste Behinderung für ALS-Patienten
• Ausgeprägte Abhängigkeit von der „Tagesform".

Die Patienten sollten darüber informiert werden, daß dies ein physiologisches Phänomen ist, und daß es bei der ALS keine dramatischen Verschlechterungen von einem Tag auf dem anderen gibt.

Aktive und passive krankengymnastische Übungen (☞ 5.1) sind zur Vermeidung von Kontrakturen, Inaktivitätsatrophien und Gelenksproblemen hilfreich.

6

Das Ausmaß der Übungen kann stark variieren, als Grundregel gilt: der Patient soll sich belasten, ohne sich zu überlasten. Bei deutlicher Schwäche der Beine mit Sturzgefahr sind Übungen im Wasser sinnvoll.

Im Verlauf der Erkrankung sind die Patienten immer mehr auf **Hilfsmittel** für ihre Fortbewegung (vom Stock über die Peronäusschiene bis zum Elektro-Rollstuhl) und für Tätigkeiten des täglichen Lebens (spezielles Besteck, Greifhilfen, erhöhte Toilettensitze, Badewannenlift usw.) angewiesen. Wichtig für die Akzeptanz ist eine frühzeitige Besprechung und Rezeptierung der notwendigen Hilfsmittel, damit die Patienten sich mental auf die neue Situation einstellen und auch bereit sind, die notwendigen Hilfsmittel rechtzeitig in Anspruch zu nehmen. Eine ergotherapeutische Beratung kann dabei sehr hilfreich sein.

Medikamentöse Therapie: Eine kurzfristige Verbesserung der Muskelkraft ist insbesondere bei bulbären ALS-Patienten zu Beginn der Erkrankung durch Acetylcholinesterase-Hemmer möglich. Dieser Effekt tritt jedoch nur bei einem Teil der Patienten ein und hält nur Tage bis wenige Wochen an. Deshalb nur sinnvoll zur Bewältigung von besonderen Belastungssituationen, wie z.B. einer längeren Reise: Pyridostigmin (z.B. Mestinon®) einschleichend bis 3 x 40 mg/d.

Es gibt keine Indikation für eine Dauertherapie mit Pyridostigmin bei ALS.

Muskelfaszikulationen, Krämpfe und Spastik

Muskelzuckungen (Faszikulationen) treten insbesondere zu Beginn der Erkrankung auf. Sie sind Ausdruck der Degeneration der intramuskulären motorischen Axonanteile und können in schmerzhafte Muskelkrämpfe übergehen. Mitunter deutlich ausgeprägt ist die Spastik der Extremitätenmuskulatur, die auf die Degeneration der Pyramidenbahnen zurückzuführen ist. Bei der antispastischen Medikation muß der Patient die Dosis gegen den klinischen Effekt titrieren, denn eine mäßige Spastik ist häufig besser für die Mobilität als eine komplett schlaffe Parese (sog. *„Paresendemaskierung"* durch Antispastika).

Medikation bei Faszikulationen und Krämpfen	
Medikament	**Mittlere Tagesdosis**
Chininsulfat (z.B. Limptar N®)	2 x 200 mg
Carbamazepin (z.B. Sirtal®)	2 x 200 mg
Vitamin E (z.B. Eplonat®)	400 IE
Phenytoin (z.B. Zentropil®)	1–3 x 100 mg
Magnesium (z.B. Magnetrans®)	1–3 x 5 mmol
Verapamil (z.B. Isoptin®)	120 mg

Medikation bei Spastik	
Medikament	**Mittlere Tagesdosis**
Baclofen (z.B. Lioresal®)	10–80 mg
Tizanidin (Sirdalud®)	6–24 mg
Memantine (Akatinol®)	10–60 mg
Tetrazepam (Musaril®)	100–200 mg

Dysarthrie

Eine der befürchtetsten Folgen der ALS ist die fortschreitende Erschwernis der Kommunikation als Folge der Dysarthrie → logopädische Betreuung.

Kommunikationshilfen

- Elektronische Hilfen (wie z.B. dem Canon Communicator® oder dem Lightwriter®)
- Alphabettafel (bei Verlust der Feinmotorik der Hände)
- Computergestützte Kommunikationshilfen (für tetraplegische Patienten): ermöglichen, über myoelektrische Schalter zu kommunizieren und z.B. durch das Internet zu surfen

Dysphagie

Ursache: Motilitätsstörung von Zunge, Pharynx und Ösophagus.
Folge: Häufiges Verschlucken mit Aspirationsgefahr, insbesondere bei Flüssigkeiten und krümeligen Speisen.

Therapie

- Veränderung der Speisenkonsistenz zugunsten dickflüssiger, pürierter, kalorienreicher Kost (ein speziell für ALS-Patienten konzipiertes Kochbuch kann kostenlos von der Deutschen Gesellschaft für Muskelkranke bezogen werden, s.u.)
- Pat. erlernt Schlucktechniken wie das sog. supraglottische Schlucken, welche die Aspirationsgefahr reduzieren (durch speziell ausgebildete Ergotherapeuten, Logopäden oder Krankengymnasten)
- Perkutane Entero-Gastrotomie (PEG, ☞ 3.1.2): wenn der Kalorienbedarf des Patienten nicht mehr zu decken ist (Gewichtsverlust > 30%), und die orale Nahrungsaufnahme wegen ständigen Verschluckens zur Qual wird.

6

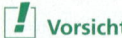 **Vorsicht**

- Bei **reduzierter Vitalkapazität** (< 50 %) kann die Anlage einer PEG gefährlich sein: der Druck des luftgefüllten Magens gegen das geschwächte Zwerchfell kann zu basalen Atelektasen führen und damit eine akute Ateminsuffizienz hervorrufen.
  → Option einer PEG frühzeitig mit Patient und Familie diskutieren.
- Eine PEG stellt keinen sicheren Schutz gegen **Aspirationspneumonie** dar; diese kann sogar provoziert werden, falls zuviel Nahrung über die PEG zugeführt wird.

Zur Verringerung der oft hohen Hemmschwelle (Patienten setzen die PEG meistens mit „künstlicher Ernährung" gleich) hat es sich bewährt, Kontakte zu anderen ALS-Patienten herzustellen, die schon PEG-Träger sind. Eine Lebensverlängerung durch die PEG bei ALS ist bislang nicht nachgewiesen. Im Vordergrund steht die Verbesserung der Lebensqualität.

Dyspnoe

Das bedrohlichste Symptom der ALS. Oft reagieren die Patienten auf die ersten Dyspnoe-Zeichen mit ausgeprägten Angstzuständen (☞ 9.1).
In allen Stadien der Ateminsuffizienz muß versucht werden, den Teufelskreis Dyspnoe-Angst-Dyspnoe zu durchbrechen:
- Zu Beginn kann eine **Oberkörper-Hochlagerung** um 30–40°, verbunden mit regelmäßiger Atemgymnastik, schon eine wesentliche Linderung bringen.
- Wichtig: die ruhige Anwesenheit von **Vertrauenspersonen.**
- Bei Auftreten von **Panik:** Lorazepam sublingual (Tavor Expidet® 0,5–1 mg). Die atemdepressive Komponente ist bei dieser Dosierung, insbesondere zu Beginn der Dyspnoe, vernachlässigbar.

Bei fortschreitender Ateminsuffizienz treten die folgenden Symptome der **nächtlichen Hypoxie** in unterschiedlicher Ausprägung auf:
- Schlafstörungen (Ein- und Durchschlafstörungen, Alpträume)
- Müdigkeit und Einnicken am Tage
- Morgendlicher Kopfschmerz, Abgeschlagenheit
- Zunehmender Leistungsabfall, Konzentrationsstörungen
- Nervosität, Hyperhidrosis, Tremor
- Depressionen, Angstzustände
- Tachykardie und Tachypnoe
- Sichtbarer Einsatz der auxiliären Atemmuskulatur
- Dyspnoe, z. B. beim Sprechen, Stimmveränderungen
- Hartnäckige Bronchialverschleimung
- Rezidivierende oder persistierende respiratorische Infekte

- Appetitlosigkeit, Gewichtsverlust
- Rezidivierende Gastritiden
- Persistierende Ödeme
- Kopf-, Nacken- und Gliederschmerzen
- Sehstörungen, Schwindelanfälle, Synkopen
- Zyanose.

Therapie

Intermittierende nächtliche Heimbeatmung über Maske
- Sollte mit Patient und Angehörigen schon nach Auftreten der ersten Dyspnoe-Zeichen besprochen werden. Dabei betonen, daß es sich nur um eine temporäre Maßnahme handeln kann, die zunächst ausschließlich der Erhöhung der Lebensqualität dient, und – im Unterschied zur Tracheostomie – nicht der Lebensverlängerung.
- Die pflegerische Betreuung (nicht die technische) steht bei der Heimbeatmung als soziales Problem im Vordergrund.
- Günstige Voraussetzungen: eine zufriedenstellende Gesamtmobilität des Pat., ein nicht zu rasch progredienter Verlauf und vor allem eine starke Motivation und ein gutes familiäres Umfeld.

Die Patienten müssen darüber aufgeklärt werden, daß sie jederzeit beschließen können, die Beatmung zu beenden, und daß geeignete medikamentöse Maßnahmen zur Verfügung stehen, um einen Erstickungstod zu verhindern.

Intermittierende Sauerstoffgabe
- Bei Ablehnung der nicht-invasiven Beatmung
- Der nicht-invasiven Beatmung deutlich unterlegen, da bei ALS-Patienten eine restrikitve Ventilationsstörung aufgrund einer Zwerchfellparese besteht, aber keine Gasaustauschstörung.

! Vorsicht

Die für die Symptomatik mitentscheidende **chronische Hyperkapnie** kann durch den exogen zugeführten Sauerstoff sogar verstärkt werden. Deshalb, und wegen der Gefahr einer Depression des Atemantriebs, darf die Sauerstoffgabe nicht während des Schlafes erfolgen; gerade dann ist aber die Hypoventilation am stärksten ausgeprägt.

Dauerbeatmung über Tracheostoma
Wird bei umfassender Aufklärung nur von einzelnen Patienten gewünscht. Dabei handelt es sich meist um Fälle mit langsamen, primär bulbären Verlauf

und eher frühem Krankheitsbeginn. Aus den USA werden Patienten mit guter Lebensqualität über 10 und mehr Jahre unter Dauerbeatmung beschrieben.

Es kommt leider nicht selten vor, daß nicht aufgeklärte ALS-Patienten wegen akuter Ateminsuffizienz vom Notarzt intubiert werden, ohne daß eine echte Entscheidungsmöglichkeit bestanden hätte. Diese Patienten können bei guter Pflege monate- bis jahrelang auf Intensivstation überleben, wobei die Krankheit bis zur totalen Kommunikationsunfähigkeit progredieren kann (sog. **„locked-in"-Syndrom** bei kompletter Tetraplegie einschließlich Augenmuskulatur). Wenn invasiv beatmete Patienten angesichts dieser Perspektive den Wunsch nach Abschalten des Respirators äußern, stellen sie den Arzt vor eine menschlich, medizinisch und rechtlich schwierige Entscheidung. Deshalb wichtig: ein gutes Arzt-Patienten-Verhältnis mit der Intention, eine solche Situation durch rechtzeitige Aufklärung und Erstellung einer entsprechenden Patientenverfügung (☞ 18.2.1) zu verhindern.

Keine Beatmung: Tod durch CO_2-Narkose

Wenn ALS-Patienten nicht künstlich beatmet werden, tritt der Tod meist während des Schlafs ein: die Patienten atmen nicht mehr genügend CO_2 aus und fallen in ein leichtes Koma (sog. „CO_2-Narkose"). In diesem Stadium sind nur Maßnahmen angebracht, die das Leiden des Patienten lindern. Bei Unruhe oder Zeichen der Luftnot ist eine medikamentöse Intervention (z.B. Morphin, beginnend mit 5 mg s.c. oder i.v., ggf. in Kombination mit Chlorpromazin, Propaphenin®, als Antiemetikum) zu empfehlen.

Insbesondere Patienten mit ALS werden in der Endphase nicht „schrecklich ersticken", sondern friedlich in der entstehenden CO_2-Narkose „einschlafen".

Pathologisches Lachen/Weinen

Typisch für die ALS ist das Auftreten von unkontrolliertem Lachen oder Weinen (früher auch als „pseudobulbäre Labilität" oder „pseudobulbärer Affekt" bezeichnet), eine für den Kranken und seine Umgebung oft sehr belastende Symptomatik.

DD: Depressive Stimmungslage.

Das Symptom „Pathologisches Lachen/Weinen" ist therapeutisch gut zugänglich, wird aber selten von den Patienten erwähnt. Der Arzt sollte explizit danach fragen.

Medikation bei pathologischem Lachen/Weinen	
Medikament	**Mittlere Tagesdosis**
Amitriptylin (z.B. Saroten®)	10–100 mg
Fluoxetine (Fluctin®)	20–60 mg
Lithiumcarbonat (z.B. Hypnorex ret.®)	400–800 mg
L-Dopa (z.B. Madopar®)	600–1000 mg

Psychische Probleme

Alle Patienten mit ALS durchlaufen nach Diagnosestellung eine Phase der **reaktiven Depression.** Eine psychologische Beratung ist in dieser Phase wünschenswert, aber nicht immer leicht zugänglich. In ausgeprägten Fällen empfiehlt sich eine zeitlich begrenzte, stützende Psychotherapie (oft als Familientherapie sinnvoll). **Suizidgedanken** treten in dieser Phase vermehrt auf, Suizidversuche sind allerdings bei ALS-Patienten eher selten. Das Gefühl, der eigenen Familie „zur Last zu fallen" ist ein häufiger Auslöser von Kurzschlußhandlungen. Dieses Problem kann durch direktes Ansprechen und offene Diskussion mit Patient und Angehörigen entschärft werden. Eine klinisch relevante Depression sollte in allen Krankheitsstadien eruiert und behandelt werden.

Der psychologische Status von ALS-Patienten korreliert stark mit der Überlebenszeit.

Schlafstörungen

Häufige Ursachen bei Patienten mit ALS
- Psychische Störungen, Ängste, Depression, Alpträume
- Paresen mit Unfähigkeit zum Positionswechsel im Schlaf
- Faszikulationen und Muskelkrämpfe
- Schluckstörungen mit Aspiration von Speichel
- Atemstörungen mit Hypoxie und Dyspnoe.

Therapie
Genaue Anamnese und gezielte Behandlung der Ursache. Die Verordnung eines Schlafmittels ist bei guter Symptomkontrolle in den wenigsten Fällen notwendig:

6

Medikamentöse Therapie von Schlafstörungen bei ALS	
Medikament	**Dosis zur Nacht**
Chloralhydrat (z.B. Chloraldurat®)	250–1000 mg
Diphenhydramin (z.B. Dormutil N®)	50–100 mg
Flurazepam (z.B. Dalmadorm®) *Cave:* Atemdepression	15–30 mg

Speichelfluß und Verschleimung

Die von vielen ALS-Patienten als sehr unangenehm empfundene **Pseudo-Hypersalivation** ist nicht auf eine verstärkte Speichelproduktion, sondern auf die verminderte Schluckfähigkeit zurückzuführen. Eine Schwäche der mimischen Gesichtsmuskulatur kann zu sozial unangenehmen Speichelfluß aus dem Mund führen.

Therapie

Medikamentöse Therapie zur Verringerung der Speichelproduktion bei ALS	
Medikament	**Mittlere Tagesdosis**
Amitriptylin (z.B. Saroten®)	10–100 mg
Trihexyphenidyl (Artane®)	6–10 mg
Clonidin (z.B. Catapresan®)	0,15–0,3 mg
Butylscopolamin (z.B. Buscopan®)	10–60 mg
Ipratropiumbromid (Itrop®)	0,5–1 mg

- Bei **erhöhter Sekretkonsistenz** und **ausreichender Flüssigkeitszufuhr**
  - Acetylcystein (z.B. Fluimucil®)
  - evtl. Inhalationen
  - Absaugen des Speichels
  - Alternativ Betablocker.
- Bei **unzureichender Flüssigkeitszufuhr** und **reduziertem Hustenstoß:**
  Im Spätstadium entsteht eine als quälend empfundene zähe Verschleimung der oberen Atemwege. Therapeutisch schwer zugänglich.
  - Atemgymnastik mit Vibrations- und Abklopftechniken
  - Anwendung eines Inhalationsgerätes mit gepulstem Luftstrom (Hoyer Solvet zwo) bewirkt ein „inneres Abklopfen" der Atemwege.

Schmerzen

Auch wenn die ALS in der Regel keine klinische Beteiligung der sensorischen Fasern zeigt, sind Schmerzen in späten Krankheitsstadien nicht selten.

Ursachen
- V.a. lagerungs- und immobilitätsbedingte unphysiologische Belastungen der Knochen, Ligamente und Gelenke, die ihre schützende Muskelhülle infolge Atrophie verloren haben
- Muskelkontrakturen und Gelenkversteifungen (z.B. das sog. „frozen shoulder"-Syndrom).

Therapie
- Kombination aus nicht-steroidalen Antiphlogistika und Physiotherapie
- Prophylaxe: regelmäßige, v.a. passive krankengymnastische Übungen und häufige Lagewechsel (auch nachts).

Im Vergleich zu anderen bettlägerigen Patienten tritt bei Patienten mit ALS seltener Dekubitus auf. Ursache sind vermutlich biochemische Veränderungen in den Kollagen- und Elastinfasern der Haut.

Obstipation (☞ 10.13)

Ursache: Bewegungsmangel.

Therapie
- Diätetische Maßnahmen (Ballaststoffe)
- Nahrungsmittel mit hohem Wassergehalt (Apfelmus, Pudding): Die Dysphagie führt häufig zu einer reduzierten Flüssigkeitszunahme mit die Obstipation verstärkender Dehydratation
- Überprüfen der Medikation: z.B. Muskelrelaxantien, Sedativa und Anticholinergika können über eine Hemmung der Darmmotilität eine Obstipation auslösen bzw. verstärken
- Milde Laxantientherapie: bei allen bettlägerigen ALS-Patienten, sowie immer zu Beginn einer Opioidtherapie.

Falls abdominelle Schmerzen auftreten, muß ein Ileus oder Subileus ausgeschlossen werden.

6

■ Zielvorstellung

Aufklärung

Palliativmedizin bei ALS beginnt mit der Aufklärung (☞ 2.3.4). Diese ist – wie sonst auch – nicht standardisierbar. Nach Abschluß der Diagnostik sollte dem Patienten erklärt werden, daß er unter einer fortschreitenden Schädigung seiner motorischen Nerven leidet (der Name Amyotrophe Lateral*sklerose* sollte ebenfalls genannt und erklärt werden, um Mißverständnissen zuvorzukommen; manche Patienten verwechseln dies mit Multipler *Sklerose*).

Die positiven Aspekte der Krankheit, z. B. keine Schmerzen, keine Beeinträchtigung der Persönlichkeit und des Denkens, keine Inkontinenz, sollten betont werden.

Der fortschreitende Verlauf der ALS stellt eine Belastung für Patienten und pflegende Angehörigen in gleichem Maße dar (gelegentlich erscheint die psychische Belastung der Angehörigen sogar höher). Daher sollten die Angehörigen in die medizinische Betreuung von Anfang an eingebunden werden, beginnend mit der Aufklärung. Ein evtl. bestehender Wunsch nach einer zweiten Meinung sollte vom behandelnden Arzt ausdrücklich unterstützt werden.

Bei einem guten Vertrauensverhältnis zwischen Patient und Behandlungsteam kann das Auftreten vieler Symptome durch ihre Vorhersehbarkeit vorbereitet werden:

• Frühzeitige Hilfsmittelversorgung (zunehmende Muskelschwäche)
• Umgang mit Kommunikationshilfen (zunehmende Dysarthrie)
• Obstipation
• Patientenverfügung (Ateminsuffizienz).

Soziale Aspekte

Die meisten Patienten wünschen, zu Hause sterben zu dürfen, was aber häufig nicht einfach zu organisieren ist.

Die häusliche Betreuung von ALS-Patienten scheitert in der Regel an der unzureichenden Pflegeversorgung. Wegen der Schwere ihrer Behinderungen sind bei ALS-Patienten auch die Leistungen der Pflegestufe III-Härtefall der Pflegeversicherung (die nur sehr zögerlich genehmigt werden) unzureichend. Dabei mutet es paradox an, daß die Krankenkassen im Falle von beatmeten ALS-Patienten zwar die hohen Tagessätze einer Intensivstation, aber nicht die in den meisten Fällen günstigere häusliche Krankenhausvermeidungspflege zu zahlen bereit sind. Die fast regelhaft einsetzende Überlastung der pflegenden Angehörigen kann durch kurzfristige stationäre Aufenthalte zur Entlastung der Familie (sog. „respite care") aufgefangen werden → Frühzeitige Zusammenarbeit mit Hospizeinrichtungen.

Beratungseinrichtungen

Die **Deutsche Gesellschaft für Muskelkranke** (DGM, Im Moos 4, 79112 Freiburg, Tel. 07665-94470) steht ALS-Patienten mit Beratung durch erfahrene Sozialarbeiterinnen zur Seite, organisiert Gesprächskreise und gibt verschiedene Informationsmaterialien zur ALS sowie einen ALS-Rundbrief heraus. Den Patienten wird damit die Möglichkeit zum Erfahrungsaustausch untereinander eröffnet. Eine Mitgliedschaft in der DGM sollte allen ALS-Patienten und ihren Familien ärztlicherseits im Rahmen des Aufklärungsgesprächs nachdrücklich empfohlen werden.

Eine spezielle Fachkenntnis bieten die (mittlerweile in allen Bundesländern vorhandenen) **neuromuskulären Zentren der DGM.** Sowohl die Erstdiagnostik als auch die Anbindung an eine spezialisierte Ambulanz können über diese Zentren erfolgen. Als Modellprojekt der Landesregierung stehen derzeit in Bayern in den drei neuromuskulären Zentren (Erlangen, München, Würzburg) je eine Sozialarbeiterin und eine Krankengymnastin für die spezifischen Probleme dieses Patientenkollektivs zur Verfügung.

6.10 Geistig-körperlicher Pflegefall

Durch Alter und Multimorbidität bedingtes „Abbau"-Syndrom, sozial als „Pflegefall" unterschiedlichen Schweregrades eingestuft.

6

■ Symptomenkomplex

* **Einschränkung der zerebralen Leistungsfähigkeit** mit Vergeßlichkeit, Orientierungsverlust, Kritiklosigkeit, Unruhe, bis zur Demenz durch
  – Alzheimersche Erkrankung
  – Multiinfarktsyndrom bei zerebralen Insulten
  – Zerebrovaskuläre Insuffizienz – M. Binswanger
* **Multimorbidität** mit Einschränkung vitaler Organfunktionen kardial, pulmonal, renal, vaskulär, neurologisch
* **Kontrollverlust für die vitalen Basisfunktionen**
  – Nahrungs- und Flüssigkeitsaufnahme
  – Stuhl- und Urinausscheidungen
* **Verlust der sozialen Bezüge** mit
  – Regression
  – Nicht-Erkennen der Angehörigen
  – Fehlender Kontakt zur Umwelt.

Die Diagnose wird meist spät gestellt, so daß bereits schwere Symptome vorliegen. Spezifische Therapiemaßnahmen gibt es in der Regeln nicht bzw. können den bestehenden Defekt nicht mehr beheben. Allerdings gibt es viele prophylaktische Maßnahmen, um nach Diagnose eine Verschlechterung zu verhindern oder zumindest zu verlangsamen.

■ Palliativansatz

Eine Aufrechterhaltung einer „vita minima" ist z.B. durch künstliche Ernährung (PEG-Sonde etc.) oft längerfristig möglich. Wenn erkennbar ist, daß eine bewußte und vom Patienten erlebbare Lebensqualität nicht mehr zu erreichen ist, darf über den Einsatz oder die Beendigung lebenserhaltender Maßnahmen nachgedacht werden. Hierbei ist der (mutmaßliche) Wille des Patienten entscheidend (☞ 18.1.2).

■ Zielvorstellung

Der aktuelle Patientenwille ist meist nicht mehr erfragbar. Zum Therapieentscheid, v.a. bei der Frage, ob lebensverlängernde Maßnahmen durchgeführt werden sollen, muß er aus früheren Festlegungen (Patientenverfügung, Testament) oder Äußerungen ermittelt werden. Aussagen von Angehörigen sind auf ihre Zuverlässigkeit zu prüfen. Entscheidend ist die Überzeugung des Arztes, im Sinne des Patienten zu handeln (☞ 18.2.1, Patientenverfügung). Dies ist immer eine individuelle Entscheidung. Allgemein gilt aber:

- Es ist leichter, eine lebensverlängernde Maßnahme nicht einzuleiten als sie zu beenden
- Die ärztliche Entscheidung, basierend auf dem mutmaßlichen Willen des Patienten, muß durch glaubwürdige Argumente gewonnen werden
- Kein Arzt darf gezwungen werden, gegen seine ethischen Werte zu verstoßen. Falls dies dem mutmaßlichen Willen des Patienten entgegensteht, muß er die Behandlung einem anderen Arzt übertragen
- Der Abbruch einer lebensverlängernden Maßnahme muß im Zweifelsfall durch vormundschaftsgerichtlichen Beschluß abgesichert werden
- Die Unterlassung spezifischer therapeutischer Maßnahmen bei akuten, lebensbedrohlichen Komplikationen (z.B. Antibiotika bei Infekt, Intervention bei gastrointestinaler Blutung) kann gerechtfertigt sein
- Eine Behandlung entgegen dem (mutmaßlichen) Willen des Patienten entspricht einer Körperverletzung.

Jeder Mensch – auch der „Bewußtlose" – kann Nähe und Zuwendung geliebter Menschen tröstlich wahrnehmen.

Läßt sich durch Befragung der Angehörigen oder hilfsweise durch allgemeine Wertvorstellungen der mutmaßliche Wille des Patienten ermitteln, z.B. ihm keine Nahrung und/oder Flüssigkeit zuzuführen, so ist ein dementsprechendes

Handeln nicht nur erlaubt, sondern ethisch und rechtlich geboten (Ohne Vormundschaftsgericht!). Andernfalls würde die Selbstbestimmung des Patienten mißachtet (Art. 2 GG, ☞ 18.1.1). In diesem Falle *darf* dem Pat. keine Nahrung und/oder Flüssigkeit zugeführt werden.

Nach geltender Rechtssprechung ist die „Ermöglichung eines Todes in Würde und Schmerzfreiheit gemäß dem erklärten oder mutmaßlichen Willen des Patienten" ein höher zu wertendes Rechtsgut als ein durch medizinische Maßnahmen womöglich sogar verlängerter unwürdiger Leidens- und Sterbevorgang (☞ 18.1.2).

Der Abbruch lebensverlängernder Maßnahmen ist nach jüngster Rechtssprechung (Landgericht München, Az: 13T478/99) eine „höchstpersönliche Angelegenheit". Im Falle eines zur Äußerung nicht mehr fähigen Patienten haben Angehörige und Ärzte gemeinsam zu entscheiden (☞ 18.1.2)

6.11   Sonderfall: Ausgedehnte Verbrennung 3. Grades

6

■ Syndrom

Wenn ein bestimmter Prozentsatz der Körperoberfläche drittgradig verbrannt ist, kann das Leben nach medizinisch sicherer Erfahrung nicht gerettet werden. Da die Verbrennungen die Nozizeptoren der Haut zerstört haben, werden keine Schmerzen wahrgenommen. Auch andere subjektive Symptome treten anfangs zurück. Die Patienten sind bei klarem Bewußtsein.

■ Palliativansatz

Es können intensivmedizinische Maßnahmen angeboten werden, die allerdings nach allen bisherigen Erfahrungen in keinem Falle zum Erfolg geführt haben. Diese bedeuten schließlich Intubation und Beatmung bei maximaler Sedierung bis zum Tod. Alternativ kann dem Patienten ein Sterben in ruhiger, betreuter Umgebung ermöglicht werden.

■ Zielvorstellung

Der Patient ist nach entsprechender Aufklärung gefordert, zwischen dem (wissenschaftlich als vergeblich anzusehenden) Versuch einer Intensivbehandlung oder einem Sterben bei klarem Bewußtsein und in Selbstbestimmung zu entscheiden. Studien in einem Verbrennungszentrum haben gezeigt, daß ca. 80 % der Verbrennungspatienten sich nach einer klaren, einfühlsamen Aufklärung für das ruhige Geschehenlassen des Unvermeidlichen entscheiden. Diejenigen, die sich gegen eine weitere lebensverlängernde Behandlung entscheiden, werden danach meist sehr ruhig und gelassen. Sie regeln ihre persönlichen Dinge, erleben bewußt die Zeit des Sterbens bis zum Schluß und sterben meist friedlich.

6

Akutsituationen

Claudia Bausewein
Susanne Roller
Raymond Voltz

Umgang mit „vorhersehbaren" Akutsituationen

Wichtiges Prinzip der Palliativmedizin: Mögliche „Notfälle" bzw. lebensbedrohliche Komplikationen rechtzeitig in Erwägung ziehen und mit Patient und/oder Angehörigen und Personal Therapiemaßnahmen im voraus besprechen (Patientenverfügung ☞ 18.2.1).

In der häuslichen Betreuung entsprechende Anweisungen für den Notarzt am Bett des Patienten hinterlassen. Notfallmedikation bereitstellen.

Bei einer lebensbedrohlichen Komplikation nachdenken: Bin ich berechtigt, eine potentiell tödliche Komplikation bei einem sterbenden Patienten zu behandeln?

7.1 Schmerzattacken

Die größte Angst, unter der der Sterbende und seine Angehörigen leiden, ist die Angst vor unerträglichen Schmerzen.

Voraussetzung für eine erfolgreiche Schmerztherapie (☞ Kap. 8) in der Akutsituation ist ein vollständig informierter Patient, der das Geschehen versteht.

Schmerz ist selbst keine lebensbedrohliche Komplikation. Ein akut einsetzender Schmerz bei einer unheilbaren, lebensbedrohlichen Erkrankung löst jedoch beim Patienten Todesangst und Panik aus, wodurch der Schmerz verstärkt wird. Ca. 70 % der Krebspatienten leiden an Schmerzen, davon sind ca. 70–80 % nicht ausreichend behandelt.

Der Schmerz von Krebspatienten ist nicht mit dem akuten Schmerz nach Operationen oder Verletzungen zu vergleichen, bei dem in absehbarer Zeit eine Besserung zu erwarten ist. Die Vorstellung von „lebenslänglichem Schmerz" senkt die Schmerzschwelle und kann zu vermehrten Schmerzattacken führen (☞ 8.1).

Klinik

- Meist nicht erstes Schmerzereignis
- Meist bereits regelmäßige Schmerztherapie
- Meist mit anderen Symptomen wie Übelkeit, Erbrechen, Atemnot, Angst, Depression verbunden.

Beim bewußtseinsgetrübten Patienten indirekte Zeichen für eine Schmerzattacke beachten: Unruhe, Schwitzen, Tachykardie, Tachypnoe, Hautrötungen, Schonhaltung etc.

Ursachen

• Pathologische Fraktur bei Knochenmetastasen
• Tumorinfiltration und Nervenkompression
• Verschluß eines Hohlorganes (z.B. Harnleiterkompression) mit Kolik
• Hirndrucksymptomatik
• Viszeraler Schmerz bei Organdestruktion
• Angst u.a. psychische Belastungen.

Diagnostik

Therapie vor Diagnostik. Im Vordergrund steht die Schmerzfreiheit. Durch eine ausreichende Schmerztherapie wird in der Regel keine erforderliche Diagnostik verhindert, lediglich etwas verzögert.

Wiederholte Schmerzattacken unter ansonsten ausreichender Schmerztherapie (☞ 8.2.1) müssen diagnostisch abgeklärt und wenn möglich behandelt werden (z.B. Bewegungsschmerz bei Mobilisation durch pflegerische Maßnahmen – vor jeder Pflege Bedarfsmedikation geben).

Therapie

Schmerzattacken sind um so besser behandelbar, je früher eine suffiziente Therapie einsetzt.

Vorbereitung zu erwartender Schmerzattacken
• Patient und Angehörige über mögliches Auftreten und Ursache einer Schmerzattacke aufklären
• Vorausplanen und immer „Bedarfsmedikation" anordnen
• Schnellwirksame Präparate und Darreichungsformen (keine Retardpräparate)
• Einfache Applikation (z.B. oral, s.c., rektal, Bolusinjektion bei Spritzenpumpen)
• Medikamente vorrätig haben (z.B. „Notfall"-Morphin-Ampullen)
• Patient und/oder Angehörige in die Gabe (z.B. s.c.-Injektion) einweisen
• Bei häufigen oder schweren Schmerzattacken i.v.-Gabe erwägen (z.B. um rasch einen Wirkspiegel bei Morphin-Erstgabe zu erreichen).

7

Medikamentöse Therapie

- Bisher nur peripher wirksame Analgetika (WHO Stufe I, ☞ 8.3.1): Opioid der Stufe II hinzufügen, z.B. Tramadol 50–100 mg p.o./s.c.
- Bisher Therapie Stufe II: Stark wirksames Opioid (WHO Stufe III, ☞ 8.3.5) in mittlerer Dosis (z.B. 5–10 mg Morphinlösung)
- Bisher bereits Therapie mit stark wirksamen Opioiden: 1/6–1/4 der Tagesdosis als Bolusgabe
- Bei täglichen, wiederholten Schmerzattacken Tages-Gesamtdosis um 10–20% bzw. die benötigten „Bedarfsgaben" erhöhen, Bedarfmedikation entsprechend anpassen (mindestens 10% der Tagesdosis)
- Koanalgetika und nichtmedikamentöse Schmerztherapie sind bei akuten Schmerzattacken meist nicht hilfreich, sondern müssen in das Gesamttherapiekonzept eingebaut werden.

Patientenkontrollierte Selbstmedikation

Damit der Patient so unabhängig wie möglich bleibt, sollte er angeleitet werden, seine Medikamente nach genauer Anordnung selbst einzunehmen. Dadurch wird seine Autonomie gefördert und ihm Sicherheit durch eigenverantwortliches Handeln gegeben. Die Zeit zwischen Schmerzereignis und Therapie wird verkürzt, die Angst vor einer weiteren Schmerzattacke reduziert und damit die Schmerzschwelle angehoben.

7.2   Blutungen

7

Chronische Blutungen können bei allen Tumoren des HNO-Bereichs und Gastrointestinaltraktes, Bronchialkarzinomen, Karzinomen mit Infiltration oder Metastasierung in die Haut, ausgedehnter Knochenmarkskarzinose (Thrombopenie) oder hämorrhagischer Diathese (evtl. paraneoplastisch) auftreten. Sie sind immer ein Warnsymptom für mögliche lebensbedrohliche massive Blutungen.

Akuter Blutverlust – auch kleine Mengen – löst bei Patient, Angehörigen und Personal Panik aus. Die verlorene Blutmenge wird meist stark überschätzt.

Lokalisationen

- Oberer und unterer Gastrointestinaltrakt
- Mund, Hals, Nase
- Pulmonal (Hämoptysis)
- Urogenitaltrakt (Niere, Blase, vaginal)
- Selten: Epistaxis, Gefäße (z.B. Hals), Haut (Petechien).

Bei fortgeschrittener Tumorerkrankung mit akuter Blutung rechnen, Patient und Angehörige informieren, Therapieoptionen klären, vorbereitet sein (z.B. rote oder farbige Tücher zum Aufsaugen des Blutes), Morphin und Sedierung (Diazepam, Triflupromazin (Psyquil®) o.ä.) bereithalten.

Ursachen

- Tumor exulzeriert
- Gefäß oder Hohlorgan arrodiert oder penetriert
- Iatrogen (nach Manipulation in Körperhöhlen, Chemo-, Strahlentherapie)
- Massive Gerinnungsstörung (DIC), z.B. bei Tumorlyse, Sepsis, Leberausfall.

An Ursachen denken, die nichts mit der Grunderkrankung zu tun haben, z.B. blutendes Magenulkus.

Diagnostik

Keine oder, falls therapeutische Konsequenzen geklärt, minimal: RR, Puls, Labor (Quick, Hb, Thrombozyten, Kreuzblut).

Therapie

Akutsituation

7

Patient und Angehörige nicht alleine lassen, beruhigen, Sicherheit ausstrahlen.

- **Sedierung**
  - Morphin 10 mg bzw. 30% der Tagesdosis s.c., i.m. oder i.v., alternativ oder ggf. kombiniert mit
  - Diazepam (z.B. Valium®) 10–50 mg bzw. bis zur Sedierung i.m. oder rektal, oder
  - Midazolam (Dormicum®) 5–10 mg s.c. oder i.v.
  - Triflupromazin (z.B. Psyquil®) 10–20 mg i.v.
- **Lokale Therapie,** wenn möglich
  - Tamponieren (evtl. mit Hämostyptika)
  - Lokal Suprarenin 1:10 mit NaCl 0,9% mit Kompresse auftragen
  - 1% Alaun-Lösung (Kalium-Aluminium-Sulfat) auftupfen.

Prophylaxe weiterer Blutungen

- Bei entzündlicher Komponente (z. B. exulzerierte Tumoren ☞ 12.3, untere GI-Blutung) Antibiotika, z. B. Metronidazol (Clont®) 250 mg 1–2 mal tägl.
- Absetzen gerinnungshemmender Substanzen (z. B. ASS, Thromboseprophylaxe, Cumarine)
- Substitution von gerinnungsaktiven Substanzen
  - Vitamin K (z. B. 10 mg Konakion® p. o.) einmalig, Wirkeintritt nach 12–24 h bei ausreichender Lebersyntheseleistung. Nur sinnvoll, wenn Gerinnung aufgrund eines Vitamin K-Mangels (Ernährung, Malabsorption, Verschlußikterus) verändert
  - Thrombozyten (☞ 1.6.6): Nur bei ausdrücklichem Wunsch des Patienten und zu erwartender Besserung einer bestehenden Thrombopenie, z. B. nach Chemotherapie. Haltbarkeit der transfundierten Thrombozyten ca. 2–3 Tage
  - Plasma und Gerinnungsfaktoren (☞ 1.6.6) in Ausnahmefällen (z. B. nach massivem Blutverlust bei Gabe von mehreren Blutkonserven und Entscheidung, noch aktiv vorzugehen, um Blutung in Griff zu bekommen), am ehesten bei iatrogenen Komplikationen.

Kausale Therapie

Bei fortgeschrittenem Tumorleiden meist nicht möglich bzw. sinnvoll
- Endoskopische Laserung (☞ 4.3.5)
- Unterspritzen, Unterbinden oder Sklerosieren (☞ 4.3.4)
- Kurzzeitige, hochdosierte Bestrahlung ulzerierter Tumoren (☞ 4.2.6)
- Hormontherapie (Gestagene) bei vaginaler Blutung (☞ 4.1.7).

7

Tips für den Umgang mit akuten Blutungen

- Für einen Patienten, der sterben will, kann eine (erwartete) akute Blutung ein gnädiges Ende seines Leidens bedeuten
- Für nicht informierte Patienten, Angehörige oder Personal kann eine akute Blutung ein grauenvolles Ereignis bedeuten
- Für den hinzugezogenen Notarzt/diensthabenden Arzt kann es ohne entsprechende Informationen unmöglich sein, eine adäquate Entscheidung zu treffen
- Mit Patienten und Angehörigen im Vorfeld über mögliches Blutungsereignis sprechen
- Angehörigen, bes. im häuslichen Bereich, klare Anweisungen geben, wann Notarzt gerufen werden soll (z. B. wenn Patient Schmerzen hat, aspiriert und Atemnot bekommt)
- Für den behandelnden Arzt ist es leicht, an eine akute Blutung zu denken und vorbereitende Maßnahmen zu ergreifen.

Wirkliche terminale Blutungen sind seltener als befürchtet wird. Häufiger kommt es zu starken Blutungen, die zwar zu einem relativ großen Blutverlust führen, nach Hb-Abfall aber auch wieder eine Kreislaufstabilisation eintritt und der Patient dann auf niedrigem Niveau weiterlebt. Nach Transfusion und Anhebung des Blutdrucks kann es dann wieder zu einer Blutung kommen!

7.3   Dyspnoe (Atemnotattacken)

Atemnot kann kontinuierlich als Symptom bestehen (☞ 9.1) und durch Attacken verstärkt werden. Aber auch Patienten ohne Atemnot können anfallsweise unter Atemnot leiden. Beide Situationen werden als sehr bedrohlich erlebt, häufig verbunden mit akuter Todesangst, und müssen schnellst möglich gelindert werden. Atemnotattacken sind durch die psychische Situation eines Patienten stark mitbeeinflußt.

Ruhe bewahren! Atemnot löst beim Patienten Panik aus, die sich auf Angehörige und Personal überträgt und dadurch die Atemnot verstärkt (Teufelskreis).

Ursachen

- Psychisch: Angst, Erregung, Alleinsein, Dunkelheit, Enge
- Krankheitsbedingt: Atemwegsverlegung durch Tumor, Lymphangiosis, Lungenmetastasen, Recurrensparese durch Tumorinfiltration, Kompression von außen durch Mediastinal- oder Ösophagustumor
- Begleiterkrankungen: Pleuraerguß, Asthma bronchiale, Lungenödem, Lungenembolie, Pneumonie, Anämie (selten akut einsetzend)
- Ermüdung der Atemmuskulatur (Respiratory Fatigue Syndrom)

DD: Terminale Rasselatmung (☞ 15.4.1).

Zentrale Atemstörung (Hirndruck) führt meist nicht zu dem subjektiven Gefühl der Atemnot, sondern zu objektiver Atemdepression, Eintrübung und Atemlähmung.

7

Diagnostik

- Anamnese (wenn möglich), körperliche Untersuchung (Zyanose, Atemfrequenz, Puls, Atembewegungen), Auskultation (beidseitige Belüftung, pneumonische RG's, Bronchialatmung)
- Pulsoxymeter (arterielle Blutgase meist zu aufwendig bzw. belastend und u.U. schmerzhaft für den Patienten).

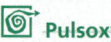 Pulsoxymetrie

Mit Hilfe der Pulsoxymetrie kann schnell und nicht-invasiv die Sauerstoffsättigung transkutan an der Fingerspitze oder am Ohrläppchen gemessen werden. Abhängig vom Grad der Hypoxie kann entschieden werden, ob eine Sauerstoffgabe (☞ 1.6.4) sinnvoll ist (ab S_AO_2 [Anteil des mit Sauerstoff gesättigten Hämoglobins] < 92%).

Therapie

Erste allgemeine Maßnahmen
- Ruhe bewahren
- Pat. nicht alleine lassen
- Oberkörper hochlagern bzw. nach Wunsch des Patienten
- Fenster öffnen
- Atemluft befeuchten (Ultraschallvernebler, Inhalieren)
- O_2-Gabe 2–4 l/min als Versuch über 10 Min. (*Cave* bei chronischer Ateminsuffizienz Atemstillstand möglich, da Atemantrieb über O_2-Sättigung entfällt, ☞ 1.6.4)

Sedieren (☞ 1.6.3)
Bis der Patient beruhigt ist, alternativ
- Lorazepam (z.B. Tavor expidet®) 1,0–2,5 mg sublingual (anxiolytisch)
- Promethazin (z.B. Atosil®) 25–50 mg p.o., i.m., s.c., i.v.
- Midazolam (z.B. Dormicum®) 2,5–5 mg s.c., i.v.
- Diazepam (z.B. Valium®) 5–10 mg p.o., i.v., supp.

Linderung des Gefühls der Atemnot
Symptomkontrolle mit Morphin
- 5–10 mg p.o., 2,5–5 mg i.v., s.c. bei morphin-naivem Patienten, steigern um 2,5–5 mg bis Symptomkontrolle
- $1/4$ der Tagesdosis bei vorbestehender Morphintherapie, steigern bis Symptomkontrolle

- Inhalation: 2,5–10 mg Morphin in 10 ml NaCl 0,9 %
- Verneblen: 5–30 mg Morphin in 10 ml 0,9 % NaCl, ca. 5–10 % des Morphins werden resorbiert; *cave* Bronchospasmus. Dauer ca. 15 Min., Effekt in ca. 10 Min. zu erwarten

Bei Spastik: Bronchodilatation
- Inhalativ: β_2-Sympathomimetika (z.B. Sultanol® 1-2 Hübe)
- Systemisch: Theophyllin 300 mg als Kurzinfusion über 30 Min. oder
- Terbutalinsulfat (z.B. Bricanyl®) 0,25–0,5 mg s.c.

Bei asthmatischer Komponente, Lymphangiosis carcinomatosa der Lunge, multiplen Lungenfiliae, mögliche Tumorobstruktion: Steroide
- Inhalativ: Beclometason (z.B. Sanasthmax®) 2–4 Hübe
- Systemisch: Stoßtherapie mit Dexamethason u.a. (z.B. 8–16 mg Fortecortin® i.v., s.c., p.o.).

Bei ödematöser Ursache
- Inhalation mit Suprarenin (1:5 mit NaCl 0,9 % verdünnt) führt zu rascher Vasokonstriktion und damit Abschwellung.

Bei gleichzeitigem Husten
- Hydrocodon-HCl (z.B. Dicodid®) 7,5–15 mg s.c.

 Tips zum Umgang mit akuter Dyspnoe
- Bei drohendem Bronchusverschluß rechtzeitig (vor dem Auftreten der Akutsituation) klären
  - Kausale Therapie möglich und erwünscht?
  - Tracheotomie möglich und erwünscht?
- Fachgerechte Morphintherapie macht **keine Atemnot**, sondern reduziert Tachypnoe durch zentrale Atemdämpfung und führt dadurch zu einer ökonomisierten Atmung (subjektiv **weniger** Atemnot)
- Nachdenken über spezifische Therapie (z.B. Bestrahlung mediastinaler Lymphome, Chemotherapie, Stent) im symptomfreien Intervall.

7

7.4   Hyperkalzämie

Häufigster „endokriner Notfall" in der Onkologie (10–20% aller Tumorpatienten, ☞ 6.2.2).

Wichtigste Maßnahme: Daran denken, rechtzeitige Aufklärung des Patienten, Konsequenzen gemeinsam überlegen, evtl. Patientenverfügung (☞ 18.2.1).

Klinik

Schwäche, Fieber, Unruhe, Erbrechen, Somnolenz bis Koma, psychische Veränderungen, Herzrhythmusstörungen, Oberbauchbeschwerden (Pankreatitis, ca. 20%), Polyurie, Exsikkose, Obstipation.

Bei der in der Palliativmedizin häufigen Symptomkonstellation aus Übelkeit/Erbrechen, Obstipation und psychischen Veränderungen sollte immer an eine Hyperkalzämie gedacht werden.

Ursachen

Besonders häufig bei Patienten mit chemotherapieresistentem Tumor.

- Knochenmetastasen (v.a. Mamma-Ca, Prostata-Ca). *Cave:* Ausmaß der Knochenmetastasen korreliert nicht mit Serumkalzium oder Häufigkeit der Hyperkalzämie
- Paraneoplastisch (Bronchial-, Nierenzell-Ca)
- Endokrine Tumoren (Schilddrüse)
- Hämatologische Systemerkrankung (z.B. Plasmozytom)
- Immobilisation
- Medikamente: Tamoxifen, Östrogene, Androgene
- Niereninsuffizienz in der Terminalphase.

Diagnostik

- Labor: Kalzium, Krea, Albumin
- Evtl. EKG (QT-Verkürzung, bradykarde Rhythmusstörungen).

Wegen hohem Anteil an eiweißgebundenem Kalzium falsch niedrige Plasmakalziumkonzentration (Summe aus eiweißgebundenem und -ungebundenem Kalzium) bei Hypalbuminämie.

Therapie

Obwohl die Hyperkalzämie eine lebensbedrohliche Elektrolytentgleisung ist, entsteht sie langsam über Tage und muß entsprechend innerhalb von ein bis zwei Tagen therapiert werden, nicht jedoch „notfallmäßig". Vor jeder Therapie einer Hyperkalzämie sollte die Entscheidung stehen, ob es sich nicht um eine letale Komplikation bei einem sterbenden Patienten handelt.

- Flüssigkeitsgabe (NaCl 0,9% 500-1000 ml)
- Bisphosphonate (Osteoklastenhemmung), alternativ
  - Pamidronsäure (Aredia®) 30–60 mg in NaCl 0,9% 1000 ml über 4 h i.v.
  - Ibandronsäure (Bondronat®) 1–2 mg i.v.
  - Clodronsäure (Ostac®) 300 mg in 500 ml NaCl 0,9% über 2–4 h i.v.
- Glukokortikoide, z.B. 100 mg Prednisolon p.o.
- Calcitonin, z.B. Karil® 100 IE (1 Ampulle) s.c., i.m., i.v.
- Forcierte Diurese nur wenn Flüssigkeitsgabe nicht toleriert wird, z.B. Furosemid (z.B. Lasix®) 40 mg, i.m., i.v. (Benefit nicht gesichert, Gefahr der Exsikkose).

Falls keine Symptomkontrolle möglich, Therapiesteigerung (z.B. Dialyse, Mithramycin 25 µg/kg i.v. über 2 Std., Wiederholung nach 48 Std. bis 150 µg/kg) nur bei ausdrücklichem Therapiewunsch des Patienten.

7

7.5   Obere Einflußstauung

Klinisches Syndrom, das durch eine Obstruktion der V. cava superior entsteht. In über 80% der Fälle maligne Erkrankung als Ursache: Bronchialkarzinome (75–80%), Lympome (15%), andere Tumorerkrankungen im metastasierten Stadium (5–10%). Ca. 3% der Patienten mit Bronchialkarzinom und 8% der Patienten mit Lymphomen entwickeln eine obere Einflußstauung. In > 50% der Fälle ist die obere Einflußstauung die Erstmanifestation der Erkrankung. Aus diesem Grund werden die Patienten häufiger auf onkologischen Stationen als in Hospizen oder Palliativstationen behandelt.

Klinik

- Dyspnoe (60%)
- Hals- und Gesichtsschwellung (50%): Gesichtsödem, Gesichtsröte, periorbitales Ödem
- Druckgefühl im Kopf und Kopfschmerzen (50%)
- Husten (25%)
- Schwellung (Ödeme) der Arme (20%)
- Halsvenenstauung, Umgehungskreislauf der Brustwandvenen, Stauung der Armvenen auch beim Heben der Arme
- Sehstörungen
- Horner-Syndrom
- Schwindel, Somnolenz
- Stimmbandparese
- Schluckstörungen
- Zyanose
- Verstärkung der Symptome durch flaches Liegen.

KO: Kompression der Atemwege

Ursachen

- Kompression der V. cava superior von außen durch vergrößerte Lymphknoten oder Bronchialtumor. Weitere mediastinale Strukturen, die mitbetroffen sein können: Trachea, Ösophagus, Perikard und Rückenmark
- Manchmal auch Infiltration der V. cava superior durch Tumor.

DD: Thrombose der V.cava superior, z.B. durch zentralvenösen Katheter (Therapie: Antikoagulation), Aortenaneurysma, chron. Mediastinitis.

Diagnostik

- Rö Thorax: Verbreitertes Mediastinum, hiläre Lymphadenopathie, Pleuraerguß (meistens rechts)

- Falls noch keine Histologie vorhanden: Biopsie mittels CT, Bronchoskopie oder Mediastinoskopie.

Therapie

Obere Einflußstauung ist nur dann ein Notfall, wenn eine Kompression der Atemwege, eine verminderte kardiale Auswurfleistung oder ein Hirnödem auftreten. Die Therapie muß dann innerhalb von 24 Std. eingeleitet werden. Aber auch bei Fehlen dieser Organbeteiligung muß die Therapie innerhalb von Tagen eingeleitet werden, da es sonst zu den beschriebenen Komplikationen kommen kann.

Allgemeine Maßnahmen
- Hochlagerung des Oberkörpers
- Sauerstoffgabe (2–4 l/min)
- Diuretische Therapie: Lasix 40 mg i.v.
- Steroidtherapie: initial 16–24 mg Dexamethason p.o./ i.v., langsame Dosisreduktion.

Spezielle Maßnahmen
- Strahlentherapie: z.B. 20–30 Gy in 1–2 Wochen (☞ 4.2.5)
- Chemotherapie: zu erwägen bei chemotherapiesensiblen Tumoren (kleinzelliges Bronchial-Karzinom, Lymphome, Hodentumoren), die bisher noch nicht therapiert wurden.

Besserung der Symptomatik nach Beginn der Chemo- oder Strahlentherapie nach ca. 72 Stunden zu erwarten.

7.6 Epileptischer Anfall

Ein „großer" epileptischer Anfall (Grand Mal) ist für alle Beteiligten ein einschneidendes Erlebnis und kann gerade in der Palliativmedizin Ursache eines nicht-friedlichen Todes darstellen. „Kleine" epileptische Anfälle (fokaler zerebraler Krampfanfall) können motorische oder sensible Phänomene beinhalten. Der „nicht-konvulsive" Status epilepticus ist eine häufig übersehene Ursache von plötzlich aufgetretener „Verwirrtheit".

Häufigkeit: ca. 1 % aller Patienten mit fortgeschrittenem Krebsleiden, abhängig von Grunderkrankung ggf. häufiger.

7

Epileptische Anfälle machen dem Patienten und der Familie Angst

- Nach einem Anfall, bes. nach dem ersten, sollte sich der behandelnde Arzt viel Zeit für den Patienten und seine Angehörigen nehmen: Was ist ein epileptischer Anfall, was sind seine Ursachen, wie kann er behandelt werden, für Patienten besteht Amnesie für das Ereignis, postiktuale Verwirrtheit für Stunden möglich, etc.
- Typische Fragen der Angehörigen sind: Wird der Patient seine Zunge verschlucken, oder während eines Anfalls ersticken? Wird er bleibende Schäden davontragen? Wird der Anfall den Tod beschleunigen?

Ratschläge für die Angehörigen zum Verhalten während eines Anfalls

- Ruhe bewahren
- Patient auf den Boden legen, Kissen oder Polster unter Kopf legen
- Patient von scharfen oder spitzen Gegenständen fernhalten: Verletzungsgefahr
- Den Patienten in seinen Bewegungen während des Anfalls nicht einengen. Dadurch wird nur die Verletzungsgefahr erhöht
- Nicht versuchen, dem Patienten etwas (z.B. einen Keil) in den Mund zu stecken
- Wenn der Anfall aufgehört hat, den Patienten auf die Seite drehen
- Der Patient kann nach einem Anfall für einige Minuten bis Stunden desorientiert, schläfrig oder komatös sein
- Falls der Anfall nach 5-10 Minuten nicht beendet ist, oder innerhalb von wenigen Stunden ein zweiter folgt, sollte medizinische Hilfe gerufen werden.

Ursachen

- Häufig: primärer oder sekundärer Hirntumor (Metastasen), Hirninfarkt, Epilepsie
- Seltener: Hypoxämie, metabolisch (Urämie, Hypoglykämie, Hyponatriämie), Sepsis, Entzug.

Diagnostik

EEG bei unklarer Symptomatik, vor allem bei plötzlich eingesetzter Verwirrtheit, zum Ausschluß eines nicht-konvulsiven Status epilepticus (☞ 7.6)

Laboruntersuchungen sind dann sinnvoll, wenn leicht zu diagnostizierende und leicht zu behebende Ursachen auszuschließen sind:

- Glucose
- Na, K, Ca, Mg
- Harnstoff
- Sauerstoff-Sättigung (Pulsoximeter)
- Plasma-Spiegel Phenytoin (therapeutischer Bereich 10–20 mg/l oder 40–79 mmol/l).

Therapie

- Bei bekannten Hirnmetastasen ist eine prophylaktische Antiepileptika-Gabe ohne vorherigen epileptischen Anfall nicht notwendig, da
  - nur ca. 15 % aller Patienten mit zerebraler Raumforderung im Laufe der Erkrankung einen epileptischen Anfall erleben
  - alle Antiepileptika nicht zu unterschätzende Nebenwirkungen und Wechselwirkungen mit anderen Medikamenten (z. B. Steroiden) haben
- Sobald ein epileptischer Anfall erfolgt ist, sollten Antiepileptika gegeben werden.

Therapie eines isolierten Grand-Mal-Anfalls

- Verletzungen des Patienten vermeiden
- Atemwege manuell freihalten (Kinn überstrecken)
- Nach Anfall stabile Seitenlage
- Labortests s.o.
- Prophylaktische Gabe oraler Antikonvulsiva:
  - Phenytoin p.o. 400 mg, nach 3 und 6 Stunden je 300 mg
  - Danach Erhaltungsdosis von 300 mg Phenytoin p.o. zur Nacht
  - Bei Patienten mit Nieren- oder Leberinsuffizienz mit Erhaltungsdosis beginnen
  - Bestimmung des Plasmaspiegels nach 10–14 Tagen und falls erneuter Anfall erfolgt
- Falls fokaler Anfall (motorisch, sensibel), eher Carbamazepin (Tegretal®), beginnend mit 2 x 100-200 mg p.o., steigern bis max. 4 x 400 mg
- Bei Hirntumoren ggf. Steroide zur Reduktion des Hirnödems geben
- Überprüfung der Hydratation; oft kann eine zu starke Flüssigkeits-Substitution zur Vergrößerung des Hirnödems und damit zur Entstehung von epileptischen Anfällen beitragen.

7

Therapie eines Status epilepticus

Status epilepticus: Kontinuierliche Anfallsaktivität für >30 Minuten, oder 2 oder
mehr Anfälle in Serie, ohne daß Patient zwischendurch Bewußtsein wiedererlangt.

 Status epilepticus

Ein plötzlich beginnender Bewußtseinsverlust kann Ausdruck eines nicht-konvulsiven Status epilepticus sein.
Jeder Status epilepticus sollte auch kurz vor dem Tod des Patienten behandelt werden, nicht zuletzt wegen der Belastung für die Angehörigen.

- Atemwege manuell freihalten (Kinn überstrecken)
- Sauerstoff durch Nasensonde
- Falls möglich, Infusionsnadel legen
- Blut für Laboruntersuchungen (s.o.)
- Medikamente
  - *Falls Nadel liegt:*
    Midazolam (Dormicum®) 2,5–5 mg langsam i.v.
    Phenytoin-Infusion: 250 mg Kurzinfusion, danach 500 mg über 8 Stunden (in physiologischer NaCl über separaten Zugang geben)
    Falls weiterhin Anfälle, vorsichtig Benzodiazepin in 2,5 bis 5 mg Schritten i.v.
  - *Falls keine Nadel liegt:*
    Diazepam 10 mg supp., alle 5–10 Minuten bis zu 3 x
    Als Erhaltungsdosis Midazolam (Dormicum®) 30 mg / 24 Stunden s.c. Infusion, bis max. 60 mg / 24 Stunden
  - Falls Labor keinen Hinweis auf metabolische Ursache erbringt, kann aufgrund eines vermuteten Hirnödems eine Steroidgabe begonnen werden: Dexamethason 4 x 4–8 mg p.o., s.c. oder i.v.
  - Wenn Akutsituation im Griff, mit Erhaltungsdosis Phenytoin 300 mg p.o. zur Nacht beginnen.

 Falls Patient oral keine Medikamente mehr
zu sich nehmen kann

- Wenn Patient tief komatös ist, und es bisher zu keinen Anfällen gekommen war, Antikonvulsivatherapie beenden
- Falls Patient schon länger Antikonvulsiva zu sich nimmt, und ein Überleben für einige Tage wahrscheinlich ist, mit Phenytoin i.v. beginnen (250 mg als Kurzinfusion, 500 mg über 8 Stunden).

7.7 Delirantes Syndrom

Ätiologisch verschiedenes, aber klinisch einheitliches Bild mit meist akut einsetzender Verwirrtheit mit Störung von Bewußtsein (z.B. Orientierungsstörungen), Auffassung, Gedächtnis, Affekt und Antrieb.

Verwirrtheit ist ein vielschichtiges, verwirrendes und sehr häufiges Bild in der Palliativmedizin. Meist handelt es sich um ein delirantes Syndrom, welches oft übersehen wird, in der Hälfte der Fälle jedoch potentiell reversibel und medikamentös gut behandelbar ist. Tritt ein delirantes Syndrom in der Endphase auf, so ist es oft ein Anzeichen des nahen Todes.

Häufigkeit
- Delir tritt in Palliativmedizin häufig auf, berichtete Inzidenz 20–70%
- In den letzten 24–48 Std steigt die in Studien berichtete Inzidenz auf bis zu 90–95%
- Delir und Demenz können gemeinsam auftreten.

Klinik

Symptomatik (nach ICD-10 und DSM-III-R)
- Störung von
  - Bewußtsein und Aufmerksamkeit
  - Kognition und Wahrnehmung
  - Auffassung und abstraktem Denken
  - Kurzzeitgedächtnis
  - Orientierung (Zeit, Ort, Person, Situation)
  - Psychomotorik (hyper- oder hypoaktiv)
  - Schlaf-Wach-Rhythmus
  - Affekt (Depression, Angst, Reizbarkeit, Euphorie, Apathie, Ratlosigkeit)
- Dauer: unter 6 Monaten
- Verlaufstypen: Beginn akut (Stunden bis Tage), im Tagesverlauf wechselnd.

Ursachen

Oft multifaktoriell. Auch in der Palliativmedizin gilt: Die Suche nach behebbaren Ursachen ist essentiell.

Steroide als Ursache eines Delirs
Steroide rufen Wohlgefühl hervor, können jedoch auch Schlaflosigkeit, Unruhe, Depression oder ein delirantes Syndrom (Steroid-Psychose) verursachen. Diese Nebenwirkungen können bei jeder Dosis und zu jedem Zeitpunkt auftreten
- Häufiger bei höheren Dosen
- Meist in ersten 2 Wochen der Therapie
- Oft bei raschem Dosiswechsel (erhöhen und senken).

7

Differentialdiagnose Delir und Demenz		
	Delir	**Demenz**
Beginn	Akut, über Std. bis Tage	Chronisch, über Monate bis Jahre
Tagesschwankungen	Schlechter zur Nacht	Keine
Schlaf-Wach-Rhythmus	Stark gestört	Meist normal
Bewußtseinslage	Gestört, fluktuierend	Normal
Halluzinationen	Häufig, lebhaft und angstbesetzt	Selten
Orientierung	Desorientiert zu Zeit und oft auch Ort	Kann gestört sein
Aktivität	Gesteigert oder gedämpft	Normal

Ursachen eines Delirs	
Kategorie	**Beispiele**
Direkter Effekt des Tumors	• Primärer Hirntumor oder Metastase • Meningeosis carcinomatosa
Therapiebedingte Nebenwirkungen	• Chemotherapie, v.a. MTX, Cisplatin, Vinca-Alkaloide, Bleomycin, Procarbazin • Bestrahlung des Gehirns
Medikamente	Steroide, Opiate, Neuroleptika, Cimetidin, Anticholinergika, Antiemetika, Aciclovir
Entzug	Medikamente, Nikotin oder Alkohol
Unbeherrschte Symptome	Schmerz, volle Blase, Obstipation
Metabolisch	Glukose (Steroide!), Exsikkose, Na, K
Organversagen	Urämie, hepatische Enzephalopathie, Hypoxämie, Gehirninfarkt, Schilddrüse, Nebenniere
Infektion	ZNS, Harnwege, Lunge, Sepsis (Infektionszeichen ggf. durch Schwäche und Steroide nur schwach ausgeprägt!)
Mangelerscheinungen	• Thiamin: Wernicke-Korsakoff • Folat/Vit. B_{12}: Demenz

7

Körperliche Untersuchung bei Delir		
	Befund	**Diagnostischer Hinweis auf**
Vital-funktionen	Tachykardie + Hypotension Bradykardie + Hypertension Tachypnoe + Hyperpnoe	Blutung, Hypoglykämie, Hypokalzämie, Herzinsuffizienz, Sepsis; Erhöhter intrakranieller Druck; Hypoxämie, Azidose
Haut	Kalt Heiß, rot	Blutung, Hypoglykämie, Hypokalzämie, Herzinsuffizienz, Sepsis; Anticholinerge Medikamente
Gesicht	Chvostek-Zeichen	Hypokalzämie
Augen	Augenbewegungsstörungen	Wernicke-Enzephalopathie
Skleren	Ikterus	Hepatische Enzephalopathie
Pupillen	Miosis Mydriasis	Opiat-Intoxikation Anticholinerge Medikamente
Fundus	Papillenödem	Erhöhter intrakranieller Druck
Mund	Glatte, glänzende Zunge Foetor hepaticus	Folat-Mangel Leberversagen
Nacken	Steifigkeit	Meningitis, Meningeosis carcinomatosa
Thorax	Feuchte RG´s	Herzinsuffizienz, Pneumonie
Herz	Erhöhter Venendruck, Beinödeme	Herzinsuffizienz
Abdomen	Tastbare Blase	Harnretention
Rektum	Tastbare Fäces	Stuhlverhalt
Extremitäten	Trousseau-Zeichen Geschwollene, empfindliche Wadenmuskulatur Asterixis (flapping tremor)	Hypokalzämie Thiamin-Mangel Leberversagen
Neurologisch	Hemiparese Proximale Muskelschwäche Symmetrische Fußheberschwäche Sensible Ataxie	Infarkt Steroid-Myopathie Thiamin-Mangel Thiamin- oder Vit. B_{12}-Mangel

7

Diagnostik

- Prüfen: Schlafverhalten (Notizen des Pflegepersonals, wichtige Bezugspersonen fragen)?, Medikamente?, Dosisänderung?
- Mentaler Status: regelmäßige Untersuchung
  - Frühe Zeichen: Schlafstörung, zurückgezogen, irritierbar, neu aufgetretene Vergesslichkeit, neu aufgetretene Inkontinenz
  - Spätere Zeichen: Wutattacken, verweigert Kooperation, Agitation, illusionäre Verkennungen, Halluzinationen, oft mit paranoiden Inhalten.

Sinnvolle Laboruntersuchungen

- Blutglukose
- Serum: Elektrolyte, Harnstoff, Kalzium
- Bilirubin
- LDH, GOT, GPT
- Bakteriologie des Urins (U-Bakt)
- Pulsoxymeter.

Therapie

- Ruhe und Orientierung für Patienten
  - Beruhigendes Gespräch mit Patient und Angehörigen, Ursachen erläutern
  - Häufige Orientierung (Ort, Uhrzeit) geben
  - Illusionäre Verkennungen korrigieren
  - Ruhiger, gut beleuchteter Raum (nachts Licht anlassen)
  - Bekannte Objekte im Gesichtsfeld des Patienten
  - Sichtbarer Kalender, Uhr etc.
  - Häufiger Kontakt mit bekannten Gesichtern (Familie, Personal)
- Metabolische Störungen, soweit möglich (Glukose, Elektrolyte etc.), korrigieren
- Möglichst viele Medikamente absetzen oder in Dosis reduzieren
  - Bei Opiaten ggf. Opiatwechsel
  - Steroide ausschleichen
  - Bei Entzug Wiederansetzen oder Substitution und langsames Ausschleichen
- Harn- und Stuhlverhalt behandeln
- Medikamente
  - Steroide bei bekannten Hirnmetastasen und normalen Laborwerten, z.B. Dexamethason 16–36 mg p.o.
  - Haloperidol (Haldol®): Therapie der ersten Wahl bei unbekannter Ursache, 4 x 1 mg p.o. bei leichter Symptomatik, bei stark ausgeprägter Symptomatik initial 1 – 2 mg i.v. oder i.m., alle 30–60 min wiederholen, bis Symptomatik unter Kontrolle, danach oral, beginnend mit 50 % der parenteralen Dosis, steigerbar bis 150 % der parenteralen Dosis
  - Falls stärkere Sedierung nötig: Midazolam (Dormicum®) 30 mg/24 h als s.c.- oder i.v.-Infusion, oder Levomepromazin (Neurocil® 12,5 bis 25 mg alle 4–6 h, max. 200 mg in 24 h).

7.8 Rückenmarkkompression

Rückenmarkkompression tritt meist bei Patienten mit weit fortgeschrittenem Tumor auf.

Ein drohender Querschnitt ist auch in der Palliativmedizin eine Notfall-Situation, da die Prognose unmittelbar mit der Zeitspanne zwischen ersten Symptomen und Behandlungsbeginn korreliert. Realistisches Ziel bei den meisten Patienten ist die Symptomkontrolle und die Verhinderung weiterer neurologischer Verschlechterung.

Häufigkeit
- Ca. 3 % aller Patienten mit fortgeschrittener Krebserkrankung
- In 20 % mehr als eine Höhe betroffen
- Besonders häufig bei Patienten mit Hypernephrom, Lymphom, Myelom, Melanom, Sarkom, HNO-Tumoren, auch bei Prostata-Ca, Bronchial-Ca und Mamma-Ca.

Lokalisation
- Zervikal 10 %
- Thorakal 70 %
- Lumbal 20 %
- Unterhalb L1-L2 Kompression der Cauda equina, d.h. periphere Nerven können betroffen sein.

Klinik
- Schmerzen >90 %
- Schwäche >75 %
- Sensibles Niveau (Sprung der Berührungsempfindlichkeit auf einer Dermatomhöhe, meist erst durch Untersuchung bemerkt) >50 %
- Sphinkterinsuffizienz >40 %

Schmerzen können radikulär (hell, einschießend) oder funikulär (dumpf, konstant, oft als kalt beschrieben) sein. Die Schmerzen werden durch Nackenbeugung oder Husten etc. verstärkt.

Ursachen
- Metastase im Wirbelkörper 85 %
- Tumorwachstum durch Foramen intervertebrale 10 %
- Primärer spinaler Tumor 4 %
- Hämatogene Ausbreitung in Epiduralraum 1 %.

7

Diagnostik

- Anamnese und Untersuchung
- Spinales MRT oder CT (wenn therapeutische Konsequenz)
- Röntgen der Wirbelsäule zeigt Kollaps oder weitere indirekte Zeichen einer Metastase in ca. 80%.

Therapie

- Steroide: rasche Besserung der Symptome durch Reduktion des Ödems
  - Initial hohe Dosis i.v., z.B. 100 mg Dexamethason i.v., gefolgt von 4 x 24 mg p.o.
  - Danach Dexamethason 12–16 mg tägl. p.o.
  - Weiteres Ausschleichen nach Klinik

Bereits beim Verdacht auf eine Rückenmarkkompression sollten sofort Steroide verabreicht werden.

- Bestrahlung: Tumorreduktion, Effekt erst nach Tagen bis Wochen (☞ 4.2.4)
- Entlastungs-OP, wenn
  - Querschnitt in vorbestrahltem Gebiet und Patient sonst in gutem AZ
  - Verschlechterung unter Steroiden und Bestrahlung
  - Tumor nicht strahlen-sensitiv ist
  - Stabilisierung der Wirbelsäule erreicht werden soll.
- Bei instabiler Wirbelsäule ggf. orthopädische Therapie (☞ 4.3.7) mit Korsett o.ä., Umlagerung en bloc
- Schmerztherapie (☞ Kap. 8).

 ### Schlechte prognostische Faktoren sind

- Vollständige Paraplegie
- Sphinkter-Insuffizienz
- Rascher Beginn (über 24–36 h) der Parese.

7.9 Harnverhalt

(☞ 11.6)

Klinik

Unruhe, Verwirrtheit
Fehlende Ausscheidung, imperativer Harndrang, Inkontinenz
Schmerzen
Urämie.

Ursachen

Eine häufige Ursache für Harnverhalt in der Palliativmedizin ist der Beginn einer Therapie mit Opiaten.

- Medikamente: Opioide, Medikamente mit anticholinergen Nebenwirkungen (Amitriptylin, Haloperidol, Anihistaminika)
- Durch Tumor bedingt: intravesikales Wachstum, Kompression des Blasenhalses von außen, neurogene Blasenentleerungsstörung bei Rückenmarkkompression, Prostatavergrößerung
- Andere Ursachen: mit Stuhl gefülltes Rektum, Harnwegsinfekt, beginnende Prostatahypertrophie
DD: prärenales (Hypovolämie!) oder renales Nierenversagen

Diagnostik

- Palpation des Abdomens: vergrößerte Blase zu tasten?
- Rektale Untersuchung: Prostatagröße? Mit Stuhl gefülltes Rektum?
- Sonographie auf Station: Blasenfüllung, Prostata, Nieren
- Ggf. Einmalkatheterisierung zur Bestimmung des Restharns (gleichzeitig auch Therapie)
- Prüfen, ob Gründe für eine verminderte Urinproduktion vorliegen, z. B. Exsikkose, Infekt.

Therapie

- Bei akutem infravesikulärem Harnverhalt unabhängig von der Ursache schnelle Entlastung durch Katheterisierung der Harnblase, dann ursächliche Therapie
- Medikamenten-induzierter Harnverhalt: Versuch mit Parasympathomimetikum Carbachol (Doryl®) 1–3 x 1–2 mg/Tag, falls nicht ausreichend, Reduktion oder Wechsel des Medikaments mit anticholinerger NW

- Tumor-bedingt: Steroide zur Reduktion des peritumorösen Ödems, z.B. Dexamethason (Fortecortin® 8–12 mg tgl.)
- Obstipation (☞ 10.13), mit Stuhl gefülltem Rektum: manuelles Ausräumen des Rektums, evtl. vorher Sedierung mit Midazolam s.c. (Dormicum® 5–10 mg)
- Querschnittslähmung aufgrund Rückenmarkkompression (☞ 7.9): intermittierende Katheterisierung der Harnblase
- Benigne Prostatahypertrophie: Patient soll im Sitzen Wasser lassen, mit manuellem Druck auf die Blase; ggf. Therapie mit Pflanzenextrakten (z.B. Prostagutt® forte 2 x 1 Kps. tgl.).

7.10 Fieber und Infektionen

Fieber tritt häufig bei Patienten mit einer fortgeschrittenen Grunderkrankung auf und ist häufig Teil des natürlichen Sterbevorgangs, wenn in dieser Phase eine Infektion dazukommt.

Klinik

Temperaturerhöhung ≥ 38 °C. Begleitend Müdigkeit, Abgeschlagenheit, Schwitzen, Appetitlosigkeit, Verwirrtheit, Tachykardie. Bei älteren Menschen kann die Temperaturerhöhung weniger ausgeprägt sein bzw. und eher übersehen werden. Auch subfebrile Temperaturen schließen eine Sepsis nicht aus.

Ursachen

Fieber kann ohne Infektion auftreten, und eine Infektion kann ohne Fieber auftreten.

Fieber durch Infektion
- Respirationstrakt: Bronchitis, Pneumonie (häufig in der Terminalphase), auch durch Aspiration
- Harntrakt: Harnwegsinfekt (bes. bei Patienten mit Dauerkatheter)
- Bei Aids-Patienten: opportunistische Infektionen (☞ 1.6.11, 6.3).

Infektion ohne Fieber
- Schlechter Allgemeinzustand
- Steroidtherapie
- Nicht-steroidale antiinflammatorische Medikamente (z.B. bei Schmerztherapie).

Fieber ohne Infektion

- Neoplastisch bedingtes Fieber (paraneoplastisch, Ausschüttung von Pyrogenen oder durch Tumornekrose/Blutungen), bes. bei
  - Lymphomen, myelodysplastischen Syndromen, Leukämien
  - Nierenzell-Karzinom
  - Primärem oder sekundärem Lebertumor
- Nebenwirkung der Behandlung
  - Chemotherapie: Bleomycin, Cisplatin, Interferon, Interleukin, „colony stimulating factors" (bes. GM-CSF)
  - Mistelextrakte
  - Bestrahlung
  - Reaktion auf Bluttransfusion
  - Allergische Reaktion auf Medikamente
- ZNS-bedingt
  - Metastasen
  - Meningeosis carcinomatosa
  - Infarkt
- Dehydrierung
- Hyperthyreose
- Nebennireninsuffizienz, z. B. bei Steroid-Entzug.

Diagnostik

Diagnostische Maßnahmen werden nur dann durchgeführt, wenn sich daraus eine therapeutische Konsequenz für den Patienten ergibt. Im Vordergrund steht auf jeden Fall immer die körperliche Untersuchung.

- Körperliche Untersuchung (Lunge, Rachenraum, Abdomen)
- Labor zum Ausschluß eines bakteriellen Infektes: Leukozyten, CRP, evtl. Blutkulturen
- Bei V.a. Pneumonie: Bakteriologie des Sputum, Röntgen Thorax
- Bei V.a. Harnwegsinfekt: Urinstreifentest, Urinkultur.

Therapie

Nicht jedes Fieber muß sofort behandelt werden.

- Allgemeine Maßnahmen
  - Bei Temperatur ≥ 38,5 °C: Paracetamol (z. B. Ben-u-ron®) 500–1000 mg p.o., rektal, oder Metamizol (Novalgin®) 500–1000 mg p.o., rektal, s.c. alle 4–6 h, regelmäßig
  - Bei Schüttelfrost: Promethazin (Atosil®) 12,5–25 mg p.o./i.m./i.v. alle 6–8 h bei Bedarf
  - Physikalische Maßnahmen (Wickel, Eiswasser, Körperwaschung)
- Antibiose
  - Die antibiotische Therapie wird zunächst pragmatisch nach der möglichen Ursache bzw. den möglichen Erregern gewählt und evtl. nach Antibiogramm angepaßt (☞ 1.6.7)
  - Bei V.a. Pneumonie: Ampicillin/Sulbactam (Unacid®) 2 x 750 mg p.o. oder 3 x 3 g i.v. oder Cephalosporine (z. B. Cefotiam = Spizef®) 2 x 2 g i.v. oder Clarithromycin (Klacid®) 2 x 1 Tabl.
  - Bei V.a. Harnwegsinfekt (☞ 11.1): Trimethoprim/Sulfamethoxazol (Bactrim®) 2 x 1 Tabl. oder Ofloxacin (Tarivid®) 2 x 1 Tabl. p.o.

Die antibiotische Therapie hat in der Palliativmedizin nicht immer den Sinn, den Infekt zu behandeln, sondern häufig kann die antibiotische Therapie das Mittel der Wahl zur Symptomkontrolle sein.

7

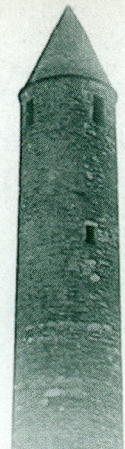

Tumorschmerztherapie

Friedemann Nauck
Eberhard Klaschik

8.1 Ursachen, Pathophysiologie und Therapieansätze von Tumorschmerzen

Das Erkennen der Schmerzursache ist eine entscheidende Voraussetzung für eine erfolgreiche Schmerztherapie.

Schmerz ist das mit Tumorerkrankungen am häufigsten assoziierte Symptom.
In Abhängigkeit von der Tumor- und Metastasenlokalisation sowie dem Tumorstadium leiden 50–80 % der Patienten an Schmerzen.
Bei der symptomatischen Behandlung von Tumorschmerzen gilt, wie bei anderen Erkrankungen, daß – so lange möglich und sinnvoll – eine kausale Therapie durchgeführt wird. Chirurgische oder strahlentherapeutische Maßnahmen, aber auch systemische Chemotherapie und oder Hormontherapie können bei Tumorschmerzen einen deutlichen schmerzlindernden Effekt haben.
Unabhängig vom Tumorstadium und von der kausalen Therapie muß eine adäquate Schmerztherapie durchgeführt werden. Die orale Schmerztherapie ist die Methode der Wahl.

Ursachen von Schmerzen bei Tumorpatienten

Tumorbedingte Schmerzen
(60–90 % der Schmerzen bei Tumorpatienten)
- Kompression von Nervenwurzeln, -stämmen oder -plexus
- Fraktur angrenzender Knochen durch Metastasen
- Infiltration von Nerven oder Gefäßen, die zur Reizung sensorischer Nervenendigungen führt
- Verlegung eine Hohlorganes (Darm, Urogenitaltrakt etc.)
- Verschluß eines arteriellen oder venösen Gefäßes
- Infiltration von Geweben, Faszien, Periost oder anderen schmerzempfindlichen Strukturen
- Nekrosen von Tumormassen mit Beteiligung schmerzempfindlicher Strukturen.

Therapiebedingte Schmerzen
(10–25 % der Schmerzen bei Tumorpatienten)
- Nervenschädigung, Lymphödem, Muskelverspannung, Narbenbildung durch Operation
- Fibrose, Neuropathie, Mukositis durch Bestrahlungen
- Entzündungen, Neuropathie, Mukositis durch Chemotherapie.

**Tumorassoziierte Schmerzen
(5–20 % der Schmerzen bei Tumorpatienten)**
- Zoster- bzw. Postzosterneuralgie
- Paraneoplastisches Syndrom
- Dekubitus
- Thrombosen
- Pilzinfektionen.

**Tumorunabhängige Schmerzen
(3–10 % der Schmerzen bei Tumorpatienten)**
- Migräne
- Spannungskopfschmerz
- Gelenkerkrankungen.

Pathophysiologie

Unterschieden werden Nozizeptor- und neuropathische Schmerzen.

Nozizeptorschmerzen entstehen durch direkte Irritation von Schmerzrezeptoren und werden über ein definiertes afferentes System ins ZNS weitergeleitet. Nozizeptoren werden durch verschiedene Entzündungsmediatoren und Gewebesubstanzen (Prostaglandine, Bradykinine, Histamin, Serotonin) aufgrund einer Gewebeschädigung sensibilisiert.
- *Somatische Nozizeptorschmerzen:* Erregung von Nozizeptoren der Haut, Knochen, Skelettmuskulatur, Sehnenfaszien, Gelenken etc.
- *Viszerale Nozizeptorschmerzen:* Reizung von Schmerzrezeptoren in den inneren Organen des Brust-, Bauch- und Beckenraumes.

Neuropathische Schmerzen werden durch Kompression oder Irritation peripherer Nerven, eines Spinalganglions, des Rückenmarkes oder des Thalamus verursacht.
Deafferenzierungsschmerz: neuropathischer Schmerz, der nach partieller oder kompletter Durchtrennung des afferenten Nervensystems entstehen kann.

Bei Beteiligung des sympathischen Nervensystems neben Brennschmerz gestörte Hauttrophik, Temperaturdifferenz zur Gegenseite, evtl. Ödem.

8

Schmerzcharakter und Schmerzqualität	
Nozizeptiver Schmerz	**Somatischer Nozizeptorschmerz** gut lokalisierbar, scharf begrenzt und stechend **Viszeraler Nozizeptorschmerz** schlecht lokalisierbar, drückend, ziehend, wird auf Dermatome übertragen
Neuropathischer Schmerz	**Neuralgieforme Schmerzen** schneidend, stechend, blitzartig, einschießend **Dauerschmerz** brennend, bohrend, Spontanschmerz, Dys- und Hyperästhesie (Deafferenzierungsschmerz)

Therapieansätze

Bei überwiegend **nozizeptiven Schmerzen** ist der Einsatz von Nicht-Opioiden (☞ 8.3.2) sinnvoll, da die Schmerzempfindung über das nozizeptive System unterbrochen wird. Häufig reichen Nicht-Opioide allein nicht aus und müssen mit Opioiden kombiniert werden, die über spezielle, v.a. spinale und supraspinale Opioidrezeptoren überwiegend im ZNS ansetzen.

Bei **neuropathischen Schmerzen** bringen klassische Analgetika (Nicht-Opioide und Opioide) oft keine befriedigende Schmerzlinderung. Häufig ist die zusätzliche Gabe von Koanalgetika (Steroide, Antidepressiva, Antikonvulsiva, ☞ 8.3.9) notwendig.

8.2   Diagnostik

8.2.1   Schmerzanamnese

Die spezielle Schmerzanamnese ergibt wichtige Hinweise zur Schmerzursache. Nur durch eine möglichst genaue Diagnose lassen sich Schmerzsyndrome erkennen. Dies ist für die Therapieplanung und Behandlung entscheidend.

- Detaillierte Vorgeschichte (Beginn, Verlauf, Häufigkeit, Auslöser, Verstärkung und Linderung von Schmerzen)
- Schmerzintensität (in Ruhe, bei Belastung)
- Schmerzmessung (z. B. visuelle, numerische Analogskalen)
- Hauptschmerz (Lokalisation, Ausstrahlung, oberflächlich, tief etc.)
- Nebenschmerz (Lokalisation, Ausstrahlung, oberflächlich, tief etc.)
- Schmerzcharakter (stechend, dumpf, brennend, einschießend etc.)
- Bisherige Analgetika (Effekt, Nebenwirkungen, Häufigkeit der Einnahme)

- Bisherige Diagnostik
- Psychosoziale Anamnese (Aufklärung über Grunderkrankung, Depression, Angst etc.)
- Verdachtsdiagnose (viszeraler, somatischer, neuropathischer Schmerz etc.).

Zur Diagnosestellung und Einschätzung der Schmerzintensität reichen die Kenntnisse der anatomisch-physiologischen Grundlagen des Schmerzes nicht aus. Schmerz ist eine komplexe „somato-psychische Erfahrung". Für die Gesamtbeurteilung des Schmerzes ist neben der eingehenden körperlichen Untersuchung auch die ausführliche psychosoziale Anamnese richtungsweisend, die ggf. durch die Angehörigen ergänzt wird.

8.2.2 Schmerzmessung und Schmerzintensität

 ### Einschätzung der Schmerzintensität durch

- Die Beschreibung durch den Patienten
- Die Erfassung des Erfolges oder Mißerfolges einer vorangegangenen oder eingeleiteten Schmerztherapie
- Die klinische Einschätzung des Arztes oder des Pflegepersonals.

Schmerzmessung

VRS (Verbal Rating Scale)
1 = kein Schmerz
2 = leichter Schmerz
3 = mäßig starker Schmerz
4 = starker Schmerz
5 = sehr starker Schmerz
6 = stärkster vorstellbarer Schmerz

VAS (Visuelle Analogskala) in Prozent

0_____50_____100
kein Schmerz   starker Schmerz   stärkster
   vorstellbarer Schmerz

Verlaufsdokumentation

- Erhebung und Dokumentation der Stärke der Schmerzen routinemäßig, ggf. mehrmals täglich, in Ruhe und bei Belastung. Dann z.B. graphische Darstellung im Dokumentationssystem
- Schmerzattacken sollten zusätzlich dokumentiert werden
- Der Therapieverlauf läßt sich als „Schmerzkurve" ähnlich einer Fieberkurve überblicken
- Die Angaben zur Schmerzintensität erfolgen in der Regel durch den Patienten (VRS; VAS etc.). Bei Patienten, die keine eindeutige Schmerzangabe machen

8

Schmerzanamnese

mild 1-2　　mäßig stark 3-4　　stark 5-6　　sehr stark 7-8　　unerträglich 9-10

| 0 | 1 | 2 | 3 | 4 | 5 | 6 | 7 | 8 | 9 | 10 |

R = Ruhe　　　　B = Belastung

Verlauf (Auslöser, Frequenz) seit:

_____

_____

Hauptschmerz (Lokalisation, Schmerzcharakter: stechend, dumpf, brennend, einschießend etc.)

_____

_____

Nebenschmerz (Lokalisation, Schmerzcharakter: stechend, dumpf, brennend, einschießend etc.)

_____

_____

_____

Schmerzdauer: ☐ 1 Woche ☐ 1 Monat ☐ 3 Monate ☐ 6 Monate ☐ 1 Jahr ☐ >1 Jahr

Diagnostik:

_____

_____

_____

Analgetika/Koanalgetika Dosis	Wirkung + -	Nw.

Schmerztherapie vor Aufnahme

☐ Nur Nicht-O.

☐ NO. + schwache O.

☐ NO. + starke Opiate

☐ Keine Analgetika

☐ Nur starke O.

☐ Schwache + starke O.

☐ Nur schwache O.

☐ NO. + starke + schwache O.

☐ Pharmak. sinnvoll　☐ Bei Bedarf

Morphin seit: _____

Blockaden　ja ☐　nein ☐

Andere Therapien: _____　**Art:** _____

_____

8

Dermatome

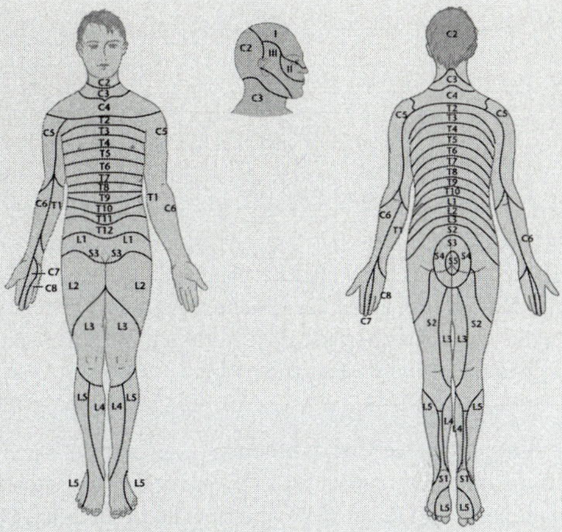

Befund:
_____
_____
_____
_____

Schmerzregion

- ☐ Kopf
- ☐ Gesicht
- ☐ Hals
- ☐ Schultern
- ☐ Arme

- ☐ Thorax
- ☐ Rücken oben
- ☐ Rücken unten
- ☐ Oberbauch
- ☐ Unterbauch

- ☐ Beckenregion
- ☐ Beine
- ☐ Blase
- ☐ Darm
- ☐ Sacral/Anal

Schmerzform

- ☐ **Nozizeptor-schmerz**
- ☐ somatisch
- ☐ viszeral
- ☐ **Neurop. Schmerz**
- ☐ Deafferenz.
- ☐ neuralgief.
- ☐ sympathisch
- ☐ unklar

Ätiologie

- ☐ Tu. bedingt
- ☐ Therapiebed.
- ☐ Tu.assoz.
- ☐ Tu.Ther.unabh.

8

Diagnose:
_____
_____
_____

Procedere:
_____
_____
_____
_____

Abb. 8.1: Schmerzanamnesebogen [L157]

können, wird die Schmerzeinschätzung durch die Angehörigen bzw. Pflegepersonal oder Ärzte durchgeführt. Dies wird entsprechend als Fremdeinschätzung vermerkt.

8.2.3   Apparative Diagnostik

Apparative Diagnostik sollte bei fortgeschrittener Tumorerkrankung sehr kritisch eingesetzt werden. Die klinische Untersuchung steht im Vordergrund. In erster Linie sollte den Angaben des Patienten geglaubt werden. Es gibt Schmerzsyndrome, die bereits Wochen vor dem Auftreten objektiver radiologischer und oder neurologischer Veränderungen bestehen.

Mögliche diagnostische Maßnahmen
- Beschaffung und Sichtung der oft zahlreichen Voruntersuchungen
- Laborparameter, z. B. Kalzium (Schmerzverstärkung durch Hyperkalzämie)
- Radiologische Diagnostik
  - Röntgenübersichtsaufnahme (Knochenschmerzen bei Frakturen)
  - Ultraschall (Schmerzen bei Harnstauungsnieren, Aszites, Subileus, Lebermetastasen etc.)
  - Computertomographie (Schmerzen und neurologische Ausfälle bei Hirnmetastasen)
- Kernspintomographie (z. B. Rückenmarkkompression).

8.3   Medikamentöse Schmerztherapie

8

8.3.1   WHO-Stufenschema

 Wichtigste Grundregeln der Tumorschmerztherapie
- So einfach wie möglich – vorzugsweise orale Gabe der Analgetika
- Regelmäßige Einnahme nach festem Zeitschema
- Individuelle Dosierung
- Kontrollierte Dosisanpassung
- Antizipative Gabe der Analgetika
- Prophylaxe von Nebenwirkungen durch Begleitmedikamente.

Analgetika-Einnahme nach Zeitplan

Da es sich bei Tumorschmerzen meistens um Dauerschmerzen handelt, ist zur anhaltenden Schmerzlinderung eine Gabe der Medikamente vor erneutem Auftreten der Schmerzen (antizipative Gabe der Analgetika) notwendig. Der Patient erhält ein festes Zeitschema zur Einnahme der Medikamente. Dabei werden die Medikamente z.B. 4-, 8- oder 12-stündlich verordnet und eingenommen, abhängig von ihrer Wirkdauer. Eine alleinige Gabe bei Bedarf ist in der Tumorschmerztherapie obsolet. Die Bedarfsgabe ist bei der Behandlung von Schmerzspitzen zusätzlich erforderlich (☞ 7.1).

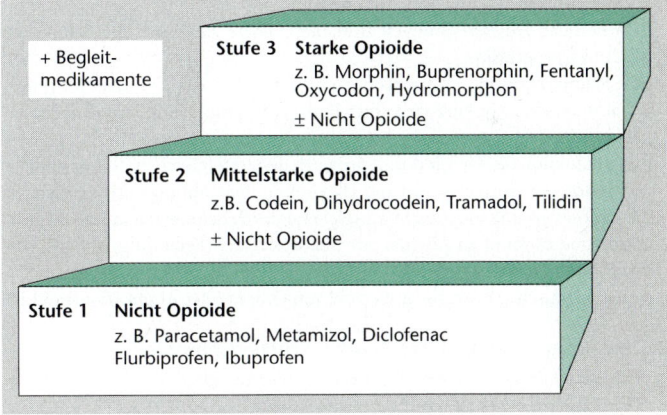

Abb. 8.2: WHO-Stufenschema zur medikamentösen Schmerztherapie [L157]

8

Grundsätze der Schmerztherapie nach WHO

- Durch die konsequente Anwendung des seit Jahren anerkannten Stufenschemas der WHO (☞ Abb. 8.2) läßt sich bei über 90 % der Patienten eine zufriedenstellende und lang anhaltende Schmerzlinderung erreichen. Der Einsatz von Analgetika nach dem WHO-Stufenschema ist auch im ambulanten Bereich durchführbar
- Die Hauptkriterien für die Auswahl eines Analgetikums sind die Art und Intensität des Schmerzes. Ist die Indikation für ein starkes Opioid gegeben, darf dies dem Patienten nicht vorenthalten werden
- Analgetika werden schrittweise gegen den Schmerz titriert, wobei die Dosis soweit gesteigert wird, bis der Patient ausreichend schmerzreduziert ist

- In der Stufe 1 werden Nicht-Opioide wie Paracetamol, Novalgin oder Antiphlogistika wie Flurbiprofen oder Ibuprofen verabreicht
- In der Stufe 2 wird die Therapie durch ein mittelstarkes Opioid ergänzt
- Bei unzureichender Analgesie werden starke Opioide anstelle der mittelstarken Opioide verabreicht. Morphin ist das am häufigsten verabreichte und bevorzugt einzusetzende starke Opioid
- Änderungen des Schmerzniveaus machen im Verlauf einer Schmerztherapie eine Dosisanpassung notwendig
- Der Patient muß umfassend über die Wirkung und Nebenwirkungen von Morphin und anderen Opioiden informiert werden. Dosisänderungen müssen erklärt und besprochen werden, um Vorurteilen und Ängsten besonders vor psychischer Abhängigkeit vorzubeugen
- Erforderliche Dosiserhöhungen sind meist Folge zunehmender Schmerzen bei Tumorprogression
- Bei Schmerzspitzen („Durchbruchschmerzen") wird 1/6 der Morphin-Gesamttagesdosis in kurzwirksamer Form (Morphinlösung/-tropfen/-tabletten) gegeben
- Eine Reduktion der Opioiddosis wird nach dem erfolgreichen Einsatz anderer Methoden der Schmerzlinderung (Neurolyse, Bestrahlung) erforderlich, da die Opioidwirkung nicht mehr ausreichend durch Schmerzen „antagonisiert" würde und es somit zu Zeichen der Überdosierung (Sedierung, Atemdepression) kommen könnte
- Äquianalgetische Dosen beim Wechsel von Opioid oder Applikationsmodus.

Ursachen einer unzureichenden Schmerztherapie

1. Es wird keine differenzierte Schmerzdiagnose gestellt.
2. Die Schmerzintensität wird falsch eingeschätzt.
3. Anerkannte Therapieverfahren werden nicht angewendet.
4. Die Applikationsintervalle der Medikamente werden nicht beachtet.
5. Es wird eine inadäquate Dosierung gewählt.
6. Zu lange und zu oft schwache Opioide verabreicht.
7. Nicht sinnvolle Kombination von schwachen und starken Opioiden sowie die Mischung von einem Opioidagonisten mit einem partiellen Agonisten bzw. Agonisten mit einem Antagonisten.
8. Ein Therapieversuch mit starken Opioiden wird aus Angst vor Sucht und Toleranz unterlassen.
9. Begleitmedikamente werden zur Verhinderung analgetikainduzierter Nebenwirkungen nicht verabreicht.
10. Die BtMVV (Betäubungsmittelverschreibungsverordnung) stellt ein Hemmnis zur Verschreibung von starken Opioiden dar.

Die Kenntnis der Verschreibungsordnung für Betäubungsmittel (BtMVV), ☞ 1.4.7, 18.4, und ihre Anwendung ist für jeden Arzt obligat, der Patienten mit Schmerzen ambulant oder stationär betreut.

8.3.2   Nicht-opioidhaltige Analgetika

Einteilung der Nicht-opioid-Analgetika
- Nichtsaure, antipyretische Analgetika: Metamizol, Paracetamol
- Saure, antiphlogistische, antipyretische Analgetika (NSAIDs): z.B. Diclofenac, Flurbiprofen, Ibuprofen
- Nicht-opioid-Analgetika ohne antipyretische und antiphlogistische Wirkung: Flupirtin.

Wirkmechanismen

Nicht-steroidale Antirheumatika oder Non-steroidal antiinflammatory drugs (NSAID) werden neben Opioiden zur **Therapie von Nozizeptorschmerzen** gewählt, da sie durch Hemmung der Cyxlooxygenase im Arachidonsäurestoffwechsel zu einer peripheren und zentralen Prostaglandinsynsthesehemmung führen. Es kommt besonders zu einer Anreicherung im entzündeten oder geschädigten Gewebe.

Es werden Cyclooxygenase Cox 1 und Cox 2 unterschieden.
- Cox 1 kommt praktisch in allen Geweben vor. Funktion: Aufrechterhaltung physiologischer Schutzfunktionen durch Bildung von Prostaglandinen in Magen, Darm, Niere und Lunge
- Cox 2 fehlt unter normalen Bedingungen in vielen Organsystemen. Bei Gewebeschäden wird sie vermehrt synthetisiert und beeinflußt die Prostaglandinsynthese.

Die **Nebenwirkungen** der nicht-steroidalen Antiphlogistika lassen sich durch den Mechanismus der nicht selektiven Cox-Hemmung erklären: Mukosaschäden, Blutungen, Ulkusbildung im Magen-Darmtrakt, Nierenfunktionsstörungen, Störungen der Blutgerinnung. Mit einer selektiven Hemmung von Cox 2 wird versucht, die Nebenwirkungen zu umgehen.

Selektive Cox 2-Hemmer
Celicoxib und Rofecoxib sind selektive Cox 2-Hemmer, bei denen auch in der Langzeitanwendung bei gleicher analgetischer Wirksamkeit weniger Nebenwirkungen als bei den herkömmlichen nicht-steroidalen Antiphlogistika erwartet werden.

8

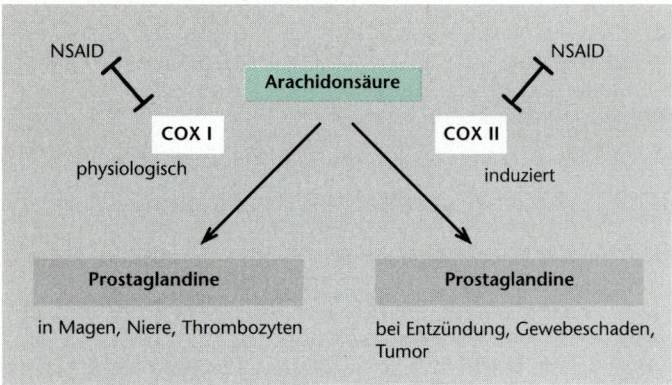

Abb. 8.3:   Cyclooxygenasehemmung [L157]

Indikation

- Leichte oder mäßig starke Schmerzen
- Alleine oder in Kombination mit Opioiden
- Gute Wirksamkeit bei nozizeptiven Schmerzen:
  - Antiphlogistika (NSAID) bei Knochen-, Entzündungsschmerzen und bei Weichteilinfiltration
  - Metamizol bei viszeralen Schmerzen, besonders auch wegen seiner spasmolytischen Komponente und bei Kontraindikationen für NSAID
- Flupirtin: selektiver neuronaler Kalium-Kanal-Öffner mit funktionell antagonistischer Wirkung am NMDA-Rezeptor. Bei muskuloskeletalen und neuropathischen Schmerzen.

Nebenwirkungen

- **Nichtsaure antipyretische Analgetika:** bei normaler therapeutischer Dosierung selten Nebenwirkungen
  - **Paracetamol:** Leberschädigung in höheren Dosierungen (ca. 10 g Einzeldosis), vorsichtige Dosierung bei vorbestehender Leberschädigung
  - **Metamizol:** Vasodilatation und Hypotonie, bes. bei intravenöser Gabe, allergische Reaktion, Anaphylaxie bei i.v. Gabe (nicht als Bolus i.v. verabreichen), sehr selten Agranulozytose
- **NSAID:** Gastrointestinal (Gastritis und Ulzerationen), Verschlechterung der Nierenfunktion, Störung des blutbildenden Systems.

Acetylsalicylsäure wird wegen der häufigen gastrointestinalen Nebenwirkungen selten eingesetzt.

Wichtige nicht-opioidhaltige Analgetika in der Palliativmedizin				
Freiname	Handels- name z.B.	Einzel- dosis (mg)	Inter- vall (Std.)	Kommentar
Metamizol	Novalgin® Novamin- sulfon®	500–1000	4	• Blutbildkontrollen • Wichtigstes Nicht- opioid- Analgetikum in der Tumorschmerz- therapie
Parace- tamol	Ben-u-ron®	1000	4	• Keine gastrointestinalen Nebenwirkungen, Tages- dosen nicht > 6 g wählen • Ausweichsubstanz, wenn Kontraindikationen zum Metamizol bestehen
Flurbi- profen	Froben®	50–100	4–(12)	• Selten Schwindel, Somnolenz, Störung der Hämatopoese, gastro- intestinale Neben- wirkungen • Ersatzweise können **Ibu- profen** und **Naproxen,** deren analgetische Potenz etwas niedriger einzustufen ist, ein- gesetzt werden
Flupirtin	Katadolon®	100–200	6–8	• Muskelrelaxierende Wirkung • Einsatz bei neuropathi- schem Schmerz; sedie- rende Nebenwirkung
Die angegebenen Maximaldosierungen sind empirisch, Dosissteigerungen ergeben keine Verbesserung der Schmerzreduktion, sondern Zunahme der Nebenwirkungen.				

8

8.3.3 Opioidhaltige Analgetika: Wirkmechanismen

Wichtigste Medikamentengruppe in der Tumorschmerztherapie bei starken und stärksten Schmerzen. Die Indikation für Opioide ist bei Tumorpatienten wegen des sehr guten schmerzlindernden Effektes und der geringen Nebenwirkungsrate inzwischen unbestritten.

- Opioidhaltige Analgetika entfalten ihre Wirkung durch Bindung an verschiedene Opioidrezeptoren im ZNS und in peripheren Organen. Über die Wirkung an den unterschiedlichen Rezeptoren ergeben sich Wirkungen und Nebenwirkungen
- Man unterscheidet bei Opioidrezeptoren zwischen
  - Reinen Agonisten (z. B. Morphin), die Opioidrezeptoren aktivieren und inaktive Opioidrezeptoren in aktive überführen
  - Antagonisten (z. B. Naloxon), die an inaktive Rezeptoren binden und damit die Überführung in einen aktiven Zustand verhindern
  - Partiellen Antagonisten (gemischte Agonisten/Antagonisten), die zunächst an aktive Rezeptoren binden, dann aber durch Bindung an inaktive Rezeptoren zunehmend deren Überführung in aktive Rezeptoren verhindern und damit zu einer Wirkabschwächung führen. Für diese Gruppe besteht eine begrenzte Indikation zum Einsatz als Analgetika
- Die Wirkstärke einzelner Opioide wird im Verhältnis zu Morphin ausgedrückt.

8.3.4 Mittelstarke opioidhaltige Analgetika

Beispiele: Codein, Dihydrocodein, Tramadol, Tilidin.
Mittelstarke Opioide unterliegen nicht der Betäubungsmittel-Verschreibungsverordnung (BtMVV), d. h. für ihre Verschreibung ist kein BtM-Rezept notwendig.

Indikation

Akute und chronische Schmerzen, die mit Nicht-Opioiden alleine nicht zu beherrschen sind, häufig eingesetzt in Kombination mit nicht-opioidhaltigen Analgetika (WHO-Stufe II), da zwei unterschiedliche Ansatzpunkte miteinander kombiniert werden.

Opioide zur Therapie schwacher und mittelstarker Schmerzen				
Freiname	Handelsname	Orale Dosis (Tagesmaxi- maldosis)	Zeitin- tervall (Std.)	Analgetische Äquivalenz zu Morphin
Codein	Codeinum phosphoricum Compretten®	30–100 mg (600)	4	1/10
Dihydrocodein	DHC 60/90/120 Mundipharma® Retardtabletten	60–300 mg (700)	8–12	1/6
Tramadol	Tramal®	50–100 mg (900)	2–4	1/10
	Tramundin®	50–100 mg (900)	2–4	
	Tramundin® retard	100–300 mg (900)	8–12	
Tilidin/ Naloxon	Valoron® N	50–100 mg (600)	2–4	1/10
	Valoron® N Retard	100–300 mg (600)	8–12	

Umstellung von mittelstarken Opioiden auf starke Opioide

- Mittelstarke Opioide werden zunächst bis zu einer „Maximaldosierung" gege-ben. Bei Überschreiten der Maximaldosis tritt keine bessere analgetische Wir-kung auf. Beispiel: Ist die Schmerzreduktion unter der Gabe von 600 mg bis maximal 900 mg Tramadol oder 400 mg bis 700 mg Dihydrocodein nicht aus-reichend, wird auf starke Opioide umgestellt
- Aus der Literatur sind bisher keine verläßlichen Angaben zu Übergangs- bzw. Maximaldosierungen bei der Umstellung von mittelstarken zu starken Opio-iden zu erhalten. Ungefähre Maximaldosierungen ☞ Tabelle.

Im ambulanten Bereich wird besser direkt auf ein retardiertes Morphinpräparat umgestellt. Erfahrungsgemäß sollte man mit 1/10 der bisher verabreichten Tagesdosierung beginnen und bei Bedarf zusätzlich schnellwirkendes Morphin (z.B. Sevredol® 5–10 mg) verabreichen. Die notwendige Morphindosierung wird dann schrittweise bis zur Erreichung von deutlicher Schmerzlinderung oder auftretenden Nebenwirkungen titriert.

Beispiel: Tramundin ret.® 2 x 300 mg/die, wird auf MST Retardtabletten® 2 x 30 mg/die umgestellt.

8.3.5   Starke opioidhaltige Analgetika

Beispiele: Morphin, L-Methadon, Fentanyl, Buprenorphin, Oxycodon, Hydromorphon.

Starke opioidhaltige Analgetika unterliegen der BtMVV (☞ 1.4.7, 18.4), sie können somit nur über BtM-Rezept verschrieben werden.

Indikation

Starke und stärkste Schmerzen nach Versagen der Therapie gemäß Stufe II WHO mit mittelstarken opioidhaltigen Analgetika. Zur Kupierung von Schmerzspitzen/Schmerzattacken (☞ 7.1).

Morphin ist das Mittel der Wahl; Buprenorphin, L-Methadon, Hydromorphon, Oxycodon und Fentanyl gelten als Ausweichsubstanzen bei Nebenwirkungen oder Unwirksamkeit.

Opioide zur Therapie mittelstarker und starker Schmerzen				
Freiname	Handelsname z. B.	Dosis orale Gabe initial	Zeitintervall (Std.)	Analgetische Äquivalenz
Morphin	MST-Mundipharma-Retardtablette®	10–30 mg	12	1
Buprenorphin	Temgesic®	0,2–0,6 mg	6–8	60–70
L-Methadon	L-Polamidon®	2,5 mg	6–8	3–4 Dauertherapie
Hydromorphon	Palladon®	2 mg	12	7,5
Oxycodon	Oxygesic®	10 mg	12	2
Fentanyl	Durogesic®	25 µg/h transdermal	72 Pflasterwechsel	70–100

Verzicht auf Pethidin (Dolantin®) wegen toxischer Pethidinmetaboliten bei Langzeitanwendung.

■ Medikamentenprofile

☞ Kap. 19

Morphin (MST-Retard Tabl.®)

- Reiner Agonist, Wirkung fast ausschließlich am μ-Rezeptor
- Nach oraler Gabe schwankt die Bioverfügbarkeit zwischen 15 und 50%
- Hauptmetabolite: Morphin-3-glucuronid (M-3-G), keine analgetische Wirkung, Morphin-6-glucuronid (M-6-G), stärker analgetisch wirksam als Morphin
- Kumulation der Morphinmetabolite M-3-G und und M-6-G bei Niereninsuffizienz
- Lebererkrankungen haben keinen wesentlichen Einfluß auf den Metabolismus von Morphin.

Buprenorphin (Temgesic®)

- Partieller Agonist, hohe Rezeptoraffinität (beim Wechsel auf Morphin lange Rezeptorwirkung), gute Resorption sublingual
- Wirkdauer ca. 6–8 Stunden
- Ceiling-Effekt, bei einer Tagesdosis zwischen 3 und 5 mg
- Alternative zu Morphin bei niedrigem und mittlerem Bedarf
- Sublinguale Applikationsform bei Dysphagie
- Weniger Obstipation als Morphin
- Äquivalenzdosis von Buprenorphin zu Morphin: Tagesdosis von Buprenorphin mit 60 multiplizieren
- Bei Niereninsuffizienz bleiben die pharmakokinetischen Charakteristika unverändert.

Ceiling-Effekt

Bei Buprenorphin (partieller Agonist) kann ab einer bestimmten Dosierung ein Ceiling-Effekt auftreten, d.h. daß bei weiterer Dosiserhöhung kein stärkerer analgetischer Effekt mehr zu erzielen ist.

8

Fentanyl

- Fentanyl ist ein μ-Rezeptoragonist
- Die analgetische Potenz ist bei parenteraler Anwendung etwa 80-100 mal höher als die von Morphin
- Durch hohe Lipidlöslichkeit neben intravenöser und subkutaner Gabe auch transdermale Aufnahme und Applikation möglich (Fentanyl TTS).

Fentanyl-TTS (Durogesic®)

Bei Einsatz des transdermalen Systems muß folgendes berücksichtigt werden:

- Langsame Anflutung (12–24 Stunden), steady state von der 24. bis 72. Stunde nach erster Applikation eines Pflasters
- Langsame Abklingzeit (ca. 16 Stunden nach Entfernung des Pflasters)
- Bei Atemdepression reicht die einmalige Antagonisierung mit Naloxon wegen langer Halbwertszeit nicht aus. Stationäre Einweisung erforderlich
- Aufgrund der Pflastergröße (10–40 cm²) und begrenzter Körperoberfläche ist Fentanyl TTS nur bei niedrigem bis mittlerem Opioidbedarf sinnvoll. Das benutzte Hautareal sollte für 7 Tage nach Entfernen eines Pflasters frei bleiben
- Schmerzattacken machen zusätzliche Behandlung mit schnell wirkenden Opioiden (z. B. Morphin) erforderlich
- Keine Kombination mit Buprenorphin (Temgesic®) – häufige, aber fälschliche Meinung, daß ähnliche Namensendigungen eine Kombinationsmöglichkeit implizieren
- Hinweis: Fentanyl soll seltener als Morphin zur Obstipation führen.

Bei instabilem Schmerzsyndrom ist Fentanyl-TTS ungeeignet.

Äquivalenzdosierung von oralem Morphin und TTS-Fentanyl		
Pflastergröße cm²	TTS Fentanyl Abgaberate (mg/24 h)	Orales Morphin (mg/24 h)
10	0,6	0–90
20	1,2	91–150
30	1,8	151–210
40	2,4	211–270

Hydromorphon (Palladon®)

- Reiner Opioid-Agonist (µ-Agonist)
- Pharmakologisch dem Morphin sehr ähnlich
- Orale Bioverfügbarkeit 30–40 %
- Keine stark wirksamen Metaboliten (Hydromorphon-3-Glucuronid)
- Opioidtypische Nebenwirkungen
- Äquivalenzdosis: Die analgetische Potenz von Hydromorphon ist im Vergleich zu Morphin 7,5 mal höher (8 mg Hydromorphon entsprechen 60 mg Morphin).

L-Methadon (L-Polamidon®)

- Levomethadon ist ein reiner Agonist, dessen analgetische Äquivalenz bei Dauertherapie 3–4 mal höher ist als die von Morphin. Außerdem NMDA-Rezeptorantagonist, somit scheint L-Methadon Morphin- und Ketaminwirkung zu haben
- Klinische Wirkdauer: 6 bis 12 Stunden
- Kumulationsgefahr in der Einstellphase, lange variable Halbwertszeit 10–75 Std., Patienten engmaschig überwachen
- Levomethadon sollte bei der Dosisfindung zunächst in 6-stündlichen Abständen (3–5 mg bei morphinnaiven Patienten, und 50 % der Äquivalenzdosis bei Umstellung von Morphin) gegeben werden; nach drei Tagen wird das Intervall auf 8 Stunden verlängert
- Von der WHO als Alternative zum Morphin empfohlen, wenn ein Opioidwechsel durch anhaltende Nebenwirkungen indiziert erscheint.

Oxycodon (Oxygesic®)

- Pharmakologisch dem Morphin sehr ähnlich, reiner Agonist
- Oxycodon hat keinen Ceiling-Effekt
- Hohe orale Bioverfügbarkeit (60–87 %)
- Orale Äquivalenzdosis von Oxycodon zu Morphin beträgt 1 : 2, d.h. 30 mg Oxycodon entsprechen 60 mg Morphin bei oraler Gabe
- Das Nebenwirkungsspektrum ist dem von Morphin sehr ähnlich, psychomimetische Effekte sind seltener. Bei nieren- und/oder leberinsuffizienten Patienten bis zu 50 % höhere Plasmaspiegel, die eine Dosisreduktion erforderlich machen.

8.3.6   Therapiebeginn mit Morphin

 Wichtige Grundsätze bei der Therapie mit opioidhaltigen Analgetika

- Auch bei Langzeittherapie mit Opioiden kommt es zu keinen Organschäden
- Schmerz ist der physiologische Antagonist der gefürchteten opioidbedingten Atemdepression
- Pulmonale Vorerkrankungen stellen keine generelle Kontraindikation für starke Opioide dar
- Psychische Abhängigkeit ist bei Tumorpatienten klinisch nicht relevant
- Morphinmetabolite können bei Niereninsuffizienz kumulieren
- Lebererkrankungen haben keinen wesentlichen Einfluß auf den Metabolismus von Morphin
- Wichtigste Nebenwirkung ist eine anhaltende Obstipation.

8

Bei mittelstarken oder starken Schmerzen und der Möglichkeit der oralen Medikamenteneinnahme

- Morphinlösung/-tropfen oder schnellwirkende Morphinsulfat-Tablette (Sevredol®) in einer Anfangsdosis von 5–10 mg, ist nach 30 Minuten keine wesentliche Schmerzreduktion eingetreten, weitere Dosistitration von Morphin gegen den Schmerz (erneute Gabe von 5–10 mg Morphin, dann Dosissteigerung in 4-stündlichen Abständen), bis eine zufriedenstellende Schmerzlinderung eingetreten ist
- Titration: 10 - 15 - 20 - 30 - 45 - 60 - 90 mg/4 Stunden (Morphinlösung/-tropfen bzw. Sevredol®)
- Eine Dosierung über 90 mg alle 4 Stunden oder die Verkürzung des Intervalls auf 3 Stunden bei Gabe von Morphinlösung oder Morphinsulfat-Tablette (Sevredol®) sind selten notwendig
- Wichtig: Einschätzung der Schmerzintensität (möglichst durch den Patienten auf einer Schmerzskala, ☞ 8.2.2), Verdachtsdiagnose des Schmerzsyndroms (wichtig wegen Gabe von Koanalgetika)
- Ist die Dosisfindung abgeschlossen, wird der Patient auf Morphin-Retardtablette bzw. Kapsel im Verhältnis 1:1 des Tagesbedarfs umgestellt.

„Schmerznotfall" (Patient mit extremen Schmerzen)

- Morphin intravenös in Bolusgaben titrieren, Dosierung richtet sich nicht nur nach der Schmerzintensität, sondern auch nach dem Allgemeinzustand des Patienten und der bisherigen Analgetikatherapie
- Bei opioidnaiven Patienten Einzelbolus von 5–10 mg Morphin intravenös, alle 10–20 Minuten wiederholen, bis der Patient eine ausreichende Schmerzreduktion angibt oder unerwünschte Nebenwirkungen auftreten
- Alternativ kann eine Dauerinfusion von 40–60 mg Morphin in 500 ml kristalliner Lösung gegeben werden, wobei die Infusionsgeschwindigkeit unter ständiger Beobachtung der Änderung des Schmerzniveaus und Beobachtung der Vigilanz und Atmung angepaßt wird. Diese Form der „Notfallbehandlung" stellt eher die Ausnahme dar.

8

8.3.7 Versagen der oralen Schmerztherapie: Andere Applikationsformen

Die orale Morphingabe ist die Therapie der Wahl. Wenn eine orale Schmerztherapie aufgrund von Schluckstörungen, Übelkeit, Erbrechen, körperlicher Schwäche oder Bewußtseinsstörung nicht möglich ist, muß zur Fortführung der Therapie nach Alternativen gesucht werden.

Schluckstörungen

- Bestehen mäßiggradige Schluckstörungen kann eine Morphin-Retardkapsel geöffnet werden und das Mikrogranulat ohne Wirkungsverlust sowohl in flüssiger oder breiiger Kost oral verabreicht werden
- Hat der Patient eine PEG-Sonde, kann MST® Retard Granulat gegeben werden
- Das Morphin-Retard-Granulat kann als Trinksuspension sowohl bei mäßiggradigen Schluckstörungen oral oder bei liegender PEG-Sonde problemlos eingegeben werden, das aufgelöste Granulat sollte innerhalb von 20 Min. eingenommen werden, damit der Retardeffekt nicht verloren geht
- Bei Schluckstörungen ist auch Buprenorphin sublingual oder Fentanyl TTS in Erwägung zu ziehen.

Alternative Applikationsformen bei Versagen der oralen Therapie

Rektale Gabe

Vorübergehend können Medikamente besonders im ambulanten Bereich rektal gegeben werden und sind gut als „Reserve" für den Notfall. Die langfristige Anwendung richtet sich nach der Akzeptanz des Patienten.

Im Notfall, z.B. bei Übelkeit, Erbrechen oder auch bei terminalem inoperablem Ileus, können Tabletten, wie z.B. MST® Retardtabletten, auch rektal gegeben werden. Zur leichteren Einführung in das Rektum kann die Tablette in ein Glycerinzäpfchen gesteckt werden.

Parenterale Gabe

In der Terminalphase Opioide eventuell parenteral substituieren, wenn orale Aufnahme nicht mehr möglich ist.

Ein Teil der Analgetika kann parenteral verabreicht werden. Grundsätzlich ist zu unterscheiden zwischen der intravenösen und subkutanen Gabe. Da die subkutane Gabe (☞ 3.2.3) einfacher zu handhaben ist, gerade auch im ambulanten Bereich, und die Medikamente sowohl bolusweise als auch kontinuierlich gegeben werden können, ist dies die Methode der Wahl. Entsprechend der Resorptionsquote ist bei Opioiden der entsprechende Äquivalenzfaktor zur Berechnung der parenteralen Dosis mit zu bedenken.

8

⟳ **Äquivalenzdosen von Morphin bei unterschiedlichen Applikationsformen**

oral	30 mg
subcutan	15 mg
intravenös	10 mg
epidural	3 mg
intrathekal	0,3 mg
intraventrikulär	0,001 mg

8.3.8 Prophylaxe und Therapie der Nebenwirkungen von Opioiden

Regelmäßige Opioidgabe führt zu Nebenwirkungen, die häufig eine Begleittherapie notwendig machen. Das Auftreten der Nebenwirkungen muß mit dem Patienten besprochen werden. Die Nebenwirkungen sind teilweise sicher zu erwarten (z.B. Obstipation) und müssen prophylaktisch abgefangen werden.
Seltene Opioidnebenwirkungen sind Schwitzen, Juckreiz, Mundtrockenheit und Atemdepression.

Abhängigkeit

* Unterscheidung zwischen psychischer und physischer Abhängigkeit
  – Psychische Abhängigkeit ist der Wunsch, die Substanz wiederholt einzunehmen, um die psychotropen Effekte zu erleben
  – Physische Abhängigkeit erklärt sich aus der körperlichen Gewöhnung an das Medikament und Auftreten von körperlichen Entzugssymptomen bei Absetzen des Medikamentes
* Psychische Abhängigkeit tritt bei Tumorpatienten nicht auf, da der Patient durch Morphin Schmerzfreiheit wünscht, aber nicht die psychischen Effekte
* Körperliche Entzugssymptome können durch schrittweise Reduktion des Opioids vermieden werden.

Toleranzentwicklung

Opiate zeigen eine unterschiedliche Toleranzentwicklung (Wirkungsverlust) bezüglich ihrer Wirkungen und Nebenwirkungen.
* Scheinbare Toleranzentwicklung gegenüber der Opioidmedikation bezüglich der analgetischen Wirkung, d.h. bei langfristiger Einnahme kann eine Dosissteigerung notwendig werden, die aber nicht durch einen Wirkungsverlust des Opioids, sondern durch das Fortschreiten der Erkrankung und damit einer Änderung der Schmerzursache verursacht wird

- Gegenüber der obstipierenden Wirkung besteht keine Toleranzentwicklung, d.h. die Obstipation besteht, solange Opiate genommen werden. Prophylaxe notwendig, s.u.
- Toleranzentwicklung bei Übelkeit, Sedierung, Verwirrtheit, Halluzinationen in Tagen bis Wochen, d.h. diese Nebenwirkungen werden schwächer oder verschwinden bei Fortführen der Therapie.

Langjährige Erfahrungen mit starken Opiaten in der Schmerztherapie haben gezeigt, daß die immer noch von vielen gefürchtete Abhängigkeit bzw. Toleranzentwicklung bei der analgetischen Wirkung auch bei langen Behandlungszeiträumen nicht auftritt.

Obstipation

Obstipation ist die wichtigste und hartnäckigste Nebenwirkung unter einer Schmerztherapie mit Opioiden, insbesondere bei Codein und Morphin.

Ursache einer Obstipation durch Morphin
- Bindung des Morphins an Opioidrezeptoren im Darm und zentralen Nervensystem
- Verzögerung der Darmpassage durch Hemmung der Kontraktion der Längsmuskulatur mit Abnahme der propulsiven Motorik an Dünn- und Dickdarm
- Zunahme der segmentalen Kontraktion
- Durch verlängerte Verweildauer des Darminhaltes Wasserentzug und Eindickung des Stuhls
- Verminderung der intestinalen, gastralen, biliären und pankreatischen Sekretion
- Zunahme des Tonus der intestinalen Sphinkteren und Abnahme des Defäkationsreflexes.

Gegenüber der morphinbedingten Obstipation entsteht keine Toleranzentwicklung; daher ist die Indikation zur Therapie mit Laxantien während einer Morphintherapie immer gegeben.

Obstipationsprophylaxe und -therapie

Obstipation bei der Therapie mit Morphin ist Folge einer unzureichenden Prophylaxe.

8

- **Nicht-medikamentöse Maßnahmen**
  - Anamnese bezüglich der bisherigen Stuhlgewohnheiten und der bisherigen Wirkung von Laxantien
  - Ballaststoffreiche Kost, ausreichende Flüssigkeitszufuhr und körperliche Aktivitäten (bei Patienten mit Schmerzen und fortgeschrittener Tumorerkrankung häufig nicht möglich)
- **Medikamentöse Therapie nach Stufenschema**
  - ✓ Laxantien regelmäßig geben, (Ausnahmen, z. B. short bowel-syndrom)
  - ✓ Dosierung der Laxantien richtet sich nach dem Erfolg und muß individuell angepaßt werden
  - Beginn der Laxantientherapie mit einem propulsiv wirkenden Laxans (z. B. Laxoberal® 10–15 Tropfen tgl.)
  - Bei nicht ausreichender Wirkung: Laxoberal® in Kombination mit Obstinol mild® (Weichmacher)
  - Bei stärkerer Obstipationsneigung: Kombination von Obstinol mild® und Liquidepur®
  - Bei weiterhin bestehenden Defäkationsschwierigkeiten: propulsiv wirkende oder weichmachende Suppositorien, Klysmen, Einläufe oder gar manuelle Ausräumung ggf. unter Gabe von Analgetika
  - Movicol® (Macrogol) kann eine gute Ergänzung in der Behandlung der morphininduzierten Obstipation darstellen. Wirkungseintritt erst nach 2–3 Tagen. Voraussetzung: ausreichende Flüssigkeitsaufnahme möglich.

„Stufenschema" der Laxantien-Therapie bei Opioidgabe

1. Laxoberal, 10–20 Trpf tgl.; wenn kein Erfolg
2. Obstinol mild, und/oder Liquidepur, bzw. Colonorm, (je 1–2 EL)
3. Zusätzlich zu 2. Dulcolax,-Supp.
4. Zusätzlich zu 2. und 3. ein Microklist, und/oder Einlauf
5. In Extremfällen: Gastrografin, 50–100 ml oral
6. Wenn nötig, manuelle Ausräumung.

Übelkeit und Erbrechen

Übelkeit und Erbrechen kommen zu Beginn einer Therapie mit Opioiden häufig vor (Inzidenz etwa 20 %); daher zu Beginn einer Opioidtherapie immer Antiemetika prophylaktisch verabreichen. Nach ca. 10 Tagen kann das Antiemetikum abgesetzt werden (Toleranz gegenüber der emetischen Wirkung des Opioids).

Ursachen von opioidinduzierter Übelkeit und Erbrechen

- Erregung der Chemorezeptoren in der Area postrema der Medulla oblongata (Chemorezeptor-Triggerzone)
- Vestibularisreizung
- Direkte Wirkungen am Gastrointestinaltrakt.

Medikamentöse Therapie

Mittel der ersten Wahl einer opioidbedingten Übelkeit sind Haloperidol und Metoclopramid.

Freiname	Handels-name	Dosis	Inter-vall (Std.)	Kommentar
Haloperidol	Haldol-Tropfen®	0,3–0,5 mg	8–12	Nicht sedierend in dieser Dosierung
Metoclopramid	Paspertin®	10 mg	4–5	Evtl. extrapyramidal-motorische Neben-wirkung

Atemdepression

Atemdepression gilt als gefürchtete Nebenwirkung, die aber in der Tumor-schmerztherapie bei adäquater Verwendung von Opioiden keine Rolle spielt.

Ursache

- Stimulation von μ-Rezeptoren im Atemzentrum
- Schmerz ist der physiologische Antagonist der gefürchteten opioidbedingten Atemdepression, d. h. so lange die Analgetikadosis entlang der Schmerzstärke titriert wird, besteht keine Gefahr einer klinisch relevanten Atemdepression
- Erst bei Überdosierungen durch zu hohe Analgetikadosis oder durch Schmerzreduktion mit Hilfe anderer Maßnahmen kann es zu Atemdepression kommen.

Klinik

Bradypnoe und Sedierung.

Therapie

- Bei nicht ansprechbaren Patienten Naloxon 0,4–2 mg i.v., wiederholte Gabe notwendig
- Bei erweckbaren Patienten nur Opioidzufuhr stoppen.

8

Sedierung

Ursache: Zentral dämpfende Wirkung der Opioide, insbesondere in de Anfangsphase (5–7 Tage) einer Behandlung mit starken Opioiden (ca. 20%), abhängig von der Dosierung und gleichzeitiger Gabe anderer sedierender Substanzen.
DD: Sedierende Medikamente, Hyperkalzämie, Niereninsuffizienz, Tumorprogress, Hirnmetastasen, Sepsis.
Therapie: Reduktion der Opioiddosis, evtl. Änderung des Applikationsintervalls, Arzneimittel überprüfen: Opioidwechsel, Psychoanaleptika Methylphenidat (Ritalin®), invasive Verfahren

Verwirrtheit, Halluzinationen

Ursache: Fraglich direkte zentrale Opioidwirkung, nur selten unter Opioidtherapie auftretend, weniger als 1%, werden von Patienten und Angehörigen jedoch sehr gefürchtet.
DD: Bei progredienter Tumorerkrankung zahlreiche Gründe für Verwirrtheit (organisch, septisch, medikamentös, metabolisch, psychisch etc., ☞ 7.7, 14.2, 14.6)
Therapie: Dosisreduktion, bzw. Opioidwechsel, Nicht-Opioide, Neuroleptika (z.B. Haloperidol), spinale Opioidapplikation selten erforderlich, da Symptome oft nachlassen.

Miktionsstörungen und Harnverhalt

Ursache: Tonus der glatten Muskulatur erhöht (Sphinktertonus erhöht und Detrusortonus erniedrigt), Abschwächung des Harndrangs, meist bei älteren Männern (ca. 5%), Auftreten auch bei rückenmarksnaher Applikation (bis 14%).
Therapie: Parasympathomimetikum Carbachol (Doryl® 2 mg oral oder 0,25 mg subkutan), trizyklische Antidepressiva und anticholinerg wirksame Substanzen, wenn möglich reduzieren oder absetzen, Opioiddosierung reduzieren, Opioidwechsel.

Myoklonien

Seltene Nebenwirkung bei sehr hohen Morphindosierungen. Falls Dosisreduktion nicht möglich, Therapie mit Benzodiazepinen, z.B. Clonazepam.

Bei Myoklonien unter Morphintherapie immer an Intoxikation mit hoher Morphindosierung denken (oft Hinweis auf Niereninsuffizienz).

Juckreiz

Durch Histaminausschüttung bedingte seltene Nebenwirkung. Wenn Antihistaminika nicht helfen, Opioidwechsel notwendig.

8.3.9   Koanalgetika und adjuvante Substanzen

Nicht alle Tumorschmerzen lassen sich durch die alleinige Gabe von starken Opioiden zufriedenstellend behandeln. Eine Kombination mit adjuvanten Medikamenten, z.B. Antidepressiva, Antiepileptika und/oder Kortikosteroiden kann je nach schmerzauslösendem Mechanismus (viszerale, somatische oder neuropathische Schmerzen) sinnvoll sein.

Die Kenntnisse über die Anwendung (Indikation, pharmakologische Eigenschaften und Dosierungsrichtlinien) von Adjuvantien, d.h. Arzneimittel mit primär anderen Indikationsbereichen, sind bei Schmerzpatienten meist empirisch.

Adjuvante Substanzen zur Tumorschmerztherapie	
Medikament	**Indikation**
Trizyklische Antidepressiva	Neuropathischer Schmerz (Brennschmerz, Dysästhesien)
Antikonvulsiva	Neuropathischer Schmerz (einschießender Schmerz, Paroxysmen)
Kortikosteroide	Nervenkompression, Hirndruck, Lymphödem, Organkapseldehnung, Weichteilinfiltration
Muskelrelaxantien	Muskelverspannung
Spasmolytika	Kolikartige, viszerale Schmerzen
Lokalanästhetika	Neuropathische Schmerzen, Dauerschmerz, einschießender Schmerz
Clonidin	Neuropathische Schmerzen
Capsaicin	Postherpetische Neuralgie, Mastektomie
Baclofen	Neuropathische Schmerzen, einschießende Schmerzen
Ketamin	Neuropathische Schmerzen
Bisphosphonate	Knochenschmerzen

8

Antidepressiva

Indikation

Neuropathische Schmerzen mit Brennschmerzkomponente (Schädigung peripherer oder zentraler Nerven), z.B. Nerveninfiltration, Nervenkompression durch Tumorwachstum, Polyneuropathien nach Chemotherapien, Strahlenbehandlungen, operative Nervenläsionen.

Wirkung

- Hemmung der Wiederaufnahme von Neurotransmittern (Noradrenalin und Serotonin) in präsynaptische Nervenendigungen
- Die analgetische Wirkung tritt früher (nach 2–4 Tagen) und bei niedrigerer Dosierung als die antidepressive Wirkung ein.

Freiname	Handels-name	Dosis	Dosis-steigerung bis	Kommentar
Amitri-ptylin	Saroten®	10–25 mg abends	75 mg	Anticholinerge NW: Müdigkeit, Mundtrockenheit, Obstipation, Schwitzen, Schwindel, orthostatische Regulationsstörungen, Harnverhalt, Herzrhythmus-störungen
Doxepin	Aponal®	10 mg	75 mg	

Antikonvulsiva

Indikation: Einschießende neuropathische Schmerzen mit dysästhetischem Schmerzcharakter (Nerveninfiltration, Nervenkompression, nach Amputation).
Wirkung: Hypothese, daß durch membranstabilisierende Eigenschaften epileptiforme Entladungsmuster unterdrückt werden.

Die Therapie mit Antikonvulsiva erfolgt einschleichend mit stufenweiser Steigerung, da besonders initial mit Nebenwirkungen gerechnet werden muß.

Kortikosteroide

Kortikosteroide (☞ Kap. 19) haben in der Palliativmedizin einen hohen Stellenwert und unterschiedlichste Indikationen zur Verbesserung der Symptomkontrolle.

Freiname	Handels-name	Dosis initial	Dosis-steige-rung bis	Nebenwirkungen
Carbamaze-pin	Tegre-tal®	100 mg 2 mal tgl.	800 mg	Sedierung, Schwindel, Übelkeit, Herzrhythmusstörungen *Cave:* bei Carbamazepin Blutbildveränderungen (Leukos/Thrombos ↓, Leber- und Nierenwerte ↑) → Laborkontrollen
Clonaze-pam	Rivotril®	0,3 mg 3 mal tgl.	2–(3) mg	
Phenytoin	Zentro-pil®	100 mg tgl.	300 mg tgl.	
Gabapentin	Neuron-tin®	100 mg 3 mal tgl.	1200–2400 mg tgl.	Schwindel, Ataxie, gelegentlich Übelkeit

Kortikosteroide: Indikationen in der Palliativmedizin	Anfangsdosierung mit Dexamethason
Erhöhter intrakranieller Druck	16–40 mg
Nervenkompression, insbesondere bei Tumorinfiltration des Plexus brachialis oder Plexus lumbosacralis	8–16 mg
Rückenmarkkompression	16–32 mg
Leberkapselspannungsschmerz Tumoren im kleinen Becken und im Retroperitoneum Weichteilinfiltration Lymphödem Metastasenbedingte Gelenkschmerzen	6–8 mg
Atemwegsobstruktion	4–6 mg
Steigerung des Appetits	2–4 mg
Verminderung der Übelkeit	4–8 (16) mg
Stimmungsaufhellung	2–4 mg
Therapie einer Hyperkalzämie	4–8 mg

8

Dexamethason ist als reines Glukokortikoid sinnvoll wegen fehlender mineralokortikoider Nebenwirkungen (keine Na^+-retinierende Eigenschaft) und längerer Wirkdauer.

Wirkung (multifaktoriell)
- Gesichert: antiödematös, antiinflammatorisch, antiphlogistisch, Schmerzlinderung durch Reduktion des peritumorösen Ödems
- Hypothese: durch Prostaglandinsynthese-Hemmung direkt analgetischer Effekt.

Nebenwirkungen: Gastroduodenalulzera, oropharyngealer Pilzbefall, Ödembildung, psychische Veränderungen, Hyperglykämie.

 Therapiehinweise
- Ausreichend hohe Initialdosis
- Dosisreduktion nach 4 Tagen
- Erhaltungsdosis nach 14–21 Tagen
- Langzeitanwendung selten erforderlich.

Muskelrelaxantien

Bei fortgeschrittenen Tumorerkrankungen treten häufig Schmerzen im Bewegungsapparat auf. Muskelrelaxantien zeigen aber nur eine begrenzte Wirkung (kein eigentlicher analgetischer Effekt).
Indikation: Schmerzen durch Muskelverspannungen.
Wirkung: Verminderung gesteigerter Motoneuronenaktivität durch zentrale Muskelrelaxantien.

Frei-name	Handels-name	Dosis initial	Dosis-steigerung bis	Kommentar
Tetraze-pam	Musaril®	25 mg	150 mg	Sedierung, Mundtrockenheit, Allergie, Verwirrtheit
Titzani-din	Sirdalud®	1 mg 3 x tägl.	2–(4) mg 3 x tägl.	Paradoxe Reaktionen
Tolperi-son	Mydo-calm®	50 mg 3 x tägl.	100 mg 3 x tägl.	–

Spasmolytika

Indikation: Krampf- und kolikartige viszerale Schmerzen.
Wirkung: Anticholinerg oder direkt myogen spasmolytisch.

8

Freiname	Handels-name	Dosis initial	Dosissteigerung bis
Butylscopolamin	Buscopan®	20 mg	120 mg subkutan/intravenös
Kommentar • Anticholinerge NW: Glaukom, Blasenentleerungsstörungen, Tachykardie etc. • Schlechte orale Resorption, gute Wirkung subkutan und intravenös			

Lokalanästhetika

Indikation: Neuropathische, einschießende und Dauerschmerzen (selten bei Tumorpatienten indiziert).

Wirkung: Antiarrhythmika der Klasse I, die gleichzeitig zur Gruppe der Lokalanästhetika gehören, haben einen membranstabilisierenden Effekt. Hypothese: Unterdrückung abnormaler Übertragung in peripheren und zentralen Neuronen.

Freiname	Handels-name	Dosis initial	Dosissteigerung bis
Mexiletin	Mexitil®	100–150 mg tägl.	bis 900 mg (10 mg/kg KG täglich)
Kommentar NW: Übelkeit, Erbrechen, Schwindel, Tremor, Parästhesien *Cave:* bei Flecainid plötzliche Todesfälle			

Durch eine Lidocaininfusion (2–3 mg/kg KG in 30 Min) kann getestet werden, ob die Substanz wirksam ist, und eine langfristige Gabe eines oralen Lokalanästhetikums wie Mexiletin sinnvoll ist.

Clonidin

Indikation: Neuropathische Schmerzen.

Wirkung: α-2-Adrenozeptoragonist, Hemmung nozizeptiver Signale durch Bindung an α-2-Rezeptoren am Rückenmark.

Frei-name	Handels-name	Dosis initial	Dosissteigerung bis
Clo-nidin	Cata-presan®	• 0,02 mg/h kontinuierlich peridural • 0,01 mg/h kontinuierlich intrathekal	• 0,04 mg/h kontinuierlich peridural • 0,02 mg/h kontinuierlich intrathekal
Kommentar • Orale, transdermale, peridurale und spinale Gabe möglich, Wirkung intrathekal gesichert. • Nachteil Tachyphylaxie. • NW: Blutdrucksenkung, Bradykardie, Müdigkeit, Obstipation.			

8

Capsaicin

Indikation: Postzosterische Neuralgie (Schmerzreduktion bei 30% der Patienten), Mastektomie (Schmerzreduktion bei ca. 50%).
Wirkung: Desensibilisierung der Nozizeptoren, Verringerung der neurogenen Entzündung.

Freiname	Handelsname	Dosis initial	Dosissteigerung bis
Capsaicin	Capsamol Salbe®	0,02%ige Salbe 4 x täglich	0,05%ige Salbe 4 x täglich
Kommentar Kein Kontakt mit Schleimhäuten, z.T. nach Anwendung brennende Mißempfindungen Anwendung ca. 4 Wochen lokal hyperämisierend, lokal nervenschädigend			

Baclofen

Indikation: Einschießende neuropathische Schmerzen, Muskelschmerz bei Spastik.
Wirkung: GABA (Gamma-Amino-Buttersäure) Rezeptor-Agonist, Antagonisierung von Neurotransmittern am Hinterhorn.

Freiname	Handelsname	Dosis initial	Dosissteigerung bis
Baclofen	Lioresal®	5 mg bis zu 3 x täglich	30–90 mg täglich
Kommentar Sedierung, Verwirrtheit, intrathekale Gabe möglich, in spez. Zentren (100 µg Testdosis)			

Ketamin

Indikation: Neuropathische Schmerzen.
Wirkung: NMDA (N-methyl-D-aspartat)-Rezeptor-Antagonist
- Bei parenteraler Gabe hohe Bioverfügbarkeit, niedrig bei oraler und rektaler Gabe
- Synergistischer Effekt zwischen Ketamin und Morphin.

Freiname	Handelsname	Dosis initial	Dosissteigerung bis
Ketamin	Ketanest®	0,25 mg/kg/Std. subkutan 60–360 mg tägl.	0,5 mg/kg/Std. subkutan bis 750 mg tägl.
Kommentar Bisher nur Fallberichte, subkutane Gabe scheint vorteilhaft			

Bisphosphonate

Indikation
- Hyperkalzämie, Knochenschmerzen, Osteolysen
- Malignomassoziierte Hyperkalzämien, besonders häufig bei Lungen- und Mammakarzinom sowie bei multiplem Myelom.

Wirkung
Hemmung der Osteoklastenaktivität durch direkte und indirekte Hemmung der Osteoklastentätigkeit und Reduktion der Anzahl der Osteoklasten.

Nebenwirkungen
- Nierenversagen (langsam infundieren)
- Gastrointestinale Störungen (Übelkeit, Erbrechen, Durchfälle), weniger je langsamer die Gabe und je besser die Diurese
- Grippeähnliche Symptome.

Kalziumfreie Infusionslösungen verwenden, regelmäßige Laborkontrollen (Nieren-, Leberfunktion und Blutbildkontrollen) durchführen. Ibandronsäure kann auch bei Patienten mit Niereninsuffizienz verwendet werden.

Dosierungshinweise für verschiedene Bisphosphonate bei Hyperkalzämie					
Medikament	**Applikation (intravenös)**	**Infusions-dauer (Stunden)**	**Gesamt-dosis (mg)**	**Senkung des Ca-Spiegels (Tage)**	**Wirk-dauer (Tage)**
Clodron-säure (Ostac®)	300–1500 mg in 500 ml NaCl 0,9 %	> 2 1500 mg in ca. 4 Std.	300 mg 1.–10. Tag, oder 1 x bis 1500 mg	2–3	7–21
Ibandron-säure (Bondronat®)	2–4 mg in 500 ml NaCl 0,9 %	> 2 auch Injek-tion mög-lich	2–4 mg an 1 Tag	3–7	18
Pamidron-säure (Aredia®)	15–90 mg in 125–1000 ml NaCl 0,9 %	> 1 15 mg/Std.	15–90 mg an 2–4 Tagen	2	21–28

8

8.4 Invasive symptomatische Schmerztherapie

Indikation
- Bei Schluck- und Passagestörungen aufgrund stenosierender Tumoren im Gastrointestinal- und HNO-Bereich
- Bei Patienten mit therapie- oder tumorbedingten Begleitsymptomen (z.B. Übelkeit und Erbrechen)
- Bei unzureichender Analgesie
- Bei dosisabhängigen, nicht tolerablen Nebenwirkungen durch die Opioidtherapie.

8.4.1 Pharmakagabe über Pumpensysteme und Kathetertechniken

Die Verwendung invasiver Schmerztherapietechniken bedeutet nicht automatisch, daß der Patient deshalb stationär betreut werden muß. Gerade die subkutane Applikationsform ist für die ambulante Betreuung besonders gut geeignet. Die Anlage von Portsystemen oder Periduralkathetern wird meist stationär durchgeführt. Die Medikamenteneinstellung sollte ebenfalls stationär erfolgen. Dann kann der Patient problemlos zu Hause betreut werden. Wichtig ist, daß auch zu Hause geschultes Personal die Versorgung des Kathetersystems übernimmt.

Verfahren

- **Subkutane Opioidapplikation:** Einzelgaben alle 4 Std., oder über Pumpensysteme mit konstanter Flußrate nicht über 5 ml/Std, Bolusgaben durch den Patienten möglich, ☞ 3.2.3
- **Intravenöse Applikation:** wenn parenterale Flüssigkeitszufuhr notwendig ist (über Portsystem oder zentralvenösen Katheter)
- **Rückenmarknahe und intraventrikuläre Opioidgabe:** (peridurale, spinale oder intraventrikuläre Kathetertechniken) bei unzureichender systemischer Schmerztherapie, therapieresistenten Nebenwirkungen unter systemischer Arzneimittelgabe, tumorbedingter Ileussymptomatik
- **Intrathekale Therapie** bei Langzeitbehandlung über implantierte Pumpensysteme
- **Intraventrikuläre Opioidgabe** in Ausnahmefällen.

Komplikationen bei rückenmarknahen Verfahren
- Infektionen (lokal, systemisch), deshalb sollte bei längerer Liegezeit der Katheter untertunnelt werden, gegebenenfalls Implantation eines subkutanen Ports
- Liquorfistel bei einer intrathekalen Opioidgabe über Kathetertechniken
- Motorische Schwäche bei Kombination periduraler Opioide mit Lokalanästhetika.

Medikamente bei rückenmarknahen Verfahren
- Morphin: die Dosis orientiert sich an der bereits vorher verabreichten Morphindosis. (Umrechnungsfaktor peridural : oral ca. 1 : 10, intrathekal : oral ca. 1 : 100; Dosistitration!)
- Lokalanästhetika: zur Kombinationstherapie mit Morphin, bes. Bupivacain
- Clonidin: Wirkung durch Beeinflussung synaptischer Transmitter an inhibitorischen Systemen, in Kombination mit Morphin möglich (*Cave* Nebenwirkungen).

NW: Übelkeit und Erbrechen 17%, Miktionsstörungen 10%, Juckreiz 1–2%, Atemdepression extrem selten durch Opioide; Taubheitsgefühl und muskuläre Schwäche durch Lokalanästhetika; Hypotonie durch Clonidin.
KI: Lokale Infektionen, Gerinnungsstörungen, spinale Metastasen.

Auswahlkriterien für die Implantationstechnik und Applikationsweise		
Lebenserwartung	**Technik**	**Applikation**
< 3 Monate	Periduralkatheter	Bolusgabe oder externe Pumpe
3–6 Monate	Periduralkatheter oder Spinalkatheter mit Portsystem	Bolusgabe oder externe Pumpe
> 6 Monate	Implantiertes Pumpensystem	Füllen der Pumpe alle 2–3 Wochen

8.4.2 Elektrostimulationsverfahren

Bei tumorbedingten Schmerzen geringer Stellenwert
- **Transkutane elektrische Nervenstimulation (TENS):** bei therapiebedingten Schmerzen (z.B. Phantomschmerzen) oder chronischen nicht tumorbedingten Schmerzen (z.B. Myogelosen)

8

- **Hinterstrangstimulation** (dorsal column stimulation, DCS = epidurale spinale Elektrostimulation, ESES): bei Phantom- und Ischämieschmerzen, inkompletten Plexusläsionen und anderen inkompletten Nervenläsionen sowie der sympathischen Reflexdystrophie
- **Hirnstimulation** (deep brain stimulation, DBS): bei inkurablen Gesichtsschmerzen und Deafferenzierungsschmerzen.

8.4.3   Invasive, destruktive Verfahren

Selten indiziert, da bevorzugt Möglichkeiten der oralen und rückenmarksnahen Schmerztherapie mit Opioiden eingesetzt werden.

Probleme neurodestruktiver und neurolytischer Verfahren
- Wirkung zeitlich und lokal begrenzt (neurolytische Blockade 3–6 Monate)
- Durch regenerative Prozesse oder Tumorwachstum nicht immer erfolgreich
- In einem hohen Prozentsatz Nebenwirkungen oder Komplikationen.

■ Chemische Neurolyse

Unterbrechung der viszeralen Afferenzen und sympathischen Efferenzen durch gezielte Injektion eines Neurolytikums (5–10%iges Phenol oder 50–100%iger Alkohol). Neben der chemischen Neurolyse mit Alkohol oder Phenol ist auch eine Neurolyse durch Kälteanwendung (Kryoanalgesie) möglich. Bei einer Sondentemperatur von -65 bis -80 °C werden bei diesen Verfahren die Nervenfasern bei intakter Nervenmembran zerstört. Die Indikation zu einer Kryoanalgesie kann großzügiger gestellt werden als zu einer chemischen Neurolyse, da eine restitutio ad integrum eintritt.

Ind.: Schmerzen bei fortgeschrittenem Stadium einer Tumorerkrankung.

Kriterien
- Begrenzte Lebenserwartung (6–12 Monate)
- Erfolglosigkeit anderer Verfahren (Pharmakotherapie, Radiatio etc.).

Neurolyse des Plexus coeliacus

Bei viszeralen Oberbauchschmerzen (Tumoren oder Metastasen des Pankreas, Magen, Leber, Colon ascendens oder Colon transversum, Nieren, Gallenwegen, distalem Ösophagus oder Lymphomen des Oberbauches).

Cave
- Indikation frühzeitig stellen
- Zerstörung von sensiblen, motorischen und vegetativen Funktionen des Nervensystems

- Wirkungsdauer Wochen bis Monate, kann bei erneut auftretenden Schmerzen wiederholt werden
- Bei Befall somatischer Strukturen ist die Neurolyse alleine nicht ausreichend
- Nach einer Neurolyse können eine Alkoholneuritis oder durch Deafferenzierung starke, nur schwer zu therapierende Schmerzsyndrome auftreten.

Intrathekale Neurolyse

Ind.: Segmentale thorakale Schmerzen und perianaler Schmerz.
Häufig ist weiterhin eine systemische medikamentöse Schmerztherapie notwendig.

■ Destruktive neurochirurgische Verfahren

Geringer Stellenwert in der Therapie chronischer tumorbedingter Schmerzen.
- **Selektive hintere Rhizotomie** (nozizeptive Fasern der Hinterwurzel werden durchtrennt). Bei z.B. therapieresistenten Schmerzen im Arm (Schädigung des Arm-Plexus nach Ablatio mammae, Pancoasttumor)
- **Chordotomie** (Durchtrennung des Tractus spinothalamicus – Vorderseitenstrang). Nur bei Patienten mit streng einseitigen Körperschmerzen
  - Durchtrennung in Höhe von C1/C2 (Schmerzausschaltung in der Schulter-Arm-Region)
  - Durchtrennung in Höhe von Th3–Th5 (Therapie von Schmerzen in der unteren Körperhälfte).

KO: Schlafapnoe, Paresen, Blasenentleerungsstörungen, schmerzhafte Dysästhesien, Schmerzlinderung läßt nach ca. 6 Monaten nach, evtl. schon deutlich früher. Deshalb strenge Indikationsstellung!

8.5   Strahlentherapie/Chirurgische Therapie

8

Strahlentherapie (☞ 4.2) in der Tumorschmerztherapie

Palliative Strahlentherapie hat in der Tumorschmerztherapie einen hohen Stellenwert. Wichtig ist die frühzeitige interdisziplinäre Absprache.

Behandlungsziele
- Schmerzlinderung
- Verhinderung drohender Frakturen
- Funktionsverbesserung

- Mobilitätsgewinn
- Pflegeerleichterung.

Indikationen
- Lokalisierte oder diffuse osteolytisch-osteoplastische Knochenmetastasen
- Wirbelkörper- oder epidurale Metastasen mit bzw. ohne Querschnittssymptomatik
- Lymphknotenmetastasen mit Lymphödem oder venöser Stauung
- Rektumkarzinomrezidive
- Lebermetastasen mit Kapselspannungsschmerz
- Exulzerierende Tumoren, Hautmetastasen, Lymphangiosis cutis carcinomatosa
- Hirnmetastasen mit Hirndruck
- Orbita- und Aderhautmetastasen
- Obere Einflußstauung
- Bronchuskompression und/oder -obstruktion.

Knochenmetastasen stellen häufigste Indikation (60 %) für eine palliative Strahlentherapie dar

- Schmerzlinderung ca. 1 bis 3 Wochen nach Beginn der Radiatio
- Nebenwirkung auch nach höheren Einzeldosen gering
- Therapiefolgezustände (z. B. radiogene oder zytostatische Nervenschädigungen) lassen sich durch Bestrahlung nicht bessern
- Radionuklidtherapie als Alternative bei generalisierter ossärer Metastasierung zur Schmerztherapie, wenn diese Therapie zu einem frühen Zeitpunkt durchgeführt wird.

Chirurgische Therapiemöglichkeiten (☞ 4.3)

Die operative Behandlung von Knochenmetastasen stellt einen palliativen Behandlungsansatz dar. Operative Therapie mit dem Ziel, die Stabilität und Belastbarkeit zu sichern und dadurch die Mobilität des Patienten zu verbessern oder zu erhalten, bzw. die Pflege zu ermöglichen.

Auswahl des Therapieverfahrens in Abhängigkeit von
- Symptomatik
- Allgemeinzustand, Gesamtprognose
- Metastasenlokalisation und -anzahl
- Art der Metastasen (osteoblastisch, osteoklastisch)
- Belastbarkeit und Stabilität des betroffenen Skelettabschnittes (Frakturgefährdung?).

Operationsindikation
- Absolut (bei einer voraussichtlichen Lebenserwartung von 1–2 Monaten)
  - Pathologische Frakturen der langen Röhrenknochen und des Beckens mit Beteiligung der Hüfte
  - Wirbelmetastasen mit Instabilität und spinaler oder radikulärer Symptomatik
- Relative Operationsindikation
  - Belastungs- und funktionsabhängige Schmerzen, drohende Frakturen
  - Drohende spinale oder radikuläre Symptomatik.

Bei inoperablen Patienten (weit fortgeschrittene Erkrankung, multilokuläre Metastasierung, schlechter Allgemeinzustand, Ablehnung einer Operation durch den Patienten) ist eine Ruhigstellung durch Schienen, Verbände oder Orthesenversorgung eine gute Möglichkeit, bewegungsabhängige Schmerzen zu reduzieren.

8.6　Physiotherapeutische Maßnahmen

Physiotherapie (☞ 5.1) ist in der Palliativmedizin sehr hilfreich, wird aber viel zu selten eingesetzt.

Neben einer dem Patienten und seinem Krankheitsstadium angepaßten Krankengymnastik gibt es Möglichkeiten, durch physiotherapeutische Begleittherapien einen direkt unterstützenden schmerzlindernden Effekt zu erzielen.

Physiotherapeutische Begleittherapien

8

- **Wärmetherapie,** eine einfache Methode um oberflächliche Schmerzen (z.B. Myogelosen) zu behandeln. Wärme wirkt angenehm entspannend und schmerzlindernd
- **Eisbehandlung,** insbesondere zur Linderung entzündlich bedingter Schmerzen. Zunächst erzeugt die Kälte Taubheitsgefühl und Vasokonstriktion, später eine länger anhaltende Hyperämie (z.B. gel packs)
- **Massage** kann bei Muskelspasmen relaxierend wirken und die Durchblutung anregen. Massagen und der damit bedingte angenehme Körperkontakt können nicht nur schmerzlindernd sein, sondern auch bis in die Terminalphase der Erkrankung hilfreich sein

- Passive und aktive **Krankengymnastik** zur Erhaltung der Mobilität der Patienten. Bewegung verhindert oder erleichtert Spasmen der Muskulatur und schmerzhafte Kontrakturen
- **Lymphdrainage** (☞ 12.5) kann Spannungsgefühl und Schmerzen in dem betroffenen Areal lindern
- **TENS-Behandlung.**

8.7   Schmerz und Psyche: Psychotherapeutische Angebote

Bei Patienten mit Tumorschmerzen bei weit fortgeschrittener Erkrankung steht der somatische Schmerz aufgrund der Tumor- oder therapiebedingten Gewebsschädigung im Vordergrund.

Eine adäquate Schmerztherapie ist der Grundstein für eine ganzheitliche Behandlung des Patienten. Schmerz ist eine komplexe somato-psychische Erfahrung. Neben der physischen Dimension des Schmerzes müssen auch die psychischen, sozialen und spirituellen Dimensionen in die Behandlung integriert werden. Dies gehört zum Aufgabenfeld des behandelnden Arztes und erfordert nicht zwingend die Einbindung eines Psychotherapeuten.

Bei einigen Patienten (z. B. unzureichende Schmerzlinderung durch hohen Leidensdruck, fehlende Strategien im Umgang mit der Erkrankung) kann im Verlauf der Erkrankung eine **psychotherapeutische Unterstützung** hilfreich sein. Hauptziel einer therapeutischen Intervention sollte es sein, dem Patienten Unterstützung anzubieten, die eigene Schmerzempfindung zu verändern und zu lernen, mit dem Schmerz umzugehen. Dabei ist es für den Patienten wichtig, selbst etwas unternehmen zu können, um den Schmerz mit zu beeinflussen.

8

Psychotherapeutische und psychoonkologische Interventionsmöglichkeiten

- Entspannungsverfahren (Autogenes Training, progressive Muskelrelaxation nach Jakobsen, Entspannungstraining nach Simonton)
- Schmerzbewältigungstechniken
- Patientenzentrierte Gesprächstherapie
- Stützende Gespräche mit Patient oder Angehörigen
- Familien- bzw. Partnergespräche
- Verhaltenstherapeutische Interventionen
- Kriseninterventionen.

8.8 Exemplarische Therapiepläne mit Fallbeispielen

8.8.1 Viszeraler Nozizeptorschmerz

 Therapieplan

- Nicht-Opioid (z. B. Metamizol)
- Schwaches (z. B. Tramadol) oder starkes Opioid (z. B. Morphin)
- Dexamethason (z. B. Fortecortin)
- Evtl. Antiemetikum
- Laxans.

Beispiel: Rektumkarzinom

Ersteinstellung mit mittelstarken Opioiden (WHO II) bei bisher unregelmäßiger Analgetikaeinnahme

- Diagnosen: 81-jähriger Patient mit Rektumkarzinom, Z.n. abdominosakraler Rektumamputation, disseminierte Lungenmetastasierung
- Schmerzbeschreibung: Dumpfe, anhaltende Dauerschmerzen, tief im kleinen Becken gelegen
- Bisherige Schmerztherapie: Unregelmäßige Einnahme verschiedener Analgetika, die der Patient nicht näher benennen kann.

Kommentar zur eingeleiteten Schmerztherapie (☞ Tab)

- Wenn ein Patient über einen mäßig-starken Schmerz klagt und über die bisher **unregelmäßig** eingenommenen Schmerzmittel keine klare Auskunft geben kann, ist die **regelmäßige** Applikation eines mittelstarken Opioids vor der Verschreibung eines starken Opioids gerechtfertigt. Dieser Patient wurde innerhalb von 2 Tagen mit DHC Mundipharma® Retardtabletten und Begleitmedikation schmerzfrei. Alternativ kann auch Tramal® in retardierter Form verabreicht werden (z. B. Tramudin ret.® 2 x 50 mg bis 2 x 100 mg)
- Novalgin® wird in der Regel im Abstand von 4 Stunden gegeben, so erhielt dieser Patient anfangs 30 Tropfen (= 750 mg), dann 2 Tbl. (= 1000 mg) alle 4 Stunden, d. h. auch eine nächtliche Dosis. Bei guter Schmerzreduktion bzw. Schmerzfreiheit kann auf die Einnahme in der Nacht verzichtet werden.

8

Eingeleitete Schmerztherapie

Viszeraler Nozizeptorschmerz: Rektumkarzinom							
Freiname	Handels-name, z.B.	Wirkung	Tag				
			1	2	3	7	10
Dihydro-codein	DHC Mun-dipharma® Retard-tabletten	Analge-tikum	–	2 x 60 mg	→	→	→
Metamizol	Novalgin®	Anal-getikum gegen visze-rale Schmer-zen	5 x 0,75 g	→	6 x 1 g	→	5 x 1 g
Haloperi-dol	Haldol® Janssen	Antie-meti-kum	–	3 x 5 Tr	→	→	–
Natrium-picosulfat	Laxoberal®	Laxans	–	10 Tr	10 Tr	15 Tr	20 Tr
Bedarfsmedikation: Novalgin® 1 g, ggf. Erhöhung von DHC Mundipharma® Retardtabletten auf 2 x 90 mg. → : Dosierung wie vorher fortsetzen							

8

Beispiel: Ovarialkarzinom mit Leberkapselspannung

- Diagnosen: 81-jährige Pat. mit Ovarialkarzinom, Z.n. OP und Chemotherapie, Z.n. Laparotomie bei Rezidiv und postop. Chemotherapie, Leber- und Lymphknotenmetastasierung
- Schmerzbeschreibung: Seit 4 Wochen drückende, dumpfe, zeitweise wellenförmige, rechtsseitige Oberbauchbeschwerden
- Bisherige Schmerztherapie: Unregelmäßige Einnahme von Novalgin®, Tramal® und Valoron® N.

Eingeleitete Schmerztherapie

Viszeraler Nozizeptorschmerz: Ovarialkarzinom mit Leberkapselspannung								
Freiname	Handelsname, z.B.	Wirkung	Tag					
			1	2	3	4	5	8
Morphin, retardiert	MST Mundipharma® Retardtabletten	Analgetikum	30 mg	2 x 30 mg	2 x 30 mg	2 x 30 mg	2 x 20 mg	2 x 20 mg
Dexamethason	Fortecortin®	Koanalgetikum zum Abschwellen	4 mg	→	→	→	→	2 mg
Haloperidol	Haldol® Janssen	Antiemetikum	15 Tr	→	→	→	→	→
Natriumpicosulfat	Laxoberal®	Laxans	15 Tr	→	→	→	→	→
Bedarfsmedikation: Novalgin® 20–40 Tr. alle 4 Stunden → : Dosierung wie vorher fortsetzen								

8

Kommentar

Rasche Schmerzlinderung innerhalb weniger Tage; Morphinreduktion bei auftretender Müdigkeit; danach Entlassung der wachen, orientierten und schmerzfreien Patientin. Müdigkeit ist eine häufige Nebenwirkung am Anfang einer Therapie mit Morphin; tritt sie während einer bereits laufenden Morphingabe auf, ist differentialdiagnostisch an eine relative Morphinüberdosierung und/oder Tumorprogredienz zu denken.

8.8.2 Somatischer Nozizeptorschmerz

 Therapieplan

- Nicht-Opioid (z. B. Flurbiprofen)
- Schwaches (z. B. Tramadol) oder starkes Opioid (z. B. Morphin)
- Dexamethason (z. B. Fortecortin)
- Evtl. Antiemetikum
- Laxans

Im Unterschied zum viszeralen Nozizeptorschmerz wird beim Nicht-Opioid eher auf ein NSAID zurückgegriffen, statt Metamizol als nicht-saurem antipyretischen Analgetikum.

Beispiel: Bronchialkarzinom mit ossärem Nozizeptorschmerz

- Diagnosen: 47-jähr. Pat. mit kleinzelligem Bronchialkarzinom, osteolytische Metastasen im Bereich von Schädel, BWS, LWS, Os sacrum, deutlich reduzierter Allgemeinzustand, Dyspnoe, Schmerzen
- Schmerzbeschreibung: Seit 4 Monaten zunehmende, ständig vorhandene, bewegungsabhängige, tiefe, dumpfe Dauerschmerzen im Bereich der BWS und LWS mit heller, einschießender, atemabhängiger Ausstrahlung in den Thoraxbereich
- Bisherige Schmerztherapie: Katadolon®, Truxal®, Tramal®, Dolantin®.

Kommentar zur eingeleiteten Schmerztherapie (☞ Tab.)

Rasche Schmerzreduktion durch Dosistitration mit der schnell wirksamen Morphin-Tablette (Sevredol®) und adäquate Begleitmedikation. Bronchialkarzinome oder Lungenmetastasen gehen häufig mit Dyspnoe einher; in der Regel kann diese Dyspnoe mit Morphin in niedriger Dosierung gut kontrolliert werden. So klagte auch diese Patientin nach eingeleiteter oraler Morphingabe nicht mehr über Atemnot.

Bei einem ossären Nozizeptorschmerz ist in erster Linie an ein nicht-steroidales Antiphlogistikum (Froben®) zu denken.

8

Eingeleitete Schmerztherapie

Somatischer Nozizeptorschmerz: Bronchialkarzinom mit ossärem Nozizeptorschmerz							
Freiname	Handelsname, z.B.	Wirkung	Tag				
			1	2	3	4	5
Morphin, nicht retardiert	Sevredol®	Kurzwirksames Analgetikum	6 x 5 mg	6 x 5 mg	6 x 10 mg	–	–
Morphin, retardiert	MST Mundipharma® Retardtabletten	Langwirksames Analgetikum	–	–	–	2 x 30 mg	→
Flurbiprofen	Froben®	Analgetikum	–	3 x 100 mg	→	→	→
Dexamethason	Fortecortin®	Koanalgetikum	4 mg	→	→	→	→
Haloperidol	Haldol®	Antiemetikum	15 Tr	→	→	→	→
Natriumpicosulfat	Laxoberal®	Laxans	15 Tr	→	→	→	→
Bedarfsmedikation: Morphinsulfat Sevredol® 5 mg bei Schmerzen, alle 2–4 Std. → : Dosierung wie vorher fortsetzen							

8

8.8.3   Einschießender neuropathischer Schmerz – Tumorschmerzen bei Nerveninfiltration und Nervenkompression

Therapieplan

- Nicht-Opioid (z.B. Flurbiprofen oder Metamizol)
- Schwaches (z.B. Tramadol) oder starkes Opioid (z.B. Morphin)
- Antikonvulsivum (Carbamazepin oder Gabapentin)
- Dexamethason (z.B. Fortecortin)
- Evtl. Antiemetikum
- Laxans.

Beispiel: Mammakarzinom mit Kompression des Plexus brachialis mit unterer Plexusläsion und einschießendem Schmerz

- Diagnose: 56-jährige Pat. mit metastasiertem Mamma-Ca.
- Schmerzbeschreibung: Starker Schmerz der Schulter, hell schneidend, einschießend, unerträglich, bis zum Ellenbogen ziehend, oft bis zum 4. und 5. Finger. Zusätzlich oft heftiger dumpfer Dauerschmerz im Schulter-/Nackenbereich
- Bisherige Schmerztherapie: Novalgin®/Tramal® je 30–40 Trpf. 3–5 mal tägl. bei Bedarf.

Eingeleitete Schmerztherapie

Einschießender neuropathischer Schmerz: Mammakarzinom mit Kompression des Plexus brachialis mit unterer Plexusläsion und einschießendem Schmerz								
Frei-name	Han-dels-name, z.B.	Wirkung	Tag					
			1	3	5	7	10	14
Mor-phin, nicht retar-diert	Sevre-dol®	Kurzwirk-sames Analgeti-kum	6 x 10 mg	6 x 20 mg	6 x 30 mg	–	–	–
Mor-phin, retar-diert	MST®	Lang-wirk-sames Analgeti-kum	–	–	–	2 x 90 mg		2 x 100 mg
Flurbi-profen	Froben®	1)	3 x 100 mg	→	→	→	→	→

8

Einschießender neuropathischer Schmerz: Mammakarzinom mit Kompression des Plexus brachialis mit unterer Plexusläsion und einschießendem Schmerz								
Frei-name	Han-dels-name, z.B.	Wirkung	Tag					
			1	3	5	7	10	14
Dexa-metha-son	Forte-cortin®	Koanal-getikum	6–4–0 mg		→	6–0–0 mg	4–0–0 mg	2 mg
Carb-ama-zepin	Tegre-tal®	2)	2 x 100 mg		2 x 200 mg		2 x 200 mg	3 x 200 mg
Halo-peridol	Haldol®	Antieme-tikum	3 x 0,5 mg				versuchsweise absetzen	
Na-trium-pico-sulfat	Laxo-beral®	Laxans	15 Tr		20 Tr	→	→	→
Paraf-fin	Obsti-nol mild®	Laxans	-	10 ml	→	→	→	→
Raniti-din-HCl	Zantic®	Magen-schutz	1 Tabl., 150–300 mg abends	→	→	→	→	→
1) Analgetikum gegen somatischen Nozizeptorschmerz 2) Antikonvulsivum gegen einschießende Schmerzen Bedarfsmedikation: Bei Schmerzen Sevredol® 5–10 mg alle 2–4 Std. → : Dosierung wie vorher fortsetzen								

8

Kommentar

Da ab dem 1. Tag eine Zusatzmedikation Sevredol® verabreicht wurde, ist eine Dosiserhöhung von Sevredol® am 3. Tag notwendig. Bei Infiltration oder Kompression des peripheren Nervensystems durch tumoröses Gewebe kann sich zusätzlich eine sympathische Reflexdystrophie ausbilden. Mit Beginn der oralen Schmerztherapie: Möglichkeit der Verkleinerung der Tumormassen abklären.

8.8.4 Neuropathischer Schmerz mit Brennschmerz

⊙ Therapieplan

- Nicht-Opioid (z. B. Flurbiprofen oder Metamizol)
- Schwaches (z. B. Tramadol) oder starkes Opioid (z. B. Morphin)
- Antidepressivum (Amitriptylin)
- Evtl. Antiemetikum
- Laxans.

Beispiel: Rektumkarzinom mit Infiltration des Plexus hypogastricus und Brennschmerz

- Diagnose: 67-jähriger Pat., Rektumkarzinom, Infiltration des Plexus hypogastricus
- Schmerzbeschreibung: dumpfer Dauerschmerz im kleinen Becken, bohrend. Heftige Schmerzen im Oberschenkel, nach lateral ausstrahlend, starker Brennschmerz.
- Bisherige Schmerztherapie: MST® 2 x 30 mg, Tramal® bei Bedarf, Imbun® 2 x 800 mg ret.

Eingeleitete Schmerztherapie

Neuropathischer Schmerz mit Brennschmerz: Rektumkarzinom mit Infiltration des Plexus hypogastricus und Brennschmerz						
Freiname	Handels-name, z. B.	Wirkung	Tag			
			1	3	5	7
Morphin, nicht retardiert	Sevredol®	Kurzwirksames Analgetikum	6 x 20 mg	6 x 30 mg	–	–
Morphin, retardiert	MST®	Langwirksames Analgetikum	–	–	2 x 100 mg	2 x 120 mg
Flurbiprofen	Froben®	Analgetikum gegen somatischen Nozizeptorschmerz	3 x 100 mg	→	→	→
Dexamethason	Fortecortin®	Koanalgetikum	2 x 8 mg	→	→	1 x 8 mg

8

Neuropathischer Schmerz mit Brennschmerz: Rektumkarzinom mit Infiltration des Plexus hypogastricus und Brennschmerz						
Freiname	**Handels-name, z.B.**	**Wirkung**	**Tag**			
			1	**3**	**5**	**7**
Amitriptylin	Saroten®	Antide-pressivum gegen brennen-den neuro-pathischen Schmerz	25 mg zur Nacht	→	→	50 mg
Natrium-picosulfat	Laxo-beral®	Laxans	20 Tr	→	→	→
Paraffin	Obstinol mild®	Laxans	10 mg	→	→	→
Ranitidin-HCl	Zantic®	Magen-schutz	1 Tabl., z.B. 150 mg	→	→	→
Haloperidol	Haldol®	Antiemeti-kum	3 x 0,5 mg	→	→	evtl. abset-zen
Bedarfsmedikation: Sevredol® 20–30 mg bei Schmerzen. → : Dosierung wie vorher fortsetzen						

Kommentar

Im Gegensatz zu Schmerzen infolge Knochen-, Periost- und Weichteilinfiltratio-nen lassen sich neuropathische Schmerzen gelegentlich nicht zufriedenstellend durch die Einnahme von Antidepressiva oder Antikonvulsiva lindern. Auch die regelmäßige Einnahme eines Opioids kann diese Schmerzen nicht immer besei-tigen. Wenn die o.g. Analgetika-Kombinationen keinen ausreichenden Effekt haben, sollte der Patient möglichst früh in einer Schmerzambulanz vorgestellt werden.

8

Respiratorische Symptome

Elisabeth Albrecht

9.1 Dyspnoe (Atemnot)

Tritt in 40–60 % aller fortgeschrittenen Tumorerkrankungen auf. Große Relevanz bei neurologischen Erkrankungen (☞ 6.9). Ca. 80 % der Patienten leiden in den letzten 24 h vor ihrem Tod unter Atemnot.

Dyspnoe kann auch bestehen, wenn die Atmung des Patienten normal erscheint.

Akute Atemnotattacken, ☞ 7.3.

■ Klinik

Psychosoziale Aspekte
- Teufelskreis Atemnot – Angst: gegenseitige Beeinflussung und Steigerung bis zu Atemnotattacken, deren Schwere weder somatisch erklärbar noch allein somatisch behandelbar ist
- Die Patienten haben Angst vor dem Ersticken. Es hilft, den natürlichen Verlauf eines Lungenversagens mit den Patienten und ihren Angehörigen zu klären und v.a. die medikamentösen Therapiemöglichkeiten beim Auftreten der Atemnot durchzusprechen.

Die Atemnot des Patienten kann sich auf die Umstehenden übertragen, wird aber durch eine hektische, aufgeregte Umgebung auch verstärkt. Wichtig ist es, sich dies bewußt zu machen und zu versuchen, selbst ruhig zu bleiben. Helfer und Angehörige müssen aber auch auf das Auftreten einer akuten Atemnot vorbereitet werden.

Natürlicher Verlauf des Lungenversagens
Steigende Kohlendioxid (CO_2)-Konzentration führt zu zunehmender Bewußtseinstrübung. Noch bevor die sinkende Sauerstoffkonzentration zum Tode führt, befindet sich der Patient in der sog. CO_2-Narkose, er nimmt also sein Ersticken letztlich nicht mehr wahr. Ziel ist es, bis dahin medikamentös das Gefühl der Atemnot zu lindern (s.u.). Unter dieser Behandlung gleitet der Patient meist im Schlaf in die terminale CO_2-Narkose, da der CO_2-Spiegel physiologischerweise im Schlaf ansteigt. Der Patient erstickt also nicht bei vollem Bewußtsein, sondern „schläft ein".

9

■ Ursachen

- Auswirkungen der infausten Grunderkrankung auf die Lunge: Lungentumor, -metastasen, Lymphangiosis carcinomatosa, maligner Pleuraerguß, Therapiefolgen (Strahlenfibrose, Lungenresektion); Schwäche der Atemmuskulatur bei neurologischer Erkrankung z. B. ALS
- Zusätzliche Lungenerkrankung bzw. -beteiligung: chronisch-obstruktive Atemwegserkrankung, Lungenembolie, Pneumonie, dekompensierte Herzinsuffizienz
- Intakte Lungenfunktion, beschleunigte oder vertiefte Atmung: Schmerzen, Fieber, Anämie, Raumforderung Abdomen, Azidose, psychische Hyperventilation
- Psychosoziale Verstärkung durch ungelöste Probleme, Angst (s.o.), „dicke Luft".

■ Diagnostik

Wichtig ist einzuordnen, ob die Ursache der Dyspnoe reversibel oder irreversibel ist, und ob der Patient sich unmittelbar in der Terminalphase befindet.

Orientierende Grunddiagnostik
- **Anamnese und „prima vista":** Schmerzen, Angst, Auslöser (z. B. Besuch von Angehörigen), Ruhedyspnoe oder Atemnotattacke, plötzliches oder allmähliches Auftreten
- **Körperliche Untersuchung**
  - Achten auf: Atemfrequenz und -tiefe, Zyanose (Lippen, Zunge), Stridor, Fieber, Schwitzen, Tachykardie, -arrhythmie
  - Perkussion und Auskultation zum Ausschluß Erguß, Pneumonie, Obstruktion
  - Orientierende abdominelle Untersuchung: Druck auf Lunge durch Meteorismus, Aszites, Tumor
  - Orientierende Untersuchung der Beine: Ausschluß einer tiefen Beinvenenthrombose
- **Bisherige Verordnungen überprüfen,** um eine iatrogene Verschlechterung der Atemnot zu vermeiden
  - Infusionsmenge verringern, um Überwässerung zu vermeiden
  - Evtl. schleimlösende Medikamente absetzen (Acetylcystein führt zu einer vermehrten Schleimproduktion, an der ein moribunder Patient fast ersticken kann).

- Bei atypischer Pneumonie und Lymphangiosis negativer Auskultationsbefund.
- Körperliche Untersuchung häufig wiederholen, da rasch Veränderungen eintreten können und dem Patienten dadurch Sicherheit vermittelt wird.

9

Weiterführende Diagnostik
- **Rö Thorax** zur erstmaligen Diagnostik
- **Sono** bei V.a. Erguß, zur Ergußkontrolle
- **Blutgasanalyse** nur durchführen, wenn Konsequenzen daraus gezogen werden: z.B. zentrale Zyanose vor O_2-Therapie, V.a. Lungenembolie bei Patient in gutem AZ. Die Pulsoxymetrie ist der intraarteriellen Messung vorzuziehen
- **Labor:** Hb bei V.a. Anämie-bedingte Dyspnoe, wenn eine Transfusion sinnvoll und erwünscht ist.

Ein Lungenfunktionstest ist in der palliativen Situation entbehrlich.

■ Therapie

Lebensqualität bedeutet nicht nur Dämpfung der Atemnot, sondern die Möglichkeit, den Alltag mit wenig fremder Hilfe bewältigen zu können. Auch bei eingeschränkter Lungenfunktion ist häufig eine Verbesserung der Mobilität möglich.

Vor der Entscheidung für eine bestimmte Therapierichtung muß die Prognose des Patienten eingeordnet werden.
- Reversible Ursache in der **Rehabilitationsphase** des Patienten: Neben medikamentösen Maßnahmen kommen alle kausalen Therapieformen in Frage (z.B. Strahlentherapie, Laser- und Kryotherapie, Punktion von Ergüssen oder Aszites)
- Reversible Ursache in der **Terminalphase** des Patienten: Medikamentöse Maßnahmen wie z.B. Diuretika, Bronchodilatatoren und Glukokortikoide
- Irreversible Ursachen: symptomatische Strategien.

Symptomatische Therapie

9

Die Linderung der Atemnot gelingt nur in Zusammenarbeit aller Betreuer. Pflege, physikalische und medikamentöse Therapie müssen ineinandergreifen und sind auf jeden Patienten individuell abzustimmen.

Umgang und Pflege bei Atemnot
- Patient nicht allein lassen. Die ruhigste Person bleibt bei ihm. Aufgeregte Angehörige hinausbitten
- Perfekte Lagerung, auch im Sitzen. Patient so abstützen, daß er entspannt und bequem sitzt/mit erhöhtem Oberkörper liegt. Kissen oder Luftballons unter die Arme/Knie

- „Viel Luft": größerer Raum, Fenster öffnen, nicht zu dicht um das Bett stehen (Visiten!), Blick ins Freie, wenige Besucher auf einmal im Zimmer
- „Frische Luft": Luftzug auf das Gesicht durch kleinen Tischventilator, einige Tropfen ätherische Öle oder Parfum unter die Nase (auf Wunsch des Patienten), kleines Riechkissen
- „Dicke Luft" vermeiden: keine Gerüche, Zimmer kühl halten, psychische Spannungen möglichst reduzieren
- Therapie begleitender Symptome: trockener Mund, Dekubitus, Schmerzen, Obstipation
- Unterstützung von Angehörigen und professionellen Betreuern, da ein Patient mit akuter Atemnot auch für die Umstehenden eine große Belastung sein kann, Erklärung nicht-medikamentöser Maßnahmen, Erklärung Teufelskreis Angst – Atemnot, Übertragung von rascher Atmung.

Medikamentöse Therapie

Anders als bei der Schmerztherapie existiert bei der Dyspnoe kein Stufenplan. Fast alle Medikamente, die das ZNS dämpfen, lindern auch das Gefühl von Atemnot. Notwendig: Individuelle Einstellung und gute Schulung von Patient und/oder Angehörigen.
- Bei chronischer Atemnot ohne Besserung und/oder zu erwartenden Atemnotattacken Sicherheit vermitteln: lückenloses Betreuungsnetz aufbauen, v.a. für zu Hause, rechtzeitig von der Klinik aus vorbereiten
- Individuell vorbereitete Medikamente für Verschlechterung oder Notfall bereithalten.

Basismedikation
- Zur **Dauertherapie** sind Opiate Mittel der ersten Wahl, z.B. Morphin-Lösung 2,5–10 mg alle 4 Std.
  - Bei kachektischen Patienten Dosis halbieren
  - Bei Patienten, die schon mit Opiaten behandelt werden (Schmerztherapie, ☞ 8.3) Dosis um 50 % steigern oder andere Substanzgruppe wählen, von Beginn an begleitende Laxantientherapie
  - Hydrocodon: zusätzlich starke Dämpfung des Hustenreizes (Dicodid® 5–10 mg alle 8–12 Std.)

Morphin ist bei Atemnot ein probates, wenn auch unkonventionelles Mittel. Keine intravenöse, sondern vorsichtig dosierte orale und subkutane Gabe. Durch langsames Anfluten ist bei diesem Vorgehen kein Atemstillstand zu erwarten.

- Bei deutlicher **Angstkomponente** sind Tranquilizer Mittel der ersten Wahl, gute Ergänzung, wenn bereits Morphin gegeben wird

9

- Lorazepam (Tavor®) 1–2,5 mg alle 6 bis 8 Std.: Benzodiazepin mit sehr guter anxiolytischer Wirkung, Tavor® expidet als lyophylisierte Plättchen, die sich auf der Zunge auflösen, schneller wirksam, bes. bei Atemnotattacken
- Diazepam (z. B. Valium®) 5–10 mg alle 8 bis 12 Std.: gute Basismedikation bei nächtlicher/morgendlicher Verstärkung der Atemnot
- Midazolam (z. B. Dormicum®) 2,5–5 mg s.c. alle 4 bis 6 Std. oder in Spritzenpumpe 10–30 mg/24 h: wenn parenterale Dauergabe notwendig ist, als Alternative zu Tavor® expidet
- Alternative zu Tranquilizer: Dämpfende Neuroleptika wie Promethazin 25–50 mg alle 8 bis 12 Std. (z. B. Atosil®), z. B. bei Patienten mit gleichzeitiger COLE
- Kortikosteroide: Mittel der Wahl bei Lymphangiosis carcinomatosa; Reduktion des peritumorösen Ödems, bei peripheren und zentralen Obstruktionen sowie oberer Einflußstauung in der Terminalphase (Abschwellen des peritumorösen Ödems)
- Zusätzliche Medikamente nach Bedarf: Schleimlöser, Bronchodilatatoren (☞ Kap. 19)

📷 Spezielle Applikationsform: Verneblen von Morphin

- Indikation: als Basistherapie alle 4 Stunden, bei Atemnotattacken, die auf andere rasch wirksame Medikamente ungenügend ansprechen
- Durchführung: 5–30 mg Morphin in 5 ml 0,9% NaCl, ca. 5–10% des Morphins werden resorbiert; *cave* Bronchospasmus, daher zunächst unter ärztlicher Aufsicht anwenden. Dauer ca. 15 Minuten, Effekt in ca. 10 Minuten zu erwarten
- Ca. 70% der Patienten verspüren nach ersten Untersuchungen eine Linderung, auch wenn sie bereits Morphin oral einnehmen. Die Wirksamkeit ist wissenschaftlich derzeit nicht ausreichend gesichert
- Problem: Viele Patienten lehnen Inhalationsmaske oder Vernebler ab, da sie die Atemnot dadurch stärker empfinden.

9

Medikamentöse Bekämpfung von Atemnotattacken ☞ 7.3

- Rasch wirksames, angstlösendes, leicht sedierendes Medikament nach Bedarf, z. B. Tavor expidet® 1–2,5 mg, max. alle 4 Std.
- Verneblen von Morphin (s.o.)

Medikamente zur Dämpfung der Atemnot		
Substanz	**Dauertherapie**	**Atemnotattacke**
Opiate		
Morphin oral nicht-retardiert	Morphinlösung 2,5–5 mg/4 h p.o., Steigerung bis ca. 20 mg (= Morphin-lösung 2 % 1 ml)/4 h sinnvoll	5 mg als Supp.
retardiert	z.B. MST® 10–30 mg/12 h p.o.	nicht geeignet
Morphin parenteral	2 mg s.c./ 4 h oder 10–30 mg s.c./24 h in Spritzenpumpe	2–5 mg s.c. bzw. entsprechende 4 h-Dosis
Hydrocodon	z.B. Dicodid® 5 mg/8 h p.o.	nicht geeignet
Tranquilizer		
Lorazepam	z.B. Tavor® 1- 2,5 mg/6–8 h p.o.	Tavor® expidet Plättchen, 1–2,5 mg buccal
Diazepam	z.B. Valium® 5–10 mg p.o. abends	Diazemuls® 5 mg langsam i.v.
Midazolam	z.B. Dormicum® 10–30 mg/24 h s.c. in Spritzenpumpe	2,5–5 mg s.c.
Dämpfende Neuroleptika		
Promethazin	z.B. Atosil® 10–10–20 gtt p.o.	
Levomepromazin	z.B. Neurocil® 5–5–10 gtt p.o.	
Triflupromazin		z.B. Psyquil® supp.
Kortikosteroide		
Dexamethason	Fortecortin® 4–8 mg p.o. tgl., dann Reduktion	
Prednisolon	Decortin® 50 mg/d über 2 Wochen, dann Reduktion	

Supportive Therapien

9

Physikalische Therapie

V.a. bei Patienten in gutem Allgemeinzustand geeignet, weil sie aktiv etwas gegen die Atemnot tun können. Bei manchen Patienten sind Vernebler und/oder sanfte Klopfmassage bis zuletzt hilfreich, andere werden im moribunden Zustand dadurch nur belastet. Voraussetzung für die Übungen ist eine gute medikamentöse Kontrolle der Atemnot.

- Vernebeln und Inhalation von physiologischer Kochsalzlösung: 3x täglich. Wird häufig als sehr angenehm empfunden und erleichtert die bronchiale Reinigung
- Klopfmassagen zur Lockerung von Sekretionen
- Atemtherapie: Erfolgversprechend bei Patienten, die selbst etwas gegen die Atemnot tun wollen. Erlernen einer effektiven Atmung; Möglichkeit, eine Atemnotattacke durch kontrollierte Atmung abzufangen; Atemtherapie als Therapieform mit Bewußtwerden von körperlich-seelischen Zusammenhängen nur durch dafür ausgebildetes Personal ☞ 5.3
- Erlernen einer ökonomischen Mobilität unter krankengymnastischer Anleitung, dadurch Ausschöpfung der noch vorhandenen körperlichen Möglichkeiten.

Entspannungstechniken

Besonders hilfreich bei noch länger erwartetem Krankheitsverlauf und Dominanz ungelöster persönlicher Probleme.

Eingesetzt werden Verfahren aus der Physiotherapie, Musiktherapie (☞ 5.4), psychologische Hilfen: geleitete Meditation, Hypnotherapie, katathymes Bilderleben. Indirekte Hilfe entsteht oft auch aus der Kunsttherapie (☞ 5.5).

Voraussetzung: gute medikamentöse Dämpfung der Atemnot.

Fixierung auf Atemnot bei sich und bei Patienten vermeiden: Bewußte Förderung von bevorzugten Tätigkeiten, z.B. Fernsehen, Musik, gutes Essen.

Gabe von Sauerstoff (☞ 1.6.4)

Die Sauerstoffgabe muß individuell entschieden werden. Auf jeden Fall sollte Sauerstoff bewußt eingesetzt werden und nicht eine automatische Reflexhandlung bei Atemnot sein. Unter symptomatischer Therapie ist Sauerstoff meist entbehrlich. Ausschlaggebend sollte sein, ob der Patient das Gefühl hat, daß der Sauerstoff hilft.

Sauerstoffgabe bringt bei Hypoxie Linderung der Atemnot. Hypoxie kann durch Blutgasanalyse (invasiv, meist schmerzhaft, unpraktisch bei wiederholten Kontrollen) oder Pulsoxymetrie (nicht-invasiv, am Bett möglich, kontinuierlich oder intermittierend, in der Palliativsituation meist ausreichend) nachgewiesen werden.

- *Vorteil:* im Krankenhaus sofort verfügbar, guter psychologischer Effekt in der Atemnotattacke, bei zentraler Zyanose und Hypoxie kausale Linderung der Atemnot

9

- *Nachteil:* psychische Abhängigkeit vom „Schlauch", dadurch häufige unnötige Fixierung an das Bett; gestörte Kommunikation durch Gesichtsmasken, Entlassung nach Hause wird erschwert; keine Gewöhnung an niedrigen O_2-Partialdruck im Blut
- Intermittierende Gabe meist ausreichend, z.B. einige Minuten vor Bewegung. Kontinuierliche Gabe bei Ruhedyspnoe manchmal notwendig
- Bei Patienten mit chron. obstruktiver Lungenerkrankung und gleichzeitiger Hyperkapnie Gefahr des verminderten Atemantriebes durch Sauerstoffgabe bedenken
- Der frische Luftzug durch einen Tischventilator kann das Gefühl der Atemnot vermindern, so daß der Patient keine spezielle Sauerstoffzufuhr mehr braucht.

Kausale Therapie

Die grundsätzliche Überlegung bei einer kausalen Therapie muß lauten: Werden dadurch die Beschwerden des Patienten gelindert?

Oft ist Machbares nicht mehr sinnvoll und nur eine zusätzliche Belastung für den Patienten. So ist z.B. beim moribunden Patienten abzuwägen, ob eine potentiell den Sterbevorgang verlängernde Therapie noch begonnen werden muß. Typische Situation: Pneumonie in den letzten Stunden mit oder ohne Antibiotika? Die ärztliche Kunst besteht darin, übertriebenen Aktionismus genauso zu vermeiden wie ein verfrühtes fatalistisches Absetzen hilfreicher Therapien.

- Zusätzlich zur infausten Grunderkrankung vorliegende behandelbare Störung der Atemnot nach internistischen Regeln behandeln, z.B. spastische Komponente, Herzinsuffizienz, Infekt
- Pleuraerguß: Punktion unter sonographischer Kontrolle; bei großen Mengen Einlegen einer Drainage und fraktioniertes Ablassen (Pause nach ca. 1,5 l); bei rezidivierenden Ergüssen Verklebung der Pleurablätter durch Instillation von Tetracyclinen (1,0–1,5 g Supramycin®) oder Zytostatika (z.B. 60 mg Bleomycin® oder 15 mg Novantron®) erwägen
- Transfusion bei Anämie: Diese Entscheidung ist individuell zu treffen, da Patienten mit einem niedrigen Hb gut adaptiert sein können, andere wiederum von einer frühen Transfusion profitieren
- Obere Einflußstauung: Dexamethason 8–16 mg p.o. tgl., Strahlentherapie
- Aszites: Punktion (☞ 3.3.1)
- Palliative Tumortherapie: Auflaserung eines größeren Bronchus, externe oder interne (Afterloading) Bestrahlung eines Verschlusses, Chemotherapie bei disseminiertem Lungenbefall. Ziel ist dabei nicht eine partielle Remission, sondern eine Verbesserung der Dyspnoe.

9

9.2   Husten

Husten tritt im Vergleich zur Dyspnoe in der palliativen Situation weitaus seltener auf. Häufiges Vorkommen bei Patienten mit Lungentumoren.

■ Klinik

* Produktiver Husten mit Schleim, den der Patient abhusten kann
* Produktiver Husten, aber der Patient ist zu schwach um abzuhusten
* Trockener Reizhusten (wird oft als sehr quälend empfunden) bei Bronchial-tumoren, Raumforderung im Mediastinum und chronischer Bronchitis.

 Psychische Verstärker des Hustens ──────────────

* Wenn Husten zur Entdeckung der malignen Erkrankung geführt hat: Jede Verstärkung des Hustens beunruhigt den Patienten
* Husten beim geschwächten/gelähmten Patienten kostet viel Kraft. Mögliche Folge: Angst vor dem Ersticken, wenn die Kraft zum Abhusten nicht mehr reicht
* Husten kann Atemnot verstärken
* Husten als nächtlicher Ruhestörer.

■ Ursachen

* Bronchiale Obstruktion
  – durch Primärtumor oder Metastase
  – durch Raumforderung im Mediastinum, z. B. vergrößerte Lymphknoten
* Lymphangiosis carcinomatosa der Lunge
* Sekundäre bronchiale Infektion, Pneumonie oder nekrotisierendes Tumorge-webe mit Abszeßbildung
* Postradiogene Lungenfibrose
* Ösophagealer Reflux
* Linksherzinsuffizienz mit typischer Atemnot und nächtlichen Husten-attacken
* Medikamenteninduziert: ACE-Hemmer, β-Blocker
* Rauchen.

■ Diagnostik

* Sputum: Bakteriologie zur Entscheidung, ob Antibiose sinnvoll
* Rö Thorax: Pulmonale Stauung? Lymphangiosis carcinomatosa? Mediastinal-tumor?

9

■ Therapie

Symptomorientierte Therapie

Erleichterung des produktiven Hustens
* Für ausreichende Luftfeuchtigkeit im Raum sorgen, evtl. feuchte Handtücher aufhängen
* Zum Trinken ermuntern
* 3 x tägl. Vernebler mit NaCl 0,9%, evtl. dazu Ambroxol (z.B. Mucosolvan® Inhalationslösung 1–2 x 2–3 ml), Salbutamol (z.B. Sultanol® Inhalationslösung 5–10 Tr. 3–4 x tgl.)
* Orale Expektorantien, z.B. Acetylcystein (z.B. ACC®-long Brausetabletten 1 x tgl.), Ambroxol (z.B. Mucosolvan® 2–3 x 4 ml)
* Evtl. zur Lockerung Klopfmasssage durch Krankengymnastik 1 x tgl.

 Vorsicht ───────────────────────────────

Ist der Patient zu schwach zum Abhusten (z.B. bei ALS), müssen orale Expektorantien abgesetzt werden! Statt dessen Übergang zur Hustendämpfung.

Hustendämpfung beim Reizhusten
* Indikation: Reizhusten bei Nacht oder bei moribunden Patienten
* Zentral wirkende Antitussiva: Codein (z.B. Codipront® mono Retardkapseln 1 Kps. morgens und abends) oder Dihydrocodein (z.B. Paracodin N® Sirup 5–10 ml 3 x tgl.); Hydrocodon (Dicodid®) 3 x 5–10 mg; Laxantien nicht vergessen
* Periphere Hustendämpfung durch Lidocain über Vernebler: Lidocain 2% 5 ml bis 4 x tägl. über Vernebler; vorher Pat. trinken lassen, danach Mund ausspülen zur Reduktion des von manchen Patienten unangenehm empfundenen Geschmacks, ca. 1 Std. nichts essen oder trinken (etwas Wasser bleibt erlaubt). Die erste Inhalation wegen der Möglichkeit eines Bronchospasmus unter ärztlicher Aufsicht durchführen lassen
* Bei störend viel Sekret: Anticholinergika oral oder subkutan (Scopolamin, Butylscopolamin oder Glycopyrroniumbromid; ☞ 15.4.1)
* Schwer behandelbarer Husten bei Irritation durch Tumor/Metastase
  – Bestmögliche, hustenreizmindernde Lagerung
  – Versuch mit Dexamethason 4–8 mg/d p.o., dann Reduktion
  – Überlegen, ob palliative Bestrahlung sinnvoll ist (z.B. hilusnaher großer Tumor)
  – Intrapleurale Instillation von Lokalanästhetika: ca. 20 ml Bupivacain 0,5% 2 x tgl. auf befallener Seite über Katheter verabreichen; kann Husten und thorakale Schmerzen reduzieren.

9

Ursachen-orientierte Therapie

Ursache für Husten	Spezifische Therapie
Bakterielle Bronchitis	Antibiotika (reduzieren Schleimmenge) Schleimlöser
Asthma/COPD	Bronchodilatatoren, Kortikosteroide
Ösophagealer Reflux	Oberkörper hochlagern, Metoclopramid, Omeprazol
Linksherzinsuffizienz	Diuretika, ACE-Hemmer
Medikamenteninduziert (ACE-Hemmer, β-Blocker)	Medikation ändern

9.3 Hämoptoe (Bluthusten)

■ Klinische Relevanz

- Bluthusten als neu aufgetretenes Symptom durch zusätzliche Lungenerkrankung, deshalb Abklärung notwendig (Lungenembolie? Bronchitis? Pneumonie? Tuberkulose?)
- Bluthusten als lang bestehendes Symptom eines Bronchial-Karzinoms, deshalb ernst nehmen und beobachten: falls es für den Patienten eine Belastung ist, Versuch palliativer Behandlung (s.u.)
- „Bluthusten" bei tracheotomierten Patienten mit HNO-Karzinom aus dem Tracheostoma, wenn Blut aus Larynx/Pharynx herunterläuft
- Äußerst selten, aber gefürchtet; massiver Bluthusten als Todesursache, deshalb Ängste besprechen, rechtzeitig klären, ob lebenserhaltendes Vorgehen gewünscht wird; palliativmedizinische Symptomlinderung garantieren.

■ Ursachen

- Bronchitis, Pneumonie
- Tumorprogression bei Bronchialkarzinom, Lungenmetastasen
- Lungenembolie
- Unabhängig von Lungenerkrankungen: Blutungen aus Nase, Rachen bei HNO-Tumoren, hämorrhagischer Diathese.

9

■ Therapie

Mäßiger Bluthusten

- Zentral dämpfende Antitussiva
- Kortikosteroide bei V.a. Tumorprogression: z.B. Dexamethason 2–4 mg/d
- Versuch mit Tranexamsäure (Ugurol®) 0,5–1 g 3 x tgl. p.o., Rutosid (Rutinion®) 50–100 mg 3 x tgl. p.o. zur Kapillarabdichtung
- Externe Bestrahlung: führt unabhängig von der zugrundeliegenden Histologie in über 80% zu einer Reduktion der Hämoptoe
- Bei tracheotomierten Patienten Trachealkanülen mit Cuff zum Blocken benutzen, damit Blut nicht ins Tracheo-Bronchialsystem läuft.

Bei wiederholten mäßigen Hämoptysen Gespräch mit Patient und Angehörigen, welche Maßnahmen im Fall eines massiven Bluthustens erfolgen sollen.

Massiver Bluthusten

Seltene Notfallsituation (1% aller Hämoptysen), die sich meist vorher ankündigt. Daher vorbesprechen und Notfallmedikamente bereitstellen. Ziel ist es, dem Patienten die Angst zu nehmen und ihn in zweiter Linie zu sedieren, daß er von diesem sehr belastenden Ereignis möglichst wenig mitbekommt.

- Rechtzeitig Abklärung, ob **lokale Therapie** (z.B. Laserkoagulation) als Prophylaxe sinnvoll ist
- Im Notfall palliativmedizinische **Symptomlinderung:**
  - Patient und Angehörige nicht allein lassen!
  - Opiat (10- 20 mg bzw. 25% der Tagesdosis) und/oder Midazolam (Dormicum® 2,5–10 mg) i.v. oder tief i.m. injizieren, um Bewußtsein und Angst zu reduzieren. Keine Subkutangabe, da Blutung meist zum Schock, schlechter Hautdurchblutung und unsicherer Resorption führt
  - Farbige Abdecktücher verwenden
  - Eventuell Dauerinfusion mit Opiat/Midazolam anschließen
  - Absaugen des Blutes, evtl. mit Adrenalin 1:10 (Suprarenin® 1 ml in 9 ml NaCl 0,9%) endotracheal spülen, um Blutung zu stillen
  - Selbst wenn die Blutung zum Stillstand kommt, kann bei wieder angestiegenem RR eine erneute Blutung auftreten.

9

Nur in seltenen Fällen ist die Blutung so ausgeprägt, daß der Patient sofort daran verstirbt. Aufgrund des Blutverlustes und damit sinkenden Blutdrucks kommt es häufig zum Sistieren der Blutung und die Patienten stabilisieren sich noch einmal auf niedrigerem Niveau. Wenn der Patient bei einer massiven Hämoptyse verstirbt, dann nicht unbedingt am Blutverlust, sondern an der Aspiration von Blut.

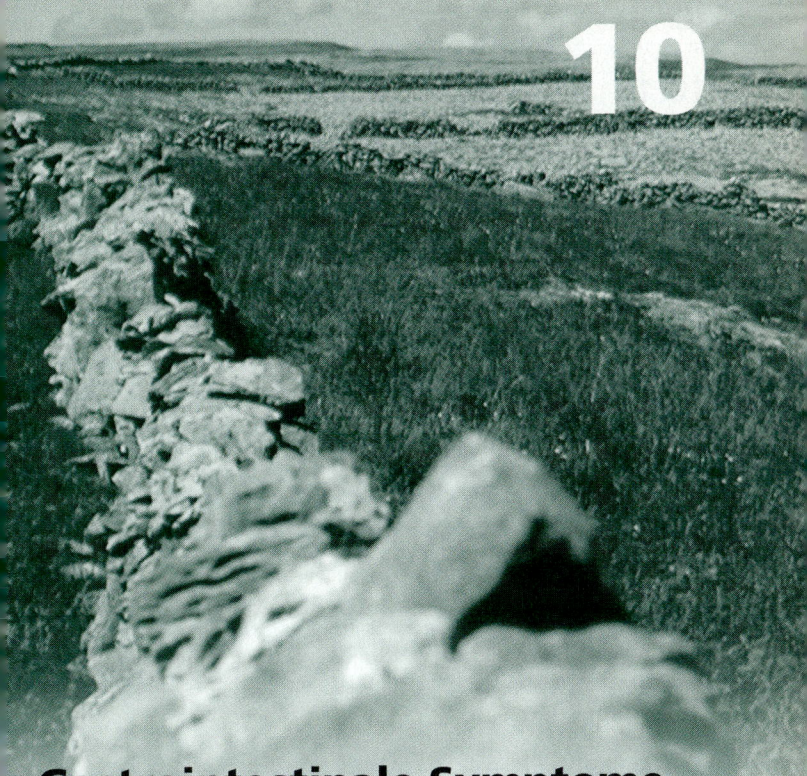

10

Gastrointestinale Symptome

Michael Cremer
Renate Langenbach
Claudia Bausewein
Susanne Roller

10.1 Anorexie/Kachexie

75% aller Karzinompatienten leiden an Anorexie, insgesamt stellt es das zweithäufigste Symptom dieser Patientengruppe dar. Anorexie kann mit Kachexie einhergehen.

■ Klinik

- In der Terminalphase ist Anorexie „normal".
- Eine neu aufgetretene Anorexie ist bei Tumorkranken oft ein Zeichen für einen Progreß der Erkrankung.

- **Symptome:** Abneigung und Lustlosigkeit zum Essen und oft auch zum Trinken, rasches Sättigungsgefühl
- **KO:** Gewichtsabnahme, Muskelschwäche, soziale Isolation, Kachexie, Infektanfälligkeit, Dekubitus bei Verlust des Unterhautfettgewebes
- **Psychosoziale Aspekte:** Die psychische Belastung ist für Angehörige und Personal oft größer als für den Kranken selbst, vor allem in der Terminalphase („Liebe geht durch den Magen." „Essen hält Leib und Seele zusammen." „Wie man arbeitet, so ißt man."). Nahrung hat neben dem Nährwert auch einen Genuß- und Symbolwert in Bezug auf die Lebensqualität („Der Mensch ist, was er ißt."). Das veränderte Körperbild führt zu sozialer Isolation.

■ Ursachen

- **Krankheitsbedingt:** Schmerzen, Mukositis, Mundtrockenheit, Kau- oder Schluckprobleme (schlecht sitzendes Gebiß), Übelkeit, Erbrechen, „Mundblindheit" (Verlust sämtlicher Geschmacksempfindungen), verzögerte Magenentleerung, Darmverlegung, Obstipation, Diarrhoe, Tumoren in der Mundhöhle, Leber-, Nieren-, Herzinsuffizienz, respiratorische Insuffizienz, Diabetes mellitus, Hyperkalzämie, Tumortoxine, Müdigkeit, Mundgeruch
- **Therapiebedingt:** Chemo-, Strahlentherapie, Medikamente (Antibiotika, Antidiabetika, β-Blocker, Diuretika, Eisenpräparate, Glykoside, Hormone, Opioide, NSAID, Zytostatika)
- **Psychisch:** Nahrungsmittelaversion (erlernt, z.B. nach Chemotherapie), Furcht zu erbrechen, Angst, große psychische Belastung, Wunsch zu sterben (bewußte oder unbewußte Nahrungsverweigerung), Depression, mangelnde Bereitstellung geeigneter Mahlzeiten („das Auge ißt mit").

10

■ Diagnostik

- Eingehendes Gespräch mit Ernährungsanamnese
  - Was mag der Patient, was nicht
  - Geruchs-, Geschmacks-, Kaustörungen
- Dokumentation der Nahrungsgewohnheiten durch Pflegeperson; oft besteht das Gefühl zu wenig zu essen, objektiv reicht es aber aus
- Abklärung der vorausgegangenen Therapien
- Wiederholte Inspektion des Mund- und Rachenraumes, Kontrolle der Zahnprothese
- Labor (Kalzium, BZ, Harnstoff, Leberwerte, Eiweiß)
- Auskultation von Herz und Lunge, abdominelle Untersuchung, evtl. Abdomensonographie, selten Gastroskopie.

Gewichtskontrollen verstärken die Not des Patienten.

■ Therapie

Hinter dem Wunsch nach Behandlung der Appetitlosigkeit kann die Hoffnung stehen, wieder gesund zu werden.

Begleitende Therapie

- Aufklärendes Gespräch über den natürlicherweise zurückgehenden Kalorienbedarf bei fortgeschrittener Erkrankung, Aktivitätsminderung oder Bettruhe
- Beratung der Angehörigen, daß eine zu hohe Nahrungszufuhr Probleme wie z.B. Erbrechen hervorrufen kann
- Umgang der Angehörigen mit ihrem Kranken auf andere Ziele lenken; statt „füttern": Haare waschen, passende Kleider aussuchen, körperliche Nähe geben
- Erlaubnis geben, weniger essen zu dürfen
- Ernährungsberatung
  - Mehrere kleine Mahlzeiten (Vorrat bereit halten); kleine Portionen appetitlich anrichten
  - Weiche, feuchte, fruchtig-frische Nahrung (Eis, Säuglingskost, Gemüsebrei)
  - Lieblingsessen von daheim
  - Dem Patienten Essen in Gesellschaft ermöglichen (der Kumpane = *con pane*, d.h. der, mit dem ich das Brot teile)
- Prophylaxe therapiebedingter Nebenwirkungen.

10

Kausale Therapie
- Antiemetika, Prokinetika (Metoclopramid, Domperidon, Cisaprid)
- Antidepressiva, Tranquilizer
- Behandlung einer Mukositis
- Laxantien
- Schmerztherapie optimieren.

Medikamentöse Appetitsteigerung
- Dexamethason (Fortecortin®) 1–2 x tägl. 2–4 mg oral oder s.c.; kann über Wochen eingesetzt werden (*cave* Soor, Magenschleimhautschädigung etc.). Die Nebenwirkungen nehmen mit der Dauer der Anwendung zu
- Megesterol (Megestat®) 160–320 mg (manche bis 800) tägl.; Wirkung setzt erst nach 2–3 Wochen ein (sehr teuer, wird ambulant oft nicht mehr weitergeführt).

Appetitlosigkeit kann Anlaß sein zu einem eingehenden Gespräch über Prognose und den nahen Tod. Die Frage, „für wen ist es wichtig, daß der Patient ißt", kann allen, Patient, Angehörigen und Behandelnden, gestellt werden.

10.2   Mundgeruch

Unangenehmer oder übelriechender Atem. Dieser kann objektiv wahrgenommen oder subjektiv nur vom Patienten empfunden werden. Mundgeruch ist abstoßend und macht einsam. „Man kann sich nicht mehr riechen."

■ Klinik

Je nach Ursprungsort und Ursache fauliger, süßlicher, azetonartiger, harniger Atem.

Mundgeruch als alleiniges Symptom ist selten. Symptome wie Schmerzen, Schluckstörungen, Erbrechen, Husten und Auswurf sind meist vordergründig und führen als solche schon zu entsprechenden Untersuchungsmaßnahmen und zur Diagnose.

■ Ursachen

Bei 50–80 % aller Patienten liegt die Ursache in der Mundhöhle.
- Krankheiten der Mundhöhle: Mundtrockenheit, Mukositis, maligne Ulzerationen, zerfallende Tumoren, Soor

- Tumoren, Ulzerationen, Entzündungen im Bereich von Nase, Rachen, Bronchien, Lunge
- Krankheiten des Verdauungstraktes: Magenentleerungsstörungen, Erbrechen, Obstipation, Obstruktion, Ileus, Verdauungsstörungen, obere gastrointestinale Blutung, Karzinome
- Schlechte Zahn- und Mundpflege
- Längeres Fasten
- Metabolische Ursachen
  - Urämie (Ammoniakgeruch)
  - Leberinsuffizienz (Geruch nach roher Leber)
  - Diabetes (süßlicher Azetongeruch)
- Nahrungsbedingt: Knoblauch, Zwiebeln, Porree, Alkohol, Kaffee, Nikotin, Diäten, katabole Stoffwechsellage
- Neurologisch-psychiatrische Ursachen: Geschmacks- oder Geruchsstörungen, halluzinatorisches Geruchsempfinden (bei subjektiv empfundenem Geruchsempfinden).

■ Therapie

Symptomatische Therapie

- Regelmäßige Mund- und Zahnpflege (☞ 10.4): Zum Mundspülen besonders erfrischende Substanzen verwenden: z. B. Pfefferminztee, Weißwein, Sekt, ätherische Öle: Menthol, Eukalyptus, Thymol, Minze, Teebaum; als Trägerlösung Bepanthen-Lösung oder Wasser verwenden. Regelmäßige Reinigung von Zähnen und Gebiß
- Duftlämpchen (kann auch aufdringlich wirken!)
- Parfum, Körperpflege.

Spezielle Therapie

- Bei Mundtrockenheit (☞ 10.3) intensivierte Mundpflege
- Bei Obstipation (☞ 10.13) Abführmaßnahmen mit oralen und rektalen Laxantien
- Bei Übelkeit und Erbrechen (☞ 10.9) antiemetische Behandlung
- Bei Infektionen im Nasen-Rachenraum, der Lunge und der Bronchien Antibiose, z. B. mit Ampicillin/Sulbacatam (Unacid® PD oral 2 x 2 Tabl.), bei Infektionen mit Anaerobiern Metronidazol (Clont® 2 x 400–500 mg)
- Zur Geruchsabsorption, v. a. bei Krankheiten des Verdauungstraktes: Petersilie, Milch, Chlorophyll 3 x 2 Drg. täglich; Vorsicht: die Zunge wird dunkelgrün!
- Behandlung einer Mukositis (☞ 10.5)
- Bei zerfallenden oder exulzerierenden Tumoren: lokale oder systemische Metronidazolgabe: (z. B. Clont® 2 x 400–500 mg oral, rektal oder i.v.; Clont® Injektionslösung zum Mundspülen oder Austupfen verwenden).

10

Bei Tumoren, die schwer zugänglich sind, Metronidazol in Sprayform verwenden. Dazu Injektionslösung in Nasensprayfläschchen abfüllen!

10.3   Mundtrockenheit

Gefühl des trockenen Mundes, welches meist, aber nicht zwingend, mit einer verminderten Speichelproduktion einhergeht.

Das Symptom „Mundtrockenheit" wird oft zu wenig beachtet. Nahezu alle Patienten leiden im Terminalstadium ihrer Erkrankung an einem trockenen Mund. Bei sorgfältiger Behandlung kann oftmals die Lebensqualität erheblich verbessert werden.

■ Klinik

- **Symptome:** Durst und das unstillbare Verlangen, den Mund anzufeuchten, Schwierigkeiten beim Sprechen, Kauen und Schlucken, unangenehme Schleimhautbeläge, Zungenbrennen, Geschmacksveränderungen, Lippenrhagaden
- **KO:** Appetitlosigkeit, Verstärkung einer Kachexie, Schmerzen, schlechtes Tolerieren der Zahnprothese, Infektionen (Pilze, Bakterien, Viren), Mundgeruch
- **Psychosoziale Aspekte:** Reduzierte Kommunikationsfähigkeit, Unruhe, Fernbleiben von gemeinsamen Mahlzeiten, vermehrte Abhängigkeit vor allem bei immobilen Menschen.

■ Ursachen

- *Verminderte Speichelproduktion* infolge von
    - Medikamenten: Opioide, Anticholinergika, Antidepressiva, Antikonvulsiva, Neuroleptika, Diuretika, Antihistaminika, Hypnotika
    - Eingeschränktem Kauen, z.B. durch Schmerzen, Op im Unterkiefer- und Wangenbereich
    - Verschluß oder Einengung der Speicheldrüsenausführgänge (z.B. durch Tumor)
    - Andere: z.B. Sklerodermie, Hypothyreose, Hyperkalzämie

- *Schleimhautveränderungen*
  - Mukositis nach Chemo-, Radiotherapie (☞ 4.1, 4.2)
  - Virale, bakterielle, Pilzinfektionen
  - Granulozytopenische oder tumoröse Ulzerationen
- *Dehydratation und Speichelverlust*
  - Mangelnde Flüssigkeits – und Nahrungsaufnahme, Terminalphase, Anorexie
  - Mundatmung mit Austrocknung der Schleimhaut (komatöser Patient)
  - Sauerstoffgabe
- *Psychische Ursachen*
  - Angst, Depression („Da bleibt mir die Spucke weg." „Die Zähne nicht auseinander kriegen.").

Vorsicht

Häufig wird allein die mangelnde Flüssigkeitsaufnahme für die Mundtrockenheit verantwortlich gemacht, aber andere Ursachen werden übersehen. Selbst nach ausreichender, auch parenteraler Flüssigkeitszufuhr klagen viele Patienten weiterhin über Mundtrockenheit.

■ Diagnostik

- Anamnese: Pat. wiederholt und gezielt auf trockenen Mund ansprechen, Medikamentenanmnese
- Regelmäßige, genaue Inspektion der Mundhöhle mit gleichzeitiger Beachtung der Zunge, des Zahnstatus und des Nasen-Rachenraumes: Beläge, Borken, Hinweis für Soor, trockene Schleimhäute, Ulzera.

■ Therapie

Allgemeine Maßnahmen haben therapeutisch den größten Stellenwert und sollten vorrangig und immer parallel zu speziellen Maßnahmen durchgeführt werden.

Allgemeine Maßnahmen

- Gewissenhafte Mundpflege (☞ 10.4)
- Kritische Überprüfung der Medikamente mit speichelreduzierender Wirkung. Evtl. Absetzen oder Austausch (z. B. Desipramin anstatt Amitriptylin)
- Speichelproduktion anregen, um damit die Selbstreinigung der Mundhöhle zu fördern:

10

- Patient zum Kauen auffordern, auch bei flüssiger Ernährung (Brotrinde, Dörrfrüchte, Kaugummi, Gummibärchen, Strohhalm verwenden)
- Speicheldrüsen massieren
- Zitronen-, Orangensaft oder andere säurehaltigen Getränke oder Früchte; allein der Geruch regt den Speichelfluß an
- Gefrorenes anbieten (Fruchtstücke, Wasser, Säfte, Lieblingsgetränke – auch Sekt, Bier oder Kognak). Besonders geeignet sind **Ananas**, frisch oder Konserve (enthält das Enzym Ananase mit reinigendem Effekt auf die Mundschleimhaut; bei wahrnehmungsgestörten Menschen zum Anreichen Mullkompresse oder Stofftaschentuch verwenden)
- Stets etwas zum Trinken am Bett bereithalten
- Luftfeuchtigkeit in den Räumen erhöhen; intermittierend Ultraschallvernebler benutzen.

 Vorsicht ──────────────────────────────

Lemonsticks (Zitroglyzerinstäbchen) enthalten wasserbindendes Glyzerin, daher verstärkt eine häufige Anwendung die Austrocknung.

Spezielle Maßnahmen

Vor allem nach Radiatio der Unterkieferregion mit teilweise irreversibler Zerstörung der Speicheldrüsen müssen spezielle Maßnahmen ergriffen werden.

- Künstlicher Speichel. Nachteil: muß mehrere Male pro Stunde angewandt werden. Evtl. eigene Mischung herstellen lassen: Methylzellulose 10 g plus Zitronenextrakt 0,2 ml auf 1 Liter Wasser, davon stündlich 1 ml mittels Pipette oder als Spray
- Nasentropfen (z.B. Coldastop Nasenöl, mehrmals täglich 2–3 Tropfen)
- Cholinerge Medikamente zur Anregung der Speichelproduktion, z.B. Pilocarpin 3 x 3–5 mg, max. Dosis 3 x 10 mg, absetzen, falls nach 1–2 Wochen kein Effekt (in Deutschland nur als Augentropfen verfügbar)
- Sialagogika (z.B. Mucinol 3 x 1–2 Drg. vor den Mahlzeiten)
- Therapie der Mukositis ☞ 10.5, der Hyperkalzämie ☞ 7.4.

10

10.4 Mundpflege

Ziel

- Schutz der Lippen und der Mundschleimhaut durch Reinigung und Feuchthalten
- Anregung der Schleimhautdurchblutung
- Aufrechterhaltung der physiologischen Mundflora, Vorbeugung vor Infektionen
- Linderung von Mundtrockenheit und Durst
- Schmerzreduktion bei Mukositis
- Verbesserung der Nahrungsaufnahme und Kommunikation
- Vermeidung von Mundgeruch.

Material

- Weiche Zahnbürste, Zahnpasta, Mundpflegelösung
- Mundpflegeset: Nierenschale, Mulltupfer, Wattestäbchen, Peanklemme, Holzspatel, Handschuhe, Pipette, Lampe.

Mundpflegelösungen

- Teezubereitungen: Kamille, Pfefferminze, Hagebutte, Salbei (wirkt desinfizierend aber sekretionshemmend, kann eine Mundtrockenheit verstärken), Myrrhe
- Bepanthenlösung
- Kamillenextrakt (z.B. Kamillosan Konzentrat, 3 mal täglich 15–30 Tropfen auf 50 ml Wasser
- Ätherische Öle (z.B. Salviathymol N® Lösung, 3–5 mal täglich 5–20 Tropfen auf 50 ml lauwarmes Wasser, Zitronenöl, Teebaumöl)
- Fettstift und vitaminhaltige Cremes (z.B. Bepanthen Salbe®) zur Lippenpflege verwenden.

 Mundpflege

- Bei wahrnehmungsgestörten Pat. oder, falls nichts schmeckt, Lieblingsgetränke verwenden. Lieber Mundpflege mit Sekt, Wein oder Bier als gar keine
- Zur normalen Mundpflege keine Antiseptika verwenden. Sie zerstören auf Dauer die Mundflora und trocknen die Schleimhäute aus.

Durchführung

- Patient möglichst eigenständig handeln lassen. Individuellen Plan erstellen; persönliche Vorlieben berücksichtigen
- Regelmäßiges Reinigen von Zähnen und Gebiß anbieten; je nach Befund kann dies bis zu stündlich notwendig sein
- Mundspülungen mit Mundpflegelösungen (s.o.) oder lauwarmem Wasser

10

- Bei wahrnehmungsgestörten oder moribunden Pat. Auswischen der Mundhöhle mit Tupfer oder Wattestäbchen; Pipette benutzen
- Entfernen von Borken und Belägen mit lauwarmem Wasser, Fett oder Naturjoghurt. Hilfsmittel: weiche Zahnbürste oder Tupfer. In hartnäckigen Fällen:
  - Butterstückchen auf die Zunge oder in die Wangentasche legen; nach 10 Min. abreiben
  - Kochsalzlösung verwenden; fördert das Granulationsgewebe (1 TL Kochsalz auf ½ Glas Wasser; höhere Konzentrationen sind schleimhautreizend)
  - Rosenhonig
  - Backpulver (kein Routineeinsatz!) ½ TL auf ¼ l Wasser
  - Bei belegter Zunge: ¼ Vitamin C Brausetabl. auf die Zunge legen
- Gründliches Reinigen der Prothese mit Zahnbürste und Zahnpasta
- Lippenpflege
- Abschließende Inspektion mit Spatel und Lampe.

Durst als quälendes Symptom bei Mundtrockenheit kann nur in den seltensten Fällen durch parenterale Flüssigkeitsgabe gestillt werden! Wichtiger ist regelmäßiges Spülen des Mundes!

10.5   Mukositis

Entzündungen der oropharyngealen Schleimhautschichten mit teilweisem oder gesamtem Ausfall von Schleimhaut, Speicheldrüsen, Geschmacksknospen. Mukositis stellt die häufigste Frühreaktion einer Chemotherapie oder einer Bestrahlung im Kopf-Halsbereich dar. Sie ist oft schwer zu behandeln und kann therapielimitierend sein. Eine Kombination aus Radio- und Chemotherapie ergibt besonders schwerwiegende Mukositisverläufe.

■ Klinik

- **Symptome:** Schmerzen, Mundtrockenheit, Geschmacksveränderungen, Mundgeruch, Gefühl der „dicken Zunge". Einteilung nach WHO
  - Grad I: Rötung mit Wundgefühl
  - Grad II: Ulzerationen, die feste Nahrungsaufnahme unmöglich machen
  - Grad III: Ulzerationen mit fibrinartigen Pseudomembranen; nur flüssige Nahrung möglich
- **KO:** Unzureichende Nahrungsaufnahme, Anorexie, Verstärkung einer Kachexie, Gefahr der lokalen und der systemischen Infektion besonders

10

bei Granulozytopenie und Immunsuppression, schweres Krankheitsgefühl, Sepsis, Schleimhautblutungen
* **Psychosoziale Aspekte:** Sprechen und Nahrungsaufnahme erschwert, dadurch Isolierung möglich.

DD der einzelnen Schleimhautveränderungen

* *Neutropenische Ulzerationen:* scharf begrenzt, gelblich belegt, leicht zu lösen, sehr schmerzhaft. Vorkommen bei Leukozyten $\leq 100/mm^3$
* *Pilzbeläge:* weißlich-gelbe Plaques; Entfernung möglich, führt jedoch oft zu Blutungen und Ulzerationen; Rötungen, Schwellungen
* *Bakterielle Veränderungen:* Parodontose, kleine Ulzerationen, Zahnfleischblutungen, Abszesse
* *Virale Veränderungen:* sehr schmerzhafte, gelblich-weiße Beläge, Lippenbläschen, Fieber
* *Nach Radiatio und Chemotherapie:* Ödem, Erythem, Pseudomembranen, großflächige Ulzerationen.

 Vorsicht ────────────────────────────────

Pilzbeläge werden häufig mit normalem weißlichem Belag durch mangelnden Abrieb verwechselt.

■ Ursachen

* Radio- und Chemotherapie
  Zeitraum bis zum Auftreten der Schäden
  – Chemotherapie: 5 bis 7 Tage nach Beginn, bzw. indirekte Schäden, als Folge einer Neutropenie, zwischen dem 10. und 21. Behandlungtag
  – Bestrahlung: 3 bis 5 Wochen nach der Radiatio; Dauer: 2 bis 3 Wochen nach Behandlungsende und länger
* Infektionen
  – Pilze: Hauptkeim Candida albicans (Candidiasis, Soor); Aspergillus und andere
  – Bakterien: eher gramnegatives Spektrum
  – Viren: Herpes simplex, Zytomegalie, Varizellen, Epstein-Barr
* Mundtrockenheit, ☞ 10.3
* Immunsuppression
* Behandlung mit Kortikoiden, Chemotherapeutika, Antibiotika
* Mangelernährung: Vitaminmangel, Anämie, Eiweißmangel.

10

■ Diagnostik

- *Anamnese:* Schluckstörungen, Schmerzen, Geschmacksveränderungen
- *Untersuchung* der Mundhöhle: Feuchtigkeit, Durchblutung, Ulzerationen; Zahnstatus beachten, Prothesensitz kontrollieren
- *Labor:* Blutbild, selten mikrobiologische Untersuchungen, Pilzkulturen (nur bei fehlendem Ansprechen auf antimykotische Therapie).

■ Therapie

Ziele sind die Symptomlinderung und die Minderung der Verletzungsgefahr der Schleimhaut, Infektionsprophylaxe, suffiziente Schmerzbehandlung.

Spezielle Therapie bei Mukositis		
Präparat	**Handelsname**	**Dosierung, Anmerkung**
Analgetisch lokal (systemisch ☞ 8.3)		
Benzydamin	Tantum verde®	Bis zu 5 x tgl. gurgeln mit 15 ml Suspension oder bis zu 5 x tgl. 3 Sprühstöße
Lidocain	Xylocain® Spray	Bis zu 6 x tgl. 1 Hub
Cholinsalicylat	Mundisal-Gel®	Bis zu 8 x tgl. auf erkrankte Stellen auftragen
Benzocain	Zahnerol N®	Mehrmals tgl. auf erkrankte Stellen auftragen
Suspension aus Antazidum und Lokalanästhetikum	Tepilta®	4 x tgl. 2,5–10 ml
Mukositis Spüllösung	Kann vom Hausapotheker hergestellt werden. Zusammensetzung: Pantocain 2,0 – Hydrocortisonacetat 1,0 – Propylenglykol 30,0 – Azulon liquid 4,0 – Panthenol 5 % 40,0 – Blendamed fluid 8,0 – Aqua dest. ad 200 ml 3 x tgl. 5 ml, Nachteil: nur 2 Wochen haltbar	
Antimykotisch lokal		
Nystatin Suspension	Moronal®	4 x tgl. 2–6 ml Suspension in den Mund träufeln. Nachteil: zu kurze Kontaktzeit, daher Suspension einfrieren und Eisstücke lutschen! Die Wirkung von Nystatin wird durch Chlorhexidin herabgesetzt.
Amphotericin B	Ampho-Moronal®	4 x tgl. 1 ml Suspension oder 1 Lutschtablette; evtl. Susp. einfrieren

10

Spezielle Therapie bei Mukositis		
Präparat	**Handelsname**	**Dosierung, Anmerkung**
Clotrimazol	Onymyken 100®	5 x tgl. dünn auf erkrankte Stellen auftragen oder einsprühen
Antimykotisch systemisch		
Fluconazol	Diflucan®	1 x tgl. 50–150 mg oral oder i.v.
Ketoconazol	Nizoral®	1 x tgl. 200–400 mg oral
Itroconazol	Sempera®	1 x tgl. 200 mg oral
Antibakteriell lokal		
Benzydamin	Tantum verde®	5 x tgl. 3 Sprühstöße oder mit 15 ml Lösung gurgeln
Chlorhexidin, Hexetidin	Lemocin CX Gurgel-lösung® oder Hex-oral®	2–4 x tgl. Mundspülung mit 15 ml unverdünnter Lösung
Metronidazol	Clont® Injektionslö-sung	In Sprayfläschchen umfüllen; 4 x tgl. 3 Hub
Antibakteriell systemisch		
Flucloxazillin	Staphylex®	4 x tgl. 250–500 mg oral
Metronidazol	Clont®	2 x tgl. 400–500 mg oral oder i.v.
Antiviral lokal		
Aciclovir	Zovirax® oder Mapox®	Creme 6 x tgl. auf betroffene Stellen auftragen
Antiviral systemisch		
Aciclovir	Zovirax®	5 x tgl. 200 mg über 5 Tage

Teebaumöl (Zubereitung: 10 ml Bepanthenlösung mit 5 Tropfen Teebaumöl) wirkt antibakteriell, antimykotisch und schmerzlindernd. Myrrhe-Tinktur wirkt antiseptisch, schmerzlindernd und adstringierend.

Prophylaxe

Bei Chemo- und Radiotherapie unbedingt Prophylaxe betreiben, dabei Latenzzeit beachten.

10

- Salbeitee (2–3 getrocknete Blätter mit 1 Tasse kochendem Wasser aufgießen und 5–7 Min. ziehen lassen; Gurgeln mit Salbeitee ist genauso wirksam wie die Einnahme jeglicher pharmazeutisch hergestellter Mundspüllösungen)
- Kamillenblütenextrakt (z.B. Kamillosan Konzentrat® zum Gurgeln: 3 x täglich 15–30 Tropfen auf ½ Glas lauwarmes Wasser)
- Regelmäßige Mundpflege betreiben ☞ 10.4
- Behandlung einer Mundtrockenheit ☞ 10.3
- Vermeiden von scharfen und sauren Speisen.

Kein Einsatz von Antiseptika zur Prophylaxe.

10.6   Geschmacksveränderungen

Vermindertes, fehlendes oder verändertes Geschmacksempfinden; betroffen sind im Laufe der Erkrankung ungefähr 20–50 % aller Krebspatienten.

■ Klinik

- **Symptome:** Nahrung schmeckt „nach nichts", Widerwillen und Abneigung gegen das Essen, zuckerhaltige Speisen werden als zu süß abgelehnt, Fleisch u.a. rufen bitteren, metallischen Geschmack hervor. Patienten berichten selten von reinen Geschmacksveränderungen, meist klagen sie über den im Vordergrund stehenden Appetitverlust
- **KO:** Anorexie, Verstärkung einer Kachexie, Verdauungsprobleme (Stimulation der Geschmackszellen bewirkt eine Zunahme der Verdauungstätigkeit), Zunahme einer körperlichen Schwäche.

■ Ursachen

Die Hauptursache für eine veränderte Geschmacksempfindung liegt primär meist nicht in der Mundhöhle. Ein Zusammenhang besteht zwischen Kachexie, Anorexie und Geschmacksveränderungen. Inwieweit der Tumor selbst das Geschmacksempfinden beeinflußt, ist nicht bekannt.

- Metabolische Veränderungen durch die Grunderkrankung
- Mangelerscheinungen (z.B. Zinkmangel)
- Medikamente (z.B. Zytostatika, Metronidazol)
- Mundtrockenheit (☞ 10.3)

10

- Mukositis (☞ 10.5)
- Lokale Zerstörung der Geschmackszellen und deren Innervation
  - Tumoren
  - Chirurgische Eingriffe (z. B. Glossektomie, Laryngektomie)
  - Bestrahlung.

■ Therapie

- Sorgfältige Mundpflege (☞ 10.4)
- Förderung der Speichelproduktion (☞ 10.3)
- Behandlung einer Mukositis (☞ 10.5)
- Behandlung einer Anorexie (☞ 10.1)
- Kräftiges Würzen der Speisen; Vorsicht bei Ulzerationen! Geschmacksverstärkend wirken: säurehaltige Zugaben, Zucker bei bitterem Geschmack
- Zink (z. B. Zinkit® 20, 3 x 1 Drg.) Zinkmangel spielt bei fehlendem Geschmacksempfinden und bei Anorexie eine Rolle.

10.7   Dysphagie

Funktionelle oder mechanische Behinderung des Schluckaktes im Bereich von Mundhöhle, Rachen oder Ösophagus. Schmerzhafte Schluckstörung = Odynophagie.
Bis zu 25 % der Krebspatienten klagen bei fortgeschrittener Erkrankung über Schluckstörungen.

■ Klinik

- **Symptome:** Schmerzen beim Schlucken, Nahrung, Flüssigkeit und Speichel bleiben in Mund und Rachenraum „stecken" (oft tagelang), Regurgitation in Nasen- und Rachenraum, Globusgefühl, Sodbrennen und Schmerzen, auch unabhängig vom Schluckakt
- **KO:** Hunger, Gewichtsabnahme, Kachexie, Anorexie, Entzündungen, Perforation, Fistelbildung
- **Psychosoziale Aspekte:** Soziale Isolation (Pat. ißt/ist allein).

■ Ursachen

Der Schluckakt läuft in drei ineinander übergehenden Phasen ab (bukkale, pharyngeale und ösophageale Phase). Schlucken ist ein komplexes Phänomen und beruht auf dem Zusammenspiel von Hirnnerven und Skelettmuskeln.
- **Allgemein:** Allgemeine Schwäche, Demenz, Mundtrockenheit

10

- **Mechanisch**
  - Tumoren im HNO-Bereich und oberen GI-Trakt mit Infiltration, Exulzeration und Obstruktion
  - Tumorkompression von außen bei mediastinalen Tumoren oder LK-Metastasen
  - Sekretverlegung, Fremdkörper (Tabletten, Nahrung, Zahnprothese), Spasmus, Stentdislokation
  - Z.n. Operationen (z.B. Zungenteilresektionen), Bestrahlung (z.B. Strahlenfibrose)
  - Mukositis ☞ 10.5, Soorinfektionen
- **Neurologisch**
  Krankheiten des ZNS (Z.n. Apoplex, Tumoren, ALS), neuromuskuläre Syndrome (z.B. Myasthenie, Sklerodermie), Krankheiten der peripheren Nerven (z.B. Diabetes mellitus, Alkohol-bedingte Polyneuropathie)
- **Medikamente:** Metoclopramid, Haloperidol, Phenothiazine
- **Psychisch:** Angst, Depression
  „Etwas ist schwer zu schlucken", „Es bleibt einem im Halse stecken", „Man ist ein armer Schlucker".

■ Diagnostik

- Anamnese
- Regelmäßiges Beobachten des Pat., evtl. unbemerkt
- Befragen von Pflegepersonal und Angehörigen
- Inspektion von Mund und Rachenraum
- Schluckversuch (Flüssiges geht besser als Festes → mechanische Ursache; Dickflüssiges geht besser als Dünnflüssiges → neuromuskuläre Störung; Hustenreiz → Fistel)
- Ultraschall des Halses (Divertikel), evtl. HNO-ärztliche und neurologische Untersuchung
- Selten Röntgen, Endoskopie oder CT.

■ Therapie

Allgemeine Maßnahmen: Mundpflege ☞ 10.4, Mundhygiene, Therapie der Grundkrankheit.

Diätberatung
- Dünnflüssiger Brei und angedickte Säfte
- Sahnehaltige Speisen, Eis, Babynahrung, Gelee
- Heiße, scharfe, harte und trockene Speisen vermeiden
- Kleine Bissen, Strohhalm zum Trinken (vermeidet Reklination des Kopfes und erleichtert so den Schluckakt, vermehrt die Speichelsekretion)

10

- Langsam, mit kleinem Löffel essen, sorgfältig kauen
- Aufrecht, im Sitzen essen
- Eiswasser oder Eiswürfel zum Abschwellen.

Medikamentöse Maßnahmen
- *Abschwellend:* Steroide (Dexamethason 2 x 8 mg/die p.o, s.c.)

Therapieversuch mit Steroiden über max. 5 Tage. Absetzen, wenn kein Erfolg, da sonst qualvoller Effekt mit Appetitsteigerung.

- *Motilitätsfördernd:* Metoclopramid (Paspertin®) 2–3 x 10–20 mg s.c., i.v., rektal, p.o. als Tropfen oder Tabletten, Domperidon (Motilium®) 3 x 10–20 mg p.o. Tropfen oder Tabl., Cisaprid (Propulsin®) 3 x 10 mg p.o., Tabl. oder Suspension
- *Bei fortbestehender Dysphagie mit störendem Speichelfluß:* Anticholinergika, z.B. Amitriptylin (Saroten®) 25–75 mg/die, Neuroleptika, z.B. Haloperidol (Haldol®) 3 x 0,5–1 mg/die p.o. oder s.c., Scopolamin (Scopolaminum hydrobromicum®) 3 x 0,3–0,5 mg/die, Scopoderm® TTS Membranpflaster, Bestrahlung der Speicheldrüsen diskutieren.

Mechanische Interventionen
In der Terminalphase eher nicht durchführen. Möglichkeiten: Endoskopie mit Entfernung von Fremdkörpern oder Sekret, Dilatation und Stenteinlage bzw. Korrektur, Laserabtragung von Tumoren, endoskopische oder perkutane Strahlentherapie bei stenosierenden Prozessen des Mediastinums.
- Ernährungssonden ☞ 3.1.2
- Parenterale Ernährung.

10.8   Singultus

Meistens ist ein Singultus (Schluckauf) kurz, selbstlimitierend und dauert nur wenige Sekunden bis Minuten. Wenn er länger als 48 Stunden anhält, spricht man von einem persistierenden Singultus. Die Frequenz des Singultus variiert zwischen 4 und 60 pro Minute.

■ Klinik

Bei hartnäckigem Singultus: Unfähigkeit zu essen, zu trinken und zu kommunizieren mit Exsikkose und Gewichtsverlust, Erschöpfung, Schlaflosigkeit (manchmal verschwindet ein Singultus aber auch beim Schlafen); Ösophagitis, Herzrhythmusstörungen (selten).

10

■ Ursachen

Es gibt über 200 Ursachen für Singultus. In der Palliativmedizin sind die häufigsten Magendehnung (ca. 95 %), Zwerchfellirritation, Irritation des N. phrenicus, toxisch (Urämie, Infektion), ZNS-Tumoren.

Singultus: Ursachen	
N. vagus-Reizung	**N. phrenicus-Reizung**
Abdominelle Äste: Magenblähung (häufigste Ursache), Aerophagie, Gastritis, sehr kaltes/heißes Essen, Hepatomegalie, Pankreatitis, Peritonitis, Tumor	Subphrenischer Abszeß, Mediastinaltumor, Halstumor
Thorakale Äste: Pneumonie	ZNS: Hirndruck, Hirnstammläsion, A. basilaris-Insuffizienz, Enzephalitis
Laryngeale, pharyngeale, aurikuläre, meningeale Äste	Toxisch: Alkohol, Urämie
Psychogen	

■ Diagnostik

- **Anamnese:** Schwere und Dauer des Singultus, Auftreten im Schlaf, andere Symptome zur gleichen Zeit, frühere Episoden mit Singultus
- **Körperliche Untersuchung**
  - Hals: Pharyngitis, Lymphknotenvergrößerungen
  - Lunge: Pneumonie
  - Abdomen: Meteorismus, Darmgeräusche, Hepatomegalie
- **Apparative Untersuchungen**
  - Rö Thorax: pulmonale, mediastinale oder kardiale Veränderungen
  - Labor: Entzündungszeichen (Blutbild, CRP, Kalzium, Blutzucker).

■ Therapie

- *Pharyngeale Stimulation* (wenn Singultus nur wenige Minuten anhält): Trinken von Pfefferminztee, Gurgeln mit Wasser, Massage des weichen Gaumens mit Hilfe des Zeigefingers, kräftiges Ziehen an der Zunge, 2 Teelöffel Zucker essen, 2 Gläser Likör schnell trinken, Eiswasser trinken, Akupressur zwischen Oberlippe und Nase
- *Reduktion der Magenblähungen:* Pfefferminzwasser um aufzustoßen (Entspannung des unteren Ösophagussphinkters), Metoclopramid (Paspertin®) 10–20 mg 4 x tgl. (nicht in Kombination mit Pfefferminzwasser), Dimeticon (z. B. Sab simplex® 30–45 Trpf. 6-stdl.)

10

- *CO_2-Erhöhung* (Suppression des Singultusreflexes im Hirnstamm): Luft anhalten, Rückatmen in eine Tüte
- *Muskelrelaxation:* Baclofen (Lioresal®) 5–10 mg 8-stdl., Nifedipin (Adalat®) 10–20 mg 8-stdl.
- *Zentrale Unterdrückung des Singultusreflexes:* Haloperidol (Haldol®) 5–10 mg p.o./s.c. zur Nacht, Levepromazin (Neurocil®) 10–25 mg p.o. 8-stdl., Midazolam (Dormicum®) 10–60 mg/24h in der Spritzenpumpe
- *Tumorreduktion:* Dexamethason (Fortecortin®) p.o. 8–24 mg tgl.

10.9   Übelkeit und Erbrechen

Fast 60 % aller Patienten mit fortgeschrittenem Karzinom leiden an Übelkeit und/oder Erbrechen, 40 % der Patienten in den letzten Wochen vor dem Tod. Patienten mit Mamma-, Magen- oder gynäkologischen Tumoren sind besonders betroffen.

■ Klinik

Übelkeit und Erbrechen sind eigentlich zwei eigenständige Symptome, die aber häufig gemeinsam auftreten.

Symptome
- Kann mit Appetitlosigkeit, gesteigertem Speichelfluß und Würgen einhergehen. Häufig begleitet von vegetativen Symptomen wie vermehrtem Schwitzen, Tachykardie, Blutdruckabfall (vagovasales Syndrom) und unwillkürlichem Stuhl- und/oder Urinabgang
- Je nach Ursache wird unverdaute oder verdaute Nahrung, Galle, Schleim, Blut oder Stuhl (Miserere) erbrochen
- Ausdruck psychosozialer Probleme
  – Etwas zum Kotzen finden
  – Seinen Ärger ausspucken
  – Etwas liegt schwer im Magen
  – Die Galle kommt hoch.

Komplikationen
- Unsichere Wirkung von Medikamenten
- Steigerung der „Angst vor dem Verhungern" bei Patient und Angehörigen
- Compliance sinkt, Therapie wird abgelehnt
- Elektrolytentgleisungen mit Schwäche, Müdigkeit und Exsikkose

10

- Mechanische Schäden wie Stomatitis, Ösophagitis, Mallory-Weiss-Läsionen, Ösophagusruptur
- Aspiration.

■ Ursachen

Für eine adäquate Therapie müssen die naheliegendsten Ursachen eruiert werden.

- **Gastrointestinal**
  - Ösophagus: Soor, Ulzerationen, Obstruktion, Spasmus
  - Gastrale Irritation: Entzündung, Ulkus, Tumor, Nicht-steroidale Antirheumatika, Antibiotika, Alkohol, Blut
  - Gastrale Stauung: Druck auf den Magen von außen durch Lebermetastasen, Primärtumor, Aszites; exzessive Nahrungsaufnahme (z.B. auf Drängen der Angehörigen)
  - Obstipation
  - Ileus/Gastrointestinale Obstruktion
- **Metabolische Veränderungen und Toxine**
  - Medikamente: im Prinzip jedes Medikament, v.a. Zytostatika, Opioide, Digitalis, nicht-steroidale Antiphlogistika, Antibiotika, Theophyllin, Carbamazepin
  - Hyperkalzämie, Hyponatriämie
  - Urämie
  - Infektionen
  - Tumortoxine
  - Bestrahlung: große Felder, Gastrointestinaltrakt
- **ZNS-Veränderungen**
  - Erhöhter intrakranieller Druck durch Primärtumor oder Metastasen
  - Meningitis: bakteriell, viral, carcinomatosa
  - Vestibuläre Veränderungen: Akustikusneurinom, Knochenmetastasen im Bereich der Schädelbasis, Labyrinthaffektionen
- **Psychische Veränderungen**
  - Angst, Depression, Stress
  - Schmerz
  - Antizipatorisch (Erinnerung, Geruch, Geschmack)
- **Husten.**

 Differentialdiagnose

- Regurgitation: passiver, lageabhängiger Reflux aus dem Magen oder Ösophagus, i.d.R. ohne Übelkeit
- Erbrechen nach starkem Hustenanfall.

10

Pathophysiologie von Übelkeit und Erbrechen

Die Chemorezeptortriggerzone (CTZ) liegt am Boden des 4. Ventrikels im Hirnstamm (☞ Abb. 10.1). Die CTZ wird durch metabolische Veränderungen und Medikamente erregt. Das Brechzentrum im Hirnstamm wird durch die CTZ, gastrointestinale Veränderungen über den N. vagus und ZNS-Veränderungen erregt. Vom Brechzentrum werden Effektororgane im Gastrointestinaltrakt aktiviert.

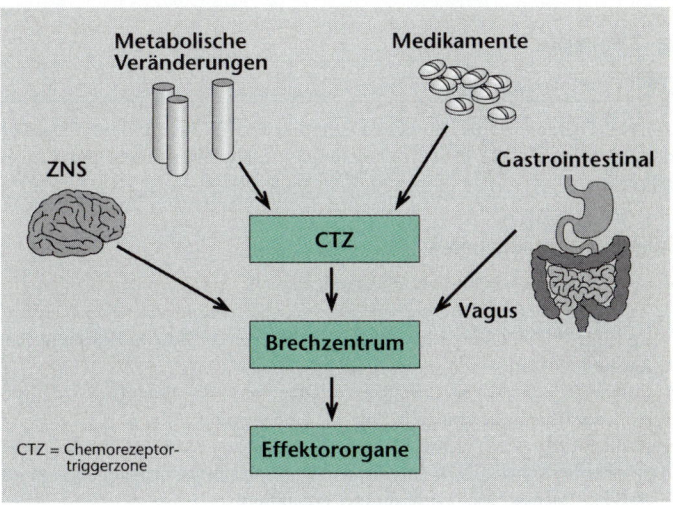

Abb. 10.1: Pathophysiologie von Übelkeit und Erbrechen [L157]

■ Diagnostik

- **Anamnese:** Aussehen, Farbe, Geruch und Menge des Erbrochenen; Zeitlicher Zusammenhang mit Nahrungsaufnahme und anderen Ereignissen; Vorausgehende Symptome; Durst und Schläfrigkeit (Hyperkalzämie?); Singultus (Urämie?); Dysurie; Obstipation; Kopfschmerzen (Hirndruck?); Medikamente; vorausgegangene Operationen
- **Körperliche Untersuchung:** Fieber, Herdneurologie, Exsikkose, Papillenödem, Mundsoor, abdominelle Tumormassen, Hepatomegalie, epigastrischer Druckschmerz, rektale Untersuchung (harter Stuhl in der Ampulle)

10

- **Labor:** Richtet sich nach Anamnese und Verdachtsdiagnose: Kalzium, Medikamentenspiegel (z. B. Digitalis, Carbamazepin, Theophyllin), Elektrolyte, Kreatinin, Harnstoff, Bakteriologie des Urins
- **Bildgebende Verfahren:** Sonographie, Endoskopie.

Apparative Diagnostik ist selten indiziert, da die symptomatische Therapie im Vordergrund steht.

■ Therapie

Ziel der Therapie ist die deutliche Linderung der Übelkeit und der Frequenz des Erbrechens. Viele Patienten tolerieren es, ein- bis zweimal pro Tag zu erbrechen.

Allgemeine Maßnahmen

- Absetzen aller verzichtbaren Medikamente
- Behandlung reversibler Ursachen soweit möglich (Hirndruck ☞ 13.4, Hyperkalzämie ☞ 7.4, Obstipation ☞ 10.13, Schmerzen ☞ Kap. 8, Husten ☞ 9.2, Aszites ☞ 10.12)
- Prophylaxe z. B. bei gleichzeitiger Opiattherapie (z. B. Haldol® 3 x 5 Trpf. p.o.), vor Chemotherapie (z. B. Zofran® 2 x 8 mg p.o.)
- Diätberatung: viele kleine Mahlzeiten, Lieblingsspeisen, oft werden kalte Speisen bevorzugt, Essen in entspannter Atmosphäre, Vermeidung von zu starkem Essensgeruch (Einzelzimmer evtl. nötig).

Medikamentöse Therapie

Praktische Tips

- Antiemetikum der 1. Wahl regelmäßig und zusätzlich bei Bedarf verschreiben
- Engmaschige Re-Evaluation: Dosiserhöhung des gewählten Antiemetikums, bei Versagen Ersetzen durch Amtiemetikum der 2. Wahl, evtl. Kombination zweier Antiemetika mit unterschiedlichem Ansatzpunkt
- Prophylaktische Gabe von Medikamenten notwendig, d.h. wie in der Schmerztherapie vor Wiederauftreten des Symptoms, entsprechend der Wirkdauer
- Wahl des geeigneten Antiemetikums ist abhängig von der Ursache von Übelkeit und Erbrechen, der Wirkungsweise des Antiemetikums und der Verfügbarkeit von oralen, rektalen und parenteralen Applikationsformen

10

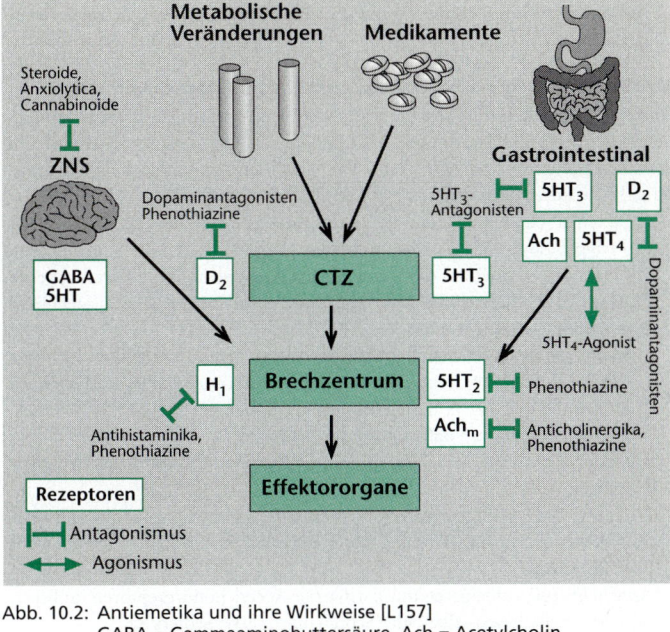

Abb. 10.2: Antiemetika und ihre Wirkweise [L157]
GABA = Gammaaminobuttersäure, Ach = Acetylcholin,
Ach_m = Acetylcholin (muskarinartige Rezeptoren), D_2 = Dopamin,
H_1 = Histamin H_1, $5HT_{2/3/4}$ = Serotoningruppe 2/3/4,
CTZ = Chemorezeptortriggerzone

- Die Kombination von Antiemetika mit unterschiedlichen Ansatzpunkten ist dann sinnvoll, nachdem die Maximaldosierung des zuerst eingesetzten Antiemetikums erreicht ist. Die meisten Patienten benötigen 2 Medikamente
- Applikation der Medikamente: Orale Gabe nur sinnvoll, um Übelkeit vorzubeugen oder bei leichter Übelkeit. Zur Therapie von Übelkeit und Erbrechen müssen Medikamente rektal oder parenteral gegeben werden, da orale Medikamente aufgrund einer gastralen Stauung bei Übelkeit nicht resorbiert werden. Suppositorien sind besonders für die Behandlung zu Hause hilfreich. Subkutane Injektion mittels Spritzenpumpe (☞ 3.2.3) ist die Applikationsform der Wahl bei Übelkeit und Erbrechen
- Wenn Übelkeit und Erbrechen 48 h unter Kontrolle sind, kann von parenteraler/subkutaner auf orale Medikation gewechselt werden

10

- Wenn Übelkeit und Erbrechen nicht durch Antiemetika auch in Kombination kontrolliert werden können, kann die zusätzliche Gabe von Steroiden indiziert sein.

Medikamente gegen Übelkeit und Erbrechen: Wirkmechanismen

Antiemetika wirken über die Blockade von Neurotransmittern an verschiedenen Rezeptoren im Gastrointestinaltrakt, der Chemorezeptortriggerzone und dem Brechzentrum (☞ Abb. 10.2). Die einzelnen Antiemetika haben unterschiedliche Rezeptoraffinitäten (☞ Tab.).

- *Prokinetika* blockieren zentrale Dopaminrezeptoren in der Chemorezeptor-Trigger-Zone (CTZ) und periphere Dopaminrezeptoren im unteren GI-Trakt und vermehren die Freisetzung von Acetylcholin im Plexus myentericus an $5HT_4$-Rezeptoren (Wirkung durch Anticholinergika aufgehoben), stimulieren gastrale Motilität
  - Metoclopramid beschleunigt Magenentleerung und verbessert Transport durch GI-Trakt, in Standarddosierung auch zentral wirksamer Dopaminantagonist in CTZ, in hohen Dosierungen auch $5HT_4$-Agonist. NW: gelegentlich extrapyramidal-motorische Reaktionen
  - Cisaprid aktiviert $5HT_4$-Rezeptoren in Peripherie, keine ZNS-Nebenwirkungen
- *Histamin-Blocker* antagonisieren H_1-Rezeptoren im Brechzentrum und Vestibularzentrum: Antihistaminika (Dimenhydrinat, Cyclizin, Promethazin). NW: Sedierung
- *Anticholinergika* blockieren muskarinartige Acetylcholinrezeptoren im Brechzentrum: Belladonna-Alkaloide (Scopolamin). NW: Sedierung
- *$5HT_3$-Antagonisten* blockieren Übertragung an $5HT_3$-Rezeptoren im GI-Trakt, der CTZ und im Brechzentrum, keine antidopaminerge (Neben-)Wirkung: Ondansetron, Ganisetron, Tropisetron
- *Neuroleptika* (Phenothiazine, Butyrophenone), blockieren zentrale Dopamin-, Histamine-, Acetylcholin- und als einzige Antiemetika $5HT_2$-Rezeptoren. Breiteste antiemetische Wirkung. Die benötigte Dosis zur Antiemese ist deutlich niedriger als zur antipsychotischen Therapie, deshalb weniger Sedierung als NW
- *Steroide*
  - Der antiemetische Wirkmechanismus von Dexamethason ist nicht bekannt, möglicherweise zentrale Hemmung der Prostaglandinsynthese, gut in Kombination mit anderen Antiemetika
  - Verkleinerung des Tumorödems mit konsekutiver Senkung des intrakraniellen Drucks bei Hirntumoren, Verminderung der Obstruktion bei abdominellen Tumoren
- *Cannabinoide:* Wirken zentral über eigene Rezeptoren.

10

Rezeptoraffinitäten unterschiedlicher Antiemetika

	D_2-Rez. Ant.	H_1-Rez. Ant.	ACh_m-Rez. Ant.	$5HT_2$-Rez. Ant.	$5HT_3$-Rez. Ant.	$5HT_4$-Rez. Ag.	D_2-Rez. Ant. (peripher)
	Zentral				Zentral und peripher	Peripher	
Metoclopramid	++	0	0	0	+	++	++
Cisaprid	0	0	0	0	0	+++	0
Domperidon	0	0	0	0	++	0	++
Scopolamin	0	0	+++	0	0	0	0
Cyclizin	0	+++	++	0	0	0	0
Dimenhydrinat	0	++	+	0	0	0	0
Ondansetron	0	0	0	0	+++	0	0
Haloperidol	+++	0	0	0	0	0	0
Levomepromazin	++	+++	++	+++	0	0	0
Triflupromazin	++	++	+	++	0	0	0

Rez. = Rezeptor, Ant. = Antagonist, Ag. = Agonist
Neurotransmitter: D_2 = Dopamin, H_1 = Histamin H_1, Ach_m = Acetylcholin, $5HT_{2/3/4}$ = Serotoningruppe 2/3/4

Antiemetika mit zentraler Wirkung

Wirkort	Medikament	Beispiel
Chemorezeptortriggerzone	Dopaminantagonisten $5HT_3$-Antagonisten	Haloperidol, Levopromazin, Metoclopramid Ondansetron
Brechzentrum	Anticholinergika Antihistaminika $5HT_2$-Antagonisten	Scopolamin Dimenhydrinat, Cyclizin, Levomepromazin Levomepromazin, Triflupromazin
Cerebraler Cortex	Benzodiazepine Steroide Cannabinoide	Lorazepam Dexamethason Dronabinol (Tetrahydrocannabinol)

10

Antiemetika mit Wirkung im Gastrointestinaltrakt		
Wirkmechanismus	**Medikament**	**Beispiel**
Prokinetika	$5HT_4$-Agonist Dopaminantagonist	Cisaprid, Metoclopramid Metoclopramid
$5HT_3$-Rezeptor-blockade	$5HT_3$-Rezeptorblocker	Ondansetron
Antisekretorisch	Anticholinergika Somatostatinanaloga	Scopolamin Octreotid (keine eigene antiemetische Wirkung)
Antiödematös	Steroide	Dexamethason

Medikamentöse Therapie abhängig von der klinischen Situation

Gastritis, gastrale Stase, funktionelle Obstruktion

- Metoclopramid (Paspertin®): 10–20 mg alle 4–6 h, 30–100 mg/24 h, p.o., s.c., i.v., Supp., NW: EPM-Störungen, Unruhe, Diarrhoe
- Cisaprid (Propulsin®), 5–10 mg alle 4–6 h, p.o., 2–4 x so wirksam wie MCP, NW: Kardiale Arrhythmien (bei Kombination mit Fluconazol, Clarithromycin).

Gastrointestinale Obstruktion

- Dimenhydrinat (Vomex®): 50–100 mg alle 6–8 h, p.o., Supp., i.v., s.c., NW: Sedierung
- Haloperidol (Haldol®): 1–2 mg z.N. oder 0,5–1 mg alle 8 h, p.o., s.c., i.v., NW: EPM-Störungen, Mundtrockenheit.

Metabolische, chemische Ursachen

- Haloperidol (Haldol®): 1–2 mg z.N. oder 0,5–1 mg alle 8 h, 2,5–10 mg/24 h, p.o., s.c., i.v., NW: EPM-Störungen, Mundtrockenheit
- Levomepromazin (Neurocil®): 1–4 mg z.N. oder alle 12 h, p.o., s.c., NW: kaum Sedierung in niedriger Dosierung.

Erhöhter intrakranieller Druck

- Dexamethason (Fortecortin®) 8–24 mg, p.o., s.c., i.v., NW: BZ, Myopathie, Magenulkus
- Dimenhydrinat (Vomex®) 50–100 mg alle 6–8 h, p.o., Supp., i.v., s.c., NW: Sedierung.

10

Medikamente und Dosierungen bei Übelkeit und Erbrechen			
Medikament	**oral**	**subkutan für 24 h**	**Andere Applikation**
Benzodiazepine			
Lorazepam (z.B. Tavor®)	0,5–1,0 mg/8 h		
Antihistaminika			
Promethazin (z.B. Atosil®)	10–25 mg/6–8 h	10–20 mg	
Dimenhydrinat (z.B. Vomex®)	50–100 mg/6–8 h	100–200 mg	150 mg/6–8 h rektal
Neuroleptika			
Haloperidol (z.B. Haldol®)	1,5–3 mg abends oder 0,5 mg/8 h	5–20 mg	
Levomepromazin (z.B. Neurocil®)	1–5 mg abends 1–5 mg/8 h	2,5–10 mg	
Triflupromazin (Psyquil®)	25–50 mg/8 h		70 mg rektal, 5–10 mg i.v.
Anticholinergika			
Scopolamin (z.B. Scopolamin hydrobromicum®)		0,2–0,4 mg/8 h 1,2–3,6 mg/24 h	Transdermal
Prokinetika			
Metoclopramid (z.B. Paspertin®)	10–20 mg/6 h	40–100 mg	10–20 mg/6 h rektal
Domperidon (z.B. Motilium®)	10–20 mg/6–8 h		
Cisaprid (z.B. Alimix®)	5–10 mg/6–8 h		
5HT$_3$-Antagonisten			
Ondansetron (z.B. Zofran®)	8 mg/8–12 h		8 mg/8–12 h i.v.
Cannabinoide			
Dronabinol (z.B. Marinol®)	2,5–40 mg/6–12 h		
Steroide			
Dexamethason (z.B. Fortecortin®)	2–8 mg tgl.	2–12 mg	2–8 mg/8–12 h i.v.

10

10.10 Hämatemesis

Erbrechen von rotem oder kaffeesatzartigem (nach längerem Kontakt mit Salzsäure) Blut, eher selten auftretend.

■ Klinik

- **Symptome:** Übelkeit und Erbrechen, Schmerzen im Epigastrium, retrosternale Schmerzen, süßlicher Foetor ex ore. Meist verbunden mit Melaena (Teerstuhl). Bei starker Blutung Hämatochezie (Blutstuhl)
- **KO:** Anämie mit Schwäche, Schwindel, Tachykardie.

Auch kleinste Mengen erbrochenen Blutes stellen für Patient und Angehörige eine Bedrohung dar und können zu massiver Verängstigung führen. Bei vorhersehbarer Blutung: Patient und Angehörige vorbereiten.

■ Ursachen

- Blutung aus Ösophagus, Magen, perforierendem Pankreaskarzinom
- Mukositis (Chemotherapie, Bestrahlung), Ösophagitis
- Ulcus ventriculi/duodeni
- Ösophagusvarizen, Erosionen
- Magensonde, PEG
- Mallory-Weiß-Syndrom: Schleimhauteinrisse im Ösophagus-Kardiabereich nach heftigem Erbrechen
- Gerinnungsstörung (diss. intravasale Gerinnung, Leberfunktionsstörung)
- Medikamente: NSAR, ASS, Marcumar (generell meist kontraindiziert).

DD: Geschlucktes Blut aus dem HNO-Bereich. Hämoptyse/Hämoptoe: Ausspucken von Blut, das aus den Bronchien oder der Lunge stammt.

■ Diagnostik

In Abhängigkeit von der Gesamtsituation des Patienten und der Menge des erbrochenen Blutes.

- **Inspektion** des Erbrochenen
- **Körperliche Untersuchung:**
  Inspektion der Mundhöhle, Druckschmerz im Epigastrium, rechten Oberbauch , Leberhautzeichen, Petechien, diffuse Hautblutungen

- **Labor** und **apparative Diagnostik:** Nur bei entsprechenden therapeutischen Konsequenzen
  - Blutbild, Quick, PTT, Blutgruppe, Kreuzblut für Erythrozytenkonzentrate
  - Untersuchung: Endoskopie des oberen G-Traktes, HNO-Spiegelung.

■ Therapie

- **Ösophagitis:** Prokinetika (Cisaprid, Metoclopramid), Antazida, H_2-Blocker, Protonenpumpenblocker; Antimykotika lokal (Amphotericin B, Nystatin) oder systemisch (Ketoconazol)
- **Blutendes Ulcus:** Unterspritzen, Gefäßclips, H_2-Blocker, Protonenpumpenblocker; bei Helicobacter-Nachweis: Eradikationstherapie.

Nach Erstmanifestation mit Patient und Angehörigen weitere Therapiewünsche besprechen. Falls kein Therapiewunsch: ggf. Sedierung, rot eingefärbtes Handtuch bereithalten, den Patienten nicht alleine lassen.

10.11 Ikterus

Gelbfärbung von Haut/Schleimhaut durch Bilirubinablagerung; an den Skleren ab Gesamtbilirubin von 2 mg/dl erkennbar.

■ Klinik

Gelbfärbung der Haut, mit oder ohne Juckreiz (der sehr quälend sein kann), Müdigkeit, ggf. dunkler Urin (dunkler Urin wird als Zeichen der Dehydratation oft fehlinterpretiert), heller Stuhl.

Ikterus wird oft von Patienten als Hinweis für schwerwiegende oder rasch fortschreitende Erkrankung gedeutet.

■ Ursachen

- Prähepatisch: Hämolyse, ineffektive Erythropoese, Transfusionen
- Intrahepatisch: Häufigste Ursache in der Palliativmedizin: Tumorinfiltration (metastatisch, primär); Hepatitis (viral, toxisch, medikamentös), Leberzirrhose
- Posthepatisch: Gallengangs-, Pankreaskarzinom, Choledochusstenose, Gallengangssteine, Kompression des Choledochus von außen (z.B. durch retroperitoneale Lymphome).

10

■ Diagnostik

- **Anamnese**
  - Vorbestehende Lebererkrankungen, insbesondere Risikofaktoren (z.B. Alkohol)
  - Medikamenteneinnahme (insbesondere Paracetamol, auch Erythromycin, MTX)
  - Eine Lebermetastasierung ist bei folgenden Karzinomen besonders häufig: Pankreas-, Gallenblasen-, Magen-, Darm-, Mamma- und Bronchialkarzinom
- **Körperliche Untersuchung**
  - Leberzeichen: Lackzunge, Palmarerythem, Spider naevi, Weißnägel, Bauchglatze
  - Tastbarer Tumor im rechten Oberbauch
- **Apparative Untersuchungen**
  - Sonographie des Abdomens zur Metastasensuche und Beurteilung der intra- und extrahepatischen Gallengangsweite (evtl. Indikation zur ERC)
  - Endoskopisch retrograde Cholangiographie (ERC) bei V.a. Gallengangsstein oder extrahepatische Gallengangskompression, falls für den Patienten zumutbar.

■ Therapie

Behandlung des Pruritus

- **Symptomatisch**
  - Kühle Räume (Schwitzen verstärkt Juckreiz), Baumwollkleidung, evtl. nächtliche Sedierung
  - Höhere Luftfeuchtigkeit
  - Hautpflege (☞ 12.1): rückfettende Hautcremes, Ölbäder, Kortisoncreme bei aufgekratzten Hautdefekten
- **Medikamentös**
  - Cholestyramin 4 g 6–8-stdl. (bindet Gallensäuren im Darm, jedoch nur bei inkomplettem Verschluß wirksam)
  - Ondansetron, z.B. Zofran® 2 x 8 mg
  - H_1-Blocker (z.B. Terfenadin, Hydroxycin, Cyproheptadin)
  - Phenothiazine (senken das zentrale Juckreizempfinden, z.B. Perazin, Fluphenazin).

10

Der durch den Ikterus entstehende Juckreiz ist durch die Kombination von lokalen und systemischen Maßnahmen oft gut kontrollierbar.

Behandlung einer Cholestase

Bei ausreichend gutem AZ des Pat. und posthepatischer Stenose (Kontrolle durch Sono), besteht die Indikation zur ERC, um eine Gallengangsdrainage zu legen. Eine interne Ableitung wird bevorzugt.

Die perkutane externe Ableitung nach perkutaner transhepatischer Cholangiographie (PTC) birgt Nachteile (Dislokation, Hautreizung durch Gallensäuren, Peritonitis).

Grundsätzlich ist der Ikterus ohne weitere Symptome in der Palliativmedizin keine Indikation für eine interne oder externe Ableitung. Eine Ableitung sollte nur dann angestrebt werden, wenn der Patient zusätzlich unter Pruritus leidet und durch die Ableitung eine Symptomlinderung zu erwarten ist.

10.12 Aszites

Freie Flüssigkeit in der Bauchhöhle, Inzidenz: 15-50% der Tumorpatienten.

■ Klinik

- Intraabdominelles Druckgefühl, frühes Sättigungsgefühl
- Refluxbeschwerden, Übelkeit, Erbrechen
- Atemnot
- Schmerzen
- Ödem der unteren Körperhälfte.

Klinisch ist ein Aszites ab ca. 1 l durch Ballottement nachweisbar. Sonographische Nachweisgrenze ab 50 ml.

■ Ursachen

- Maligner Aszites: Besonders bei Ovarial-, Endometrium-, Mamma-, Kolon-, Magen- und Pankreaskarzinom durch venöse/lymphatische Abflußbehinderung, Peritonealcarcinose, Lebermetastasen, Eiweißmangel
- Aszites durch portale Hypertension: Leberzirrhose, Rechtsherzinsuffizienz, Budd-Chiari-Syndrom (Verschluß der Lebervenen durch Thrombosen/Tumor)
- Entzündlicher Aszites: Bakterielle Peritonitis, Pankreatitis
- Aszites bei Hypoproteinämie: Nephrotisches Syndrom, Exsudative Enteropathie.

10

■ Therapie

Ziel ist es, dem Patienten das abdominelle Spannungsgefühl und die durch den Aszites entstehende Dyspnoe zu nehmen.

Medikamentös konservativ

- Bettruhe
- Natriumrestriktion
- Diuretika mit dem Ziel einer Aszitesausschwemmung von ca. 500 ml täglich, z.B. durch Spironolacton (Beginn mit 50–100 mg/d, max. Dosis 400 mg/d, Wirkeintritt nach 3–5 Tagen), ggf. zusätzlich Furosemid (z.B. Lasix®) 40–120 mg oral, falls erfolglos i.v.-Versuch
- Morphin in niedriger Dosierung bei Spannungsschmerz.

Aszitespunktion (Parazentese)

- Bei fehlendem Ansprechen auf Diuretikatherapie und starken subjektiven Beschwerden, insbesondere Luftnot
- Technik: Bei McBurney links, nicht in Narbennähe, bei entleerter Blase. Punktion nach Hautdesinfektion und Infiltration mit Lokalanästhetika, hierbei Abschätzung der Dicke der Bauchdecke. Punktion mit großkalibriger Braunüle oder suprapubischem Blasenpunktionsset. Maximal 2–3 l/Tag ablassen, ansonsten Gefahr der Kreislaufdysregulation
- Nachteil: Oft rasches Nachlaufen, Hypalbuminämie
- Die gleichzeitige Gabe von Albumin i.v. zum Ausgleich einer Hypalbuminämie wird sehr kontrovers diskutiert.

Peritoneo-venöser Shunt

Da dieser insbesondere bei malignem Aszites häufig verstopft, zu rezidivierenden bakteriellen Peritonitiden und hepatischer Enzephalopathie führt, besteht eine Indikation nur in Ausnahmefällen. Der Eingriff sollte Patienten mit therapierefraktärem Aszites und einer Lebenserwartung von mehr als einem Monat vorbehalten sein.

Intraperitoneale Chemotherapie

Kann bei rezidivierendem Aszites und aszitesbedingten Beschwerden sinnvoll sein. Zytostatika und Vorgehensweise ☞ 4.1.6.

10

10.13 Obstipation

Unregelmäßige bzw. fehlende Entleerung von hartem Stuhl. Subjektive Anhaltspunkte für Obstipation sind: Schwierigkeiten beim Absetzen des Stuhles, evtl. auch mit Schmerzen verbunden, wenig Stuhlmenge. Etwa die Hälfte der Patienten mit fortgeschrittenen Krebserkrankungen sind obstipiert. Individuelle Stuhlfrequenzen von mehrmals täglich bis alle paar Tage sind zu berücksichtigen.

■ Klinik

- **Symptome:** Abdominelles Unwohlsein, Völlegefühl, kolikartige Schmerzen, Tenesmen, Übelkeit, Erbrechen, „paradoxe Diarrhoe" sowie Stuhlinkontinenz, vollkommener Stuhlverhalt, gastrointestinale Obstruktion, Verwirrtheit
- **KO:** Ileus, Durchwanderungsperitonitis, Problemverschiebung durch zu starke Fixierung auf die Obstipation.

Auch wenn Patienten nichts oder wenig essen, entsteht Stuhl durch Darmabschilferungen; deshalb ist auch dann eine regelmäßige Stuhlentleerung nötig bzw. Obstipation möglich.

■ Ursachen

- Oftmals besteht ein Zusammenwirken mehrerer Faktoren
- Hauptkomponenten: Schwäche, verminderte Nahrungsaufnahme, Bewegungsmangel durch eingeschränkte Mobilität, Einnahme von Medikamenten, Bettlägrigkeit und Flüssigkeitsmangel.

Ursachen für Obstipation	
Folge der Erkrankung	Mangelnde Mobilität, Inaktivität, Schwäche, um die Toilette zu erreichen oder/und zur Defäkation, Verwirrtheit, Depression
Veränderte Nahrungsaufnahme	Geringe Nahrungszufuhr, verminderte Ballaststoff- und Flüssigkeitsaufnahme, Übelkeit und Erbrechen
Medikamente	Opioide, Medikamente mit anticholinergen Wirkungen (z.B. trizyklische Antidepressiva, Phenothiazine, Scopolamin, Butylscopolamin), Sedativa, Diuretika, Antazida (aluminiumhaltige), Antihistaminika, längerer Laxantienabusus
Primärerkrankung	Gastrointestinale Obstruktion, neurogene Störungen durch Tumorinfiltration oder neurologische Grunderkrankung
Metabolische Veränderungen	Hyperkalzämie, Hypokaliämie
Andere Erkrankungen	Diabetes mellitus, Divertikulose, Analfissuren, Hämorrhoiden

10

Bei der Therapie mit Opioiden gibt es bezüglich der Obstipation keine Toleranzentwicklung.

■ Diagnostik

Anamnese
- Häufigkeit der Darmentleerungen, Beschaffenheit und Menge des Stuhls (selbst anschauen). Den Patienten nach früheren Stuhlgewohnheiten befragen
- Vorausgegangene Medikamenten- und Laxantieneinnahme
- „Paradoxe Diarrhoe": Diarrhoe und Obstipation wechseln sich ab. Dies kann auf impaktierten Stuhl infolge stark verhärteten Darminhaltes hinweisen („Kotsteine"). Das Darmvolumen kann dabei fast vollständig verschlossen werden, was oberhalb des Verschlusses zu einer Verflüssigung des Darminhaltes durch bakterielle Zersetzung führt.

Körperliche Untersuchung
- Tastbare Kotansammlung im Abdomen (v.a. im Colon descendens, linker unterer Quadrant)
- Auskultation: Darmgeräusche
- Schmerzempfindliche Regionen
- Immer rektale Untersuchung. Achten auf: schmerzhafte Analulzera, -fissuren, Hämorrhoiden, Ampulle mit harten Kotansammlungen, tastbarer Tumor.

Apparative Untersuchungen
- Abdomensono zur Diagnose von Pendelperistaltik (Verschluß, abdomineller Raumforderungen bzw. Darmwandveränderungen)
- Abdomenübersichtsaufnahme zur Differenzierung zwischen Obstipation und gastrointestinaler Obstruktion ☞ 10.15
- Meist nicht indiziert: invasive Untersuchungen
- Bei V.a. auf Hyperkalzämie und Hypokaliämie → Labor.

■ Therapie

Keine universelle Therapie der Obstipation, optimale Therapie muß individuell für jeden Patienten gefunden werden.

Praktische Tips
- Keine Zurückhaltung bei Verordnung von Laxantien bei Patienten mit fortgeschrittenen Erkrankungen; Langzeitfolgen bzgl. Nebenwirkungen der Laxantien kommen bei diesen Patienten selten zum Tragen. Am wichtigsten

ist die Prophylaxe sowie das rechtzeitige Handeln beim Auftreten einer Obstipation

- Regelmäßige Kontrolle der Medikamente, die Obstipation verstärken
- Unkonventionelle Maßnahmen: Kolonmassage, Apfel-, Orangen-, Trauben-, Pflaumen-, Rhabarber- und Sauerkrautsaft, Faulbaumbeerentee, Sennesblätter und Schlehenblütentee
- Die Patienten sollten etwa alle 3 Tage Stuhlgang haben, sonst ggf. Suppositorien oder Klistiere (siehe Stufenschema bei Obstipation). *Cave:* Meistens dauert es einige Tage bis zu zwei Wochen, einen obstipierten Darm wieder in Gang zu bekommen
- In der Terminalphase erlebt der Patient die Langzeitfolgen der Obstipation nicht, deshalb hier eher Zurückhaltung und Abwägung der Nutzen der Abführmaßnahmen.

Änderungen der Lebensführung, wie z.B. ballaststoffreichere Ernährung, höhere Flüssigkeitszufuhr und körperliche Bewegung sind bei schwerkranken Patienten meist nicht mehr möglich. Vorsicht: Ballaststoffzufuhr kann bei unzureichender Flüssigkeitszufuhr zu Stuhlverhärtung führen und damit die Obstipation verstärken.

Medikamentöse Therapie

Laxantien

Ziel der medikamentösen Therapie: Entlastung des Patienten durch erleichterten Stuhlgang. Nicht angestrebt wird eine regelmäßige, z.B. einmal tägliche, Darmentleerung.

10

Orale Laxantien

Hauptwirkstoff (Handelsname)	Applik.	Dosierung	Wirkungs-eintritt	NW/Hinweise
Osmotische Laxantien				
Lactulose (Bifiteral®)	oral	10–30 ml	8–10 h	NW: Blähungen und Völlegefühl
Mannitol (Mannit®)	oral	20–50 g als 5–20 %ige Lösung		
Natriumhydrogencarbonat (Lecicarbon®)	rektal	1–2 Supp.	15–60 Min.	Wirkung durch Freisetzung von CO_2
Sorbit (Mikroklist®, Yal®)	rektal	1 Klistier	15–60 Min.	
Stimulierende Laxantien				
Senna (Pursennid®, Liquidepur®)	oral	2–4 Drg. 5–20 ml	8–12 h 8–12 h	Nicht bei gastrointestinaler Obstruktion
Natriumpicosulfat (Laxoberal®)	oral	10–40 Trpf.	6–12 h	Nicht bei gastrointestinaler Obstruktion
Phenolphthalein (in Obstinol®)	oral	10–20 ml	12–48 h	Rotfärbung des Urins, *cave* allergische Reaktionen
Bisacodyl (Dulcolax®)	oral/rektal	10 mg 1–2 Supp.	8–12 h 15–60 Min.	
Ochsengalle	rektal	1–2 EL Einlauf	15–60 Min.	
Gleitmittel				
Docusat (Potsilo® Na)	oral	25–50 mg	Std. – Tage	Nur in Komb. mit Bisacodyl erhältlich Docusat keine NW
Paraffin (in Obstinol®)	oral	10–30 ml	8–12 h	
Glyzerin (Glycilax®)	rektal	1–2 Supp.	15–60 Min.	
Docusat-Natrium (in Norgalax®)	rektal	1 Klistier		

10

Orale Laxantien				
Hauptwirkstoff (Handelsname)	Applik.	Dosierung	Wir-kungs-eintritt	NW/Hinweise
Salinische Laxantien				
Magnesium-sulfat (Bittersalz)	oral	10–20 g in 150–200 ml Wasser	2–4 h	*Cave:* Bei Niereninsuff. Magnesiumintox. mit neurolog. Störungen
Natriumsulfat (Glaubersalz)	oral		2–4 h	*Cave:* Bei Herzinsuff. Überwässerung und Natriumretention
Natriumdihy-drogenphos-phat (Practo-Clyss®)	rektal	1 Klistier	10–60 Min.	
Quellmittel				
Flohsamen-schalen (Agiolax® Metamucil®)	oral	20–30 g	meh-rere Tage	Ausreichende Flüssigkeitszufuhr! Nicht indiziert bei opioid-bedingter Obstipation
Weizenkleie Leinsamen	oral	50–100 g	meh-rere Tage	Nicht indiziert bei opioid-bedingter Obstipation

- *Osmotisch wirksame Laxantien* (z.B. Lactulose): binden Wasser im Darmlumen → das Volumen des Darminhaltes nimmt zu → die Peristaltik wird stimuliert. NW: Zunahme gasbildender Bakterien, deshalb Blähungen und Völlegefühl
- *Stimulierende Laxantien* (z.B. Bisacodyl, Natriumpicosulfat): antiabsorptiv und sekretagog. Hemmung der intestinalen Wassersekretion, Steigerung der intestinalen Wasser- und Elektrolytsekretion mit Aufweichung und Volumenzunahme des Stuhls
- *Gleitmittel* (z.B. Paraffin, Docusat): der Darminhalt wird aufgeweicht und gleitfähiger. **Cave:** Bei Resorption der Substanzen können Fremdkörpergranulome auftreten. Paraffin verursacht bei Aspiration Lipidpneumonien. Trotz dieser unerwünschten Wirkungen ist der Einsatz von Gleitmittel in der palliativmedizinischen Situation oft unumgänglich.
- *Salinische Laxantien* (z.B. Bittersalz [Magnesiumsulfat] und Glaubersalz [Natriumsulfat]): Substanzen sind durch den Sulfatanteil schwer resorbierbar und osmotisch wirksam → Wasser wird im Darmlumen zurückgehalten, Stuhl bleibt weich

10

- NW allgemein: Dehydratation und Kaliumverluste bei langandauernder Anwendung
- NW Magnesiumsulfat: bei Überdosierung Störungen des Reizleitungssystems des Herzens, Blockade der neuromuskulären Reizübertragung mit Muskelschwäche, Sedierung, Ateminsuffizienz bis hin zur „Magnesium-Narkose". Deshalb Vorsicht bei Niereninsuffizienz und Herzrhythmusstörungen
- NW Natriumsalz: Wasserretention mit Ödembildung, Hypertonie. Deshalb Vorsicht bei Herzinsuffizienz, Leberzirrhose
- *Füll- und Quellmittel* (Flohsamenschalen, Leinsamen, Weizenkleie): Vermehrung des Darminhaltes durch Wasserbindung und Aufquellen der zugeführten Stoffe. Verzögerter Wirkungseintritt bis zu mehreren Tagen. **Cave:** unzureichende Flüssigkeitszufuhr verstärkt die Obstipation. Nicht indiziert bei Patienten mit weit fortgeschrittenen Erkrankungen!

Bei gleichzeitiger Opioidgabe sind Laxantien rezeptfähig und die Kosten werden von der Krankenkasse übernommen.

Andere Medikamente mit zusätzlich laxierender Wirkung

- *Amidotrizoesäure* (z.B. Gastrografin®): hyperosmolares Röntgenkontrastmittel. Wirkt durch die hohe osmotische Wasserbindung im Darmlumen abführend. **Cave:** Wegen hohem Iodgehalt bei manifester oder latenter Schilddrüsenüberfunktion kontraindiziert → Entgleisung der Stoffwechsellage mit thyreotoxischer Krise. Einsatz deshalb nur im Einzelfall bei schwerer Obstipation, um den Darm primär zu entleeren. Fortführung der Therapie mit anderen Laxantien. Dosierung: 30–100 ml p.o.
- *Neostigmin* (z.B. Prostigmin®): Parasympathomimetikum, erhöht Darmmotilität durch Erregung der glatten Muskulatur. Einsatz nur bei schwerster therapieresistenter Obstipation (z.B. medikamenteninduziert). **Cave:** Gastrointestinale Obstruktion muß vor Gabe unbedingt ausgeschlossen werden. Dosierung: 1–3 mg/die (2 bis 6 Ampullen) i.v. in z.B. 500–1000 ml Glucose 5%. Absetzen, falls nach ca. 2 Tagen keine Wirkung.
- *Ceruletid* (z.B. Takus®): Röntgenkontrastmittel für Gallenblase und Gallenwege. Erhöht ebenfalls die Peristaltik. **Cave:** Gastrointestinale Obstruktion muß vor Gabe unbedingt ausgeschlossen werden. Dosierung: 40–120 µg/die (2–6 Ampullen). Absetzen, falls nach ca. 2 Tagen keine Wirkung.
- *Dexpanthenol* (z.B. Bepanthen®): weichmachender Effekt auf Darminhalt. Auch bei parenteraler Gabe Kombination mit Stimulantien sinnvoll. Dosierung: 1000–4000 mg (2 bis 8 Ampullen)/24 h i.v. Dexpanthenol kann mit Neostigmin oder Ceruletid in einer Infusion gemischt werden. Absetzen der Medikamente, falls nach ca. 5 Tagen keine Wirkung.

10

Medikamentöser Stufenplan bei schwerer Obstipation

1. **Orale Laxantien:** Meistens Kombination aus Gleitmittel und Stimulans notwendig, besonders bei gleichzeitiger Therapie mit Opioiden. Dosierung richtet sich nach Schweregrad der Obstipation und der Opioidmedikation
2. Zusätzlich **rektale Applikation** von Laxantien: Wenn die orale Laxantien-gabe nicht ausreicht oder Ampulle gefüllt ist
3. **Hohe Einläufe** (mit Darmrohr). Bei Nichterfolg von 1. und 2.
4. Nur in schwersten Fällen: 30–100 ml **Amidotrizoesäure** (Gastrografin®) oral. Selten indiziert: Neostigmin (Prostigmin®) und Dexpanthenol (z.B. Bepanthen®) i.v. *Cave:* Gastrointestinale Obstruktion ist unbedingt vorher auszuschließen!

Impaktierter Stuhl

- Weicher Stuhl im Rektum: Stimulantien, wie z.B. Dulcolax® Suppositorien
- Harter Stuhl im Rektum: Gleitmittel, wie z.B. Glycilax® Suppositorien
- Weiter bestehende Obstipation: manuelle Ausräumung, evtl. nach vorausgegan-gener Prämedikation z.B. mit Midazolam (z.B. Dormicum® 5–10 mg s.c.)
- Zur weiteren Prophylaxe sind regelmäßig verabreichte orale Laxantien not-wendig.

10.14 Diarrhoe

Häufige Darmentleerungen (> 3 mal/Tag) und/oder voluminöser, wässriger Stuhl.
Vorkommen bei Patienten mit fortgeschrittenen Krebserkrankungen: 7 bis 10 %, bei
Patienten mit AIDS: häufigstes Symptom, über 50 %.

■ Klinik

- **KO:** Fehlernährung, Flüssigkeits- und Elektrolytverschiebungen, Abwehr-schwäche, Wundsein der Perianalregion
- **Psychosoziale Aspekte:** Zunehmende Abhängigkeit von den ggf. rasch benö-tigten Pflegekräften.

10

■ Ursachen

Häufigste Ursachen einer Diarrhoe bei Patienten mit fortgeschrittenen Erkrankungen

- Einnahme von Laxantien
- Obstipation oder verhärtete Kotansammlungen mit „paradoxer Diarrhoe"
- Gastrointestinale Obstruktion mit teilweiser oder zeitweiser Durchgängigkeit.

■ Diagnostik

Anamnese

Stuhlfrequenz, Aussehen des Stuhls (geformt, ungeformt, flüssig), Farbe und Geruch, allmähliche oder plötzliche Änderung der bestehenden Stuhlgewohnheiten, gleichzeitige abdominelle Symptome (z.B. Krämpfe), vorausgegangene Obstipation, Inkontinenz, eingenommene Medikamente.

Vorsicht

Die Diagnose „Diarrhoe" darf nicht vom Patienten gestellt werden. Von vielen Patienten wird schon das einmalige Absetzen von Stuhl mit anderer Konsistenz als gewohnt, oder die Änderung der Stuhlfrequenz als beunruhigend empfunden.

Ursachen für Diarrhoe	
Medikamente	Laxantien, Antazida (magnesiumhaltige), Antibiotika, Zytostatika (5-FU), nicht-steroidale Antirheumatika, Eisenpräparate, orale Antidiabetika, Diuretika
Passage-behinderung	Gastrointestinale Obstruktion, Obstipation, impaktierter Stuhl
Tumor	Kolon-, Rektum-, Pankreas-, Ovarialkarzinom, retroperitoneale Lymphome, Karzinoid, enterokolische Fistel
Malabsorption	Magenresektion, Ileumresektion und Ileostoma, enterokolische Fisteln, Steatorrhoe bei Pankreaskarzinom, Verschlußikterus (cholagene Diarrhoe)
Therapiefolge	Strahlenenteritis (während der Bestrahlung), Strahlenkolitis (als Spätfolge), Kolonresektion
Nahrung	Ballaststoffreiche Ernährung, Obst und Fruchtsäfte, scharf Gewürztes, Alkohol, Mangelernährung, Kachexie
Infektion	Bakterien, Viren, Parasiten
Andere Erkrankungen	Bakterien, Viren, Parasiten, Hyperthyreose, Diabetes mellitus
DD: Stuhlinkontinenz, d.h. unwillkürlicher Abgang von Stuhl	

10

Körperliche Untersuchung

- Abdominelle Untersuchung: Palpation von Stuhlansammlungen oder Kotballen (häufig nur im Verlauf von mehreren Tagen von abdominellen Tumoren zu unterscheiden, da sich Stuhlsäulen verändern), Auskultation der Darmgeräusche
- Rektale Untersuchung: Ampulle mit Stuhl gefüllt, rektaler Ausfluß, Sphinktertonus?

Apparative Untersuchungen

- Ausschluß einer gastrointestinalen Obstruktion ☞ 10.15
- Abdomen-Sono: Peristaltik, intraabdominelle Raumforderungen, Darmwandveränderungen
- Endoskopische Untersuchung: V.a. chronisch entzündliche Darmerkrankung, Strahlenkolitis
- Mikrobiologische Untersuchung: bei V.a. bakterielle, virale oder parasitäre Infektion
- Kontrolle der Elektrolyte und Nierenretentionswerte: nur bei langdauernder und schwerer Diarrhoe.

Technische Untersuchungen sind bei der Diagnostik einer Diarrhoe selten notwendig.

■ Therapie

Allgemeine Maßnahmen

- Absetzen von Laxantien für mindestens drei Tage
- Bei gleichzeitiger Opiattherapie sollte die Therapie mit Laxantien in niedrigerer Dosierung nach einigen Tagen wieder aufgenommen werden, um eine erneute Obstipation zu vermeiden
- Bei impaktiertem Stuhl im Rektum digitale Ausräumung, evtl. unter Sedierung (z.B. 5–10 mg Midazolam s.c.). Weiteres Vorgehen ☞ 10.13
- Vorübergehende Diät: reichlich flüssige Kost (Tee, Suppe, WHO-Lösung zum Flüssigkeits- und Elektrolytausgleich: 2 g Salz und 50 g Zucker in 1 l Wasser), Kohlenhydrate (Zwieback, Toastbrot, Reis), „Cola-Salzstangen-Diät", geriebener Apfel, lange gekochte Karotten, Vermeidung von Proteinen, Fett und Milchprodukten
- Falls Patient nicht ausreichend Flüssigkeit aufnehmen kann, Ausgleich mit parenteraler Flüssigkeit (i.v. oder s.c.).

10

Medikamentöse Therapie

- **Obstipierende Medikamente**
  - Opioide
  - Opiumtinktur hat bei gleichzeitiger Opioidtherapie wegen Schmerzen einen additiv obstipierenden Effekt, 5–20 Trpf., ggf. 4-stdl.
  - Loperamid (z.B. Imodium®) hemmt die Peristaltik, 2 mg oral nach jedem Stuhlgang, max. 12 mg/d (entspricht 6 Kps.)
- **Absorbierende Substanzen**
  - Kaolin (z.B. Kao-prompt-H®) 4–8 Eßl. (entspricht 60–120 ml) nach jedem Stuhlgang
  - Medizinische Kohle (z.B. Kohle-Compretten®, 3–4 mal tgl. 2–4 Tabl.)
  - Backhefe $^1/_2$ Eßlöffel tgl.
- **Pflanzliche Substanzen:** Saccharomyces boulardii (z.B. Perenterol®) 3 x tgl. 2 Kps.

Spezifische medikamentöse Therapie der Diarrhoe			
Ursache	**Medikament**	**Handelsname/ Dosis**	**NW/Hinweise**
Cholagene Diarrhoe	Cholestyramin	Quantalan 50® 1–2 Beutel/d	NW: Oberbauch-beschwerden, Meteorismus, Übelkeit, Sod-brennen
Steatorrhoe	Substitution von Pankreasen-zymen	Kreon® 2–8 Kps. zu Mahl-zeiten	Dosis inidividuell sehr unterschied-lich, Wirkungs-verbesserung evtl. durch vorhe-rige Gabe eines H_2-Blockers
Strahlenenteritis	Acetysalicylsäure Hydrocortison rektal	Aspirin® 300 mg alle 4 Stunden, bis 4 g/d Colifoam® Schaum 1–2 x tgl.	
Karzinoid	Octreotid Loperamid	Sandostatin® s.c. 50–200 µg 2 x tgl. oder 300–1000 µg/24 h Imodium® 1–2 Kps. nach jedem Stuhlgang	
Enterokolische Fisteln	Octreotid	Sandostatin® Dosis s.o.	

10

Spezifische medikamentöse Therapie der Diarrhoe			
Ursache	**Medikament**	**Handelsname/ Dosis**	**NW/Hinweise**
Pseudo-membranöse Kolitis	Vancomycin	Vancomycin Lilly® 125 mg 6-stdl.	nach jeder Antibiotikatherapie möglich
	Metronidazol	Clont® 400 mg 8-stdl.	möglichst vorher mikrobielle Sicherung von Clostridium difficile

10.15 Gastrointestinale Obstruktion und Ileus

Passagebehinderung des Magen-Darm-Traktes durch Verschluß des Darmlumens (mechanischer Ileus).

Für Patienten stellt eine gastrointestinale Obstruktion eine große Belastung dar, da neben den Symptomen auch Fragen der Ernährung in den letzten Lebenswochen und -monaten noch einmal eine große Bedeutung bekommen.

Inzidenz
- Bei allen Tumorerkrankungen 3 %
- Bei kolorektalen Tumoren bis 25 %
- Bei Ovarialkarzinomen bis 40 %.

■ Klinik

Die Symptome einer gastrointestinalen Obstruktion bei Tumorpatienten entstehen meist über Tage und Wochen, selten kommt es zu einem akuten Auftreten. In vielen Fällen leidet der Patient zunächst unter intermittierenden Beschwerden, mit Fortschreiten der Erkrankung können sie dann kontinuierlich werden. Der Schweregrad der Symptome hängt von der Höhe der Obstruktion ab (☞ Tab.). Die Unterscheidung zwischen einem komplettem und einem inkomplettem Verschluß ist oft schwierig, bei komplettem Verschluß hat der Patient keine Winde mehr. Eine spontane Rückbildung der Symptome ist auch ohne Therapie möglich.
- *Hauptsymptome:* Übelkeit und Erbrechen, abdominelle Schmerzen (kolikartig oder kontinuierlich)
- *Nebensymptome:* Diarrhoen, Obstipation, Kachexie, Singultus, Meteorismus, Anorexie.

10

Gastrointestinale Obstruktion: Symptomatik			
Lokalisation der Obstruktion	Erbrechen	Schmerzen	Blähungen
Magenausgang/ Duodenum	+++ Meist unverdautes Essen	+	-
Dünndarm	+	++ Epigastrium, umbilical	+
Kolon	(++) Spätes Symptom, bis zum Miserere	+ paraumbilical, Unterbauch	+++

■ Ursachen

- *Tumorbedingt:* Druck auf das Darmlumen von außen durch Tumormassen oder Adhäsionen, intraluminaler Verschluß des Darms. Tumorinfiltration der intestinalen Muskulatur und dadurch Starre der Darmwand („intestinale Linitis plastica"), Motilitätsstörungen des Darmes durch Tumorinfiltration in das Mesenterium, den Plexus coeliacus oder andere Nervenstrukturen
- *Therapiebedingt:* Adhäsionen nach abdomineller OP, Bestrahlung, Chemotherapie (Neurotoxizität bei Vincaalkaloiden), Nebenwirkung von Medikamenten auf die gastrointestinale Motilität (Opioide, trizyklische Antidepressiva, Anticholinergika, Neuroleptika)
- *Gutartige Veränderungen (bis zu 30%):* Adhäsionen, Briden, entzündliche Darmerkrankungen.

 Obstipation: wichtigste DD.

Hinweise durch Anamnese (zunehmend harter Stuhl, fehlende Laxantien bei gleichzeitiger Einnahme von Opioiden oder anderen obstipierenden Medikamenten), rektale Untersuchung: mit Stuhl gefüllte Ampulle.

■ Diagnostik

10

Keine Diagnostik ohne mögliche Konsequenz für Patienten, z. B. Operation.

- **Sonographie** des Abdomens (pendelnde, gesteigerte oder reduzierte Peristaltik, flüssigkeitsgefüllte Darmschlingen)
- **Rö Abdomen** im Stehen oder in Linksseitenlage (luftgeblähte Darmschlingen mit Flüssigkeitsspiegeln); zur Beurteilung von Ausmaß und Lokalisation der

Obstruktion, zur Unterscheidung zwischen mechanischem Verschluß und schwerer Obstipation, wenig hilfreich bei weiterer Ursachendiagnostik

- **Dünndarmdoppelkontrast** zur Unterscheidung, ob Obstruktion bedingt durch Metastasen oder Adhäsionen aufgrund einer Strahlenfolge
- **Kolonkontrasteinlauf** bei V.a. mechanischen Dickdarmileus.

■ Therapie

Die Therapie hängt von der Frage ab, ob eine Operation möglich ist, oder nicht

- Falls Op indiziert: Magensonde und i.v. Flüssigkeit
- Falls keine Op: Symptomorientierte Therapie.

Operative Therapie

Bei jedem Patienten, auch im fortgeschrittenen Krankheitsstadium, muß eine Operation in Erwägung gezogen werden, aber für viele Patienten kommt eine Operation von vornherein nicht in Frage.

Kriterien für eine Operation

1. Gute körperliche Verfassung des Patienten
2. Mögliches Vorliegen einer umschriebenen Obstruktion, die durch operatives Vorgehen beseitigt werden kann
3. Kein Aszites, kein größerer abdomineller Tumor
4. Keine vorausgegangene abdominelle Bestrahlung
5. Ausschluß von ausgeprägter Tumorinfiltration oder Bridenbildung durch deutliche Überblähung des Darmes bei der körperlichen Untersuchung oder in der Abdomenübersichtsaufnahme.

Intravenöse Flüssigkeitssubstitution und Magensonde

Nur selten indiziert bei inoperablen Patienten.

- In der *präoperativen* Behandlung bzw. bis eine Entscheidung getroffen ist
  - Infusionen zum Ausgleich von Elektrolytstörungen und Dehydrierung
  - Magensonde zum Ableiten der Sekrete und zur Entlastung des Magen-Darm-Traktes
- Wenn symptombezogene medikamentöse Behandlung bei hohen gastroduodenalen Verschlüssen erfolglos bleibt (s.u.).

10

Symptombezogene medikamentöse Behandlung

- Bei den meisten Patienten im Finalstadium kann ohne Magensonde und intravenöse Flüssigkeit eine ausreichende Symptomkontrolle erreicht werden
- Verkürzung der Überlebenszeit nicht nachgewiesen
- Auch zu Hause durchführbar
- Bei Übelkeit und Erbrechen wird die subkutane (selten i.v.) Gabe bevorzugt. Medikamente können als subkutane Dauerinfusion mit Hilfe einer Spritzenpumpe (☞ 3.2.3) appliziert werden. Wenn Erbrechen gut kontrolliert ist, ist auch die orale Gabe von Medikamenten möglich.

Medikamentöse Therapie von Übelkeit und Erbrechen (☞ 10.9)

- Übelkeit und Erbrechen sollen soweit wie möglich reduziert werden. Für die Patienten bedeutet die Verringerung der Übelkeit und die Reduzierung der Brechfrequenz auf ein- bis zweimal pro Tag eine deutliche Erleichterung
- Wahl der Antiemetika nach Abwägung der Ursachen. Wenn das Erbrechen für drei Tage sistiert, kann auf orale Medikation umgestellt werden
- Kombination von Antiemetika mit verschiedenen Ansatzpunkten möglich
- Keine diätetische Einschränkungen. Die Nahrungsauswahl erfolgt nach den Vorlieben des Patienten, sinnvoll sind eher kleinere Portionen und weiche Zubereitungen
- Wenn kein anhaltendes Erbrechen besteht, ist keine zusätzliche parenterale Flüssigkeitszufuhr notwendig
- Bei Durstgefühl helfen die Gabe von Eiswürfeln zum Lutschen und korrekte Mundpflege (☞ 10.3, 10.4)

 Schwer kontrollierbares Erbrechen

Ursachen: hohe gastroduodenale Obstruktion oder Magenausgangsstenose
Komplikation: Dehydrierung
Therapie: parenterale Flüssigkeitssubstitution und Ableitung der Magensekrete mittels einer Magensonde.

Bei Versagen der medikamentösen Therapie: Perkutane endoskopische Gastrostomie (PEG, ☞ 3.1.2). Falls Übelkeit und Erbrechen bei gastroduodenalen Verschlüssen durch medikamentöse Therapie nicht zu beherrschen sind, können Magensekrete durch eine PEG abgeleitet werden. Dies ist zu erwägen, wenn eine Magensonde länger als zwei Wochen liegt und die Lebenserwartung Wochen beträgt.

Abdominelle Schmerzen

- Intestinale Koliken: Laxantientherapie absetzen, v.a. stimulierende Präparate und prokinetisch wirksame Substanzen wie Metoclopramid oder Domperidon
- Nicht-kolikartige Schmerzen: Normalerweise gut mit Morphin s.c. zu therapieren.

10

Therapie von Übelkeit und Erbrechen bei gastrointestinaler Obstruktion		
Medikament	**Dosis**	**Bemerkung**
Haloperidol (Dopaminantagonist)	2,5–15 mg/24 h s.c.	Mittel der Wahl, wenn komplette Obstruktion und keine prokinetischen Antiemetika verwendet werden können
Dimenhydrinat (Antihistaminikum)	50–100 mg rektal 100–200 mg/24 h s.c.	Sedierend
Cyclizin (Antihistaminikum)	100–150 mg/24 h s.c. oder 50 mg 8-stdl rektal	Nur über internationale Apotheke erhältlich
Metoclopramid (Dopaminantagonist, Prokinetikum)	60–240 mg/24 h	Mittel der Wahl, wenn inkomplette Obstruktion oder funktionelle Störungen vermutet werden. Wegen Verstärkung der gastrointestinalen Motilität können Schmerzen verstärkt werden (*cave:* Vorliegen einer kompletten Obstruktion, dann Absetzen des Medikamentes notwendig)
N-Butylscopolamin (Anticholinergikum)	40–120 mg/24 h s.c.	Zur Verminderung der GI-Sekretion, keine eigene antiemetische Wirkung
Scopolamin (Anticholinergikum)	1,8–6 mg/24 h s.c.	Verminderung der GI-Sekretion, sedierend. *Cave:* cholinerges Syndrom
Octreotid (Somatostatinanalogon)	0,05–0,1 mg 12-stdl, 0,3–0,6 mg/24 h s.c.	Zur Verminderung der GI-Sekretion, Mittel der 2. Wahl, da sehr teuer
Dexamethason	8–32 mg/24 h s.c.	Zur Reduktion des peritumorösen Ödems und Antiemese

10

Medikamentöse Therapie intestinaler Koliken		
Medikament	**Dosis**	**Bemerkung**
Metamizol	1000–6000 mg/24 h s.c.	Zusätzlich spasmolytische Komponente
N-Butylscopolamin (Anticholinergikum)	Anfangsdosis 40–80 mg/24 h, bis 380 mg/24 h s.c	Gleichzeitig auch Verminderung der GI-Sekretion
Scopolamin (Anticholinergikum)	1,2–2,4 mg/24 h s.c.	Mehr Sedierung als Butylscopolamin
Morphin	10-20 mg/24 h s.c bzw. titrieren	Bei opiod-naiven Patienten, bzw. entsprechend der vorher verschriebenen oralen Dosis

Obstipation
- Falls partieller Verschluß vermutet wird, als Laxans Gleitmittel (☞ 10.13) hinzufügen
- Stimulierende Laxantien und hohe Einläufe nur unter enger Überwachung einsetzen.

10.16 Gastrointestinale Fisteln

Abnorme Verbindung zwischen einem Hohlorgan und der Körperoberfläche, oder zwischen zwei Hohlorganen. Im Gastrointestinaltrakt werden rektovaginale, rektovesikale und enterokutane Fisteln unterschieden.

■ Klinik

- **Symptome:** Übertreten von Magen-/Darminhalt in die Vagina, die Blase oder an die Körperoberfläche; übler Geruch
- **KO:** Infektion/Ulzeration der Haut als Folge von intestinalem Ausfluß (bes. aus dem Dünndarm); Mangelernährung, Flüssigkeitsverlust und Elektrolytverlust: je höher die Fistel im Gastrointestinaltrakt sitzt, desto mehr Probleme verursacht sie; Schmerzen
- **Psychosozial:** Gefahr der sozialen Isolation wegen der häufigen Geruchsbelästigung. Angst des Patienten, da das Management von Fisteln meist mit langen Krankenhausaufenthalten verbunden und oft schwer in Griff zu bekommen ist.

10

■ Ursachen

- Enterokutane Fisteln sind meist Ausdruck einer progredienten Erkrankung
- Rektovaginale oder rektovesikale Fisteln sind häufig Folge einer Beckenbestrahlung
- Postoperative Infektion.

Die meisten Fisteln treten als Folge einer postoperativen Infektion oder Bestrahlung auf, nur wenige Fisteln sind durch den Tumor allein bedingt.

■ Therapie

Da die Ursache der Fisteln meist nicht zu beheben ist, konzentriert sich die Betreuung auf psychologische Unterstützung, Geruchsreduktion, Auffangen der Sekrete und Schutz der Haut vor Schädigung. Durch abschließende Auffangbeutel, z.B. Kolostomabeutel, ist eine Geruchsreduktion möglich. Für kleine Fisteln eignen sich auch Kinderbeutel. Beim Wechsel oder Entleeren des Auffangbeutels können einige Tropfen Aromaöl in eine Schale heißes Wasser zur Geruchsprophylaxe hilfreich sein.

Rektovaginale und rektovesikale Fisteln

Chirurgisches Vorgehen (in Abhängigkeit von der Gesamtsituation des Patienten): Kolostoma, Ileostoma oder Umleitung des Urins können vollständige Beschwerdefreiheit bringen

- Manche Patienten verzichten aber wegen der psychologischen Belastung durch den künstlichen Ausgang lieber auf eine Operation
- Ist eine Operation nicht möglich, so kann durch häufigen Vorlagenwechsel, Schutz der Haut durch Zinkoxyd und Raumlüften eine erträgliche Situation geschaffen werden.

Enterokutane Fisteln

Hauptziel: Auffangen des Ausflusses, Hautschutz und Geruchsreduktion

- Mit guter Pflege verschließen sich ca. 50 % der Fisteln spontan. Ein Ileostoma kann vorübergehend helfen, daß es schneller zu einem Spontanverschluß kommt
- *Auffangen des Ausflusses:* Stomabeutel über die Fistelöffnung (Haftcreme zum Fixieren des Beutels), bei anatomisch schwierigen Stellen sind Stomabeutel aus der Pädiatrie hilfreich, da sie einen weicheren und flexibleren Ring haben. Regelmäßige Entleerung des Stomabeutels ist notwendig, bei viel Ausfluß größere oder entleerbare Beutel benutzen
- *Hautschutz:* Reinigen der umgebenden Haut mit warmem Wasser (ohne Seife oder andere Zusätze), Schutz der Haut durch Zinkoxyd

10

- *Geruchskontrolle:* Bei Anaerobierinfektionen Metronidazol 250–400 mg 3 x tgl. für 10 Tage oder länger, Wechsel des Stomabeutels in gut gelüfteten Räumen, ggf. Duftlampe, Lieblingsduft des Pat. einsetzen. Vorlagen mit Kohlefilter
- *Reduktion des Ausflusses:* Besonders ileokutane Fisteln verursachen viel Ausfluß. Aufgrund des hohen Enzymanteils ist der Ausfluß sehr hautreizend, bereits nach einer Stunde kann es zum Ödem und nach 3 bis 4 Stunden zur Exkoriation kommen. Zur Reduktion der gastrointestinalen Sekretion Octreotid 100 µg alle 8 Stunden s.c. oder 300 µg/24 h als s.c. Infusion oder Butylscopolamin 60–120 mg/24 h als s.c. Infusion. Bei dünnflüssigem Stuhl, Versuch mit Opioiden oder Loperamid.

Fisteln sind für Patienten und Betreuer eine große Herausforderung, da sie sehr zeitintensiv und wegen des andauernden Ausflusses sehr frustrierend sein können. Die Mitbetreuung durch einen Stomatherapeuten ist oft hilfreich.

10.17 Peranale Blutung

Peranaler Abgang von Blut oder Blutkoageln. Besonders bei Erstmanifestation für den Patienten beängstigend und bedrohlich.

KO: Anämie, Schwäche, falls wiederholt auftretend „Wundsein" der Perianalregion.

■ Ursachen

- Hämorrhoiden (häufigste Ursache)
- Kolon-, Rektum-, Analkarzinom
- Strahlenkolitis
- Polypen, Angiodysplasie (im Alter zunehmend)
- Entzündliche Dünn-/Dickdarmerkrankungen: Morbus Crohn, Colitis ulcerosa, antibiotika-assoziierte Colitis, Divertikulitis
- Verletzungen nach Klysma, Fiebermessen, Ausräumen
- Hämorrhagische Diathese durch Koagolopathie, Thrombozytopenie

Differentialdiagnosen
- Schwarzer Stuhl nach Eisen- und Bismuteinnahme
- Dunkelroter Stuhl nach Roter Beete
- Vaginale Blutung
- Fistel (rekto-vaginal, cysto-rektal).

10

■ Therapie

Die Blutung steht meistens spontan.

- In Abhängigkeit von der Gesamtsituation des Patienten sind folgende Therapiemaßnahmen zu bedenken:
  - Hämorrhoiden: Sklerosierung, Elektrokoagulation
  - Karzinom: Lasern, Sklerosieren
  - Polypen: endoskopische Abtragung
  - Entzündliche Colitis: Sulfasalazin, Kortison, Vancomycin.
- Bei rezidivierenden, chronischen Blutungen soweit keine ursächliche Behandlung möglich ist, ausreichend Vorlagen zur Verfügung stellen
- Bei massiver Blutung ☞ 7.2.

10

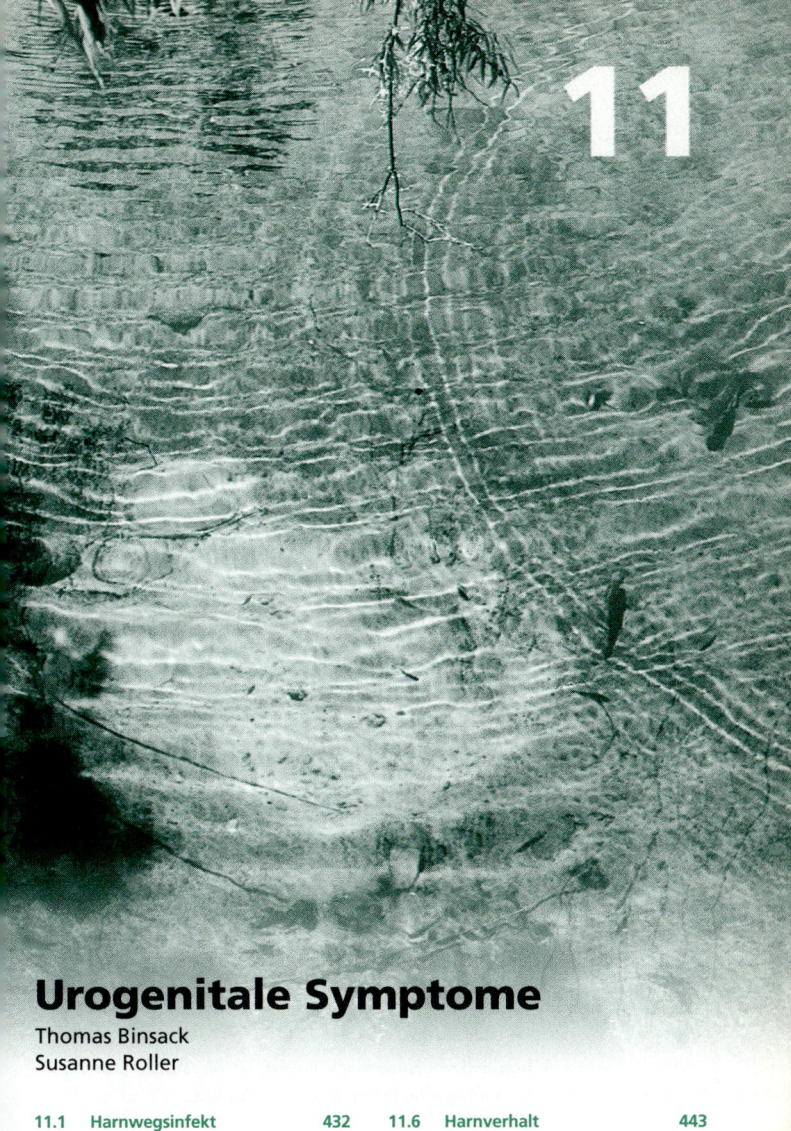

Urogenitale Symptome

Thomas Binsack
Susanne Roller

Die meisten Beschwerden im Urogenitalbereich werden durch maligne urologi-sche Tumoren oder andere, in urologische Organe einwachsende Tumoren ver-ursacht. Sie sind meist sehr belastend für Patient und Angehörige. Rasche diagnostische Abklärung und Einleitung einer Therapie kann die Lebensqualität deutlich verbessern. In Abhängigkeit von der Prognose kann eine kausale Thera-pie indiziert sein, um mittelfristig weitere Beschwerden zu verhindern.

11.1   Harnwegsinfekt

Häufigste Ursache für verschiedene urogenitale Beschwerden (Dysurie, Tenesmen, Hämaturie, Inkontinenz), vor allem bei terminaler Tumorerkrankung mit Kachexie.

■ Klinik

- Krampfartige, brennende Schmerzen kontinuierlich oder bei Miktion (Dysurie) und unmittelbar danach
- Pollakisurie
- Afebril (Zystitis) oder mit Fieber bzw. Sepsis (in 30% subklinische Pyelone-phritis)
- Mikro- oder Makrohämaturie
- Ggf. Pyurie.

■ Ursachen

- Abwehrschwäche (Immunsuppression, Chemotherapie, Grundkrankheit, Diabetes mellitus, Kachexie)
- Obstruktion, Harnverhalt, Harnstau
- Dauerkatheter, suprapubische Blasenfistel (Achtung: Oft asymptomatische bakterielle Besiedelung ohne klinische Relevanz)
- Leukopenie bei Knochenmarkinsuffizienz (z.B. ausgeprägte Knochenmarkin-filtration, nach Strahlentherapie oder Zytostatikatherapie)
- Anurie und minimale Harnmenge.

Andere Ursachen abdomineller Schmerzen, z.B. Perforation, Tumorinfiltration, Peritonealkarzinose, gynäkologische Erkrankungen bedenken.

11

■ Diagnostik

- Anamnese
- Inspektion des Urins: Hämaturie, Trübung, Verfärbung, Geruch
- Erreger in 80 % E. coli, 5–15 % Staphylokokken, selten Klebsiellen oder Pseudomonas
- Urinstatus (Sediment, Urinkultur) nur bei therapeutischer Konsequenz, z.B. rezidivierender Harnwegsinfekt (Keimbestimmung) oder V.a. atypische Erreger
- Selten Sonogramm zur Abklärung eines Harnstaus (z.B. durch retroperitoneale Tumoren, Blasenstein, Blasenblutung).

Therapie

Keine Therapie bei asymptomatischer Bakteriurie.

- Überprüfen der Indikation für Dauerkatheter und suprapubische Blasenfistel
- Trinkmenge erhöhen (in der Terminalphase oft nicht möglich, sinnvoll oder nötig → symptomatische Therapie). Parenterale Flüssigkeitsgabe nur, wenn anders keine Symptomkontrolle möglich
- Antibiotika ex juvantibus
  - Cotrimoxazol: z.B. Eusaprim forte® 2 x 1 Tbl. tägl.
  - Ampicillin: z.B. Binotal® 3 x 1 g/die p.o.
  - Gyrasehemmer: z.B. Tarivid® 2 x 200 mg tägl.
- Ausreichende Therapiedauer beachten (7–10 Tage, sonst Gefahr der Resistenzbildung)

Bei symptomatischem Harnwegsinfekt vorrangig Antibiose, da Analgetika meist keine Beschwerdefreiheit bringen.

- Analgetika (z.B. Paracetamol 4 x 0,5–1 g tägl., Metamizol 4 x 0,5 g tägl. Vorteil: spasmolytische Komponente)
- Spasmolytika: Butylscopolamin (z.B. Buscopan® 3 x 10–20 mg tägl.)
- Wärmeapplikation (z.B. Wärmflasche, heiße Wickel)
- Abflußstörungen beseitigen (z.B. Nierenfistel, Ureterschienung).

11

11.2   Harninkontinenz

Häufiges Symptom, oft auch ohne Zusammenhang mit der Grunderkrankung, das den Patienten in seiner Lebensqualität und in seinem Selbstwertgefühl sehr beeinträchtigt. Wird aus Scham oft verschwiegen.

Formen

- *Drang-("Urge"-)Inkontinenz:* Unfreiwilliger Urinabgang bei plötzlichem Miktionsdrang. Intakte Blasenmuskulatur mit Überwiegen des Detrusortonus über den urethralen Sphinktertonus (z.B. bei vielen neurologischen Erkrankungen, Alzheimer u.a.) oder überstarker lokaler Miktionsreiz (z.B. Infektion, chemische Schleimhautschädigung, liegender Katheter, Tumor)
- *Streßinkontinenz:* Anatomische Veränderungen mit ungewolltem Urinabgang ohne Harndranggefühl bei Erhöhung des intraabdominellen Drucks (z.B. nach mehreren Geburten, schwerer Adipositas, postoperativ bzw. nach transurethraler Prostataresektion)
- *Reflexinkontinenz:* Schädigung des Reflexbogens oberhalb S_2-S_4 mit völlig autonomer Blasenentleerung
- *Überlaufinkontinenz:* Entleerungsstörung durch Obstruktion der Harnröhre (z.B. Prostatahypertrophie), medikamentenbedingt (Restharn durch mangelnde Kontraktion der Blase z.B. bei Relaxantiengabe) oder bei neurologischen Schädigungen (Polyneuropathie) mit reflektorischer Entleerung
- *Extraurethrale Inkontinenz:* Umgehung des unteren Harntraktes durch eine Fistel
- *Neurogene Inkontinenz:* Schädigung der nervalen Steuerung der harnableitenden Organe (ZNS, spinales Miktionszentrum, periphere Nerven).

■ Klinik

- Ständiger oder häufiger Abgang kleinster Urinmengen, ohne daß eine willentliche Kontrolle möglich ist, bei Fisteln auch Abgang von Stuhl, Eiter, Schleim u.a.
- Durch anhaltendes feuchtes Milieu im Genitalbereich häufig bakterielle Infekte und Pilzinfektionen der Harnwege und des Genitalbereichs
- Störende Geruchsbildung, dadurch zunehmende soziale Isolation
- Patient schränkt Trinkmenge ein, um Harnfluß zu stoppen ($\rightarrow$ Exsikkose).

11

■ Ursachen

Bei liegendem Dauerkatheter an Verschluß durch Blutkoagel, Detritus oder Tumornekrose denken – Anspülen oder DK-Wechsel.

- Harnwegsinfektion (☞ 11.1)
- Sphinkterstörung durch Tumorinfiltration, operative Eingriffe (z.B. nach Prostataoperation)
- Erhöhter intraabdomineller Druck: Aszites, Tumormassen, Ileus, Meteorismus
- Innervationsstörungen: Spinale Störung bei Querschnittssyndrom durch Metastasen, Hirnmetastasen, toxische Polyneuropathie, primär neurologische Erkrankungen (☞ 6.9)
- Überlaufblase bei Harnverhalt (☞ 11.6), neurogener Blasenmuskelschwäche, medikamentös
- Medikamentennebenwirkung (☞ Tabelle). Achtung: Dasselbe Medikament kann einmal Ursache und im anderen Fall Therapie der Inkontinenz sein.

Häufige Ursachen von Inkontinenz	
Tumorbedingt	Intra- und extravesikale und intraspinale Tumoren Wirbelsäulenmetastasen
Therapiebedingt	Strahlentherapie im kleinen Becken Medikamentennebenwirkung • α- und β-Blocker • Anticholinergika • Parasympathomimetika • Trizyklische Antidepressiva • Muskelrelaxantien • Lokalanästhetika • Zytostatika (v.a. Vincristin) • Diuretika • Nikotin, Digitalis, Metoclopramid u.a.
Begleiterkrankungen	• Blaseninfektion • Neurologische Störung, Demenz, Somnolenz • Obstipation • Polyurie anderer Genese

11

■ Diagnostik

Wegen der großen psychischen Belastung sollte die Ursache geklärt und wenn möglich kausal therapiert werden.

- Anamnese (Tumorinfiltration, Therapien, Geburten)
- Sonographie der Blase, Restharnbestimmung
- Liegenden Dauerkatheter überprüfen
- Neurologische Untersuchung
- Selten Miktionsurogramm, Zystoskopie, CT des kleinen Beckens.

■ Therapie

Beim mobilen Patienten ist eine genaue ggf. fachärztliche Ursachenabklärung Voraussetzung für die adäquate, möglichst kausale Therapie. Im Vordergrund steht immer die Verbesserung der Lebensqualität. Eine Symptomkontrolle sollte so schnell wie möglich erreicht werden.

In der Terminalphase kann durch intensive pflegerische Maßnahmen und sinnvolle Hydrierung bzw. leichte Dehydrierung der von vielen Patienten und Angehörigen gefürchtete Dauerkatheter vermieden werden.

Unterstützende Maßnahmen

- Regelmäßig an Miktion erinnern
- Rasche Erreichbarkeit von Toilette, Nachtstuhl oder Bettflasche bzw. Bettpfanne
- Kontakt mit Selbsthilfegruppen, die auch bei der Versorgung mit Hilfsmitteln unterstützen und beraten können.

Symptomatisch

- Pflegehilfsmittel: Windeln, Vorlagen, geruchsbindende Einlagen
- Urinkondom u.a. Auffangsysteme, Dauerkatheter oder suprapubische Harnableitung.

Kausal

Harnwegsinfekte (☞ 11.1) als Ursache oder Folge der Inkontinenz rasch behandeln.

- **Streßinkontinenz:**
  - Anticholinergika: Oxybutynin (z.B. Dridase®) 8-stdl. 5 mg
  - Beckenbodengymnastik
  - Operative Sanierung (Blasenhalsplastik)
- **Dranginkontinenz:**
  - Amitriptylin (z.B. Saroten®) 25–50 mg p.o. tägl. (abends)
  - Intravesikale Instillation von Anticholinergika (z.B. Buscopan® 6–8-stdl. 10–20 mg) oder Lokalanästhetika (z.B. Lidocain 40 ml einer 1%igen Lösung (= 400 mg) über Einmalkatheter oder liegenden Dauerkatheter
- **Reflexinkontinenz:** Operative Ausschaltung der Blasenfunktion und anschließende externe Harnableitung
- **Überlaufinkontinenz bei Tumorstenose:** Einmal-Katheterisierung, Medikamente, Blasentraining, Operation bzw. Laserabtragung
- **Extraurethrale Inkontinenz:** Operative Sanierung, perkutane Harnableitung
- **Neurogene Blasenstörung:** Da meist keine Therapie der Grunderkrankung möglich ist, medikamentöse Therapie und regelmäßige Blasenentleerung durch Katheter (Selbstkatheterismus) anstreben.

11.3   Dysurie

Vor allem bei terminalen Tumorerkrankungen (gynäkologische Tumoren, Prostatakarzinom) quälendes Symptom, das oft trotz allgemeiner Schmerztherapie auftritt und dann unbedingt diagnostisch abgeklärt werden muß.

■ Klinik

- Schmerzhafte, häufige Miktion
- Oft in Verbindung mit Blasenspasmen (☞ 11.4).

■ Ursachen

- Bakterielle Zystitis oder Urethritis
- Liegender suprapubischer Katheter oder Reizung nach Entfernung eines Dauerkatheters
- Tumorinfiltration in Blasenwand

11

- Schwere Obstipation mit Kompression der Blase
- Strahlentherapie
- Chemotherapie (Cyclophosphamid)
- Selten medikamentenbedingt (Morphin, Neuroleptika, Anticholinergika).

■ Diagnostik

- Geruchstest zum Ausschluß eines Infektes: Urin bei Harnwegsinfekt riecht übel, stechend und scharf
- Urinstatus (Sediment, Urikult)
- Rektale Untersuchung
- Unterbauchsonographie.

Zystoskopie ggf. sinnvoll, wenn in gleicher Sitzung kausale Therapie möglich ist, z.B. Tumorlaserung.

■ Therapie

Möglichst rasche Symptomkontrolle anstreben, da Patienten mit Dysurie ihre Trinkmenge einschränken und damit ggf. andere Beschwerden verstärkt werden.

Wenn klinisch alles für einen Harnwegsinfekt spricht, ist eine Antibiotikatherapie „ex juvantibus" erlaubt, bis ggf. andere Untersuchungsergebnisse vorliegen.

Symptomatisch

- Schmerztherapie: Metamizol, z.B. Novalgin® 4–6-stdl. 0,5–1 g
- Spasmolyse: Butylscopolamin, z.B. Buscopan® 8-stdl. 10–20 mg
- Lokaltherapie mit Lidocain (10 ml 2% Lidocain in 50 ml NaCl, über Katheter in Blase instillieren, 20 min belassen)
- Wärmeapplikation (Wärmflasche, warme Wickel).

Kausal

- Antibiotische Therapie des Harnwegsinfekts (☞ 11.1)
- Strahlentherapie.

11

11.4 Blasentenesmen

Seltenes, dann aber quälendes Symptom, das bisweilen schwer therapierbar ist und die Lebensqualität des Patienten stark beeinträchtigen kann.

■ Klinik

Ziehende, krampfartige Schmerzen im Unterbauch, suprapubisch und in die Leisten ausstrahlend. Oft verbunden mit quälendem Harndrang. Harnverhalt kann die Ursache oder Folge sein. Bei liegendem Katheter Urinleck oder Hämaturie möglich.

■ Ursachen

- Blasenkatheter und (seltener) suprapubische Blasenfistel
- Tumorinfiltration der Blase, vor allem im Trigonumbereich
- Intravesikaler Tumor oder Blutung mit Tamponade
- Akute Blasenentzündung
- Strahlenzystitis und -fibrose
- Chemotherapieinduzierte Zystitis (Cyclophosphamid)
- Neurologische Störungen (peripher oder zentral)
- Medikamentennebenwirkung (Morphin).

Diagnostik

- Anamnese (Miktionsfrequenz, Urinmenge, Medikamente, Vortherapien, rezidivierende Harnwegsinfekte)
- Urinbefund makroskopisch (Koagel, Trübung, Hämaturie) und mikroskopisch (Tumorzellen, Bakterien, Pilze, Mikrohämaturie)
- Mikrobiologische Untersuchung auf Bakterien und Pilze
- Sonographie (Restharn, Koagel, Tumorinfiltration)
- Selten Zystoskopie.

■ Therapie

Symptomatisch

- Wärmflasche
- Anticholinergika: Oxybutynin (z.B. Dridase®) 12–8-stdl. 5 mg
- Spasmolytika: Trospiumchlorid (z.B. Spasmex®) 6–8-stdl. 1 mg oder Butylscopolamin (z.B. Buscopan®) 6–8 stdl. 10 mg

11

- Analgetika: Metamizol (z.B. Novalgin®) 4–6-stdl. 0,5 g, Naproxen (z.B. Dysmenalgit N®) 6-stdl. 250–500 mg
- Muskelrelaxierende Sedierung: Diazepam (z.B. Valium®) 8-stdl. 5-10 mg
- Blasenspülung mit Kochsalzlösung.

Bei rezidivierenden schmerzhaften Blasenspasmen Versuch mit Amitriptylin (Saroten®) 25–50 mg tägl. (abends).

Kausal

 Überprüfen der Indikation zum Dauerkatheter

Insbesondere in der Terminalphase kann bei leichter Dehydratation (☞ 1.6.2) und damit geringer Ausscheidung auf einen Dauerkatheter meist verzichtet werden.

- Alternativen zum Dauerkatheter anwenden: Urinal (bei Männern), suprapubische Blasenfistel, Vorlagen, Windeln
- Vermindern des Ballondrucks bei liegendem Dauerkatheter. Die normale Füllung von 8–10 ml Kochsalzlösung 0,9% kann auf 4–5 ml reduziert werden. *Cave:* Dislokation bei zu geringer Füllung
- Antibiose bei klinisch wahrscheinlichem oder bakteriologisch nachgewiesenem Harnwegsinfekt. Auch ohne Urinkultur ist im Zweifelsfall ein Therapieversuch mit Cotrimoxazol (z.B. Eusaprim forte® 2 x 1 Tabl. [Trimethoprim 160 mg und Sulfamethoxazol 800 mg]) über 5–7 Tage gerechtfertigt
- Palliative transurethrale Tumorresektion (TUR) in Abhängigkeit von Allgemeinzustand und Prognose.

11.5   Hämaturie

Häufiges Symptom bei Patienten mit urologischen oder gynäkologischen Tumoren bzw. bei Tumorinfiltration in urologische Organe. Andersfarbene Urinverfärbungen sind i.d.R. durch Medikamente verursacht und harmlos (☞ Tab.).

Bereits wenige Tropfen Blut färben den Urin deutlich rot und beunruhigen Patient, Angehörige und Personal.

■ Klinik

- Blutiger Urin
- Schmerzhafter Abgang von Blutkoagel
- Harnverhalt bei Verschluß der harnableitenden Organe durch Koagel
- Massive Schmerzen und Harnverhalt bei Blasentamponade.

■ Ursachen

 Faustregel zur schnellen Einschätzung

Schmerzlose Hämaturie – Tumor; schmerzhafte Hämaturie – Entzündung.

- Harnwegsinfekt
- Tumoren der Niere, Blase, Prostata, gynäkologische Tumoren mit Infiltration in Harnwege
- Hämorrhagische Zystitis (Medikamente, z.B. Cyclophosphamid, Ifosphamid)
- Nieren-, Blasensteine
- Blasenulkus bei Dauerkatheter
- Postoperativ nach Operationen am Urogenitaltrakt
- Zu rasche Entleerung einer vollen Blase bei Harnverhalt
- Blutungsneigung bei Gerinnungsstörungen (Leberfunktion, Medikamenten-einnahme), Thrombopenien und -pathien.

Substanzen, die rötliche Urinverfärbung oder Hämaturie verursachen können	
Antrachinone (z.B. Laxariston®)	Hämaturie
Anthocyanin (in Rote Beete)	rot
Antipyrin (teilweise in fiebersenken-den Med.)	rot
Ceftriaxon (Rocephin®)	dunkel-rot
Dantrolen (z.B. Dantamacrin®)	dunkel-rot, Hämaturie
Doxorubicin (Adriamycin®)	rot
Metronidazol (z.B. Clont®)	dunkelbraun-rotbraun
Phenolphthalein (z.B. Darmol®)	Hämaturie
Rhabarber	gelb-rosa (alkalisch)
Rifampicin	Hämaturie
Sulfasalazin (z.B. Azulfidine®)	Hämaturie
Phenazopyridin (z.B. Urospasmon®)	orange

11

Andere Ursachen einer Urinverfärbung ausschließen (Medikamente und Nahrungsmittel ☞ Tab., Pyurie, Fistel).

■ Diagnostik

- Urininspektion, Urinstatus (Stix), Anamnese
- Unterbauchsonographie (Koagel in der Blase, Tamponade?)
- Zystoskopie (in Abhängigkeit von Prognose), ggf. mit lokaler Blutstillung.

Laborkontrollen nur bei vorheriger Abklärung der therapeutischen Konsequenz.

■ Therapie

Prinzipiell

- Aufklären und Beruhigen von Patient und Angehörigen
- Eine geringe Hämaturie ohne weitere Symptome kann zunächst unbehandelt bleiben
- Eine massive Hämaturie sollte wegen Gefahr der Blasentamponade rasch behandelt werden
- Frühzeitig Gespräch mit Patient und Angehörigen über Vorgehensweise bei (bestehender oder möglicher) Transfusionsbedürftigkeit oder drohender Massenblutung führen.

Symptomatisch

- Vermehrte Flüssigkeitszufuhr (in der terminalen Situation nicht immer möglich und sinnvoll, dann Blasenspülung)
- Instillation von Formalin, Silbernitrat oder Alaun (Alaunlösung: 100 mg Kalium-Aluminium-Sulfat auf 1000 ml steriles Wasser, davon 50 ml mit 500 ml NaCl verdünnt als Spüllösung verwenden)
- Systemische Fibrinolysehemmer: Tranexamsäure (z.B. Anvitoff® 8-stdl. 500–1000 mg p.o. oder i.v.). Achtung: Abwägen des Risikos einer Koagelbildung gegen Fortbestehen der Blutung. Tranexamsäure kann auch lokal verabreicht werden (Blasenspülung mit 1000 mg in 100 ml NaCl, 30 min einwirken lassen)
- Kontinuierliche Blasenspülung über doppelläufigen Spülkatheter bei Gefahr der Blasentamponade
- Lokale Blutstillung durch zystoskopische Maßnahmen, z.B. Elektrokoagulation, -resektion, Laser, Unterspritzen, Ligatur

11

- Strahlentherapie bei wiederholter Tumorblutung erwägen
- Ultima ratio: Zystektomie mit Ligatur der A. hypogastrica in Abhängigkeit von der Prognose.

Kausal

- Antibiotika (z. B. Harnwegsinfekt ☞ 11.1)
- Ausreichend Flüssigkeitsgabe und Blasenschutztherapie bei Chemotherapie
- Katheterwechsel
- Absetzen gerinnungshemmender Medikamente.

 Sonderform Chylurie

- Abgang von Lymphflüssigkeit (milchig-trüber, evtl. blutig tinguierter Urin ohne Keimnachweis) aus der Blase
- Ursache: Nach OP oder Strahlentherapie im Urogenitalbereich, spontan bei Tumorinfiltration oder nach rezidivierenden Entzündungen
- Gefahr des Eiweißverlustsyndroms
- Spontanheilung möglich und kann bei geringer Symptomatik abgewartet werden
- Therapie durch operative Sanierung bei ausreichender Prognose
- Eiweißsubstitution alleine meist wenig hilfreich (große Mengen nötig) und in terminaler Situation eher problematisch (hohe Volumina, großer logistischer Aufwand, hohe Kosten).

11.6 Harnverhalt

Harnabflußstörungen sind vor allem bei Tumoren im kleinen Becken eine häufige Komplikation. Die supravesikalen Abflußstörungen führen in der Regel zur Stauungsniere mit Flankenschmerz, subvesikale Abflußstörungen zur Entleerungsstörung (Anurie). Meist kommt es akut zu Beschwerden, die rasch abgeklärt und behandelt werden müssen.

■ Klinik

- Imperativer Harndrang mit Unvermögen, die Blase zu entleeren
- Inkontinenz (Überlaufblase!)
- Schmerzen im Unterbauch und im gesamten Abdomen
- Starke motorische Unruhe → kann bei bewußtseinsgetrübten Patienten einziges Symptom sein
- Gehäuftes Aufsuchen der Toilette (Anamnese!)

11

- Zunehmende Unruhe und Verwirrtheit (Achtung: Oft fälschlich mit Grundkrankheit in Zusammenhang gebracht).

Auch beim Patienten mit länger liegendem Dauerkatheter bei entsprechenden Symptomen an Harnverhalt denken (Katheter verstopft) → Ausscheidung dokumentieren.

■ Ursachen

- **Obstruktion des unteren Harntraktes**
  - Urethrastriktur (z.B. nach häufigem Einmalkatheter, Strahlentherapie u.a.)
  - Meatusstenose (z.B. nach diagnostischen Eingriffen)
  - Prostatakarzinom, -adenom
  - Harnblasentumoren im Isthmusbereich (Karzinom, Papillom, Polyp etc.)
  - Blasenblutung mit Koagel (Nierentumor, liegender Dauerkatheter, hämorrhagische Diathese, intravesikale Chemotherapie)
- **Reflektorisch** nach Einmalkatheter (v.a. postoperativ; erhöhter Sympathikotonus)
- **Medikamente:** Antiepileptika, Anticholinergika, Antihistaminika, Diuretika, Kalziumantagonisten, Muskelrelaxantien, Neuroleptika, Opiate (häufige Ursache: Beginn einer Opiattherapie), trizyklische Antidepressiva
- **Neurologische Störungen:** Hirnmetastasen, Rückenmarkkompression, Degenerative Erkrankungen, Multiple Sklerose, ALS
- **Kompression** von außen
  - Tumoren im kleinen Becken
  - Stuhlverhalt (☞ 10.13)
- **Psychosozial:** Pat. möchte nicht zur Last fallen.

Sonderform supravesikale Urinabflußstörung

- Meist einseitig
- Oft asymptomatisch (Zufallsbefund bei der Oberbauchsonographie)
- Prozedere abhängig von Nierenfunktion, Prognose der Grundkrankheit und Allgemeinzustand des Patienten
- Kritisch vor allem, wenn die zweite Niere bereits entfernt bzw. funktionell stumm ist
- *Klinik:* Flankenschmerz, Kolik, Fieber, evtl. Urosepsis, Hämaturie
- *Ursachen:* Tumorkompression, Harnleitersteine (Exsikkose), Narben
- *Diagnostik:* Sonographie, Labor (Krea, Harnstoff) nur, wenn eine therapeutische Intervention gewünscht wird, evtl. Zystoskopie
- *Therapie:* perkutane Nephrostomie, Harnleiterschienung, ggf. Antibiose

- Achtung: Bei beidseitigem Stau wird die funktionell bessere Niere geschient bzw. gefistelt.

Bei beidseitiger Abflußstörung (die in der Regel langsam entsteht bzw. vorhersehbar ist) kann es zu einer Urämie kommen, deren Behandlung mit dem (aufgeklärten) Patienten rechtzeitig besprochen werden muß, da es sich ausdrücklich um eine lebensverlängernde Maßnahme handelt.

■ Diagnostik

- Palpation und Perkussion der Blase (Achtung: Fundus kann in Nabelhöhe stehen)
- Sonographie
- Ggf. rektale Untersuchung.

 Vorsicht

- Harnverhalt wird beim bewußtlosen Patienten oft übersehen (Fremdanamnese, Ausfuhrdokumentation)
- Bei Aszites und/oder Tumormassen im Abdomen ist die Palpation und Perkussion der Blase erschwert → Indikation zur sofortigen Sonographie.

■ Therapie

Keine lange Verzögerung durch Differential-Diagnostik. Spezifische urologische Therapie (Bougierung, transurethrale Tumorresektion, Laser) im Anschluß an die Soforttherapie bei entsprechender Prognose.

Symptomatisch

- **Einmalkatheter** (z.B. Tiemann-Katheter Ch. 14–20) bei Erstereignis und wachem Patient
- **Dauerkatheter** (z.B. Nelatonkatheter Ch. 14–20), wenn Fortbestehen der Ursache absehbar
- **Suprapubische Blasenfistel** (☞ 3.1.1), wenn urethraler Zugang nicht möglich und/oder Urinableitung auf längere Sicht nötig ist (z.B. neurologische Blasenstörung, Prostatakarzinom)
- **Kapillarpunktion der Blase** (Notfallmaßnahme): Einmalige suprapubische Punktion mit Injektionsnadel oder Venenverweilkanüle (17 G), Ablassen des Harns über Infusionsschlauch. Ultima ratio, wenn urethraler Katheter nicht verfügbar oder einführbar und suprapubische Blasenfistel nicht möglich (z.B. sterbender Patient, massiver Aszites, Notfallsituation zu Hause).

11

Urin fraktioniert ablassen (500 ml/30 min), sonst Gefahr der Blutung e vacuo.

Kausal

- Überprüfen der Medikamente
- Spülkatheter bei Blutkoagel in der Blase
- Harnverhalt unter Morphintherapie: Carbachol (z.B. Doryl® 0,25 mg s.c., p.o.), Opioidwechsel z.B. Fentanyl-Pflaster (Durogesic®)
- Postoperativer Harnverhalt: Versuch mit Carbachol (z.B. Doryl® 0,25 mg s.c., *Cave:* Atemwegsobstruktion).

11.7 Vaginale Blutung und Ausfluß

Tritt bei vielen der meist älteren Patientinnen mit urogenitalem Tumor im Krankheitsverlauf auf, z.T. als Erstsymptom bei weit fortgeschrittener Tumorerkrankung. Durch die meist extreme Geruchsbildung sind die Patientinnen in ihrer Lebensqualität sehr eingeschränkt.

■ Klinik

Wird meist verschwiegen, da es den Patientinnen peinlich ist.

- Blutig-eitriger Ausfluß, z.T. mit Koageln, evtl. sehr dünnflüssig (Urinbeimengung bei Blasen-Scheiden-Fistel)
- Schmerzen, Juckreiz, Hautrötungen und Mazeration
- Geruchsbildung (fäkal)
- Anämiesymptome.

■ Ursachen

- Tumoren im Urogenitaltrakt mit Infiltration in Uterus oder Vagina
- Tumorzerfall
- Fistelbildung (rektovaginal, vesikovaginal) nach Strahlentherapie oder durch Tumorinfiltration
- Vaginitis nach lokaler Radiatio
- Blutungsneigung bei Thrombopenie, -pathie und Störungen der Gerinnung (paraneoplastisch)

11

- Abbruchblutung nach Östrogentherapie, Durchbruchblutung bei Gestagentherapie
- Infektion (v.a. Pilze)
- Wiederauftreten der Regelblutung.

Trotz fortgeschrittener Erkrankung und nach Chemotherapie kann die Menstruation bei jüngeren Frauen wieder einsetzen.

■ Diagnostik

- Anamnese, Inspektion, Palpation (Abdomen)
- Gynäkologische Untersuchung (nicht bei älteren Patientinnen in der Terminalphase)
- Sonographie (Fisteldarstellung, Tumornachweis)
- Vaginalabstrich zur mikrobiologischen Diagnostik (Pilze)
- Bei V.a. Fistel kann eine röntgenologische Fisteldarstellung und operative Revision indiziert sein.

■ Therapie

Bei starker Blutung rechtzeitig Gespräch über mögliches bzw. gewünschtes Vorgehen bei Eintreten einer Massenblutung oder Transfusionsbedürftigkeit mit der Patientin führen.

Symptomatisch

- Lokale Blutstillung (Tamponade, Eiswasserinstallation, evtl. Versuch mit Silbernitrat)
- Systemische Fibrinolysehemmer: Tranexamsäure (z.B. Anvitoff® 8-stdl. 500–1000 mg p.o. oder i.v.)
- Lokal antiseptische Maßnahmen: Vaginalspülungen mehrmals täglich mit hautverträglichen Desinfektionsmitteln (z.B. Betaisodona-Lsg.) oder Teebaumöl (10 Trpf. auf 100 ml körperwarmes Wasser).

11

Kausal

- Operative Fistelrevision nach ausführlicher Aufklärung in Abhängigkeit vom Zustand der Patientin und Prognose
- Metronidazol systemisch (z.B. Clont Tbl. 2 x 250 mg tägl. p.o.) und lokal (Spülung mit Infusionslösung) bei starker Geruchsbildung durch Fistelbildung und Tumorzerfall. Wirkeintritt nach 1–2 Tagen, evtl. zusätzlich Doxycyclin 100 mg tägl. Vorheriger Keimnachweis ist nicht erforderlich!

Fötide riechender vaginaler Ausfluß und die damit verbundene soziale Isolation kann die Patientin stärker beeinträchtigen als alle anderen Krankheitssymptome. Für gute Raumluft sorgen (Lüften, Aromalampe, häufige Verbandswechsel).

11.8   Störungen der Sexualität

Auch in der letzten Phase einer unheilbaren Erkrankung behalten Patienten ihre Geschlechterrolle als Mann und Frau.

Sexuelle Gesundheit (WHO 1975) ist „die Integration physischer, emotionaler, intellektueller und sozialer Aspekte auf eine Weise, die Bereicherung des Lebens und Stärkung von Persönlichkeit, Kommunikation und Liebe zur Folge hat."

Sexualität und Krankheit ist für jeden privat und schwer ansprechbar, häufig sogar ein Tabuthema. Dabei wird oft vergessen, daß zur Sexualität eines Menschen nicht nur der Geschlechtsverkehr, sondern viele Formen des Körperkontaktes und des psychischen Kontaktes zu anderen Menschen gehören. Gerade bei schwerer Krankheit und angesichts des nahen Todes ist dieser Kontakt zu einem geliebten Menschen besonders wichtig.

Die wenigsten Patienten wagen von sich aus, dieses Thema anzusprechen. Es ist Aufgabe des Arztes und anderer Helfer, eine Atmosphäre des Vertrauens herzustellen, um solche Themen zu ermöglichen (☞ 2.4.1).

Wird die Frage der Sexualität vom Patienten aus angesprochen, muß der Arzt offen und ohne Vorbehalte darüber reden. Voraussetzung ist ein ungezwungenes Verhältnis des Arztes zur eigenen Sexualität.

11

Die Intimsphäre des Kranken muß bis zum Schluß von Angehörigen und Freunden, ehrenamtlichen und professionellen Helfern respektiert werden. Bei allen Handlungen muß die Würde des Patienten geachtet werden. Darauf ist besonders in der „Öffentlichkeit" eines Krankenhauses, einer Palliativstation, eines Hospizes oder eines Pflegeheimes zu achten.

Grundregeln im Umgang mit dem Patienten

- Korrekte Anrede (z. B. „Herr Müller" und nicht „Opa")
- Wahrung der Intimsphäre bei der körperlichen Untersuchung, der Körperpflege oder bei Eingriffen im Urogenitalbereich
  - Information und Vorbereitung des Kranken
  - Sichtschutz
  - Kein unnötiges Aufdecken und Entblößen
  - Keine fremden Personen im Zimmer
- Achtsamer Umgang bei „intimen" Handlungen der Pflege und Therapie (z. B. keine privaten Gespräche zwischen Pflegenden bei der Körperpflege)
- Kulturelle Besonderheiten beachten, z. B. bei Muslimen (☞ 17.5)
- Den Kranken darin unterstützen, seine Geschlechtsrolle zu erhalten (z. B. Schminken, Frisieren und Schmuck anlegen bei Frauen, Bartpflege, Rasierwasser bei Männern)
- Sich über den Unterschied zwischen liebevoll und erotisch, zart und zärtlich im Umgang mit dem Patienten klar werden
- Sich seiner eigenen Geschlechterrolle, seiner Hemmungen und gesellschaftlichen Tabuvorstellungen bewußt werden.

Anamnese

Das Bedürfnis nach körperlicher Nähe und Intimität bleibt bis zum Lebensende erhalten. Meist bekommen dabei liebevolle Berührung und Zärtlichkeit eine größere Bedeutung als (genitale) sexuelle Betätigung.

Abhängig vom Zustand des Patienten ist die Frage nach Störungen in der Sexualität und Partnerschaftsproblemen Bestandteil auch der palliativmedizinischen Anamnese. Dies ist erst nach dem Aufbau eines Vertrauensverhältnisses zwischen Arzt und Patient möglich. Dabei ist nach Zustimmung des Patienten auch die Einbeziehung des Partners sinnvoll.
Nicht alle Störungen der Sexualität sind durch die Grundkrankheit verursacht. Vorbestehende Störungen können durch die Erkrankung verstärkt werden oder erstmals zum Tragen kommen.

11

Aufgabe des professionellen Betreuers
- Die Wünsche des Kranken wahrnehmen
- Unsicherheiten des gesunden Partners im Umgang mit dem Kranken erkennen und ansprechen
- Zwischen Patient und Partner vermitteln.

Häufige Probleme des gesunden Partners
- Angst, dem Kranken Schmerzen zuzufügen
- Angst, Verletzungen (körperlich und seelisch) zu verursachen
- Angst, den Kranken zu sehr anzustrengen
- Angst vor „Ansteckung" bzw. Infektionsgefahr
- Ekel vor körperlichen Veränderungen, Ausscheidungen oder „Prothesen".

 Sexualität und Krebs
- Krebs ist für die meisten Menschen gleichbedeutend mit
  - Körperlicher Verstümmelung und Entstellung
  - Siechtum und Zerfall
  - Abhängigkeit von Ärzten, Entmündigung
  - Ausschluß aus der Gesellschaft
  - Sterben und Tod
- Es kommt zu Veränderungen des Selbstbewußtseins, des Körperbildes und der emotionalen Werte
- Sexuelle Bedürfnisse werden dem Patienten abgesprochen („Seien Sie doch froh, daß Sie noch leben") bzw. er wagt selbst nicht, sie sich zuzugestehen.

■ Ursachen

Die meisten Störungen der Sexualität entstehen auf dem Boden ungenügender Aufklärung über die Erkrankung und damit verbundenen Veränderungen.

- Veränderung des Körperbildes: Verstümmelnde Operationen, Narben, Gewichtsabnahme, Lymphödem, exulzerierende Tumoren mit Entstellung und Geruchsbildung (☞ 12.3)
- Funktionsverlust durch operative Eingriffe: Prostatektomie, Penisamputation, Orchiektomie, Lymphadenektomie mit retrograder Ejakulation, Hysterektomie und Operationen der Vagina, Ablatio mammae
- Funktionsverlust durch Medikamente: Hormontherapie, Psychopharmaka, Antiepileptika, Antiphlogistika, nach Chemotherapie
- Tumormanifestation im Urogenitalbereich mit Fistelbildung, Ulzerationen, Nervenplexusinfiltrationen

11

- Stomata (☞ 3.4)
- Neurologische Störungen: Querschnitt (z.B. Wirbelsäulenmetastasen), ALS (☞ 6.9.1), Polyneuropathie nach Chemotherapie, Tumorbefall des ZNS
- Funktionseinschränkungen nach Strahlentherapie: Fibrose, Schleimhautschädigungen, Nervenläsionen
- Scheidentrockenheit durch Medikamente, nach Operation und Bestrahlung
- Psychologische Probleme: Depression, Angst, vermindertes Selbstwertgefühl
- Paraneoplastisch: Polyneuropathie, Myopathie, hormonell aktive Tumoren
- Durchblutungsstörungen (postoperativ, nach Strahlentherapie, arteriosklerotisch u.a.)
- Körperliche Schwäche
- Schmerzen
- Andere Begleiterkrankungen: Diabetes mellitus, Niereninsuffizienz, Genitalmykose, Harnwegsinfekt, Angina pectoris, Asthma.

Mögliche Störungen der Sexualität können entscheidend sein für die Wahl einer palliativen Therapie, z.B. Verzicht auf Chemotherapie oder verstümmelnde Operation.

■ Diagnostik

Die wenigsten Patienten sprechen ihre Sexualitätsstörungen von sich aus an. Oft wird die Störung als „schicksalhaft" angenommen. Ein einfühlsames Gespräch kann Diagnostik und Therapie in einem sein.

- Anamnese und Klären der Relevanz für Patient und Partner
- Je nach Grunderkrankung Abklären der körperlichen Ursachen
- Eingehendes Gespräch über die psychischen Zusammenhänge zwischen Krankheit und Sexualitätsstörung.

■ Therapie

Neben kausaler Therapie gilt allgemein
- Wiederholt und selbstverständlich mit Patient und Angehörigen über mögliche oder bestehende Probleme und die moralische, ethische und religiöse Einstellung sprechen
- Bei der Suche nach anderen Ausdrucksformen des intimen Umgangs und Körperkontaktes unterstützen und beraten
- Selbstwertgefühl und Eigenliebe stützen

11

- In „institutionalisierten" Formen der körperlichen Nähe anleiten
  - Körperpflege (Baden, Waschen, Eincremen, Frisieren, Schminken usw.)
  - Massage
  - Atemstimulierende Einreibung u. a.
  - Essen geben
- Angehörige und Freunde zu „unkonventionellem" Verhalten ermutigen
  - Sich neben oder zum Kranken legen
  - Im Krankenzimmer übernachten („Bett-an-Bett")
- Intime Atmosphäre schaffen und Ungestörtheit garantieren
  - „Bitte-nicht-stören-Schild" an der Türe
  - Beim Betreten des Zimmers anklopfen
  - Absprachen für Zeiten der Ungestörtheit („Mittagsschlaf") treffen
  - Raumteiler
  - Hintergrundsmusik
- Je nach Krankheitsstadium fachärztliches Konsil bzw. Mitbetreuung.

Hilfen für Helfer

Gerade im Gespräch mit Schwerkranken und Sterbenden wird erfahrungsgemäß das Thema Sexualität ausgeklammert. Nicht nur Patient und Angehörige, sondern auch professionelle Helfer haben davor Scheu.
Hilfreich für Helfer ist:
- Die Beziehung zur eigenen Sexualität wahrnehmen
- Eigene Bedürfnisse nach liebevollem, zärtlichem Körperkontakt wahrnehmen und als solche erkennen
- Zeit nehmen für Gespräche mit Patient und Angehörigen, so daß deren Gefühle und Bedürfnisse zur Sprache kommen können
- Regelmäßige Selbstbeobachtung im alltäglichen Umgang mit den Patienten, vor allem solchen, die als „Geschlechtspartner" in Frage kämen
- Reflektion im Team (Supervision) unter strikter Wahrung der Vertraulichkeit und der Schweigepflicht.

Sexualität und AIDS (☞ 1.6.11, 6.3)

Aufgrund der Übertragungswege des HI-Virus spielt gerade bei AIDS-Patienten die Sexualität eine besondere Rolle.
- Die Erkrankung hat (leider noch immer) die Aura des Unmoralischen, Unreinen
- AIDS und „andersartige Sexualität" werden gleichgesetzt
- Die Betroffenen (vor allem Frauen) fühlen sich „schuldig"
- Die großen körperlichen Veränderungen (Kachexie, Kaposi-Sarkome) werden von den Betroffenen als Verunstaltung und Verlust der Attraktivität empfunden

11

- Die Partner der Patienten sind entweder selbst betroffen oder haben Angst vor Ansteckung
- Einige AIDS-Kranke kommen aus sozialen Randgruppen (Drogen, Prostitution), in denen sie die Sexualität oft im Zusammenhang mit Gewalt erlebt haben, so daß ihr Verhältnis zum Körper und zur eigenen Sexualität gestört ist
- Die Helfenden werden mit ihren eigenen Vorurteilen und Ängsten, mit ihren sexuellen Wünschen und Phantasien konfrontiert
- Trotz der Kenntnis des Übertragungsweges haben viele Helfende bereits bei den normalen Körperkontakten während der Pflege Angst vor Ansteckung.

Bei der Betreuung und Behandlung von AIDS-Patienten sind daher regelmäßige Gespräche über die Bedürfnisse von Patient, Angehörigen und Helfenden besonders wichtig.

11

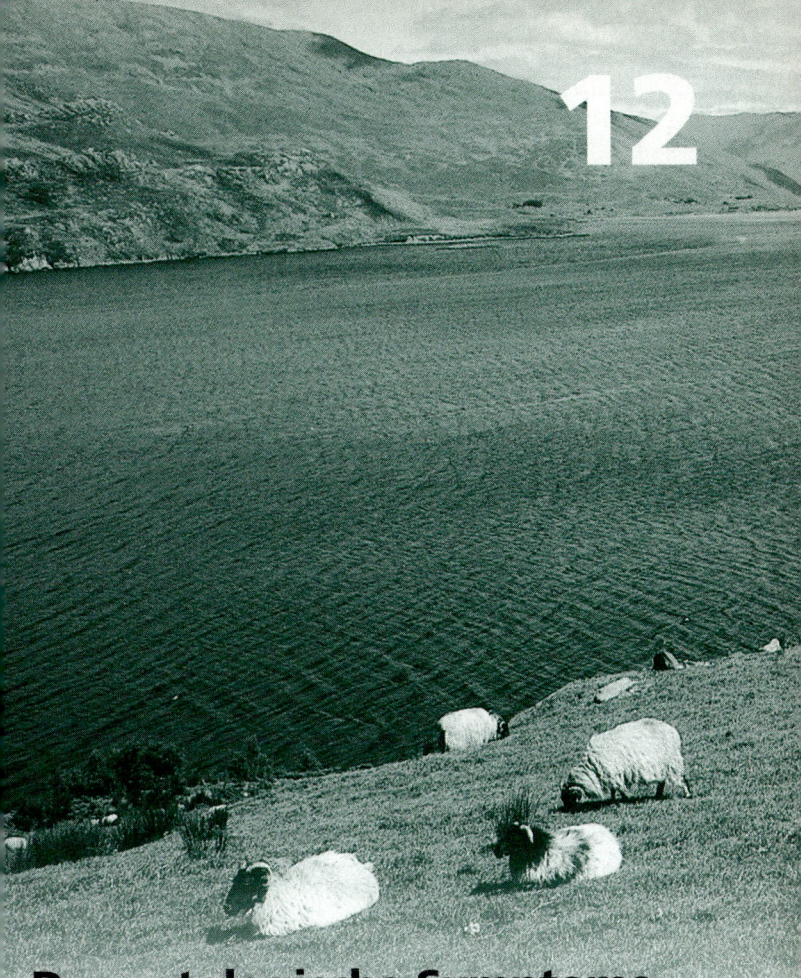

Dermatologische Symptome

Claudia Bausewein
Matthias Volkenandt
Ralf-Uwe Peter
Susanne Roller

12

12.1   Hautpflege

„Es ist zum aus der Haut fahren".

Die Haut als Sinnesorgan

Die Haut ist mit fast 2 m^2 und über 500 000 sensiblen Nervenendigungen das größte Sinnesorgan und besonders anfällig für psychische bzw. psychosomatische Einflüsse oder Störungen. Sie bildet eine wichtige Barriere gegen physikalische Schädigungen (Hitze, Kälte, Druck) und gegen den Eintritt von Krankheitserregern in den Körper. Sie ist Stoffwechselorgan (z.B. Wasserhaushalt, Vit. D) und Energiespeicher (Fettdepot). Darüber hinaus ist sie ein wichtiges Kontaktorgan zur Außenwelt („Dünn- und dickhäutige Menschen").

In der palliativen Situation, in der andere Sinne oft eingeschränkt oder ausgefallen sind, wird die Haut oft zum wichtigsten Organ, um Gefühle und Empfindungen wahrzunehmen und auszudrücken. Austausch von Zärtlichkeiten, Zuwendung, Liebe, Sexualität (☞ 11.8) findet überwiegend über Hautkontakt statt. Auch oder gerade bei eingeschränktem Bewußtsein oder vollständiger Bewußtlosigkeit werden Sinneseindrücke über die Haut empfangen und nach außen abgegeben

- Erröten (Scham, Ärger, Anstrengung)
- Erblassen (Schreck, Angst, Unwohlsein)
- Kalte Haut (Angst, Aufregung)
- Feuchte Haut, (Angst, Aufregung, „der kalte Schweiß bricht aus").

Die Beurteilung der Haut ist erforderlich, um Krankheiten zu behandeln bzw. zu verhindern und hilfreich bei der Beurteilung des Allgemeinbefindens. Die gesunde Haut ist blassrosa, warm, trocken, glatt und elastisch.

Veränderungen der Hautbeschaffenheit und mögliche Ursachen

- Rötung von Auflagestellen: Dekubitus (☞ 12.2)
- Exanthem: Arzneimittelallergie, Paraneoplasie
- Lokale Infektion, Abszess: Sonden, Katheter, Hautmetastasen
- Verminderter oder erhöhter Turgor: Exsikkose, Überwässerung, Ödem unter Steroidtherapie
- Änderungen der Durchblutung (Marmorierung, Zyanose, kalte oder heiße Haut): Fieber, Hypotonie, Atemstörung, terminale Zentralisation
- Reduziertes Unterhautfettgewebe: schlechter Ernährungszustand
- Änderungen der Hautfarbe: Ikterus, Anämie, Niereninsuffizienz.

Hautpflege als Seelenpflege

Pflege, die „unter die Haut geht"

Die Pflege der Haut hat neben der medizinischen auch eine psychische und eine spirituelle Bedeutung. In allen Religionen gibt es rituelle Waschungen und Salbungen. Salbung findet in der Bibel zu kosmetischen, therapeutischen oder sakralen Zwecken statt. Ein König wurde zur Weihe gesalbt und erhielt dadurch charismatische Eigenschaften. Jesus „Christus" bedeutet „der Gesalbte", und Maria salbte den verstorbenen Jesus mit wohlriechendem Öl (Joh. 12,3). Die Krankensalbung ist eines der Sakramente in der katholischen Kirche.

Hautpflege in der palliativen Situation bedeutet Pflege des Körpers, der Psyche und der Seele. Es ist eine „erlaubte" Form der Berührung, eine Möglichkeit der nonverbalen Kommunikation (☞ 2.7). Art, Zeitpunkt, Intensität und Dauer müssen immer mit dem Patienten abgesprochen werden.

Keine reglementierten Körperpflegezeiten, sondern Pflege nach Wunsch und Bedarf. Der Patient hat auch das Recht, die Körperpflege abzulehnen.

Hautpflegemittel

Beim Waschen und Eincremen immer wieder das Empfinden und Befinden des Patienten erfragen. Gewohnheiten und Wünsche des Patienten beachten und wenn möglich seine eigenen, gewohnten Pflegemittel (mit-)verwenden.

Reinigungsmittel

Immer sparsam verwenden.

- **Seifen und Syndets:** Zur Entfernung von grobem Schmutz (Seifen schädigen den natürlichen Säureschutzmantel der Haut, nicht aber Syndets mit pH 5,5)
- **Alkohole:** z. B. zur Entfernung von Pflasterrückständen, zur Förderung der Hautdurchblutung (wird heute kaum mehr verwendet, da sehr stark austrocknend)
- **Bade- und Duschmittel:** Gele, Salze oder natürliche Rohstoffe (z. B. Milch, Kleie, Molke) oft im Zusammenhang mit ätherischen Ölen (☞ 3.2.5).

Die reinigende Kraft des Wassers ist nicht zu unterschätzen. Ein genüßliches Vollbad kann Körper und Seele reinigen.

12

Pflegemittel

Zu unterscheiden sind medizinische Produkte zur Therapie bestimmter Haut-
funktionsstörungen und reine Pflegemittel.

- **Cremes und Lotionen**
  - Harnstoff-haltige Emulsionen mit hohem Ölanteil (z.B. Eucerin 3% Urea
    Lotio) für trockene Haut. Überziehen die Haut mit einem Fettfilm und
    erhalten die Hautfeuchtigkeit
  - Wasser-in-Öl-Emulsionen: Lotionen und Feuchtigkeitscremes für fettige
    Haut
- **Salben:** Durch hohen Fettanteil wasserundurchlässig. Verhindern ein Ver-
  dunsten von Schweiß und Sekreten und vermindern die Wärmeabgabe
- **Reines Öl,** z.B. Mandelöl, Olivenöl zur leichten Massage, Hautpflege (vor
  allem trockene, empfindliche Haut).

 Umlagern

- Beim bettlägrigen Patienten so oft wie möglich, mindestens bei jedem Umlagern, die Haut kontrollieren (Dekubitusgefahr ☞ 12.2)
- Immer alle notwendigen Pflegemittel bereits vor Beginn des Umlagerns
  bereithalten.

Tips zur Hautpflege bei Problemfällen	
Trockene Haut	• Öl-in-Wasser-Emulsionen zur Pflege • Keine herkömmlichen Seifen, selten Baden, wenn, dann Ölbad
Fettige Haut und Mischformen	• Wasser-in-Öl-Emulsionen • Bad mit beliebigen Zusätzen
Empfindliche Haut	• Empfindliche Stellen: Achseln, Gesäßfalten, Geni-tale, alle Hautfalten gut trocken halten (Mull ein-legen, nicht pudern) • Beim Waschen Seifenreste gründlich entfernen, evtl. trockenfönen • Hautpflege je nach Hauttyp, dabei vorsichtige Massage (durchblutungsfördernd)
Bettlägrigkeit (☞ 12.2, Dekubitus)	• Waschen und Eincremen als Massage und Mobili-sation nutzen (ggf. mehrmals täglich, soweit vom Patienten gewünscht) bzw. jedes Umlagern zur Hautpflege nutzen • Bettwäsche häufig wechseln (Feuchtigkeit durch Pflege im Bett, Schwitzen, Inkontinenz etc.) • Falten und Fremdkörper (Krümel, Kanülenhüllen etc.) sorgfältig vermeiden

Tips zur Hautpflege bei Problemfällen	
Inkontinenz (☞ 11.2)	• Regelmäßige Reinigung mit klarem Wasser bei jedem Vorlagenwechsel, evtl. mit ätherischen Ölen (Hautpflege und Geruchsverbesserung ☞ 3.2.5) • Wenn möglich, Duschen (Warm-Kalt) • Sparsam cremen mit Wasser-in-Öl-Emulsionen
Juckreiz (☞ 12.4)	• Nebenerscheinung vieler Erkrankungen (Tumor, Stoffwechselstörungen), Therapien (Chemothera-pie, Opiate) und psychologisch • Austrocknen der Haut vermeiden (keine Seifen) • Kühlen, sanft massieren (z.B. Mandelöl mit Men-thol o. Pfefferminze 0,5%) nicht reiben • Evtl. systemisch Antihistaminika (z.B. Fenistil® Drg. 1 mg), Sedieren (z.B. Diazepam 5 mg)
Lymphödem (☞ 12.5)	• Säuremantel der Haut erhalten (pH-5,5-Syndets) • Mechanische (Druck), physikalische (Temperatur) Reize vermeiden, regelmäßig umlagern • Sanfte Massage mit Lotionen und Öl, von peripher nach zentral
Strahlentherapie	• Vor der Bestrahlung nicht einfetten • Pflege vorsichtig mit körperwarmem, klarem Wasser • Nicht reiben, Druck und Hitze, direkte Sonne vermeiden
Allergien	• Bekannte Allergene (z.B. Parfümstoffe, ätheri-sche Öle) vermeiden • Klares Wasser und reines Mandelöl • Kurzfristig lokal Steroide (z.B. Ultralan® Milch, Salbe oder Creme). Langzeitnebenwirkungen können in der Regel vernachlässigt werden.
Herpes simplex/Her-pes zoster (☞ 12.6)	• Sehr schmerzhaft, möglichst früh behandeln, bereits bei Verdacht antivirale Creme (z.B. Zovi-rax®), bei großflächigen Bereichen auch Tee-baumöl 1% mehrmals täglich auftragen • Mechanische Reize vermeiden, viel Luft an die betroffene Hautstelle lassen • Therapie des Juckreizes (☞ 12.4)
Pilzinfektionen	• Gefährdete Areale: Hautfalten, Genitale, Zehen- und Fingerzwischenräume (Intertrigo) • Trocken halten (Mullstreifen), kein Puder • Med. Farbstoffe (z.B. Pyoctanin-Lsg. 0,5–1,0%), antimykotische Pasten (keine Salben wegen feh-lender Luftdurchlässigkeit), z.B. Candio-Hermal® Paste, Batrafen® Creme) • Bei fehlendem Ansprechen Abstrich (Kultur) und ggf. dermatologisches Konsil.

12

12.2 Dekubitus

Hautulcus mit oder ohne Beteiligung des Subkutangewebes, bedingt durch Gewebs-ischämie aufgrund von Druck. Hauptlokalisation: Sacrum, Brustwirbelsäule, Trochanter major, Fersen, Außenknöchel, Ellbogen, Ohren.

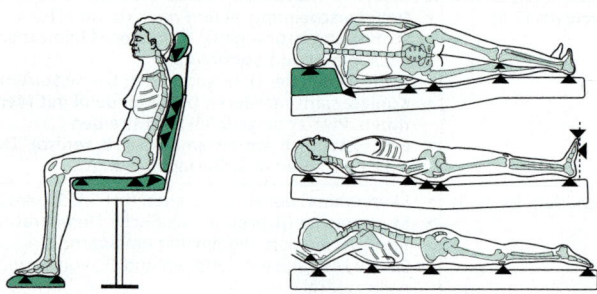

Abb. 12.1: Druckgefährdete Körperstellen beim Liegen auf der Seite, dem Rücken und dem Bauch sowie beim Sitzen auf einem Stuhl. [L157]

■ Klinik

Stadieneinteilung
- Grad 1: Rötung, Verhärtung, weißer Auflagefleck und leichte Blaufärbung. Anhalten der Hautveränderungen auch nach 30 Minuten Druckentlastung
- Grad 2: Verletzung von Epidermis und Dermis, Blasenbildung oder offene Wunde. In diesem Stadium bestehen noch keine Infektion oder Nekrose
- Grad 3: Defekt des Oberhaut- und Unterhautfettgewebes
- Grad 4: Mitbeteiligung von Muskelgewebe und Knochen.

■ Ursachen

- Auflagedruck über dem arteriellen Kapillardruck (≥ 30 mmHg): Druck ≥ 30 mmHg für 2 Stunden führt bereits zu irreversiblen Zellveränderungen mit Gewebsuntergang
- Scherkräfte führen zu Überdehnung, Reißen und Schädigung des Kapillarsystems

- Risikofaktoren: Immobilität, Kachexie, Aszites, Ödeme, Mangelernährung, Dehydratation, Inkontinenz, Fieber, neurologische Defizite (sensorisch und motorisch), Anämie, AVK, Entzündungen.

■ Therapie

Prophylaxe

Obwohl auch bei Patienten mit einer fortgeschrittenen, progredienten Erkrankung die Prophylaxe eines Dekubitus wichtig ist, sind Dekubiti oft nicht zu vermeiden. Das Wohlbefinden des Patienten steht immer im Vordergrund. Deshalb ist Flexibilität notwendiger als die strikte Einhaltung eines rigiden Pflegeprotokolls.

- **Hautpflege,** möglichst geringe Kontamination mit Urin und Stuhl. Bei Inkontinenz evtl. Blasenkatheter erwägen
- **Druckentlastung,** bes. an prominenten Knochen
- **Förderung der Mobilität** durch Mobilisierung, aktive und passive Bewegung sowie Lagerung; teilmobile Patienten zum Lagerungswechsel auffordern
- **Verbesserung des Ernährungsstatus** und adäquate Hydrierung. Modifikation der Ernährung ist bei Patienten mit weit fortgeschrittenen Erkrankungen oft nur bedingt möglich.

Bei Patienten mit weit fortgeschrittenen Erkrankungen ist die Entstehung eines Dekubitus nicht unbedingt ein Pflegefehler.

Lagerung und Druckentlastung

- Immobile Patienten je nach Hautzustand alle 2–3 Stunden lagern nach individuellem Lagerungsplan, im Wechsel rechte Seite, Rücken, linke Seite: Lagerung mit Keil- oder Bananenkissen, z.B. 30° Lagerung oder „schiefe Ebene"
- Falls erste Druckzeichen auftauchen oder ein Dekubitus bereits besteht, muß die betroffene Seite bis zum Abklingen völlig druckfrei gelagert werden, d.h. diese Seite muß beim Lagerungswechsel ausgespart werden. Ohne Druckentlastung kann keine Abheilung des Dekubitus erreicht werden
- Dekubitushilfsmittel
  - Schafsfell
  - Schaumstoff
  - Würfelmatratzen
  - Luftkissenmatratzen
  - Lagerungskissen.

12

Wundversorgung

- Reinigung mit NaCl 0,9%
- Bei Geruchsbildung lokale Antibiose (☞ 12.3)
- Wunden, die weder nekrotisch noch entzündet sind, brauchen eine feuchte Umgebung um zu heilen, am besten sind Hydrokolloidverbände geeignet, z.B. Varihesive® (Platten nicht länger als 7 Tage auf der Wunde belassen; wenn Exsudat austritt, Platte sofort wechseln; Verband soll rundum 3 cm über Wundrand hinausreichen; unter der Platte bildet sich ein gelbfarbenes Gel mit charakteristischem Geruch, daher soll die Wunde erst nach Reinigung beurteilt werden)
- Zur allgemeinen Wundversorgung, bes. bei sezernierenden Wunden Salben-kompressen, z.B. Grassolind® neutral oder Brandolind® N mit Perubalsam zur Granulationsförderung. Vermeidung von Verkleben der Wunde mit der Kompresse, ungehinderter Sekretabfluß, Vermeidung feuchter Kammern, Bil-dung von Granulationsgewebe und Epithelialisierung
- Bei starker Exsudation der Wunde Kalziumalginat (z.B. Algosteril®) zur Wundversorgung (sehr teuer): Alginatfasern nehmen Wundsekret bzw. Koch-salzlösung auf und bilden dabei ein stabiles, visköses Gel. Das Gel hält die Wunde feucht und schafft ein optimales Wundheilungsmilieu
- Zur enzymatischen Wundreinigung Varidase® oder Fibrolan®: verflüssigen eitriges Exsudat und vermindern Keimzahl
- Entfernung von Fibrinbelägen, Eiter, Nekrosen. Große Dekubiti mit Infek-tion bzw. Nekrosen von Chirurgen säubern bzw. entfernen lassen.

Maßnahmen bei Dekubitus abhängig vom Grad der Schädigung	
Schädigung	**Maßnahme**
Grad 1 Rötung	Druckentlastung Hautpflege
Grad 2 Blasenbildung/offene Wunde	Druckentlastung Hydrokolloidverband, wenn wenig Exsudat Kalziumalginat, wenn viel Exsudat, Abdeckung mit semi-okklusivem Verband
Grad 3 und 4, bei sauberer und granulier-ter Wunde	Druckentlastung Hydrokolloidverband, wenn Wunde nicht zu tief, sonst steriler feuchter Wundverband
Grad 3 und 4, bei infizierter, eitriger und/ oder nekrotischer Wunde	Druckentlastung Nekrosenentfernung (enzymatisch oder chirurgisch) Wundreinigung Granulationsförderung

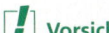 **Vorsicht**

Die Anwendung von Merbromin (Merchurochrom®), Zucker oder Wasserstoff-peroxid (H_2O_2) sowie die Behandlung der Wunde mit Eis oder Fönen ist für die Wundversorgung nicht mehr angebracht.

12.3 Exulzerierte Tumoren

Durch Wachstum primärer Hautmalignome (Basaliom, Karzinom, Melanom) oder von Hautmetastasen (z. B. beim Mamma-Karzinom) auftretende flächenhafte Ulzerationen der Haut mit hypertrophen, knotigen Neubildungen ohne vollstän-dige Epithelialisierung.

■ Klinik

Sekretion, Blutung, Schmerzen, Geruchsbildung mit folgender sozialer Isola-tion. Je nach Schweregrad und Ausdehnung erhebliche Beeinträchtigung der Lebensqualität. Nicht selten für den Patienten und die Umstehenden das am meisten belastende Symptom.

■ Therapie

 Ziel der Therapie

- Linderung von Schmerzen
- Eindämmung unangenehmer Gerüche
- Wunde so lange wie möglich in einem erträglichen Zustand halten
- „Akzeptables Äußeres" für den Patienten
- Möglichst wenig Belastung für den Patienten (Dauer und Häufigkeit des Ver-bandswechsels, Schmerzen bei Verbandswechsel, Vermeiden von Blutungen).

Schmerztherapie

- Nicht-steroidale Antiphlogistika sind meist ausreichend, falls nicht, mit Opioiden kombinieren
- Schmerzen bei Verbandswechsel: Analgetika ca. 30–60 Minuten vorher geben.

Säuberung der Wunde

- Abspülen mit einfacher Kochsalzlösung
- Kein Abreiben und Abwischen, nur Abtupfen
- Keine Antiseptika (hautreizend, granulationshemmend).

12

Vorgehen bei bakterieller Infektion der Wunde

- Abstrich und bakterielle Kultur, ggf. zuvor nekrotisches Gewebe abtragen (Eiter unter Nekrosen)
- Topische antibiotische Therapie jeweils 1–2 x tgl., z. B. Gentamycin (Sulmycin Creme®), Tetrazyklin (Aureomycin Salbe®, sehr fett, jedoch sehr gut zum Krustenabtragen geeignet), Fusidinsäure (Fucidine Creme®)
- Bei entzündlicher Infiltration Kombinationspräparat Antibiotikum und Steroid, z. B. Diprogenta Creme®, Fucidine plus Salbe®, jeweils 1–2 x tgl.
- Bei gram-negativen Infekten systemische antibiotische Therapie, z. B. Ofloxacin 2 x 200 mg (Tarivid®).

Vorgehen bei nässenden Wunden

- Bei stark sezernierenden Wunden Verband mit besonders saugstarken (z. B. Zetuvit®) oder kalziumalginat-haltigen Kompressen (z. B. Algosteril®).

Vorgehen bei Geruchsbildung

- Häufig Infektion des nekrotischen Gewebes mit anaeroben Bakterien (z. B. Bacteroides, Pseudomonas)
- Vorsichtiges Wunddebridement, bei Schmerzen zuvor Analgetika oral oder s.c.
- Metronidazol (0,8–1 %) topisch in einer Gelgrundlage (muß vom Apotheker hergestellt werden) oder Spülung der Wunde mit Metronidazol Infusionslösung (Clont®) bzw. Auflegen einer mit Metronidazol getränkten Kompresse
- Alternativ Kompresse mit Kohlepulver auflegen
- Bei starker Geruchsbildung Metronidazol 3 x 400 mg p.o. (Clont®) systemisch für 5 Tage
- Aluminium- und Magnesiumhydroxid-Suspension topisch (z. B. Maaloxan Suspension®)
- Luftdichte Abdeckung der Wunde so gut wie möglich, z. B. mit Frischhaltefolie über die Kompressen, vorher Wundränder mit Zinkpaste bedecken, damit Folie dort fixiert werden kann
- Unkonventionelle Behandlungsversuche mit Yoghurt, Buttermilch oder Honig (pH-Veränderungen und Hyperosmose).

Vorgehen bei Blutung

- Zur Prophylaxe Verkleben des Verbandes mit der Wunde vermeiden (z. B. Salbenkompresse direkt auf Wunde oder Mullkompressen mit Kochsalzlösung anfeuchten und dann vorsichtig ablösen)
- Druckkompression, Gefäß suchen (Unterbindung möglich?)
- Auftropfen eines Vasokonstriktors, z. B. 1 Ampulle Adrenalin 1:1000 (Suprarenin® Injektionslösung 1:1000) in 10–20 ml Kochsalzlösung verdünnen, Tupfer mit Lösung befeuchten und zum Komprimieren oder Tamponieren verwenden

• Hämostatischer Verband mit Tabotamp Gazestreifen® (oxidierte Zellulose, sehr teuer)
• Sucralfat topisch, z. B. Ulcogant Suspension®
• Tranexamsäure topisch, z. B. Tupfer in verdünnter Ugurol Lösung® tränken und zur Kompression verwenden.

Spezifische Therapie

• Chirurgische Exzision, ggf. mit plastischer Deckung
• Kryotherapie
• Strahlentherapie
• Zytostatische Therapie, z. B. topisch Miltefosin beim Mamma-Karzinom (Miltex® Lösung 1. Behandlungswoche 1–2 Tr. tgl. auf 10 cm², später 2 mal tgl.)

12.4 Pruritus

Insbesondere bei älteren Patienten und Tumorpatienten sehr häufiges und sehr belastendes Symptom.

■ Klinik

Je nach Schweregrad erhebliche Beeinträchtigung der Lebensqualität, Schlafstörungen, Zerkratzen der Haut mit dem Risiko sekundärer bakterieller oder viraler Infektionen (Impetigo, Ekzema herpeticatum), kann ohne sichtbare Hautveränderungen auftreten, lokalisiert oder generalisiert.

■ Ursachen

Xerosis (Hauttrockenheit)

• Häufigste Ursache, bes. bei älteren und bettlägerigen Patienten
• Wenig Flüssigkeitsaufnahme, zu häufiges Waschen und Baden ohne Rückfettung, übermäßige Anwendung von Seifen oder alkoholischen Lösungen (Franzbranntwein), langer Aufenthalt in zentral beheizten Räumen mit niedriger Luftfeuchtigkeit
• Oft extreme Austrocknung der Haut mit zunächst rautenförmigen Hornschichteinrissen (meist an Unterschenkeln beginnend), Ekzema craquele, Exsikkationsekzematid, rötlich-schuppende Herde, Ekzeme, Rhagaden, Fissuren.

12

Atopisches Ekzem (Neurodermitis)

- Anlagebedingte Neigung zu Ekzembildung mit starkem Juckreiz
- Rötung, Ekzembildung, diskrete Schuppung, oft strichförmige Kratzeffekte (Exkoriationen) und Superinfektionen
- Meist relativ symmetrisch an Prädilektionsstellen: Hals (besonders Nacken), Stirn, Augenlider, Brust, Schulter, Beugeseiten der Knie- und Ellenbogengelenke
- Gelegentlich generalisiert
- Verdickung der Haut (Lichenifikation) durch chronisches Kratzen
- Verstärkung durch Streß.

Maligne Grunderkrankung (paraneoplastischer Pruritus)

- Leukämien, M. Hodgkin, kutane Lymphome, Polycythaemia vera u.v.a
- Beim M. Hodgkin kommt es nach Alkoholgenuß zu einer Verstärkung des Juckreizes.

Medikamente

- Prinzipiell kann jedes Medikament nach kurzer oder langer Anwendungszeit zu einer Sensibilisierung führen. *Beispiele:* Carbamazepin, Opioide, Captopril, Bleomycin, auch Phytopharmaka und Adjuvantien der Krebstherapie (z.B. Mistelpräparate)
- Infusion von Hydroxyethylstärke (z.B. HAES®) führt häufig zu lange persistierendem und therapierefraktärem Juckreiz durch Einlagerung der Substanz in der Haut.

Kontaktekzem

- Rötung und Ekzeme in umschriebenen Hautarealen, an denen Kontakt mit sensibilisierenden Substanzen bestand
- Häufige Allergene: Duftstoffe (Seifen, Parfüms, Shampoos), Grundlagen und Bestandteile von Salben, Desinfektionsmittel (Quecksilber), Latex (Gummihandschuhe, Stomaverschlüsse, Windeln), Metalle (Nickel).

Stoffwechselstörungen

- Diabetes mell., Urämie (renaler Pruritus bei langdauernder Dialysebehandlung), Cholestase, Hyperurikämie, Hyperkalzämie, Hyper- oder Hypothyreose.

Jede Form des Juckreizes kann durch psychische Belastungen, wie Angst oder Langeweile, erheblich verstärkt werden.

■ Therapie

Allgemeine Prinzipien

- Erkennen und Beseitigen der Ursache, falls möglich (z.B. Behandlung der Stoffwechselstörungen)
- Kombination verschiedener Therapieansätze, z.B. Anwendung fettender Externa, Weglassen alkoholischer oder gelartiger Externa, kurzzeitige Therapie mit Antihistaminika
- Frühzeitig und bes. bei mangelndem Ansprechen auf die Therapie Dermatologen zur genaueren Diagnostik und zum Ausschluß seltener Ursachen hinzuziehen.

Pruritus gehört zu den am schwierigsten zu behandelnden Symptomen in der Palliativmedizin.

Verhaltenstherapeutische Hinweise

- Juckreiz und Kratzen bilden einen Teufelskreis. Versuch der Unterbrechung durch Beherrschung des Kratzreflexes. Bei Auftreten von Juckreiz
  - Nicht kratzen, sondern die Haut drücken oder leicht reiben
  - Nicht sofort kratzen, sondern zunächst abwarten; der Juckreiz läßt manchmal von allein nach
  - Anstelle der Haut ein Gerät kratzen („Kratzklötzchen")
  - Fingernägel kürzen
  - Nachts evtl. Baumwollhandschuhe anziehen, um unbewußtes Kratzen zu verhindern. Handschuhe evtl. mit Pflaster oder „Tesakrepp-Band" an Handgelenken befestigen
- Juckreiz kann durch Angst und Depression oder auch durch Langeweile erheblich intensiver empfunden werden. Entspannung und Beschäftigung sowie Überwindung von Angst und Depressionen (evtl. durch psychotherapeutische Intervention) können zur Linderung führen.

Verzicht auf Substanzen mit hohem Sensibilisierungspotential

- Keine duftstoffhaltigen Cremes oder Seifen, Parfums, Kosmetika, Shampoos, Haarsprays
- Kein Schmuck (Ohrringe)
- Keine Dauertherapie mit antibiotika-, lokalanästhetika- oder antihistaminikahaltigen Cremes
- Kein direkter Hautkontakt mit Kleidungsstücken aus reiner Wolle (Angora-Wickel, Matratzenbezug aus Schafwolle oder Wollseide).

12

Änderung der bisherigen medikamentösen Therapie

- Genaue Medikamentenanamnese (auch pflanzliche Substanzen und Vitamin-präparate), Überprüfung der Indikation, Weglassen aller nicht notwendigen Medikamente
- Umsetzen wichtiger Medikamente auf andere Substanzklassen.

Sensibilisierung und Juckreiz können auch nach jahrelanger Einnahme eines Medikamentes auftreten.

Behandlung der Hauttrockenheit

- Intensive Therapie mit fett- und harnstoffhaltigen Externa. Zum großflächi-gen Auftragen Lotionen, in umschriebenen Hautarealen Cremes (weniger fett) oder Salben (sehr fett): z.B. Excipial U Lipolotio®, pH5-Eucerin Lotio®, Eucerin 5% Urea Spezial Creme®, jeweils 1–2 x tgl.
- Verwendung von Ölen bei jedem Bad und jeder Dusche (z.B. Linola Fett Ölbad®, Eucerin Liquid Duschöl®, Balmandol Ölbad®). Bei Vollbädern Öl ins Badewasser geben, evtl. zusätzlich oder alternativ Sojamilch; beim Duschen Haut anschließend mit Badeöl einreiben und nur kurz abspülen. Haut nach Öl-Bad oder Öl-Dusche nicht abreiben, sondern nur mit weichen Handtuch abtupfen. Nicht zu heiß baden. Vorsicht: Rutschgefahr.
- Räume nicht überheizen, ggf. Luftbefeuchter verwenden
- Genügend trinken
- Verzicht auf austrocknende Therapeutika: keine Gele, kein Einreiben mit alkoholischen Lösungen, kein Puder
- Verzicht auf scharfe Seifen: keine Seifen oder nur sparsamer Gebrauch hautver-träglicher Seifen, z.B. Neutrogena Seife® (hautverträglich und teuer genug, um übermäßigen Gebrauch zu verhindern), pH5-Eucerin®- oder Nivea®-Seife.

Systemische Therapie

- Antihistaminika: zunächst Therapieversuch mit nicht-sedierenden Substan-zen, z.B. Loratadin 1 x 10 mg (Lisino®). Ggf. sedierende Substanzen, z.B. Dimetindenmaleat 3 x 1–2 mg (Fenistil®) oder Clemastin 2 x 1 mg (Tavegil®)
- Alternativ: Hydroxyzin (Atarax® 25 mg abends), Promethazin 1–3 x 25 mg (Atosil®), Ketotifen 2 x 1 mg (Zaditen®)
- Bei ulzerierten und juckenden Hautmetastasen: Nicht-steroidale Antiphlogi-stika, z.B. Diclofenac (Voltaren® resinat 2 x 75 mg) zur Reduktion der Pro-staglandinsynthese
- Bei cholestatischem Pruritus: Ondansetron 2 x 8 mg (Zofran®), Colestyramin 1–3 x 1 Beutel (Quantalan®)
- Ggf. kurzzeitige systemische Anwendung von Steroiden.

Kurzzeitige äußerliche Steroidtherapie

- Bei starkem Juckreiz in umschriebenen Hautarealen, bes. bei Ekzembildung, z. B. Diprosone® Salbe (sehr potent, nur kurzzeitige Anwendung), Ecural® Fettcreme oder Salbe
- Steroidhaltige Lotionen, z. B. Volon A Lotio®
- Bei ausgeprägten Exkoriationen und bakteriellen Superinfektionen zusätzlich orales Antibiotikum, z. B. Roxithromycin 2 x 150 mg (Rulid®).

Phototherapie

- Therapieversuch mit UVB-Strahlen durch einen Dermatologen
- Insbesondere bei Patienten mit Urämie und Cholestase gute Erfolge
- Notwendig sind zunächst tägliche Bestrahlungen, bei denen der Patient kurze Zeit (Minuten) in einer Bestrahlungskabine stehen können muß
- Falls UVB-Bestrahlungsgerät nicht zur Verfügung steht, Therapieversuch mit Sonnenexposition in Maßen.

12.5 Lymphödem

Lymphödem ist eine Ansammlung von eiweißreicher Lymphflüssigkeit im Subkutangewebe, meist verbunden mit chronischer Entzündung und Fibrose. Meist sind eine oder mehrere Extremitäten betroffen, gelegentlich auch der angrenzende Rumpfquadrant. Bei Patienten mit weit fortgeschrittenen Erkrankungen handelt es sich fast immer um ein sekundäres Ödem als Folge der Erkrankung oder der Therapie.

■ Klinik

- Schwellung der betroffenen Region, im Verlauf derbe Infiltration der Haut durch Fibrose, Spannungsgefühl, Schweregefühl, Vertiefung der Hautfalten, Hyperkeratose, Bewegungseinschränkungen, Taubheitsgefühl und Dysästhesien, Kraftminderung, psychische Belastung
- Lokalisation: Extremitäten, gel. mit Beteiligung des entsprechenden Rumpfquadranten; Genitale; selten Hals
- Schmerzen eher selten, nur bei
  - Spannung mit Schweregefühl im Stadium I
  - Gleichzeitiger Kompression oder Infiltration von Nerven
  - Gleichzeitiger Entzündung
  - Fibrotischen Veränderungen, z. B. schmerzhaften Tendinosen, Ligamentosen und Periostosen
  - Radiogenen Plexopathien.

12

Klinische Verlaufsstadien
- **Stadium I** (reversibel): Schwellung (Delle), weiche Hautkonsistenz, keine tast- und sichtbaren Gewebsveränderungen. Reduktion des Ödems durch Hochlagerung möglich. Phase I der komplexen physikalischen Entstauungstherapie KPE (s.u.) normalisiert das Ödem
- **Stadium II** (spontan irreversibel): sekundäre Gewebsveränderungen (keine Delle), harte Konsistenz der Haut, Stemmersche Zeichen (nicht mehr abhebbare Hautfalte an den Zehen), keine Reduktion durch Hochlagerung möglich
- **Stadium III** (Lymphostatische Elephantiasis): bis zur Invalidität ansteigende Schwellung; Gewebsveränderungen verändern die Hautfarbe.

Lymphostatische Hautareale sind häufig infektanfällig.

Komplikationen
Durch proteinreiche Lymphe ist die Haut gefährdeter für Entzündungen. Kleine Verletzungen ermöglichen Bakterien den Zugang zu einem idealen Wachstumsmedium.
- Erysipel: akute Entzündung von Dermis und Subkutis, meist durch Streptokokken oder Staphylokokken, ausgehend von Bagatellverletzungen der Haut, anfangs meist scharf begrenzte „flammende Rötung" mit Überwärmung, Schwellung, Schmerzen, Juckreiz, allgemeines Krankheitsgefühl mit Schüttelfrost und hohem Fieber, Therapie mit hochdosiertem Penicillin i.v. (3 x 5–10 Mio IE)
- Lymphorrhö: Lymphfluß aus der Haut
- Ulzerationen: bei gleichzeitiger venöser Stauung
- Lymphfisteln und Zysten.

■ Ursachen

- *Primäres Lymphödem* (Ursache nicht genau zu benennen, Folgen einer Dysplasie der Lymphgefäße) selten bei Tumorpatienten
- *Sekundäres Lymphödem* als Folge der Erkrankung (Primärtumor, Tumorrezidiv, Lymphknotenmetastasen) oder der Therapie (Operation, Bestrahlung)
    - Lymphödem der oberen Extremität, z.B. beim Mamma-Karzinom nach operativer Axillaausräumung, Bestrahlung der axillären Lymphknoten
    - Lymphödem der unteren Extremität beim Prostata- und Ovarialkarzinom bei pelviner Lymphknotendissektion, beim Zervix-Karzinom nach Beckenbestrahlung
    - Lymphödem im Rahmen eines Tumorrezidivs (lokal oder Metastasen) oder einer Lymphangiosis carcinomatosa.

DD: Ödeme durch Herzinsuffizienz, Proteinmangel, Z.n. Thrombose.

12

■ Diagnostik

Da die meisten Patienten unter einem sekundären Lymphödem leiden, ist die Ursache des Lymphödems bekannt und weitere Diagnostik nicht notwendig. Lediglich bei Verdacht auf eine Thrombose sollte eine Doppler-/Duplexsonographie zum Ausschluß durchgeführt werden.

■ Therapie

Da ein Lymphödem nicht geheilt werden kann, ist das Ziel der Behandlung eine maximale Verbesserung und langfristige Kontrolle des Ödems zu erreichen. Je eher die Behandlung beginnt, desto leichter ist es, ein befriedigendes Ergebnis zu erzielen. Damit die Behandlung erfolgreich ist, ist die enge Zusammenarbeit zwischen dem Patienten und Ärzten, Pflegepersonal und Physiotherapeuten notwendig. Der Patient muß informiert und ermuntert werden, um den täglichen Umgang mit der geschwollenen Extremität selbst zufriedenstellend bewältigen zu können.

Prophylaxe

- Aufklärung über Ursachen, Folgen und Behandlung des Lymphödems
- Vermeidung von Verletzungen, Kratzern, Verbrennungen (heißes Wasser, Sonne), körperlichen Belastungen, Abschnürungen, Sauna, Sport, Blutabnahmen oder Blutdruckmessungen an der betroffenen Extremität
- Bei Verletzungen sorgfältige Säuberung der Wunde und Behandlung mit einem Antiseptikum.

Hinweise für Patienten mit Lymphödem

- Schnittwunden, Kratzer und Insektenstiche sollen gut gesäubert und mit einem Antiseptikum behandelt werden
- Vorsicht ist geboten beim Schneiden von Finger- und Fußnägeln
- Zehen- und Fingerzwischenräume müssen nach dem Waschen gut getrocknet werden
- Haut durch Öl oder Creme geschmeidig halten
- Vermeidung von Sonnenbrand der betroffenen Körperregion
- Ungewünschte Haare mit einem elektrischen Rasierer entfernen
- Keine Injektionen, Blutabnahmen oder Blutdruckmessung an der betroffenen Extremität.

Komplexe Physikalische Entstauungstherapie (KPE)

Tetrade aus vier physikalischen Maßnahmen (Hautpflege, Manuelle Lymphdrainage, Kompressionstherapie, Entstauende Bewegungstherapie) zur nebenwirkungsfreien kausalen Behandlung des Lymphödems.

12

Phase I dient der Entstauung, d.h. der Beseitigung der eiweißreichen Gewebsflüssigkeit. Zum Erhalt der Entstauung werden Kompressionsbandagen angelegt. In der Phase II soll der erreichte Zustand konserviert bzw. optimiert werden. Dazu müssen Kompressionsstrümpfe angelegt werden.

Die alleinige Anwendung einzelner Komponenten der komplexen physikalischen Entstauungstherapie führt häufig zu keinem ausreichenden Therapieerfolg.

Hautpflege
- Vorsichtiges Trocknen der Haut nach dem Waschen, besonders in den Zehenzwischenräumen
- Tägliches Einfetten der Haut mit Körperlotionen, fettenden Cremes oder Salben (ohne Konservierungsstoffe).

Manuelle Lymphdrainage
- Stimulation der normalerweise unbeschädigten Lymphgefäße der Haut mit sanfter kreisförmiger Massage zur Verbesserung des Lymphabflusses aus dem betroffenen Gebiet in gesunde Areale
- Vier sog. Voddersche Grundgriffe sind in eine weiche Schub- und Entspannungsphase eingeteilt. Die Behandlung beginnt immer mit einer proximalen Vorbehandlung um Platz für die distal gelegene Ödemflüssigkeit zu schaffen. Durch Sogwirkung entsteht ein verbesserter Lymphabfluß aus dem betroffenen Gebiet in gesunde Areale
- Nahezu jeder Patient mit Lymphödem kann von einer manuellen Lymphdrainage profitieren. Bei Lymphödemen des Rumpfes, des Halses und der Genitalien ist sie die einzige Behandlungsmöglichkeit

Kontraindikationen für manuelle Lymphdrainage
- Allgemein: Akute Entzündungen durch pathogene Keime, kardiale Ödeme
- Für die Halsbehandlung: Allgemeine KI (s.o.), Herzrhythmusstörungen, Patienten über 60 Jahre, Hyperthyreose, Überempfindlichkeit des Sinus caroticus
- Bauchtiefdrainage: Strahlenkolitis- und -zystitis, Ileus, Beckenvenenthrombose, Herzrhythmusstörungen, Aortenaneurysma.

Kompressionstherapie
- **Bandagen** bzw. speziell angepaßte **Kompressionsstrümpfe**
  - Notwendig nach jeder Drainage- oder Übungsbehandlung, um eine Akkumulation von Flüssigkeit im überdehnten Gewebe zu vermeiden und den Flüssigkeitstransport im Gewebe zu fördern
  - *Kontraindikationen* für Kompressionsstrümpfe: Fingerschwellung (Bandagierung der Finger notwendig), lokale Entzündung, gespannte, fragile Haut, kardiale Ödeme, art. Verschlußkrankheit, Lymphorrhoe → jeweils Bandagierung der betroffenen Extremität notwendig

- **Apparative Entstauungstherapie** mit intermittierender pneumatischer Kompression
  - Zyklisches Aufpumpen eines speziellen Kompressionsstrumpfes zur Aktivierung oberflächlicher Lymphgefäße und zum mechanischen Rücktransport von Lymphflüssigkeit
  - Bei ausgeprägten Lymphödemen und verhärtetem Gewebe
  - Max. Druck bis 60 mmHg, zu Beginn möglichst 4 Std. täglich
  - Nach jeder Behandlung Bandagen oder Kompressionsstrümpfe notwendig
  - *Kontraindikationen:* Ausgedehnte Hautmetastasierung an Oberarm oder Schulter, Rumpfödem, akute Entzündung, tiefe Beinvenenthrombose (in den letzten zwei Monaten).

Entstauende Bewegungstherapie

- Möglichst normale Bewegung der betroffenen Extremität zur Verbesserung des lymphatischen Abflusses und zur Vermeidung von Gelenksteifigkeiten, möglichst mit Bandagen oder Kompressionsstrümpfen
- Täglich leichte Bewegungsübungen bzw. Gymnastik
- Passive Bewegung einer Extremität, falls aktive Bewegung nicht möglich ist
- In Ruhe Hochlagerung der betroffenen Extremität über Herzniveau
- Patienten mit Lymphödem der unteren Extremitäten sollten Stehen oder Sitzen für lange Perioden vermeiden; Patienten mit Lymphödem der oberen Extremitäten sollten Heben oder Tragen von schweren Gegenständen vermeiden.

Medikamentöse Therapie

- Diuretika: Umstritten in der Behandlung des Lymphödems; indiziert, falls kardiale oder venöse Begleitkomponente vermutet wird, Kombination aus Furosemid 20–40 mg (Lasix®) und Spironolacton 50–100 mg (Aldactone®)
- Kortikosteroide: Indiziert, wenn durch eine Abschwellung des Tumors eine Verbesserung des Lymphabflusses vermutet wird, z. B. Dexamethason 4–8 mg tgl. p. o. (Fortecortin®)
- Medikamente zur Förderung der Lymphangiomotorik wie Benzopyron und Unguentum lymphaticum bringen in der Therapie des Lymphödems nicht den erhofften Effekt.

Die Kompressionsbehandlung kann durch keine medikamentöse Therapie ersetzt werden.

12

12.6 Herpes-Infektionen

Bei Patienten in der Palliativphase spielen vor allem zwei Infektionstypen eine Rolle: Herpes simplex-Virus und Herpes zoster-Virus.

12.6.1 Herpes simplex-Virus (HSV)

■ Klinik

Die charakteristischen Bläschen ermöglichen eine Blickdiagnose, keine Therapieverzögerung durch Diagnostik.

- Einzeln oder gruppiert stehende Bläschen
- Ulzerierende Haut- und Schleimhautläsionen
- Meist perioral und genital
- Sehr schmerzhaft (auch wenn kaum was zu sehen ist)
- Starker, oft therapieresistenter Juckreiz
- Oft rezidivierend
- Schwer abheilend
- Gefahr der Superinfektion mit Bakterien (meist Staphylokokken)
- Gefahr der Infektion der Augen (Keratokonjunktivitis; Desinfektion!).

■ Ursachen

Das Herpes-simplex-Virus (HSV) persistiert nach der Primärinfektion (meist im Kindesalter, oft unbemerkt) und wird bei verminderter Immunität reaktiviert. In der Palliativmedizin vor allem bei

- Krebskranken im Endstadium
- Allen chronischen Erkrankungen, z.B. Herzinsuffizienz, Lungenemphysem
- HIV-Infizierten.

■ Therapie

Wegen der starken Beeinträchtigung der Lebensqualität durch Schmerz und Juckreiz immer so schnell wie möglich spezifische Therapie

- Lokal antivirale Salbe oder Creme (z.B. Zovirax® Creme, evtl. Zink-Schüttelmixtur, evtl. Linola-sept Emulsion)
- Teebaumöl pur stündlich auftupfen (hilft auch gut gegen den Juckreiz)
- Systemische Therapie nur bei schweren Verläufen oder häufigen Rezidiven mit Aciclovir (z.B. Zovirax®) 5 x 200 mg oral über 5 Tage.

12.6.2 Herpeszoster-Virus (HZV)

■ Klinik

Meist lokale Herpes-zoster-Infektion im Sinne einer Gürtelrose, selten generalisierter Befall.

- Stechende, segmentale Schmerzen im Bereich eines Dermatoms (☞ 8.2.1), meist thorakal oder lumbal
- Starker Juckreiz
- Unspezifisches Prodromalstadium mit Fieber und Verschlechterung des Allgemeinbefindens
- Auf das befallene Dermatom begrenztes Erythem
- Über 2–3 Tage aufblühende, wasserklare, in Gruppen angeordnete Bläschen
- Eintrüben des Bläscheninhaltes, Aufplatzen und Verkrusten über 2–3 Wochen, die Kruste fällt von alleine ab
- Gefahr der Augenmitbeteiligung (Kornea, Retina) mit Visusminderung bis Erblindung
- Oft Post-Zosterneuralgie mit neuropathischen Schmerzen über Wochen oder Jahre
- Primärinfektion bei Immungeschwächten oft lebensbedrohlich (Pneumonie, Meningoenzephalitis).

■ Ursachen

Endogene Reinfektion mit Herpes-zoster-Virus (HZV, Erstmanifestation meist als Windpokken), vor allem bei

- HIV-Infizierten
- Älteren, multimorbiden Patienten
- Verminderte Immunität durch Krebserkrankung, chronische Krankheiten, Steroidtherapie.

■ Therapie

Immer spezifisch (Virustatika), bei schwerer Immunsupression hochdosiert und symptomorientiert (Schmerztherapie).

- Lokal Zink-Schüttelmixtur
- Systemisch Aciclovir (z.B. Zovirax®) 5 x 800 mg/die oral über 7 Tage oder 3 x 5–10 mg/kgKG/die
- Schmerztherapie (☞ Kap. 8) mit Paracetamol 8–6-stdl. 500–1000 mg oder Metamizol (z.B. Novalgin®) 8–6-stdl. 40 Trpf. p.o.
- Bei Augenbeteiligung sofort hochdosiert systemisch Virustatika (häufige Ursache für Erblindung bei HIV-Patienten)
- Bei Postzosterneuralgie Therapie mit Carbamazepin (z.B. Tegretal®) einschleichend 200–1600 mg/die oral.

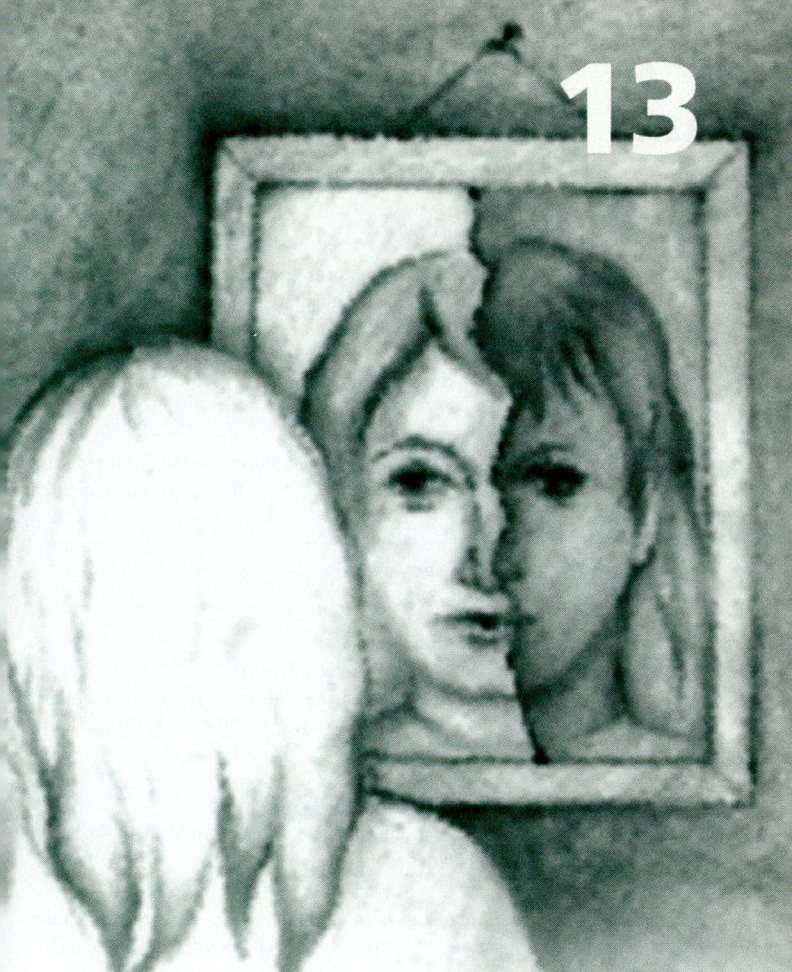

13

Neurologische Symptome

Regina v. Maydell
Raymond Voltz

13.1   Quantitative Bewußtseinsstörung

13

Störungen der „Bewußtseinshelligkeit".

Im Sterbeprozeß kommt es regelhaft zu Störungen der „Bewußtseinshelligkeit", aber auch sehr häufig zu Störungen des qualitativen Bewußtseins (vor allem wird das – therapierbare! – delirante Syndrom oft übersehen, ☞ 7.7). Eine nicht unerhebliche Anzahl von Patienten (ca. 10–15 %) sind jedoch bis wenige Minuten vor ihrem Tod bei vollem ungestörten Bewußtsein.

Trotz der Bewußtseinsstörung kann die Wahrnehmungsfähigkeit erhalten sein! Auch einen sterbenden Patienten daher immer wie einen „wachen" Patienten behandeln!

■ Klinik

Grade der Bewußtseinsstörung
- **Wach:** Reaktion auf Ansprache, kooperativ, orientiert
- **Somnolent:** Schläfrig, durch Ansprache leicht erweckbar, orientiert, bedingt kooperativ. Falls sich selbst überlassen: apathisch, schläfrig, z. T. mit motorischer Unruhe

Somnolenz ist klinisch nicht von allgemeiner Müdigkeit oder pathologischer Tagesmüdigkeit (☞ 14.1) abzugrenzen!

- **Soporös:** Ständig in schlafähnlichem Zustand, durch stärkere Außenreize kurz erweckbar. Verbale Äußerungen und Kommandobewegungen möglich
- **Komatös:**
  - Grad I: Auf Schmerzreize gezielte Abwehr
  - Grad II: Auf Schmerzreize ungezielte Abwehr
  - Grad III: Keine Abwehr, stereotype Automatismen (z. B. Beuge-/Strecksynergismen)
  - Grad IV: Keine motorische Antwort.

■ Ursachen

- Physiologischer Sterbeprozeß, u.a. durch terminales Multiorganversagen und/oder zerebrale Hypoxämie
- Metabolische Enzephalopathie (z.B. bei Hypo-/Hyperglykämie, Hypo-/Hyperthyreose, Hyperkalzämie, Urämie)
- Medikamentennebenwirkungen und Intoxikationen (z.B. Opiate, Benzodiazepine, Anticholinergika, Phenothiazine, H_2-Rezeptorblocker, Zytostatika)
- Vaskuläre Ursachen (z.B. Hirninfarkt oder -blutung, Blutdruckabfall)
- Infektion (z.B. Meningitis, Meningoenzephalitis, Hirnabszeß, Urosepsis, Pneumonie),
- Erhöhter Hirndruck (Hirntumor, Hirnmetastasen)
- Folge einer Hirnbestrahlung
- Epileptische Anfälle (auch nicht-konvulsiver Status epilepticus oder postiktualer Dämmerzustand).

 Vorsicht ───

Bei jeder plötzlich begonnenen Bewußtseinsstörung an einen nicht-konvulsiven Status epilepticus denken. Dieser ist nur mittels EEG zu diagnostizieren!

■ Diagnostik

Zunächst orientierende neurologische Untersuchung: Tiefe der Bewußtseinsstörung? Hinweise auf Fokalneurologie?
Dann prüfen: Ist weitere Diagnostik erforderlich? Hat sie eine therapeutische Relevanz?

- Evtl. Labor: Elektrolyte, Glucose, CK (Hinweis auf stattgehabten epileptischen Anfall), Leberwerte, Blutbild, Toxikologie, Gerinnung, Blutgase
- Evtl. EEG, unbedingt jedoch bei V.a. Status epilepticus
- Evtl. Liquordiagnostik, bei V.a. eine behandelbaren Enzephalitis (z.B. Herpes-Enzephalitis bei immunsupprimierten Patienten)
- Bildgebende Verfahren (CCT, MRT, MR Angiographie) sind zur Klärung einer behandelbaren Ursache auch in der palliativen Situation in Einzelfällen indiziert. Können Hinweise auf therapierelevante Prozesse geben, z.B. auf Metastasen (Therapie: Steroide), Sinusvenenthrombose (Therapie: Heparin).

■ Therapie

13

Überlegen: Handelt es sich um eine behandlungsbedürftige Situation oder den nahen Tod? Aber auch in der palliativen Situation keine reversiblen Ursachen übersehen!

- Ruhige Anwesenheit von Angehörigen oder vertrauten Personen besonders bei zusätzlicher Unruhe. Die Angehörigen sollten darüber informiert werden, daß trotz der Bewußtseinsstörung die Wahrnehmungsfähigkeit des Patienten erhalten sein kann. Ruhige Zusprache oder Handhalten wirkt oft auf den Patienten beruhigend und gibt den Angehörigen das Gefühl, gebraucht zu werden und helfen zu können
- Reversible Ursachen sollten nach entsprechender Aufklärung des Patienten bzw. der Angehörigen soweit wie möglich, bzw. falls erwünscht kausal behandelt werden
- Überprüfung und Vereinfachung der aktuellen, möglicherweise auslösenden Medikation, ggf. Wechsel des Opiats
- Falls Ursache identifiziert, ggf. Steroide, Heparin, Elektrolytausgleich, Sauerstoff
- Bei Status epilepticus Antiepileptika (☞ 7.6).

13.2   Schwäche

Schwäche ist eines der häufigsten Symptome in der Endphase einer Erkrankung, die Prävalenz beträgt fast 80%. Von dem allgemeinen Schwächegefühl (Asthenie) sind neuromuskulär bedingte Paresen mit charakteristischem Verteilungsmuster (zentral, peripher) zu unterscheiden. Es ist Aufgabe der Palliativmedizin, reversible Ursachen, die zum Schwächegefühl beitragen, zu identifizieren und zu beheben.

Im Endstadium einer Erkrankung ist ein Schwächegefühl normal. Nur bei entsprechender Prognose oder dem klinischen Verdacht auf eine potentiell reversible Ursache sollte weitere Diagnostik betrieben werden.

■ Klinik

Anamnese

* Was meint der Patient mit „Schwäche": Allgemeines Schwächegefühl oder charakteristisch verteilte Paresen
* Liegen Hinweise auf ein depressives Syndrom vor (Gefühl der Wertlosigkeit, übertriebene Schuldgefühle, Patient ist in seinen Gedanken nicht auslenkbar)
* Was bedeutet das Gefühl der Schwäche für den Patienten (z. B. Hinweis auf fortschreitende Erkrankung)
* Beschreibung der Schwäche
  – Beginn: akut, subakut, chronisch
  – Verteilung: generalisiert oder fokal
  – Quantifizierung: z. B. MRC Paresegrade (s.u.)

Körperliche Untersuchung bei Schwäche		
Region	**Befund**	**deutet auf**
Kopf	Wenige Haare	Hypothyreoidismus
	Dünne Augenbrauen am lateralem Drittel	Hypothyreoidismus
Augen	Blässe der Konjunktiven	Anämie
Mund	Rote Zunge	Vitaminmangel, z.B. B-Komplex
Abdomen	Tastbare Blase	Rückenmarkkompression
Extremitäten	Flattertremor	Leber- oder Niereninsuffizenz Hypokaliämie
Rücken	Klopfschmerzhaft	Rückenmarkkompression
Neurologisch	Proximal betonte Schwäche	Lambert-Eaton-Myasthenie-Syndrom (s.u.) oder Myopathie
	Keine Muskeleigenreflexe	Lambert-Eaton-Myasthenie-Syndrom oder Polyneuropathie
	Zerebelläre Befunde, limbische Enzephalopathie	Andere paraneoplastische Syndrome
	Paraparese, Blasenstörung, sensibles Niveau	Rückenmarkkompression
	Hemiparese	Gehirnmetastase, Gehirninfarkt
	Polyneuropathie	Z.n. Chemotherapie
	Autonome Mitbeteiligung	Lambert-Eaton-Myasthenie-Syndrom
	Plexusverteilung	Z.n. Bestrahlung, Tumorausbreitung

13

- Schlafprobleme klären (Schlafdauer in 24 Std., Schlafrhythmus)
- Appetit, Gewichtsverlust
- Medikamente
- Vor kurzem OP, Bestrahlung, Chemotherapie
- Muskelschmerzen.

 MRC Paresegrade

- PG 5: Normale Muskelkraft
- PG 4: Bewegungen gegen mäßigen Widerstand möglich
- PG 3: Bewegungen auch gegen die Eigenschwere möglich
- PG 2: Bewegungseffekt unter Ausschaltung der Eigenschwere
- PG 1: Sichtbare Muskelkontraktion ohne Bewegungseffekt
- PG 0: Keinerlei Muskelaktivität, Plegie.

■ Ursachen

Häufig liegen gleichzeitig mehrere Ursachen vor.

Direkt bedingt durch Grunderkrankung, wie Degeneration der Motoneurone bei Amyotropher Lateralsklerose oder bedingt durch **Sekundäreffekte** (Kachexie, Kompression des Spinalkanals, Gehirnmetastasen, paraneoplastische Syndrome etc.)

 Vorsicht

Bei Beteiligung sensibler Nervenfasern, z. B. bei Polyneuropathie, an reduzierte Schmerzempfindung und herabgesetzter Propriozeption denken:
- Keine heiße Wärmflasche ins Bett → Verletzungsgefahr
- Patienten spüren ggf. eine Fehllagerung von Extremitäten nicht.

Potentiell reversible Ursachen
- Unzureichender Schlaf
- Depressives Syndrom
- Anämie
- Inaktivitätsatrophie der Muskeln
- Medikamente (z. B. Steroid-Myopathie – auch bei topischer Anwendung!), aber auch Opiate, Antidepressiva oder Phenothiazine)
- Metabolische Ursachen, vor allem
  - Hyperkalzämie, initial Adynamie, bei längerem Verlauf auch distal betonte Muskelatrophie
  - Hypokaliämie
  - Nierenversagen

- Endokrine Störungen, besonders
  - Hypothyreoidismus
  - Hypoadrenalismus (häufig bei raschem Steroidentzug)
  - Hypoglykämie
- Unerkannte Sepsis
- Arterielle Hypotonie
- Lambert-Eaton-Myasthenie-Syndrom: autoimmun bedingte Störung der neuromuskulären Übertragung, in 60% paraneoplastisch bei kleinzelligem Bronchialkarzinom, assoziiert mit Antikörpern gegen Kalziumkanäle (PQ-Typ der spannungsabhängigen Kalziumkanäle, VGCC).

 Vorsicht ────────────────────────────────

Bei Patienten mit kleinzelligem Bronchialkarzinom und Schwächegefühl darf ein Lambert-Eaton-Myasthenie-Syndrom nicht übersehen werden, da dies mit i.v.-Immunglobulin-Therapie gut behandelbar ist!

■ Diagnostik

- Falls therapeutische Konsequenzen zu erwarten sind: Hb, Leukos, Na, K, Ca, Mg, Glucose, Harnstoff, Kreatinin, Leberenzyme, Schilddrüsendiagnostik, Medikamentenspiegel (Phenytoin, Digoxin), anti-neuronale Antikörper (z.B. anti-VGCC, anti-Hu)
- Bei zentralen Paresen: ggf. CCT, MRT
- Bei peripheren Paresen: ggf. EMG/NLG.

■ Therapie

- I.v.-Hyperalimentation hat keinen nachgewiesenen Effekt ☞ 1.6.1
- Mit dem Patienten gemeinsam nach Lösungen suchen, z.B.
  - Erklärung, daß das Gefühl der Schwäche fluktuiert
  - Vorschläge machen, die Kraft einzuteilen, Ruhepausen mit Aktivität abzuwechseln, den Tagesablauf anzupassen
- Vor wichtigen Ereignissen (z.B. Geburtstage, Hochzeit) kann eine Erhöhung der Steroide oder ggf. eine Bluttransfusion kurzfristig eine Besserung des Schwächegefühls bringen.

 ────────────────────────────────

Oft ist die zunehmende Schwäche für den Patienten ein unübersehbarer Hinweis darauf, daß der Tod nahe bevorsteht. Verständnis und Unterstützung sind jetzt essentiell.

13

Therapie potentiell behandelbarer Ursachen bei Schwäche	
Ursachen	**Therapiemöglichkeiten**
Anämie (☞ 1.6.6)	Transfusion bei Hb < 8 g/l, weitere Anämie-Zeichen wie Kurzatmigkeit, Müdigkeit, und falls Patient es wünscht
Hypokaliämie	Ggf. Schleifendiuretikum durch ein Kalium-sparendes Diuretikum ersetzen, Substitution über Nahrung (Bananen, Tomaten, Zitrusfrüchte)
Hyperkalzämie (☞ 7.4)	Hydratation, Biphosphonate
Medikamente	Reduktion oder Wechsel (Steroide, Antidepressiva, Benzodiazepine, Opiate), sedierende Medikamente möglichst nur zur Nacht geben
Schlaflosigkeit (☞ 14.1)	Ursachen besprechen (Sorgen, Angst etc.), für ruhige, entspannte Umgebung sorgen, ggf. Benzodiazepine
Anorexie, Kachexie	Steroide (z.B. 4 mg Dexamethason p.o.)
Depressives Syndrom (☞ 14.4)	Antidepressiva
Inaktivität	Krankengymnastik
Gehirnmetastase	Dexamethason, ggf. Bestrahlung/systemische Chemotherapie
Lambert-Eaton-Myasthenie-Syndrom	i.v.-Immunoglobulin (2 g/kg KG auf 2–5 Tage verteilt), 3,4-Diaminopyridin (20–60 mg tägl.)
Rückenmark-kompression (☞ 7.8)	Dexamethason, z.B. beginnend mit 100 mg i.v., ggf. Bestrahlung, ggf. operative Entlastung

13.3 Schwindel

In der Palliativmedizin ist Schwindel meist Folge der medikamentösen Therapie. Er kann einerseits Zeichen einer Überdosierung sein (z.B. Antikonvulsiva), andererseits jedoch schon bei angestrebten therapeutischen Wirkspiegeln zum Absetzen des Pharmakons zwingen. Andere Schwindelursachen sind seltener, z.T. jedoch gut behandelbar.

■ Klinik

• Beschwerden und klinisches Bild des **pharmakogenen Schwindels** (vom Schwank-, Benommenheitsschwindel bis zur schweren Ataxie) sehr uneinheitlich. Evtl. dosisabhängig zusätzlich Okulomotorikstörung (Blickfolgesakkadierung, Nystagmus)

- **Benigner paroxysmaler Lagerungschwindel** (BPPV): Durch bestimmte Kopfbewegungen (z.B. Umdrehen im Bett) ausgelöster, 10–60 Sek. dauernder heftiger Drehschwindel mit rotatorischem Nystagmus und evtl. Übelkeit
- **Zentraler Lageschwindel** bei Hirnstammläsion: In bestimmten Lagen auftretender Drehschwindel, assoziiert mit wenig erschöpflichem Nystagmus. Häufig zusätzlich andere Okulomotorikstörungen, Hirnnervenausfälle oder zerebelläre Defizite
- **Psychogener Schwindel:** Schwankschwindel, oft mit starker phobischer Komponente.

■ Ursachen

- Medikamente: Analgetika, Antibiotika, Anticholinergika, Antidepressiva, Antiemetika, Antiepileptika, Antikoagulantien, Diuretika, Kortikosteroide, Sedativa, Spasmolytika u.v.a.
- Kanalolithiasis des Innenohres (beim benignen paroxysmalen Lagerungsschwindel)
- Hirnstammläsion: Infarkt, Blutung, Tumor, Metastase, Infektion, Entzündung (MS)
- Psychogen: Im Rahmen einer Depression, Angstsymptomatik oder schizophrenen Psychose.

■ Diagnostik

- Neurologische Untersuchung (Okulomotorikstörung, Ataxie) mit Lagerungsmanövern bei V.a. Lagerungsschwindel
- Kalorische Spülung, CCT, MRT sind in der palliativen Situation in der Regel nicht indiziert.

■ Therapie

- Beruhigende Anwesenheit einer vertrauten Person, da Schwindel meist von Angst begleitet ist
- Falls möglich, Absetzen oder Dosisreduktion auslösender Medikamente
- Bei klinischem Verdacht auf benignen paroxysmalen Lagerungsschwindel: Lagerungstraining.

Medikamentöse Therapie

Bei akutem starken Schwindel mit Übelkeit Kopf ruhigstellen, Augen zu und evtl. Antivertiginosa:
- Dimenhydrinat (Vomex A®) 50 mg p.o. 4–6-stdl., 100 mg rektal 1–2 x tägl. NW: Sedierung

- Promethazin (Atosil®) 1–3 x 25 mg p.o., 1–2 x 50 mg rektal. NW: Mundtrocken-heit, gastrointestinale Störungen, Sedierung
- Scopolamin (Scopoderm® TTS) transdermal 0,5 mg evtl. 4–6-stdl. Anticho-linerge NW.

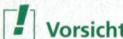 **Vorsicht**

Möglichst keine medikamentöse Dauerbehandlung nach Abklingen der Übel-keit, da sonst die zentrale Kompensation der vestibulären Funktionsstörung gehemmt wird.

13.4 Hirndrucksymptome

25 bis 35% aller Krebspatienten leiden unter Hirnmetastasen (☞ 6.2.5) als Folge von Lungen-, Brust-, gastrointestinalen und urogenitalen Tumoren sowie malignen Melanomen. Primäre Hirntumoren sind dagegen seltener.

Hirndruck ermöglicht oft ein friedliches Sterben („Einschlafen") und muß daher nicht automatisch behandelt werden.

■ Klinik

- Benommenheit bis hin zu schwerer Bewußtseinsstörung
- Charakteristische Kopfschmerzen: intermittierend (85%), nicht-hämmernd, dumpf (75%), verstärkt bei Anstrengung, Husten oder Niesen (25%), nächt-liches Auftreten (10%), Morgenkopfschmerzen (15%)
- Übelkeit, Erbrechen ☞ 10.9
- Epileptische Anfälle
- Fokalneurologie, z.B. Ataxie (v.a. bei Kleinhirnmetastasen) oder Hemiparese
- Atemstörungen (z.B. Maschinenatmung, Cheyne-Stoke-Atmung)
- Evtl. Hirnnervenausfälle, Stauungspapille, psychische Störungen.

Auch Patienten mit Hirnmetastasen können andere Kopfschmerzformen, wie z.B. Migräne oder Spannungskopfschmerz haben.

DD: Kopfschmerzen		
Diagnose	**Klinik**	**Therapie**
Migräne	Dauer 4–72 Std., in 60% halbseitig temporoparietal (kann auch wechseln), pulsierend, pochend, mit vegetativen Begleitsymptomen, ggf. mit Aura, typische Triggersituationen, Lichtscheu, Patienten wünschen Ruhe	20 mg Metoclopramid rektal oder p.o. (10 mg i.m. oder i.v.), nach 30–45 Min. 500–1000 mg ASS oder Paracetamol p.o. oder i.v.
Spannungs-kopf-schmerz	Dauer 30 min bis 7 Tage, drückend, verengend, bifrontal	ASS 500–1500 mg, Ibuprofen 400–800 mg, Naproxen 500–750 mg
Hirndruck	Bifrontal, biokzipital, Zunahme bei Anstrengung, Sehstörungen, epileptische Anfälle, Nüchternerbrechen	s.u.

■ Therapie

- Oberkörperhochlagerung um 30°
- Bei tumorbedingtem Hirnödem Dexamethason (Fortecortin®), initial 3 x 8 mg p.o. oder bis zu 100 mg i.v. tägl. in der Akutphase für 3 bis 4 Tage und anschließender schrittweiser Reduktion auf 3 x 4 mg tägl. oder weniger
- Zusätzlich bei Bedarf ausreichende Gabe von Analgetika, zunächst peripher wirkende Analgetika wie Paracetamol (ben-u-ron®) bis zu 3 x 1000 mg tägl., falls nötig auch in Kombination mit Opiaten (☞ 8.3)
- Evtl. Radiatio, nicht mit dem Ziel einer Lebensverlängerung, sondern wenn die Lebensqualität hierdurch verbessert werden kann!
- Ggf. medikamentöse Therapie bei ausgeprägter terminaler Agitiertheit ☞ 15.4.2.

13.5 Spastik

Gesteigerter Muskeltonus bei Ausfall kortikospinaler Systeme, v.a. der Pyramidenbahn. Kann äußerst schmerzhaft sein.

■ Klinik

In der Regel spastisch-paretisches Syndrom aus
- Plussymptomen (Tonussteigerung, gesteigerte Muskeleigenreflexe mit Kloni, schmerzhafte Beugespasmen, fixierte Fehlstellungen) und

- Minussymptomen (Kraftminderung, Vergröberung intendierter Bewegungen, Geschicklichkeitsminderung, Ermüdbarkeit), v.a. die Strecker der unteren und die Beuger der oberen Extremitäten betreffend.

13

■ Ursachen

- Hirnläsion (traumatisch, ischämisch, hämorrhagisch, postinfektiös)
- Rückenmarksläsion (Meningeosis carcinomatosa, Metastase, epidurale Raumforderung)
- Amyotrophe Lateralsklerose (Kombination aus zentralen und peripheren motorischen Befunden)
- Spastik-verstärkende Medikamente: z.B. nicht-trizyklische Antidepressiva (Fluoxetin, Trazodon).

■ Therapie

Ziel: Besserung des Befindens, Prävention von Komplikationen (v.a. schmerzhafter Kontrakturen), Erleichterung der Pflege; Wiederherstellung der motorischen Funktion ist nicht zu erwarten.

Minussymptome therapeutisch schlecht, **Plussymptome** gut beeinflußbar

- Vermeidung von nozizeptiven Stimuli (Blaseninfektion, Obstipation, Dekubitus, enge Kleidung) verringert Ausprägung der Spastik
- Krankengymnastik zur Prophylaxe von Sekundärkomplikationen (v.a. schmerzhafter Kontrakturen, Pneumonie, Dekubitus), evtl. Eisapplikationen zur Tonusverringerung

Medikamentöse Therapie

Ausdosieren einer Monosubstanz bis zum Auftreten von NW vor Kombination von Präparaten):

- Baclofen (z.B. Lioresal®) 10–80 mg tägl. *Cave:* Auslösung epileptischer Anfälle, Halluzinationen. Langsame Dosissteigerung! Auch intrathekale Gabe oft mit gutem Erfolg bei sonst therapieresistenter Spastik möglich) Tetrazepam (Musaril®) 25–200 mg tägl.
- Tizanidin (Sirdalud®) 6–24 mg tägl.
- Memantine (Akatinol®) 10–60 mg tägl. oder Dantrolene (Dantamacrin®) 50–100 mg tägl. *Cave:* Lebertoxizität, evtl. Muskelschwäche verstärkend.

Bei Versagen der medikamentösen Therapie evtl. transkutane elektrische Nervenstimulation (TENS). Ggf. Neurologen hinzuziehen.

13.6   Myoklonus

Ein positiver Myoklonus (plötzliche, kurze, willkürlich nicht steuerbare Muskelzuckung mit Bewegungseffekt) kommt in der Palliativmedizin häufig als Nebenwirkung einer Opiat-Therapie vor. Negativer Myoklonus (Hemmung der Muskelkontraktion, z.B. beim „Flattertremor") ist selten und deutet dann auf eine metabolische Ursache hin.

13

■ Klinik

Ein krankhafter Myoklonus muß vom physiologischen Myoklonus abgegrenzt werden (Aufwach- und Einschlaf-Myoklonus, Schluckauf, belastungsinduzierter Myoklonus, angstinduzierter Myoklonus).

Myoklonus: Klinik und Ursachen		
Verteilung	**Klinik**	**Ursache am ehesten**
Fokal	Eine Körperregion betreffend	Fokale ZNS-Läsion: Tumor, Trauma, lokale Ischämie
Segmental	Mehrere benachbarte Körperregionen betreffend	Hirnstamm- oder spinale Läsion
Multifokal oder generalisiert	An mehreren nicht benachbarten Körperregionen	Diffuse Störung, z.B. metabolisch, durch Medikamente
Aktionsmyoklonus	Durch Bewegungen induziert	Hypoxie
Asterixis (sog. „flapping tremor", Wackeltremor)	Intermittierender Tonusverlust	Metabolische Störung, z.B. hepatisch, Hyperkapnie

■ Ursachen

Häufig

* Medikamente: Opiate (Myokloni sind deutlicher Hinweis auf Opiat-Überdosierung), Penicilline, Cephalosporine, Lithium, trizyklische Antidepressiva, Clozapin, Serotonin-Wiederaufnahme-Hemmer, MAO-Inhibitoren, L-Dopa, Dopamin-Agonisten
* Metabolische Enzephalopathie: renal, hepatisch, Hyponatriämie, Hypoglykämie, nicht-ketotische Hyperglykämie
* Fokale ZNS-Läsionen: Tumor, Ischämie
* Posthypoxische Enzephalopathie: Status myoclonicus, Aktionsmyoklonus.

13

Selten
- Paraneoplastisch: Opsoklonus-Myoklonus-Syndrom (bei kleinzelligem Bronchialkarzinom oder gynäkologischem Tumor)
- Infektiöse Enzephalopathien: Viral (z.B. HIV), Prion-Erkrankungen (Creutzfeld-Jakob Erkrankung)
- ZNS-Degeneration: z.B. M. Alzheimer, Multisystem-Atrophie.

■ Diagnostik

Ziel ist es, leicht behebbare Ursachen ausfindig zu machen:
- Anamnese: Bekannte physiologische Formen? Im Zusammenhang mit neuen Medikamenten aufgetreten? Bekannte ZNS-Grunderkrankungen
- Klinische Untersuchung: Hinweise für Ursachen (s.o.)
- Ggf. Laborwerte: Na, BZ, Krea, γ-GT, GOT, GPT, Ammoniak
- Ggf. craniales CT, MRT (falls therapeutische Konsequenzen zu erwarten sind).

■ Therapie

Ursachen müssen immer soweit möglich behoben werden (z.B. Opiate); Patient und Angehörige aufklären.
- **Bei multifokalem Myoklonus:**
  - Diazepam (Valium®) 5–10 mg p.o., i.m., oder rektal jede Stunde, bis Myokloni aufhören, zusätzlich 10–20 mg zur Nacht, oder
  - Midazolam (Dormicum®) 5–10 mg s.c., bis Myokloni beendet, zusätzlich 10–30 mg tägl. s.c., oder
  - Clonazepam (Rivotril®) 0,5–6 mg tägl., Clobazam (Frisium®), Flunitrazepam (Rohypnol®), Phenobarbital (Luminal®), Valproat (z.B. Ergenyl®): maximale Wirkung erst nach 1–4 Wo.
- **Bei hypoxischem Myoklonus:** Piracetam (Nootrop®) 8–24 g, 2–3 x tägl., nicht zur Nacht wegen Schlafstörungen, teuer!

13.7   Muskelkrämpfe (Krampi)

Muskelkrämpfe sind bei Patienten mit fortgeschrittener Tumorerkrankung häufig. Sie entstehen v.a. durch eine periphere Neuropathie (v.a. bei einer Vincristin-Neuropathie) oder Wurzel-/Plexusschaden. Sie treten häufig nachts auf und werden durch Kontraktion, Alkohol oder Medikamente gebahnt.

■ Klinik

- Unwillkürliche schmerzhafte Spasmen der quergestreiften Muskulatur
- Häufig Fuß- oder Unterschenkelmuskulatur, seltener M. biceps brachii, Fingerextensoren oder M. myohyoideus
- Häufige prädisponierende Faktoren: Schlafmangel, Alkohol, Anstrengung.

13

■ Ursachen

- Idiopathisch
- Medikamente: z.B. Pindolol, Chinidin, Nifedipin, Carbimazol, Danazol, Chemotherapeutika
- Internistische Ursachen:
  - Metabolisch: Urämie, Leberzirrhose, Eisenmangel
  - Endokrinologisch: Hyperparathyreoidismus, Myxödem
  - Dehydrierung (Diuretika-Therapie, Diarrhoe, Erbrechen)
  - Dialyse, Plasmapherese
  - Infektionen (z.B. virale Enteritiden)
  - Beinödeme bei venöser Insuffizienz
- Neurologische Ursachen
  - Polyneuropathien (Chemotherapeutika), Radikulopathien (Tumor, Bestrahlungsfolge)
  - Myopathien (z.B. Progressive Muskeldystrophie, paraneoplastisch)
  - Motoneuronerkrankungen (ALS).

Differentialdiagnose: Krämpfe im Rahmen epileptischer Anfälle, Dystonie, Spastik, Myalgie, Tetanie, Myotonie.

■ Diagnostik

Evtl. Labor: Elektrolyte, Hkt, Leberwerte, Nierenwerte, evtl. Parathormon, TSH.

■ Therapie

- Akut: Passive Dehnung der betroffenen Muskulatur oder willkürliche Aktivierung antagonistischer Muskelgruppen
- Behandlung der Ursache, soweit möglich
- Physikalische Maßnahmen (KG, Wechselbäder, Wärme, Hochlagern der Beine).

13

Medikamentöse Therapie

- Magnesium (z.B. Magnetrans®) 1–3 x 5 mmol tägl.
- Chininsulfat, evtl. in Kombination mit Theophyllin (z.B. Limptar N®) 2 x 200 mg tägl.
- Vitamin E (z.B. Eplonat®) 400 IE tägl.
- Carbamazepin (z.B. Sirtal®) 2 x 200 mg tägl.
- Phenytoin (z.B. Zentropil®) 1–3 x 100 mg tägl.
- Diazepam (Valium®) 2–10 mg tägl. oder Verapamil (z.B. Isoptin®) 120 mg tägl.

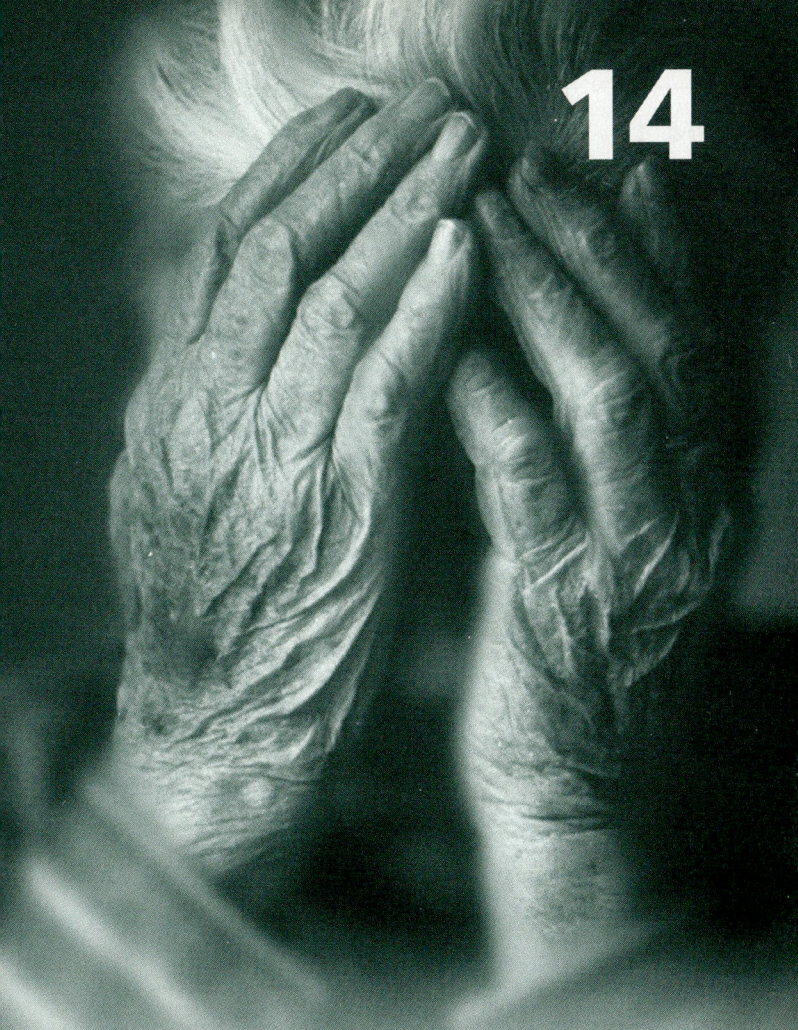

Psychiatrische Symptome

Regina v. Maydell
Raymond Voltz

14.1   Schlafstörungen

Schlafstörungen, bedingt durch die Grunderkrankung, quälende Symptome oder einen veränderten Schlaf-Wachrhythmus am Ende des Lebens, verstärken das Leid für die Betroffenen. Daher sollten Schlafstörungen auch in der Palliativmedizin konsequent behandelt werden.

14

■ Klinik

Schlaflosigkeit

Quantitativ verringerter Schlaf im Sinne von Einschlaf-, Durchschlafstörungen, fragmentiertem Schlaf; qualitativ verringerter, nicht erholsamer Schlaf, gestörter Schlaf-Wach-Rhythmus.

- Müdigkeit
- Konzentrationsminderung
- Reizbarkeit
- Depression
- Absenken der Schmerzschwelle.

Schläfrigkeit am Tag

- Inaktivität
- Absinken der Motivation
- Geringe Mitarbeit bei der Therapie
- Abnahme sozialer Interaktionen
- Reizbarkeit
- Depression
- Kommunikationsstörungen.

■ Ursachen

Schlaflosigkeit

- **Depression** (☞ 14.4): Wegen Grunderkrankung, bevorstehendem Tod, Schmerzen, ZNS-Erkrankungen, endogen
- **Angst** (☞ 14.3): Vor Zukunft, Erkrankung, Schmerzen, Atemnot, Tod, diagnostischem und therapeutischem Vorgehen
- **Schmerz** (☞ Kap. 8): Durch Grunderkrankung, v.a. Tumoren, durch diagnostische und therapeutische Maßnahmen, verminderte Beweglichkeit im Schlaf (Paresen, Spastik)
- **Übelkeit/Erbrechen** (☞ 10.9): Durch Medikation, v.a. Chemotherapie, primär gastrointestinale Störungen, Hirndruck

- **Atemstörungen** (☞ 9.1, 9.2): Restriktive oder obstruktive Erkrankungen, chron. Hypoxie, chronischer Husten, Herzinsuffizienz, Pleuraerguß
- **Störungen des Schlaf-Wach-Rhythmus:** Lange Bettlägrigkeit, Inaktivität und Schlaf tagsüber, gestörter Nachtschlaf
- **Hospitalisierung:** Fremde Umgebung, Lärm, häufige Schlafunterbrechung
- **Medikamente:** Stimulantien, Nootropika, Bronchodilatatoren, Antihypertensiva, aktivierende Antidepressiva; Entzug oder Rebound von Sedativa oder Hypnotika, Analgetika, Antiepileptika, Diuretika, Steroiden
- **Assoziierte internistische Erkrankungen:** Metabolische Störungen, Urämie, Leberausfall, Hyperthyreose
- **Assoziierte neurologische Erkrankungen:** Parkinson-Syndrom, Epilepsie, Kopfschmerz-Syndrome, Neuralgien, Delir mit Umkehr des Schlaf-Wach-Rhythmus, Myopathien, Motoneuronerkrankungen
- **Assoziierte psychiatrische Erkrankungen:** Endogene Depression, Demenz, schizophrene Psychosen, Angsterkrankungen, affektive Psychosen, Zwangserkrankungen
- **Periodische Bewegungen der Extremitäten:** Diabetes, Restless-Legs-Syndrome, PNP, Urämie, Leukämie, Schlafmyoklonus, Neuroleptika, Morphin-Überdosierung.

Schläfrigkeit am Tag

- Gestörter Nachtschlaf
- Schlafumkehr (nachts wach, tags schlafen)
- Medikation: Analgetika, Sedativa/Hypnotika, sedierende Antidepressiva, Chemotherapie
- Metabolische Störungen, Exsikkose, allgemeine Schwäche (☞ 13.2).

■ Diagnostik

- Ausführliche Eigen-/Fremdanamnese (Beginn, Ein- oder Durchschlafstörung, Grund und Zeitpunkt des Erwachens, Alpträume, Vorerkrankungen, Medikation, Genußmittel)
- Körperliche Untersuchung
- Dokumentation des Schlaf-Wach-Rhythmus, Bestimmung des individuellen Schlafbedarfs.

■ Therapie

Prinzip
- Eine Schlafstörung wird nur behandelt, wenn sie Beschwerden verursacht. Z.B. eine Schlafumkehr muß nicht automatisch behandelt werden

14

- Genaue Ursachenanalyse, nach Möglichkeit kausaler Ansatz. Psychophysiologische Komponenten (insbesondere Angst, Depression) können eine Schlafstörung trotz erfolgreicher Kausaltherapie unterhalten
- Nicht-pharmakologische Therapiemöglichkeiten sollten vor Einsatz von Medikamenten ausgeschöpft sein
- Risiken einer medikamentösen Therapie (z. B. Abhängigkeit oder Toleranz) sind vor dem Hintergrund einer terminalen Erkrankung sekundär, primäres Ziel ist Symptomlinderung
- Niedrig dosierter Beginn, falls möglich, Absetzversuch.

Nicht-medikamentöse Therapie

- Schlafhygiene
  - Minimierung von Unterbrechungen des Nachtschlafs z. B. durch Medikation, Lärm
  - Überdenken des Tages und Problembewältigung vor dem Schlafengehen
  - Meiden stimulierender Medikamente und Genußmittel
  - Nicht zu warmes Schlafzimmer, aber Vermeiden kalter Füße
  - Abends nur leichte Mahlzeit, warmes Getränk (Milch), warmes Bad, Kohlenhydrat-Snack
- Entspannungstraining (z. B. Autogenes Training)
- Biofeedback, Systematische Desensibilisierung
- Meditation, Hypnose
- Beruhigende Musik
- Abendlicher Alkoholgenuß in kleinen Mengen.

Medikamentöse Therapie

Benzodiazepine
Medikament der 1. Wahl bei primären vorübergehenden Schlafstörungen, *Cave:* paradoxe Wirkung bei älteren Patienten
- Bei *Einschlafstörungen,* geringes Kumulationsrisiko:
  - Midazolam (Dormicum®) 7,5 mg (HWZ 2 h)
  - Nachteil: kurze Wirkdauer, Rebound-Schlaflosigkeit, Amnesie
- Bei *Ein- und Durchschlafstörungen:*
  - Lormetazepam (Noctamid®) 2 mg (HWZ 8–14 h)
  - Nachteil: Hangover-Effekt bei Überdosierung
- Bei *Durchschlafstörungen,* geringes Kumulationsrisiko:
  - Temazepam (Remestan®) 15 mg (HWZ 8–13 h)
  - Nachteil: Sedierung untertags, Rebound-Schlaflosigkeit
- Bei *Ein- und Durchschlafstörungen, Angst-lösend* auch am Tage, Einzeldosis über 2 Nächte wirksam:
  - Flurazepam (Dalmadorm®) 15 mg (HWZ 47–100 h)
  - Nachteil: Sedierung untertags, Kumulationsgefahr

- Bei *Ein- und Durchschlafstörungen, geringes bis fehlendes Abhängigkeitspotential*
  - Zolpidem (Stilnox®) 5–10 mg, Zoplicon (Ximovan®) 5–10 mg
  - Nachteil: metallischer Nachgeschmack
- Bei *alten Menschen,* Wirkungsverringerung nach wenigen Tagen
  - Clomethiazol (Distraneurin®) 200 mg
  - *Cave:* Wechselwirkung mit Alkohol.

Pflanzliche Präparate
- Hopfen- und Baldrianpräparate (Hovaletten®, Baldrisedon®, Orasedon®, Valdispert®) bei leichteren Schlafstörungen
- Johanniskraut bei depressiver Grundstimmung.

14

Neuroleptika
Indikation bei älteren Patienten
- Levomepromazin (Neurocil®): 25–100 mg
- Chlorprothixen (Truxal®, Taractan®): 15–100 mg
- Prothipendyl (Dominal®): 20–80 mg
- Melperon (Eunerpan®): 25–100 mg
- Pipamperon (Dipiperon®): 40–80 mg

Antidepressiva
Cave: anticholinerge NW bei alten Menschen, Sedierung am Tage
- Doxepin (Aponal®, Sinquan®): 25–100 mg
- Amitriptylin (Laroxyl®, Saroten®): 25–100 mg, oder Saroten retard® 25–75 mg
- Trimipramin (Stangyl®): 25–100 mg
- Mianserin (Tolvin®): 30–60 mg.

Antihistaminika
Cave: anticholinerge NW, paradoxe Erregungszustände bei alten Menschen
- Diphenhydramin (Sekundal-D®): 50 mg
- Doxylamin (Gittalun®): 25 mg
- Promethazin (Atosil®): 15–75 mg (keine atemdepressive Wirkung!).

Chloralhydrat (Chloraldurat®)
- Einschlafmittel
- Wegen bitteren Geschmacks und Schleimhautreizung als Kapsel oder rektal, 0,5–1 g (braun: Einschlafmittel, blau: Durchschlafmittel).

 Medikamente gegen Schlafstörungen bei Verwirrtheit (☞ 7.7) ——

1. Chloralhydrat
2. Clomethiazol
3. Nieder-/hochpotente Neuroleptika

14.2   Unruhe

Unterscheide: Reine, gesteigerte motorische Unruhe ohne und Unruhe mit mentaler Beeinträchtigung. Letztere tritt meist im Rahmen eines deliranten Syndroms auf und wird in der Sterbephase auch als terminale Agitation bezeichnet (☞ 15.4.2).

14

■ Klinik

Komplexe, meist willkürlich steuerbare Bewegungen wie Herumfuchteln, Rudern etc.

Nicht zu verwechseln mit
- Restless-legs-Syndrom (v.a. abends auftretendes Zwangsgefühl, die Beine bewegen zu müssen, spricht gut auf Madopar® 125 mg zur Nacht an)
- Akathisie, d.h. die Unfähigkeit ruhig zu sitzen
- Dystonie
- Angstsyndrom.

■ Ursachen

- Unzureichend behandelte Symptome, wie Schmerzen, Atemnot, Augen- und Mundtrockenheit, Harnverhalt
- Bewegungsunfähigkeit aufgrund von Schwäche
- Medikamente (paradoxe Reaktion auf Benzodiazepine)
- Psychosoziale Ursachen (unerledigte Geschäfte, keine oder „falsche" Sitzwache).

■ Therapie

- Soweit möglich Behandlung der Ursachen
- Ruhige Anwesenheit von Angehörigen oder vertrauten Personen
- Schaffen einer vertrauten Atmosphäre (bekannte Musik, Bettdecke).

Medikamentöse Therapie

Bei leichter bis mittelgradiger Unruhe
- Midazolam (Dormicum®) 2,5–5 mg s.c., p.o. bei Bedarf, 1–2,5 mg i.v. bei Bedarf, 10–60 mg/24 h in subkutaner Spritzenpumpe. Kurze HWZ, stark sedierend
- Diazepam (Valium®) 2–10 mg p.o., i.v., (nicht s.c.), 10–20 mg rektal 8-stdl.
- Flunitrazepam (Rohypnol®), 1–2 mg s.c., p.o., 0,5–2 mg i.v., i.m., stark sedierend
- Lorazepam (Tavor Expedit®) 0,5–2,5 mg buccal, p.o., i.m., i.v.
- Clomethiazol (Distraneurin®) 192–384 mg (1-2 Kps.) 8-stdl.

Bei ausgeprägter psychomotorischer Unruhe
- Prothipendyl (Dominal®), 20–80 mg p.o., i.v.
- Pipameron (Dipideron®), 20–80 mg p.o.
- Melperon (Eunerpan®), 25–50 mg 8-stdl. p.o.

Bei Halluzinationen, Alpträumen, paranoiden Symptomen
(V.a. delirantes Syndrom, ☞ 15.4.2)
- Haloperidol (Haldol®) 1,5–3 mg s.c. 8-stdl. bei älteren Patienten, 5 mg s.c. 8-stdl. bei jüngeren Patienten, 10–30 mg/24 h s.c., i.v.
- Levomepromazin (Neurocil®) 10–50 mg 4-stdl. p.o., s.c., i.m., sedierend, als Tropfen gut dosierbar.

14

Praktische Tips zur medikamentösen Therapie von Unruhe

- Da Patienten in dieser Krankheitsphase meist nicht mehr in der Lage sind zu schlucken, wird die parenterale Gabe von Medikamenten notwendig. Wegen der einfacheren Applikation (auch zu Hause möglich) ist die subkutane Gabe zu bevorzugen
- Benzodiazepine erniedrigen im Vergleich zu Neuroleptika die Krampf-schwelle nicht und sind deshalb bei überwiegender Unruhe zu bevorzugen, vor allem z.B. bei Patienten mit Hirnmetastasen
- Midazolam und Haloperidol können in der Spritzenpumpe mit Morphin gemischt werden
- In seltenen Fällen reichen die angegebenen Dosierungen nicht aus. Falls der Patient unter Midazolam, 120 mg/24 h und Haloperidol 30 mg/24 h nicht deutlich ruhiger wird, kann Phenobarbital 200 mg s.c. oder i.m. bei Bedarf, oder 800–1600 mg/24 h in einer Spritzenpumpe gegeben werden
- Auch wenn keine Ursache für die Unruhe verantwortlich gemacht werden kann, ist ein aktives Vorgehen notwendig, einerseits um des Patienten willen, andererseits aber auch wegen der möglichen Beunruhigung der Angehörigen, da sie dieses Bild der letzten Stunden des Patienten oft im Gedächtnis behalten.

14.3 Angst

Die meisten schwerkranken Patienten haben Angst vor der Zukunft, vor ihrem Tod, oder wie es den Angehörigen ergehen wird. Diese natürliche Angst kann trotz aller Unterstützung durch das Team nur sehr schwer beherrschbar sein.

■ Klinik

- Angstgefühle, Panik
- Innere Unruhe, Gespanntheit

- Schlafstörung
- Depression
- „Angst vor der Angst"
- Gelegentlich nur körperliche Symptome, ohne daß dem Patienten Angstgefühle bewußt sind: Tachykardie, Tachypnoe, Druckgefühl über Brust und Herz, Blutdruckanstieg, Zittern, Schwitzen, erweiterte Pupillen, trockener Mund, Durchfälle, Übelkeit, Erbrechen, Kloßgefühl im Hals, Schwindel, Schwäche.

14

■ Ursachen

- Nichtkontrollierte Symptome, bes. Schmerzen und Atemnot
- Reale Ängste vor konkreten Entscheidungen, bei widersprüchlichen Informationen, Problemen in der Familie, Nachlaßregelung, Alleinsein, unerledigten Geschäften, Todesangst
- Medikamente: Steroide, Metoclopramid, Theophyllin, Neuroleptika, Medikamentenentzug
- Herzerkrankungen (Angina pectoris), Lungenerkrankungen (Asthma, Embolie, Atemnot)
- Hyperthyreose, rezidivierende Hypoglykämien, Hypoxie, Sepsis
- Psychotische Ängste (Wahn, Halluzinose, Depression, Delir).

■ Therapie

- Stützende und beruhigende **Gespräche** mit dem Patienten sind essentiell, alle Mitglieder des Teams sind angesprochen; sie sollten selbst keine Angst vor den existentiellen Ängsten des Patienten haben; diese Ängste sollten in der Supervision zur Sprache kommen und abgebaut werden
- **Körperlicher Kontakt** mit Patienten, bes. gute Möglichkeiten sind hierzu Pflegeverrichtungen (☞ 3.5)
- Unterstützende **Medikation**
  - Z.B. akut Benzodiazepine: Lorazepam (Tavor®) 1–4 mg tägl. oder Tranxilium® (eher sedierend, längere HWZ) 5–20 mg tägl. *Cave:* paradoxe Reaktion mit Erregungszuständen möglich
  - Alternativ sedierende Neuroleptika (Aponal®, Saroten®). Wirkungseintritt teils erst nach 2–4 Wochen.

14.4 Depression

Depression ist bei Sterbenden nicht selbstverständlich. Depression ist ein schwerwiegendes belastendes Symptom, das bis in die Terminalphase hinein effektiv behandelt werden kann und sollte. Die Häufigkeit depressiver Syndrome bei schweren somatischen Erkrankungen ist im Vergleich zur Allgemeinbevölkerung ca. 2–4fach erhöht. Die Prävalenz kann mit der Schwere der Erkrankung und bei Progression deutlich ansteigen.

■ Klinik und Diagnose

Somatische Einzelsymptome (Schlafstörung, Appetitlosigkeit, fehlende Energie, starke körperliche Erschöpfbarkeit, Schmerz, vegetative Symptome) können Symptome einer depressiven Störung, Ausdruck der terminalen somatischen Erkrankung oder Auswirkungen der aktuellen internistischen Therapie sein.

Sehr häufig gehen depressive Störungen mit Angstsyndromen einher. Auf zusätzliche delirante Symptome (☞ 7.7) ist zu achten.

Aussagekräftigere Hinweise auf das Vorliegen einer depressiven Störung ergeben sich erst im ausführlichen Gespräch mit dem Patienten: Schuld-, Versagensgefühle, Interessensverlust, Bestrafungsüberzeugung, Entscheidungsambivalenz, Selbstwertverlust, Hoffnungslosigkeit, Suizidgedanken.

■ Ursachen

- **Psychologisch** („reaktive Depression")
  - Schwere zum Tode führende Erkrankung
  - Körperlicher Streß
  - Verletzung des Körperbildes
  - Körperliche Behinderung
  - Verlust von Selbständigkeit und Unabhängigkeit
  - Andere psychosoziale Stressoren
- **Biologisch**
  - Metabolische Störungen (Hypokaliämie, Hypoglykämie, Hyperkalzämie, bei Organversagen von Niere, Leber, Lunge)
  - Endokrine Störungen (Hypothyreoidismus, Hyperkortisolismus, paraneoplastische Hormonproduktion)
  - Tumorkachexie
  - Zerebrale Tumoren, Metastasen, Hämorrhagien, Infarkte
  - Medikamente (Chemotherapeutika, Steroide, Interferon), ZNS-Bestrahlung.

Risikofaktoren

- Psychiatrische Voranamnese
- Labiles Selbstwertgefühl
- Mangelnde soziale Unterstützung
- Behandlungsbedürftige Komplikationen/Toxizitätszeichen
- Schwere körperliche Symptome
- Ungelöste psychosoziale oder körperliche Probleme.

■ Therapie

- Jede antidepressiv wirksame Therapie bei Patienten im Terminalstadium ist einzubetten in eine tragende, empathische Arzt-Patient-Beziehung
- Vor spezifischen Therapieansätzen Behandlung organischer Faktoren
- Psychotherapeutische Ansätze können in Abhängigkeit von der Prognose Angst, Depression und Schmerzintensität effektiv reduzieren, z.B. durch Unterstützung gegen soziale Isolation, Unterstützung in grundlegenden Copingfertigkeiten.

Tips zur medikamentösen Therapie

- Stets innerhalb eines **Gesamtbehandlungsplans** bei Vorliegen einer endogenen Depression diskutieren
- Allgemeines Prinzip: Dosierung so gering wie möglich, jedoch so hoch wie nötig
- Einsatz eines Antidepressivums in Abhängigkeit vom Zielsyndrom sowie den Nebenwirkungen bzw. möglichen Interaktionen mit anderen Symptomen der somatischen Erkrankung. Z.B. anticholinerge Nebenwirkung beachten, speziell bei strahlenbedingter Stomatitis, verringerter Darmmotilität nach operativen Eingriffen, eingeschränkter Harnausscheidung
- Mögliche **Medikamenteninteraktionen** beachten, z.B. unter Metoclopramid, Cimetidin rasche Plasmaspiegelerhöhung von trizyklischen Antidepressiva
- Möglichkeit der **Infusionsbehandlung** bzw. Gabe als **Suppositorium** erwägen
- Eventuell Vorteile der modernen **selektiven Serotonin-Wiederaufnahmehemmer** z.B. Paroxetin (Seroxat®) und der reversiblen/selektiven MAO-Hemmer z.B. Moclobemid (Aurorix®) gegenüber klassischen tri- und tetrazyklischen Antidepressiva: besonders bei älteren Menschen wegen geringen vegetativen (anticholinergen) und kardiovaskulären Nebenwirkungen gut geeignet.

Medikamentöse Therapie gemäß Symptomatik

- *Bei ängstlich-agitiertem Syndrom:*
  Eher sedierende Antidepressiva; z.B. Amitriptylin (Saroten®), Doxepin (Aponal®) 25–50 mg tägl. (kleine Einzeldosisschritte)
- *Wenn Sedierung nicht erwünscht:*
  Nortriptylin (Nortrilen®), Desipramin (Pertofran®) 25–50 mg tägl. (kleine Einzeldosisschritte)

- *Bei ausgeprägter zusätzlicher Angstsymptomatik:*
  Lorazepam (Tavor®) 2–3 x 0,5–1 mg, Bromazepam (Lexotanil®) 2–4 x 1,5 mg
  tägl. *Cave:* Bei langfristiger Applikation von Benzodiazepinen Senkung der
  Schmerzschwelle möglich!

Auch in der Terminalphase ist eine rasch einsetzende antidepressive Therapie
möglich. Dazu können mit gutem Erfolg amphetaminerge Stimulantien, z.B.
Methylphenidat (Ritalin®) 2–3 x 5 mg (Beginn mit 2,5 mg-Einzeldosis) eingesetzt werden.

14

14.5 Suizidalität

*Im Terminalstadium nehmen zwar die Depressivität und die Ängstlichkeit an Häu-
figkeit und Intensität zu, das Suizidrisiko ist aber nicht erhöht. In einer vertrauensvollen Beziehung zum Arzt gelingt es einem Patienten auch im Terminalstadium, offen
über suizidale Phantasien zu sprechen. Die Bedeutung der Suizid-Phantasie für die
Gefühlskontrolle und Aufrechterhaltung der Autonomie des Patienten ist zu beachten,
ohne daß damit schon eine ernsthafte Selbstgefährdung einhergehen muß. In der
Regel besteht keine Indikation für die Einweisung in eine psychiatrische Klinik.*

Häufigkeit

- Prävalenz für Suizidversuche und Suizidalität bei Patienten im Terminalstadium einer somatischen Erkrankung kann nur indirekt angegeben werden,
  durch z.B.: Analyse körperlicher Krankheiten im Vorfeld des verübten Sui-
  zids, Vergleich der Todesursache suizidaler Handlungen bei Patienten mit
  und ohne somatischen Erkrankungen, Suizidziffer in Tumorregistern
- Allgemeiner Trend: Suizidrisiko bei Patienten (v.a. über 50jährige und jün-
  gere Männer) speziell mit Tumorerkrankungen im Vergleich zur Allgemeinbevölkerung erhöht, im ersten Jahr nach Diagnosestellung am höchsten
- Patienten ohne Behandlung und solche mit verstümmelnden operativen Eingriffen oder Rezidiv tragen ein erhöhtes Risiko.

■ Klinik

Präsuizidales Syndrom

- Zunehmende Einengung der Lebenssituation mit Perspektivlosigkeit
- Dominierende depressive und hoffnungslose Gedanken
- Rückzug aus tragenden Kontakten zu anderen Personen

- Einengung der Wertewelt
- Aggressionsstau und Aggressionsumkehr gegen die eigene Person
- Aktiv intendierte/passiv sich aufdrängende Suizidvorstellungen/-phantasien.

Risikofaktoren für Suizid bei Patienten in der Terminalphase

- Krankheitsprogression, infauste Prognose
- Mangelnde Schmerzkontrolle
- Depression und Hoffnungslosigkeit
- Delir und Enthemmung
- Kontrollverlust
- Hilflosigkeit
- Vorbestehende Psychopathologie oder Persönlichkeitsstörung
- Früherer Suizidversuch
- Suizid in Familie
- Abhängigkeitsprobleme.

Begünstigende Erkrankungen
- Depressives Syndrom
- Ängstlich-panisches Syndrom
- Paranoides Syndrom
- Delirantes Syndrom.

■ Diagnostik

 Das Gespräch bei V.a. Suizidalität

- Suizidalität stets direkt ansprechen
- Es besteht keine Gefahr, daß ein offenes Gespräch Suizidalität induziert
- Empathisches, tolerantes, nicht überängstliches Kontaktangebot.

Die Kontaktaufnahme mit dem Patienten über das Angebot eines offenen Gespräches steht im Vordergrund der Diagnostik. Beim Gespräch achten auf:
- **Gründe für Suizidalität,** z. B.
  - Verlust der Selbstbestimmung
  - Vermehrt Hilfs- und Hoffnungslosigkeit
  - Extremer Selbstwertverlust
  - Verlust tragender partnerschaftlicher/familiärer Bindungen und Sozial-kontakte
  - „Nicht-zur-Last-fallen-wollen"
  - Unerträgliche Schmerzen und körperlicher Streß

- Klärung von **Umfeldbedingungen**
  - Ausreichende Symptomkontrolle
  - Psychosoziales Unterstützungssystem
  - Psychiatrische Eigen- und Fremdanamnese, speziell von früheren Suizidversuchen oder -drohungen
- Klärung der konkreten **aktuellen Suizidgedanken** und **-intentionen** (☞ Präsuizidales Syndrom).

■ Therapie

14

Psychotherapeutisch
- Empathisches, nicht überängstliches, stützendes Kontaktangebot, kein Moralisieren, Verurteilen, emotionales Distanzieren
- Akzeptanz der suizidalen Phantasien, der Aggressivität und der Vorwürfe des Patienten
- Förderung des emotionalen Ausdrucks v.a. von Enttäuschung und Wut.

 Vorsicht: Gegenübertragungen ─────────────────

Es ist wichtig, eigene emotionale Gegenübertragungsreaktionen zu unterdrükken, z.B. Gedanken wie „wenn ich an seiner/ihrer Stelle wäre, würde ich mich auch umbringen" oder „mit so einer infausten Prognose steht es ihm/ihr zu, depressiv und suizidal zu sein". Diese Gegenübertragungen sind subjektiv gefärbt und entsprechen meist nicht der Situation des Patienten.

Allgemein
- Ausreichende Symptomkontrolle
- Förderung des körperlichen Wohlbefindens
- Mobilisierung von Bezugspersonen
- Stabile Betreuung durch eine, bzw. möglichst wenige Pflegepersonen, evtl. „Sitzwache"
- Psychiatrische Mitbetreuung.

Medikamentöse Therapie
Einsatz von niedrig dosierten, sedierenden Antidepressiva, oder Neuroleptika.

 Vorsicht ──────────────────────────────

Bei Einsatz von Benzodiazepinen kann es in Einzelfällen zu **Kontrollverlust** kommen. Ein besonders hohes Risiko besteht bei Patienten mit Verdacht auf Vorliegen einer Persönlichkeitsstörung.

■ Beihilfe zum Selbstmord

Die Bitte nach Beihilfe zum Selbstmord ist meist ein Hilferuf, dem mit der gesamten Palette an medizinischen, pflegerischen, sozialen und spirituellen Hilfsangeboten begegnet werden muß. Auch in den von den Befürwortern der ärztlichen Beihilfe zum Selbstmord dokumentierten Fällen sind nicht alle palliativmedizinischen Maßnahmen voll ausgeschöpft worden.

14

- Die Diskussion um ärztliche Beihilfe zum Selbstmord ist weltweit derzeit aktuell und führt dazu, daß immer mehr Patienten daran denken und es teilweise direkt ansprechen
- Jeder, der mit Schwerkranken arbeitet, muß für sich zu einer Antwort kommen, die im Einklang mit seinen eigenen ethischen, religiösen und sozialen Anschauungen steht
- Ein ärztlich unterstützter Selbstmord führt oft im nachhinein zu unüberwindbaren Schuldgefühlen bei den Angehörigen, aber auch beim Personal
- Ärztlich unterstützter Selbstmord untergräbt das Vertrauen in den ärztlichen Berufsstand.

Vorgehen des Arztes nach geäußertem Wunsch der Beihilfe zum Selbstmord

- Verständnis für den Wunsch nach ärztlicher Hilfe zeigen, aber ebenso um Verständnis für die eigene Position bitten, daß dieses nicht als ärztliche Aufgabe verstanden wird
- Deutlich machen, daß alles getan wird, um das Leiden zu verringern, außer der aktiven Euthanasie
- Alle Gespräche dokumentieren und mit dem Team besprechen
- Alle Diskussionen und Entscheidungen erstrecken sich über mehrere Tage hinweg, keine raschen Entscheidungen
- Für die ganz seltenen Fälle, daß Symptome mit den bisherigen Mitteln nicht ausreichend gelindert werden können, kann eine Sedierung (☞ 1.6.3) angeboten werden. Dies ist keine aktive Euthanasie (☞ 18.3), da
  - Todeszeitpunkt nicht beschleunigt wird
  - Potentiell reversibel
  - Patient in Abständen aufwachen und seine Entscheidung bekräftigen oder widerrufen kann.

14.6   Psychotische Syndrome

Die häufigsten psychotischen Syndrome in der Palliativmedizin treten im Rahmen eines deliranten Syndroms (☞ 7.7) auf. Es wird unterschieden zwischen endogenen Psychosen (schizophrene Psychosen, affektive Psychosen) sowie exogenen Psychosen (Medikamente, Alkohol). Bei der Demenz stehen die schweren kognitiven Defizite im Vordergrund.

14

■ Ursachen

- Hypoglykämie
- Hypoxie
- Medikamente (Steroide, Opiate u.a.)
- Neoplasmen (bes. Pankreaskarzinom)
- Epileptischer Anfall (☞ 7.6).

■ Klinische Formen

Organische Halluzinose

- **Klinik:** Ständige oder immer wiederkehrende optische, akustische oder taktile Halluzinosen
- **Begleitsymptome:** Angst, gelegentlich wahnhafte Verarbeitung, *keine* Bewußtseinsstörung oder Verwirrtheit
- **Diagnostik/DD:** Ggf. Lumbalpunktion zum Ausschluß Enzephalitis und paraneoplastische, limbische Enzephalopathie (selten indiziert)
- **Therapie**
  - Beseitigung der Ursache, soweit möglich
  - Hochpotente Neuroleptika, Haloperidol (Haldol® 3 x 2 mg tägl.).

Organische wahnhafte Störung

- **Klinik:** Wahndenken, Wahnideen und Einfälle, häufig pseudorealistisch (z.B. Pat. glaubt sich auf der Intensivstation)
- **Begleitsymptome:** Angst, Depression, *keine* Bewußtseinsstörung oder Verwirrtheit
- **Therapie:** Wie bei organischer Halluzinose; falls Patient sehr unruhig, Sedierung mit Prothipendyl (Dominal® 40–240 mg) oder Melperon (Eunerpan® 25–150 mg).

Organische katatone Störung

- **Klinik:** Stupor oder psychomotorische Erregungszustände oder beides im Wechsel. Bewußtseinslage und kognitive Funktionen sind im katatonen Zustand nicht überprüfbar

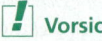 **Vorsicht** ─────────────────────────────────

Gefahr unvorhersehbarer Impulshandlungen!

───

14

- **Begleitsymptome:** Halluzinosen, Wahnideen
- **Therapie**
  - Wenn möglich, Beseitigung der Ursache
  - Symptomatische Therapie des Stupors: Lorazepam (Tavor®) 2,5 mg als Kurzinfusion
  - Zusätzlich evtl. hochpotente Neuroleptika (Haldol® 3 x 1–3 x 2 mg tägl.)
  - Bei Erregung Sedierung mit Prothipendyl (Dominal® 40–240 mg) oder Melperon (Eunerpan® 25–150 mg).

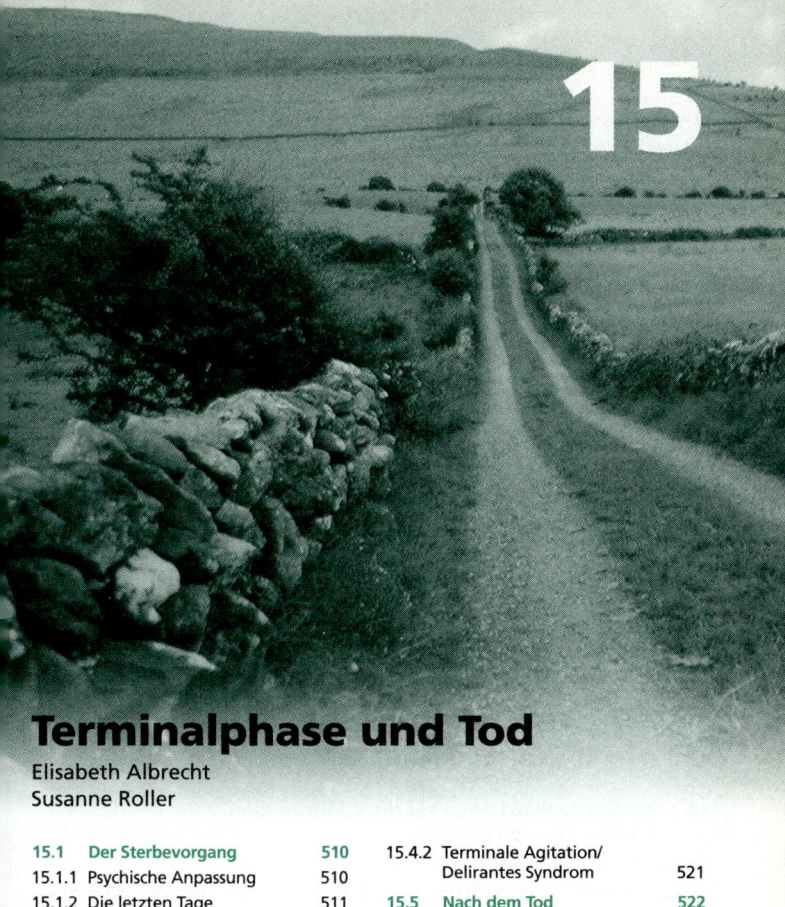

15

Terminalphase und Tod

Elisabeth Albrecht
Susanne Roller

Ars moriendi, der Tod als würdevoller Abschluß des individuellen Lebens – eine Fiktion?

Unheilbare Erkrankungen mit ihrem Prozeß des Sterbens bieten die Möglichkeit dazu. Das von den meisten Menschen gefürchtete Sterben kann gestaltet werden. Die Krankheit tritt in den Hintergrund, die Einmaligkeit des zu Ende gehenden Lebens wird bewußt. Voraussetzung ist, daß die Betreuer den nahenden Tod rechtzeitig wahrnehmen und die Unterstützung von Sterbenden und Angehörigen darauf einstellen. Die letzten Stunden haben für die Hinterbliebenen entscheidende Bedeutung: Ist auch nur eine davon qualvoll, zerstört sie die gute Betreuung von Wochen. Gelingt der Übergang, verliert der Tod an Schrecken – auch für die professionellen Begleiter.

 Ziele einer Betreuung in der Sterbephase

• Die Situation für den Patienten so angenehm wie möglich gestalten
• Die Würde des Patienten erhalten
• Das Sterben weder beschleunigen noch verzögern – der Natur ihren Lauf lassen
• Die Angehörigen zur Begleitung des Sterbenden befähigen und sie in dieser Phase unterstützen.

15.1   Der Sterbevorgang

15.1.1   Psychische Anpassung

 Psychische Reaktionen auf die Konfrontation mit dem eigenen Sterben

(nach Elisabeth Kübler-Ross, ☞ 2.7.3)

• **Verleugnen:** „Ich bin doch gesund", „Ich werde noch 100 Jahre alt", „Die Proben sind im Labor vertauscht worden"
• **Aggressivität:** Gereiztes Verhalten, sehr häufig Vorwürfe an die behandelnden Ärzte, nichts kann recht gemacht werden
• **Verhandeln:** „Ich gehe jetzt jeden Sonntag in die Kirche, dann wird mich der liebe Gott heilen", „Wieviel soll ich Ihnen geben, damit ich die nächste Therapie bekomme?"
• **Deprimierte Verstimmung:** Weinen, Gesprächsverweigerung, „Das hat doch alles keinen Sinn"
• **Annahme:** „Ich habe ein gutes Leben gehabt", gelöste Stimmung, friedliche Atmosphäre, auch bei komatösen Patienten spürbare Entspannung.

- Es gibt kein Durchlaufen der Sterbephasen in einer Richtung, sondern Schwankungen und Mischbilder
- Hinweise auf Reaktionsmuster des Sterbenden ergeben sich aus der Biographie; meist ist ein individuelles Muster erkennbar, wie mit Verlust umgegangen wurde
- Schwierigkeiten für das betreuende Team (besonders bei Verdrängung oder Aggressivität) erfordern gute Absprachen und gegenseitige Unterstützung (☞ 2.6.2)
- Als Begleiter kann man die Phasen kaum beeinflussen, wohl aber die Rahmenbedingungen so gestalten, daß der Betroffene sich psychisch mit seiner Situation auseinandersetzen und auf seine Weise damit umgehen kann.

15.1.2 Die letzten Tage

15

Allgemeine Veränderungen
Zunehmende Schwäche, vermehrtes Schlafbedürfnis. Symptome wie Angst, Schmerzen, Atemnot, Verwirrtheit, Unruhezustand, Delir treten evtl. erneut auf. Ein plötzlicher Tod ist bei Tumorkranken die Ausnahme; etwa 1 bis 2 Tage vor dem Tod kommt es häufig zu einer deutlichen Veränderung, die letzten Stunden kündigen sich an.

Häufige Sterbevorgänge		
Befallenes Organ	**Verlauf**	**Spezifische Komplikationen**
Leber	Zunehmender Leberausfall (☞ 6.7), Koma (☞ 13.1)	Psychische Veränderungen, Juckreiz (☞ 12.4), Blutungsneigung
Nieren, ableitende Harnwege	Urämie (☞ 6.8), Koma	Unruhe, Delir (☞ 14.2)
Gastrointestinaltrakt	Ileus (☞ 10.15), Blutung (☞ 10.10)	Übelkeit und Erbrechen (☞ 10.9), Schmerzen (☞ 8.3), Hämatemesis (☞ 10.10)
Lunge	CO_2-Anstieg, CO_2-Narkose, Koma (☞ 13.1)	Atemnot (☞ 9.1), selten Hämorrhagie (☞ 9.3)
Knochenmark	Sepsis	Blutungsneigung
ZNS	Steigender Hirndruck (☞ 13.4), Koma (☞ 13.1)	Kopfschmerzen, selten epileptische Anfälle (☞ 7.6)
Tumoren im HNO-Bereich	Lokale Infiltration (☞ 12.3), gel. Arrosion eines Gefäßes	Äußerliche Entstellung, starke Schmerzen (☞ 8.8.3), Blutung (☞ 7.2)

Medizinische Komplikationen

Die Betreuung Sterbender wird erleichtert, wenn dem betreuenden Team klar ist, auf welche medizinischen Komplikationen es sich einstellen muß. Häufig fragen auch Angehörige und Betroffene nach dem, was noch alles auf sie zukommt. Jede Krankheit weist zwar ihre eigene Dynamik auf, es lassen sich aber je nach hauptsächlich betroffenem Organ typische Abläufe erkennen (☞ Tab. und Kap. 6).

15.1.3   Die letzten Stunden

Den größten Einfluß auf die letzten Stunden hat die Betreuung davor. Bei bisher ausreichender Symptomkontrolle ist eine dramatische Verschlimmerung der Beschwerden nicht mehr zu erwarten.

- Bei ca. 75 % der Sterbenden besteht erst ab ca. 48 Stunden vor dem Tod eine Bewußtlosigkeit, bei über 90 % in der letzten Stunde. Die meisten Schwerkranken sind also bis wenige Stunden vor ihrem Tod ansprechbar und es gibt auch Sterbende, die bis zuletzt bewußtseinsklar bleiben
- Die zu erwartenden Veränderungen in den letzten Stunden müssen den anwesenden Angehörigen erklärt werden, um Ängste abzubauen.

 Todeszeichen

Klinische Zeichen
- Atemstillstand (*cave* Atempausen)
- Pulslosigkeit (*cave* Intoxikationen)
- Weite, lichtstarre Pupillen (*cave* Glasaugen, Blindheit).

Sichere Zeichen
- Leichenstarre (tritt nach 2–6 h auf und löst sich nach 2–3 Tagen, *cave* spastische Paresen)
- Totenflecken (treten nach 0–4 h auf, nicht wegdrückbar an abhängigen Körperpartien, *cave* Zentralisierung des Sterbenden)
- Fäulnis (Gasbildung, Geruch, *cave* bei Sterbenden mit Ileus, großen ulzerierenden Wunden, langer Nahrungskarenz, intestinaler Blutung).

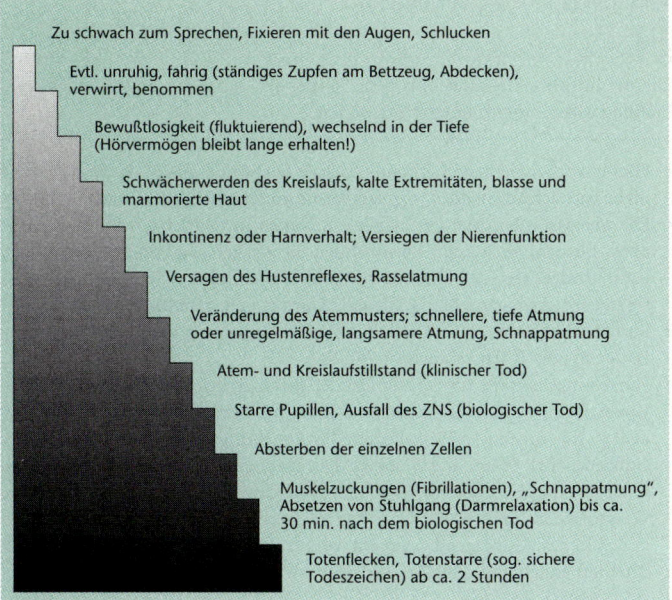

Abb. 15.1: Häufig zu beobachtender Ablauf des Sterbevorganges [L157]

15.2   Betreuung in den letzten Stunden

15.2.1   Umgang und Pflege

Im Krankenhaus fällt es oft schwer, den Menschen im Sterbenden zu erkennen. Es erleichtert jedoch die Arbeit, vielleicht auch den Sterbeprozeß, diese Persönlichkeit weiter zu respektieren: Vorlieben und Abneigungen (z.B. Hintergrundmusik), Halten von Absprachen (z.B. bezüglich lebensverlängernder Maßnahmen), das Verhalten auch beim Bewußtlosen so, als ob er wach wäre, da er alles hören kann. Je besser man den Sterbenden kennt, desto leichter fällt auch die Betreuung in der Zeit der schwindenden Kommunikation.

Anregungen für die Betreuung

Die wichtigsten Begleiter für den Sterbenden sind die Angehörigen und
Freunde. Diese müssen unterstützt werden.

- Häufig vorbeischauen; Sterbende werden leicht übersehen, da sie sich nicht
  mehr von sich aus melden, die Symptome können sich jedoch rasch ändern
- Die meisten Menschen (nicht alle!) möchten in den letzten Stunden nicht
  allein bleiben; auch beim Bewußtlosen Sitzwachen organisieren (meist von
  Familie oder Freunden übernommen); aber auch: allzu viele Besuche vorsich-
  tig steuern, wenn dem Sterbenden die Unruhe unangenehm ist
- Rechtzeitig klären, ob und welche religiöse Begleitung gewünscht ist, recht-
  zeitig religiöse Riten veranlassen (☞ Kap. 17)
- Umgebungsfaktoren überprüfen: Ist der Raum zu hell oder zu dunkel? Lärm?
  Unangenehme Gerüche? Genügend Platz für Besuch? Übernachtungsmög-
  lichkeit für Angehörige? Verpflegung für Angehörige?
- Umstellen bei Essen und Trinken: Der Sterbeprozeß wird durch forcierte
  Kalorien- und Flüssigkeitszufuhr nicht erleichtert, häufig erschwert (Ödeme,
  Wasser in der Lunge, ☞ 15.4.1). Eine medizinische Indikation für Infusionen
  in den letzten Stunden gibt es nicht, wohl aber manchmal den Wunsch durch
  den Sterbenden und seine Angehörigen (☞ 1.6.1, 1.6.2)

Die pflegerischen Tätigkeiten erhalten einen anderen Schwerpunkt. Dies sollte
den Angehörigen erklärt werden, die meist gerne mithelfen.

Pflegeschwerpunkte bei Sterbenden	
Weniger wichtig	**Verstärkt wichtig**
Essen und Trinken (☞ 1.6.1, 1.6.2)	Häufiges Anfeuchten des Mundes, Mundpflege stündlich
Dekubitusprophylaxe (☞ 12.2)	Bequeme Lagerung, Druckstellen unter- polstern
Ganzkörperwaschung	Individuelle Hautpflege (abreiben/ pudern/einreiben/sanfte Massage)
Darmfunktion	Nur bei Beschwerden Abhilfe schaffen (rektal ausräumen, Supp., Klistier)
Blasenfunktion	Bei häufigem Naßliegen/Blasenent- leerungsstörung Katheter erwägen

15

15.2.2   Medikamente

 Medikamente: Absetzen – Umsetzen – Vorausplanen —————

Bei Bewußtlosigkeit: Die zur Symptomkontrolle notwendigen Medikamente müssen auch in der Bewußtlosigkeit weitergegeben werden, um ein ruhiges Sterben zu ermöglichen.

Bei einem sterbenden Patienten empfiehlt sich zusätzlich zur Visite am Bett mindestens 2 mal täglich eine „Kurvenvisite" und Absprache mit dem Pflegepersonal in jeder Schicht über abgesetzte, umgesetzte oder neu verordnete Medikamente.

- **Absetzen:** Abgesetzt werden können meist Herz-Kreislauf-Medikamente, Antidiabetika, Antibiotika, Antidepressiva, Laxantien, Steroide, Diuretika, evtl. NSAR
- **Umsetzen:** Die notwendigen Medikamente auf parenteral umsetzen, sobald Schlucken schwierig wird (☞ Tab.)
- **Vorausplanen**
  - Dosisspielraum (Zeit und Menge) für das Pflegepersonal vorgeben
  - Für Komplikationen Bedarfsmedikation vorsehen und bereithalten (☞ Tab.).

Parenterale statt orale Gabe wichtiger Medikamente (☞ Kap. 19)		
Medikament	**parenteral**	**Ersatz durch**
Morphin oral/retardiert	Umstellen auf subkutane Gabe Suppositorien (falls nicht zur Hand: Tabletten rektal geben)	–
Andere Opiate	Morphin oder Hydromorphon s.c.	–
Periphere Schmerzmittel	Umstellen auf subkutane Gabe oder Supp.	Morphin
Antiemetika	Metoclopramid supp, s.c., Vomex supp	–
Antiemetika/ Neuroleptika	Haloperidol s.c., Psyquil supp	–
Butylscopolamin	s.c., Supp.	Scopolamin
Diazepam u.a. Tranquilizer	–	Lorazepam sublingual, Midazolam s.c.
Antikonvulsiva	–	Midazolam s.c.

15

Wichtige Bedarfs-Medikamente zur Symptomkontrolle in den letzten Stunden	
Symptom	**Medikament**
Schmerzen (☞ 8.3)	Morphin 10 mg oder 1/10–1/5 der Tagesdosis s.c.
Unruhe (☞ 14.2, 15.4.2)	Midazolam 2,5–5 mg s.c.
Delir (☞ 7.7)	Haloperidol 5–10 mg s.c.
Übelkeit, Erbrechen (☞ 10.9)	Metoclopramid 10 mg oder Haloperidol 5 mg oder Levomepromazin 12,5–25 mg s.c.
Atemnot (☞ 7.3, 9.1)	Morphin 10 mg oder 1/5 der Tagesdosis s.c., Lorazepam 1–2 mg s.c oder s.l.
Terminale Rasselatmung (☞ 15.4.1)	Scopolamin 0,4 mg s.c. oder Butylscopolamin 20 mg s.c.
Blutsturz/Notsituation (☞ 7.2)	Morphin und Midazolam i.v. oder Morphin und Scopolamin s.c. bis zur Symptomkontrolle bzw. ausreichenden Sedierung

15

Die letzten Stunden in häuslicher Umgebung

Der erkennbare Beginn des Sterbeprozesses ist kein Grund für eine überstürzte Einweisung ins Krankenhaus. Durch ausführliche und offene Information der Angehörigen und regelmäßige Absprachen mit dem Pflegeteam können alle Maßnahmen auch zu Hause durchgeführt werden. Voraussetzung ist die 24-Stunden-Erreichbarkeit eines Arztes oder einer speziell geschulten Pflegekraft (☞ 1.3.1). Für die letzten Stunden in häuslicher Umgebung besonders wichtig

- Besprechen, wer was im Notfall tut bzw. wer verständigt wird (Hausarzt, Hospizschwester, ehrenamtliche Helfer, Seelsorger, Angehörige usw.)
- Telefonnummern aufschreiben und neben dem Telefon deponieren
- Eine mit dem Patienten vorher besprochene und ausgefüllte Patientenverfügung (☞ 18.2.1) kann Klarheit für einen herbeigerufenen Notarzt verschaffen
- Kurze Notiz des Hausarztes über Diagnose und Prognose sowie vereinbarte ärztliche Maßnahmen, falls Notarzt oder KV-Arzt zugezogen werden muß
- Ggf. Organisation einer Nachtwache
- Verordnung und Bevorratung der wichtigsten Bedarfsmedikamente (Morphin, Haloperidol, Midazolam, Butylscopolamin, Lorazepan)
- Anleitung der Angehörigen in die Technik der s.c.-Injektion, damit die Bedarfsmedikamente unabhängig vom Pflegepersonal gegeben werden können.

15.3   Betreuung der Beteiligten

15.3.1   Angehörige

Information

- Bei großen Familien klären, wer der Hauptansprechpartner der Familie ist. Dieser sorgt dann für die Weitergabe der Information. Manchmal ist eine „Familienkonferenz" ratsam, gerade um unterschiedliche Standpunkte innerhalb der Familie zu besprechen. Nimmt man sich einmal die Zeit dafür, können viele Einzelgespräche mit den verschiedenen Familienmitgliedern vermieden werden
- Angehörige und Freunde auf dem Laufenden halten. Zeichnen sich die letzten Stunden ab, dies explizit mitteilen
- Umstellen der Medikamente erklären: Wegen der Verschlechterung werden nun Spritzen gegeben, damit der Sterbende auch weiterhin wenig Beschwerden hat; die Spritzen verursachen **nicht** die Verschlechterung oder gar den Tod
- Ebenfalls mit allen besprechen: Frage nach Essen und Trinken, Zeichen für den nahenden Tod, Umgang mit Bewußtlosen.

Mithelfen lassen

- Bei der Pflege können die Angehörigen oft mit Hand anlegen, insbesondere: regelmäßig einige Tropfen Wasser in den Mund geben, Mundpflege
- Sitzwache durch Angehörige, dazu Anregungen geben, z.B. ist es erlaubt, auch einmal selbst Zeitung zu lesen oder Musik zu hören oder sich ins Bett zum Sterbenden zu legen
- Das bewußte Integrieren der Angehörigen kostet vielleicht etwas Geduld, verringert aber ihre Hilflosigkeit angesichts der nicht beeinflußbaren Erkrankung und erleichtert die Trauerarbeit.

Unterstützen

- Sagen, daß sie einen wertvollen Dienst leisten
- Rechtzeitig entlasten, z.B. nachts durch Sitzwachen ablösen, Pausen erlauben und ermöglichen, dazu ermuntern, selbst Unterstützung zu suchen.

15.3.2   Betreuendes Team

Jeder stirbt seinen individuellen Tod, der geprägt ist von der jeweiligen Persönlichkeit. Das bedeutet auch bei bester Betreuung, daß Menschen in Unfrieden
sterben können, wenn sie ihr Leben in Unfrieden gelebt haben. Mangelnde
Symptomkontrolle muß also nicht ein Fehler der Betreuer sein. Gerade bei
ungelösten psychischen Problemen steht man als Betreuer oft hilflos daneben.
Dies zu erkennen, sich gegenseitig zu unterstützen und gemeinsam die Situation
auszuhalten zeichnet ein gutes Betreuungsteam aus.

- Belastungsgrenzen bei sich und dem Personal erkennen. Schwierig ist die
  Betreuung eines Sterbenden gleichen Alters, in gleicher Lebenssituation, zu
  dem man eine enge Beziehung gefunden hat
- Ein „Rezept" gegen „burn-out" (☞ 2.5.5) gibt es zwar nicht, aber es hilft,
  wenn alle auf Station gemeinsame Ziele haben und ähnliche Ansprüche an
  die Qualität der geleisteten Arbeit stellen. Möglichst wenig Überstunden,
  regelmäßiger Urlaub helfen, das eigene Gleichgewicht zu wahren. Jeder muß
  entbehrlich sein und guten Gewissens nach der Arbeit ohne „Patienten im
  Kopf" nach Hause gehen können
- Bei Stationen mit großer Belastung durch Todesfälle empfiehlt sich eine regelmäßige Supervision oder Balint-Gruppe (☞ 1.2.2)
- Selbsterfahrungsgruppen (z.B. Auseinandersetzung mit den eigenen Ängsten,
  ☞ 2.5.4).

15.3.3   Mitpatienten

- Bei den Mitpatienten im Zimmer behutsam eruieren, ob sie im Zimmer blei-
  ben mögen; falls ja, dann bewußt mit einbinden; falls nein, ihnen anderes
  Zimmer anbieten
- Die Angehörigen des Mitpatienten um Zurückhaltung bitten (**Achtung**:
  Schweigepflicht)
- Auf ausreichenden Schutz der Intimsphäre achten (Trennwand)
- Der Tod eines Zimmernachbars bietet Gelegenheit, den eigenen nahen Tod zu
  bedenken – immer wieder, vor allem auch nach dem Tod, dem Mitpatienten
  Gesprächsangebote machen
- Ggf. Mitpatienten in Rituale und Handlungen einbeziehen, z.B. zusammen
  beten, gemeinsames Abendmahl bzw. Kommunion, gemeinsam Musik hören
- Dem Mitpatienten Gelegenheit geben, sich vom Verstorbenen zu verab-
  schieden.

Eine Verlegung des Sterbenden sollte vermieden werden.

15.3.4   Mitbehandelnde Ärzte

- Im Krankenhaus Absprache mit diensthabendem Kollegen, damit dieser auf mögliche Komplikationen und den nahen Tod vorbereitet ist und den Behandlungsplan kennt
- Im ambulanten Bereich schriftliche Mitteilung über den Zustand des Patienten und mögliche Komplikationen bzw. Konsequenzen. Krankenhauseinweisung erwünscht? Patientenverfügung (☞ 18.2.1) für andere herbeigerufene Kollegen (Ärztlicher Bereitschaftsdienst, Notarzt) hinterlegen
- Nach dem Tod eines Patienten Information an den Hausarzt, am besten telefonisch: weiterer Verlauf der Erkrankung, Umstände in den letzten Stunden, eigene Einschätzung der Angehörigen. Dies erleichtert dem Hausarzt die weitere Unterstützung der Angehörigen in der Trauerzeit.

15.4   Symptome in der Sterbephase

Bei guter Betreuung und Symptomkontrolle bleibt ca. ein Drittel der Patienten ohne neu auftretende Symptome, die behandelt werden müssen.

15.4.1   Rasselatmung

Ein rasselndes ex- und inspiratorisches Atemgeräusch, hervorgerufen durch Sekretionen im Hypopharynx und der Trachea, die vom Patienten aufgrund seiner Schwäche nicht mehr abgehustet werden können.

Obwohl dieses Symptom nicht pathognomonisch für den nahen Todeseintritt ist, wird es in der Regel bei Patienten beobachtet, die sich in der Terminalphase befinden und zu schwach zum Abhusten sind.

Inwieweit der Patient selbst durch die Rasselatmung beeinträchtigt wird und sie ihn belastet, ist ungeklärt. Für Angehörige und Betreuer ist sie ein unangenehmes, beunruhigendes und manchmal quälendes Phänomen. Wichtig ist die Aufklärung der Angehörigen.

Therapie

- Spätestens jetzt Infusionen absetzen
- Linderung des Symptoms durch Lagerung, medikamentöse Reduktion des Bronchialsekretes, evtl. oro-/nasopharyngeale Absaugung: nur wenn unumgänglich, da die Prozedur für Patienten sehr unangenehm ist
- Halbseitenlage zum leichteren Abfluß des Sekretes.

Wichtige Frage: Wem hilft das Absaugen? Dem Patienten, oder den Angehörigen und Helfern?

Medikamentöse antisekretorische Therapie

Ziel ist die Unterdrückung der Produktion von Bronchialsekreten. Trotz medikamentöser Therapie ist es manchmal nicht möglich, die Rasselatmung zufriedenstellend zu kontrollieren.

Da eine Wirkung auf bereits vorhandene Sekretionen durch Medikamente nicht möglich ist, ist ein frühzeitiger Beginn der Therapie notwendig. Die angegebenen Medikamente haben bis auf Furosemid keine Wirkung bei Lungenödem.

- **Butylscopolamin** (Buscopan®): 20 mg s.c. bei Bedarf, 20–40 mg/24 h s.c. in der Spritzenpumpe. Der antisekretorische Effekt hält bei subkutaner Bolus-Gabe nur ca. 1 Stunde an, daher besser subkutane Dauerinfusion
- **Scopolamin** (Scopolamin hydrobromicum „Eifelfango"®): 0,4 mg s.c. 4-stdl. oder bei Bedarf, 1,2–2,4 mg/24 h s.c. in der Spritzenpumpe
  - Anticholinergikum mit zentraler Wirkung, daher häufig Sedierung als „Nebenwirkung", die in der Terminalphase auch erwünscht sein kann. Bei wiederholten Injektionen Kumulation mit Gefahr der paradoxen Wirkung (agitiertes Delir) möglich
  - Alternativ ist auch die transdermale Gabe möglich (Scopoderm TTS Membranpflaster®), der Effekt tritt erst nach ca. 6 Stunden ein. Meist werden 2–3 Pflaster benötigt, um eine Wirkung zu erzielen
- **Glycopyrronium** (Robinul®): 0,2 mg 6-stdl. s.c., 0,6 mg/24 h s.c. Dreimal stärker wirksam als Scopolamin, keine zentralen Nebenwirkungen, wesentlich teurer

• **Furosemid** (Lasix®): 20–40 mg i.v., i.m. Falls die Rasselatmung eher auf eine Linksherzinsuffizienz zurückzuführen ist, sollte die Gabe von Lasix® erwogen werden. Wegen der zu erwartenden Diurese sollte dem Patienten dann evtl. ein Dauerkatheter gelegt werden.

15.4.2   Terminale Agitation/Delirantes Syndrom

Gesteigerte motorische Unruhe und mentale Beeinträchtigung in der terminalen Sterbephase (ca. ein Tag bis wenige Minuten vor dem Tod eintretend, ☞ 7.7)

Spezifische Ursachen

• **Psychisch:** Angst, allein sein, unerledigte Geschäfte
• **Körperliche Beschwerden:** Schmerzen, Dyspnoe, Durst, Mundtrockenheit, Harnverhalt, Obstipation (insbes. Rektum), Pruritus, Übelkeit
• **Medikamente:** Opioide, Kortikosteroide, Neuroleptika, Sedativa („paradoxe" Reaktion), Entzugssyndrom
• **ZNS-Veränderungen:** Metabolische Enzephalopathie (bei Elektrolytveränderungen, Organversagen, Sepsis), zerebrale Beteiligung der Tumorerkrankung, zerebrale Hypoxie.

Klinik

Unruhe, unzusammenhängendes Sprechen, Desorientiertheit, Verlust des Kurzzeitgedächtnisses, Halluzinationen, paranoide Wahnideen, aggressives Verhalten, multifokale Myoklonien.

Differentialdiagnostisch ist eine motorische Unruhe ohne mentale Beeinträchtigung abzugrenzen.

Therapie

• Beruhigen verbal, durch Körperkontakt, auch beim Bewußtlosen; eine ruhige Person beim Sterbenden ersetzt meist viele Medikamente.
• Schaffen einer vertrauten Atmosphäre (bekannte Musik, eigene Bettdecke)
• Schmerzmedikation beim Bewußtlosen erhöhen, da Schmerzen eine häufige Ursache für Unruhezustände darstellen.

15

Medikamente bei terminaler Agitation	
Bei überwiegend motorischer Unruhe	
Lorazepam (Tavor Expidet®)	0,5–2,5 mg s.l., p.o.
Midazolam (Dormicum®)	2,5–5 mg s.c., p.o. bei Bedarf, 1–2,5 mg i.v. bei Bedarf, 10–60 mg/24 h in subkutaner Spritzenpumpe
Diazepam (Valium®)	2–10 mg p.o., i.v. (nicht s.c.), 10–20 mg rektal 8-stdl.
Flunitrazepam (Rohypnol®)	1–2 mg s.c., p.o., 0,5–2 mg i.v., i.m
Bei delirantem Syndrom mit Halluzinationen, paranoiden Symptomen	
Haloperidol (Haldol®)	5–40 mg p.o., s.c., i.v.
Levomepromazin (Neurocil®)	10–50 mg 4–8-stdl. p.o., s.c., i.m. (sedierend, als Tropfen gut dosierbar)
Bei ausgeprägter psychomotorischer Unruhe/ausgeprägter Agitiertheit	
Prothipendyl (Dominal®)	20–80 mg p.o., i.v.
Pipamperon (Dipiperon®)	20–80 mg p.o.
Melperon (Eunerpan®)	25–100 mg p.o.

15.5   Nach dem Tod

15.5.1   Am Totenbett

Keine Hektik am Totenbett.

- Richten des Leichnams: die Angehörigen nach Wunsch beteiligen; dem Toten die Augen schließen, ihn evtl. abwaschen, Totenhemd oder besonders dafür gewünschte Kleidung anlegen, Gebiß einsetzen, Kinn hochbinden bzw. so unterstützen, daß Mund geschlossen bleibt
- Friedliche Atmosphäre schaffen: entfernen/wegräumen, was an Krankheit erinnert (Katheter, Mundspülutensilien, Windeln usw.); Blumenstrauß ans Bett stellen, evtl. Kerze brennen lassen; individuelle Wünsche der Angehörigen erfragen
- Der Familie ungestört Zeit zum Abschied lassen
- Auf manchen Stationen ist es eingeführt, daß sich alle anwesenden Mitarbeiter um das Totenbett versammeln und gemeinsam mit den Angehörigen ein einfaches Gebet sprechen; auch viele nicht religiös gebundene Menschen schätzen diesen bewußten Abschied sehr

15

- Ein Arzt muß nach sorgfältiger Leichenschau (☞ 15.5.4) die Todesbescheinigung ausfüllen. Dazu ist es erforderlich, daß sichere Todeszeichen vorliegen
- Werden weiter entfernt wohnende Angehörige erwartet, ist es vorteilhaft, wenn der Leichnam in einem Zimmer aufgebahrt bleibt und nicht gleich ins Kühlfach gebracht wird. Bei den in unseren Breiten herrschenden Temperaturen ist nicht zu erwarten, daß sich in den ersten 12 Stunden bereits Gerüche bilden. Auch das „Leichengift" ist ein hartnäckiger Aberglaube.

15.5.2 Begleitung der Hinterbliebenen

Palliativmedizin bedeutet auch Begleitung der Angehörigen über den Tod hinaus. Neben hilfreichen Ritualen unmittelbar nach dem Tod (☞ 15.5.1) benötigen viele Hilfe bei der Bewältigung der nächsten Tage.

Auch wenn der Tod eines nahen Angehörigen sich lange vorher schon abgezeichnet hat, sind die meisten Menschen unmittelbar danach in einer Art Schockzustand. Viele erleben zum ersten Mal den Tod einer nahestehenden Person und wissen nicht, was sie jetzt tun sollen. Neben einem ausführlichen, ruhigen Gespräch ist z.B. ein Handzettel als Merkhilfe sinnvoll (☞ Abb. 15.2), da in solchen Ausnahmesituationen oft nur „die Hälfte" gehört bzw. verstanden wird. Hierauf sollten allgemeine organisatorische und stationsspezifische Hilfen aufgeführt sein.

- Eine einfache Geste der Fürsorge nach dem Tod ist z.B. eine **Tasse Kaffee** anbieten
- Der Familie anbieten, **einen Tag später** oder ggf. auch nach längerer Zeit nochmals zu kommen, um noch offene Fragen zu klären
- Ggf. besprechen, ob eine **Aufbahrung zu Hause** gewünscht wird. Dies ist rechtlich je nach Bundesland 36–72 h ohne weiteres möglich (Anfrage bei der städtischen Friedhofsverwaltung), erfordert lediglich einen weiteren Transport (Kosten) durch ein Bestattungsinstitut
- Notieren, wer vom Personal beim Sterben dabei war, welcher Arzt zuständig war, wie die Sterbezeit verlief, um **spätere Nachfragen** zu erleichtern (besonders wichtig, wenn Angehörige verspätet eintreffen). Häufig stehen Angehörige unter Schock, so daß sie zunächst keinerlei Fragen haben; zu einem späteren Zeitpunkt benötigen sie den richtigen Ansprechpartner
- **Spezielle, stationseigene Trauerhilfen**
  - Gedenkgottesdienst für Verstorbene (z.B. monatlich)
  - Abschiedsbuch: Ein Gedenkbuch, in dem z.B. von Angehörigen oder Personal für den Verstorbenen eine Seite gestaltet wird
  - Gedenkkarten, die den Angehörigen nach einem bestimmten Zeitraum zugesandt werden
  - Ehrenamtliche, die die Angehörigen auch nach dem Tod begleiten

15

– Gesprächsangebot auf der Station, da viele Angehörige nach einiger Zeit das Bedürfnis haben, nochmals mit der Person zu reden, die in den letzten Lebensstunden beim Kranken war

– Psychologisch begleitete Trauergruppen für Menschen, die in ihrem eigenen Umfeld wenig Ansprechpartner in ihrer Trauer haben (☞ 15.6.3)

• Wenn sich ein Nachgespräch ergibt bzw. beim Hausarzt: Auf die **normalen Trauerreaktionen** (☞ 15.6.1) hinweisen (ambivalente Emotionen, auch Wut auf den Verstorbenen, Fragen nach eigenen Versäumnissen, das Gefühl, den Verstorbenen zu sehen oder zu hören). Trauer ist keine Krankheit, sondern ein unvermeidlicher, notwendiger menschlicher Prozeß

• Anlaufstellen nennen, z.B. **Selbsthilfegruppen** für Trauernde; besonders wenn Risikofaktoren für eine pathologische Trauerarbeit vorliegen (ambivalente Beziehung, ungelöste Konflikte), auf professionelle Hilfsmöglichkeiten hinweisen (Beratungsstellen für Lebenskrisen, Psychotherapeuten).

Formalitäten

Falls nicht vom Bestattungsinstitut ausgehändigt: Informationsblatt über Formalia nach dem Tod mitgeben (☞ Abb. 15.2).

• **Sterbeurkunde:** Auf dem Standesamt, in dessen Bezirk sich der Todesfall ereignet hat, wird die Sterbeurkunde ausgestellt. Dabei sind vorzulegen: Totenschein, beglaubigter Auszug aus dem Familienbuch des Verstorbenen, eigener Ausweis; die Angehörigen sollten gleich mehrere Abschriften beantragen (z.B. für Versicherungen)

• Anmeldung bei einem **Bestattungsinstitut.** Dort werden in der Regel alle Formalitäten der Bestattung (Todesanzeige, Trauerfeier, Grabkauf, Bestattung, Danksagungen u.a.) geklärt

• Organisatorisches (z.B. das Beantragen von Sterbegeld bei der Krankenversicherung) kann auch das Bestattungsinstitut übernehmen

• Wird ein **Testament** aufgefunden, muß es ungeöffnet beim Amtsgericht (letzter Wohnsitz des Verstorbenen) eingereicht werden

• **Versicherungen,** die rasch zu benachrichtigen sind: Lebensversicherung, Risikolebensversicherung (z.B. auch beim Bausparvertrag). In den jeweiligen Unterlagen genauere Informationen beachten (Fristen)

• **Gesetzliche Altersversicherung** benachrichtigen, evtl. Witwen-/Waisenrente beantragen

• **Arbeitgeber** benachrichtigen, Sterbeurkunde vorlegen

• **Verträge kündigen** bzw. umschreiben lassen (Vorlage Sterbeurkunde): Zeitung, Strom, Wasser, Gas, Telefon, Rundfunk/Fernsehen, Mietvertrag, Kfz-Versicherung, andere private Versicherungen. Die meisten Verträge werden durch Tod **nicht** automatisch beendet

- **Bank/Sparkasse** benachrichtigen; nur mit entsprechender Vollmacht für den Todesfall bzw. über den Tod hinaus kann man über das Konto des Verstorbenen sofort verfügen
- Ggf. **Überführung des Verstorbenen** in seine Heimat durch ein Bestattungsinstitut (z.B. in die Türkei wird das von speziellen Unternehmen innerhalb weniger Stunden organisiert, Tel. Nr. aus dem Branchenbuch oder von der türkischen Botschaft).

Bestattungsvorsorge

Immer mehr Menschen bereiten ihre eigene Bestattung vor. Viele Bestattungsinstitute bieten hierfür extra Beratung und Unterlagen an. Je detaillierter die Angaben sind, desto einfacher haben es die Hinterbliebenen, die Wünsche des Verstorbenen umzusetzen. Auch bei der Begleitung eines Schwerkranken im Sterben kommen solche Wünsche zur Sprache. Diese sollten immer schriftlich festgehalten werden.

- Art und Umfang der Körperwäsche nach dem Tod, durch wen und wann
- Schminken, Schmuck und Gold (z.B. Zähne)
- Leichenkleidung
- Art der Bestattung (Erde, Feuer, Wasser)
- Sarg oder Urne und Ausstattung
- Aufbahren, wenn ja, wo, wie lange und mit oder ohne Totenwache
- Ort und Art des Grabes, Grabstein und Aufschrift, Grabschmuck und -pflege
- Art, Ort und Umfang der Trauerfeier, wer soll eingeladen werden
- Trauerfeier am offenen oder geschlossenen Sarg (je nach Bundesland möglich)
- Art, Ort und Umfang des Leichenschmauses
- Form und Inhalt von Todesanzeige, Trauerkarten, Dankeskarten
- Wer soll benachrichtigt werden
- Geschenke und Andenken für bestimmte Personen.

15.5.3 Begleitung des Personals

Der Tod eines Patienten, auch wenn er nur wenige Stunden auf der Palliativstation begleitet wurde, ist und sollte immer ein Anlaß zum Innehalten sein. Nur so kann vermieden werden, daß Sterben auf der Palliativstation zur Routine wird. Dafür sind regelmäßige Fortbildung, Supervision (☞ 12.2) und gegenseitige Beachtung von individuellen Grenzen Voraussetzung. Bewährt haben sich zusätzlich eigenen Rituale, die dem Personal Gelegenheit geben, der Toten zu gedenken.

- Ungestörtes Richten des Verstorbenen mit Blumenschmuck, persönlichen Gegenständen, evtl. Duft, Musik, Sprechen von Gebeten oder anderen Texten
- Einrichten eines „Abschiedszimmers", in dem Verstorbene auch noch Stunden bis Tage nach dem Tod verbleiben können

Sie haben einen Menschen in seiner letzten Lebenszeit und im Sterben begleitet und ihm damit einen großen Dienst getan.

Auch wenn der Tod dieses Menschen für Sie noch schmerzlich nah ist, müssen jetzt einige organisatorische Dinge geklärt und erledigt werden.
Wir möchten Ihnen dabei helfen und haben eine Liste der wichtigsten Formalitäten zusammengestellt.

➤ Der **Totenschein** wird dem Bestattungsunternehmen für den Transport ausgehändigt. Er wird beim zuständigen Standesamt (der Bezirk, in dem der Mensch verstorben ist) abgegeben. Dort erhalten Sie die

➤ **Sterbeurkunden**. Dazu bitte mitbringen: Beglaubigte Abschrift aus dem Familienbuch des Verstorbenen (Geburts- bzw. Heiratsurkunde), eigenen Ausweis. Sie benötigen Sterbeurkunden für:

✓ Versicherungen (Lebensversicherung, Bausparvertrag, Haftpflicht u.a.)
✓ Beantragung von Altersversicherung (Rente)
✓ Beantragung von Sterbegeld bei der Krankenkasse
✓ Benachrichtigung des Arbeitgebers und der Gewerkschaft
✓ Benachrichtigung des Finanzamtes (Vorzeitiger Lohnsteuerjahresausgleich)
✓ Verträge, die Sie kündigen bzw. umschreiben lassen wollen: Zeitung und andere Abonnements, Strom, Wasser, Gas, Telefon, Rundfunk/Fernsehen, Mietvertrag, Kfz-Versicherung, andere private Versicherungen

➤ Das **Bestattungsinstitut** regelt mit Ihnen alle Formalitäten der Bestattung (**Todesanzeige, Trauerfeier, Grabkauf, Bestattung, Danksagungen u.a.**) und ist Ihnen gerne auch bei anderen formalen Dingen behilflich. Falls nicht bereits Absprachen getroffen wurden, lohnt es sich, einen Preisvergleich zu machen. Das teuerste Angebot ist nicht unbedingt das beste

➤ **Benachrichtigen der Kirchengemeinde** bzw. des Seelsorgers zur Vorbereitung der Trauerfeier

➤ Bank/Sparkasse benachrichtigen. Nur mit einer entsprechenden Vollmacht für den Todesfall bzw. über den Tod hinaus können Sie über das Konto des Verstorbenen sofort verfügen

➤ Wird ein **Testament** aufgefunden, muß es ungeöffnet beim Amtsgericht (letzter Wohnsitz des Verstorbenen) eingereicht werden

➤ Wünschen Sie eine Überführung des Toten in eine andere Gemeinde, müssen die notwendigen Formalitäten mit dem Bestattungsinstitut geklärt werden.

Wir möchten Ihnen weiter helfen

Falls Sie Fragen haben, sind wir gerne für Sie da, jetzt oder zu einem späteren Zeitpunkt.
Wir würden uns freuen, wenn Sie für den Verstorbenen eine Seite in unserem Gedenkbuch gestalten würden. Falls Ihnen das nicht möglich ist, bitten wir um ein Foto des Verstorbenen und gestalten die Seite für Sie.

Wir möchten Sie auch einladen zu weiteren Gesprächen

Gedenkgottesdienst für die Verstorbenen des Monats _____

am _____ um _____ Uhr

Trauergruppe (Anmeldung unter Tel. Nr. _____)

Wir wünschen Ihnen für die kommende Zeit die nötige Kraft und Hilfe und Gottes Segen.

Abb. 15.2: Beispiel für ein Informationsblatt für die Angehörigen über die notwendigen Formalitäten nach dem Todesfall

- Der Verstorbene bleibt solange auf Station, bis alle, die ihn gepflegt haben, von ihm Abschied nehmen konnten (d.h. ca. 24 h)
- Aufstellen einer Gedenkkerze für den Verstorbenen, die z.B. 24 h vor seiner Zimmertüre brennt
- Abschiedszeit beachten, d.h. das Bett (der Platz im Zimmer) bleibt z.B. 24 h leer (d.h. von dem Zeitpunkt, an dem der Tote den Platz verlassen hat)
- Regelmäßiges Totengedenken in Form einer Besinnung bzw. Andacht für die Verstorbenen z.B. einer Woche, mit ausreichend Gelegenheit, über die Verstorbenen und die eigenen Erfahrungen und Gefühle zu reden
- Individuelle Angebote zur Fortbildung und Selbsterfahrung mit Trauer
- Beachten der persönlichen Belastungsgrenzen und gegenseitige Achtung von Grenzen z.B. bei der Pflege von Patienten mit ähnlichem Krankheitsverlauf kurz nacheinander.

15.5.4 Leichenschau und Todesbescheinigung

Leichenschau

Die Ausstellung der Todesbescheinigung ist Aufgabe des behandelnden Arztes bzw. des hinzugezogenen Notarztes. Bei Patienten in der palliativen Situation (d.h. wahrscheinliche Todesursache vorhersehbar) empfiehlt es sich manchmal, als behandelnder Arzt eine Notiz (Diagnose, Verlauf) am Krankenbett zu hinterlassen. So kann die „unklare Todesursache" als Angabe auf der Todesbescheinigung und damit eine postmortale Untersuchung vermieden werden.
- Frühestens nach Eintritt sicherer Todeszeichen (☞ 15.1.3), in der Regel nach 2–6 h möglich
- Erfordert die vollständige Untersuchung der unbekleideten Leiche (Vorschrift)
- Bei Unsicherheit zweite Untersuchung nach 2–4 h vornehmen
- Bei begründetem Verdacht für nicht-natürlichen Tod (Gewaltanwendung, Selbsttötung, Unfall, Vergiftung, Folge eines ärztlichen Eingriffes) sofort Polizei bzw. Staatsanwaltschaft benachrichtigen
- Bei begründeten Zweifeln an der Identität des Toten Polizei und Staatsanwaltschaft informieren
- Eine Bestattung kann nur bei „natürlicher Todesursache" ohne weitere Untersuchungen der Staatsanwaltschaft erfolgen.

Todesbescheinigung

- Landesrechtliches Dokument, Aussehen unterscheidet sich je nach Bundesland
- Die Todesbescheinigung wird in der Regel dem Bestattungsunternehmen (nicht den Angehörigen) zum Transport ausgehändigt

- Wird benötigt für die Überführung und Bestattung sowie zur Vorlage beim Standesamt (Sterbeurkunde)
- Amtlicher (offener) Teil = Todesbescheinigung
  - Personalien des Verstorbenen (Geburtsort, Geburtsname)
  - Ort und Zeitpunkt des Todes
  - Behandelnder bzw. den Tod feststellender Arzt
  - Ansteckungsgefahr bzw. übertragbare Erkrankung (Meldepflicht ☞ 18.5)
  - Notwendigkeit besonderer Schutzmaßnahmen für Bestatter
  - Anhaltspunkte für nicht-natürlichen Tod
- Vertraulicher (geschlossener) Teil = Leichenschauschein
  - Angaben über Todesursache und zugrundeliegende Erkrankung
  - Begleiterkrankungen, mögliche Kausalzusammenhänge
  - Eventuell über Angehörige oder Hausarzt Vorerkrankungen erfragen
- Leichenschau ist über GOÄ abrechenbar.

15.5.5   Organspende und Obduktion

Organspende

In der Regel sind palliativmedizinisch betreute Patienten auf Grund der Grunderkrankung, der langen Behandlung und des Alters nicht geeignet als Organspender (☞ 18.2.3). Dennoch wird die Frage oft von Patienten oder Angehörigen gestellt.

Dahinter steckt meist die Angst vor einer (ungewollten) postmortalen Untersuchung bzw. heimlichen Organentnahme. Beruhigendes Gespräch notwendig:
- Eine Organentnahme erfolgt nur mit Einwilligung des Patienten (Organspenders) oder eines nahestehenden Angehörigen
- Eine Organentnahme wird bei Krebspatienten nicht durchgeführt
- Hirntod als Todesursache ist in der Palliativsituation eher selten.

Obduktion

Eine Obduktion ist vorgeschrieben bei nicht-natürlicher Todesursache, unklarer Todesursache oder Seuchengefahr, sofern die Todesursache nicht anders geklärt werden kann.

In allen anderen Fällen erfolgt die Obduktion nur nach Einwilligung der Angehörigen. Manche Krankenhäuser setzen die Einwilligung im Krankenhausbehandlungsvertrag voraus. Eine Obduktion kann dann durchgeführt werden, wenn nicht innerhalb einer (meist 24 Stunden) Frist **Einspruch** durch die Angehörigen erfolgt.

15.6 Trauer

Trauer ist der Ausdruck eines Verlustes (z.B. eines Menschen oder eines geliebten Objektes), mit der Folge unterschiedlichster Gefühle und Verhaltensweisen. Trauer kann ein Entwicklungs- und Lernprozeß sein, eine Krise, durch die der Trauernde langsam und schmerzhaft hindurch muß, ein Weg, den er selbst gehen muß und den niemand für ihn gehen kann (Trauerarbeit).

Trauerbegleitung ist ein Bestandteil der Palliativmedizin und damit eine Aufgabe des ganzen Behandlungsteams.

15.6.1 Normale Trauer

15

Reaktionen auf einen Verlust

- **Physisch:** Überaktivität des autonomen Nervensystems, Übelkeit, Erbrechen, Schwindelanfälle, tiefes Seufzen, Frösteln oder Zittern, Appetit- und Gewichtsverlust, veränderte Darmfunktion (erst Diarrhoe, später Obstipation), Herzklopfen, Schlafstörungen, Müdigkeit, Gewichtszu- oder -abnahme, Verschlechterung einer vorbestehenden physischen oder psychischen Erkrankung
- **Psychisch:** Weinen, Angstgefühle, Schock, Verleugnung, Wut, Zorn, Aggression, Schuldgefühle, Einsamkeit, Verzweiflung, Rastlosigkeit, Konzentrationsstörungen, Verwirrtheit, Suchen nach dem Verstorbenen, Gefühl der Anwesenheit des Verstorbenen, Hören seiner Stimme, Halluzinationen, Hoffnungslosigkeit, Apathie, Desinteresse
- **Sozial:** Rückzug aus Beziehungen und Aktivitäten
- **Spirituell:** Hadern, Anklagen, Zweifel an bestehenden Gottesbildern, Sinnleere.

Die Reaktionen können in Stärke und Dauer variieren.

Wenn die beschriebenen Trauerreaktionen unterdrückt, nicht anerkannt oder nicht ausgedrückt werden, kann Trauer kompliziert werden.

- Normale Trauer kann Monate bis Jahre dauern
- Eine verbleibende „Resttrauer" wird als normal angesehen
- Kein definierter Endpunkt der Trauer, vielmehr allmähliches Entdecken der neuen Identität ohne den Verstorbenen
- Medikamente (Sedativa und Antidepressiva) sind bei einem normalen Trauerprozeß in der Regel nicht notwendig.

Phasenmodelle

Es gibt verschiedenste Stufen- und Phasenmodelle, die helfen zu verstehen, was beim komplexen Verlauf eines Trauerprozesses abläuft. Diesen Phasen können „Grundaufgaben" (nach William Worden) zugeordnet werden, die der Trauernde erledigen muß und die sich immer wieder stellen, solange sie nicht erledigt sind.

15

Phasenmodell nach V. Kast (1982)	Zielorientiertes Modell nach W. Worden (1991)
Phase I: Nicht-wahrhaben-wollen	Ziel I: Die Realität des Verlustes akzeptieren
Phase II: Ausbruch der Emotionen	Ziel II: Den Trauerschmerz erfahren und durcharbeiten
Phase III: Suchen und sich Trennen	Ziel III: Sich einer Umgebung anpassen, in der der Verstorbene fehlt
Phase IV: Neuer Selbst- und Weltbezug	Ziel IV: Dem Verstorbenen emotional einen neuen Platz zuweisen und das eigene Leben wieder aufnehmen

Einzelne „Phasen" verlaufen nicht chronisch-linear, sondern ihre Elemente tauchen zyklisch immer wieder auf.

15.6.2   Pathologische Trauer

Verharren, Intensivierung oder Somatisierung von Elementen normaler Trauerreaktionen. Synonym für pathologische Trauer: „atypisch", „prolongiert", „neurotisch", „fixiert", „maskiert", „psychopathologisch", „kompliziert".

- Keine klare Trennung zwischen normaler und pathologischer Trauer, vielmehr sind die Übergänge fließend
- Zeitliche Dimension allein ist kein Kriterium für pathologische Trauer
- S. Freud („Trauer und Melancholie, 1917") stellt dem „Normalaffekt der Trauer" die pathologische „Melancholie" gegenüber. Die Anlässe zu beiden fallen zusammen, beide weisen dieselben Züge auf („schwere Abweichungen vom normalen Lebensverhalten"). Einziger Unterschied: die „Störung des Selbstwertgefühls" fällt bei der Trauer weg. In ihr „ist die Welt arm und leer geworden", in der Melancholie „ist es das Ich selbst".

Trauer an sich ist keine Krankheit; im Einzelfall kann sie aber einen komplizierten Verlauf nehmen, so daß therapeutische Hilfe notwendig ist.

Pathologische Reaktionen

- **Verzögerte oder vermiedene Trauer** bei unerwarteten Todesfällen. Schock oder Unglauben über den Tod verzögern die volle emotionale Reaktion
- **Chronische Trauer**: Trauerprozeß mit abnormaler Dauer, oft verbunden mit ausgeprägter Hilflosigkeit bei abhängigen Beziehungen
- **Verstärkung vorbestehender Probleme**: Persönlichkeitsprobleme, Alkohol- und Medikamentenmißbrauch, Depression, phobische und angstneurotische Syndrome, suizidale Entwicklungen
- **Somatisierung**: Trauernde sind anfälliger für Krankheiten, Verwitwete haben ein erhöhtes Mortalitätsrisiko
- **Posttraumatische Streßreaktionen** (entstanden nach schwersten Ereignissen wie Krieg, Erdbeben, plötzlicher schrecklicher Todesbedrohung, traumatisierenden Kindheitserfahrungen) können durch einen Trauerfall erneut aktiviert werden.

Differentialdiagnostisch hilfreich sind zeitlicher Verlauf, Maß und Intensität der Trauer, Gesundheit, Zulassen von unbekannten Gefühlen, Ausmaß von Schuldgefühlen und Depression, Art der beim Begleiter oder Therapeuten ausgelösten Gegenübertragungsreaktionen (Mitgefühl, Traurigkeit bzw. Distanziertheit, Ungeduld, Gereiztheit u.a.).

Pathologische Trauerreaktionen sind durch Therapie in normale Trauerreaktionen zu transformieren und können dann bearbeitet werden. Pathologische Entwicklungen, die in manchen Fällen fast voraussehbar sind, lassen sich durch rechtzeitige therapeutische Intervention verhindern.

Risikofaktoren für einen pathologischen Trauerprozeß

- **Beziehung zum Verstorbenen:** Ambivalente, narzißtische oder von starker Abhängigkeit geprägte Beziehung
- **Umstände des Todes:** Der Tote kann nicht mehr gesehen werden, unerwarteter Tod, Tod nicht sicher (Flugzeugunglück, im Krieg vermißt), mehrfache Verluste (Unfälle, Erdbeben, Feuer), gewaltsamer Tod, Suizid, entstellter Körper des Verstorbenen, Tod eines Kindes, abwesend beim Tod, Fehlgeburt, Abtreibung

- **Der Hinterbliebene:** Unsichere, ängstliche, depressive Persönlichkeit, Unfähigkeit, Gefühle auszudrücken, eigene körperliche oder psychische Erkrankung, andere Lebenskrisen, Alkoholkrankheit, Einsamkeit, Schwierigkeiten bei Umgang mit früheren Verlusten
- **Die Familie:** Hinterbliebene Kinder, andere abhängige Familienmitglieder (behinderte, ältere, kranke Menschen), Kommunikationsschwierigkeiten in der Familie, Verlust des Heims, finanzielle Schwierigkeiten
- **Soziale Umstände:** Fehlende soziale Unterstützung (Familie, Freunde), gesellschaftlich nicht anerkannte Todesursache (AIDS, Suizid), Arbeitslosigkeit, unterschiedlicher kultureller oder religiöser Hintergrund.

Risikofaktoren bedeuten nicht, daß eine pathologische Trauerreaktion folgen muß, sondern daß eine entsprechende Begleitung notwendig sein kann, um einen normalen Trauerweg zu ermöglichen und zu stabilisieren.

15.6.3 Trauerbegleitung

Familie und Freunde unterstützen die Trauernden oft bis zur Beerdigung und vielleicht noch einige Wochen darüber hinaus, aber in vielen Fällen läßt die Unterstützung dann nach, und sie meinen, daß die Trauer endlich vorüber sein müsse. In der Regel ist das nicht der Fall, und die Trauernden sind dankbar für Unterstützung von außen: hier einen Raum zu finden, in dem sie ganz sie selbst sein und Impulse aufnehmen können, ihre Trauer besser zu leben.

Zehn Leitlinien der Beratung und Begleitung (nach William Worden)

1. Dem Trauernden voll bewußt machen, daß der Verlust *tatsächlich geschehen* ist. Den Hinterbliebenen ermuntern, über den Verlust und seine Umstände zu sprechen, immer wieder von neuem – während er im Gegenüber einen geduldigen Zuhörer finden sollte.
2. Dem Hinterbliebenen Beistand leisten, *negative Gefühle* (insbesondere Zorn, Schuld, Angst, Hilflosigkeit, Tränen) als solche zu erkennen und zuzulassen.
3. Dem Trauernden bewußt machen, was es heißt, *ohne den Verstorbenen* und dessen Rollen (die dieser z. B. in der Partnerschaft übernommen hatte) weiterzuleben.
4. Dem Trauernden vermitteln, daß er sich *Zeit lassen* kann. Der Begleiter hat sich darauf einzustellen, daß er möglicherweise länger beansprucht wird. Abzuraten ist von schnellen, wichtigen Entscheidungen.
5. Das Gefühl eines *kontinuierlichen Beistands* vermitteln (wenigstens über ein Jahr). Dies kann gut durch eine Gruppe geschehen, die der Begleiter leitet.

6. Verdeutlichen, daß bestimmte, in der Trauer neu gemachte Erfahrungen in der Regel nicht „verrückt", sondern *„normal"* sind, und den Trauernden ggf. beruhigen.
7. *Individuelle Unterschiede* im Trauern einkalkulieren. Diese führen etwa bei Eltern, die ein gemeinsames Kind verloren haben, nicht selten zu einer Verschärfung der Trauersituation und zu Problemen in der Beziehung, bis hin zur Trennung.
8. *Abwehrmechanismen und Bewältigungsstile* des Trauernden im einzelnen untersuchen. Sie offenbaren teils gesundes Verhalten, teils nicht (z.B. Rückzugstendenzen, Verdrängung, Alkohol)
9. Die *emotionale Ablösung* vom Verstorbenen unterstützen. Hierzu kann die Ermutigung zu neuen menschlichen Beziehungen gehören. Dadurch wird weder die Erinnerung an den Verstorbenen befleckt, noch seine Unersetzlichkeit angezweifelt. Gemeint ist nach Partnerverlust nicht die schnelle Suche nach einem Ersatzpartner. Vielmehr muß zunächst die ganze Tiefe, Intensität und Unverrückbarkeit des Verlustes erfahren und ausgelotet werden und so die Trauerarbeit zum Abschluß kommen, damit der Trauernde wirklich frei wird und den neuen Partner um seiner selbst willen schätzen kann.
10. *Krankhaftes* als solches erkennen und für eine *therapeutische Behandlung* eintreten. Der Begleiter muß seine Grenzen kennen und ggf. für eine *Überweisung* an den Fachmann sorgen.

Vorbeugung pathologischer Reaktionen

- **Begleitung der Angehörigen in der Krankheits- und Sterbephase des Patienten.** Genaue Informationen, Unterstützung, eigene Gefühle und Trauer auszudrücken, Möglichkeiten, den Sterbenden zu begleiten und Gespräche zu führen, Aussöhnung mit dem Sterbenden, Klärung offener Fragen, Miteinbindung in die Pflege
- **Übermittlung der Nachricht** des Todes von Angehörigen: empathische Einfühlung, passender Ort, genügend Zeit für ein Gespräch
- Frühzeitige therapeutische Hilfe beim Vorhandensein von Risikofaktoren.

Angebot der Trauerbegleitung

Zielgruppe

- Betroffene, die von sich aus oder durch Anregung Dritter einen solchen Raum zum gegenseitigen Austausch suchen
- Hinterbliebene mit Risikofaktoren (s.o.)
- Frauen, bes. bei Verlust eines Kindes
- Männer (die sich gerade als Männer schwertun, Trauer zuzulassen)
- Familien mit kleineren Kindern
- Kinder aller Altersgruppen, bes. ältere Geschwisterkinder, Adoleszente und junge Erwachsene bes. bei Verlust eines Elternteils

15

- Trauernde mit starken Affekten kurz nach Eintritt des Trauerfalles
- Suizidbetroffene
- Betreuer, die einen Patienten über einen langen Zeitraum begleitet haben.

Zeitpunkt
- Sofortiges interventionelles therapeutisches Eingreifen bei
  - gewalttätigem oder schädigendem Verhalten gegen sich selbst und andere
  - verschlossener Haltung, verbunden mit der Unfähigkeit, über den Verlust zu sprechen
  - offensichtlichem Realitätsverlust des Betroffenen
- 4 bis 6 Wochen nach dem Verlust Kontaktaufnahme zwischen Hinterbliebenem und Therapeuten zur Einschätzung des Trauerprozesses bzw. Klärung, ob und welche Hilfe notwendig ist
- Bei unauffälligem Trauerprozeß nach weiteren 4 bis 6 Monaten und nach 1 Jahr erneute Kontaktaufnahme.

Frühzeitige Begleitung kann einen vermeintlich schwierigen Trauerprozeß auf einem normalen Weg halten und die Notwendigkeit einer therapeutischen Intervention vermeiden.

Form der Trauerbegleitung
- Einzel- und/oder Gruppenbegleitung
- Schriftliche Informationen über Trauer, Literaturhinweise
- Informationsgespräch, z.B. durch das Team
- Begleitete und nicht begleitete Selbsthilfegruppen
- Ehrenamtliche, geschulte und supervidierte Begleitung durch Hospizhelfer
- Trauerbegleitung mit Supervision
- Begleitung durch einen spezifisch ausgebildeten und/oder erfahrenen Trauerbegleiter
- Psychotherapeutische Intervention durch einen spezialisierten Psychotherapeuten
- Ggf. pharmakologische Unterstützung zusätzlich zu oben genannten Maßnahmen (z.B. Antidepressiva), ggf. in Zusammenarbeit mit dem Hausarzt.

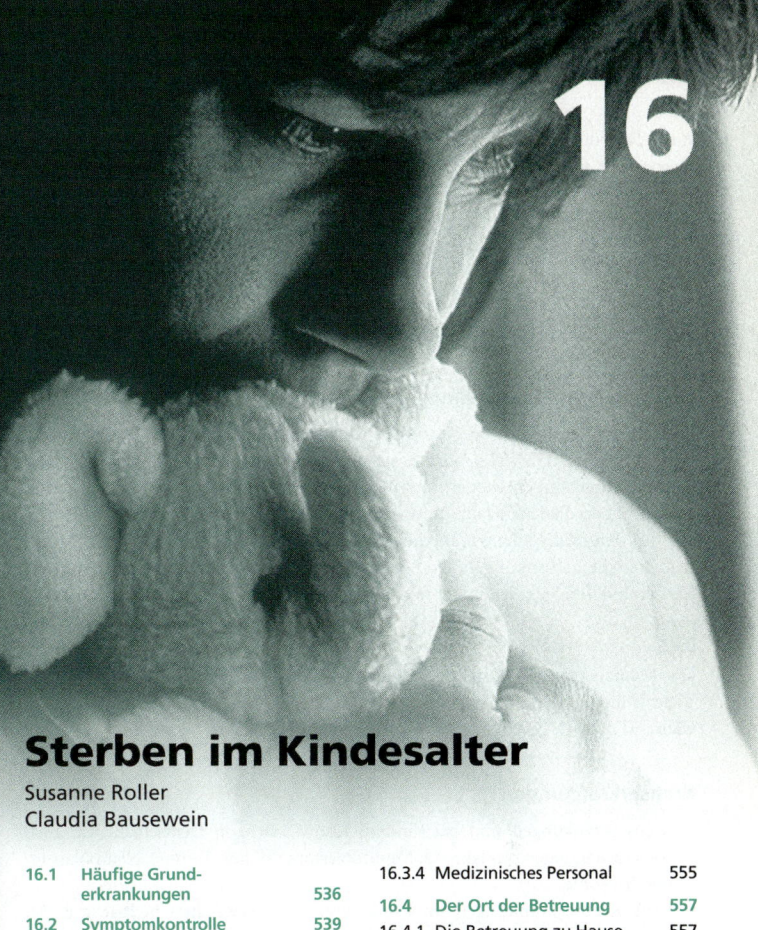

16

Sterben im Kindesalter

Susanne Roller
Claudia Bausewein

Auch bei einem sterbenden Kind können die Grundsätze der Palliativmedizin angewendet werden. Linderung von Schmerz und anderen Symptomen und die Begleitung der ganzen Familie sind auf der Neugeborenenstation, der unfallmedizinischen, neuropädiatrischen oder kinderonkologischen Station ebenso wichtig und durchführbar wie in häuslicher Umgebung oder im Kinderhospiz.

16.1   Häufige Grunderkrankungen

Häufigkeit von Todesfällen im Kindesalter

Die meisten Todesfälle von Kindern sind in der Neonatalperiode, durch Unfälle und Infektionen. Hierbei handelt es sich eher um ein akutes Geschehen (lebenserhaltende Maßnahmen werden soweit möglich eingesetzt), das vorwiegend in das Arbeitsfeld des Pädiaters fällt. Krebserkrankungen stehen erst an vierter Stelle. Hier und bei den relativ seltenen anderen Ursachen (z.B. neuromuskuläre und neurometabolische Erkrankungen) sind spezialisierte Palliativmediziner gefragt, um die Kinder und ihre Familien in der relativ langen Sterbephase zu begleiten.

Die Medizin verändert sich besonders auf dem Gebiet der Pädiatrie schnell. Viele früher als letal eingestufte Erkrankungen (z.B. Malignome) sind heilbar, während neue (z.B. AIDS) zum Tod führen können.

Krebserkrankungen

- Krebserkrankungen sind bei Kindern relativ selten. In Deutschland ca. 2000 Neuerkrankungen pro Jahr, v.a. Nephroblastom (Wilms-Tumor), Neuroblastom und Sarkome
- Viele Krebserkrankungen im Kindesalter sind inzwischen heilbar, z.B. M. Hodgkin (> 90 %), Wilms-Tumor (Stadium I 95 %), ALL (75 %)
- Bei anderen hat sich die Prognose deutlich verbessert wie z.B. bei myeloischen Leukämien
- Der Tod tritt wenn, dann eher während der Behandlung oder nach einer relativ kurzen Terminalphase ein.

Weitere Erkrankungen mit letalem Ausgang

Die Erfahrungen in Krankenhäusern und Kinderhospizen in Großbritannien zeigen, daß sich die Betreuung von Kindern in der Terminalphase hauptsächlich auf folgende Krankheitsgruppen konzentriert.
- Neuromuskuläre Erkrankungen (z.B. Muskeldystrophie Duchenne)

- Neurodegenerative Erkrankungen (z.B. Metachromatische Leukodystrophie, Adrenoleukodystrophie)
- Mukopolysaccharidosen (z.B. Hunter, Hurler und Sanfilliposyndrom) und andere angeborene Stoffwechselerkrankungen.

Erkrankungen, die häufig im Kindesalter zum Tode führen			
Erkrankung	**Symptome**	**Therapieoptionen**	**Lebenserwartung**
Spinale Muskelatrophien	Progrediente Muskelschwäche bis zur Ateminsuffizienz	Symptomatisch, Atemtherapie	Je nach Ausprägung < 1 Jahr bis ca. 20 Jahre
Myasthenia gravis	Ermüdbarkeit der Muskulatur bis zur Ateminsuffizienz	Cholinesterase-hemmer, Immunsuppression	Je nach Ausprägung und Komplikationen
Muskeldystrophien	Skelettmuskeldegeneration mit progedienter Schwäche bis zur Ateminsuffizienz	Symptomatisch, Krankengymnastik, Atemtherapie, Steroide	Ca. 20 Jahre
Neurometabolische Erkrankungen	Je nach Ausprägung progredientes Versagen verschiedener Organsysteme	Diät, Kofaktorengabe, symptomatisch	Manifestation z.T. erst im Kindesalter, je nach Ausprägung ca. 25 Jahre
Stoffwechselerkrankungen	Progredientes Organversagen	Meist symptomatisch	Je nach Ausprägung < 1 Jahr bis 25 Jahre, teils auch länger
Trisomien	Stigmata, Organdefekte, ZNS-Fehlbildungen u.a.	Symptomatisch	Je nach Form Totgeburt, Tod in den ersten Lebenswochen bis (fast) normale Lebenserwartung

16

■ Mukoviszidose

- Autosomal rezessiv vererbte Erkrankung vorwiegend der exokrinen Drüsen.
- Häufigste genetische Erkrankung (außer Trisomien): 1 : 1700.

Klinik

- Mekoniumileus, Minderwuchs, Zeichen des chronischen Sauerstoffmangels, Pankreasinsuffizienz, rezidivierende Pneumonien u. a. schwere Atemwegsinfekte, chronisch obstruktive Bronchitiden bzw. Asthma bronchiale
- Häufig Komplikationen wie Pneumothorax, Hämoptysen, Atelektasen, allergisches Asthma (Aspergillus), Rechtsherzversagen, Salzverlustsyndrom, Diab. mellitus, Obstipation, Rektumprolaps, Leberzirrhose, Thoraxdeformierungen (Kyphose).

Therapiekonzept

Die Lebenserwartung der Patienten ist in den letzten 20 Jahren deutlich gestiegen (von 15 J. auf ca. 30 J.), die meisten Patienten werden – unabhängig vom Alter – in der Kinderklinik weiterbetreut.

- Regelmäßige Sputumkontrollen (Pseudomonas) und sofortige (hochdosierte) Antibiotika-Gabe bei Zeichen eines Infektes, antiobstruktive Inhalationstherapie (β-Mimetikum), lebenslange Physiotherapie und Sport, Inhalationstherapie, O_2-Langzeittherapie
- Bei Zeichen der Verschlechterung ist eine Zusammenarbeit aller Beteiligten (Pneumologen, Gastroenterologen, Physiotherapeuten, Ernährungsberatung, Psychologen, Palliativmediziner) notwendig
- Oft sind überraschende Besserungen zu erreichen
- Aufgrund der Notwendigkeit einer lebenslangen medizinischen Betreuung sind viele Patienten sehr kritisch gegenüber medizinischen Maßnahmen
- Eine ehrliche, offene Kommunikation ist unerläßlich.

Mukoviszidose verlief früher im Kindesalter tödlich. Jetzt ist die Lebenserwartung bis ins Erwachsenenalter gestiegen (ca. 30 Jahre).

16.2　Symptomkontrolle

Insgesamt gibt es nur wenige Unterschiede zwischen der Symptomkontrolle bei Kindern und bei Erwachsenen.

16.2.1　Medikamentengabe bei Kindern

Zu beachtende Unterschiede bei Kindern

- Berechnung der Medikamentendosierungen in mg/kg Körpergewicht
- Oft sind überraschend hohe Dosierungen notwendig, um den gewünschten Effekt zu erzielen
- Häufiger und schnellere Toleranzentwicklung gegenüber Medikamenten
- Zurückhaltung beim Gebrauch von Steroiden.

 Steroide bei Kindern

Steroide haben bei Kindern eine sehr deutliche, schnelle Wirkung auf das Aussehen (Vollmondgesicht, Stammfettsucht) und die Psyche (Stimmungsschwankungen). Die Gewichtszunahme kann ebenfalls stark ausfallen, was das Kind physisch und psychisch sehr verändert.

Medikamenteneinnahme

Die meisten Kinder mit fortgeschrittenen Erkrankungen haben bereits vorher Medikamente eingenommen. Gewöhnlich sind sie bei der Medikamenteneinnahme kooperativ, aber in der Terminalphase wird die Einnahme manchmal verweigert.

Tips zur Einnahme von Medikamenten

- Beginn mit oraler Gabe
- Viele Medikamente können in Tablettenform gegeben werden, um größere Flüssigkeitsmengen zu vermeiden (industriell hergestellte Säfte), die häufig unangenehm schmecken
- Andere Applikationsformen: rektal, subkutan, transdermal, intravenös, wenn Zugang möglich.

Viele kleine Kinder können Tabletten als Ganzes oder zerkleinert einnehmen.

16

Medikamente und Dosierung in der Begleitung sterbender Kinder			
Präparat	**Handels-namen (Bsp.)**	**Indikation**	**Dosierung**
Amitriptylin	Saroten®	Nervenschmerz	0,5 mg/kg zur Nacht
Carbamazepin	Tegretal®	Nervenschmerz, Krampfanfall	10–20 mg/kg alle 8–12 h bzw. nach Spiegelkontrolle (Krampfprophylaxe)
Diazepam	Valium®	Schmerz, Krampfanfall, Sedierung	Je nach Indikation 500 µg/kg bis 0,3 mg/kg
Dimenhydrinat	Vomex®	Übelkeit	2 mg/kg alle 12 h
Haloperidol	Haldol®	Übelkeit	25–50 µg/kg alle 12 h
Ibuprofen	Dolgit®	Peripherer Schmerz (Stufe I)	20 mg/kg alle 8 h
Codein		Schmerz, Husten	3–6 mg/kg alle 4–6 h
Levomepromazin	Neurocil®	Antiemese, Sedierung	0,5-3 µg/kg/24 h
Lorazepam	Tavor®	Atemnot, Angst	0,5–2,5 mg s.l.
Metamizol	Novalgin®	Schmerz (Stufe I), Fiebersenkung	10–15 mg/kg alle 6–8 h
Metoclopramid	Paspertin®	Übelkeit (ab 12. Lj.)	300 µg/kg alle 8–12 h
Midazolam	Dormicum®	Sedierung, Atemnot	0,1–0,3 mg/kg bis zu stdl.
Morphin	Morphin Merck®	Schmerz (Stufe III), Atemnot	0,1–0,2 mg/kg alle 4–6 h (bei Retard-präparaten entsprechend länger)
Ondansetron	Zofran®	Erbrechen unter Chemotherapie (Kinder > 5 J.)	5 mg/m^2
Paracetamol	Ben-u-ron®, Enelfa®	Schmerz (Stufe I), Fiebersenkung	10 mg/kg alle 6 h
Promethazin	Atosil®	Atemnot, Angst, Sedierung	0,5–1 mg/kg alle 8 h i.v.
Scopolamin		Rasselatmung	0,1–0,5 mg s.c., i.v.
Tramadol	Tramal®	Schmerz (Stufe II, ab 2. Lebensjahr)	0,5–1 mg/kg maximal 8mal tägl.

16

16.2.2 Schmerzen

Schmerzen sind ein komplexes, verwirrendes und frustrierendes Phänomen für Kinder genauso wie für Erwachsene. Sie werden eher von den Eltern als vom Kind gefürchtet, außer wenn das Kind durch vorausgegangene schlechte Erfahrungen geprägt ist.

Eltern und Kind muß versichert werden, daß die Schmerzen unter Kontrolle gebracht oder zumindest medikamentös reduziert werden können. Dabei gelten im wesentlichen die Regeln der Schmerztherapie Erwachsener (☞ Kap. 8)

Ein Kind, das über Schmerzen klagt, immer ernst nehmen. Bei Zunahme des Schmerzes wird die Behandlung immer schwieriger.

Schmerzbeurteilung

* Regelmäßige Beurteilung der Schmerzstärke
* Verschiedene Meßverfahren, die je nach Entwicklungsstufe des Kindes eingesetzt werden können (☞ vordere Umschlagseite)
  – Gesichtsausdrucksskala – geeignet für kleine Kinder zur Demonstration der Schmerzintensität, aber auch für andere Altersklassen
  – Numerische Skala – geeignet für Schulkinder
  – Visuelle Analogskala – geeignet für ältere Kinder
  – Beschreibend bzw. am eigenen Körper aufzeigend – zur besseren Lokalisation des Schmerzes – geeignet für ein breites Altersspektrum
  – Abbildungen des Körpers vorlegen und Schmerz einzeichnen lassen
* Besondere Beurteilung bei neurologisch geschädigten Kinder oder solchen, die Schwierigkeiten bei der Kommunikation haben (z.B. ausländische Kinder)
* Einige Kinder finden eigene Mittel und Wege, ihr Unwohlsein zu zeigen
* Eltern können häufig am besten Verhaltensänderungen, besondere Schreie oder Laute erkennen und interpretieren
* Agitation, Nervosität oder Steifheit beim Bewegen sind gute Hinweise auf Schmerz oder Streß
* Im allgemeinen gibt die Beobachtung sehr kleiner Kinder, ihrer Aktivität, ihres Spiels guten Aufschluß über das Ausmaß der Schmerzkontrolle. Die wenigsten Kinder beteiligen sich aktiv am Spiel, wenn sie Schmerzen haben.

16

Schwierig ist die Beurteilung bei Kindern, die jeden Schmerz als „Bauchschmerz" bezeichnen oder Kindern, die traurig sind und deshalb auf der Gesichtausdrucksskala ein trauriges Gesicht auswählen, obwohl sie schmerzfrei sind.

Medikamentengabe

Das Stufenschema gilt in gleicher Weise wie beim Erwachsenen.

- **Paracetamol** zu Beginn (mildes Nicht-Opioid)
  - Regelmäßige Gabe, alle vier Stunden
  - Im allgemeinen gute Verträglichkeit bei Kindern
  - ✓ Maximaldosierung beachten!
- **Codein** als mittelstark wirkendes Opioid
  - Laxantiengabe erforderlich, z. B. Laktulose (Dosis je nach Wirkung)
- **Morphin** (starkes Opioid) – kein Dosisobergrenze
  - Oral in Retardform, z. B. MST® (2 mal tgl.) oder in kurzwirksamer Form, z. B. Sevredol®
  - Rektal als Suppositorium, z. B. MSR® (2 mal tgl.)
  - Intravenös mit 1 mg/kg/Dosis alle 4 Stunden, z. B. MSI® (z. B. über Pumpe)
  - Laxantien erforderlich – allmähliche Steigerung der Laktulosedosis.

Behandlung von Opioidnebenwirkungen

Mit oder evtl. sogar vor der ersten Opioidgabe mögliche Nebenwirkungen prophylaktisch behandeln, da sonst besonders leicht antizipatorische Beschwerden auftreten, d. h. vor der jeweiligen Medikamentengabe kommt es zu Beschwerden.

Immer auch andere Ursachen erwägen, vor allem, wenn trotz Prophylaxe Nebenwirkungen bestehen.

- Übelkeit und Erbrechen (☞ 10.9., 8.3.8) bei Kindern besonders häufig und größte Gefahr des antizipatorischen Erbrechens: Haloperidol, Metoclopramid
- Schläfrigkeit/Benommenheit normalerweise für 1–2 Tage: Keine spezifische Therapie
- Eventuell Juckreiz (☞ 8.3.8) ebenfalls für 1–2 Tage: Haloperidol, Antihistaminika
- Heftige Träume und/oder Euphorie (selten): Haloperidol

Co-Analgetika
- Für Knochen- oder Gelenkschmerzen NSAR, z. B. Ibuprofen
- Muskelspasmen: Diazepam in niedriger Dosierung (500 mg/kg 8-stdl.)
- Entzündungshemmung: Steroide. Sobald Symptom unter Kontrolle, Dosis reduzieren.

Nicht-medikamentöse Schmerztherapie

Alle Methoden, die den Schmerz auf der psychologischen Ebene behandeln, sind bei Kindern besonders geeignet, vorausgesetzt, man kann ein gutes Vertrauensverhältnis aufbauen.
- Physikalische Therapie (Massage, heiße und kalte Kompressen)
- Ablenkung, z. B. Geschichtenerzählen, Musik, Spiel
- Hypnotherapie
- Akupunktur – selten von Kindern akzeptiert.

Kinder verleugnen manchmal ihre Schmerzen aus Angst vor einer Injektion oder weil sie die Medizin nicht mögen.

16

16.2.3 Respiratorische Symptome

Viele Kinder leiden irgendwann im Verlauf ihrer Erkrankung unter Atembeschwerden. Diese können große Besorgnis und Angst sowohl beim Kind als auch bei der Familie auslösen.
Oft ist das Kind nicht in der Lage, die Atemnot (☞ 9.1) als solche zu benennen, sondern zeigt nur die körperlichen Symptome
- Bei Neugeborenen und Säuglingen thorakale Einziehungen
- Bei größeren Kindern juguläre und epigastrische Einziehungen und Nasenflügelatmung, Benutzung der Atemhilfsmuskulatur
- Tachypnoe
- Orthopnoe
- Stridor.

Häufige Ursachen
- Dyspnoe, z. B. durch Infektion, Fortschreiten der Erkrankung (z. B. pulmonale Metastasen), Anämie
- Stridor, z. B. durch Trachealobstruktion, Primärtumor, mediastinale Lymphknoten
- Exzessive nasale und orale Sekretion, z. B. infolge Verlust des Würge- und Schluckreflexes
- Erniedrigte Atemfrequenz, z. B. Hirntumor, neuromuskuläre Erkrankungen, Erschöpfung, Intoxikationen.

Medikamentöse Therapie

- **Dyspnoe**
  - Zur Anxiolyse Sedativa, z.B. Diazepam oder Lorazepam
  - Orale oder subkutane Morphingabe (vor allem bei gleichzeitigen Schmerzen)
  - Bei hypoxisch bedingter Atemnot, z.B. infolge chronischer pulmonaler Erkrankungen wie Mukoviszidose, Sauerstoffzufuhr mittels eines tragbaren Gerätes
- **Husten** (☞ 9.2): Bei maligner Erkrankung und starkem, erschöpfendem Husten Vernebeln von Morphin oder Lidocain (Nebenwirkung: Schluckstörungen, deshalb 2 Std. nach Inhalation nichts essen und trinken)
- Sekretionshemmung bei **Rasselatmung**
  - Scopolamin (0,1–0,5 mg s.c., i.v.)
  - Bei exzessiver Sekretion Einsatz eines tragbaren Absauggerätes, das auch Angehörige anwenden können
- **Stridor:** Vernebeln von Kochsalzlösung
- **Hämoptyse:** ggf. Gabe von Antifibrinolytika, z.B. Tranexamsäure.

16.2.4 Gastrointestinale Symptome

■ Ernährung und Flüssigkeitsgabe

Essen und Trinken ist für die meisten Kinder und auch Familien ein zentraler Bestandteil des Lebens. Wenn ein Kind nicht in der Lage ist zu essen oder völlig appetitlos ist, hat das Auswirkungen auf alle Familienmitglieder, insbesondere die Mütter, deren natürliche Rolle die Ernährung ihrer Kinder ist. Wenn Essen nicht möglich ist, verursacht dies hochgradige Ängste (☞ 1.6.1).

Anorexie

Anorexie ist ein sehr häufiges und natürliches Symptom bei sterbenden Kindern. Im allgemeinen sind sie weniger aktiv als in Zeiten körperlichen Wohlbefindens und können längere Zeit ohne Nahrung leben. Aufklärung und Beratung der Familie sind wichtig in der Begleitung (☞ 16.6)

- Häufiger kleine Mahlzeiten anbieten
- Das Kind ermutigen, wenn es Interesse an Nahrung zeigt.

Gelegentlich wird ein Kind sich etwas Bestimmtes wünschen, aber dann davon wenig oder gar nichts essen. Die Familie darauf vorbereiten, um Frustrationen zu vermeiden.

Ausschluß anderer Ursachen für Anorexie (☞ 10.1)
- Übelkeit
- Angst vor dem Erbrechen
- Mukositis (☞ 10.5)
- Obstipation und die Angst vor der Defäkation (☞ 10.13)
- Psychische Belastungssituation und dadurch resultierende Verweigerungs-
  haltung.

Flüssigkeitszufuhr

- Die meisten Kinder trinken, wenn auch kleine Mengen, bis in die letzte Phase
  ihres Lebens
- Im Terminalstadium ist es angemessen, die Dehydratation (☞ 1.6.2) nicht
  mehr zu behandeln, wenn sie nicht als unangenehm oder belastend empfunden
  wird
- Für das Wohlbefinden stellt die regelmäßige Mundpflege (☞ 10.4) einen
  wichtigen Beitrag dar.

Enterale Ernährung

Die Ernährung über nasogastrale Sonden kann eine sehr sinnvolle Hilfe bei Kindern sein, deren Erkrankung langsam fortschreitet. Da die Einführung einer
nasogastralen Sonde oder Anlage einer PEG (☞ 3.1.2) eine invasive Maßnahme
darstellt, muß das Vorgehen ausführlich mit der Familie und wenn möglich
auch mit dem Kind, besprochen werden.
Vor dem Legen einer Sonde klären
- Wie belastend ist das Einführen der Sonde für das Kind?
- Wird die Lebensqualität des Kindes durch die Nahrungszufuhr verbessert?
- Wie ist die Einstellung der Familie?

Enterale Sondenernährung ist bei Kindern mit malignen Erkrankungen selten
notwendig, da das Stadium der Palliativbetreuung relativ kurz ist.

■ Übelkeit und Erbrechen

☞ 10.9

Ursachen
- Erhöhter intrakranieller Druck
- Morphinnebenwirkung
- Störung des Elektrolythaushaltes
- Druck auf den Magen durch Tumormassen, Aszites o.a.

Therapie

Antiemetika, möglichst oral, ansonsten rektal, subkutan oder intravenös: Haloperidol, Metoclopramid, Dimenhydrinat, Ondansetron, Levomepromazin (Sedierung und antiemetische Wirkung). Die Auswahl des Antiemetikums hängt von der Ursache ab.

- Erhöhter intrakranieller Druck – Cyclicin (nur über internationale Apotheke zu beziehen, ☞ Kap. 19). Steroide nur kurzzeitig (☞ 16.2.1)
- Morphinnebenwirkung – Haloperidol, Metoclopramid
- Tumordruck im Abdomen – Metoclopramid
- Chemotherapie – Dimenhydrinat, Ondansetron
- Angst und Unruhe – Levomepromazin zur Nacht niedrig dosiert.

 Vorsicht

Bei Verdacht auf intestinale Obstruktion kein Metoclopramid geben, da dadurch die Obstruktion und damit das Erbrechen verschlimmert werden.

16

■ Obstipation

☞ 10.13

Ursachen

- Opioidtherapie
- Bewegungsmangel
- Geringe Aufnahme von Flüssigkeit und Nahrung
- Unfähigkeit zur Defäkation aufgrund körperlicher Schwäche
- Angst, Schmerzen auszulösen
- Antiemetika und Anxiolytika.

Therapie

Frühzeitiger Beginn mit milden Laxantien und allmähliche Steigerung

- Laktulose 5–20 ml 2mal tgl.
- Glycerin Supp.
- Kleine Einläufe und Suppositorien werden nicht immer gut akzeptiert, es sei denn, das Kind ist an rektale Applikationen gewöhnt
- Darmmassagen (☞ 5.1.1).

■ Diarrhoe

☞ 10.14

Selteneres Symptom als Obstipation – häufiger bei Kindern mit HIV-Infektion. Kann so stark sein, daß die Absorption enteraler Medikamente verhindert wird.

Therapie
- Loperamid
- Kodeinsalze
- Ggf. orale Morphingabe oder Tinctura opii erforderlich – in schwierigen Fällen auch Morphin intravenös.

16.2.5 Zentralnervöse Symptome

Zentralnervöse Symptome sind in der Palliativbetreuung von Kindern häufiger und ausgeprägter als bei Erwachsenen. Dies liegt an der höheren Krampfbereitschaft des unreifen ZNS und an der Häufigkeit von neurodegenerativen Erkrankungen und Hirntumoren.

■ Kommunikation

- Das Sprachvermögen ist oft eingeschränkt, bei vielen Kindern sogar aufgehoben
- Viele Kinder behalten ihre intellektuellen Fähigkeiten trotz motorischer und sprachlicher Behinderung. Anerkennung der Unabhängigkeit und Autonomie dieser Kinder ist genauso wichtig wie Beteiligung an Entscheidungsprozessen bezüglich des täglichen Lebens und zukünftiger Pflegesituationen
- Auch bei schwerwiegender intellektueller Behinderung sind die meisten Eltern in der Lage, den Kern der Persönlichkeit ihres Kindes zu bewahren und eine Verbindung zu ihm aufrechtzuerhalten.

Kinder können andere Wege der Kommunikation entwickeln, z.B. Zeichensprache, Fingerzeigemethode und Augenbewegungen.

■ Epileptische Anfälle

☞ 7.6

Verbreitetes Problem im Kindesalter, aber meist erfolgreiche Therapie mit oralen Antikonvulsiva möglich.
- Zu Beginn Gabe eines Basisantikonvulsivums, z.B. Carbamazepin, bis zur höchstmöglichen Dosierung, bevor ein zweites hinzugenommen wird
- Verbesserung von Schemata mit mehreren Antikonvulsiva durch Umstellung auf eine geringere Anzahl von Medikamenten in höchstmöglicher Dosierung
- Schwierigkeit in wenigen Fällen, besonders in der Endphase, die Krampfbereitschaft unter Kontrolle zu bringen
- Ausreichende Hydrierung
- Kontrolle von Fieberzuständen

- Analgesie
- Behandlung aller erkennbaren epileptogenen Faktoren, z.B. Therapie mit Gyrasehemmern, Antihistaminika u.a. anfallsverstärkenden Medikamenten, Aufregung, emotionaler Streß, Schlafmangel, Alkohol, gelegentlich flimmerndes Licht (z.B. Fernseher, Computer)
- Bei länger andauernden Anfällen: rektale Applikation von Diazepam, Alter 1–3 J. 5 mg als Einzeldosis, notfalls wiederholen, Alter 4–12 J. 10 mg als Einzeldosis, notfalls wiederholen. Weiterführung der Antikonvulsiva als Basistherapie.

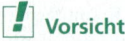 **Vorsicht**

Plötzliche größere Umstellungen der Medikamente können epileptische Anfälle auslösen.

■ Motorische Störungen

- Kinder mit neurodegenerativen Erkrankungen leiden häufig unter Bewegungsstörungen wie Ataxie, dystonen Haltungen oder einschießenden unkontrollierten Bewegungen
- Schwierige Unterscheidung zu epileptischen Anfällen oder Muskelspasmen
- Komplexe Therapie, die pädiatrische und neurologische Erfahrung erfordert. Manchmal Kombination aus Antiparkinsonmitteln, Muskelrelaxantien und Anticholinergika notwendig.

■ Schlafstörungen

- Evtl. Folge unkontrollierter Symptome wie Schmerz, ängstliche oder depressive Verstimmung
- Kinder sind durch Schlafstörungen oft weniger beeinträchtigt als die Eltern, deren Nachtruhe und Erholung empfindlich gestört sein kann.

Hilfreiche Schritte sind

- Linderung von Schmerzen und andere Symptome
- Behandlung von Depression und Ängsten
- Entwicklung einer angemessenen Abendroutine (z.B. Gute-Nacht-Geschichte, Lied usw.)
- Vermeidung unnötiger Stimulation am Abend und in der Nacht
- Sichere häusliche bzw. familiäre Umgebung
- Einnahme von Sedativa (z.B. Diazepam zur Muskelrelaxation) möglichst am Abend
- Kurzwirkendes Benzodiazepin (z.B. Temazepam) in Betracht ziehen.

16.2.6   Infektionen

Infektionen als Komplikation einer unheilbaren, progredienten Erkrankung sind bei Kindern besonders häufig. Sie werden solange maximal behandelt, wie die Grunderkrankung behandelbar ist bzw. eine gute Lebensqualität besteht. Das Ziel der Infektionstherapie wechselt, wenn das Terminalstadium der Grunderkrankung erreicht ist. Die Art und Weise und der Zeitpunkt dieses Wechsels kann für verschiedene Infektionen unterschiedlich sein.

- Behandlung von **Harnwegsinfekten** nur, wenn sie symptomatisch sind (☞ 11.1)
- Bei **Candidainfektionen** ist eine aktive Therapie auch bis kurz vor dem Tod berechtigt, da sie oft erheblich das Wohlbefinden beeinträchtigen (ausgenommen Befall von ZNS, Leber oder Lunge
- Schmerzhafte Infektionen wie **Abszesse** und **Mittelohrentzündungen** werden symptomorientiert behandelt, bei Bedarf auch mit Antibiotika
- **Pulmonale Infektionen**
  - Häufig nicht lebensbedrohliche Infektionen bei Kindern mit fortgeschrittenen Erkrankungen, die erfolgreich mit oralen Antibiotika und physiotherapeutischen Maßnahmen behandelt werden können. Invasivere Eingriffe und Interventionen sind im allgemeinen nicht angemessen
  - Keine festgelegten Handlungsrichtlinien: Die Entscheidung ist von Fall zu Fall neu zu treffen. Beim selben Kind kann es im Laufe der Erkrankung sinnvoll sein, zur Symptomlinderung eine milde pulmonale Infektion aktiv zu behandeln, hingegen bei einer schweren Bronchopneumonie in der Terminalphase aktive Therapiemaßnahmen zu unterlassen.

16.3   Familienzentrierte psychosoziale Betreuung

Ziel ist die Aufrechterhaltung eines möglichst normalen Lebens für das Kind und seine Familie.

16.3.1   Aufklärung

Respektieren von Entscheidungen
- Viele Familien, die ihr Kind zu Hause pflegen, möchten über möglicherweise auftretende Symptome aufgeklärt werden, wollen aber häufig ihr Wissen dem Kind nicht weitergeben

- Einige Familien entscheiden sich dafür, ihre **Kinder nicht aufzuklären.**
  - Die Betreuer sollten diesen Wunsch respektieren, aber es kann hilfreich sein, den Grund dafür herauszufinden
  - Einem Kind zu sagen, daß es sterben wird, ist viel verlangt, besonders für den, der dem Kind so nahe steht wie die Eltern
  - Manche Eltern fühlen sich nicht in der Lage, ihr dem Kind aufzuklären und überlassen es lieber jemand anderen
  - Unterstützung durch die Betreuer bedeutet, den Eltern Kraft zu geben, mit ihrem Kind auch über den Tod zu reden.
- Information von weiteren Familienmitgliedern, entsprechend dem Wunsch der Eltern.

Die Familie sollte die Sicherheit erhalten, daß dem Kind nicht gegen ihren Willen mitgeteilt wird, daß es stirbt. Aber der Betreuer sollte ebenso klarstellen, daß dem Kind ehrlich geantwortet wird, wenn es nachfragt.

16

Fragen des Kindes (☞ 16.6.2)

Wenn Eltern nicht möchten, daß ihr Kind aufgeklärt wird, können durch die Fragen des Kindes Probleme entstehen. Für diesen Fall den Eltern erklären, daß man das Kind, wenn es auf einer Antwort besteht, nicht belügen wird, aber gleichzeitig auch versprechen, daß ansonsten ihrem Willen entsprochen wird.

Immer nachfragen, warum das Kind fragt, ob es sterbe, da manchmal etwas aus einem völlig anderen Zusammenhang dahinterstecken kann, das ihm Sorgen bereitet.

Niemals annehmen, daß ein Kind sich seiner Lage nicht bewußt sei, auch wenn es bis dahin noch nicht darüber aufgeklärt wurde. Kinder nehmen viel über den non-verbalen Kommunikationsweg und aus Reaktionen wahr. Sogar sehr kleine Kinder, insbesondere kranke, haben eine außergewöhnliche Wahrnehmung für Tod und Sterben.

16.3.2   Das Kind

Es gibt keine festen Regeln bei der psychosozialen Unterstützung des sterbenden Kindes.

- Betreuung abgestimmt auf das Entwicklungsstadium des Kindes und die Wünsche der Familie. Information der Familie und des Kindes über alle Änderungen bei der Betreuung

- Das Kind soll sich in seiner (familiären) Umgebung sicher fühlen und verstehen, was vor sich geht. Die Betroffenen (Kinder und Eltern) sind an Entscheidungen aktiv zu beteiligen
- Alle Kinder, sogar die ganz kleinen, spüren die Angst ihrer Eltern und werden mit einer Verhaltensänderung darauf reagieren
- Kinder lesen in den Gesichtern der Erwachsenen und wissen in der Regel längst, wie es um sie steht, ehe jemand sich Zeit zu einem Gespräch nimmt
- Anregung der Eltern zu offenen Gesprächen mit dem sterbenden Kind, zum Ausdruck und Zulassen von Gefühlen und ehrlichem Beantworten von Fragen.

Alle Kinder spüren, wenn ihnen „etwas vorgemacht" wird oder sie gar belogen werden.

Reaktionen des kranken Kindes in der palliativen Situation

- Angst, daß etwas Wichtiges nicht in Ordnung ist
- Zorn, daß ihnen nicht die Wahrheit gesagt wurde
- Rückzug, da sie ihre ohnehin besorgten Eltern nicht noch mehr belasten wollen
- Verwirrung bei älteren Kindern, daß sie nicht mit allen erdenklichen Mitteln behandelt werden, obwohl sie krank sind
- Die Erkrankung wird oft als Bestrafung angesehen, ohne daß das Kind konkret weiß, wofür.

Kommunikation mit schwerkranken und sterbenden Kindern (☞ 16.6.1)

- **Zielsetzung**
  - Offene Diskussionen aller Probleme, damit das Kind Fragen stellen und seine Meinung äußern kann. Auch nach Beendigung der Diskussion Möglichkeit zur Fortführung des Gespräches bieten
  - Offene und klare Diskussion mit der ganzen Familie, damit jeder über den Kenntnisstand der anderen informiert ist
- Der **Zeitpunkt** des Gesprächs über den Tod ist entscheidend. Wenn der Tod nicht in greifbarer Nähe ist und erst Monate oder Jahre später eintreten wird, kann diese Vorstellung beim Kind Angst auslösen. Es kann angebrachter sein, solche Gespräche erst zu beginnen, wenn die Zeitspanne bis zum Tod noch wenige Monate beträgt, um dem Kind zu ermöglichen, Gefühle, Sorgen und Nöte auszudrücken und ohne Kummer zu sterben. Ebenso erhält das Kind dadurch die Gelegenheit, Pläne auszuführen, solange es noch in der Lage dazu ist
- Für viele Kinder ist die Vorstellung über ein „**Leben nach dem Tod**" beruhigend, z. B. „in den Himmel zu kommen", aber sie machen sich oft Sorgen dar-

16

über, wer sich dann um sie kümmern wird und ob Eltern, Familie und Freunde sie vergessen werden

- **Verleugnen** der Situation ist schwieriger zu verstehen, besonders, wenn das Kind Zeichen der Angst zeigt. Familien sind oft zutiefst erschreckt, daß Betreuer dem Kind sagen werden, daß es stirbt

In solchen Situationen können sich Eltern weigern, den Betreuer allein mit dem Kind zu lassen aus Angst, dieser würde dem Kind seinen nahenden Tod mitteilen.

- Besonders bei **jüngeren Kindern** hilfreich:
  - Erzählungen: es gibt eine Reihe von Büchern, die das Thema Tod anschneiden und das Gespräch auf den Tod des Kindes lenken können
  - Spiel: im Spiel wird deutlich, was das Kind fühlt und was es bereits weiß (Rollenspiele, (Hand-)Puppen und Figuren)
  - Zeichnungen und Bilder können bestimmte Dinge darstellen, an die sich ein Gespräch anknüpfen läßt (*cave:* Nie das Bild selber „interpretieren", immer das Kind nach der Bedeutung fragen.)
  - Erfahrungen ansprechen, z.B. den Tod von Haustieren oder Großeltern, um auf das Thema zu lenken
- In Familien mit einem **älteren sterbenden Kind** findet häufiger die gegenseitige Täuschung von Kind und Familie statt, alles gehe in Ordnung. Gespräche kreisen um Zukunftspläne und die Zeit, wenn es dem Kind wieder besser geht, obwohl beide Seiten sich der Prognose bewußt sind. Diese Täuschung ist ein Alarmzeichen für die Betreuer
- Einige Kinder, vor allem ältere (> 6 J.), wollen nicht hören, was ihnen gesagt wurde; sie wenden sich ab und schließen die Augen.

Schulbesuch

- Jedes Kind hat das Recht auf Bildung und somit, wenn möglich und erwünscht, auf den Besuch einer Schule, solange es in der Lage dazu ist
- Kinder können auch unter oraler oder parenteraler Opioidmedikation zur Schule gehen. Dies erfordert:
  - Engen Kontakt mit der Schule bezüglich der Bedürfnisse des Kindes
  - Ausreichende Fähigkeit des Kindes mit seinen Hilfsmitteln und Medikamenten umzugehen
  - Direkten Kontakt der Schule zu den medizinischen Betreuern und der Familie
- Einige Kinder und Eltern entscheiden sich aber auch gegen den Besuch einer Schule.

16.3.3   Eltern und Angehörige – Auswirkungen auf die Familie

Die Mitteilung der Diagnose

Die Art und Weise, wie die Diagnose gestellt und mitgeteilt wird, kann die Reaktion der Familie auf die ganze Krankheit, den Tod und die Trauerarbeit beeinflussen. Möglicherweise ging der Diagnose eine Zeit voraus, in der die Eltern sich sehr große Sorgen um das Kind machten, die Untersuchungen aber zu keiner eindeutigen Aussage führten. Manchmal sind die Ängste der Eltern als unberechtigt zurückgewiesen worden.

Bei Diagnosestellung beachten
- Eine genaue Diagnose und rasche Diagnosestellung anstreben
- Aufklärungsgespräch mit dem betroffenen Kind und wenn möglich beiden Elternteilen anstreben
- Einfühlsame Mitteilung der Diagnose, unterstützt durch verständliche Information
- Gelegenheit für Kind und Eltern, Fragen zu stellen und Gefühle auszudrücken
- Bei vielen Erbkrankheiten ist die Familie damit konfrontiert, daß die Diagnose auf mehr als eines ihrer Kinder zutrifft
- Der anfänglichen Erleichterung darüber, daß endlich eine Diagnose gestellt wurde, folgen schnell die Sorgen über die Behandlungsmaßnahmen und die Prognose. Eltern und Kind brauchen wiederholt die Möglichkeit zum Gespräch im Verlauf der Krankheit.

Für die Mitteilung einer wichtigen Diagnose oder schlechten Nachrichten viel Zeit einplanen. Wenn möglich, mit beiden Eltern zusammen sprechen.

Nach der Diagnosestellung
- Zu dem Zeitpunkt der Diagnosestellung haben die meisten Eltern bereits eine lange sorgenvolle Zeit hinter sich
- Die Verarbeitung einer lebensbedrohlichen Diagnose ist ein Prozeß
- Bei einigen Krankheiten liegen viele Jahre zwischen Beginn der Erkrankung und dem Tod (z.B. Muskeldystrophie Duchenne).

Auswirkungen innerhalb der Familie
- Alle Aspekte einer Familie in physischer, psychischer, sozialer und spiritueller Hinsicht sind betroffen
- Die Diagnosestellung führt zu Problemen für die Verwandten und die Gemeinschaft, in der das Kind lebt. Krankheit, Sterben und Tod eines Kindes kann eine Familie zerreißen oder zusammenschweißen

16

- Vorbestehende Konflikte in der Familie werden entweder beiseite gelegt oder führen zu massiven Problemen
- Am Krankenbett kommt es oft zu Rivalität zwischen den gesunden Familienangehörigen um die Aufmerksamkeit und Liebe des kranken Kindes
- Einige Kinder mögen zu Beginn relativ gesund erscheinen, so daß es Familien und Freunden schwer fällt, das unabänderliche Ende zu akzeptieren
- Die gesunden Geschwister müssen mit der Situation fertig werden, daß plötzlich das kranke Kind im Mittelpunkt steht
- Gibt es Hoffnung auf Heilung, ist dies oft mit dem Streß und den Schwierigkeiten verbunden, die die Therapie einer lebensbedrohlichen Erkrankung mit sich bringt
- Gibt es keine kurative Therapiechance, ist jede Hoffnung erst einmal genommen. Viele Eltern zweifeln, ob ihnen die Wahrheit gesagt wurde. Sie suchen in anderen medizinischen Zentren, anderen Teilen der Welt oder auch mittels alternativer Therapien nach einer letztendlich unmöglichen Heilungschance.

16

Einfache, praktische Hilfe wird oft sehr geschätzt, besonders wenn sie in guten Zeiten fortgeführt wird. Einkaufen, Kinder zur Schule bringen, ein Stück Normalität durch Freunde, Klatsch und Tratsch.

Vorweggenommene Trauer
- Vorweggenommene Trauer kann hilfreich sein, vor allem bei relativ raschem Krankheitsverlauf
- In Fällen ohne Therapiemöglichkeit und auch manchmal wenn es eine gibt, kann sich die Familie durch die Diagnose verlassen fühlen. Sie trauern bereits um den Tod ihres Kindes, obwohl es vielleicht noch Jahre zu leben hat
- Kinder symbolisieren die Zukunft. Deshalb ist ihr Tod mehr als der Verlust eines Kindes, er bedeutet immer auch den Verlust von Zukunftsträumen, Hoffnungen und Visionen.

Umgang mit der Diagnose innerhalb des medizinischen Personals
- In der medizinischen Routine und manchmal in der Öffentlichkeit kann die individuelle Identität des Kindes untergehen, wenn es nur noch als „ein Fall von ...." bezeichnet wird
- Angemessene Vorbereitung der Familie auf eventuell auftretende Symptome, um den Schock zu verringern und Hilfe beim Umgang mit den Symptomen zu geben (z.B. Gebrauch dunkler Handtücher bei Blutungen, bei Krampfanfällen Diazepamzäpfchen vorbereitet im Kühlschrank bereithalten).

16.3.4 Medizinisches Personal

Der Charakter der Arbeit

Mit sterbenden Kindern und ihren Familien zu arbeiten ist eine der herausfordernsten Aufgaben für Betreuer in helfenden Berufen. Neben der erforderlichen professionellen Hilfe durch Krankenschwestern/Pfleger, Ärzte und anderen Teammitgliedern müssen vor allem die persönlichen Stärken und Schwächen des Kindes und der Begleitenden bei der Behandlung beachtet werden.

Die Betreuung sterbender Kindern birgt besondere Schwierigkeiten für das medizinische Personal.

- **Isolation** – Durch die Nähe zu den Kindern und Familien besteht die Gefahr, sich von den eigenen Freunden zu isolieren. „Ich kenne diese Familie so gut, sie brauchen mich jetzt." Aufgabe des Teams ist es, für die betroffene Familie und für die Begleitenden eine angemessene Unterstützung zu sichern.
- **Überarbeitung** – Viele, die in der Palliativpflege arbeiten, tun dies aus einer starken persönlichen Überzeugung heraus. Indem den Bedürfnissen der Kinder und Familien immer Vorrang eingeräumt wird, kommt es zu Überlastung, Leistungsschwäche und Streß („Burn-out", ☞ 2.5.5). Aufgabe des Teams ist es, auf ausreichend Erholungsphasen bei den einzelnen Mitarbeitern zu achten.
- **Teamstreß** – Enge Zusammenarbeit kann die Quelle großer Stärke sein, aber bei interpersonellen Schwierigkeiten innerhalb des Teams auch Probleme verursachen. Sensibilität bezüglich der Nöte anderer und Strukturen, die eine offene Darstellung von Problemen zuläßt, müssen Teil der Teamorganisation sein.

Gerade bei Kindern ist die Grenze zwischen kurativem und palliativem Behandeln und Handeln fließend. Oft sind überraschende Erfolge doch noch möglich oder aber es kommt zu einer völlig unerwarteten, raschen Verschlechterung. Immer sind beim sterbenden Kind die Angehörigen beteiligt und müssen vom Personal mitbegleitet werden. Das Sterben eines Kindes löst beim medizinischen Personal oft Fragen und Zweifel aus.

- War die Diagnose wirklich korrekt gestellt?
- Wurden alle möglichen therapeutischen Maßnahmen ausgeschöpft?
- Wurde nichts übersehen?
- Wurde nichts zu früh beendet aber auch nichts unnötig hinausgezögert?
- Konnten die Angehörigen ausreichend und gleichberechtigt einbezogen werden?

Unterstützung

Um in angemessener Weise professionell mit schwerkranken Kindern und ihren Familien arbeiten zu können, brauchen professionelle Helfer selbst Unterstützung. Neben der persönlichen Hilfe von Familie und Freunden ist ein professionelles Netzwerk notwendig, um auf die speziellen Probleme, die aus der Arbeit mit sterbenden Kindern entstehen, eingehen zu können.

- **Auswahl**
  - Die richtige Auswahl des Personals für die Palliativbetreuung hilft, ein effektives Arbeiten zu sichern
  - Eine einfühlsame Mischung von Persönlichkeiten, Fertigkeiten und Einstellungen ist notwendig
  - Probleme sind bei denjenigen möglich, die mit Kindern oder generell in der Palliativbetreuung arbeiten wollen, um eigene Schwierigkeiten oder Verluste zu bewältigen. Sie benötigen Hilfe bei der Suche nach einem geeigneteren Arbeitsbereich, zumindest solange bis sie in der Lage sind, einer Familie mehr zu geben als selbst an Unterstützung zu nehmen
- **Ausbildung**: Menschen, die wissen, was sie tun und warum sie es tun, leisten bessere Arbeit und fühlen sich sicherer, als solche ohne adäquate Ausbildung
- **Ressourcen:** Eine angemessene Bereitstellung an Personal und Hilfsmitteln bedeutet eine enorme Unterstützung für das professionelle Team
- **Teamarbeit** (☞ 1.2.1): Es wird vieles über verschiedene Techniken der Unterstützung geschrieben. Die vielleicht am seltensten erwähnte und wichtigste ist das freundliche Wort eines Kollegen. Ein Team, das sich nahesteht, wird sich fortwährend der Bedürfnisse und des Stresses der Teammitglieder bewußt sein und individuelle Hilfe anbieten
- **Unterstützende Gruppen**, z.B. Balint, Supervision (☞ 1.2.2) sind eine wertvolle Hilfe für den einzelnen und das ganze Team
- **Individuelle Hilfe** durch ausgebildete Berater oder Psychotherapeuten. Diese Methode ermöglicht dem einzelnen, vertrauliche Probleme zu besprechen, die die Arbeit behindern, aber nur schwer dem Team oder einer anderen Gruppe mitzuteilen sind
- **Spirituelle Unterstützung:** In der säkularen Gesellschaft wird die geistige Unterstützung oft ignoriert. Die Palliativbetreuung von Kindern bringt häufig Fragen auf wie die des „Warum?". Deshalb ist es wichtig und hilfreich, Unterstützung durch die Mitarbeit eines Geistlichen zu bekommen. Entscheidend ist es, den spirituellen und religiösen Bedürfnissen der einzelnen, Patienten, Familien und Mitarbeitern nachzukommen
- **Sicherheitsventile:** Irgendwann kann die Belastungsgrenze des einzelnen oder des Teams erreicht sein. In dieser Situation braucht man „Sicherheitsventile" wie z.B. ein Fest feiern, einen Tag frei nehmen lassen, etwas Unerwartetes tun. Denn mitten in der Trauer und der Traurigkeit ist es wichtig, daran zu denken, daß es notwendig und richtig ist zu lachen und Spaß zu haben. Kinder haben diese nachahmenswerte Fähigkeit.

Nach dem Tod eines Kindes kann eine ausgedehnte Aussprache (z.B. Supervision) für das Team hilfreich sein. Hier sollten fachliche und persönliche Fragen offen ausgesprochen und diskutiert werden können.

- Wie kann ich den Tod dieses Kindes akzeptieren?
- Muß ich meine Professionalität hinterfragen?
- Gibt es Parallelen zu meiner eigenen Familie (die bei der Begleitung dieses Kindes hilfreich oder hinderlich waren)?
- Bin ich für eine weitere Begleitung bereit oder benötige ich erst ausreichend Abstand?

16.4   Der Ort der Betreuung

16.4.1   Die Betreuung zu Hause

- Das eigene Heim des Kindes ist normalerweise der beste Ort für die Palliativbetreuung, wenn das Kind und die Eltern es wünschen. Die Möglichkeit der häuslichen Pflege wird durch eine Vielzahl von Faktoren beeinflußt:
- Die Art der Krankheit des Kindes und die bestehenden Symptome
- Die Dauer der Erkrankung und des Terminalstadiums
- Die häuslichen Gegebenheiten und die soziale Unterstützung für die Familie
- Die Verfügbarkeit von pflegerischer und medizinischer Unterstützung.

Die häusliche Betreuung durch ein Team
Einige pädiatrisch-onkologische Zentren haben spezialisierte Palliativteams, die eine ambulante Betreuung anbieten.

- Kontaktaufnahme zur Familie bereits im Krankenhaus während der aktiven Behandlungsphase, Vorbereitung der Entlassung und Unterstützung zu Hause in der Endphase der Erkrankung
- Zusammenarbeit mit Sozialarbeitern und Ärzten des spezialisierten Zentrums in Fragen der Symptomkontrolle
- Enge Zusammenarbeit mit den örtlichen Gemeindekrankenschwestern und dem Hausarzt
- Hilfe bei der Trauerarbeit für Familie und Begleitende.

16.4.2   Die Betreuung im Krankenhaus

Krankenhäuser sind der richtige Ort, um geheilt zu werden, aber in vielen Fällen nicht geeignet für ein friedvolles Sterben. Trotzdem sterben auch Kinder immer häufiger im Krankenhaus.

Vorteile einer Betreuung im Kankenhaus

- Krankenhäuser bieten Vertrautheit und Kontinuität, vor allem nach langer Krankheit
- Die Betreuung im Endstadium kann sich direkt an vorausgegangene Behandlungen anschließen
- Die Umstellung von einer kurativen auf eine palliative Therapie kann schwierig bzw. fließend sein.

Nachteile einer Betreuung im Krankenhaus

- Krankenhäuser sind unruhig und laut, oft fehlt es an privaten Rückzugsmöglichkeiten für das sterbende Kind und die Familie
- Die Bürokratie kann beim Besuch von Geschwistern und der Familie beim sterbenden Kind, der Versorgung des kindlichen Leichnams, beim Abschied nehmen vom toten Kind (z. B. Zutritt zur Leichenhalle), und verschiedenen kulturellen Ritualen hinderlich sein.

16.4.3 Die Betreuung im Hospiz

Spezielle Kinderhospize gibt es in einigen Ländern, z. B. Großbritannien. Auch in Deutschland wurde 1998 das erste Kinderhospiz eröffnet (☞ Kap. 21). Einige Hospize für Erwachsene betreuen auch sterbende Kinder (stationär oder durch häusliche Betreuungsteams).

Familien mit sterbenden Kindern haben viele Ängste, Sorgen und Probleme. Neben der praktischen Hilfe brauchen sie die Gelegenheit, über ihre Situation zu sprechen. Kinderhospize bieten diese Möglichkeit. Oft unterstützen sich Familien, die in einer ähnlichen Situation sind, durch Erfahrungsaustausch und Freundschaften gegenseitig. Aufnahme in den stationären Bereich ist möglich zur Entlastung der Angehörigen, an Feiertagen, zur Symptomkontrolle, während Familienkrisen und zur Betreuung im Terminalstadium.

Kinderhospize haben besondere Fachkenntnisse in den Krankheiten, die bei Kindern häufig zum Tode führen (☞ 16.1).

Darüber hinaus bieten sie

- Alternativangebot, wenn häusliche Pflege nicht durchführbar ist
- Begleitung und Unterstützung für die ganze Familie
- Flexible, auf die Bedürfnisse der Familie ausgerichtete Pflege
- Telefonischen Kontakt zwischen den Hospizbesuchen
- Unterstützung bei der Trauerarbeit
- Entlastung der Familie von der Pflege des Kindes
  - Die Familie kann selbst entscheiden, in welchem Umfang sie die Pflege dem Team überlassen möchte
  - Einige Jugendliche bitten selbst um Aufnahme, um sich einen Freiraum getrennt von ihren Eltern zu schaffen

– Möglichkeit bei häuslichen Krisensituationen (z.B. die Erkrankung eines Elternteils), der Familie eine „Atempause" in der Pflege zu gewähren.

Wenn eine Familie mit dem nahen Tod ihres Kindes konfrontiert wird, ist es wichtig, daß Pflege und Hilfsleistungen so flexibel wie möglich sind. Ziel ist es, der Familie möglichst freie Wahl zu geben. Es muß immer klar sein, daß sie die wahren Experten in der Pflege ihres Kindes sind.

Auch nach dem Tod bieten Kinderhospize ihre Hilfe an (☞ 16.5).

ACT-Charta für Kinder mit lebensbedrohlichen oder terminalen Erkrankungen und ihre Familien

In Großbritannien hat die ACT (The Association For The Care Of Children With Lifethreatening Or Terminal Conditions And Their Families) Leitlinien aufgestellt, die verdeutlichen, wie wichtig es ist, das Kind und seine Familie in den Mittelpunkt der Betreuung zu stellen.

- Jedes Kind soll mit Würde und Respekt behandelt werden und das Recht auf eine eigene Privatsphäre haben, unabhängig von seinen körperlichen oder geistigen Fähigkeiten
- Eltern sollen als Hauptbetreuer anerkannt werden und als Partner an zentraler Stelle in die gesamte Pflege und die Entscheidungen, die das Kind betreffen, eingebunden werden
- Jedes Kind soll entsprechend seines Alters und Verständnishorizontes die Gelegenheit zur Mitsprache bei den Entscheidungen haben, die es betreffen
- Jeder Familie soll die Gelegenheit gegeben werden, einen Spezialisten für die Erkrankung des Kindes zu konsultieren
- Eltern, krankes Kind und Geschwister sollen gemäß ihres Alters und Verständnishorizonts Informationen erhalten. Ebenso sollte auf die Bedürfnisse der Verwandten eingegangen werde
- Ehrlichkeit und Offenheit sollten die Grundlage jeder Kommunikation bilden, die sensibel und auf das Alter sowie den Verständnishorizont bezogen geführt werden soll
- Das Heim der Familie soll das Zentrum der Betreuung bleiben. Was darüber hinausgeht, soll von pädiatrisch geschulten Personal in einer auf das Kind ausgerichteten Umgebung geleistet werden
- Jedes Kind sollte Zugang zur Bildung haben und an anderen typischen Kindheitsaktivitäten teilnehmen können
- Jede Familie soll einem Ansprechpartner zugeordnet sein, der die Familie beim Aufbau und der Aufrechterhaltung eines angemessenen Hilfsnetzwerks unterstützt
- Jeder Familie soll die Möglichkeit der flexiblen Entlastung von der Pflege zustehen entweder im eigenen Haus oder in einer der häuslichen Atmosphäre ähnlichen Umgebung für die ganze Familie einschließlich entsprechender pädiatrischer Pflege und medizinischer Unterstützung

16

- Jede Familie soll auf die Unterstützung pädiatrischer Krankenpflege zu Hause zurückgreifen können, falls erwünscht
- Jeder Familie soll eine sachkundige, einfühlsame Beratung bezüglich der Beschaffung praktischer Hilfsmittel und finanzieller Unterstützung zustehen
- Jede Familie soll Hilfe im Haushalt in häuslichen Streßsituationen beanspruchen können
- Unterstützung bei der Trauerarbeit soll der ganzen Familie solange wie gewünscht angeboten werden.

16.5   Nach dem Tod eines Kindes

Die Bestattung und danach

Es ist möglich, das verstorbene Kind mit nach Hause zu nehmen und in einem ungeheizten Zimmer aufzubahren. In dieser vertrauten Atmospäre kann die Familie das Kind häufiger sehen und Abschied nehmen.

- Unterstützung der Familie bei der Vorbereitung einer individuellen Beerdigung für ihr Kind (z.B. Anziehen von Lieblingssachen, Mitbeerdigen des Teddybären etc.)
- Beerdigungen können ebenso freudige Feiern wie Gelegenheiten für Trauer und Gedenken sein
- Nach dem Tod des Kindes werden die Familien mit dem Verlust finanzieller Unterstützung, von Kontakten, praktischer Hilfe und möglicherweise Freunden konfrontiert
- Väter können auf besondere Schwierigkeiten stoßen, wenn sie zum Arbeitsplatz zurückkehren müssen, d.h. in eine Umgebung, in der man von ihnen eher nicht erwartet, Gefühle zu zeigen
- Geschwister (☞ 16.6.3), Großeltern und andere Familienmitglieder haben eigene Probleme mit dem Verlust und benötigen ihre eigene Unterstützung
- Die Schulen und Freunde des Kindes trauern ebenso und brauchen Hilfe.

Die Familien brauchen Zeit und Unterstützung, um dann entscheiden zu können, wie sie mit dem Zimmer und dem Besitz des Kindes umgehen wollen.

Trauerarbeit

Der Prozeß des Trauerns nach dem Tod eines Kindes ist immer lang und schmerzlich für die Familie. Wenn vorhanden, sollte die Familie Hilfe von einem speziell dafür ausgebildeten Therapeuten erhalten. Ist das nicht möglich, gibt es dennoch viel, was zur Hilfe und Unterstützung der Familie während ihrer Trauerarbeit geleistet werden kann:

- Praktische Hilfe anbieten
- Sich normal verhalten
- Gefühle mitteilen
- An die ganze Familie denken
- Über das Kind sprechen
- Die Glaubens-, Lebenseinstellungen respektieren
- An Jahrestage, Geburtstage denken
- Sich vor Augen halten, daß jeder anders trauert
- Niemals sagen: „Sie werden darüber hinwegkommen." – Sie werden es nicht.
- Niemals sagen: „Ich weiß, wie Sie fühlen." – Niemand weiß es.

Die Verarbeitung der Trauer nach dem Tod eines Kindes kann sehr lange dauern und deshalb eine entsprechend lange Nachbetreuung benötigen, vielleicht über mehrere Jahre.

Für viele Familien ist das zweite Jahr der Trauerarbeit schlimmer als das erste.

16.6   Kinder als Angehörige Schwerkranker und Sterbender

16.6.1   Das Gespräch über Sterben und Tod

Schon früh erfahren Kinder, daß Lebewesen sterben. Kinder spüren, daß der Tod zum Leben gehört. Wenn sie z.B. ein totes Tier finden, stellen sie unbefangen, offen und neugierig Fragen

- Warum ist dieses Tier tot?
- Was ist der Tod?
- Wo ist dieses Tier jetzt?
- Wer macht das Leben und den Tod?

In verschiedenen Altersstufen stehen unterschiedliche Interessen hinter diesen Fragen.
- Kinder unter 3 Jahren haben keine Vorstellung von Sterben und Tod. Sie erleben lediglich die Abwesenheit – und warten dann auf eine Rückkehr
- Im Vorschulalter sind Kinder neugierig und wollen untersuchen, was ganz realistisch passiert. Was geschieht, wenn der Tod eintritt? Wie verändert sich das Lebewesen? In was verwandelt es sich? Aus Märchen und Liedern kennen sie Sterben und Tod als etwas, was selbstverständlich dazugehört. Er wird aber oft noch als etwas Vorübergehendes verstanden („Schlafen").
- Im Schulalter entwickeln Kinder eine Vorstellung von Verlust, von Unwiederbringlichem. Sie erleben die Gefühle von Schmerz und Trennung und entwickeln Phantasien, den Tod zu überwinden („Besiegen", Das Märchen von „Gevatter Tod"). Sie reagieren mit Verhaltensänderungen und psychischen Symptomen
- Jugendliche erkennen den Tod als unausweichliches Ende des Lebens, als Verlust einer Person, als Liebesverlust. Sie reagieren mit körperlichen Symptomen
- Je älter ein Kind ist, desto „besser" hat es gelernt, daß Erwachsene nicht über Sterben und Tod reden, daß sie ausweichen und Fragen nicht oder nicht ernsthaft beantworten
- Fernsehen und Computerspiele haben heute dazu geführt, daß viele Kinder Sterben und Tod immer mit Gewalt verbinden. Jemanden oder etwas zu töten kann aus ihrer Sicht sinnvoll sein, um selbst ans Ziel zu kommen und bedeutet dann lediglich ein „Auslöschen"
- Die Vorstellung von Gegenwart und sich verändernder Zukunft (in der Regel ab ca. 7. Lebensjahr entwickelt) ist wichtig, um eine Lebensperspektive zu entwickeln, in der Entwicklung möglich ist (ohne diese entsteht Depression und Resignation, „no future").

Wenn Kinder keine Gelegenheit haben, Fragen über Sterben und Tod zu stellen, entwickeln sie
- übergroße Angst vor Sterben und Tod oder
- völlig unrealistische, phantastische Vorstellungen von etwas, was danach kommt („Paradies"), ohne den Tod selber wahrzunehmen.

Mit Kindern über Sterben und Tod reden, heißt mit ihnen über das Leben reden, darüber, daß alles sich wandelt, daß Schmerz, Leid und Verlust zum Leben gehören.

📖 **Das Märchen vom „Gevatter Tod"** —————————————

Ein Kind armer Eltern hatte den Tod als Paten. Als Geschenk erhielt der heran-wachsende Junge, der Arzt werden wollte, vom Tod ein Heilkraut und ein Ver-sprechen. „Wenn du zu einem Kranken gerufen wirst, so will ich dir jedesmal erscheinen. Stehe ich zu Häupten des Kranken, so kannst du keck sprechen, du wolltest ihn wieder gesund machen, und gibst du ihm dann von jenem Kraut ein, so wird er genesen. Stehe ich aber zu Füßen des Kranken, so ist er mein, und du mußt sagen, alle Hilfe sei umsonst. Aber hüte dich, daß du das Kraut nicht gegen meinen Willen gebrauchst, es könnte dir schlimm ergehen."

Der Junge wurde bald der berühmteste Arzt auf der Welt. Als er eines Tages zum kranken König gerufen wurde, stand der Tod zu dessen Füßen. „Wenn ich doch einmal den Tod überlisten könnte", dachte der Arzt. „Er wird es freilich übelneh-men, aber da ich sein Patenkind bin, so drückt er wohl ein Auge zu, ich will es wagen." Der Arzt faßte also den Kranken und legte ihn verkehrt, so daß der Tod zu Häupten desselben zu stehen kam. Dann gab der Arzt dem König von dem Kraut ein, und dieser erholte sich und wurde wieder gesund.

Der Tod ließ sich diese Überlistung einmal gefallen. Beim zweitenmal, als der Arzt dasselbe bei der sterbenden Königstochter versuchte, wurde diese zwar gesund, aber der Tod holte sich den Arzt und sagte: „Es ist aus mit dir, die Reihe kommt nun an dich". Er führte ihn in eine Höhle, und zeigte ihm sein Lebens-licht, das eben auszugehen drohte. Scheinbar ging er auf die Bitte des Arztes, ein neues Licht aufzustecken ein – und löschte dabei das Lebenslicht aus, der Arzt starb.

16

16.6.2   Wenn Kinder nach Sterben und Tod fragen

Kinder, die mit dem Sterben eines Tieres oder Menschen konfrontiert werden, stellen ernsthafte und neugierige Fragen, auf die sie eine Antwort erwarten.

- Nicht ausweichen („Das verstehst Du noch nicht", „Dazu bist Du zu klein")
- Nicht meinen, man müsste das Kind schonen. In Wahrheit will man sich sel-ber schonen, da man für sich selbst auf diese Frage keine Antwort kennt
- Keine fertigen Antworten liefern
- Gesprächsbereitschaft signalisieren („Was denkst Du denn?", „Wie stellst Du Dir den Tod vor?")
- Dem Kind zeigen, daß man dessen Gefühle aushalten kann. Oft reden Kinder nicht über ihre Phantasien von Sterben und Tod, weil sie spüren, daß sie die Erwachsenen schonen müssen
- Phantasien, Vorstellungen und Erlebnisse des Kindes erfragen und evtl. woher und wie diese entstanden sind

- Keine Wertung oder Bewertung solcher Phantasien („Nein, das ist völlig falsch, in Wahrheit ist das so...")
- Dem Kind helfen, seine Phantasien zu formulieren (z.B. Bild malen lassen und darüber reden) und damit seine Vorstellung von Sterben und Tod zu wandeln
- Sachfragen sachlich und ehrlich in für das Kind verständlichen Worten beantworten
- Beachten, daß Kinder Antworten wörtlich nehmen (z.B. „Er ist [im Krieg] gefallen" kann dazu führen, daß das Kind „Fallen" und „Sterben" verbindet und in Zukunft panische Angst vor Stürzen bekommt).

In der Regel erkennen Kinder an den Gesichtern und Verhaltensweisen der Erwachsenen, was los ist, lange bevor offen mit ihnen darüber gesprochen wird.

Hilfreich kann im Gespräch mit Kindern sein, sich an die eigenen ersten Erfahrungen mit Sterben und Tod zu erinnern
- Wann habe ich akzeptiert, daß der Tod zum Leben gehört und unausweichlich und endgültig ist?
- Welche Fragen hatte ich als Kind?
- Wie haben die Antworten damals meine Vorstellung geprägt?
- Welche Zukunftsperspektiven hatte und habe ich?

Das Gespräch mit Kindern über Sterben und Tod braucht Zeit, Einfühlungsvermögen und die Bereitschaft, durch Fragen den Kindern die Antwort nicht „vorzulegen", sondern sie ihre jeweilige, dem Entwicklungsstand angemessene Antwort selbst finden zu lassen.

16.6.3   Kinder begleiten

Wenn in der Familie ein Mensch stirbt, ist es gerade für Kinder wichtig, zu „erleben", was geschieht. Ohne Offenheit und kindgerechte Kommunikation entwickeln Kinder unrealistische Phantasien, die zu schweren Störungen führen können.
- Kinder sollten immer wieder ungestört mit dem Schwerkranken zusammen sein können (zu Hause und im Krankenhaus)
- Vor dem Besuch sollte das Kind vorbereitet werden und die Dauer des Besuches festgelegt werden (z.B. bei großer Müdigkeit und Schwäche des Patienten)
- Auch mit sehr kleinen Kindern kann vor dem Besuch darüber gesprochen werden, was sie im Krankenzimmer tun dürfen und was für den Patienten

nicht gut ist (z. B. Reden, Streicheln, aufs Bett sitzen ist erlaubt – Schreien, Toben, Rütteln tut dem Patienten weh)
* Bei starker äußerer Veränderung durch die Krankheit (z. B. Ikterus, Kachexie, Haarverlust, entstellende Tumoren) muß das Kind vorher sorgfältig und ohne Wertung informiert werden
* Nie den Tod leugnen oder verschönen („Der Opa schläft", „Die Oma ist bloß fortgegangen", „Der liebe Gott will jetzt Deine Mama bei sich haben") – das weckt oder verstärkt Wut und Zorn (z. B. auf Gott, der die Mama wegnimmt) und unrealistische Ängste (z. B. vor dem Schlafen)
* Nie den Tod umschreiben („Bald wird es dem Papa besser gehen") – Kinder nehmen das wörtlich und fühlen sich dann belogen
* Das Kind immer offen und ehrlich aufklären – nicht „dem Zufall überlassen", daß es erfährt, wie es um den Angehörigen steht
* Eigene Gefühle nicht verbergen aber dabei immer dem Kind signalisieren, daß es in Sicherheit ist
* Dem Kind deutlich machen, daß andere Erwachsene aus seinem Umfeld da sind, gesund sind und es versorgen (aber auch dafür sorgen, daß diese anderen Erwachsenen tatsächlich da sind und die Bedürfnisse des Kindes wahrnehmen können. Falls diese durch ihre eigene Trauer zu sehr mit sich beschäftigt sind evtl. neutrale Ansprechperson für die Kinder suchen)
* Das Umfeld der Kinder (z. B. Lehrer, Freunde und deren Eltern) sollte über die Situation in der Familie informiert sein (Achtung Schweigepflicht – mit den Betroffenen abklären).

Wichtig ist die Beziehung, in der das Kind zu dem Schwerkranken steht.

Tod eines Elternteiles
* Führt zu großer Verunsicherung, Angst vor Verlust der Geborgenheit und Sicherheit (existentielle Ängste)
* Versuch, den Elternteil zu ersetzen (besonders ältere Kinder, v.a. Sohn den Vater, Tochter die Mutter)
* Trauer wird unterdrückt um den verbleibenden Elternteil zu trösten, zu schonen (damit er nicht auch geht) bzw. zu unterstützen
* Schwierig ist es, wenn der verbleibende Elternteil das Kind als Ersatz an sich bindet (Überforderung).

Tod eines Geschwisterkindes
* Die noch lebenden Kinder brauchen besonders viel Zuwendung
* Die Eltern sind meist mit ihrem eigenen Schmerz und Trauer beschäftigt
* Die noch lebenden Geschwister fühlen sich alleine gelassen („Wäre ich auch tot, würden die Eltern wenigstens auch so um mich trauern")
* Nie Vergleiche mit dem verstorbenen Kind machen („Deine Schwester hätte das so und so gemacht") – die noch lebenden Geschwister fühlen sich sonst schuldig („Es wäre wohl besser, wenn ich gestorben wäre")

16

- Besonders nach langer Krankheit sind die Geschwister auch erleichtert, daß ihre Eltern endlich wieder Zeit für sie haben. Dies löst Schuldgefühle aus.

Tod eines Großelternteils
- Die Beziehung zu den Großeltern ist sehr unterschiedlich (von Elternersatz bis fast unbekannt) – genauso unterschiedlich fallen die Reaktionen von Kindern auf den Tod eines Großelternteils aus
- Für Eltern kann es schwer sein, wenn Kinder nicht oder sehr ausgeprägt um Großeltern trauern
- In jedem Fall spürt das Kind die Trauer der eigenen Eltern und kann (vor allem bei jüngeren Kindern) Angst bekommen, daß diese nun auch sterben.

Dem Kind eine Teilnahme an der Bestattung des Angehörigen ermöglichen – und dafür sorgen, daß sich während der Bestattung jemand um das Kind kümmert.

16.6.4   Trauer bei Kindern

Kinder trauern über jeden Verlust (auch wenn er aus Erwachsenenperspektive ganz alltäglich erscheint, z.B. das Verwelken einer Blume). Das Gespräch über diese Trauer ist wichtig für das Kind, um zu lernen, mit Verlusten fertig zu werden.
- Nicht dem Gespräch aus dem Weg gehen
- Nicht bagatellisieren („Ach, darüber mußt Du nicht traurig sein")
- Nicht mit leeren Worten trösten („Du kriegst eben etwas anderes dafür")
- Nicht den Verlust wieder gut machen wollen („Das hast Du ein neues ...")
- Dem Kind zeigen, daß man die Trauer als wirklich anerkennt „Ja, das war Dein Teddy, und es ist traurig, daß der jetzt nicht mehr da ist")
- Dem Kind zeigen bzw. sein Wissen bestätigen, daß es keine „Wiederkehr" und keinen „Ersatz" gibt („Diesen Teddy hast Du jetzt wirklich verloren").

Wie auch bei Erwachsenen hat jedes Kind eine eigene Trauer. Häufig erleben Kinder ihre Trauer als
- Wut (z.B. werden sie plötzlich zu wilden Schlägern)
- Zorn (z.B. werden negative Erinnerungen an den Verstobenen wach gehalten)
- Hilflosigkeit (z.B. machen sie Entwicklungsrückschritte und benötigen Hilfe bei Dingen, die sie schon selbständig beherrscht haben)
- Schuldgefühl (z.B. wenn früher bei Ungehorsam damit gedroht wurde „Wenn Du nicht brav bist, dann geht die Mama weg").

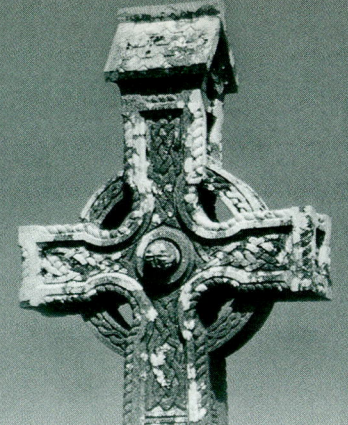

17

Spirituelle Aspekte

Christoph Scheytt
Susanne Roller

17.1   Bedeutung des Glaubens und der Seelsorge bei Krankheit, Sterben und Tod

■ Bedeutung des Glaubens

Religion und Gedanken zum menschlichen Sein spielen seit Menschengedenken und auch heute im Leben jedes Menschen eine besondere Rolle, gerade in schwierigen Lebenssituationen. Existentielle Fragen tauchen in jedem Lebensabschnitt und in allen Kulturen auf:

✓ Wer bin ich? Woher komme ich? Wozu lebe ich? Was ist der Sinn meines Lebens? Was kommt danach und was bleibt?

Die Fragen nach Gott, der Seele, Liebe, Sünde und Vergebung stellt sich vor allem im Angesicht des nahen Todes und bekommen eine immer zentralere Bedeutung. Neben der Pflege und Behandlung des Körpers muß auch Sorge für das Wohlergehen der Seele, die Bewältigung von Ängsten und die Suche nach Antworten auf existentielle Fragen getragen werden. Alle Sterbenden – auch dann, wenn sie bisher ohne engere Beziehung zu einer Religion gelebt haben – haben das Bedürfnis, Rückschau zu nehmen und Bilanz zu ziehen und benötigen dabei seelsorgerliche (nicht immer religiöse) Begleitung.

Meist äußert sich dieses Bedürfnis in wiederholten **„Warum?-Fragen"**: Warum ich?, Warum jetzt?, Warum so?

- Diese Fragen dürfen nicht zurückgewiesen werden. Der Patient muß spüren, daß er diese Frage stellen darf
- Es gibt keine vorgefertigten Antworten. Hilfreich ist ein Erinnern an frühere Krisensituationen und ihre Bewältigung
- Die Frage kann auch heißen: Welche Aufgabe stellt sich mir jetzt bzw. stellt Gott mir jetzt?

Ob ein Patient sein Bedürfnis nach religiöser Begleitung selbst erkennt und ausspricht, hängt wesentlich davon ab, ob bisher die Religion in seinem Leben eine Rolle gespielt hat. In heutiger Zeit verlieren religiöse Gedanken und Handlungen im Alltagsgeschehen, in Familie und Beruf immer mehr an Bedeutung. Durch die kulturelle Vielfalt verwischen sich die Unterschiede der verschiedenen Religionen, die Berührungsängste sind kleiner geworden.

Alle Religionen versuchen, Antworten auf die existentiellen Fragen nach dem Woher?, Warum? und Wohin? zu geben.

Der zunehmende Verlust des religiösen Bezugs im Leben eines Patienten kann im Sterben seine Einsamkeit, Hilflosigkeit und Angst vergrößern. Häufig findet der Sterbende zurück zu frühen religiösen Formen z.B. aus seiner Kindheit. Immer wieder taucht dann das Bedürfnis nach rituellen Handlungen (z.B. Salbung, Kommunion, Abendmahl, Segen) auf, und Patient und Angehörige finden darin Trost.

■ Seelsorge bei Sterbenden

Die Sorge um das Seelenwohl Sterbender ist die Grundlage des ganzheitlichen Hospizkonzeptes.

Was Seelsorge bedeutet

Seelsorge für Sterbende ist Lebenshilfe, Hilfe, die letzten Tage des Lebens zu leben. Auch die Angehörigen brauchen Unterstützung.

* Begleitung und Hilfe bei religiösen Fragen, Gedanken und Traditionen des Patienten und seiner Angehörigen
* Begleitung bei zwischenmenschlichen Fragen, in schwierigen Lebenssituationen und Konflikten
* Den Patienten und seine Angehörigen ernst nehmen
* Dem Patienten helfen, seine Grenzen zu erkennen und zu akzeptieren
* Den Patienten als Individuum anerkennen
* Fürsprecher des Patienten sein
* Bewahrung der Würde des Sterbenden
* Stärkung des Selbstwertgefühls
* Erhalt der psychischen Unversehrtheit
* Erhalten oder Aufbauen von Hoffnung
* Dem Patienten helfen, eigene Kraftquellen zu entdecken
* Den Patienten nicht alleine lassen, nicht „im Stich lassen"
* Gesprächsbereitschaft, Anteilnahme und Zeit für die Fragen nach dem Sinn des Lebens.

17

Für Seelsorge am Sterbenden ist die Zugehörigkeit zu einer bzw. der gleichen Religion nicht Voraussetzung, aber hilfreich.

Auch wenn Sterbender und Begleitende nicht der gleichen Glaubensgemeinschaft angehören, können sie gemeinsam beten oder über ein Bild meditieren.

Gott, gib mir die Gelassenheit, die Dinge hinzunehmen,
die ich nicht ändern kann;
den Mut, die Dinge zu ändern, die ich ändern kann;
und die Weisheit, das eine vom anderen zu unterscheiden.
(Friedrich Christoph Oetinger [1702-1782] zugeschrieben)

Neben Gesprächen und Gebeten sind auch praktische Dinge wichtig:
* Anregen, vertraute Dinge von zu Hause ins Krankenhaus zu holen, z.B. Bild, Tasse, Glas und Besteck, weiche Decke, eigene Bettwäsche u.a.

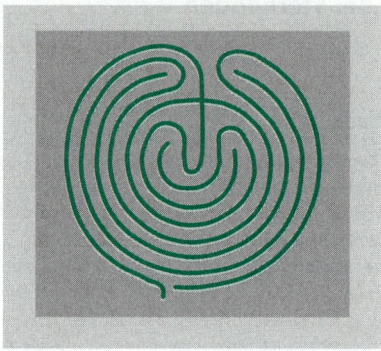

Abb. 17.1: Labyrinth auf einer Münze von Knossos, der Heimat des
Urlabyrinths [L157]

17

- Eine Kerze, ein Bild, ein Kreuz o.ä. ans Bett stellen
- Anregen zum Tagebuch schreiben, Musik hören, malen u.a.

Voraussetzung für eine gute seelsorgerliche Begleitung
- Zeit
- Durchgehende Erreichbarkeit
- Regelmäßige Besuche beim Patienten (und auf Wunsch bei den Angehörigen)
- Aufmerksam sein für die Bedürfnisse des Patienten.

Erlösung
Die meisten Religionen verstehen sich als Weg oder Angebot der Befreiung von
niederdrückenden und belastenden Zuständen des menschlichen Lebens, z.B.
Schwäche, Krankheit und Tod und der Vergebung von Sünden. Diese Erlösung
der Seele führt über den Tod hinaus zur Vollendung.
Aufgabe der Seelsorge ist es, den Menschen auf diesem Weg zu begleiten und
ihm die Gewißheit zu geben, daß er erlöst werden wird.

Was Seelsorge nicht bedeutet
- Den Menschen „in letzter Sekunde" bekehren
- Fertige Antworten präsentieren
- Eine Lösung für alle Probleme bereit haben
- Das Leben des Patienten „bereinigen".

Seelsorge ist nicht allein Aufgabe der Vertreter religiöser Gemeinschaften (Pfarrer, Priester). Den besten seelsorgerlichen Zugang zum Patienten haben diejenigen, die sich täglich um ihn kümmern, also Angehörige, Ärzte, Pflegende und

andere Mitglieder des therapeutischen Teams. Der Patient muß selber bestimmen können, wer wann für ihn die Aufgabe der Seelsorge übernimmt. Das Angebot dazu muß von jedem Mitglied des Teams kommen.

Optimal ist, wenn der (professionelle) Seelsorger selbstverständlich Mitglied des therapeutischen Teams und täglich anwesend ist.

Den Seelsorger rufen

Bei vielen Patienten löst die Frage nach dem Seelsorger zunächst **Angst** aus. **„Steht es so schlecht um mich?"**. Dies kann verhindert werden, wenn ein Seelsorger zum Team gehört und Seelsorge bereits durch das therapeutische Team im Alltag geschieht. In Abhängigkeit von der Religionszugehörigkeit kann es dann nötig sein, zusätzlich einen Seelsorger zu rufen.

- Auf Wunsch des Patienten oder der Angehörigen (die meisten Gemeindeseelsorger kommen ebenfalls zu Patienten, die vorübergehend in stationärer Behandlung sind, falls dies gewünscht wird)
- Bei religiösen Bedürfnissen, die vom Team nicht befriedigt werden können
- Bei Zugehörigkeit zu anderen Religionsgemeinschaften
- Zur Verrichtung spezieller religiöser Handlungen vor und nach dem Tod (in manchen Religionen muß für viele Rituale ein Priester anwesend sein).

Wird ein Seelsorger gerufen, muß geklärt werden, **welche Informationen wer von wem** bekommen soll. In der Regel sollte der zuständige Arzt oder der Seelsorger des Teams vorab ein Gespräch führen, auch mit dem Patienten. Andernfalls kann es zu schwierigen Situationen kommen.

- Gehört der Seelsorger nicht zum therapeutischen Team, besteht ihm gegenüber Schweigepflicht
- Der Seelsorger muß das Beichtgeheimnis wahren
- Der Patient wird verunsichert, wenn widersprüchliche Aussagen gemacht werden (z. B. über die Prognose).

Oft stellt der Patient gerade dem Seelsorger die Frage **„Wie lange habe ich noch?"** – die Antwort darauf muß mit dem Team vorher geklärt werden. Fragen zu medizinischen Details muß der Seelsorger an den zuständigen Arzt weiterleiten. Hilfreiche Fragen im seelsorgerlichen Gespräch sind

- Über was möchten Sie (heute) reden? – Was macht es Ihnen (heute) so schwer (zu reden, daß Sie weinen müssen, daß Sie nicht reden können usw.)?
- Was wünschen Sie sich für die verbleibende Zeit – welche „Lebenswünsche" haben Sie (noch)?
- Was möchten Sie (noch) erleben?
- Was möchten Sie (noch) erledigen? Was wäre schlimm, wenn Sie es nicht mehr erledigen können? (Und was würde dann geschehen?)

17

- Welche Menschen möchten Sie (noch) treffen? Was mit ihnen reden, tun, erleben?
- Was möchten Sie auf keinen Fall (mehr) erleben, sagen, tun?
- Was soll von Ihnen zurückbleiben? Wer soll was (noch) bekommen (erben)?

Bei großer Hoffnungslosigkeit des Patienten hilft, ihn von früheren hoffnungslosen Situationen in seinem Leben und dem Weg aus diesen „Tiefen" erzählen zu lassen. So kann er seine eigenen Ressourcen (wieder) erkennen.

17.2 Christentum

17.2.1 Ursprung und Glaubensinhalte

Geschichtlicher Ursprung

Mit der Verkündigung der Auferstehung des gekreuzigten Jesus von Nazareth begann das Christentum. Es bildete sich eine Gruppe von Juden in Israel, die in Jesus den dem Volke Israel verheißenen Messias sah (Urgemeinde). Rasch wuchs über die Grenzen des Judentums hinaus die Gemeinschaft derer, die an den Auferstandenen glaubten. Daraus wurde eine Kirche aus Juden und Nichtjuden, die sich zu Jesus als dem „Kyrios" (Weltherrscher) Christus bekennt. Nach der Tolerierung durch Konstantin den Großen (313) wurde das Christentum Ende des 4. Jh. Staatsreligion und „kosmopolitisch".

Heute, nach dem Ende der „konstantinischen Ära", in einer global pluralistischen Gesellschaft und in der Begegnung mit anderen Weltreligionen muß sich das Christentum auf seinen geschichtlichen Ursprung und sein Verhältnis zu Israel neu besinnen.

Glaubensinhalte

Weg und Schicksal von Mensch und Welt sind Unheils- und Heilsgeschichte zugleich. Im Versuch, Gott gleich zu werden, verspielt der Mensch „Glanz", Hoffnung und Heil. Gott aber bringt, indem er selbst Mensch wird, durch Tod und Auferstehung Jesu eine zweite, neue Schöpfung hervor, die er zur Vollendung führt.

Im Kampf zwischen alter und neuer Schöpfung sind Brüche und Katastrophen in der Geschichte von Mensch und Welt unausweichlich. Zugleich sind sie Zeichen der (noch verborgenen) hereinbrechenden neuen Welt, die im Vergehen und Zerbrechen des Alten endgültig Wirklichkeit wird. Der Tod ist Ende und Anfang, Untergang und Verwandlung. Auferstehung, nicht Unsterblichkeit ist der Grund christlicher Hoffnung.

Im Glaube und in der Teilhabe an den Sakramenten (besonders ausgeprägt in der katholischen und orthodoxen Kirche (☞ 17.2.4), sowie in der Gliedschaft am „Leib Christi", der Kirche, erfährt der Mensch sich einbezogen in die Heilsgeschichte und das Leben der kommenden Welt.

Der christliche Erlösungsglaube bedeutet die Befreiung von der Macht der Sünde und die Gewißheit, daß der Mensch über den Tod hinaus im Reich Gottes zur Vollendung und Heiligung gelangen kann. Im Reich Gottes sind Wahrheit, Güte und Liebe mit der Schöpfermacht Gottes vereint.

17.2.2 Feiertage

Die christlichen Hauptfeiertage gelten den zentralen Heilsereignissen:
- Weihnachten: Geburt Jesu, Menschwerdung Gottes
- Karfreitag: Kreuzestod Jesu
- Ostern: Auferstehung Jesu
- Pfingsten: Sendung des Geistes (besondere Bedeutung für die charismatischen Gruppierungen).

Das Kirchenjahr ist symbolischer Ablauf, Erinnerung und Vergegenwärtigung der Heilsgeschichte (Advent bis Pfingsten). Die Passionszeit von Aschermittwoch bis Karfreitag (Fastenzeit) erinnert an das Leiden und den Opfertod Jesu.

17

17.2.3 Einstellung zu Krankheit, Sterben und Tod

- Krankheit, vor allem chronisches Leiden und Unheilbarkeit werden oft als „Strafe Gottes", als Buße für Sünden und Verfehlungen betrachtet
- Tod im eigentlichen Sinn ist nicht das physische Verlöschen, sondern der Verlust der Gottesbeziehung, das gott-lose Leben (und Sterben)
- Das „ewige Leben" beginnt nicht erst nach dem Tod, sondern im spirituellen Neugeborenwerden durch Christus. Der „neue Mensch" lebt und entfaltet sich auf dem Weg der Nachfolge
- Der „neue Mensch" wird erst nach dem physischen Tod im Sein bei Gott vollendet
- Sterben ist Gericht über den „alten Menschen" und Chance, sich durch Besinnung, Umkehr und Versöhnung mit Gott und den Menschen auf das kommende Leben vorzubereiten
- Wegen der großen Vielfalt individueller Überzeugungen fragt man am besten den Patienten oder seine Angehörigen nach seiner eigenen Glaubensgestalt
- Gespräche mit dem Seelsorger werden als hilfreich empfunden
- Nach dem Tod werden die Hände des Verstorbenen gefaltet und die Augen geschlossen. Oft wünschen die Angehörigen noch einen Seelsorger zum gemeinsamen Gebet und abschiedlichen Segensgeleit.

■ Gebete und Texte

Neben den regionalen Kirchengesangsbüchern (z.B. Gotteslob, Evangelisches Gesangbuch) sollten überall, wo Menschen im Sterben begleitet werden, kleinere Gebetsbücher und die Bibel für jeden zugänglich ausliegen. So können Patienten und Angehörige die für sie jetzt passenden Texte aussuchen. Auch das gemeinsame Gebet ist hilfreich.

 Gebete und Texte ─────────────────────

Vaterunser
Vater unser im Himmel,
geheiligt werde dein Name;
dein Reich komme, dein Wille geschehe
wie im Himmel – so auf Erden;
unser täglich Brot gib uns heute
und vergib uns unsere Schuld,
wie auch wir vergeben unseren Schuldigern;
und führe uns nicht in Versuchung,
sondern erlöse uns von dem Bösen:
denn dein ist das Reich und die Kraft und die Herrlichkeit
in Ewigkeit. Amen.

Psalm 23
Der Herr ist mein Hirte; mir wird nichts mangeln.
Er weidet mich auf grünen Auen und führet mich zum frischen Wasser.
Er erquicket meine Seele;
Er führet mich auf rechter Straße um seines Namens willen.
Und ob ich schon wanderte im finsteren Tal,
fürchte ich kein Unglück.
Denn du bist bei mir.
Dein Stecken und Stab trösten mich.
Du deckst mir den Tisch im Angesicht meiner Feinde;
Du salbst mein Haupt mit Öl und schenkst mir den Becher voll ein.
Gutes und Barmherzigkeit werden mir folgen mein Leben lang;
und ich werde bleiben im Haus des Herrn immerdar. Amen.

Psalm 139
Herr, du erforschest mich und kennest mich.
Ich sitze oder stehe auf, so weißt du es; du verstehest meine Gedanken von ferne.
Ich gehe oder liege, so bist du um mich und siehest alle meine Wege.
Denn siehe, es ist kein Wort auf meiner Zunge, das du, Herr nicht alles wissest.
Von allen Seiten umgibst du mich und hältst deine Hand über mir.
Solche Erkenntnis ist mir zu wunderbar und zu hoch, ich kann sie nicht begreifen.

17

... Erforsche mich, Gott, und erfahre mein Herz;
prüfe mich und erfahre, wie ichs meine!
Und siehe, ob ich auf bösem Wege bin und leite mich auf ewigem Wege.

Von guten Mächten wunderbar geborgen,
erwarten wir getrost, was kommen mag.
Gott ist mit uns am Abend und am Morgen
und ganz gewiß an jedem neuen Tag.   (D. Bonhoeffer)

Möge Gott auf dem Weg, den Du gehst, vor dir hereilen,
das ist mein Wunsch für deine Lebensreis.
Mögest du die hellen Fußstapfen des Glücks finden
und ihnen auf dem ganzen Weg folgen.   (Alter irischer Segen)

So spricht der Herr: Fürchte dich nicht, denn ich habe dich erlöst.
Ich habe dich bei deinem Namen gerufen, du bist mein.   (Jesaja 43,1)

Oh Herr, gib jedem seinen eigenen Tod.
das Sterben, das aus jenem Leben geht,
darin er Liebe hatte, Sinn und Not.
Denn wir sind nur die Schale und das Blatt.
Der große Tod, den jeder in sich hat,
das ist die Frucht, um die sich alles dreht.   (R.M. Rilke)

17

Herr, segne die Leidenden
Segne der Leidenden gebeugten Sinn,
der Menschen schwere Einsamkeit, das ruhelose Sein,
das Leid, das keiner einem anderen anvertraut.
Segne die Herzen, Herr, die bitteren.
Vor allem gib den Kranken Linderung.
Lehr die vergessen, denen du das Liebste hast genommen.
Laß auf der ganzen Erde niemand in Seelennot.
Segne die Frohen, Herr, bewahre sie.
Von mir nahmst du noch nie die Traurigkeit.
Sie lastet manchmal schwer auf mir.
Doch gibst du Kraft; so trag ich sie.   (Edith Stein)

Ich bitte Dich, Herr, um die große Kraft,
diesen kleinen Tag zu bestehen,
um auf dem großen Weg zu Dir
einen kleinen Schritt weiterzugehen.   (Ernst Ginsberg)

17.2.4   Die wichtigsten konfessionellen Ausprägungen

■ Römisch-Katholische Kirche

Spezifische Glaubensformen

- Hierarchische Gliederung der Kirche mit zentraler Leitung (Papst)
- Rückführung des Papst- und Bischofsamtes auf die Apostel („apostolische Sukzession")
- Glaubensgrundlagen sind Bibel und Tradition
- Es gibt insgesamt sieben Sakramente. Die wichtigsten sind Taufe, Kommunion und Buße
- Die Beichte ist mindestens einmal jährlich, zu Ostern, verpflichtend
- Die Verehrung der Jungfrau Maria und das Gebet zu ihr hat große Bedeutung.

Gottesdienst – Feiern – Fasten

- Die sonntägliche Eucharistiefeier ist Zentrum des religiösen Lebens und für den katholischen Christen verpflichtend
- Am Freitag darf kein Fleisch gegessen werden
- Am Aschermittwoch und Karfreitag Verbot von Fleisch- und Alkoholgenuß
- Kirchenjahr und die Fest- und Fastenzeiten vor Weihnachten und Ostern haben große Bedeutung, vor allem für ältere Katholiken.
- Kommunion und Feier der Eucharistie bedeuten eine Stärkung des Glaubens für die weitere Wegstrecke, die Aufnahme in die „Gemeinschaft der Heiligen" (communio sanctorum), Vergebung der Sünden und Versöhnung mit Gott
- Gebete (Vaterunser ☞ 17.2.3, Ave Maria, Rosenkranz u.a.) und Segenssprüche helfen, sich auf Gott zu besinnen.

Krankheit – Sterben – Tod

- Dem Kranken gilt die besondere Aufmerksamkeit der Kirche durch Krankenbesuch, Krankenkommunionsfeier und Krankensegnung am Bett
- Die Krankensalbung als Stärkung in der Krankheit (nicht mehr „letzte Ölung") ist das spezielle Sakrament für Kranke
- Wünscht ein Kranker die Beichte, sollte der Priester unbedingt, auch nachts, gerufen werden
- Liegt ein Kranker im Sterben, sollte der zuständige Priester oder Krankenhausseelsorger benachrichtigt werden
- Das Sakrament für Sterbende ist die „Wegzehrung" in Form einer Krankenkommunion, meist in Verbindung mit den Sakramenten der Buße und der Krankensalbung (traditionell „Versehgang")

- Als Symbol der Auferstehung kann eine Kerze im Zimmer angezündet werden
- Gebete und Segensworte helfen dem Sterbenden, sich von seinem Leiden zu distanzieren und näher zu Gott zu kommen
- Traditionelle Texte sind hilfreich bei großer „Sprachlosigkeit" im Angesicht des Leidens und des nahen Todes
- Frei gesprochene Gebete zeigen, welche Wünsche für den Patienten vordringlich sind.

 Segensworte

Gott, wir bitten, komm und segne uns,
lege auf uns deinen Frieden;
schützend halte deine Hände über uns,
rühr uns an mit deiner Kraft
und geleite uns auf unseren Wegen zu dem Ziel,
das du uns zugedacht hast. Amen.

Der dreieinige Gott segne dich und behüte dich und geleite dich und die Deinen auf allen euren Wegen. Amen.

So spricht der dreieinige Gott, der dich erschaffen hat:
Fürchte dich nicht, (Name des Kranken), ich habe dich bei deinem Namen gerufen. Ich habe dich erlöst, du bist mein. Nichts kann dich von mir und meiner Liebe trennen.

17

▪ Evangelische Kirchen

Spezifische Glaubensformen

- Neben den Landeskirchen, den Gliedkirchen der Ev. Kirche in Deutschland (EKD) gibt es ev. Freikirchen (z.B. Evang.-Methodistische und Baptistische Kirche), deren Gliedschaft eine Sache der persönlichen Entscheidung ist. Innerhalb der Freikirchen besteht ein intensives Zusammengehörigkeitsgefühl.
- Glaube und Lehre gründen sich auf das in der Hl. Schrift gegebene Wort Gottes, die Bekenntnisse der alten Kirche und der Reformation. Im Vordergrund stehen der Erlösungsgedanke und die Lebensführung im Sinne Gottes. Eine Beichte mit nachfolgender Absolution ist nicht verbindlicher Bestandteil der Glaubensausübung, was bezeichnend für die Eigenverantwortlichkeit des Gläubigen ist
- Wichtige Sakramente sind Taufe und Abendmahl.

Gottesdienst – Feiern – Fasten

- Sonntäglicher Gemeindegottesdienst in verschiedener Form
- Gottesdienst vor allem als Wortgottesdienst
- Keine Sonntagspflicht, aber für manche ist die Teilnahme am regelmäßigen (sonntäglichen) Gottesdienst wichtig
- Abendmahl in der Regel einmal monatlich und an den hohen Feiertagen
- Höchster Feiertag ist Karfreitag
- Fastengebote werden weniger streng beachtet.

Krankheit – Sterben – Tod

- Dienst am Kranken gilt als wichtige Aufgabe der Kirche (verstärkt qualifizierte Ausbildung von Krankenhausseelsorgern)
- Krankenbesuche durch Gemeindepfarrer, Klinikseelsorger und ehrenamtliche Besuchsdienste
- Angebot von Krankenabendmahl am Bett
- Krankensegnung und Krankensalbung in besonderen Gottesdiensten für Kranke
- Kranke und Sterbende erfahren Trost aus der Heiligen Schrift (Lesen von Bibeltexten, vor allem Psalmen), aus Kirchenliedern (Gesangbuch), durch Segen und im Gebet

17

 Segen

Der Herr segne dich und behüte dich. Der Herr lasse sein Angesicht leuchten über dir und sei dir gnädig. Der Herr erhebe sein Angesicht auf dich und gebe dir Frieden. Amen.

- Bibel und Gesangbuch sollten auf Station verfügbar sein
- Liegt ein Patient im Sterben, ist auf Wunsch der Pfarrer oder Klinikseelsorger zu benachrichtigen.

Die direkte Frage, ob ein Patient das heilige Abendmahl wünscht, kann als Ankündigung des nahen Sterbens (miß)verstanden werden.

■ Orthodoxe Kirchen

Spezifische Glaubensformen

- Die „Eine Orthodoxe Kirche" versteht sich als das von Gott durch Jesus Christus im Heiligen Geist berufene Volk Gottes, als „Leib Christi"

- Sie ist aufgegliedert in zahlreiche nationale Kirchen mit kulturellen, sprachlichen, geographischen und geschichtlichen Unterschieden, die durch Einheit im Glauben, Gottesdienst und Kirchenordnung verbunden sind
- Die wichtigsten der insgesamt sieben Sakramente sind Taufe, Firmung, Eucharistie.

Gottesdienst – Feiern – Fasten

- Zentrales Ereignis ist die Feier des gemeinsamen Gottesdienstes (viele verschiedene Formen), in dessen Zentrum immer die – außergewöhnlich feierlich zelebrierte – Eucharistie steht
- Der Verehrung heiliger Bilder (Ikonen) kommt hohe Bedeutung zu
- Ostern ist das Fest aller Feste, da die Auferstehung Christi symbolisch für die Auferstehung der ganzen Schöpfung steht (kosmisches Christusverständnis)
- Fasten gilt als Hilfe, den Glauben an Gott und an das Heilsgeschehen zu vertiefen
- Das Fasten geschieht im Verborgenen und ist freiwillig
- Es gibt vier große Fastenzeiten: 40 Tage vor Ostern, Montag nach Pfingstmontag bis 29. Juni, 1. bis 14. August (vor dem Tod der Gottesmutter Maria), 40 Tage vor Weihnachten
- Zusätzlich wird an jedem Mittwoch und Freitag zum Gedächtnis des Heiligen Kreuzes gefastet
- An Karfreitag und am ersten Tag des „Großen Fastens" soll nichts gegessen und getrunken werden, an den übrigen Fastentagen muß auf bestimmte Speisen, vor allem Fleisch, verzichtet werden.

17

Krankheit – Sterben – Tod

- Orthodoxe Patienten wünschen evtl. eine Bibel, ein Kruzifix oder ein Gebetbuch
- Ikonen werden von vielen als trostreich empfunden, im einzelnen muß aber abgeschätzt werden, wie wichtig sie für den Patienten sind
- Ein spezieller Aufbewahrungsort für eine Ikone im Krankenhaus ist empfehlenswert
- Die Krankensalbung soll der Gesundung an Leib und Seele dienen
- Liegt ein Patient im Sterben, sollte der örtliche orthodoxe Priester gerufen werden
- Beichte, Krankensalbung und Heilige Kommunion sind für viele von großer Bedeutung
- Für den Umgang mit dem Leichnam gelten keine besonderen Vorschriften
- Der Leichnam wird häufig vor der Erdbestattung für Angehörige und Freunde in der Kirche aufgebahrt.

17.3 Weitere christliche Religionsgemeinschaften

17.3.1 Neuapostolische Kirche

- Besondere Bedeutung hat das Sakrament der Versiegelung (Spendung des Heiligen Geistes)
- Seelsorgerliche Betreuung durch Priester, Diakone und Gemeindevorsteher
- Besuch des Priesters und Abendmahlsfeier auf Station sollten auf Wunsch jederzeit ermöglicht werden
- Liegt ein Patient im Sterben, muß sofort der Gemeindevorsteher oder ein Priester zu Gespräch, Gebet und Sündenvergebung verständigt werden
- In vierteljährlichen „Verstorbenengottesdiensten" führen Engel die Toten herbei zum Sakramentsempfang durch lebende Stellvertreter.

17.3.2 Zeugen Jehovas

Strikte Ablehnung von Bluttransfusionen und allen anderen Blutprodukten (z. B. Gerinnungsfaktoren und Humaninsulin) auch bei Lebensgefahr. Verboten ist auch die Organentnahme nach dem Tod.

- Verbot von nicht ausgeblutetem Fleisch und Wurst mit Blutbestandteilen
- Ablehnung von kirchlichen Feiern (Weihnachten und Ostern) und Geburtstagsfeiern
- Enge Verbundenheit der Gemeindemitglieder
- Betreuung des Patienten im Krankenhaus durch Gemeindeangehörige
- Für einen Sterbenden sind keine spezifischen Zeremonien notwendig, der Glaube an die Auferstehung ist tragende Kraft
- Besuche von Geistlichen anderer Religionsgemeinschaften werden meistens abgelehnt.

17.3.3 Mormonen

- Strenge Ernährungsverbote: Alkohol, Tabak, Bohnenkaffee, Schwarztee. Fleisch nur in geringen Mengen
- Kranke sind auf ärztliche Anordnung von Ernährungs- und Fastenvorschriften ausgenommen
- Der erste Sonntag im Monat ist Fastentag

- Betreuung Kranker und Sterbender durch den Priester
- Der Verstorbene wird durch Brüder bzw. Schwestern der jeweiligen Gemeinde gewaschen und gekleidet.

17.3.4 Christengemeinschaft/Anthroposophie

- Schwergewicht liegt auf den (sieben) Sakramenten, zu denen auch das Sterbesakrament gehört
- Gottesdienst wird in Form von sonntäglichen „Menschenweihehandlungen" (messeähnlicher Aufbau) abgehalten
- Der Tod ist nicht Ende, sondern Übergang in die geistige Welt
- Der Sterbende wird in besonderer Weise mit würdevollen Abschiedsritualen (auch in den anthroposophischen Krankenhäusern) begleitet
- Nach Eintritt des Todes wird der Prolog des Johannes-Evangeliums (Kap. 1) vorgelesen und das Vaterunser gebetet
- Die Anwesenheit eines Geistlichen ist nicht erforderlich.

17.3.5 Christian Science/ Christliche Wissenschaft

Medikamente werden oft komplett abgelehnt.

- Krankheit, Sünde und Tod sind Folgen falschen Bewußtseins, denn Gott hat nur Gutes und Heiles geschaffen
- Ärztliche Behandlung bzw. technische Hilfe z.B. bei Knochenbrüchen ist erlaubt
- Die Glaubensgemeinschaft stellt bei Bedarf eigene Pflegekräfte.

17.4 Judentum

17.4.1 Ursprung und Glaubensinhalte

Ursprung

Das traditionelle Judentum versteht sich als Einheit von Volks- und Religionsgemeinschaft. Diese (das „Volk Israel") ist aus zwei Wanderungsbewegungen hervorgegangen: Dem Eindringen israelitischer Stämme in Palästina (15.–13. Jh. v. Chr.) und dem Auszug aus Ägypten unter Mose (um 1250 v. Chr.).

Für das nationale und religiöse Selbstbewußtsein des Judentum sind drei Überlieferungen grundlegend:

- Dem „Erzvater" Abraham wurden Landbesitz und zahlreiche Nachkommen verheißen als göttliche Garantie für dauerndes Bestehen in der Geschichte
- Die Herausführung aus Ägypten und Befreiung aus der Sklaverei („Exodus") als Grundlage des Glaubens, erwähltes Volk zu sein
- Die Gottesbegegnung in der Wüste Sinai, bei der ein Bund zwischen Jahwe und Israel geschlossen wurde und das Volk dem Gottesrecht „Torah" unterstellt wurde.

Hieraus entstand ein starkes Zusammengehörigkeitsgefühl, das auch bei weniger streng orthodoxen Juden heute noch besteht. Dagegen ist das religiöse Leben und der Umgang mit den Geboten der Torah nicht einheitlich (orthodoxe = strenggläubige, konservative und liberalreligiöse Juden).

Glaubensinhalte

Wichtigste Grundsätze sind

- Zugehörigkeit des einzelnen zum erwählten Volk Gottes
- Lebensführung nach den Anweisungen der Torah
- Unsterblichkeit der Seele
- Auferstehung der Toten
- Das Wissen um ein Leben nach dem Tod
- Erhaltung der Gesundheit ist ein Gebot Gottes
- Selbsttötung und Tötung sind große Sünden.

17.4.2 Feiertage

Für alle Juden verbindlich

- Der Sabbat mit strengem Arbeitsverbot, jeden Freitag von Sonnenuntergang bis Sonnenuntergang am Samstag
- Neujahr (Rosch ha Schanah), die Hauptfeier des Jahres (im Herbst)
- Versöhnungstag (Jom Kippur), heiligster Tag des Jahres, an dem streng gefastet wird
- Laubhütten- und Passahfest (Pessach), das Geburts- und Lebensfest Israels, an dem an den „Exodus" erinnert wird
- Die Beschneidung (Milah) als wichtiges Familienfest.

17.4.3   Speisevorschriften

- Nehmen meist auch nicht streng gläubige Juden ernst
- Bei „koscherer Kost" ist die Verbindung von Milch- und Fleischprodukten grundsätzlich verboten, auch bei der Zubereitung (Geschirr und Ort der Zubereitung getrennt)
- Gemüse, Obst, Fisch, Kartoffeln und Mehlspeisen dürfen *entweder* mit Fleisch *oder* mit Milchprodukten kombiniert werden
- Grundsätzlich *nicht* erlaubt sind Schweinefleisch, Wild, Schalentiere, Aal, Tintenfisch, Raubvögel, Tierfett und alle unkoscher zubereiteten Speisen
- An bestimmten Festtagen gibt es rituelle Speisen, z.B. ungesäuertes Brot („Mazzen") am Passahfest.

Bei Angehörigen, Freunden oder der nächsten jüdischen Gemeinde (Telefonbuch) erkundigen, welche Speisen erlaubt sind. Im Zweifelsfall streng vegetarisch.

17.4.4   Einstellung zu Krankheit, Sterben und Tod

17

Umgang mit Kranken

- Dem menschlichen Leben wird wesentlichere Bedeutung beigemessen als dem (Fort)Leben im Jenseits. Solange dem Menschen Leben gegeben ist, gilt dies als höchster Wert. Lebenserhaltung ist unbedingtes Gebot
- Wenn es um die Rettung eines Menschenleben geht, dürfen *alle* anderen Gebote gebrochen werden. „Wer einen Menschen rettet, rettet die ganze Welt"
- Das Gebot der Nächstenliebe erfordert Mitleid mit dem Leid anderer. Kranke zu besuchen gilt daher als religiöse Pflicht. Der Besuch soll ein Gebet einschließen, das Los erleichtern (Ablenkung vom Leiden bringen) und einen günstigen Einfluß zurücklassen. Jeder Besucher nimmt dem Kranken 1/60 seines Leidens ab (typische jüdisch-rationale Zahlensymbolik)
- Beim Krankenbesuch soll sich der Besucher auf eine Ebene mit dem Kranken begeben, d.h. hinsetzen, denn „die Gnade und Herrlichkeit Gottes schwebt über dem Kranken"
- Speisegebote spielen vor allem bei Kranken eine große Rolle. Oft werden gerade Schwerkranke mit z.T. rituellen Speisen bedrängt (z.B. die als Allheilmittel geltende Hühnersuppe). Bei möglicher Lebensgefahr gelten jedoch diese Vorschriften nicht, wenn z.B. durch „verbotene Ernährung" das Leben erhalten werden kann.

Umgang mit Sterben und Tod

Handlungen für Verstorbene (☞ 17.4.5) dürfen vor dem Eintritt des Todes nicht erwähnt oder durchgeführt werden.

- Spezielle Rituale vor Eintritt des Todes gibt es nicht
- Obwohl Vorstellungen von einem „Leben nach dem Tod" vage sind und individuell stark variieren, ist der Tod nichts Beängstigendes, denn gewiß ist, daß es ein Leben nach dem Tod gibt
- Bei drohendem Tod ringt der Schwerkranke mit dem Todesengel um sein Leben. Der Todesengel steht am Fußende des Bettes und wartet auf die – sich aus der Umarmung des Körpers befreiende – Seele, um sie vor Gottes Thron zu bringen
- Von Gebet, Reue und Buße kann Rettung der Seele aus der Hand des Todesengels erhofft werden
- Im heutigen Judentum liegt in der „Unsterblichkeit der Seele" ein Funke des Gottesgeistes, der nicht vergehen kann
- Das Leben und die Lebenden stehen im Vordergrund. Daher fällt dem gläubigen Juden der Umgang mit dem Sterbenden oft schwerer als die Begleitung der trauernden Angehörigen, die ja „im Leben stehen"
- Besucher von Sterbenden sollen ruhig und gefasst wirken. Äußerungen oder gar Ausbrüche von Trauer und Schmerz gelten als unangemessen
- Dem Sterbenden darf sein Zustand nicht verheimlicht werden, damit er sich auf seinen Tod vorbereiten kann
- Der Besuch eines jüdischen Glaubensgelehrten (Rabbiner) ist nicht notwendig, wird aber oft von Angehörigen oder dem Sterbenden gewünscht. Wo eine jüdische Gemeinde besteht, begleitet die „Heilige Gemeinschaft" (Chewra Kadischa) den Sterbenden
- Die um das Sterbebett Versammelten sprechen gemeinsam mit dem Sterbenden das Sündenbekenntnis und Versöhnungsgebet („Vidui"), das sonst am Versöhnungstag (Jahresanfang) gesprochen wird
- Das „Sterbegebet" („Schema") wird von den Angehörigen oder dem Sterbenden beim Herannahen des Todes gesprochen: „Höre Israel, der Herr unser Gott ist ein einiger, einziger Gott"
- Der Sterbende soll nicht berührt oder bewegt werden, um das Lebenslicht nicht frühzeitig auszulöschen.

Jeder Christ kann auf dem Boden alttestamentarischer Glaubensinhalte (z.B. Psalmenverse) einem jüdischen Sterbenden beistehen. Kreuz, Mariengebete oder die Erwähnung von Jesus Christus sind jedoch unangemessen.

Psalm 121 ───────────────────────────────

Ich hebe meine Augen auf zu den Bergen. Woher kommt mir Hilfe?
Meine Hilfe kommt von dem Herrn, der Himmel und Erde gemacht hat.
Er wird deinen Fuß nicht gleiten lassen und der dich behütet, schläft nicht.
Siehe, der Hüter Israels schläft noch schlummert nicht.
Der Herr behütet dich, der Herr ist dein Schatten über deiner rechten Hand,
daß dich des Tages die Sonne nicht steche noch der Mond des Nachts.
Der Herr behüte dich vor allem Übel, er behüte deine Seele,
der Herr behüte deinen Ausgang und Eingang von nun an bis in Ewigkeit. Amen.

───

17.4.5   Nach dem Tod

Diese Handlungen werden unmittelbar nach Eintritt des Todes von Angehörigen oder anderen Juden ausgeführt. Am Sabbat darf der Leichnam nicht bewegt oder bestattet werden.

- Feder über Mund und Nase des Verstorbenen legen, zur Kontrolle des Atemstillstandes
- Schließen von Augen und Mund durch den Sohn oder die nächsten Angehörigen
- Arme ausgestreckt entlang des Körpers legen, Unterkiefer hochbinden
- Leichnam mit den Füßen in Richtung Türe auf den Boden legen
- Leichnam (auch das Gesicht) mit einem Laken bedecken, brennende Kerze ans Kopfende stellen
- Rituelles Zerreißen (Einreißen) eines Kleidungsstückes (meist jedoch vor der Bestattung)
- Bei orthodoxen Juden Benachrichtigen der „Heiligen Gemeinschaft" („Chevra Kadischa") zur rituellen Reinigung und Einsargung des Leichnams in der Synagoge
- Leichnam nicht verlegen oder alleine lassen, Tag und Nacht Totenwache bis zur Bestattung (möglichst innerhalb 24 Stunden)
- Den Raum, in dem der Leichnam liegt, sorgfältig abschirmen
- Immer Erdbestattung im Einheitsgrab. Das Grab darf nicht aufgelöst werden, da dem Toten die Erde, in der er liegt, gehört
- Das Grab darf die ersten 30 Tage nicht besucht werden („Scheloschim")
- Die Trauernden bleiben die ersten 7 Tage nach dem Tod zu Hause (formelle Trauerzeit „Schiva") und bekommen Besuch von Freunden, die das Trauergebet („Kaddisch") mit ihnen sprechen
- Während der Trauerzeit (Eltern 1 Jahr, andere Angehörige 30 Tage) wird täglich die Synagoge besucht und das Trauergebet gesprochen

17

- An jedem Todestag wird eine 24-Stunden-Gedenkkerze angezündet
- Obduktion und Organspende werden meist strikt abgelehnt. Sie sind nur aus gerichtsmedizinischen Gründen oder für die konkrete Rettung eines Menschenlebens im Einverständnis mit den Angehörigen zulässig.

Bei Blutverlust oder Operation unmittelbar vor dem Tod müssen die blutgetränkten Tücher, Kleidung oder Zellstoff und evtl. entnommene Organe mit ins Grab gegeben werden.

17.5 Islam

17.5.1 Ursprung und Glaubensinhalte

Der Islam (arab. „Ergebung" in Gottes Willen) ist aus der Offenbarungsverkündigung Muhammads (610–632 n. Chr. in Mekka und Medina) entstanden. Die Glaubensinhalte sind im „Koran" unter Bezug auf die biblischen Propheten Abraham, Mose und Jesus schriftlich fixiert.

Gottes Wort ist für den Muslim „Buch" geworden. Gott hat den Menschen seinen Willen offenbart und ihnen dadurch den Weg gewiesen, ihm zu dienen und nach seinem Willen zu leben. Das Leben ist „zur Bewährung" gegeben und muß im bedingungslosen Vertrauen zu Allah geführt werden.

Es gibt verschiedene Glaubensrichtungen, wie Schiiten (Forderung der religiösen Führung durch einen Blutsverwandten Muhammads), Sunniten und Sufiten (Mystiker).

Die islamische Lehre gründet sich auf fünf Säulen:

- Das Glaubensbekenntnis zum einzigen Gott „Es gibt keinen Gott außer Allah und Muhammad ist sein Prophet"
- Die Pflicht, fünf mal täglich in vorgeschriebener Körperhaltung in Richtung Mekka zu beten (Salat)
- Das Almosengeben (Zakat)
- Das Fasten im Monat Ramadan (Saum)
- Die Wallfahrt nach Mekka (Haddsch), wenigstens einmal im Leben.

17.5.2 Feiertage

- Fastenmonat Ramadan mit Verbot von Essen und Trinken von Sonnenaufgang bis Sonnenuntergang für alle Gläubigen außer Kindern, Kranken, Schwangeren, Frauen zur Zeit der Menstruation, Reisenden

- „Zuckerfest" oder „kleines Fest" (die ersten drei Tage nach Ende des Ramadan) mit Gebäck und Süßigkeiten
- Das „Opferfest" oder „großes Fest" nach Abschluß der jährlichen Pilgerfahrt nach Mekka
- Die Beschneidung als wichtiges Familienfest.

17.5.3 Speise- und Kleidungsvorschriften

- Verboten ist Schweinefleisch und jegliches Fleisch, das nicht im Namen Allahs geschlachtet und zubereitet wurde (auch Fleischwaren, Wurst etc.)
- Streng untersagt ist jeglicher Alkohol (auch in Süßspeisen o.ä.)
- Speisevorschriften gelten uneingeschränkt auch für Kinder
- Die tägliche Reinigung unter (möglichst) fließendem Wasser
- Frauen verhüllen bis auf Gesicht und Hände den ganzen Körper. Ohne Kopftuch fühlen sie sich nackt und ausgeliefert (bleibt auch bei ärztlichen Untersuchungen an!).

17.5.4 Einstellung zu Krankheit, Sterben und Tod

17

Umgang mit Krankheit

Leiden und Krankheit gelten als Folge des nicht erfüllten Willen Gottes. Sein Wille ist es, die Krankheit als Bewährung aus seiner Hand anzunehmen.
- Die rituelle Waschung ist gerade bei Krankheit wichtig. Ein Muslim wäscht sich auch im Krankenhaus lieber selbst, um „rein" zu werden
- Bei Bluttransfusion lieber Blut aus der eigenen Familie, um nicht mit anderen Menschen „blutsverwandt" zu werden
- Bei schweren Operationen Zustimmung des männlichen Familienoberhauptes erforderlich.

Während des Ramadan werden Medikamente, Spritzen oder rektale Temperaturmessung oft verweigert, da dies „unrein" macht.

Umgang mit Sterben und Tod

- Durch Erfüllung der Gebote wird das Leben als Weg zum Paradies (Ort irdischer Freuden) gesehen
- Der Tod ist Voraussetzung und Durchgangstor, um nach der Auferstehung ins Paradies zu kommen und wird als von Gott gesetzt demütig angenommen

- Liegt ein Muslim im Sterben, unbedingt die Angehörigen oder einen islamischen Seelsorger rufen
- Der Sterbende soll auf die rechte Seite gelegt werden, das Gesicht nach Mekka gerichtet. Ist dies nicht möglich, soll er auf den Rücken, mit den Füßen nach Mekka zeigend, gelegt werden. Der Oberkörper soll erhöht liegen, damit das Gesicht nach Mekka zeigt
- Bei nahem Tod hebt der Sterbende den Finger und er oder ein Verwandter spricht zum Himmel zeigend das Glaubensbekenntnis. Ist kein Moslem in der Nähe, kann auch ein Christ helfen, die Hand des Sterbenden zu halten, jedoch ohne das Glaubensbekenntnis zu sprechen.

17.5.5 Nach dem Tod

Diese Handlungen werden von Angehörigen oder anderen Muslimen ausgeführt.
- Augen langsam schließen und ein Gebet sprechen
- Rituelles Waschen mit fließendem Wasser. Dabei wird ein Mann immer von einem Mann, eine Frau i.d.R. von einer Frau gewaschen. Religiös strittig ist, ob ein Ehemann seine verstorbene Frau zur rituellen Reinigung entblößen darf, oder ob sie als Tote für ihn eine Fremde geworden ist
- Bestattung, wenn möglich, noch am Todestag in islamischer Erde
- Der Leichnam wird in einem speziellen Leinentuch (kein Sarg) mit Blick nach Mekka in geweihter Erde beerdigt
- Eine Obduktion zur Feststellung der Todesursache ist erlaubt.

In Deutschland ist die Möglichkeit, nach vorgeschriebenen Riten zu bestatten, sehr begrenzt. Es gibt z. B. kaum Möglichkeiten zur rituellen Waschung (fließendes Wasser) oder zur Bestattung in geweihter Erde. Daher werden die meisten verstorbenen Moslems möglichst rasch in die islamische Heimat überführt.

17.6 Buddhismus

17.6.1 Ursprung und Grundanschauungen

Die Religion des „Erwachten" oder „Erleuchteten" Buddha wurde vor über 2500 Jahren von dem nordindischen Fürstensohn Siddharta Gautama begründet. Sie ist heute Hauptreligion in Birma, Bhutan, Nepal, Sikkim, Sri Lanka, Thailand und Tibet. Die Zahl der Gläubigen in Indien, Japan, Afrika nimmt zu. Die wenigen Buddhisten in Deutschland sind meistens Vertreter der modernen buddhistischen Volksbewegung Rissho Kosei Kai aus Japan.

Von Krankheit, Alter und Tod als menschlichem Leid umgetrieben, fragte Siddharta Gautama nach der Ursache der Verstrickung der Existenz in den Daseinskreislauf (Samsara) und der Möglichkeit ihrer Aufhebung. Als Antwort darauf entdeckte und verkündete er die **„vier Hohen Wahrheiten"**:

- *Vom Leiden:* Leiden und Existenz sind unlöslich miteinander verbunden
- *Von der Leidensentstehung:* Leiden folgt aus der (blinden) Lebensgier
- *Von der Leidensvernichtung:* Das Leiden wird vernichtet durch das Sich-Lösen von „unangemessenen Bewußtseinszuständen" wie Begierde, Haß, Verblendung. Dazu gehört die Erkenntnis, daß es in Wahrheit kein „Ich" als Subjekt des Leidens gibt
- *Vom Weg zur Leidensvernichtung:* Dieser Weg ist der „mittlere Pfad" zwischen Sinneslust und Selbstpeinigung mit seinen acht Gliedern:
  - rechte Anschauung (von den Dingen)
  - rechtes Sich-Entschließen
  - rechtes Reden
  - rechtes Handeln
  - rechter Beruf (Lebensunterhalt)
  - rechtes Mühen (Selbstdisziplin)
  - rechtes Gedenken (Bewußtseinsschulung)
  - rechte Konzentration (Ausrichten des Bewußtseins auf das Hier und Jetzt durch Meditation).

17

Ziel allen Handelns ist das **„Nirvana"**, kein entrückter Ort („Himmel"), sondern der ideale Bewußtseinszustand völliger Freiheit und absoluten Friedens, Abschied vom Daseinskreislauf in der wunschlos leidfreien „Meeresstille des Gemüts". Durch Seelenwanderung, d.h. jeweils auf den Tod folgende Wiedergeburt der Seele in einem neuen Körper wird das Nirvana erreicht. Der Sterbende versucht, alles „Ich" und „Mein" abzulegen, um so das Rad des Lebens zum Stillstand zu bringen und ins Nirvana einzukehren.

Durch Selbsttötung ist die Seele dazu verdammt, ziellos umherzuirren und erreicht das Nirvana nie. Auch Tötung im Sinne der aktiven Sterbehilfe wird aus diesem Grund abgelehnt.

Im Unterschied zu der Heilsverkündigung der monotheistischen Religionen lehrt der Buddhismus ein „Weltgesetz" mit naturgesetzlicher Wirkung, ohne Schöpfer oder personalen Gott. Die vielen Götter, „Bodhisattwas", sind alle geringer als Buddha selbst.

Es existieren regional verschiedene Formen des Buddhismus, z.B. der Zen-Buddhismus (hauptsächlich in Japan) oder der tibetanische Buddhismus, der den Moment des Todes als besonders bedeutungsvoll ansieht.

17.6.2   Feiertage – Speiseregeln

- Unterscheiden sich je nach Form des Buddhismus und regional
- Verschiedene Götter (Bodhisattwas) werden rituell an bestimmten Tagen verehrt
- Der Buddhatag im Frühling hat meistens eine besondere Bedeutung
- Viele Buddhisten sind Vegetarier, in einigen Gruppen (z. B. Jainas) wird strikt vermieden, auch nur das kleinste Lebewesen zu vernichten.

Der Patient sollte vor allem zu verbotenen Speisen befragt werden.

17.6.3   Einstellung zu Krankheit, Sterben und Tod

- Wegen der hohen Bewertung spiritueller Bewußtheit, die uneingeschränkte Wahrnehmungsfähigkeit voraussetzt, werden Schmerzmittel möglicherweise abgelehnt. Aufklären ist hilfreicher als Zwang oder Drängen
- Der Kranke im Krankenhaus wünscht evtl. den Besuch eines buddhistischen Bruders oder einer Schwester. Die Deutsche Buddhistische Gemeinschaft vermittelt schnell Kontakte
- Manchmal werden trotz schwerer körperlicher Krankheit strenge Hygieneregeln befolgt, z. B. Waschung vor der Meditation oder nach jeder Ausscheidung
- Leben und Tod werden nicht als entgegengesetzt, sondern als zwei Augenblicke des Daseins betrachtet
- Viele Buddhisten finden sich mit dem bevorstehenden Tod leicht ab, denn der Tod birgt die (gnadenvolle) Möglichkeit, verwandelt und von der Rückkehr in eine neue Geburt befreit zu werden
- Frühzeitiges Wissen über den nahen Tod ist wichtig, um sich durch Ruhe und Stille in der Meditation darauf vorbereiten zu können
- Ermutigung und Trost sind beim Sterbenden nicht gefragt, es geht nur um die Zuweisung eines Weges, Schritt für Schritt
- So bald wie möglich sollte ein buddhistischer Priester informiert werden, um den Sterbenden zu segnen
- Der buddhistische Priester wird versuchen, im Augenblick des Todes mit einem Bild Buddhas anwesend zu sein
- Im tibetischen Buddhismus wird auf Wunsch des Sterbenden ein Mönch aus dem tibetischen Totenbuch vorlesen.

17.6.4   Nach dem Tod

- Der Verstorbene sollte vor dem Eintreffen eines Priesters möglichst nicht bewegt werden, damit dieser die vorgeschriebenen Gebete sprechen kann
- Der Scheitel des Kopfes gilt als Pforte für den Austritt des Bewußtseins, nur dort darf der Leichnam berührt werden z.B. um verschiedene geweihte Substanzen („heilige Helfer") dort aufzulegen. Der Tote soll nicht woanders berührt werden, um das Bewußtsein nicht in eine andere (unreine) Richtung zu lenken (die naturgegebenen Körperöffnungen gelten als unrein)
- Der Leichnam wird ohne Waschung in ein Laken ohne Embleme eingehüllt. In dieser Phase verläßt das Bewußtsein den Körper
- Meistens Feuerbestattung durch einen Familienangehörigen oder ein buddhistisches Ordensmitglied, in einzelnen Ländern Einäscherung (mit ritueller Reinigung der Asche) oder Übergabe des Leichnams in heiliges Wasser.

„Es ist gut, beim Sterben zu sterben, das ist die einzige Weise, dem Sterben zu entkommen"
(Roykan, Zen-Buddhist um 1800).

17.7   Hinduismus

Das Weltall, alles, was sich in der Welt bewegt, ist von Gott durchdrungen. Wenn du es aufgegeben hast, dann kannst du dich daran erfreuen; begehre nicht jemandes Reichtum.
(Ein Lieblingsvers Mahatma Gandhis aus der Isha-Upanishad)

17.7.1   Geschichte und Glaubensinhalte

Hinduismus ist die älteste Weltreligion. Genaues Alter und Gründer sind unbekannt. Geschichte und Glaubensinhalte sind in z.T. drei- bis viertausend Jahre alten Texten überliefert: Veden, Upanishaden, Brahmahnas, Bhagvad-Gita, Raymana u.v.a.
Seit dem 1. Jh. n. Chr. breitet er sich in Südostasien aus. Heute gibt es ca. 750–1000 Mio Hindus weltweit, davon 650 Mio in Indien. Dort ist er Hauptreligion (80 % des Volkes), Gesellschaftsordnung und Lebensstil.

Keine Religion ist so vielgestaltig. Bezeichnend ist jedoch das Zusammenspiel von Vielfalt und Einheit. Alle Götter sind verschiedene Erscheinungsformen des einen Gottes. Es gibt **drei Hauptgötter**

- Brahma, höchste Gottheit, der Schöpfer, der All-Eine, der Weltgeist, Weltseele
- Vishnu, der Erhalter
- Shiva, der Zerstörer und Wiedererschaffer des Lebens.

Ziel des Hindu ist die **Einheit mit Brahman** auf verschiedenen Wegen

- Weg der Versenkung = Yoga: Der Atem des Menschen (Aatman) ist mit Brahman identisch
- Weg der Erkenntnis = Njana Marga: Hingabe an die Idee der göttlichen Einheit
- Weg des Tuns = Karma Marga: Hingabe an den moralischen Kodex
- Weg des tiefen frommen Gefühls = Bhakti Marga: Hingabe an den personalen Gott.

Dabei gelten auch für weniger strenggläubig lebende Hindu **fünf Glaubens-elemente:**

- Die Einsicht, daß die letzte Wirklichkeit nicht Materie, sondern Geist ist
- Der Sinn für die Einheit aller Lebewesen und Dinge und damit Ehrfurcht vor allen Pflanzen und Tieren
- Das Vertrauen, daß im Herzen des Universums Gerechtigkeit herrscht
- Das leidenschaftliche Verlangen nach Freiheit bzw. Erlösung
- Das Wissen um den hohen Preis der ersehnten Reinheit.

Die Sehnsucht des Hindu ist es, aus dem endlosen Kreislauf der **Wiedergeburt (Samsára)** befreit zu werden. Hierbei durchläuft jeder Mensch zahllose Existenzen. Die Kastenzugehörigkeit eines Menschen kann während des Lebens nicht verändert werden. Bei einer Wiedergeburt kann der Wechsel in eine andere Kaste geschehen. Dies hängt vom Handeln und den guten oder bösen Folgen jeder geistigen oder körperlichen Tätigkeit (Karma) ab. Das jeweils vorausgegangene Leben ist maßgebend, ob im nächsten Leben ein Auf- oder Abstieg zwischen Pflanze und Gott stattfindet. Erlöst wird der Mensch durch Selbsterkenntnis und selbstlose Versenkung ins Meer der Gottheit (Brahman).

17.7.2 Glaubensausübung

Feste

Richten sich nach dem Mondzyklus, von Neumond zu Neumond (Theokosmische Zeit, die das ganze Leben regiert). Die wichtigsten Feste sind:

- Krishnas Geburt (August/September)
- Fest der Lichter, dem Gott Ganesa gewidmet, der Glück und Erfolg in jedes Heim bringen soll (Oktober/November)

- Fest Holi, dem Gott Krishna gewidmet (Februar/März). Hier gelten die sonst strengen sozialen Schranken als aufgehoben.

Gebet

- Jeder Hindu, auch der Schwerkranke, braucht Zeit und Raum (Privatsphäre) für Gebet und Meditation
- Der morgendliche und abendliche Kult (Pudsha) einer Gottheit kann zu Hause oder in einem Tempel stattfinden. Dazu gehört das Waschen und Trocknen von Götterbildern und das Darbringen von bestimmten Opfergaben
- Oft werden Götterbilder oder -figuren unter das Kopfkissen Kranker gelegt
- Von seinen Göttern empfängt der Kranke Halt und Trost
- Das Gebet gilt als spirituelle Reinigung.

Rituelle Reinigung

- Körperliche und spirituelle Reinigung sind gleich wichtig
- Als erstes am Morgen findet die tägliche Ganzkörperreinigung mit fließendem Wasser (Dusche oder Fluß, keine Badewanne) statt. Dies gilt auch für Ältere und Schwerkranke
- Besonders wichtig kann diese rituelle Reinigung vor einer Operation oder bei einem sterbenden Hindu werden
- Fremde Hilfe wird angenommen.

Speisevorschriften

- Für Nicht-Hindus sind die Unterscheidungen kaum nachvollziehbar.
- Die Ernährung hängt vom Lebensstadium ab. Es werden Rogis („gierige Vielesser"), Bogis (Qualität vor Quantität) und Yogis (benötigen kaum noch Nahrung) unterschieden.
- Nahrungsmittel, Küchenutensilien und Essen sind in Gruppen unterschiedlicher Heiligkeit eingeteilt:
  - *Reine Speisen:* Gekochtes Getreide und Gemüse (außer Zwiebeln)
  - *Gestattete Speisen:* Proteinreiches, wie Fisch, Eier, Fleisch. Aber: Viele Hindus, besonders Frauen, leben vegetarisch, manche lehnen sogar Eier und Milchprodukte ab
  - *Unreine Speisen:* scharf Gewürztes (Chilli, Knoblauch, Zwiebeln), Tabak, Alkohol, Drogen, mehr als 3 Tassen Kaffee oder Tee pro Tag
  - *Verbotene Speisen:* Rindfleisch („Heilige Kuh" ist Schöpfungssymbol und Milchgeberin), und Lebensmittel, die Rindfleisch bei Zubereitung oder Servieren berührt haben
- Reinheit im Zusammenhang mit Essen ist äußerst wichtig
  - Waschen der Hände, Ausspülen des Mundes vor und nach dem Essen
  - Sauberkeit bei der Berührung und Zubereitung von Speisen

17

- Manche streng vegetarisch lebende Hindus lehnen vegetarische Speisen ab, die mit unreinem Geschirr in Berührung gekommen sind. Geschirr gilt dann als unrein, wenn es mit Fleisch in Berührung gekommen ist
- Mitgebrachte Speisen von Angehörigen werden oft bevorzugt
- An Festtagen meist rein vegetarische Kost
- Fasten ist vor allem bei älteren oder verwitweten Hindu-Frauen üblich
- Die Entscheidung über Speisen- und Fastenvorschriften sollte dem Schwerkranken überlassen bleiben.

17.7.3 Einstellung zu Krankheit, Sterben und Tod

Umgang mit Krankheit

- Die „Lehre vom Leben" (Ayurveda) umfasst wichtige Vorschriften zu Ernährung, Schlafen, Ausscheidung, Körperhygiene, körperlicher Übung und sexueller Zurückhaltung
- Über Unwohlsein, Schmerzen und Beschwerden im Bereich der Geschlechtsorgane, Ausscheidungsorgane und des Verdauungsapparates sprechen Hindus nicht, vor allem, wenn der Ehepartner anwesend ist
- Die Arztvisite bei einer Frau und deren Behandlung oder Pflege soll nur in Anwesenheit ihres Mannes oder eines männlichen „Aufpassers" stattfinden
- Die dauernde Anwesenheit von Verwandten macht persönliche oder intime (s.o.) Gespräche fast unmöglich
- Bei Fragen und Problemen am besten einen Hindu-Priester oder ein Mitglied der örtlichen Hindu-Gemeinschaft hinzuziehen.

Einstellung zu Sterben und Tod

- Das Leben verläuft aus hinduistischer Sicht in vier Abschnitten
  - Zeit der Erziehung (Brahmacharya)
  - Zeit der Tätigkeit in der Welt (Garhastya)
  - Zeit der Ablösung von dieser Welt (Vanapastha)
  - Warten auf die Befreiung durch den Tod (Pravrajya)
- Leben ist nicht das höchste Gut, nicht einmalig, nicht kostbar
- Die Bindungen an das Leben sollen nicht plötzlich abgebrochen werden, sondern der Sterbende soll sich schrittweise aus dem individuellen Leben lösen
- Der Sterbende löst sich aus der grobstofflichen Daseinsform und bereitet sich auf eine neue, vielleicht bessere vor
- Sterben bedeutet Vorbereitung auf die endgültige Lösung, die Erlösung (Moksha)

- Der Tod ist Bestandteil des Lebens, „Station am Weg" zwischen aufeinanderfolgenden Leben, hoffnungsvoll-bedeutsames Ereignis auf dem Weg zur Erlösung
- Das göttliche, ewige Selbst des Menschen (Atman) wird von Geburt und Tod nicht berührt, dem Selbst geht das Leben durch den Tod nicht verloren
- Wichtiger als künstliche Lebensverlängerung ist dem Hindu die individuelle Freiheit zur Selbstvervollkommnung und zum Streben nach Erlösung
- Der Tod birgt die Chance, mit Brahman eins zu werden und so als Teil ins Ganze zurückzukehren, daher kann der Hindu ihm gelassen oder gar freudig entgegengehen
- Hindu-Priester (Brahmanen) kommen häufig, um den Sterbenden in seinen letzten Gebeten zu unterstützen
- Dem Sterbenden wird, wenn möglich, Wasser aus dem heiligen Fluß Ganges gegeben und er wird ermuntert, den Namen Gottes („Ram Ram") auszusprechen
- Ein vom Priester um Nacken oder Handgelenk geknüpfter Faden ist ein Segenssymbol und sollte nicht entfernt werden.

17.7.4   Nach dem Tod

Obduktionen werden als Respektlosigkeit gegenüber dem Toten empfunden und nur in Ausnahmefällen zugelassen. Organspende wird abgelehnt.

- Nach dem Tod gelten sehr unterschiedliche Rituale, im Zweifelsfall Angehörige fragen oder Priester hinzuziehen
- Rituelle Waschung unter fließendem Wasser (Duschliege im Bad oder Sektionstisch in der Leichenhalle?) durch Angehörige und/oder Priester
- Einkleiden und Einwickeln des Leichnams in Tücher oder Laken
- Gelegentlich wird der Leichnam auf den Boden gelegt, Lampen und Kerzen angezündet, Weihrauch verbrannt
- Einäscherung so bald wie möglich, in Indien auf einem Bestattungsscheiterhaufen
- Babys und „umherziehende Heilige" (Sannjasins) werden beerdigt
- Vor der Kremation sollten alle kurz vor oder nach dem Tod entnommenen Organe zurückgegeben werden
- In der Regel dürfen Nicht-Hindus den eingehüllten Leichnam berühren. Trotzdem sollten die Angehörigen gefragt werden, ob und wer das tun darf
- In Indien wird am dritten Tag nach der Verbrennung die Asche eingesammelt und am zehnten Tag oder danach in einen heiligen Fluß gestreut
- Nach dem Tod Zeremonie, bei der die Brahmanen Rituale mit bestimmten Speisen vollziehen, die sie von den Angehörigen erhalten haben (Sreda).

17

„Für den, der geboren ist, ist der Tod sicher. Aber für den, der stirbt, ist die Geburt sicher."
(Gesang der Priester bei der Verbrennungszeremonie).

17.8   Atheismus

Den Atheismus gibt es nicht. Der moderne Atheismus erscheint in unterschiedlichen Gestalten. Grundsätzlich werden unterschieden

- Unreflektierter Atheismus: Säkular-populäre, unreflektiert religiös undifferenzierte Lebenseinstellung
- Philosophischer Atheismus: Bewußt reflektierte, konsequent begründete und artikulierte Ablehnung von Religion
- Neurotischer Atheismus: Sonderform mit Anteilen beider o.g. Einstellungen.

Krankheit wird mit Hilfe psychologischer und psychosomatischer Begleitung möglicherweise als „biographische Botschaft" erkannt und sinnvoll in das weitere Leben integriert.

Religiöse Sinndeutungen können eine bisher ausgeblendete oder verdrängte Dimension eröffnen, sofern sie nicht dogmatisch „verordnet" werden.

 Bei Atheisten ist zu beachten

- Die Erfahrung des Sterbens und die Konfrontation mit dem Tod ist die Bewährungsprobe des Atheisten
- Konsequenter Atheismus stellt dabei weit höhere Anforderungen als jede Religion
- Rationale Begründungen für Atheismus sind häufig Umkleidungen affektiver Bestrebungen
- Die vielleicht häufigste Einstellung des heutigen westlichen Menschen ist das „Man kann nie wissen" und nicht so sehr das atheistische „Nach dem Tod ist alles aus"
- Sterbebegleitung sollte in menschlicher Solidarität gerade jenen beistehen, die ihren Tod ohne religiösen Trost und Würde, in der Brutalität körperlichen Verfalls und seelischer Sinnlosigkeit erleiden müssen.

17

Sterbe- und Todesrituale im Atheismus

- Religiöse Rituale sind nur in Ausnahmefällen angebracht, z. B. bei einer Öffnung zur Transzendenz zum Lebensende hin
- Wenn Angehörige zum Vollzug religiöser Rituale drängen, ist größte Zurückhaltung geboten (Selbstbestimmung des Sterbenden)
- An die Stelle des Rituals tritt menschliche Solidarität
- Das Unausweichliche wird ohne Jenseitshoffnung oder mit dem Versuch einer philosophischen Bewältigung akzeptiert (auch hier gibt es eine Tradition)
- In der Trauerfeier werden der Tote und sein real gelebtes Leben gewürdigt
- Tod und diesseitiges Leben werden rational-philosophisch gedeutet als dem Kreislauf der Natur immanentes Geschehen oder als der Vernunft nicht zugängliches Rätsel

Die Trauerfeier hat anstelle der religiösen eine soziale Dimension.

17.8.1 Unreflektierter Atheismus

Grundmerkmal ist eine unspezifische, durchgehende Gleichgültigkeit gegenüber jeder Form von Transzendenz und Religion ohne theoretischen Hintergrund. Lebenseinstellung und -praxis sind von Diesseitigkeit geprägt. Diese Haltung ist vor allem in industriellen Ballungsräumen und Großstädten verbreitet.

17

Einstellung zu Krankheit, Sterben und Tod

Krankheit
- Ist dumpfer Schicksalsschlag oder
- Folge falscher Lebensführung und Diätetik und/oder
- Folge sozialer bzw. ökologischer Umweltbedingungen.

Sterben und Tod
- Werden meist als unerklärliches, „unverdientes" Widerfahrnis („Ungerechtigkeit") empfunden, auf das der Schwerkranke abwechselnd mit Protest und Apathie reagiert
- Der Tod wird als banaler Schlußpunkt ohne jeden tieferen Sinn, als Lebenszerfall und „Falltür zum Nichts" gewertet
- Der Tod ist ein „Un-Fall", dem letztendlich mit Gleichgültigkeit zu begegnen ist, was die Furcht vor ihm verringern soll
- Der Tod gilt als „Gewaltakt", als empörende Zumutung, der mit tapferem Kampf bis zuletzt zu widerstehen ist.

17.8.2   Neurotischer Atheismus

Entsteht aus unbewältigten, unbewußten Konflikten mit der Religion in Gestalt der eigenen religiösen Biographie (Erziehung) oder ihrer erlebten Vertreter. Er äußert sich in heftiger bis maßloser Aggressivität gegen jede Form der Religion, v.a. gegen die der gesellschaftlichen Umgebung. Der „neurotische Atheist" ist fast immer stark religiös veranlagt, hat aber sein Glaubensbedürfnis aus unbewußten Motiven verdrängt und will sich gegen diese abschirmen (Rationalisierung eines innerpersonalen-biographischen Konflikts).

Einstellung zu Krankheit, Sterben und Tod

Krankheit
Krankheit wird – möglicherweise unter Schuldgefühlen – als Strafe empfunden und führt zu innerer Auflehnung gegen den angeblich barmherzigen und gerechten, in Wirklichkeit als ungerecht und grausam erlebten Gott.
Religiöse Sinndeutungen werden (unbewußt) gesucht, stoßen aber in der Regel auf heftigen, häufig rational verbalisierten Widerstand, der durch dogmatisches Argumentieren verstärkt wird.

Sterben und Tod
* Der Gedanke an den Tod kann zur beherrschenden Zwangsvorstellung werden
* Daß andere möglicherweise keine Angst vor dem Tod verspüren, ist dem neurotischen Atheisten unbegreiflich
* Die Frage nach dem Sinn des Todes kann quälend werden, auch im Hinblick auf die Gläubigen, die „es gut haben", da sie die von der Todesangst befreiende „Antwort" haben
* Das ins Unbewußte verdrängte Religiöse kann sich in Form einer kopflosen Angst vor dem Tod äußern
* Der Schwerkranke braucht bei kritischem physischem und psychischem Zustand psychologischen und seelsorgerlichen Beistand.

17.8.3   Philosophischer Atheismus

Sehnsucht des Menschen über sich selbst hinaus gibt es auch ohne den Glauben an Gott. Die Ziele und Hoffnungen der (philosophisch orientierten) Atheisten beziehen sich wie in anderen Religionen auf die Fragen nach dem Sinn des Lebens, das Drängen nach Selbstfindung und -verwirklichung und die Erwartung neuer Möglichkeiten.

Die Verneinung der Religion erfolgt
- Im Namen bestimmter Werte
  - Der geschichtlich-gesellschaftliche Fortschritt des Menschen und der Menschheit (Marxismus)
  - Die Freiheit des Menschen als Einzelnem (Existentialismus)
- Im Namen der Vernunft als einzig verläßlicher Quelle der Erkenntnis von Wahrheit und Wirklichkeit (Rationalistischer Atheismus)
- Der neuzeitliche Atheismus geht davon aus, daß das höchste Wesen für den Menschen der Mensch ist. Beweggrund ist der Wille, alle Fesseln zu sprengen, die seine Freiheit und Würde einengen.

■ Marxistischer Atheismus

Der echte Marxist ist selbst in seinem Unterbewußtsein wirklich atheistisch. Die religiöse Frage stellt sich ihm überhaupt nicht mehr. Dabei übernimmt dieser Atheismus oft die gleiche psychologische Funktion wie der religiöse Glaube, nämlich die Funktion des Transzendenten („Ewigkeitshoffnung") in Form einer marxistischen Zukunftshoffnung. Diese kann genauso dogmatisch artikuliert werden, wie der religiöse Ewigkeitsgedanke.

Einstellung zu Krankheit, Sterben und Tod

- Krankheit ist in erster Linie Auswirkung (noch) unterentwickelter, ungerechter und unmenschlicher sozialer Verhältnisse, die zu beseitigen sind
- Krankheit ist im konkreten Fall ein biochemischer Vorgang und Angelegenheit rein naturwissenschaftlicher Medizin
- Sterben und Tod werden dann nicht als tragisch angesehen, wenn im Leben auf der Erde sinnvoll für kommende Generationen gehandelt wurde
- Eine Auferstehungserwartung besteht nicht
- Der Glaube an Gott oder die Unsterblichkeit sind zu bekämpfen, weil sie die Menschen von ihrer Aufgabe fernhalten, auf Erden eine „neue Welt" aufzubauen
- Sterben und Tod sind Ansporn, sich in möglichst ertragreiche und konstruktive Aktivität zu stürzen. „Wenn der Tod kommt, habe ich mein Leben aufs Äußerste ausgefüllt"
- Jede entfremdete, nicht natürliche Art des Todes muß unermüdlich bekämpft werden, z.B. der Tod des Armen, des Verlassenen, des Erfolglosen, dessen, der niemals wirklich gelebt hat
- Die Todesfurcht, d.h. die Angst, den eigenen Tod anzunehmen, entspringt aus dem individuellen Ich. Wo es hingegeben wird in der Vereinigung mit allen Menschen in Liebe, in gemeinsamer Arbeit zum Aufbau einer neuen Menschheit, sind Todesfurcht und der Tod selbst überwunden
- Dem Verlangen nach individuellem Fortbestehen antwortet die Gewißheit, an der Vermenschlichung des Menschen und der Menschheit mitgewirkt zu haben.

17

Der Marxist sieht den individuellen Tod als noch ungelöstes Problem des Marxismus, das im Rahmen der noch ausstehenden Vermenschlichung der Natur gezielt angegangen werden muß.

■ Existentialistischer Atheismus

Hier gehört die Leugnung Gottes im Namen der Freiheit des Menschen zum Kern des Systems. Ob es ihn gibt oder nicht, hat keine Bedeutung für das menschliche Schicksal. Das Leben ist ohne jeden Sinn. Zwischen Geburt und Tod bleibt dem Menschen nur, seine Freiheit in selbstgewählter Form zu verwirklichen, im Höchstfall in heroischem Nihilismus. Auf jedes Streben nach Ewigkeit muß verzichtet werden.

Vertreten wurde er von Sartre und insbesondere von intellektuellen Schichten aufgenommen. Er ist heute nur noch selten anzutreffen.

Einstellung zu Krankheit, Sterben und Tod

Krankheit, Sterben und Tod sind ohne jede Bedeutung und ohne Sinn. Menschliches Leben ist grundsätzlich dem Scheitern und der Verzweiflung geweiht, frei von „höheren Werten". Gegen das Schicksal, das dem Menschen in dieser ausweglosen Welt zufällt, kann er allenfalls – gesund oder krank, lebend oder sterbend – revoltieren.

■ Rationalistischer Atheismus

Hier gilt als intellektuelle Gewißheit, daß alle Religion unwahr ist, d.h. sich auf Nicht-Wirklichkeit gründet. In der dogmatischen Form des 19. Jahrhunderts bezog er sich auf die Hoffnung, die Wissenschaften könnten die Lösung aller Probleme bieten und alle Geheimnisse des menschlichen Daseins erhellen. Heute hat sich daraus der **Agnostizismus** entwickelt, der sich anstelle der Leugnung Gottes und jeglicher Transzendenz mit der Einsicht begnügt, daß nirgendwo ein Beweis ihrer Existenz zu sehen ist.

Einstellung zu Krankheit, Sterben und Tod

- Krankheit ist im wesentlichen ein biochemischer Prozess
- Mit den Mitteln naturwissenschaftlicher und technischer Medizin soweit wie irgend möglich zu bekämpfen
- Schwere, unheilbare, tödliche Krankheit ist eine tragisch-unvermeidbare Niederlage, ein Versagen dieser Medizin, was als Naturnotwendigkeit hinzunehmen ist, solange kommende Erfolge und Möglichkeiten noch ausstehen.
- Der Tod ist ein biochemischer Vorgang, bei dem kein Unterschied zwischen Mensch und Tier besteht
- Ein individuelles Fortleben nach dem Tod ist biologisch unmöglich, da das Bewußtsein an sein stoffliches Substrat gebunden ist.

Der Mensch kann daher ein über den Tod hinausgehendes Schicksal weder erhoffen noch muß er es befürchten.

„Wenn ich Gott wäre, so würde ich weit eher den selig machen, der sich nicht in der letzten Stunde bekehrt"
(Der Arzt in Niels Lyhne von J. P. Jacobsen, 1911).

17

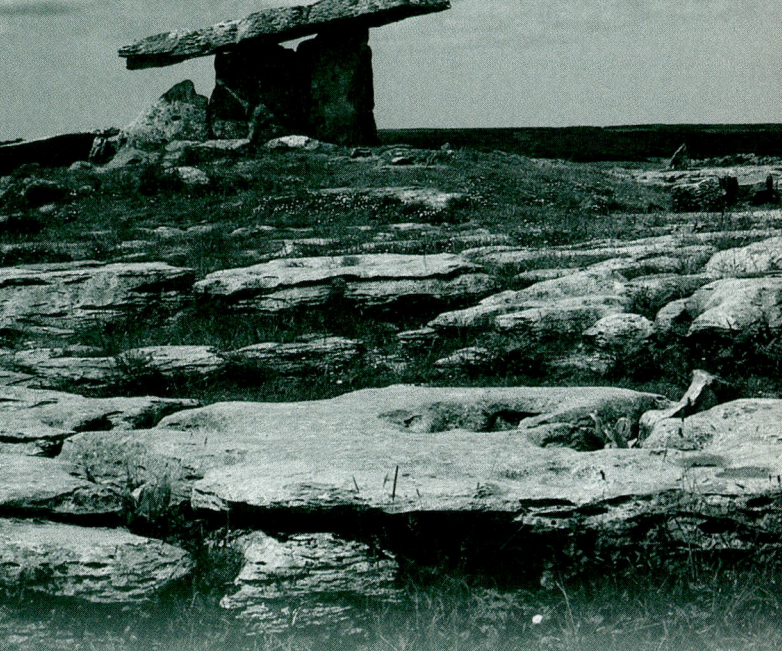

18

Rechtliche Grundlagen

Wolfgang Putz
Susanne Roller

18.1 Behandlungsvertrag

18.1.1 Selbstbestimmungsrecht

 Grundgesetz

Artikel 1 Grundgesetz: (1) Die Würde des Menschen ist unantastbar. Sie zu achten und zu schützen ist Verpflichtung aller staatlichen Gewalt.

Artikel 2 Grundgesetz: (1) Jeder hat das Recht auf die freie Entfaltung seiner Persönlichkeit, soweit er nicht die Rechte anderer verletzt und nicht gegen die verfassungsmäßige Ordnung oder das Sittengesetz verstößt.

(2) Jeder hat das Recht auf Leben und körperliche Unversehrtheit. Die Freiheit der Person ist unverletzlich.

Das Grundgesetz garantiert das Recht auf Leben und das Recht auf Selbstbestimmung. Hieraus leitet sich das uneingeschränkte **Selbstbestimmungsrecht des Patienten** und die **Wahrung der Menschenwürde** bei jeder ärztlichen Maßnahme ab. Das Recht zur Behandlung kann der Arzt nur vom Patienten erteilt bekommen (§ 226 a StGB). Jeder Patient hat Anspruch auf angemessene Behandlung, wenn er diese wünscht.

- *Willensfähiger Patient:* Der geäußerte Wille (Behandlungsabbruch, Behandlungsverzicht) ist absolut bindend (Behandlungsvertrag). Voraussetzung ist ein vollständig aufgeklärter Patient (☞ 18.1.4)
- *Willensunfähiger Patient:* Der behandelnde Arzt ist verpflichtet, den aktuellen mutmaßlichen Willen des Patienten zu eruieren. Dabei sind frühere (mündliche oder schriftliche) Äußerungen des Patienten, Einschätzung naher Angehöriger und allgemein gültige ethische Normen zu berücksichtigen. Liegt eine Patientenverfügung (☞ 18.2.1) vor, muß der Arzt prüfen, ob diese den aktuellen mutmaßlichen Willen widerspiegelt und sie dann entsprechend berücksichtigen. Der mutmaßliche Wille bindet den Arzt genauso, wie der geäußerte Wille.
- Bestehen trotz aller Bemühungen und Ausschöpfung aller Erkenntnisquellen Zweifel an dem geäußerten oder mutmaßlichen Willen, so gehört es zur Pflicht des Arztes, Leben zu erhalten. Daher wird er im Zweifelsfall lebenserhaltende Maßnahmen einleiten, um sich nicht der unterlassenen Hilfeleistung schuldig zu machen.

18.1.2 Behandlungspflicht und Behandlungsabbruch

Behandlungsvertrag

Zwischen Arzt und Patient besteht ein (mündlicher oder schriftlicher) Behandlungsvertrag. Er verpflichtet den Arzt zu Beratung, Diagnose und Therapie – den Patienten zu entsprechender Vergütung (was beim Kassenpatient von der Kasse übernommen wird).

Jeder Eingriff in den Körper braucht die doppelte Legitimation
- Medizinische Indikation
- Einwilligung des (aufgeklärten) Patienten („informed consent", ☞ 18.1.4).

Jede ärztliche Maßnahme, die ohne Einwilligung des Patienten geschieht, entspricht dem Tatbestand der **Körperverletzung** (§ 223 StGB). Bei „kleineren" Eingriffen, z. B. Blutabnahme, s.c.-Injektion oder Anlage eines Blasenkatheters wird die Einwilligung unterstellt bzw. die Bereitschaft zur Mitarbeit als Zustimmung gewertet. Genaugenommen müßte auch vor solchen ärztlichen Maßnahmen ein Aufklärungsgespräch mit Einverständniserklärung stattfinden.

In **Notfallsituationen** muß die „erforderliche" Hilfe sofort geleistet werden. Das Einverständnis des Patienten bzw. sein Wunsch auf lebenserhaltende und -verlängernde Maßnahmen werden unterstellt. Andernfalls würde der Tatbestand der **unterlassenen Hilfeleistung** (§ 323 c StGB) vorliegen.

In palliativer Situation ist es wichtig, mögliche „Notfallsituationen" und die vom Patienten gewünschten Therapiemaßnahmen im voraus zu besprechen und dies schriftlich festzuhalten (☞ Abb. 18.1).

18

Behandlungspflicht

Im Notfall und bei bewußtlosem Patient muß der Arzt die Interessen des Patienten wahrnehmen, eine adäquate Behandlung einleiten und eine drohende Gefahr abwenden. Ansonsten kann sich der Patient seinen Arzt aussuchen (freie Arztwahl). Der Arzt kann die Behandlung eines Patienten ablehnen (außer im Notfall). Er muß dafür jedoch Gründe angeben, z. B.
- Fehlendes Vertrauensverhältnis
- Nichtbefolgen ärztlicher Anordnung
- Unqualifiziertes Verhalten des Patienten
- Verlangen ärztlich nicht indizierter Behandlungsmaßnahmen
- Verlangen ärztlicher Maßnahmen, die standesrechtlich untersagt oder sittenwidrig sind bzw. die er mit seinem Gewissen nicht vereinbaren kann, z. B. Tötung auf Verlangen oder Beihilfe zum Suizid – diese ist zwar rechtlich zulässig, dem Arzt jedoch standesrechtlich verboten

Medizinisch-pflegerische Notfallsituationen

Herr/Frau _____

geboren am _____ in _____

wohnhaft _____

Diagnose _____

_____

_____

Mögliche Komplikationen	Vom Patienten gewünschte Behandlung
akute Atemnot	
Schluckstörungen	
akute Blutungen, oberer GIT*	
akute Blutungen, unterer GIT*	
Rasselatmung	
Schmerzen	
Darmverschluß	
Krampfanfall	
Verwirrtheits- und Unruhezustände	
Beatmungsgerät fällt aus	
Sonstige wichtige Angaben	
Flüssigkeitsgabe	
Anus praeter	
Lymphödem	

* GIT = Gastrointestinaltrakt

Name und Praxis des behandelnden Arztes _____

_____

Ort/Datum _____ Unterschrift _____

18

Abb. 18.1: Medizinisch-pflegerische Notfallsituationen (Formular)

- Behandlung außerhalb der Sprechstunden, des Praxisbereichs bzw. der Fachkompetenz
- Überlastung des Arztes.

Behandlungsabbruch

Der **Arzt** kann eine Behandlung abbrechen
- Wenn sie medizinisch nicht (mehr) gerechtfertigt ist (Patient muß hierüber informiert werden)
- Wenn wichtige Gründe für ein Ende des Behandlungsvertrages bestehen, z.B.
  - Der Patient beleidigt, verleumdet oder beschimpft seinen Arzt
  - Der Patient weigert sich, ärztlichen Anordnungen Folge zu leisten

Der **Patient** kann eine Behandlung abbrechen
- Wenn er eine Fortsetzung der Behandlung nicht wünscht, d.h. Entzug des Einverständnisses (ohne Angabe von Gründen jederzeit möglich)
- Wenn das Vertrauensverhältnis zum Arzt gestört ist (Ende des Behandlungsvertrages).

18.1.3 Schweigepflicht

Ärztliche Schweigepflicht ist höchste Standespflicht. Bruch der Schweigepflicht führt zu strafrechtlichen (§ 203 StGB), zivilrechtlichen und berufsrechtlichen Sanktionen.

Nur der Patient selbst kann den Arzt durch ausdrückliche Erklärung von der Schweigepflicht entbinden. In einigen Ausnahmen besteht jedoch für den Arzt „Offenbarungspflicht"
- Ansteckende Krankheiten und Geschlechtskrankheiten (Meldepflicht bei der Gesundheitsbehörde. Angehörige nur dann informieren, wenn Patient nicht zu Schutzmaßnahmen bereit ist)
- Schwangerschaftsabbrüche (anonymisiert beim statistischen Bundesamt zu melden)
- Erkennbare Fehlbildungen Neugeborener
- Geplante schwere Verbrechen und zum Schutz eines höherwertigen Rechtsgutes (z.B. Kindesmißhandlung)
- Einstellungsuntersuchung, Abschluß einer Lebensversicherung und berufsgenossenschaftliche Heilbehandlung setzen die Weitergabe patientenbezogener Daten voraus.

Mutmaßliches Einverständnis zur Weitergabe von Daten liegt vor
- Wenn dies im Interesse des Patienten ist (z.B. Arztwechsel, Konsiliararzt, Information Angehöriger bei Bewußtlosigkeit)
- Wenn Angehörige als Bevollmächtigte benannt sind.

18

Ähnlichen Regelungen unterliegt die **Dokumentationspflicht** (☞ 18.1.5) zur Therapiesicherung, Rechenschaftslegung und Beweissicherung. Der Patient hat das Recht zur Einsichtnahme in die Krankenunterlagen (außer in persönliche Notizen, z.B. „Pat. nervt alle" bzw. in der Psychiatrie), wenn er hieran ein „berechtigtes Interesse" anmeldet.

Ausnahmesituationen

In der palliativen Situation kann es angemessen sein, dem Patienten nicht alle Fakten mitzuteilen. Solange kein medizinischer Eingriff vorgesehen ist, der die Information des Patienten voraussetzt und der Patient nicht ausdrücklich um Information bittet, kann es sinnvoll sein, im Rahmen des Aufklärungsprozesses abzuwarten, bis der Patient von sich aus Fragen stellt.

Ziel des Palliativteams ist es, die Angehörigen und andere Bezugspersonen von Anfang an – mit Einverständnis des Patienten – in alle Informations- und Aufklärungsprozesse mit einzubeziehen. Sind Angehörige und andere Bezugspersonen bereits über die medizinischen Sachverhalte informiert, kann das mutmaßliche Einverständnis des Patienten vorausgesetzt werden und diese in den weiteren Aufklärungsprozess einbezogen werden.

Bewährt hat sich das möglichst offene Vorgehen, z.B. die Information des Patienten, daß Angehörige Fragen hätten und ob er mit einem Gespräch einverstanden sei. Ggf. kann geklärt werden, ob dieses Gespräch in seinem Beisein geführt wird (was immer zu empfehlen ist, vor allem bei „nicht ansprechbaren" Patienten).

Wünsche des Patienten zur Schweigepflicht gegenüber bestimmten Personen müssen erfragt und – falls sie plausibel sind – immer absolut respektiert werden. Gelegentlich kann ein Gespräch über diese Frage der Anfang sein, verfahrene und konfliktreiche Beziehungsmuster zwischen Patient und Angehörigen zu lösen.

Beim bewußtlosen Patienten ist das Palliativteam auf die Kommunikation mit den Angehörigen angewiesen. Hier erfordert es Fingerspitzengefühl, um zu erspüren, wieviel wem wann und wie mitgeteilt werden soll. Ein Gespräch mit vorbehandelnden Ärzten und Pflegeteams kann hilfreich sein.

Alle Gespräche müssen sorgfältig dokumentiert werden – vor allem bei vermuteten oder offensichtlichen Konflikten zwischen Patient und Angehörigen. Hier kann es sinnvoll sein, ein weiteres Mitglied des Palliativteams hinzuzuziehen (Zeuge).

18.1.4   Aufklärung

Das Grundgesetz garantiert dem Patienten volle Autonomie. Dies setzt die Kenntnis aller zur Entscheidung erheblichen Faktoren voraus. Als Laien sind sie dem Patient nicht oder nicht voll bekannt. Daraus folgt Aufklärung und Patientenrespekt als ethische und rechtliche Pflicht für den Arzt.

Aufklärungspflicht

Entscheidend für jede Therapiewahl ist der **Wille des aufgeklärten Patienten** (informed consent). Das Aufklärungsgespräch muß schriftlich dokumentiert und vom Arzt (besser auch vom Patient) unterzeichnet werden. Ohne Aufklärung ist die Einwilligung unwirksam, weil der „informed consent" fehlt. Die Einwilligung muß vor jedem neuen Eingriff wieder bestätigt werden. Sie muß (i.d.R. mindestens einen Tag) vor dem geplanten Eingriff stattfinden. Unterlassene ärztliche Aufklärung macht die gesamte ärztliche Maßnahme rechtswidrig. Die Form der Aufklärung (schriftlich, mündlich, standardisiert, individuell) liegt im Ermessen des Arztes. Sie muß verständlich sein und der Arzt muß sich vergewissern, daß der Patient sie verstanden hat (Dolmetscher). Ein Formular kann ein Gespräch nicht ersetzen.

Therapeutische Aufklärung: Soll die Mitwirkung des Patienten an der Therapie und damit den Behandlungserfolg sichern.

Selbstbestimmungsaufklärung: Dient dem Selbstbestimmungsrecht des Patienten und somit dem Persönlichkeitsrecht. Sie muß stattfinden zur

- *Befund- und Diagnoseaufklärung:* Bei jeder neuen Erkenntnis, auf jeden Fall aber wenn der Patient die Information erfragt oder eine wichtige Lebensentscheidung von der Kenntnis des Zustandes abhängt (z.B. ansteckende oder lebensbedrohliche Erkrankung, notwendige eingreifende Therapie). Immer schonende, schrittweise Aufklärung, vor allem aber, wenn der Patient durch die „nackte Wahrheit" gefährdet ist.
- *Sicherungsaufklärung:* Information über notwendige Maßnahmen zur Gefahrenabwehr im Interesse des Patienten, z.B. Dosierung, Nebenwirkung und Unverträglichkeiten von Medikamenten, Benutzung von Kraftfahrzeugen, Diätvorschriften, Gefahren bei unterlassenen Therapiemaßnahmen bzw. Behandlungsabbruch
- *Risiko- und Eingriffsaufklärung:* Bei jedem Eingriff in die körperliche Unversehrtheit („Körperverletzung", ☞ 18.1.2) muß informiert werden über
  - Art, Dringlichkeit, Tragweite
  - Mißerfolgsraten
  - Mögliche Alternativen, vor allem „Nichts tun"
  - Ablauf des Eingriff
  - Sichere, unvermeidbare und nicht immer eintretende Folgen aus dem Eingriff
  - Den zu erwartenden Zustand des Patienten nach dem Eingriff

18

- Art und Häufigkeit möglicher Komplikationen und Risiken (auch seltene, wenn für den Patienten von Bedeutung)
- Feststellung von *Behandlungsalternativen*
  - Besteht eine Alternative, muß der Arzt darauf hinweisen, auch wenn sie nicht in sein Behandlungsgebiet fällt
  - Evtl. bestehende bessere Behandlungsbedingungen (z.B. mit geringerem Risiko) an einem anderen Ort
  - Kostengünstigere Behandlungsmaßnahmen.

Auch „Nichts tun" ist häufig eine ernstzunehmende Alternative.

Ausnahmesituationen

Patienten mit weit fortgeschrittener, unheilbarer Erkankung befinden sich oft in einer psychischen Ausnahmesituation. Falls eine Aufklärung bisher nicht oder nicht ausreichend stattgefunden hat, ist es Aufgabe des Arztes, zu klären, ob, wann und wie der Patient informiert werden soll (☞ 2.3.4). Dazu muß vorab geklärt werden, wieviel Information und Offenheit der Patient wünscht.

Es ist inhuman, dem Menschen das Wissen von seinem nahenden Tod aufzuzwingen.

In der Regel wünschen Patienten ein offenes Gespäch (bzw. mehrere Gespräche), sofern ihnen Gesprächsbereitschaft und Begleitung signalisiert wird, sie ihre Gefühle zeigen dürfen und sich nicht alleine gelassen fühlen.

Falls ein Patient klar wünscht, nicht aufgeklärt zu werden, kann dies akzeptiert werden, solange keine Entscheidungen anstehen, die eine Information des Patienten voraussetzen. Dies ist zu dokumentieren. Es muß jedoch versucht werden, nach Aufbau einer tragfähigen Beziehung, den Patienten langsam in einem einfühlsamen Aufklärungsprozess an die Wahrheit hinzuführen (☞ 2.5.2), die er ja meist schon ahnt. Dies erfordert von dem Gesprächspartner Einfühlungsvermögen, Zeit, Geduld und Erfahrung.

Die meisten Patienten wissen mehr über ihre Krankheit und die Prognose, als zu erwarten wäre. Ein offenes, aber schonendes Aufklärungsgespräch schadet daher selten, sondern ist eher hilfreich für die weitere Begleitung. Immer sollte das Behandlungsteam wissen, über welche Sachverhalte der Patient inwieweit informiert ist.

18.1.5   Dokumentationspflicht

In der Palliativmedizin ist eine sorgfältige Dokumentation besonders wichtig, da oft am Ende einer Behandlung der Tod des Patients steht, so daß dieser als „Zeuge" nicht mehr gefragt werden kann.

Die Pflicht zur ausführlichen, sorgfältigen, vollständigen und zeitnahen Dokumentation ist eine vertragliche Pflicht im Rahmen der Behandlungsvertrages mit dem Zweck
* *Therapiesicherung:* Diagnostische und therapeutische Maßnahmen müssen für Dritte nachvollziehbar sein
* *Rechenschaftslegung:* Pflicht des Arztes, seine Maßnahmen und Feststellungen nachvollziehbar zu dokumentieren (Patient hat Einsichtsrecht)
* *Beweissicherung:* Beweismaterial bei Zweifelsfällen, bei strafrechtlichen Ermittlungsverfahren und zivilrechtlichem Vorgehen durch Hinterbliebene.

Inhalt der ärztlichen Dokumentation
* Wichtigste diagnostische und therapeutische Maßnahmen, ärztliche Hinweise für den Patienten und alle Abweichungen von Standardbehandlungen
* Verlaufsdaten zu Aufklärung, Eingriffen, Zwischenfällen, Pflege, Entscheidungen des Patienten gegen den ärztlichen Rat.

Formal genügen Stichworte, Abkürzungen (standardisiert) und Symbole, solange sie für andere Fachleute verständlich sind.

18

18.2   Vorausschauende Willenserklärung

Synonym: Patientenverfügung, Patiententestament, Patientenbrief, living-will-decision.

Ziele

In der Palliativmedizin werden ständig Entscheidungen für oder gegen lebensverlängernde Maßnahmen getroffen. Nicht immer sind die Patienten dabei noch in der Lage, ihren Willen zu äußern. Deshalb muß möglichst vorausschauend gedacht werden und dem Patienten eine mögliche bedrohliche Situation rechtzeitig mitgeteilt werden, damit er eine Entscheidung treffen und diese äußern kann. Der Arzt sollte in geeigneten Fällen dem Patienten solche vorsorgenden Erklärungen (☞ 18.2.1 und 18.2.2) empfehlen.

Mit einer schriftlichen Willenserklärung können Informationen vermittelt werden, die es dem Arzt ermöglichen, den aktuellen mutmaßlichen Willen eines nicht mehr einwilligungsfähigen Patienten zu bestimmen. Je zeitnaher, konkreter und verbindlicher sie verfaßt wurde, um so bindender ist sie für den verantwortlichen Arzt. Im Idealfall ist sie dem aktuellen Willen gleichzusetzen (☞ 18.1.1).

Im Zweifelsfall muß sich der Arzt nach den Regeln der Schulmedizin und allgemeinen ethischen Normen richten – nicht nach eigenem Ermessen oder dem Willen der Angehörigen. Im Streitfall ist eine Betreuung zu beantragen und ggf. eine vormundschaftsrichterliche Entscheidung zu treffen.

Instrumente

Kann der aktuelle Wille des Patienten nicht ermittelt werden, ist der Arzt verpflichtet, den „mutmaßlichen Willen" zu eruieren und ist an diesen gebunden. Eine besondere Form des erklärten Willen des Patienten ist die schriftliche Voraberklärung in Form einer **Patientenverfügung** (☞ Abb. 18.2). Sie ermöglicht dem Arzt, nach dem (mutmaßlichen bzw. erklärten) Willen des Patienten zu handeln.

Ähnliche Vordrucke sind von verschiedenen Institutionen verfasst worden. Sie geben jeweils einen Anhalt, welche Punkte in einer Patientenverfügung angesprochen werden sollten. Letztendlich ist jedoch nicht die Form, sondern die inhaltliche Aussage maßgebend. Hilfreich ist eine (haus-)ärztliche Stellungnahme in der Patientenverfügung zu Anamnese, Diagnose, Therapie, Prognose, möglichen lebensbedrohlichen Komplikationen und diskutierten Therapiemaßnahmen.

18.2.1   Patientenverfügung (PV)

Schriftliche Willenserklärung über medizinische Maßnahmen im Falle einer lebensbedrohlichen Situation mit Unfähigkeit, für sich selbst zu sprechen.

Eine Patientenverfügung ist eine **Willenserklärung.** Sie ist rechtlich begründet im Rahmen des Selbstbestimmungsrechtes des Patienten. Ist der Patient nicht in der Lage, seinen Willen zu äußern, ist der Arzt verpflichtet, zu prüfen, ob der Patient Dritte ausdrücklich bevollmächtigt hat, über die weitere Behandlung zu entscheiden („Vorsorgevollmacht") oder ob eine schriftliche Willenserklärung existiert. An den Patientenwillen (durch Dritte oder schriftliche Willensäußerung kundgetan) ist der Arzt gebunden, auch wenn dieser Wille der eigenen Vorstellung des Arztes widerspricht.

In den letzten 5 Jahren haben Patientenverfügungen an Beachtung und Bedeutung gewonnen. Die Rechtssprechung hat sich eindeutig für die Patientenverfügung ausgesprochen.

„Patientenverfügungen sind verbindlich, sofern sie sich auf die konkrete Behandlungssituation beziehen" (Grundsätze der Bundesärztekammer zur ärztlichen Sterbebegleitung (☞ 18.3.2) vom September 1998).

Formale Voraussetzungen

- In gesunden Zeiten oder vor dem nahenden „Terminalstadium" abgefasst
- Schriftliche oder mündliche Erklärung zu medizinischen Maßnahmen
- Freier Text oder Formular mit Lückentext (ankreuzen bzw. ergänzen)
- Mit Datum und handschriftlicher Unterschrift
- Zeugenunterschrift nicht erforderlich aber im Zweifelsfall hilfreich
- Regelmäßige (z.B. jährliche) Bestätigung durch Unterschrift (formal gilt sie zwar zeitlich unbegrenzt, in der Praxis verliert eine ältere Erklärung an Aktualität und damit an Verbindlichkeit)
- Jederzeit widerrufbar (d.h. der Arzt muß sich versichern, daß die PV noch dem aktuellen Willen des Patienten entspricht – größtes Problem und häufigstes Argument, sie nicht ernst zu nehmen)
- Ein Behandlungsverbot ist grundsätzlich zu beachten
- Darf keine Aufforderung zur Tötung (auf Verlangen) enthalten (Strafbar nach StGB 216 ☞ 18.3.1)
- Teils mit Aussagen über Organspende, Obduktion und Bestattung kombiniert
- Nichtbeachtung einer PV durch den Arzt entspricht dem Tatbestand der Körperverletzung (§ 223 StGB ☞ 18.3.1) und setzt u.U. den Arzt Schadensersatzansprüchen aus.

18

Tips für die Praxis

 Vorsicht

Solange der Patient zu einer (wenn auch noch so schwachen) Willensäußerung fähig ist, muß er direkt befragt werden – auch wenn er unter Betreuung steht oder einen Bevollmächtigten hat. Die PV bzw. Tätigkeit eines gesetzlichen Betreuers oder eines Bevollmächtigten tritt erst in Kraft, wenn der Patient nicht mehr für sich selber sprechen kann.

Patientenverfügung

Für den Fall, dass ich infolge einer schweren gesundheitlichen Beeinträchtigung meinen Willen nicht mehr bilden oder verständlich äußern kann, **so wünsche ich ausdrücklich, was folgt:**

Ich will nicht mit künstlichen Mitteln am Leben gehalten werden, wenn nach menschlichem Ermessen und nach ärztlicher Einschätzung nicht mehr damit zu rechnen ist, dass ich in der Zeit meines Lebens, die so noch gewonnen werden könnte, ein aus meiner Sicht „lebenswertes" Leben führen kann.

Dies gilt für mich insbesondere dann,

- wenn ich mich unabwendbar im Sterbeprozeß befinde,
- wenn der Fall eines dauerhaften Komas, eines Wachkomas oder eines ähnlichen Zustandes eingetreten ist, selbst wenn der Tod noch nicht absehbar ist,
- wenn eine schwere Dauerschädigung des Gehirns vorliegt,
- wenn lebenswichtige Funktionen meines Körpers ausgefallen sind.

Deshalb verfüge ich für solche Fälle das Unterlassen aller intensivmedizinischen, lebensverlängernden Maßnahmen, insbesondere will ich

- keine künstliche Beatmung!
- keine Wiederbelebung!
- keine Flüssigkeitszufuhr von mehr als einem halben Liter am Tag, nur Mundpflege gegen Durst!
- keine künstliche Ernährung durch jede Art von Magensonde (Nasensonde oder PEG)!
- kein Anschluß an eine künstliche Niere!
- keine Bluttransfusion

(Achtung! Nichtzutreffendes ggf. streichen!)

Ich akzeptiere dann mein Schicksal und will keine Lebensverlängerung, die ich nur als Verlängerung meines Leidens bzw. als Verzögerung des Sterbevorganges empfinden könnte.

Alle sinnvollen Therapie- und Pflegemaßnahmen zur Linderung meiner Schmerzen und meiner Angst sollen hingegen bis zuletzt durchgeführt werden, selbst wenn dadurch eine Lebensverkürzung nicht ausgeschlossen ist. Ich möchte in Würde sterben, möglichst in vertrauter Umgebung.

Abb. 18.2 a: Patientenverfügung (Formular)

Einer Organtransplantation **stimme ich zu / stimme ich nicht zu.**

(Achtung: Nichtzutreffendes streichen!)

Ich wünsche, dass folgende Personen umgehend verständigt werden:

_____

Telefonangabe nicht vergessen!

Schweigepflichtentbindung:

Ich befreie alle Ärzte, die mich behandeln, von der ärztlichen Schweigepflicht gegenüber diesen Personen sowie Behörden und Gerichten.

Widerrufsmöglichkeit:

Ich weiß, daß ich diese Erklärung jederzeit widerrufen kann.

Gültigkeit dieser Erklärung für veränderte Umstände:

Ich weiß, daß in einer Situation, in der es mir auf die Beachtung dieser Verfügung ankommt, unter Umständen angenommen wird, ich würde mich in der konkreten Situation anders entscheiden, als hier niedergelegt. Dies wünsche ich nicht! Denn ich verstehe diese Erklärung als Ausdurck einer wohl überlegten generellen Einstellung zu diesen Lebensfragen!

18

_____ , den _____

_____

Abb. 18.2 b: Patientenverfügung (Formular)

- Eine PV sollte möglichst mit einer Vorsorgevollmacht oder Betreuungsverfügung kombiniert werden
- Eine PV ist sinnvoll für alle Patienten mit unheilbarer Erkrankung, bei denen ein Krankheitsprogress mit lebensbedrohlichen Komplikationen erkennbar ist
- Mögliche lebensbedrohliche Komplikationen und gewünschte medizinische Maßnahmen sollten aufgeführt werden
- Dies ist den meisten Patienten nicht ohne ärztliche Hilfe möglich – Beratungsgespräch z. B. durch den Hausarzt
- Eine ärztliche Stellungnahme zu den Aussagen der PV sowie dem Geisteszustand des Patienten macht die Umsetzung im Ernstfall leichter (☞ Abb. 18.3)
- Eine PV hilft nur dann, wenn sie dem Arzt auch vorgelegt wird – gut ist es, wenn Angehörige informiert sind und die Entscheidung mittragen
- Die PV gilt nicht für die **unerwartete** lebensbedrohliche Notfallsituation
- Die meisten Menschen sind bis wenige Stunden vor ihrem Tod bei Bewußtsein und in der Lage, ihren Willen zu äußern (d. h. die PV muß nicht als Entscheidungshilfe herangezogen werden)
- Der größte Vorteil einer PV ist der Entscheidungsprozeß, der mit der Niederschrift beginnt.

Eine rechtzeitige Auseinandersetzung des Patienten mit seinem Sterben und Tod ist hilfreich, um im Sterben Wünsche und Vorstellungen über medizinische Maßnahmen zu kennen und zu äußern. Der Hausarzt hat hier Schlüsselposition.

18.2.2   Vorsorgevollmacht

Umfassende und flexibelste Form der vorausschauenden Willenserklärung.
- Alternativ oder ergänzend zu einer Patientenverfügung besteht die Möglichkeit einer Bestimmung eines „Patientenanwalts" bzw. „Bevollmächtigten", dem entsprechende Vollmachten (☞ Abb. 18.4) erteilt werden
- Ggf. wird dieselbe Person als gewünschter Betreuer genannt (☞ Abb. 18.5) und bei Bedarf dann vom Vormundschaftsgericht als gesetzlicher Betreuer eingesetzt
- Regelmäßiger Gedankenaustausch mit dem „Bevollmächtigten" ist notwendig, damit dieser im Zweifelsfall den mutmaßlichen Willen kennt und entscheiden kann.

**Erklärung des behandelnden Arztes
und anderer Fachkräfte**

Herr/Frau _____ leidet seit _____

an _____

Herr/Frau _____ hat die oben stehende Willenserklärung

in meinem **Beisein** unterschrieben.

Zu diesem Zeitpunkt war Herr/Frau _____ einsichtig

in den Krankheitsverlauf und urteilsfähig, was die möglichen Folgen dieser Erklärung angeht.

Bei Herrn/Frau _____ ist ein depressives Syndrom nicht

erkennbar.

Herr/Frau _____ hat freie Entscheidungsmöglichkeit

und hat die Entscheidung freiwillig gefällt. Er/Sie hat sich von mehreren Fachkräften ausführ-

lich beraten lassen.

Herr/Frau _____ ist über die jederzeitige Widerrufs-

möglichkeit informiert.

Name	_____
Berufsbezeichnung	_____
Adresse	_____
	_____
Ort und Datum	_____
Unterschrift	_____

18

Abb. 18.3: Erklärung des behandelnden Arztes und anderer Fachkräfte
(Formular)

Vorsorgevollmacht

Ich,

_____
(Name, Vorname, Geburtstag)

_____
(Adresse)   (Vollmachtgeber/in!)

erteile hiermit Vollmacht an

_____
(Name, Vorname, Geburtstag)

_____
(Adresse)   (Bevollmächtigte/r!)

Diese Person kennt meine Einstellung zu Krankheit und Sterben (wie ich sie in meiner Patientenverfügung niedergelegt habe) und genießt mein Vertrauen. Sie darf in allen Angelegenheiten der Gesundheitsvorsorge, zu der ich auch das Sterbenlassen zähle, ebenso über alle Modalitäten von Heim- oder Hauspflege und Aufenthaltsbestimmung für mich entscheiden. Sie darf für mich bestimmte Post entgegennehmen und öffnen sowie mich bei Behörden, Banken, Versicherungen, Renten- und Sozialleistungsträgern vertreten. Sie darf insbesondere zu sämtlichen Maßnahmen zur Untersuchung des Gesundheitszustandes und zu Heilbehandlungen einwilligen, auch wenn die begründete Gefahr besteht, dass ich an dieser Behandlung sterben könnte oder einen schweren oder länger dauernden gesundheitlichen Schaden erleide (§ 1904, Absatz 1 BGB). Diese Vollmacht umfasst auch die Veranlassung meiner Unterbringung mit freiheitsentziehender Wirkung (§ 1906 Absatz 1 BGB) und die Regelung freiheitsentziehender Maßnahmen in einer Anstalt, Heim oder sonstigen Anstalt (§ 1906 Absatz 4 BGB), wenn und solange dergleichen zu meinem Wohle erforderlich ist. Die Vollmacht umfasst ausdrücklich auch die Einwilligung zum Unterlassen oder Beenden lebensverlängernder Maßnahmen, insbesondere jener, die ich in meiner Patientenverfügung aufgezeigt habe. Die bevollmächtigte Person darf in meinem Namen auch bereits erteilte Einwilligungen zurücknehmen oder Einwilligungen verweigern, Krankenunterlagen einsehen und deren Herausgabe an Dritte bewilligen. Ich entbinde alle mich behandelnden Ärzte und nichtärztliche Mitarbeiter gegenüber meiner bevollmächtigten Vertrauensperson von der Schweigepflicht.

_____
Ort, Datum

_____   _____
Unterschrift des Vollmachtgebers   Unterschrift des Bevollmächtigten

Abb. 18.4: Vorsorgevollmacht (Formular)

Betreuungsverfügung

Ich verfüge, dass

Herrn/Frau _____

geboren am _____

in _____

wohnhaft _____

zu meinem gesetzlichen Betreuer bestellt werden soll, sollte eine Betreuung nach dem neuen Betreuungsrecht für mich errichtet werden müssen.

Wenn dies zur Vermeidung zeitlicher Nachteile für mich erforderlich ist, soll oben genannte Person zunächst und gegebenenfalls im Wege der einstweiligen Anordnung zu meinem Betreuer für den Wirkungskreis Gesundheitsfürsorge bestellt werden.

Ich weiß, dass die Entscheidung über die Bestellung eines Betreuers beim Vormundschaftsgericht liegt. Ich bitte jedoch ausdrücklich darum, meine Willenserklärung sowie die Erklärung des behandelnden Arztes bei der Entscheidung zu beachten.

Ort und Datum _____

Unterschrift _____

Ort und Datum _____

Unterschrift d. gew. Betreuers _____

Abb. 18.5: Betreuungsverfügung (Formular)

Betreuungsrecht

Nach dem neuen Betreuungsrecht darf eine Betreuung vom Vormundschaftsgericht nicht mehr angeordnet werden, wenn ein Bevollmächtigter ebenso gut und wirksam für den Patienten handeln kann, Deshalb muß in jedem Fall geprüft werden, ob die Vorsorgevollmacht auch tatsächlich jene ärztliche Maßnahme umfaßt, zu der der Bevollmächtigte seine Einwilligung erteit. Nur selten sind die Vorsorgevollmachten nach dem neuen Recht (1.1.99) ausreichend formuliert. In den Fällen des § 1904 BGB (Maßnahmen mit begründeter Gefahr, daß der Patient stirbt oder einen länger andauernden oder gesundheitlichen Schaden erleidet) und des § 1906 BGB (vorübergehend oder dauerhaft freiheitsentziehende Maßnahmen wie Fixierung oder Unterbringung u.a.) müssen diese Maßnahmen ausdrücklich in der Vorsorgevollmacht erwähnt sein, sonst kann der Bevollmächtigte nicht wirksam einwilligen. In diesen Fällen ist sofort das Vormundschaftsgericht einzuschalten, damit für die „Lücke" ein Betreuer bestellt wird, in aller Regel der Bevollmächtigte. Deshalb sollte zur Unterzeichnung des Formulars nach Abb. 18.4 dringend geraten werden.

18.2.3 Organspende

Aufgrund der Multimorbidität der Patienten in der Palliativmedizin ist eine Organentnahme zur Transplantation meist nicht sinnvoll. Dennoch fragen viele Patienten und Angehörige danach. Oft steckt die Angst dahinter, daß gegen ihren Willen Organe entnommen werden. Daher Aufklärung über Spenderkriterien.

Kriterien zur Organspende

- Hirntod als Todesursache muß klinisch wahrscheinlich sein (bei langsamem Sterbeprozeß sehr unwahrscheinlich, da meist Multiorganversagen, gelegentlich schneller Todeseintritt bei Hirntumoren und fulminanter intrazerebraler Blutung, dann aber wegen Malignom keine Organspende)
- Ausschluß irreversibler Schäden an den zu entnehmenden Organen (z.B. chemotherapieinduzierte Kardiomyopathie)
- Keine „übertragbaren Erkrankungen" (Malignom, systemische Infektionen, positiver HIV-Test)
- Biologisches Alter < 65 Jahre
- Keine Intoxikation, Infektion (z.B. terminale Pneumonie und Sepsis), neuromuskuläre Erkrankung oder Blockade durch Medikamente, endokrines oder metabolisches Koma (z.B. Diab. mell., Leberversagen oder Nierenversagen) oder Schock als Todesursache
- Einwilligung des Patienten
- Hirntoddiagnostik erforderlich (und meist auf Palliativstationen nicht möglich).

18

Der typische Palliativpatient kommt für eine Organtransplantation oder Organspende nicht in Frage.

18.3   Sterbehilfe

18.3.1   Gesetzliche Regelungen

 Grundsätze der Bundesärztekammer (Auszug)

- „Aufgabe des Arztes ist es, unter Beachtung des Selbstbestimmungsrechtes des Patienten Leben zu erhalten, Gesundheit zu schützen und wiederherzustellen sowie Leiden zu lindern und Sterbenden bis zum Tod beizustehen."
- „Unabhängig vom Ziel der medizinischen Behandlung hat der Arzt in jedem Fall für eine Basisbetreuung zu sorgen. Dazu gehören u. a.: Menschenwürdige Unterbringung, Zuwendung, Körperpflege, Lindern von Schmerz, Atemnot und Übelkeit sowie Stillen von Hunger und Durst."

Hilfe im Sterben in Form menschlicher und seelsorgerlicher Begleitung, maximaler Symptomkontrolle (ohne Ziel der Lebensverlängerung) ist Pflicht des Arztes.

Strafgesetzbuch (StGB)

Die Gesetze des StGB gelten für alle Bürger Deutschlands und alle im Geltungsbereich deutscher Gesetze Tätigen (also auch für ausländische Mitarbeiter). Sie sind nicht auf die spezielle Situation des Arztes abgestimmt. Entscheidend ist die Auslegung im Einzelfall.

Klar geregelt ist jede Form der aktiven Tötung (§ 211 Mord u. a.) und der Behandlung ohne Einverständnis (§ 223 Körperverletzung). Viele Handlungen zwischen diesen Polen sind standesrechtlich oder allgemein ethisch geregelt. Dennoch entstehen in der Palliativsituation immer wieder Konfliktsituationen, vor allem dann, wenn der aktuelle Patientenwille nicht erfahrbar ist.

 Wichtige Paragraphen aus dem StGB

§ 211 (Mord)
(2) Mörder ist, wer aus Mordlust, zur Befriedigung des Geschlechtstriebs, aus Habgier oder sonst aus niedrigen Beweggründen ... einen Menschen tötet.

18

§ 212 (Totschlag)

(1) Wer einen Menschen tötet, ohne Mörder zu sein, wird als Totschläger ... bestraft.

§ 216 (Tötung auf Verlangen)

(1) Ist jemand durch das ausdrückliche und ernstliche Verlangen des Getöteten zur Tötung bestimmt worden, ... wird ... bestraft.
(2) Der Versuch ist strafbar.

§ 222 (Fahrlässige Tötung)

Wer durch Fahrlässigkeit den Tod eines Menschen verursacht, wird ... bestraft.

§ 223 (Körperverletzung)

(1) Wer einen anderen körperlich mißhandelt oder an der Gesundheit beschädigt, wird ... bestraft.

§ 223 a (Gefährliche Körperverletzung)

(1) Ist die Körperverletzung mittels ... einer das Leben gefährdenden Behandlung begangen, ...
(2) Der Versuch ist strafbar.

§ 224 (Schwere Körperverletzung)

(1) Hat die Körperverletzung zur Folge, daß der Verletzte ein wichtiges Glied des Körpers, das Sehvermögen auf einem oder beiden Augen, das Gehör, die Sprache oder die Zeugungsfähigkeit verliert oder in erheblicher Weise dauernd entstellt wird oder in Siechtum, Lähmung oder Geisteskrankheit verfällt, ...

§ 226 (Körperverletzung mit Todesfolge)

(1) Ist durch die Körperverletzung der Tod des Verletzten verursacht worden, ...

§ 226 a (Einwilligung des Verletzten)

Wer eine Körperverletzung mit Einwilligung des Verletzten vornimmt, handelt nur dann rechtwidrig, wenn die Tat trotz der Einwilligung gegen die guten Sitten verstößt.

§ 229 (Vergiftung)

(1) Wer einem andern, um dessen Gesundheit zu beschädigen, Gift oder andere Stoffe beibringt, welche die Gesundheit zu zerstören geeignet sind, wird ... bestraft.
(2) Ist durch die Handlung eine schwere Körperverletzung ... (oder) der Tod verursacht worden ...

§ 230 (Fahrlässige Körperverletzung)

Wer durch Fahrlässigkeit die Körperverletzung eines anderen verursacht, wird ... bestraft.

§ 239 (Freiheitsberaubung)
(1) Wer widerrechtlich einen Menschen einsperrt oder auf andere Weise des Gebrauchs der persönlichen Freiheit beraubt, wird ... bestraft.

§ 323 (Unterlassene Hilfeleistung)
Wer bei Unglücksfällen oder gemeiner Gefahr oder Not nicht Hilfe leistet, obwohl dies erforderlich und ihm den Umständen nach zuzumuten, insbesondere ohne erheblich eigene Gefahr und ohne Verletzung anderer wichtiger Pflichten möglich ist, wird ... bestraft.

18.3.2 Ärztliches Standesrecht

Berufsrecht

 Hippokratischer Eid

„Ich werde niemandem ein tödlich wirkendes Medikament geben, auch nicht, wenn ich darum gebeten werde, und keinen Rat dazu erteilen. Ebenso werde ich keiner Frau ein Abtreibungsmittel geben. ... In alle Häuser, die ich betrete, werde ich zum Nutzen der Kranken hineingehen und mich fernhalten von allem willkürlichen Unrecht und allem, was Verderben bringt, ..." (4. Jh.).

„Behandlungsauftrag" (Heilauftrag)
Der Patient erteilt dem Arzt einen Behandlungsauftrag, indem er sich in dessen Behandlung begibt. Aus dem Hippokratischen Eid können als Inhalt des ärztlichen Behandlungsauftrag ethisch und rechtlich anerkannte Maximen zusammengefaßt werden.

- Ziel ärztlichen Handelns ist der Heilerfolg, dieser kann jedoch nicht eingefordert werden (Behandlungserfolg ist nicht Grundlage des Behandlungsvertrags)
- Der Arzt dient mit seinem Tun und Unterlassen ausschließlich dem Patienten, er darf „weder vergiften noch sonst irgendwie schaden"
- Der Arzt leistet jedem Patienten einen persönlichen, individuellen Dienst, übt Diskretion und läßt dem Kranken die Freiheit des Entschlusses
- Der subjektiven Bedürftigkeit des Kranken soll sachgerechtes Handeln des Helfers entsprechen, den „objektiv Bedürfigen" gibt es nicht (d.h. nicht der Arzt entscheidet, ob der Patient bedürftig ist, sondern der aufgeklärte Patient selbst)
- Der Arzt ist der Wissenschaft, den Normen des Rechts und der Sittlichkeit, sowie dem ärztlichen Standesrecht verpflichtet.

18

Der Behandlungsauftrag ist eindeutig, wenn der aufgeklärte Patient wünscht, daß eine (diagnostizierbare) Krankheit geheilt werden soll. Wenn es für eine Krankheit keine kausale Therapie (mehr) gibt, muß nach individuellen Lösungen gesucht werden. Der Behandlungsauftrag kann dann nicht die Heilung beinhalten, sondern die Linderung des Leidens. Folgerichtig gehört auch der begleitende Beistand im Sterben dazu („Heilauftrag" in der Palliativmedizin).

Der Behandlungsauftrag im Sinne eines Heilauftrages hat eine ethische, rechtliche und soziale Begründung, denn die Heilung eines Kranken gilt als gesellschaftliche Aufgabe, die der Arzt von Berufs wegen übernimmt. Die Pflicht des Arztes, Leben zu erhalten, ist begrenzt durch die Beachtung des Selbstbestimmungsrechtes des Patienten (Grundsätze der BÄK).

Sterbehilfe

Passive Sterbehilfe

„Sterben-lassen" eines Schwerkranken (durch Nicht-Aufnahme oder Beendigung von lebensverlängernden Maßnahmen) ist immer möglich, wenn dies dem erklärten oder mutmaßlichen Willen des Patienten oder allgemein gültigen ethischen Normen entspricht („Einverständlicher" Behandlungsabbruch/Behandlungsverzicht ☞ 18.1.2). Eine entscheidende Bedeutung kann hierbei eine Voraberklärung im Sinne einer „Patientenverfügung" (☞ 18.2.1) haben.

Problematisch ist der **einseitige** Behandlungsabbruch oder -verzicht, d.h. wenn kein Patientenwille erkennbar ist. Hier darf nur unter bestimmten Umständen auf (unzumutbare) lebensverlängernde Maßnahmen verzichtet werden. Diese werden z.B. in den „Grundsätzen der Bundesärztekammer zur ärztlichen Sterbebegleitung" (☞ 18.3.2) benannt. Dabei handelt es sich nicht um bindende Gesetze, sondern um Entscheidungshilfen, die sich allerdings streng an der Rechtsprechung orientiert haben. Die eigene Verantwortung in der konkreten Situation wird dem Arzt nicht abgenommen.

Aktive Sterbehilfe

Aktive Sterbehilfe ist rechtswidrig (§ 216 StGB). Auch die Tötung auf Verlangen entspricht dem Tatbestand der Tötung.

Beihilfe zum Suizid ist straffrei, da der Gesetzgeber dies ausdrücklich nie unter Strafe gestellt hat. Entscheidend ist der letzte, kausale Akt der (Selbst)-Tötung, der vom Patienten eigenhändig ausgeführt werden muß. Beihilfe zum Suizid durch einen Arzt ist nach dem Standesrecht verboten und auf Grund der Sonderrolle des Arztes (Garantenpflicht) besonders problematisch. Im Anschluß an den Suizid ist der Arzt nämlich zur „Hilfeleistung" verpflichtet, wenn er dazu in der Lage ist (Kenntnis, Erreichbarkeit usw.) falls es eine Möglichkeit gibt, den Patienten zu retten.

18

Indirekte Sterbehilfe

Eine Therapie mit dem Risiko einer (fakultativen) Lebensverkürzung ist straffrei, falls sie vor allem der adäquaten Symptomkontrolle beim Sterbenden dient.

Das vielzitierte „lebensverkürzende Risiko" einer Morphintherapie ist bei fachgerechtem Einsatz der Morphine nicht nachgewiesen. Sollte dennoch unmittelbar nach einer (indizierten) Morphingabe der Tod eintreten, ist dies im Sinne der indirekten Sterbehilfe ohne rechtliche Folgen.

Suizid bei Schwerkranken

Selbstmordgedanken sind bei Tumorpatienten mit weit fortgeschrittener Erkrankung häufig. Etwa jeder 3./4. Patient äußert Gedanken über eine Selbsttötung oder Beschleunigung des Sterbevorganges, vorausgesetzt, das Vertrauen in den Gesprächspartner ist gut genug (☞ 2.5.3). Die Suizidgedanken sind nicht gleichzusetzen mit dem Wunsch der Sterbehilfe. Sie scheinen eher ein Ventil zu sein, das die Selbstbestimmung unterstützt. „Wenn es ganz schlimm wird, kann ich mir helfen, indem ich mir das Leben nehme." Die tatsächliche Selbstmordrate ist unter Krebspatienten nicht höher als in der Normalbevölkerung und nimmt sogar mit fortschreitender Erkrankung ab.

Ursachen für Suizidgedanken
- Symptomkontrolle nicht ausreichend
- Unerkannte oder falsch behandelte Depression
- Der Patient hat das Gefühl, anderen zur Last zu fallen
- Der Patient möchte seine Angehörigen „erlösen".

Hilfen für die Begleitung
- Das Thema Suizid muß vom Arzt angesprochen werden. Damit wird dem Patienten signalisiert, daß er über seine Wünsche und Ängste offen reden kann (☞ 2.5.3)
- Der Patient soll erzählen dürfen, warum er *jetzt* solche Gedanken hat, damit gemeinsam geklärt werden kann, was zu tun ist, damit das Leben für ihn wieder wertvoll wird
- Der Arzt muß unmißverständlich klar machen, daß er keinen Menschen töten darf, kann und will
- Einer Selbsttötung als Impulshandlung sollte vorgebeugt werden, z.B. durch adäquate antidepressive Therapie bei entsprechender Veranlagung
- Eine Selbsttötung kann und soll in Ausnahmesituationen nicht um jeden Preis verhindert werden (z.B. keine Sitzwache), wenn
  − Es sich um eine klare Entscheidung eines willensklaren Patienten handelt
  − Die Einschätzung der Situation durch den Patienten realistisch ist
  − Die Motive auch für Außenstehende klar und verständlich sind.

18

Ein ruhiges Gespräch mit dem Patienten über die Folgen einer Selbsttötung kann helfen, sich von diesem Lösungsweg zu distanzieren:

- Im Falle einer Selbsttötung muß auf dem Leichenschauschein „unnatürliche Todesursache" angegeben werden. Dies hat die Einschaltung der Staatsanwaltschaft und evtl. eine Obduktion zur Folge
- Einige Versicherungen, z.B. Lebensversicherungen zahlen im Falle der Selbsttötung nichts aus
- Für Angehörige (vor allem religiös verankerte) ist die Vorstellung der Selbsttötung meist noch schrecklicher, als der Tod durch die Grunderkrankung.

Grundsätze der Bundesärztekammer zur ärztlichen Sterbebegleitung vom September 1998

Die Grundsätze der Ärztekammern als „Standesvertretung" formulieren die Aufgaben des Arztes unter Beachtung des Selbstbestimmungsrechtes des Patienten. Sie sind als Orientierungshilfe gedacht. Sie haben keinen Gesetz-Charakter, sondern gelten als „ethische Norm" bzw. Standesregel, orientieren sich jedoch streng an der Rechtsprechung. Erstmals wird hierin eine klare Position zum Selbstbestimmungsrecht des Patienten bezogen.

18

Präambel

Aufgabe des Arztes ist es, unter Beachtung des Selbstbestimmungsrechtes des Patienten Leben zu erhalten, Gesundheit zu schützen und wiederherzustellen sowie Leiden zu lindern und Sterbenden bis zum Tod beizustehen.

Die ärztliche Verpflichtung zur Lebenserhaltung besteht jedoch nicht unter allen Umständen. Es gibt Situationen, in denen sonst angemessene Diagnostik und Therapieverfahren nicht mehr indiziert sind, sondern Begrenzung geboten sein kann. Dann tritt palliativ-medizinische Versorgung in den Vordergrund. Die Entscheidung hierzu darf nicht von wirtschaftlichen Erwägungen abhängig gemacht werden.

Unabhängig von dem Ziel der medizinischen Behandlung hat der Arzt in jedem Fall für eine Basisbetreuung zu sorgen. Dazu gehören u.a.: Menschenwürdige Unterbringung, Zuwendung, Körperpflege, Lindern von Schmerzen, Atemnot und Übelkeit sowie Stillen von Hunger und Durst.

Art und Ausmaß einer Behandlung sind vom Arzt zu verantworten. Er muß dabei den Willen des Patienten beachten. Bei seiner Entscheidungsfindung soll der Arzt mit ärztlichen und pflegenden Mitarbeitern einen Konsens suchen.

Aktive Sterbehilfe ist unzulässig und mit Strafe bedroht, auch dann, wenn sie auf Verlangen des Patienten geschieht. Die Mitwirkung des Arztes bei der Selbsttötung widerspricht dem ärztlichen Ethos und kann strafbar sein.

Diese Grundsätze können dem Arzt die eigene Verantwortung in der konkreten Situation nicht abnehmen.

I. Ärztliche Pflichten bei Sterbenden

Der Arzt ist verpflichtet, Sterbenden, d.h. Kranken oder Verletzten mit irreversiblem Versagen einer oder mehrerer vitaler Funktionen, bei denen der Eintritt des Todes in kurzer Zeit zu erwarten ist, so zu helfen, daß sie in Würde zu sterben vermögen. Die Hilfe besteht neben palliativer Behandlung in Beistand und Sorge für Basisbetreuung.

Maßnahmen zur Verlängerung des Lebens dürfen in Übereinstimmung mit dem Willen des Patienten unterlassen oder nicht weitergeführt werden, wenn diese nur den Todeseintritt verzögern und die Krankheit in ihrem Verlauf nicht mehr aufgehalten werden kann. Bei Sterbenden kann die Linderung des Leidens so im Vordergrund stehen, daß eine möglicherweise unvermeidbare Lebensverkürzung hingenommen werden darf. Eine gezielte Lebensverkürzung durch Maßnahmen, die den Tod herbeiführen oder das Sterben beschleunigen sollen, ist unzulässig und mit Strafe bedroht.

Die Unterrichtung des Sterbenden über seinen Zustand und mögliche Maßnahmen muß wahrheitsgemäß sein, sie soll sich aber an der Situation des Sterbenden orientieren und vorhandenen Ängsten Rechnung tragen. Der Arzt kann auch Angehörige oder nahestehende Personen informieren, es sei denn, der Wille des Patienten steht dagegen. Das Gespräch mit ihnen gehört zu seinen Aufgaben.

II. Verhalten bei Patienten mit infauster Prognose

Bei Patienten mit infauster Prognose, die sich noch nicht im Sterben befinden, kommt eine Änderung des Behandlungszieles nur dann in Betracht, wenn die Krankheit weit fortgeschritten ist und eine lebenserhaltende Behandlung nur Leiden verlängert. An die Stelle von Lebensverlängerung und Lebenserhaltung treten dann palliativ-medizinische und pflegerische Maßnahmen. Die Entscheidung über Änderung des Therapieziels muß dem Willen des Patienten entsprechen.

Bei Neugeborenen mit schwersten Fehlbildungen oder schweren Stoffwechselstörungen, bei denen keine Aussicht auf Heilung oder Besserung besteht, kann nach hinreichender Diagnostik und im Einvernehmen mit den Eltern eine lebenserhaltende Behandlung, die ausgefallene oder ungenügende Vitalfunktion ersetzt, unterlassen oder nicht weitergeführt werden. Gleiches gilt für extrem unreife Kinder, deren unausweichliches Sterben abzusehen ist, und für Neugeborene, die schwerste Zerstörungen des Gehirns erlitten haben. Eine weniger schwere Schädigung ist kein Grund zur Vorenthaltung oder zum Abbruch lebenserhaltender Maßnahmen, auch dann nicht, wenn Eltern dies fordern. Ein offensichtlicher Sterbevorgang soll nicht durch lebenserhaltende Therapie künstlich in die Länge gezogen werden.

Alle diesbezüglichen Entscheidungen müssen individuell erarbeitet werden. Wie bei Erwachsenen gibt es keine Ausnahmen von der Pflicht zu leidensmindernder Behandlung, auch nicht bei unreifen Frühgeborenen.

III. Behandlung bei sonstiger lebensbedrohender Schädigung

Patienten mit einer lebensbedrohenden Krankheit, an der sie trotz generell schlechter Prognose nicht zwangsläufig in absehbarer Zeit sterben, haben, wie alle Patienten, ein Recht auf Behandlung, Pflege und Zuwendung. Lebenserhaltende Therapie einschließlich – ggf. künstlicher – Ernährung ist daher geboten. Dieses gilt auch für Patienten mit schwersten zerebralen Schädigungen und anhaltender Bewußtlosigkeit (apallisches Syndrom, sog. „Wachkoma").

Bei fortgeschrittener Krankheit kann aber auch bei diesen Patienten eine Änderung des Therapiezieles und die Unterlassung lebenserhaltender Maßnahmen in Betracht kommen. So kann der unwiderrufliche Ausfall weiterer vitaler Organfunktionen die Entscheidung rechtfertigen, auf den Einsatz technischer Hilfsmittel zu verzichten. Die Dauer der Bewußtlosigkeit darf dabei nicht alleiniges Kriterium sein.

Alle Entscheidungen müssen dem Willen des Patienten entsprechen. Bei bewußtlosen Patienten wird in der Regel zur Ermittlung des mutmaßlichen Willens die Bestellung eines Betreuers erforderlich sein.

IV. Ermittlung des Patientenwillens

18

Bei einwilligungsfähigen Patienten hat der Arzt den aktuell geäußerten Willen des angemessen aufgeklärten Patienten zu beachten, selbst wenn sich dieser Wille nicht mit den aus ärztlicher Sicht gebotenen Diagnose- und Therapiemaßnahmen deckt. Das gilt auch für die Beendigung schon eingeleiteter lebenserhaltender Maßnahmen. Der Arzt soll Kranken, die eine notwendige Behandlung ablehnen, helfen, die Entscheidung zu überdenken.

Bei einwilligungsunfähigen Patienten ist die Erklärung des gesetzlichen Vertreters, z. B. der Eltern oder des Betreuers, oder des Bevollmächtigten maßgeblich. Diese sind gehalten, zum Wohl des Patienten zu entscheiden. Bei Verdacht auf Mißbrauch oder offensichtlicher Fehlentscheidung soll sich der Arzt an das Vormundschaftsgericht wenden.

Liegen weder vom Patienten noch von einem gesetzlichen Vertreter oder einem Bevollmächtigten Erklärungen vor oder können diese nicht rechtzeitig eingeholt werden, so hat der Arzt so zu handeln, wie es dem mutmaßlichen Willen des Patienten in der konkreten Situation entspricht. Der Arzt hat den mutmaßlichen Willen aus den Gesamtumständen zu ermitteln. Eine besondere Bedeutung kommt hierbei einer früheren Erklärung des Patienten zu. Anhaltspunkte für den mutmaßlichen Willen des Patienten können seine Lebenseinstellung, seine religiöse Überzeugung, seine Haltung zu Schmerzen und zu schweren Schäden in der ihm verbleibenden Lebenszeit sein. In die Ermittlung des mutmaßlichen Willens sollen auch Angehörige oder nahestehende Personen einbezogen werden.

Läßt sich der mutmaßliche Wille des Patient nicht anhand der genannten Kriterien ermitteln, so handelt der Arzt im Interesse des Patienten, wenn er die ärztlich indizierten Maßnahmen trifft.

V. Patientenverfügungen, Vorsorgevollmachten und Betreuungsverfügungen

Patientenverfügungen, auch Patiententestamente genannt, Vorsorgevollmachten und Betreuungsverfügungen sind eine wesentliche Hilfe für das Handeln eines Arztes.

Patientenverfügungen sind verbindlich, sofern sie sich auf die konkrete Behandlungssituation beziehen und keine Umstände erkennbar sind, daß der Patient sie nicht mehr gelten lassen würde. Es muß stets geprüft werden, ob die Verfügung, die eine Behandlungsbegrenzung erwägen läßt, auch für die aktuelle Situation gelten soll. Bei der Entscheidungsfindung sollte der Arzt daran denken, daß solche Willensäußerungen meist in gesunden Tagen verfaßt wurden und daß Hoffnung oftmals in aussichtslos erscheinenden Lagen wächst. Bei der Abwägung der Verbindlichkeit kommt der Ernsthaftigkeit eine wesentliche Rolle zu. Der Zeitpunkt der Aufstellung hat untergeordnete Bedeutung.

Anders als ein Testament bedürfen Patientenverfügungen keiner Form, sollten aber in der Regel schriftlich abgefaßt sein.

Im Wege der Vorsorgevollmacht kann ein Bevollmächtigter auch für die Einwilligung in ärztliche Maßnahmen, deren Unterlassung oder Beendigung bestellt werden. Bei Behandlung mit hohem Risiko für Leben und Gesundheit bedarf diese Einwilligung der Schriftform (§ 1904 BGB) und muß sich ausdrücklich auf eine solche Behandlung beziehen. Die Einwilligung des Betreuers oder Bevollmächtigten in eine „das Leben gefährdende Behandlung" bedarf der Zustimmung des Vormundschaftsgerichts (§ 1904 BGB). Nach der Rechtsprechung (Oberlandesgericht Frankfurt a. M. vom 15.07.1998 – Az: 20 W 224/98) ist davon auszugehen, daß dies auch für die Beendigung lebenserhaltender Maßnahmen im Vorfeld der Sterbephase gilt.

Betreuungsverfügungen können Empfehlungen und Wünsche zur Wahl des Betreuers und zur Ausführung der Betreuung enthalten.

18

18.4 BtMVV

Seit 1. Februar 1998 gilt die 10. Novelle der Betäubungsmittelverschreibungsverordnung (BtMVV). Sie regelt die Verordnung BtMVV-pflichtiger Medikamente, im wesentlichen Opioide zur Schmerztherapie.

- Anforderung der Rezeptformulare bei Bundesinstitut für Arzneimittel, Bundesopiumstelle, Genthiner Str. 38, 10785 Berlin, Fax 030/45485210 (Beglaubigte Kopie der Approbationsurkunde bei Erstanforderung, Nachbestellung formlos auch per Fax, Lieferzeit ca. 2 Wochen)
- Ausfüllung handschriftlich oder maschinell (☞ 1.4.7)
  - Rezeptkopf, Name und Anschrift des Patienten, Datum
  - Arzneimittelbezeichnung und, soweit dadurch nicht ausreichend bestimmt, die Bezeichnung und Gewichtsmenge des enthaltenen Betäubungsmittels
  - Menge des Arzneimittels in Stückzahl, Gramm oder Milliliter (keine Beschränkung der Tageshöchstmenge)
  - Maximal zwei verschiedene Arzneimittel pro Formular
  - Gebrauchsanweisung mit Einzel- und Tagesdosis
  - Im Falle gesonderter Anweisung für den Patienten Vermerk „Gem. schrift. Anw."
  - Name, Berufsbezeichnung, Anschrift und Telefonnummer des verschreibenden Arztes
- Eigenhändige Unterschrift
- In **begründeten Fällen** („**Sonderfall**") kann überschritten werden
  - der Verschreibungszeitraum (30 Tage)
  - die Anzahl der verschriebenen BtM (2)
  - die festgesetzte Höchstmenge (z.B. 20.000 mg Morphin)
- Ein **Sonderfallrezept** muß mit einem „A" gekennzeichnet werden (Meldung nicht mehr erforderlich!)
- Im **Notfall** darf der Arzt die entsprechende Menge auf einem Normalrezept verschreiben. Das Rezept muß mit „Notfall-Verschreibung" gekennzeichnet werden. Die gleichlautende Verschreibung muß dem Apotheker unverzüglich auf einem BtM-Rezept (gekennzeichnet mit „N") nachgereicht werden. Dieser muß es mit dem Notfallrezept „dauerhaft" verbinden
- Für den **Praxisbedarf** kann bis zu einer Menge des durchschnittlichen Zweiwochenbedarfs verschrieben werden
- Erkennbare Fehler auf dem BtM-Rezept können vom Apotheker korrigiert werden (evtl. telefonische Rücksprache).

18

18.5 Meldepflicht

Jeder behandelnde Arzt ist bei entsprechenden Diagnosen im Verdachtsfall, Erkrankungsfall und/oder Todesfall zur (telefonischen) Meldung an das örtliche Gesundheitsamt verpflichtet.

Tel. Nr. des örtlichen Gesundheitsamtes:

Meldepflichtige Infektionskrankheiten				
Krankheit	Verdacht	Erkrankung	Tod	Ausscheider
AIDS *	+**	+	+	
Abdominaltyphus	+	+	+	+
Botulismus	+	+	+	
Brucellosen		+	+	
Cholera	+	+	+	+
Diphtherie	+	+	+	
Enteritis infectiosa (z.B. Salmonellose, Yersiniose)	+	+	+	+
Fleckfieber	+	+	+	
Gasbrand		+	+	
Gelbfieber		+	+	
Gonorrhoe***		+		
Virus-Hepatitis		+	+	
Influenza (echte Virusgrippe)			+	
Keuchhusten			+	
Bakt. oder virale Lebensmittelintoxikation	+	+	+	
Lepra	+	+	+	
Leptospirose		+	+	
Kongenitale Listeriose		+	+	
Lymphogranuloma inguinale***		+		
Malaria		+	+	
Masern			+	

18

Meldepflichtige Infektionskrankheiten				
Krankheit	**Verdacht**	**Erkrankung**	**Tod**	**Ausscheider**
Meningitis (alle Formen)		+	+	
Milzbrand	+	+	+	
Ornithose	+	+	+	
Paratyphus	+	+	+	+
Pest	+	+	+	
Pocken	+	+	+	
Poliomyelitis	+	+	+	
Puerperalsepsis			+	
Q-Fieber		+	+	
Rötelnembryopathie		+	+	
Rotz (Malleus)		+	+	
Rückfallfieber	+	+	+	
Scharlach			+	
Shigellenruhr	+	+	+	+
Syphilis***		+		
Tetanus		+	+	
Tollwut	+	+	+	
Kongenitale Toxoplasmose		+	+	
Trachom****		+	+	
Trichinose		+	+	
Tuberkulose		+	+	
Tularämie	+	+	+	
Ulcus molle***		+		
Virales hämorrhagisches Fieber	+	+	+	

18

*   Keine gesetzliche Meldepflicht nach BSeuchG. Jedoch anonyme Erfassung über Labortests
**   Anonyme Meldung der Seropositivität (Laborberichtspflicht) E+T auf gesondertem Meldebogen ans RKI (Robert-Koch-Institut). *Cave:* in Bayern namentliche Meldung
***   In bestimmten Fällen, z.B. Therapieverweigerung, namentliche Meldung; sonst nur anonyme Meldung an das örtliche Gesundheitsamt
**** Aktive Form

Die Meldung, zu der jeder behandelnde oder hinzugezogene Arzt verpflichtet ist, erfolgt zweckmäßigerweise in dringenden Fällen persönlich telefonisch, ansonsten mittels Vordruck an das örtl. Gesundheitsamt.

18.6   Testament und Eheschließung

Rechtsberatung darf nur durch Juristen (Richter, Rechtsanwalt, Notar o.ä.) durchgeführt werden. Dennoch kann es hilfreich sein, als behandelnder Arzt zu wissen, wann juristischer Beistand sinnvoll oder notwendig ist, um dem Patienten zu helfen, adäquate Rechtberatung zu erhalten. Für Notfälle ist es gut, einige Adressen und Telefonnummern zu kennen, um rasch notarielle Hilfe zu finden.

18.6.1   Testament

Jeder Mensch kann in Form eines Testamentes über sein Vermögen bestimmen. Für ein Testament gelten strenge Vorschriften
- Kann nur von einem Volljährigen errichtet werden
- Vollständig per Hand (oder bei einem „öffentlichen Testament" vom Notar) geschrieben und unterschrieben
- Eigenhändige Unterschrift (am besten unter jeder Seite) mit Vor- und Familiennamen
- Angabe des Ortes und Zeitpunktes der Testamentserrichtung (nicht vorgeschrieben, aber in der Praxis hilfreich)
- Nach dem Tod des „Erblassers" muß jeder, der im Besitz eines Testamentes ist, dies unverzüglich dem Nachlaßgericht aushändigen.

Sonderform „Öffentliches Testament"
- Kann jeder Notar entgegennehmen
- Muß nicht handschriftlich verfaßt werden
- Der Verfasser muß das 16. Lebensjahr vollendet haben, Zustimmung der Sorgeberechtigten nicht erforderlich.

Jedes Testament kann jederzeit insgesamt oder teilweise ohne Angabe von Gründen widerrufen werden.

18

Nottestament

Gilt dann, wenn wegen der Besonderheit der Lebensumstände oder des Aufenthaltsortes die Aufnahme eines Testamentes durch einen Notar nicht rechtzeitig möglich ist. Dies muß nachgewiesen werden (z.B. ärztliches Attest).
Formalitäten müssen strengstens berücksichtigt werden, da es sonst nicht gültig ist.
Drei-Zeugen-Testament bei akuter Lebensgefahr und nur, wenn die Errichtung eines anderen Testamentes nicht mehr möglich ist. Testamententrichtung muß schriftlich von einem Zeugen aufgenommen werden, mit Datum und Ort schriftlich festgehalten (noch zu Lebzeiten des Erblassers) vorgelesen und vom Erblasser (soweit noch möglich) und den drei Zeugen unterschrieben werden
- Die Zeugen können mit dem Erblasser entfernt verwandt oder verschwägert sein, jedoch nicht Ehegatte oder in gerader Linie verwandt
- Die Zeugen dürfen durch das Testament nicht bedacht werden
- Kann der Erblasser nicht selber unterschreiben, muß das in der Niederschrift festgestellt werden
- Bestehen Zweifel an der Testierfähigkeit des Erblassers, sollte diese von einem Arzt bescheinigt werden.

Alle Nottestamente verlieren nach drei Monaten ihre Gültigkeit, wenn der Erblasser noch am Leben ist.

18

Nachlaß

Oft werden erbrechtliche Fragen an den behandelnden Arzt herangetragen. Diese müssen immer an einen offiziellen Rechtberater (Juristen) weitergeleitet werden. Der Arzt ist zur Rechtsberatung nicht berechtigt (Rechtsberatungsgesetz). Vor allem bei (offensichtlichen oder vermuteten) Konflikten in der Familie des Schwerkranken ist es wichtig, sich völlig herauszuhalten. Hinterlassenschaften von geringem Wert können nach dem Tod an die nächsten Verwandten ausgehändigt werden.

Beim geringsten Zweifel sollten vor allem Wertsachen und persönliche Unterlagen nach dem Tod nicht an vermeintliche „Erben" ausgehändigt werden, sondern an das zuständige Nachlaßgericht (Dokumentation in der Akte).

18.6.2   Eheschließung

Die „letzten Dinge regeln" kann auch bedeuten, eine Beziehung zu legalisieren, um dem Partner/der Partnerin in Form einer Rente etwas zu hinterlassen.

- Im Notfall ist eine standesamtliche Trauung innerhalb von 24 Stunden organisierbar und durchführbar
- Das „Aufgebot" kann heute entfallen
- Die meisten Standesämter haben Notdienste, die auch am Wochenende erreichbar sind
- Wenn gewünscht, sollte dem Paar auch eine kirchliche Trauung ermöglicht werden
- Die meisten Krankenhausseelsorger bzw. Gemeinden haben einen Notdienst, der rund um die Uhr erreichbar ist
- Bei nichtchristlichen Religionen können die Geistlichen der jeweiligen Gemeinde gebeten werden (Angehörige oder Telefonbuch)
- Auch wenn nach ärztlichem Ermessen die Lebenszeit nicht mehr reicht, um alle Formalitäten der Eheschließung zu klären, sollten alle Anstrengungen unternommen werden, da dies oft einen Herzenswunsch darstellt
- Die Sorge für eine feierliche Zeremonie kann für Station oder ambulanten Pflegedienst eine sehr befriedigende Aufgabe darstellen
- Im Zweifelsfall muß ein ärztliches Gutachten erstellt werden, um die Testierfähigkeit zu bescheinigen.

18

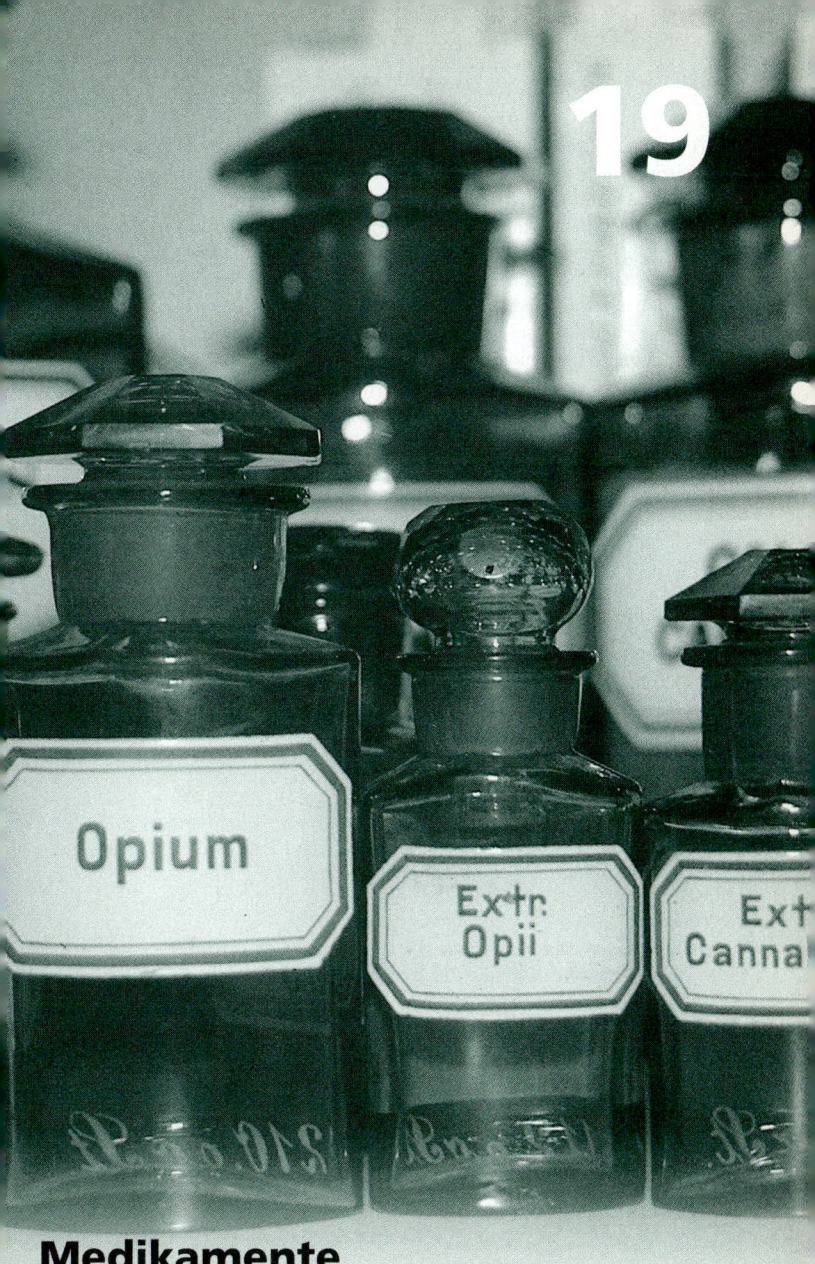

Medikamente

Claudia Bausewein

Medikamente sind nicht immer die einzig richtige Maßnahme in der Palliativmedizin, stellen aber eine wichtige Grundlage in der Symptomkontrolle dar. Vor jeder medikamentösen Therapie muß immer eine Diagnose gestellt werden, die die Ursache für ein Symptom benennt, nach der sich dann die Therapie richtet.

In der Palliativmedizin werden zur Symptomlinderung viele Medikamente nicht nur wegen ihrer Wirkungen, sondern auch wegen ihrer Nebenwirkungen eingesetzt. Für manche Medikamente gibt es außerdem mehrere Indikationen. Aus diesem Grund ist eine Gliederung nach Anwendungsgebieten und Substanzgruppen nur schwer möglich. Zur besseren Übersicht werden die Medikamente in alphabetischer Reihenfolge der Generika aufgeführt.

Für die parenterale Anwendung wird in der Palliativmedizin häufig die subkutane Applikationsform (☞ 3.2.2) gewählt, da sie unproblematischer als die intravenöse Applikation und besonders im ambulanten Bereich besser durchzuführen ist. Viele Medikamente können subkutan gegeben werden, sind aber häufig nicht für diese Applikationsart zugelassen.

✓ Die für Subkutangabe zugelassenen Medikamente sind entsprechend vermerkt.

 ### Haftungsausschluß

Der Benutzer ist verpflichtet, die hier gemachten Angaben, insbesondere zur Dosierung, zu überprüfen und die Verordnung in eigener Verantwortung vorzunehmen.

Amitriptylin

Handelsname, Darreichungsform
Bsp.: Saroten® Dragees 10/25 mg, Saroten® retard Kapseln 25/50/75 mg, Saroten® Injektionslösung (2 ml = 50 mg)

Wirkung
- Trizyklisches Antidepressivum mit sedierenden Eigenschaften
- Analgetisch: Potenzierung der Analgesie durch Opioide (Opioid-sparender Effekt), analgetische Eigenschaften bei neuropathischem Schmerz.

Indikation in der Palliativmedizin
- Depression, Schlaflosigkeit
- Neuropathischer Schmerz (v.a. mit dysästhetischer Komponente)
- Als Ko-Analgetikum zu Opioiden
- Streßinkontinenz, Harndrang, Blasenspasmen (durch Detrusor-Hyperreflexie)
- Hypersalivation.

19

Dosierung und Applikation

- Antidepressivum: 10 – 25 – 100 mg p.o. zur Nacht (☞ Tab.)
- Bei älteren Menschen eher mit niedrigeren Dosierungen (z.B. 10 mg) beginnen, langsame Dosissteigerung, vgl. Dosierungsschema
- Neuropathischer Schmerz: 25–75 mg p.o. zur Nacht, selten Steigerung bis 75 mg notwendig
- Blasenspasmen: 25–50 mg p.o. abends.

Amitriptylin: Dosierungsschema bei Depression		
Dosis	**Älterer/gebrechlicher/ ambulanter Patient**	**Jüngerer/ stationärer Patient**
10 mg abends	1. und 2. Tag	
25 mg abends	ab 3. Tag	1. Tag
50 mg abends	ab 2. Woche	2.–4. Tag
75 mg abends	3. und 4. Woche	5.–14. Tag
100 mg abends	5. und 6. Woche	2. Woche*
150 mg abends	7. und 8. Woche	3. Woche

* Wenn Steigerung auf 75 mg z.B. am 7. Tag erfolgt, dann kann am 10. Tag auf 100 mg gegangen werden.

Nebenwirkungen

- Sedierung
- Anticholinerge NW: Mundtrockenheit, Sodbrennen, Obstipation, Harnretention, Arrhythmien, Tachykardien, Akkommodationsstörungen, Steigerung des Augeninnendrucks bei Glaukom
- Orthostatische Dysregulation
- Paradoxe Reaktion mit Agitation, Schlaflosigkeit, Alpträumen, Myokloni und Unruhe möglich. Auftreten oft erst nach einigen Tagen, selten zu Beginn der Therapie.

Bemerkungen

- Therapieeffekt bei neuropathischem Schmerz bereits nach 1–3 Tagen, für antidepressive Wirkung meist 1–2 Wochen notwendig
- Mundtrockenheit guter Indikator für therapeutischen Bereich
- Kein abruptes Absetzen, sondern langsame Dosisreduktion über ca. 2 Wochen.

19

Baclofen

Handelsname, Darreichungsform
Bsp.: Lioresal® 5/-10/-25 Tabletten

Wirkung
Zentrale Muskelrelaxation, antispastisch

Indikation in der Palliativmedizin
Muskelspasmen, bes. bei Spastik, HIV-Enzephalopathie, unkontrollierbarer Singultus

Dosierung und Applikation
Anfangsdosis 3 x 5–10 mg/24 Std. p.o., jeweils nach 3 Tagen Steigerung um 5–10 mg bis Symptomkontrolle erreicht, Erhaltungsdosis 60 mg/24 Std. in 3–6 Einzeldosierungen, Maximaldosierung 80 mg/24 Std.

Nebenwirkungen
- Schlafstörungen, Schwäche, Verwirrtheit, Kopfschmerzen, Übelkeit, Obstipation, Harndrang
- Niedrige Anfangsdosis und langsame Steigerungen können Nebenwirkungen verringern.

Bemerkungen
- Auslösung epileptischer Anfälle möglich
- Wirkung durch andere Sedativa verstärkt
- Nicht abrupt absetzen, langsames Ausschleichen.

Bisacodyl

19

Handelsname, Darreichungsform
Bsp.: Dulcolax® Dragees (5 mg), Dulcolax® Suppositorien (10 mg), Dulcolax® spezial (5 ml = 10 mg)

Wirkung
Laxans mit antiabsorptiver und sekretionsfördernder Wirkung durch Umkehr der Flüssigkeits- und Elektrolytbewegungen in der Darmmukosa, fördert die Darmperistaltik

Indikation in der Palliativmedizin
Obstipation, bei opioid-induzierter Obstipation in Kombination mit einem weichmachenden Laxans (z.B. Paraffin = Obstinol® mild)

Dosierung und Applikation
5–10 mg (1–2 Drg.) abends, 1 Suppositorium bei Bedarf

Nebenwirkungen
Krampfartige abdominelle Beschwerden (evtl. Dosisreduktion erforderlich), Diarrhoe

Bemerkungen
- Wirkdauer ca. 10 Stunden, deshalb besser abendliche Gabe
- Bei Suppositorien kurzfristige Darmentleerung nach ca. 15–30 Minuten
- Stimulierende Laxantien nicht bei Subileus-/Ileuszuständen
- Nicht bei rektalen Blutungen als Supp. geben.

Bupivacain

Handelsname, Darreichungsform
Bsp.: Carbostesin® 0,25%/0,5% Injektionslösung (1 ml = 2,5/5 mg)

Wirkung
Lokalanästhetikum

Indikation in der Palliativmedizin
Spinale Anästhesie, periphere Nervenblockaden

Dosierung und Applikation
- Epidural 2–5 ml 0,25%ige Lösung
- Intrathekal 1–3 ml 0,125%ige Lösung
- Periphere Blockaden bis zu 30 ml 0,5%ige Lösung.

Nebenwirkungen
Nach ungewollter intravasaler Injektion (hohe Dosis) Hypotension, ZNS-Effekte. In höheren Dosierungen Sensibilitätsstörungen und Paresen

Bemerkungen
Bei spinaler Gabe zur Analgesie Kombination von Morphin intraspinal mit Lokalanästhetika wegen synergistischem analgetischen Effekt

19

Buprenlorphin

Handelsname, Darreichungsform
Temgesic® Injektionslösung (1 ml = 0,3 mg), Temgesic® sublingual (1 Tbl. = 0,2 mg), Temgesic® forte sublingual (1 Tbl. = 0,4 mg)

Wirkung
Opioidanalgetikum mit partiell agonistischen (μ und δ) und partiell antagonistischen Eigenschaften an Opiatrezeptoren

Indikation in der Palliativmedizin

Mittelstarke Schmerzen, wenn schwache Opioide der Stufe II nach WHO-Schema nicht mehr ausreichen, Alternative zu Morphin im unteren Dosisbereich

Dosierung und Applikation

0,2–1,2 mg sublingual alle (6 -) 8 Std.

Nebenwirkungen

Obstipation, Übelkeit und Erbrechen, Sedierung, Harnverhalt, orthostatische Dysregulation

Bemerkungen

- Sublingual und parenteral etwa gleich potent (Bioverfügbarkeit 90 %)
- „Ceiling"-Effekt ab 3–5 mg Tagesdosis, d. h. weitere Dosissteigerung führt zu keiner verbesserten Analgesie
- Keine Kombination mit anderen Opiaten wegen antagonisierender Eigenschaften von Buprenorphin
- Bei Umrechnung auf Morphin mit Faktor 60 multiplizieren, bei unbefriedigender Analgesie mit Faktor 100
- BtM-Höchstmenge: 150 mg für 30 Tage
- Wegen hoher Rezeptoraffinität nur geringe Antagonisierung mit Naloxon möglich.

Butylscopolamin

Handelsname, Darreichungsform

Buscopan® Dragees (10 mg), Buscopan Ampullen (1 ml = 20 mg), Buscopan® Suppositorien (10 mg)

19

Wirkung

Spasmolytisch, antisekretorisch

Indikation in der Palliativmedizin

- Kolikartige Schmerzen
- Inoperable gastrointestinale Obstruktion, Reduktion der gastrointestinalen Sekretion
- Rasselatmung.

Dosierung und Applikation

- ✓ Subkutangabe möglich, dafür zugelassen
- Kolikartige Schmerzen: 20–40 mg s.c. alle 2–4 h, 40–120 mg s.c./24 h
- Gastrointestinale Sekretion: 40–120 mg s.c./24 h (bis 360 mg/24 h berichtet)
- Rasselatmung: 20 mg als Einzeldosis, 20–40 mg s.c./24 h in Spritzenpumpe.

Nebenwirkungen

Anticholinerge NW: Mundtrockenheit, Sodbrennen, Obstipation, Harnreten-tion, Arrhythmien, Tachykardien, Akkommodationsstörungen, Steigerung des Augeninnendrucks bei Glaukom.

Bemerkungen

- Schlechte orale Resorption (Bioverfügbarkeit ca. 10%)
- Aufgrund der quartären Struktur keine Passage der Blut-Hirn-Schranke, des-halb keine zentralnervösen NW, aber auch keine antiemetische Wirkung
- Wegen kurzer HWZ kontinuierliche Gabe mit Hilfe einer Spritzenpumpe sinnvoll.

Carbamazepin

Handelsname, Darreichungsform

Bsp.: Tegretal® 200 Tabletten, 200/400 retard Retardtabletten, Suspension (5 ml = 100 mg); Sirtal® (200 mg), Sirtal® Retard 400 Retardtabletten

Wirkung

Antikonvulsiv durch Membranstabilisierung, hemmt Ausbreitung der epilep-tischen Aktivität durch Förderung der GABA-Blockade

Indikation in der Palliativmedizin

- Neuropathischer Schmerz (v.a. mit einschießender Komponente)
- Epileptische Anfälle, z.B. bei Hirnmetastasen.

Dosierung und Applikation

Anfangsdosis 100 mg alle 12 Std. p.o., langsame Steigerung, nicht mehr als 200 mg/Woche, Maximaldosis normalerweise 800–1200 mg tgl., selten 1,6–2 g

Nebenwirkungen

Übelkeit, Ataxie, Nystagmus, Schläfrigkeit, psychomotorische Verlangsamung, Mundtrockenheit, Diarrhoe, Blutbildveränderungen, Herzrhythmusstörungen

Bemerkungen

- NW können durch langsame Dosissteigerung gering gehalten werden
- Verminderung des Plasmaspiegels von Clonazepam, Haloperidol, Methadon, Kortikosteroiden, Phenytoin, Schilddrüsenhormonen bei gleichzeitiger Gabe
- Carbamazepin beschleunigt Metabolismus von trizyklischen Antidepressiva
- Blutspiegelmessung möglich. Dosis orientiert sich bei neuropathischen Schmerzen an der Klinik.

19

Cisaprid

Handelsname, Darreichungsform
Alimix® 5/-10 Tabletten, Alimix® Suspension (1 ml = 1 mg), Propulsin® 5/-10/-20 Tabletten, Propulsin® Beutel 5 ml/Beutel 10 ml

Wirkung
Prokinetikum, erhöht Sphinktertonus des Ösophagus und Ösophagusmotilität, fördert gastrale Entleerung und Dünndarmmotilität (ähnlich wie Metoclopramid), fördert Kolonmotilität, $5HT_4$-Agonist

Indikation in der Palliativmedizin
• Übelkeit und Erbrechen, bei fehlendem Ansprechen auf Metoclopramid
• Refluxösophagitis
• Dyspepsie
• Gastrale Hypomotilität
• Als Ko-Laxans bei Obstipation.

Dosierung und Applikation
5–10 mg p.o. ca. 15 Min. vor den Mahlzeiten

Nebenwirkungen
• Diarrhoe, vorübergehend krampfartige Bauchschmerzen
• Kardiotoxisch in hohen Plasmakonzentrationen oder in Kombination mit Fluconazol, Ketokonazol, Erythromycin oder Clarithromycin; Tageshöchstdosis 40 mg/24 h
• Keine extrapyramidal-motorischen NW.

Bemerkungen
Ca. zwei- bis viermal stärker wirksam als Metoclopramid

Clonazepam

Handelsname, Darreichungsform
Bsp.: Rivotril® Tabletten 0,5/2 mg, Lösung (1 Tr. = 0,1 mg); Injektionslösung (1 ml = 1 mg)

Wirkung
Benzodiazepin mit ausgesprochen antikonvulsiven Eigenschaften

Indikation in der Palliativmedizin
• Neuropathische Schmerzen (Mittel der 3. Wahl)
• Epileptische Anfälle.

19

Dosierung und Applikation
0,1–0,3 mg alle 8 Std. p.o., langsame Steigerung, max. 2–4 mg/d

Nebenwirkungen
Schläfrigkeit, Benommenheit, Lethargie, Ataxie, Hypersekretion im Respirationstrakt

Bemerkungen
Lange Halbwertszeit (30–40 Std.)

Cyclizin

Handelsname, Darreichungsform
Valoid® Tabletten (1 Tablette = 50 mg), Injektionslösung (1 ml = 50 mg)

Wirkung
Antihistaminikum mit antiemetischer Eigenschaft, Wirkung am Brechzentrum

Indikation in der Palliativmedizin
Übelkeit und Erbrechen bei erhöhtem intrakraniellem Druck oder gastrointestinaler Obstruktion

Dosierung und Applikation
✓ Subkutangabe möglich, dafür zugelassen
50–100 mg alle 8 Std. p.o., 100–200 mg/24 h s.c., 50 mg bei Bedarf p.o. und s.c.

Nebenwirkungen
Schläfrigkeit, Mundtrockenheit, Hypotension

Bemerkungen
Weniger sedierende NW als andere Antihistaminika. In Deutschland nur über die internationale Apotheke zu beziehen.

19

Dexamethason

Handelsname, Darreichungsform
Bsp.: Fortecortin® Tbl. = 0,5/1,5/4/8 mg, Fortecortin® Mono 4/8/40 (Amp. à 1 ml = 4 mg/à 2 ml = 8 mg/à 5 ml = 40 mg)

Wirkung
Antiphlogistisch, antiödematös, immunsuppressiv, stimmungsaufhellend, appetitanregend

Indikation in der Palliativmedizin

- Appetitanregung
- Hirndrucksymptomatik durch zerebrale Metastasen, prophylaktisch bei Schädelbestrahlung
- Neuropathische Schmerzen
- Übelkeit und Erbrechen
- Drohende Querschnittslähmung
- Dyspnoe (Lymphangiosis carcinomatosa, Trachealkompression)
- Obere Einflußstauung
- Stimmungsaufhellung
- Rektaler Ausfluß (rektal appliziert) u. a.

Dosierungen und Applikation

✓ Subkutangabe möglich, *nicht* dafür zugelassen
2–24 mg täglich p.o., i.v., s.c.

Dexamethason bei fortgeschrittenen Tumorerkrankungen		
2–4 mg/d	**4–8 mg/d**	**bis 24 mg/d**
• Appetitanregung • Verbesserung des Wohlbefindens • Antiemetikum • Schwäche	Koanalgetikum bei • Nervenkompressions-schmerz • Schmerz durch Hepatomegalie • Pelvine Tumoren	• Hirntumoren, erhöhter intra-kranieller Druck • Rückenmark-kompression • Obere Einfluß-stauung • Trachealverlegung

19

Nebenwirkungen

Natrium- und Wasserretention, Hypokaliämie, Hypertension, peptische Ulzera (bes. in Kombination mit NSAR), Candidainfektion (v.a. oral und ösophageal), verzögerte Wundheilung, erhöhte Blutzuckerwerte, Schlaflosigkeit, Unruhe, Myopathie

Bemerkungen

- In der Palliativmedizin Steroid der Wahl wegen geringerer mineralokorti-koider Effekte
- Wegen der langen biologischen Halbwertszeit ist die Gabe einmal täglich aus-reichend und eine Aufteilung auf mehrere Tagesdosen nicht nötig
- Bei abendlicher Gabe Verstärkung von Schlafstörungen durch eher anregende Wirkung

- Reduktion des Steroideffekts durch Carbamazepin, Phenytoin, Barbiturate, Colestyramin u.a., deshalb u.U. Erhöhung der Dexamethasondosis auf das Doppelte notwendig
- Ein Therapieversuch mit Steroiden sollte nach wenigen Tagen bis einer Woche kritisch überprüft werden. Bei Nicht-Ansprechen Steroide absetzen
- Dosierungen über 4 mg/d führen relativ sicher zu Nebenwirkungen
- Dosierungen bis 4 mg/d können auch über mehrere Monate von einem Patienten toleriert werden
- Dosisreduktionen langsam vornehmen und genügend Zeit für die neue Beurteilung lassen (Zeitabstände bei schneller Dosisreduktion, z.B. bei Nebenwirkungen, alle 3–4 Tage, sonst alle 1–2 Wochen)
- Bei Verwendung in der Spritzenpumpe Dexamethason als letztes Medikament aufziehen, da es sonst zum Ausfällen der Lösung kommt.

Diazepam

Handelsname, Darreichungsform
Bsp.: Valium® 2/5/10 Roche (1 Tablette = 2/5/10 mg), Valium® 10 Injektionslösung (2 ml = 10 mg), Valiquid® 0,3 (1 ml = 30 Tr. = 10 mg), Diazepam® Lipuro (2 ml = 10 mg, Emulsion zur Injektion), Diazepam-ratiopharm®-10 Zäpfchen

Wirkung
Anxiolytisch, sedierend, antikonvulsiv

Indikation in der Palliativmedizin
Sedierung, Anxiolyse, epileptische Anfälle

Dosierung und Applikation
✓ Keine Subkutangabe, da ölige Konsistenz
2–20 mg p.o./24 h, 2–10 mg i.v., rektal, i.m.

Nebenwirkungen
Schläfrigkeit, Verwirrtheit, Ataxie

Bemerkungen
- Bei älteren Patienten vorsichtige Dosierung (paradoxe Wirkung); wegen langer HWZ Verordnung nur einmal täglich (abends) notwendig
- Bei Diazepam® Lipuro bessere Venenverträglichkeit bei i.v.-Gabe
- Wegen der öligen Konsistenz keine subkutane Gabe möglich.

19

Diclofenac

Handelsname, Darreichungsform

Bsp.: Voltaren® (25 mg, 50 mg), Voltaren® retard (= 100 mg), Voltaren® Dispers (= 50 mg), Voltaren® resinat (= 75 mg), Voltaren® 100 Suppositorien (= 100 mg), Voltaren® Injektionslösung (3 ml = 75 mg)

Wirkung

Nicht-steroidales Antirheumatikum (WHO-Stufe I) mit analgetischer, antiphlogistischer und antipyretischer Eigenschaft durch Prostaglandinsynthesehemmung

Indikation in der Palliativmedizin

Schwache Schmerzen, bes. Weichteilinfiltration

Dosierung und Applikation

✓ Subkutangabe möglich, *nicht* dafür zugelassen

25–50 mg alle 8 Std. p.o., 75 mg (Voltaren® resinat) alle 12 Std. p.o., 100–200 mg/ 24 h s.c., i.m. (nicht i.v.)

Nebenwirkungen

Dyspepsie, gastrointestinale Blutung durch Ulzera, Verschlechterung einer Nierenfunktionsstörung, Kopfschmerzen, Übelkeit, Schwindel

Bemerkungen

- Tagesmaximaldosis 150–200 mg
- Bei subkutaner Gabe nicht mit anderen Medikamenten mischen.

Dihydrocodein

19

Handelsname, Darreichungsform

Bsp.: DHC 60/-90/-120 Mundipharma® (1 Retardtabl. = 60/90/120 mg)

Wirkung

Schwaches Opioid mit analgetischer und antitussiver Wirkung (WHO-Stufe II)

Indikation in der Palliativmedizin

Mittelstarke Schmerzen, die auf ein nicht-steroidales Analgetikum nicht ausreichend ansprechen, Reizhusten

Dosierung und Applikation

60–120 mg alle 12 Std., max. Tagesdosis 600 mg

Nebenwirkungen

Obstipation, Übelkeit und Erbrechen, Sedierung

Bemerkungen

Etwa 1/3 stärker wirksam als Codein, etwa 1/10 der Stärke von Morphin

Dimenhydrinat

Handelsname, Darreichungsform

Bsp.: Vomex A® Dragees N (1 Drg. = 50 mg), Vomex A® Retardkapseln N (1 Retardkps. = 150 mg), Vomex A® Supp. (1 Supp. = 150 mg), Vomex A® Injektionslösung i.v. (10 ml = 62 mg), Vomex A® Injektionslösung i.m. (2 ml = 100 mg)

Wirkung

Antiemetikum mit Wirkung an H1-Rezeptoren im Brechzentrum und Vestibularorgan

Indikation in der Palliativmedizin

Übelkeit und Erbrechen

Dosierung und Applikation

✓ Subkutangabe möglich, *nicht* dafür zugelassen

1–2 Drg. alle 6–8 Std. p.o., 1 Supp. alle 6–8 Std., 100 mg s.c. alle 8 Std. oder 100–300 mg s.c./24 h in Spritzenpumpe

Nebenwirkungen

Sedierung, Mundtrockenheit, Miktionsstörungen.

Dronabinol

Handelsname, Darreichungsform

Marinol® 2,5/5/10 mg Kapseln

Wirkung

Oral applizierbares Cannabinoid mit komplexer Wirkung auf das ZNS

19

Indikation in der Palliativmedizin

Appetitlosigkeit und Gewichtsverlust bei Aids-Patienten; sonst therapieresistente Übelkeit und Erbrechen

Dosierung und Applikation

Appetitanregung: 2 x 2,5 mg jeweils vor dem Mittag- und Abendessen, Steigerung auf jeweils 5 mg möglich; Antiemetikum 5 mg 3–4 x tgl.

Nebenwirkungen

Palpitationen, Tachykardie, abdominelle Schmerzen, Übelkeit und Erbrechen, Angstzustände, Nervosität, Verwirrtheit, Depersonalisation, Euphorie, paranoide Reaktionen, Somnolenz, Depressionen, Alpträume

Bemerkungen

- Dronabinol = Cannabisabkömmling Tetrahydrocannabinol
- Dosierungen interindividuell sehr unterschiedlich
- Verschreibung über ein BtM-Rezept, in Deutschland erlaubt
- Das Medikament wird in den USA hergestellt und muß von dort eingeführt werden. Dies kann grundsätzlich von jeder deutschen Apotheke erfolgen, diese braucht aber eine Einfuhrerlaubnis vom Bundesinstitut für Arzneimittel
- Sehr teuer
- Dronabinol kann physische und psychische Abhängigkeit hervorrufen.

Fentanyl

Handelsname, Darreichungsform

Durogesic® Pflaster (25 µg/h–50 µg/h–75 µg/h–100 µg/h)

Wirkung

Starkes Opioid mit analgetischer Wirkung (WHO-Stufe III), µ-Agonist

Indikation in der Palliativmedizin

Starke Schmerzen, die durch ein schwaches Opioid (WHO-Stufe II) nicht beherrschbar sind. Stabiles Schmerzsyndrom. Orale Einnahme von Medikamenten nicht möglich.

Dosierung und Applikation

- Transdermales Pflaster, das alle 48–72 Stunden gewechselt werden muß
- Dosis wird von Morphin- (p.o., s.c.) oder intravenöser Fentanyldosis umgerechnet (☞ Tab.)

19

Umrechnungstabelle Morphin – Fentanyl				
Parenterale Morphindosis (mg/d)	Orale Morphindosis (mg/d)	Fentanyl Dosis (mg/d)	Fentanyl Freisetzung (µg/h)	Fentanyl Größe (cm²)
0–22	0–90	0,6	25	10
23–37	91–150	1,2	50	20
38–52	151–210	1,8	75	30
53–67	211–270	2,4	100	40
je weitere 15 mg/d	je weitere 60 mg/d	je weitere 0,6 mg/d	je weitere 25 µg/h	je weitere 10 cm²
Tabelle gibt nur Richtwerte für Umrechnung, jeweils individuelle Dosisfindung bei jedem Patienten notwendig.				

- Applikation auf unbehaarte oder von Haaren befreite Haut (nicht rasieren, nur schneiden) im Bereich des Oberkörpers (Brust, Rücken, Oberarme). Nicht auf bestrahlte Haut kleben. Vor Aufbringen Reinigung der Haut mit klarem Wasser, keine Verwendung von Desinfektionsmitteln, Seifen, Ölen o.ä.

Nebenwirkungen
Alle üblichen Opioid-Nebenwirkungen: Obstipation (eher geringer ausgeprägt als bei anderen Opioiden), Übelkeit, Erbrechen, Müdigkeit

 Vorsicht ─────────────────────────────
Nach Entfernen des Pflasters Anhalten der Wirkung und Nebenwirkung für ca. 16 Stunden
──

Bemerkungen
- Strenge Indikationsstellung notwendig
- Nicht bei instabilem Schmerzsyndrom
- Bis zum Eintritt der Wirkung bzw. Erreichen eines Steady state dauert es ca. 16 Stunden
- Bei Schmerzspitzen kurzwirksame Morphinlösung geben (Dosis des Pflasters auf p.o. Morphintagesdosis umrechnen und diese durch 6 dividieren, entspricht einer 4-Std.-Morphindosis)
- Bei Fieber oder verstärkter Hautdurchblutung (z.B. durch Heizkissen) verstärkte Resorption, bei kachektischen Menschen und in der Terminalphase verminderte Resorption (Zentralisation, geringe Hautdurchblutung)
- Einige Patienten bekommen bei der Umstellung von Morphin auf Fentanyl Entzugserscheinungen bei guter Analgesie. Therapie: kurzwirksames Morphin zusätzlich für einige Tage.

Fluconazol ───

19

Handelsname, Darreichungsform
Diflucan® 50/100/200 mg Kapseln, Saft (10 ml = 50 mg), i.v.-100 mg/i.v.-200 mg/i.v.-400 mg

Wirkung
Antimykotikum

Indikation in der Palliativmedizin
Rezidivierender Mundsoor, Soorösophagitis, falls Ketokonazol nicht wirksam

Dosierung und Applikation
100 mg tgl. p.o. 5–10 Tage, bei Immunsuppression bis 200 mg tgl. notwendig

Nebenwirkungen
Übelkeit, abdominelle Beschwerden, Blähungen, Hautausschlag

Bemerkungen
Bei Auftreten von Hautausschlag Absetzen von Diflucan® notwendig.

Gabapentin

Handelsname, Darreichungsform
Neurontin® 100/300/400 mg Kapseln

Wirkung
Antikonvulsivum mit guter Wirkung bei neuropathischen Schmerzen, genauer Wirkmechanismus noch ungeklärt

Indikation in der Palliativmedizin
Neuropathische Schmerzen, die auf herkömmliche Therapie nicht ansprechen oder wenn diese wegen zu starker Nebenwirkungen abgesetzt werden mußte

Dosierung und Applikation
Anfangsdosis 100 mg alle 8 Std. Weitere Titration nach Effekt. Gesamttagesdosis von 2400 mg sollte nicht überschritten werden

Nebenwirkungen
- Sind weniger ausgeprägt als bei anderen Antikonvulsiva, v.a. Schläfrigkeit
- Schläfrigkeit, Müdigkeit, Schwindel, Ataxie
- Gelegentlich Übelkeit, Erbrechen, Dyspepsie, Obstipation, gesteigerter Appetit, Gewichtszunahme.

Bemerkungen
- Bei Absetzen der Therapie Ausschleichen über mindestens eine Woche
- In vielen Fällen 300 mg tgl. ausreichend.

Glycerin

Handelsname, Darreichungsform
Bsp.: Glycilax® für Erwachsene (1 Supp. = 1 g Glycerol 85 %)

Wirkung
Gleitmittel, das durch Aufweichung des Stuhls die Gleitfähigkeit im Darm erhöht.

Indikation in der Palliativmedizin
Obstipation, bes. bei gleichzeitiger Opioidtherapie. Zusätzlich zu oralen Laxantien, wenn rektale Maßnahmen notwendig sind bzw. bei Kotstau im Enddarm

19

Dosierung und Applikation

1–2 Suppositorien, Wirkungseintritt nach ca. 15–30 Min.

Haloperidol

Handelsname, Darreichungsform

Bsp.: Haldol®-Janssen: 2 mg/-5 mg/-10 mg/-20 mg -Tabletten, Tropfen (1 ml = 20 Tr. = 2 mg), Injektionslösung (1 ml = 5 mg) i.v., s.c.

Wirkung

Hochpotentes Neuroleptikum mit vorwiegend antipsychotischer, aber auch antiemetischer und anxiolytischer Wirkung. Dopaminantagonist.

Indikation in der Palliativmedizin

- Medikament der Wahl bei deliranten, halluzinierenden und paranoiden Syndromen
- Übelkeit und Erbrechen, bes. bei opioid-induzierter Übelkeit
- Unstillbarer Singultus.

Dosierung und Applikation

✓ Subkutangabe möglich, *nicht* dafür zugelassen

- Antiemetisch: 1,5 mg bei Bedarf und zur Nacht oder 0,5 mg alle 8 h, falls nicht ausreichend 3–5 mg zur Nacht, in Spritzenpumpe 5–15 mg/24h
- Antipsychotisch: 1,5–3 mg bei Bedarf und zur Nacht bei älteren Patienten, falls nicht ausreichend oder bei jüngeren Patienten 5 mg bei Bedarf und zur Nacht, Steigerung bis 30 mg möglich.

Nebenwirkungen

- Anticholinerge NW: Mundtrockenheit, Tachykardieneigung, Harnverhalt
- Extrapyramidalmotorische NW: Frühdyskinesien, parkinson-ähnliche Symptome, Herabsetzung der Krampfschwelle.

Bemerkungen

- Lange HWZ, deshalb einmalige Gabe pro Tag ausreichend
- Bei Dosierungen > 5 mg zunehmende Sedierung
- Gute Mischbarkeit in Spritzenpumpe mit Morphin, Butylscopolamin, Midazolam.

Hydromorphon

Handelsname, Darreichungsform

Palladon® retard Kapseln á 4, 8, 16, 24 mg, Dilaudid® Injektionslösung (1 ml = 2 mg), Suppositorien (1 Supp. = 4 mg)

19

Wirkung
Starkes Opioid mit analgetischer Wirkung (WHO-Stufe III), reiner μ-Agonist

Indikation in der Palliativmedizin
Starke Schmerzen, die durch ein schwaches Opioid (WHO-Stufe II) nicht beherrschbar sind, bei unzureichender Wirkung oder anhaltenden Nebenwirkungen anderer Opioide, bei hoher Dosierung anderer Opioide

Dosierung und Applikation
✓ Dilaudid®: Subkutangabe möglich, dafür zugelassen
Oral als Retardtabletten. Subkutane Gabe 4-stdl. oder als Dauerinfusion in einer Spritzenpumpe. Dosis jeweils abhängig von der vorausgegangenen Analgesie.

Nebenwirkungen
Übliche Opioid-Nebenwirkungen: Übelkeit und Erbrechen, Obstipation, Müdigkeit, Myokloni, Harnverhalt, Juckreiz

Bemerkungen
- Nach oraler Gabe 40% Bioverfügbarkeit
- 7,5 mal stärker wirksam als Morphin
- BtM-Höchstmenge: 5000 mg in 30 Tagen.

Ibuprofen

Handelsname, Darreichungsform
Bsp.: Ibuhexal® 400/-600/–800 Filmtabletten, Ibuhexal® retard (= 800 mg), Supp. (= 600 mg); Ibuprofen® 200/-400/-600/-800 Heumann

Wirkung
Nicht-steroidales Antirheumatikum mit Hemmung der Prostaglandinsynthese (WHO-Stufe I)

Indikation in der Palliativmedizin
Schwache Schmerzen, Knochenschmerzen, Entzündungsschmerzen

Dosierung und Applikation
400–800 mg alle 6 Std. p.o., Tagesmaximaldosis 2400 mg

Nebenwirkungen
Gastrointestinale Nebenwirkungen mit Ulzera, gastrointestinalen Blutungen. Insgesamt geringste Nebenwirkungsrate bei nicht-steroidalen Antirheumatika

Bemerkungen
Ibuprofen ist dreimal so stark wirksam wie Aspirin® (z.B. 200 mg Ibuprofen entsprechen 600 mg Aspirin®)

19

Ketamin

Handelsname, Darreichungsform
Bsp.: Ketanest® 5/25 Injektionslösung, Ketamin 50/100/500 mg Curamed® (1 ml = 10 bzw. 50 mg freie Ketamin-Base)

Wirkung
Kurzwirksames Anästhetikum mit analgetischer und sedierender Wirkung in niedrigen Dosierungen, Interaktion mit Acetylcholin- und Morphinrezeptoren, N-Methyl-D-Aspartat (NMDA)-Rezeptorantagonist

Indikation in der Palliativmedizin
Schmerzsyndrome, die auf übliche Schmerztherapie nicht ansprechen, bes. neuropathische Schmerzen

Dosierung und Applikation
✓ Subkutangabe möglich, *nicht* dafür zugelassen
- 10–25 mg-Bolus s.c., gefolgt von einer subkutanen Dauerinfusion mit 150–200 mg/24 h, Dosistitration nach analgetischem Effekt, ca. 50–100 mg/24 h
- Anfangsdosis 25 mg alle 6–8 Std. p.o., Steigerung in 10–25 mg Schritten möglich, max. berichtete Dosis 200 mg 6-stdl.

Nebenwirkungen
- Schlaflosigkeit, Alpträume, Speichelfluß, lokale Hautirritation bei subkutaner Gabe möglich
- In niedrigen Dosierungen keine herkömmlichen Nebenwirkungen wie Atemdepression, Veränderungen von Blutdruck und Herzfrequenz
- Bei subkutaner Dauerinfusion Einschränkung der kognitiven und Gedächtnisleistungen, Schlaflosigkeit, Halluzinationen möglich, bei Einzelinjektionen nicht beobachtet
- Bei psychomimetischen Nebenwirkungen Therapie mit Haloperidol 2–4 mg/d sinnvoll.

19

Bemerkungen
- Bei gleichzeitiger Therapie mit Opioiden Reduktion der Opioide um 50%
- Geringe orale Bioverfügbarkeit (10–20%). Ampullen können aber auch getrunken werden. Wegen bitterem Geschmack Mischung mit Saft
- Kompatibel mit Morphin, Midazolam und Haloperidol in einer Spritze.

Ketoconazol

Handelsname, Darreichungsform
Nizoral® Tabl. 200 mg

Wirkung
Antimykotikum

Indikation in der Palliativmedizin
Mundsoor, Soorösophagitis

Dosierung und Applikation
Zu Beginn der Mahlzeit 1 mal 1 Tabl. tgl.

Nebenwirkungen
Übelkeit, Erbrechen, Diarrhoe

Bemerkungen
Mittel der 1. Wahl bei Mundsoor, bei Rezidiven eher Fluconazol.

Lactulose

Handelsname, Darreichungsform
Bsp.: Eugalac® (100 ml = 60 g), Bifiteral® Sirup (100 ml = 60 g)

Wirkung
Osmotisch wirksames Laxans, das die Peristaltik stimuliert und durch Wasserretention den Stuhl weich macht. Wirkung im Kolon.

Indikation in der Palliativmedizin
* Prophylaxe der Obstipation oder Behandlung der opioid-induzierten Obstipation
* Hepatische Enzephalopathie.

Dosierung und Applikation
Bei Obstipation 15–30 ml ein- bis zweimal tgl., bei hepatischer Enzephalopathie 10–45 ml 3mal tgl.

Nebenwirkungen
Zunahme gasbildender Bakterien, deshalb Blähungen und Völlegefühl, evtl. abdominelle Krämpfe, Übelkeit und Erbrechen

Bemerkungen
* Laxierende Wirkung braucht ca. 48 Std.
* Süßer Geschmack löst oft Aversionen aus
* Nicht bei inoperabler gastrointestinaler Obstruktion (Ileus/Subileus) anwenden

Levomepromazin

Handelsname, Darreichungsform
Bsp.: Neurocil® Tabletten 25/100 mg, Neurocil® Tropfen (1 Tr. = 1 mg), Neurocil® Injektionslösung (1 ml = 25 mg)

Wirkung
Schwach potentes Neuroleptikum mit antipsychotischer Komponente. Antagonisierende Wirkung an dopaminergen (D_2), cholinergen (Muskarin), serotoninergen ($5HT_2$) und Histaminrezeptoren (H_1).

Indikation in der Palliativmedizin
- Übelkeit und Erbrechen (in niedriger Dosierung), falls andere Antiemetika nicht ausreichend wirken
- Sedierung bei agitierten Patienten.

Dosierung und Applikation
✓ Subkutangabe möglich, *nicht* dafür zugelassen. Verursacht Hautirritationen
- Übelkeit und Erbrechen: 1–5 mg p.o. bei Bed., 1–10 (-25) mg p.o. zur Nacht, 1–5 mg s.c. bei Bedarf, regelmäßige Gabe 1–10 mg/24 h s.c.
- Agitation: 10–50 mg 4-stdl. p.o., s.c., 25–200 mg/24h in Spritzenpumpe.

Nebenwirkungen
- Hypotension, bes. bei älteren Patienten
- Hautirritation an Injektionsstellen.

Bemerkungen
- Wegen langer HWZ ist die einmalige Gabe pro Tag meist ausreichend
- Als Tropfen gut dosierbar.

Levomethadon

19

Handelsname, Darreichungsform
L-Polamidon® Hoechst Tropfen (1 ml = 5 mg), L-Polamidon® Hoechst Injektionslösung (1 ml = 2,5 mg/5 mg) i.v., s.c.

Wirkung
Stark wirksames synthetisches Opioid (WHO-Stufe III)

Indikation in der Palliativmedizin
- Starke Schmerzen, die auf ein schwaches Opioid (WHO-Stufe II) nicht ansprechen
- Neuropathische Schmerzen.

Dosierung und Applikation

✓ Subkutangabe möglich, dafür zugelassen

Ermittlung der Einzeldosis

- Bisher kein anderes Opioid: 2,5–5 mg (0,5–1 ml) als Einzeldosis
- Umstellung bei vorausgegangener Morphingabe
  - Absetzen von Morphin
  - Einzeldosis 10 % der Morphintagesdosis, aber nicht mehr als 6 mg

Ermittlung der Tagesdosis

- Titrationsphase
  - Gabe bei Bedarf, max. alle 3 Std. für 5–7 Tage. Anpassung der Dosis in der Titrationsphase um 25–50 % nach oben, wenn der Schmerz regelmäßig häufiger als alle 3 Std. auftaucht, nach unten, wenn der Patient nach jeder Gabe ausgeprägt sediert ist
  - Falls Bedarfsgabe nicht möglich: Methadontagesdosis aufteilen auf 6-stdl. Gabe, nach 3 Tagen Umstellung auf 8-stdl. Gabe
- Erhaltungsphase
  - Nach 5–7 Tagen Bedarfsgabe Addition des Bedarfs der letzten 2–3 Tage und Umrechnung auf regelmäßige Gabe alle 8–12 Std.
  - Bei weiteren Schmerzspitzen Dosiserhöhung um 25 % (Effekt dauert zwei bis drei Tage).

Nebenwirkungen

Übliche Opioid-Nebenwirkungen: siehe Morphin

Bemerkungen

- In Deutschland nur L-Methadon verfügbar, in anderen Ländern Racemat aus L- und D-Methadon; L-Methadon überwiegend analgetisch wirksam, D-Methadon antitussiv. L-Methadon doppelt so stark wirksam wie Racemat
- Nach Morphin zweithäufigst verwendetes Opioid in vielen Zentren, z. B. bei zu starken Morphin-NW
- Lange Plasmahalbwertszeit wegen Kumulation im Fettgewebe und hoher Proteinbindung bei regelmäßiger Gabe
- Gefahr der Kumulation und damit Überdosierung besonders in der Einstellungsphase
- Keine Einschränkung bei Nieren- oder Leberinsuffizienz
- BtM-Höchstmenge: 1500 mg in 30 Tagen.

19

Lorazepam

Handelsname, Darreichungsform

Bsp.: Tavor® 0,5/1,0/2,5 mg Tabletten, Tavor® Tabs 2,0 Tabletten, Tavor® 1,0/2,5 Expidet

Wirkung

Anxiolyse, Sedierung, erhöhte Schlafbereitschaft, Muskelrelaxation, antikonvulsive Wirkung

Indikation in der Palliativmedizin

Angstzustände, besonders auch bei panikartigen Atemnotattacken, Sedierung

Dosierung und Applikation

0,5–2,5 mg abends p.o., bei Panikattacken Tavor® Expidet (kleine Plättchen lösen sich auf der Zunge auf, schnellere Resorption)

Nebenwirkungen

Sedierung

Bemerkungen

Benzodiazepin mit ausgeprägter anxiolytischer Wirkung.

Macrogol

Handelsname, Darreichungsform

Bsp.: Movicol® Pulver zur Herstellung einer Trinklösung

Wirkung

Nicht resorbierbares isoosmolares Laxans, das eine definierte Menge Wasser gezielt ins Kolon transportiert und verhärteten Stuhl aufweicht. Keine Elektrolytverschiebungen oder osmotischer Wasserentzug wegen gleichzeitiger Elektrolytbeimengung.

Indikation in der Palliativmedizin

Obstipation, besonders bei gleichzeitiger Opioidtherapie, Koprostase

Dosierung und Applikation

1–2 Beutel (jeweils in 125 ml Wasser aufgelöst) täglich, bei Koprostase bis zu 8 Beutel in 1 l Wasser lösen und in 6 Stunden trinken

Nebenwirkungen

Abdominelle Schmerzen

Bemerkung

Gute Wirkung, aber wegen kunststoffartigem Geschmack nur begrenzt toleriert.

Metamizol

Handelsname, Darreichungsform

Bsp.: Novalgin® Filmtabletten 500 (1 Tabl. = 500 mg), Novalgin® Injektionslösung (1 ml = 500 mg), Novalgin® Tropfen (1 ml = 20 Tr. = 500 mg), Novalgin®

19

Zäpfchen (1 Supp. = 1000 mg); Novaminsulfon Lichtenstein Tropfen, Tabletten, Suppositorien (Dosierungen wie bei Novalgin®), Injektionslösung (2 ml = 1000 mg, 5 ml = 2,5 g)

Wirkung
Analgetisch, spasmolytisch, antipyretisch, schwach antiphlogistisch

Indikation in der Palliativmedizin
Schwache Schmerzen (WHO-Stufe I), kolikartige Schmerzen, Fiebersenkung

Dosierung und Applikation
✓ Subkutangabe möglich, *nicht* dafür zugelassen
500–1000 mg alle 4 Stunden, Tagesmaximaldosis 6–7 g, p.o., s.c., rektal, i.v.

Nebenwirkungen
Schwitzen, Hypotension (bei intravenöser Gabe), Agranulozytose bei ca. 1:20.000 Anwendungen (lebensbedrohliche Nebenwirkung, häufig reversibel nach Absetzen). Bei langzeitiger Einnahme der Tropfen Übelkeit und Erbrechen möglich.

Bemerkung
- Bei subkutaner Verwendung von Novalgin® Injektionslösung kann es zu lokaler Reizung der Haut und Verhärtungen an den Injektionsstellen kommen. Dies wurde bei der Verwendung von Novaminsulfon® Injektionslösung nicht beobachtet
- Geschmack von Novalgin® Tropfen löst oft Brechreiz aus, Wechsel auf ein anderes Präparat sinnvoll (Tabletten, Suppositorien oder andere Firma).

Metoclopramid

19

Handelsname, Darreichungsform
Bsp.: Paspertin® Tropfen (1 ml = 12 Tr. = 4 mg), Paspertin® Kapseln (1 Kps. = 10 mg), Paspertin® retard Kapseln (1 Kps. = 20 mg), Paspertin® Suppositorien (1 Supp. = 10/20 mg), Paspertin®/-10 Injektionslösung (1 Amp. = 2 ml/10 ml = 10 mg/50 mg)

Wirkung
Prokinetikum, fördert gastro-intestinale Passage, erhöht Sphinktertonus am unteren Ösophagussphinkter, Dopaminantagonist (zentral und peripher), $5HT_3$-Antagonist, $5HT_4$-Agonist

Indikation in der Palliativmedizin
Übelkeit und Erbrechen, gastro-ösophagealer Reflux, Magenatonie (durch Medikamente, Dysmotilität, paraneoplastische viszerale Neuropathie)

Dosierung und Applikation
✓ Subkutangabe möglich, *nicht* dafür zugelassen
10–20 mg p.o./s.c. alle 6–8 Std., 40–120 mg/24 h s.c. und 10 mg s.c. bei Bedarf,
1 Supp. alle 8–12 Std.

Nebenwirkungen
- Extrapyramidal-motorische Reaktionen: akute Dystonie (bei jüngeren Patienten), Akathisie, Parkinsonoid, Spätdyskinesien
- Müdigkeit, Diarrhoe.

Bemerkungen
- Einziges Prokinetikum, das parenteral gegeben werden kann
- Nicht bei Ileus verwenden
- Vorsicht in Kombination mit anderen Medikamenten, die extrapyramidal-motorische NW haben (z.B. Phenothiazine, Butyrophenone).

Metronidazol

Handelsname, Darreichungsform
Bsp.: Clont® 400 Filmtabletten (1 Filmtabl. = 400 mg), Clont® Infusionslösung (100 ml = 500 mg)

Wirkung
Antibiotikum, besonders bei Infektionen mit Anaerobiern

Indikation in der Palliativmedizin
- Übelriechende Wunden bei exulzerierenden Tumoren und Dekubitus
- Pseudomembranöse Kolitis nach Antibiotikatherapie

Dosierung und Applikation
- Zur lokalen Therapie: Wundsäuberung und Verbandswechsel mit Metronidazol Infusionslösung oder Gel 0,8%
- Bei sehr übelriechenden Wunden, falls lokale Behandlung nicht ausreicht: 400 mg p.o. zweimal täglich mit den Mahlzeiten über 7–10 Tage, bei starken Nebenwirkungen auch 200 mg zweimal tgl. möglich.

19

Nebenwirkungen
- Normalerweise dosisabhängig
- Übelkeit, Erbrechen, Appetitlosigkeit, abdominelle Krämpfe, Diarrhoen, metallischer Geschmack, Kopfschmerzen
- Bei hohen Dosierungen oder langfristiger Therapie periphere Neuropathie, epileptische Anfälle
- Bei topischer Anwendung kaum systemische Nebenwirkungen, selten Hautreizung.

Bemerkungen

- Dosisreduktion bei Leberinsuffizienz
- Verstärkung von Nebenwirkungen bei gleichzeitigem Alkoholgenuß
- Urin kann rot-bräunlich verfärbt werden
- Metronidazol Gel muß extra in der Apotheke hergestellt werden und ist ca. 30 mal so teuer wie orale Gabe. Alternativ kann auch Metronidazol-Infusionslösung lokal auf Wunden verwendet werden.

Midazolam

Handelsname, Darreichungsform

Dormicum® V 5/5 ml (1ml = 1 mg) Injektionslösung, Dormicum® 5/1 ml, 15/3 ml Injektionslösung (1 ml = 5 mg) s.c., i.v., Dormicum® 7,5 Lacktabletten (1 Tabl. = 7,5 mg) p.o.

Wirkung

Kurzwirksames Benzodiazepin, sedierend, antikonvulsiv, anxiolytisch

Indikation in der Palliativmedizin

Muskelrelaxation, Unruhe, terminale Agitation, zur Sedierung vor schmerzhaften Prozeduren oder bei akuten, unangenehmen Ereignissen (akute Blutung)
✓ Subkutangabe möglich, *nicht* dafür zugelassen

Midazolam: Dosierung und Applikation				
Indikation	Dosis für Einmalgabe	Anfangsdosis für Spritzenpumpe (für 24 h)	Mittlerer Dosisbereich (für 24 h)	Bemerkung
Muskelrelaxation	2,5–5 mg s.c.	10 mg s.c.	10–30 mg s.c.	Selten mehr als 30 mg notwendig
Terminale Agitation, unstillbarer Singultus	2,5–5–10 mg s.c.	30 mg s.c.	30–60 mg s.c.	Selten mehr als 60 mg notwendig
Antikonvulsivum (incl. multifokale Myokloni)	10 mg s.c.	30 mg s.c.	30–60 mg s.c.	Selten mehr als 60 mg notwendig

Nebenwirkungen

Nach intravenöser Gabe Atemdepression möglich, retrograde Amnesie

Bemerkungen
- Einziges Benzodiazepin, das aufgrund seiner Wasserlöslichkeit subkutan gegeben werden kann, mischbar mit anderen Medikamenten
- Dreimal stärker wirksam als Diazepam.

Misoprostol

Handelsname, Darreichungsform
Cytotec® 200 (1 Tabl. = 200 µg), in Arthotec® (1 Tbl. = 50 mg Diclofenac und 0,2 mg Misoprostol)

Wirkung
Synthetisches Prostaglandin E_1-Analogon, das die Säureproduktion des Magens inhibiert und die Magenschleimbildung verstärkt. Antagonisiert ulzerogene Wirkung der nicht-steroidalen Antirheumatika

Indikation in der Palliativmedizin
Prophylaxe und Therapie von Magenschleimhautschäden und Magenulzera (nicht Duodenalulzera) bei Therapie mit nicht-steroidalen Antirheumatika

Dosierung und Applikation
200 µg 12-stdl. zur Prophylaxe, 400 µg 12-stdl. zur Behandlung von NSAR-induzierten Magenschleimhautschäden

Nebenwirkungen
Diarrhoen, abdominelle Krämpfe, Übelkeit und Erbrechen, Meteorismus, vaginale Blutungen

Bemerkungen
- Diarrhoen können bei Gabe der Tabletten zu Mahlzeiten vermindert werden
- Diarrhoen und Koliken können aber auch zum Absetzen des Medikamentes zwingen
- Bei der Behandlung NSAR-bedingter Läsionen den Protonenpumpenhemmern (PPI) nicht überlegen. Unter Erhaltungstherapie mit PPI geringere Rückfallquote.

19

Morphin

Handelsname, Darreichungsform
Beispiele:
- Kurzwirksames Morphin: Morphin Merck Tropfen 0,5%/2% (1 ml = 5/20 mg), Sevredol® 10/20 (1 Tabl. = 10/20 mg)
- Retardpräparate: MST 10/-30/-60/-100/-200 Mundipharma® (Retardtabletten), MST Continus® 30/60 (Retardkapseln), MST® 20/30 Retard-Granulat, M-long® 10/30/60/100 Retardkapseln

- Injektionslösung: MSI 10/20 (1 ml = 10/20 mg)/100/200 (5 ml = 100/200 mg) Mundipharma® Injektionslösung, Morphin Merck® 10/20 (1 ml = 10/20 mg)
- Suppositorien: MSR 10/-20/-30 Mundipharma® (1 Supp. = 10/20/30 mg)

Wirkung
Starkes Opioid mit analgetischer Wirkung (WHO-Stufe III), µ-Agonist

Indikation in der Palliativmedizin
- Starke Schmerzen, die durch ein schwaches Opioid (WHO-Stufe II) nicht beherrschbar sind
- Atemnot.

Dosierung und Applikation
- p.o., s.c., i.v., spinal, inhalativ, rektal, topisch
- ✓ Subkutangabe möglich, dafür zugelassen
- Dosis abhängig von der vorausgegangenen Analgetikadosis, Anfangsdosis bei erstmaliger Opioidgabe Morphinlösung 2,5–5 mg alle 4 Std. p.o., retardiertes Morphin (MST®) 10 mg alle 12 Std., 2,5–5 mg s.c. alle 4 Std.
- Bei Atemnot niedrigere Dosis als bei Analgesie notwendig, z.B. 2,5–5 mg p.o. alle 4 Std., 10–20 mg alle 4 Std. in ca. 10 ml NaCl zur Inhalation.

Nebenwirkungen
Typische Opioid-Nebenwirkungen: Obstipation, Übelkeit und Erbrechen, Sedierung, Harnverhalt, Juckreiz, Verwirrung

Bemerkungen
- Mittel der 1. Wahl unter stark wirksamen Opioiden
- Umrechnung von parenteral zu oral: 1:(2-) 3
- Aufklärung des Patienten über zu erwartende Nebenwirkungen
- Keine Opioidgabe ohne Laxans
- Kurzwirksames Morphin wirkt 4 Stunden
- Retardiertes Morphin kann in der Regel alle 12 Std. gegeben werden, eine Gabe häufiger als alle 8 Std. ist nicht sinnvoll
- Bei langsamer Dosissteigerung geringere Nebenwirkungen
- Haloperidol zur Therapie von Übelkeit und Erbrechen
- Dosisreduktion bzw. Streckung der Zeitintervalle bei Niereninsuffizienz wegen Anreicherung aktiver Metaboliten
- BtM-Höchstmenge: 20.000 mg in 30 Tagen.

Natriumpicosulfat

Handelsname, Darreichungsform
Bsp.: Laxoberal® Abführtropfen (1 ml = 7,5 mg), Laxoberal® Abführtabletten (1 Tbl. = 5 mg)

Wirkung
Antiabsorptiv und sekretionsfördernd durch Umkehr der Flüssigkeits- und Elektrolytbewegungen in der Darmmukosa, fördert durch Stimulation des Plexus myentericus die Darmperistaltik.

Indikation in der Palliativmedizin
Obstipation, bes. bei gleichzeitiger Opioidtherapie, evtl. Kombination mit einem weichmachenden Laxans

Dosierung und Applikation
10–20 Tr. oder 1–2 Tabl. abends

Nebenwirkungen
Krampfartige Magen-Darm-Beschwerden, Diarrhoe

Bemerkungen
- Wirkdauer ca. 10 Stunden, deshalb besser abendliche Gabe
- Stimulierende Laxantien nicht bei Subileus-/Ileuszuständen.

Octreotid

Handelsname, Darreichungsform
Sandostatin® 50/100/500/1000 Injektionslösung s.c.

Wirkung
Somatostatin-Analogon: v.a. inhibierender Effekt auf Gastrointestinaltrakt, vermindert Salz- und Wassersekretion in Darm, steigert intestinale Wasser- und Elektrolytabsorption, steigert gastrale Schleimproduktion, verlangsamt Magenentleerung und Dünndarmpassage, vermindert Gallefluß, vermindert Blutfluß im Splanchnikusgebiet, vermindert erhöhten Druck des unteren Ösophagussphinkters

Indikation in der Palliativmedizin
- Inoperable gastrointestinale Obstruktion (Ileus/Subileus)
- Therapieresistente Diarrhoen bei AIDS, abdomineller Bestrahlung, Ileostoma
- Sekretionsminderung bei enterokutanen Fisteln
- Hormonproduzierende Tumoren, z.B. metastasierte Karzinoide, zur Minderung schwerer Diarrhoen und Flushsymptomatik.

Dosierung und Applikation
- ✓ Subkutangabe möglich, dafür zugelassen
- Inoperable gastrointestinale Obstruktion und Fisteln: 50–100 µg s.c. alle 12 Std. oder 300 µg/24 h als subkutane Dauerinfusion (kann mit anderen

19

Medikamenten in einer Spritze gemischt werden), weitere Dosissteigerung nach Effekt, Dosierungen über 600 µg/24 h bringen selten mehr Effekt
- Therapieresistente Diarrhoe: 50–500 µg tgl., max. Dosis bis 1500 µg tgl., selten höher
- Karzinoide und andere hormonbildende Tumoren: 50–100 µg dreimal tgl., Steigerung bis 200 µg dreimal tgl., max. Dosis 1500 µg.

Nebenwirkungen
Mundtrockenheit, Meteorismus, Schmerz an Injektionsstelle, Hypo- und Hyperglykämie

Bemerkungen
- Aufbewahrung im Kühlschrank, Ampulle vor Injektion in der Hand aufwärmen, um den Schmerz an der Einstichstelle zu vermindern
- Bei Diabetikern Verschlechterung der Glucosetoleranz möglich. Unter Langzeittherapie Normalisierung der Glucosetoleranz möglich
- Sehr teuer (100 µg = ca. DM 34.-)
- In Spritzenpumpe nicht kompatibel mit Dexamethason.

Omeprazol

Handelsname, Darreichungsform
Antra® mups -20/-40 (1 Kps. = 20/40 mg), Antra® pro infusione

Wirkung
Durch irreversible Hemmung der Protonenpumpe Hemmung der Magensäureproduktion

Indikation in der Palliativmedizin
- Refluxösophagitis
- Magen- und Darmulzera.

Dosierung und Applikation
20–40 mg tgl. p.o., 40 mg i.v.

Nebenwirkungen
Diarrhoen, Kopfschmerzen

Bemerkungen
- Senkt Metabolismus von Phenytoin und Marcumar, dadurch erhöhte therapeutische Spiegel
- In der neuen Form verlieren Tabletten auch in der PEG nicht ihre Wirksamkeit.

19

Ondansetron

Handelsname, Darreichungsform
Zofran® 4 mg/8 mg Filmtabletten, Zofran® zydis 4 mg/8 mg, Zofran i.v. 4 mg/ i.v. 8 mg

Wirkung
Selektiver 5-HT_3-Antagonist mit Wirkung an der Chemorezeptor-Trigger-Zone

Indikation in der Palliativmedizin
- Schwere Formen von Übelkeit und Erbrechen, die auf prokinetische und antidopaminerge Antiemetika nicht angesprochen haben, besonders bei gleichzeitiger Chemotherapie
- Pruritus aufgrund Cholestase oder Niereninsuffizienz
- Therapieversuch bei Karzinoid-Symptomatik.

Dosierung und Applikation
4–8 mg p.o./i.v. alle 8–12 Std.

Nebenwirkungen
Obstipation, Kopfschmerzen, Flush-Symptomatik, Wärmegefühl über dem Magen

Bemerkungen
- Dosisreduktion bei Leberversagen
- Falls nach 48 Std. keine Wirkung, dann absetzen
- Zofran® zydis als Lutschtablette
- Sehr teuer.

Oxycodon

19

Handelsname, Darreichungsform
Oxygesic® 10/20/40 mg Retardtabletten

Wirkung
Starkes Opioid mit analgetischer Wirkung (WHO-Stufe III), reiner μ-Agonist (auch Wirkung an δ- und κ-Rezeptoren)

Indikation in der Palliativmedizin
- Starke Schmerzen, die durch ein schwaches Opioid (WHO-Stufe II) nicht beherrschbar sind
- Anhaltende Nebenwirkungen bei Gabe eines anderes Opioids.

Dosierung und Applikation

Wenn Patient noch kein Opioid vorher hatte, Beginn mit 10 mg alle 12 Std., bei vorausgegangener Opioidgabe äquivalente Umrechnung (etwa doppelt so stark wirksam wie Morphin)

Nebenwirkungen

Übliche Morphinnebenwirkungen, angeblich weniger psychomimetische Nebenwirkungen

Bemerkungen

- Hohe Bioverfügbarkeit mit 60–80 %
- Keine aktiven Metaboliten
- Bei Nieren- und Leberinsuffizienz verlangsamte Ausscheidung bzw. Verstoffwechselung, deshalb Dosisreduktion um 50 %.

Pamidronat

Handelsname, Darreichungsform

Aredia® 15/30 mg/60 mg/90 mg Trockensubstanz und Lösungsmittel i.v.

Wirkung

Vermindert Knochenresorption durch Osteoklastenhemmung

Indikation in der Palliativmedizin

- Hyperkalzämie
- Knochenschmerzen bei Knochenmetastasen.

Dosierung und Applikation

- Hyperkalzämie (siehe Dosierungsschema)

19

Pamidronat: Dosierung bei Hyperkalzämie	
Plasmakalzium mmol/l	Empfohlene Gesamtdosis mg i.v.
bis 3,0	15–30
3,0–3,5	30–60
3,5–4,0	60–90
> 4,0	90

- Knochenschmerzen: 45–90 mg i.v. alle 3–4 Wochen
- Pamidronat soll in einer Kalzium-freien Lösung (z.B. 500–1000 ml NaCl 0,9 %) verabreicht werden, Infusiongeschwindigkeit ca. 15 mg/h.

Nebenwirkungen
Vorübergehende erhöhte Temperaturen, grippeartige Symptome

Bemerkungen
- Nebenwirkungen geringer bei langsamer Infusion und gleichzeitiger Flüssigkeitsgabe
- Grippeähnliche Symptome sprechen gut auf Paracetamol an.

Paracetamol

Handelsname, Darreichungsform
Bsp.: Ben-u-ron® Kapseln (1 Kps. = 500 mg), Saft (1 Meßbecher = 5 ml = 200 mg), Suppositorien (1 Supp. = 250/500/1000 mg), Paracetamol-ratiopharm® 500 Tabletten, Paracetamol 125 S/250 S/500 S/1000 S Suppositorien

Wirkung
Analgetisch, antipyretisch

Indikation in der Palliativmedizin
- Peripheres Analgetikum (WHO-Stufe I), bes. hilfreich bei Kopf- und Weichteilschmerzen
- Fiebersenkung, Tumorfieber.

Dosierung und Applikation
500–1000 mg alle 4–6 Std. p.o. oder rektal, Tagesmaximaldosis 6 g

Nebenwirkungen
- Selten, insbes. keine gastrointestinalen Nebenwirkungen
- Gelegentlich Urtikaria.

Bemerkungen
Keine antiinflammatorischen Eigenschaften.

Paraffin

Handelsname, Darreichungsform
Obstinol® mild (15 g = 1 EL = 5,25 g Paraffin), in Agarol® (100 g = 28,43 g Paraffin, 1,3 g Phenolphthalein)

Wirkung
Durch Aufweichung des Darminhaltes bessere Gleitfähigkeit

Indikation in der Palliativmedizin
Obstipation, bes. bei gleichzeitiger Opioidtherapie Kombination mit einem stimulierenden Laxans

19

Dosierung und Applikation
1–2 EL abends, falls nicht ausreichend zusätzlich 1–2 EL morgens.

Nebenwirkungen
Bei langfristiger Anwendung Hemmung der Resorption fettlöslicher Vitamine und Entstehung von Fremdkörpergranulomen durch Resorption kleiner Mengen im Darm. In der Palliativmedizin vernachlässigbare NW.

Bemerkungen
Unangenehmer Geschmack

Phenobarbital

Handelsname, Darreichungsform
Bsp.: Luminal® Tabletten (1 Tbl. = 100 mg), Luminal® Injektionslösung (1 Amp. = 1 ml = 200 mg)

Wirkung
Antiepileptikum

Indikation in der Palliativmedizin
- Epileptische Anfälle, die trotz Therapie mit Phenytoin oder einem Benzodiazepin fortbestehen
- Multifokale Myokloni
- Terminale Agitation.

Dosierung und Applikation
- ✓ Subkutangabe möglich, *nicht* dafür zugelassen
- Epileptische Anfälle: 100 mg i.v., s.c., p.o. alle 12 Std., bei Status epilepticus bis zu 100 mg/min
- Multifokale Myokloni: 200–600 mg/24 h als subkutane Dauerinfusion
- Terminale Agitation: 100–200 mg als Bolus s.c., gefolgt von 600–1200 mg/24 h.

Nebenwirkungen
Schläfrigkeit, Lethargie, Ataxie

Bemerkungen
- Phenobarbital ist als subkutane oder intravenöse Infusion nicht mit anderen Medikamenten mischbar, sondern muß mit einer eigenen Spritzenpumpe gegeben werden
- Lange HWZ beachten (70–140 Std.).

19

Phenytoin

Handelsname, Darreichungsform
Bsp.: Zentropil® Tabletten (1 Tabl. = 100 mg), Zentropil® Injektionslösung (1 Amp. = 5 ml = 250 mg), Phenhydan® Injektionslösung (1 Amp. = 5 ml = 250 mg)

Wirkung
Antiepileptikum

Indikation in der Palliativmedizin
Epileptische Anfälle

Dosierung und Applikation
- Initial 100 mg p.o., alle 3 Tage 100 mg mehr, ab 300 mg oder Serum-Spiegel (> 15 µg/ml) nur noch um 25 mg erhöhen
- Bei schneller Aufsättigung 250 mg als Kurzinfusion, danach 750 mg über 8 Std. i.v., danach 2–3 x 250 mg/24 h i.v. oder p.o.

Nebenwirkungen
Übelkeit, Erbrechen, Verwirrtheit, Kopfschmerzen, Schlaflosigkeit, Schwindel

Bemerkungen
- Phenytoin reduziert die Wirksamkeit von Dexamethason um 50 % durch verstärkte Metabolisierung aufgrund hepatischer Enzyminduktion
- Nicht mit anderen Medikamenten mischen, flockt aus.

Promethazin

Handelsname, Darreichungsform
Bsp.: Atosil® Filmtabletten (1 Tabl. = 25 mg), Atosil® Tropfen (1 ml = 20 mg), Atosil® Injektionslösung N (1 Amp. = 50 mg)

Wirkung
Phenothiazin mit sedierender und antiemetischer Wirkung durch Blockade an H_1- und Acetylcholinrezeptoren

Indikation in der Palliativmedizin
Akute Erregtheit und Unruhe, Übelkeit und Erbrechen, wenn gleichzeitige Sedierung erwünscht, Juckreiz (z. B. Morphin-bedingt)

Dosierung und Applikation
- Übelkeit und Erbrechen: 5–25 mg alle 8–12 Std. p.o.
- Juckreiz: 5–25 mg zur Nacht

19

- Sedierung: 25–50 alle 8–12 Std., selten 25–50 mg i.v. notwendig, Tageshöchst-dosis 150 mg.

Nebenwirkungen
- Vegetative Störungen: Mundtrockenheit, Miktionsbeschwerden, Hypotonie, orthostatische Dysregulation, Obstipation
- Senkung der Krampfschwelle
- Frühdyskinesien mit Blickkrampf, Verkrampfung der Mund- und Halsmus-kulatur, Therapie: Biperiden (z.B. Akineton® 1 Amp. i.v., zur langfristigen Therapie 1–3 Tabl. tgl.)
- Akathisie: Tage nach Therapiebeginn innere Unruhe mit Nicht-Sitzen-Kön-nen, Trippeln.

Bemerkungen
Spätdyskinesien spielen in der Palliativmedizin selten eine Rolle.

Scopolamin

Handelsname, Darreichungsform
Scopolaminum hydrobromicum „Eifelfango" (1 Amp. = 1 ml = 0,3 mg/0,5 mg/ 1 mg)

Wirkung
Anticholinergikum mit relaxierender Wirkung an der glatten Muskulatur, anti-sekretorischen und antiemetischen Eigenschaften

Indikation in der Palliativmedizin
- Reduktion von Bronchialsekret bei terminaler Rasselatmung
- Übelkeit und Erbrechen bei gastrointestinaler Obstruktion.

19

Dosierung und Applikation
✓ Subkutangabe möglich, dafür zugelassen
0,5 mg alle 4 Std. s.c., oder 1,5–2,5 mg/24 h in subkutaner Spritzenpumpe

Nebenwirkungen
Sedierung, Miktionsbeschwerden, Mundtrockenheit, Tachykardie, Unruhe, Hallu-zinationen bei Überdosierung

Bemerkungen
Wiederholte Gabe kann zu Akkumulation führen und paradoxe Effekte mit Agi-tation hervorrufen.

Tilidin (mit Naloxon)

Handelsname, Darreichungsform
Bsp.: Valoron® N Lösung (20 Tr. = 50 mg), Valoron® N Kapseln (1 Kps. = 50 mg), Valoron® N retard 50/4 mg, 100/8 mg, 150/12 mg

Wirkung
Schwaches Opioid mit analgetischer Wirkung (WHO-Stufe II) mit agonistischen und antagonistischen (Naloxon) Eigenschaften

Indikation in der Palliativmedizin
Mittelstarke Schmerzen, die auf ein Nicht-opioid-Analgetikum nicht ansprechen

Dosierung und Applikation
50–100 mg alle 4 Std. p.o., Retardform 50–150 mg alle 12 Std. p.o., Tageshöchstdosis 600 mg

Nebenwirkungen
Obstipation, Übelkeit und Erbrechen, Sedierung

Bemerkungen
- Etwa 1/10 der Wirkstärke von Morphin
- Tilidin in fixer Kombination mit dem Opiatantagonisten Naloxon
- Dosisreduktion bei Niereninsuffizienz
- Keine Kombination mit anderen Opioiden.

Tramadol

Handelsname, Darreichungsform
Bsp.: Tramal® -Tropfen (0,5 ml = 20 Tr. = 50 mg), Tramal® long 100 Retardtabletten (1 Retardtabl. = 100 mg), Tramal® 50/-100 Injektionslösung (1 Amp. = 1/2ml = 50/100 mg), Tramal® Suppositorien (1 Supp. = 100 mg); Tramundin® Kapseln (1 Kps. = 50 mg), Tramundin® retard (1 Retardtabl. = 100 mg), Tramundin® 100 Injektionslösung (1 Amp. = 2 ml = 100 mg)

19

Wirkung
Schwaches Opioid mit analgetischer Wirkung (WHO-Stufe II)

Indikation in der Palliativmedizin
Mittelstarke Schmerzen, die auf ein Nicht-opioid-Analgetikum nicht ansprechen

Dosierung und Applikation

✓ Subkutangabe möglich, dafür zugelassen

50–100 mg alle 4 Std. p.o. oder s.c., bei Retardformen alle 8–12 Std. p.o., Tageshöchstdosis 600 mg, dann Umstellung auf ein starkes Opioid

Nebenwirkungen

Obstipation, Übelkeit und Erbrechen, Sedierung

Bemerkungen

- Etwa 1/10 der Wirkstärke von Morphin
- Orale Bioverfügbarkeit 75 %, bei wiederholter Gabe > 90 %
- Keine Kombination mit anderen Opioiden.

Tranexamsäure

Handelsname, Darreichungsform

Bsp.: Ugurol® Injektionslösung (1 Amp. = 5 ml = 0,5 g), Ugurol® Tabletten (1 Tabl. = 0,25 g)

Wirkung

Fibrinolyse wird verhindert durch Aktivierung von Plasminogen

Indikation in der Palliativmedizin

Lokale Blutungen (oberflächlich oder in Hohlorganen)

Dosierung und Applikation

500–1000 mg 3mal tgl. p.o., bei rektalen Blutungen: 5 g in 50 ml warmes Wasser rektal

Nebenwirkungen

Übelkeit, Erbrechen, Diarrhoen

Bemerkungen

Nicht geeignet bei Blasenblutungen, da die Blutkoagel schwer zu entfernen sind und zu Blasenkrämpfen führen können.

Triflupromazin

Handelsname, Darreichungsform

Psyquil® 10 mg/25 mg Dragees, Psyquil® Zäpfchen (1 Supp. = 70 mg), Psyquil Ampullen 10 mg/20 mg Injektionslösung

Wirkung

Mittelpotentes Neuroleptikum mit antiemetischer (wirkt auf Chemorezeptor-Trigger-Zone und Brechzentrum) und sedierender Wirkung

19

Indikation in der Palliativmedizin
Übelkeit und Erbrechen, Unruhezustände

Dosierung und Applikation
10–30 mg p.o. über den Tag verteilt, 25–50 mg p.o. abends, 5–10 mg i.v.

Nebenwirkungen
Anticholinerge Symptome: Mundtrockenheit, Obstipation, Miktionsstörungen, extrapyramidal-motorische Symptome (Akathisie, parkinsonoide Störungen, akute Dystonien).

Valproinsäure

Handelsname, Darreichungsform
Bsp.: Ergenyl® 150/300/500 Filmtabletten, Convulex® 150/300/500 Kapseln

Wirkung
Antikonvulsivum, durch Membranstabilisierung Reduktion neuronaler AktivitätIndikation in der Palliativmedizin
- Neuropathischer Schmerz (Mittel der 2. Wahl)
- Krampfanfälle (generalisiert und fokal)
- Singultus.

Dosierung und Applikation
200–1000 mg zur Nacht, durchschnittliche Dosis 500–700 mg

Nebenwirkungen
Sedierung in höherer Dosierung, Dyspepsie, Übelkeit

Bemerkungen
- Es kann bis zu 2 Wochen dauern, bis stabile Plasmalevel erreicht sind
- Valproat vermindert den Metabolismus von trizyklischen Antidepressiva.

19

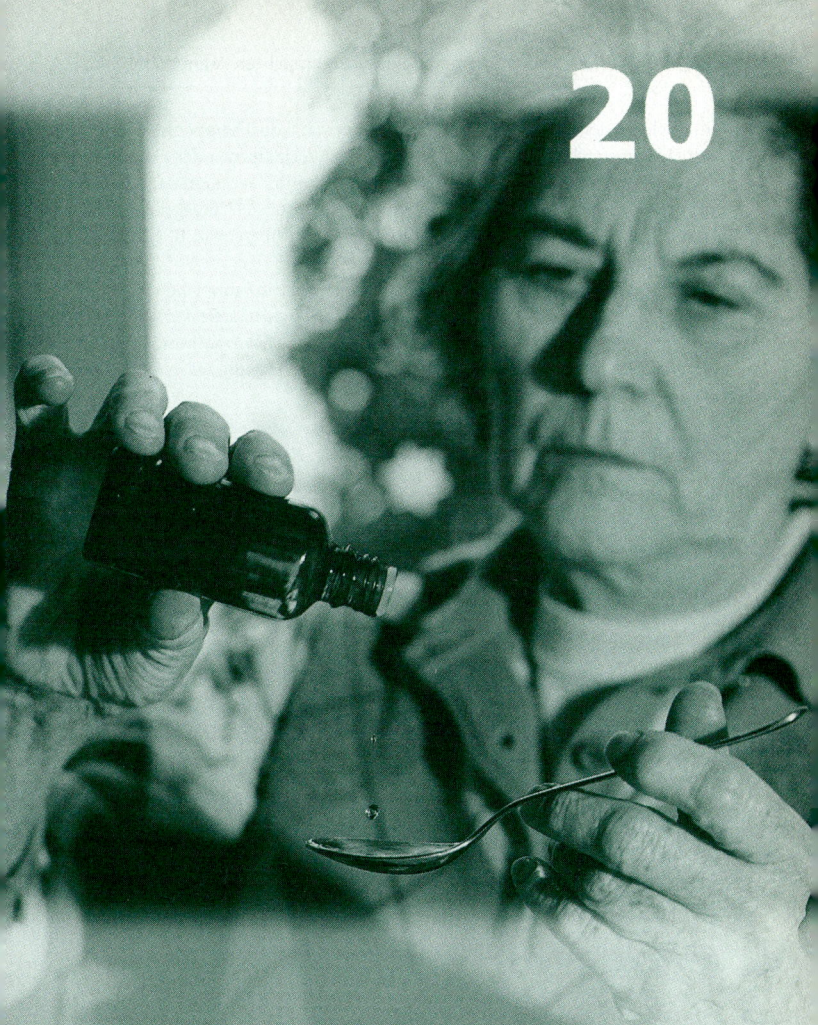

20

Handels- und Freinamen der meistgebrauchten Arzneimittel

Im Buch werden oft nur die Freinamen *(Generika)* von Therapeutika verwendet. Mit Hilfe dieser Liste ist ein Auffinden des Handelsnamens oder bei gegebenem Handelsnamen des Freinamens möglich. Bei Kombinationspräparaten werden die Freinamen der im Präparat verwendeten Substanzen angegeben. Stimmen Handels- und Freiname eines Pharmakons genau überein (z.B. Methotrexat), wurde es in der folgenden Liste nicht aufgenommen.

Freiname: fette Schrift Handelsname: normale Schrift, abweichender Handelsname in Österreich: (A), in der Schweiz: (CH). *Substanzklasse: kursive Schrift*
Die mit einem **Sternchen** (*) markierten Freinamen (*Generika*) sind für die Palliativtherapie relevant bzw. werden symptomorientiert häufig bis in die Terminalphase gegeben.

α-**Liponsäure** Neurothioct, Thiogamma . . . . *Neuropathiemittel*
α-**Acetyldigoxin** Lanadigin; Lanatilin (A), Cedigocin (CH). . . . . *Herzglykosid*
α-**Tocopherol** Eusont . . . . *Vitamin E*
Aarane **Reproterol + Cromoglicinsäure** . . . . *β-Mimetikum + Antiallergikum*
Acarbose Glucobay . . . .*Antidiabetikum*
ACC-Hexal **Acetylcystein**. . . . . *Mukolytikum*
Accupro **Quinapril** . . . . *ACE-Hemmer*
Accuzide **Quinapril, Hydrochlorothiazid**. . . . . *komb. Antihypertonikum*
Acebutolol Prent . . . . *β-Blocker*
Acemetazin Rantudil. . . . . *nichtsteroidales Antiphlogistikum*
Acemuc **Acetylcystein** . . . . *Mukolytikum*
Acenorm **Captopril** . . . . *ACE-Hemmer*
Acerbon **Lisinopril** . . . . *ACE-Hemmer*
Acercomp **Lisinopril, Hydrochlorothiazid** . . . . *ACE-Hemmer + Diuretikum*
Acesal-Calcium
    Acetylsalicylsäure, Calciumcarbonat . . . . *Analgetikum, Antiphlogistikum*
Acetazolamid Diamox; Glaupax (CH). . . . . *Carboanhydrasehemmer*
Acetylcystein Acemuc, Acetyst, Azubronchin, Bromuc, durabronchal, Fluimucil,
    Mucret, NAC-ratiopharm, Pulmicret, Sigamucil, Tamuc, Vitenur;
    Mucomyst (A) . . . . *Mukolytikum*
Acetylsalicylsäure Acesal, Acesal-Calcium, Aspirin, ASS/+C-ratiopharm, doloma TN,
    Godasal, Micristin, Miniasal, Neuronidal; Antidol (A);
    Acetylo (CH) . . . . *Analgetikum, Antiphlogistikum*
Acetyst **Acetylcystein**. . . . . *Mukolytikum*
***Aciclovir** Acic Creme, Acic Hexal, Zovirax . . . . *Virostatikum*
Acifugan Allopurinol + Benzbromaron . . . . *Urikostatikum + Urikosurikum*
Acimethin **L-Methionin** . . . . *Urologikum*
Actifed
    Triprolidin + Pseudoephedrin . . . . . *Sympathomimetikum + Antihistaminikum*
Adalat **Nifedipin** . . . . *Kalziumantagonist*
Adelphan-Esidrix **Reserpin + Dihydralazin** . . . . *Antihypertonika-Kombination*
Adenylocrat F **Weißdornauszug** . . . . *Kardiakum*
Adiclair **Nystatin** . . . .*Antimykotikum*
***Adrenalin (Epinephrin)** Suprarenin; Glycirenan (A);
    Epifrin (CH) . . . . *α-, β-Mimetikum*
Adumbran ***Oxazepam** . . . . *Benzodiazepin*
Adversuten **Prazosin** . . . . *peripherer α-Blocker, Antihypertonikum*
Aequamen **Betahistin** . . . . *Histaminikum*
Aerobin **Theophyllin** . . . . *Bronchospasmolytikum*
Aerodur **Terbutalin** . . . . . *Aerosol, β-Sympathomimetikum, Bronchospasmolytikum*
Aescin Reparil. *nichtsteroidales Antiphlogistikum*

Afonilum **Theophyllin** . . . .*Bronchospasmolytikum*
Agarol ***Paraffin, Phenolphthalein** . . . .*Laxans*
Agiocur, Agiolax **Ind. Flohsamen-, Sennaextrakt** . . . .*Laxans*
Agopton **Lansoprazol**. . . . . *Ulkustherapeutikum*
AH 3N **Hydroxyzin** . . . .*Antiallergikum*
Akatinol Memantine **Memantin**. . . . .*Myotonolytikum*
Akineton **Biperiden** . . . . *Anticholinergikum + Parkinsonmittel*
Akrinor **Theophyllin + Theodrenalin** . . . . *Antihypotonika-Kombination*
Aktiferrin **Eisen-(II)-sulfat** . . . .*Eisensalz*
Aktren ***Ibuprofen** . . . . *nichtsteroidales Antiphlogistikum*
Aldactone ***Spironolacton** . . . . *Aldosteronantagonist, Diuretikum*
Aldosteron Aldocorten. . . . .*Mineralokortikoid*
Alfason **Hydrocortison** . . . .*Glukokortikoid*
Alimix ***Cisaprid** . . . .*Prokinetikum*
Allergocrom **Cromoglicinsäure** . . . .*Antiallergikum*
Allergodil **Azelastin** . . . . *Antihistaminikum, Antiallergikum*
Allergopos (Augentr.)
    Antazolin, Tetryzolin, u.a. . . . .*Sympathomimetika-Kombination*
Allergospasmin **Cromoglicinsäure, Repreterol** . . . . . .*Antiallergikum + β_2-Mimetikum*
Allo von ct **Allopurinol** . . . .*Urikostatikum*
Allo. comp. ratiopharm
    Allopurinol, Benzbromaron . . . . *Urikostatikum + Urikosurikum*
Allomaron **Allopurinol + Benzbromaron** . . . .*Urikostatikum + Urikosurikum*
Allopurinol allo von ct, Foligan, Gichtex, Milurit, Remid, Uripurinol, Urtias, Zyloric;
    Urosin (A) . . . .*Urikostatikum*
Allvoran ***Diclofenac** . . . .*Antiphlogistikum*
almag von ct Tabl./Suspension **Al-hydroxid-Gel + Mg-trisilikat** . . . .*Antazidum*
Almasilat Simagel . . . .*Antazidum*
Alpha-Depressan **Uradipil**. . . . .*α-Blocker, Antihypertonikum*
Alprazolam Cassadan, Tafil, Xanor (A), Xanax (CH) . . . .*Benzodiazepin*
Alprenolol Aptin; Aptol Duriles (CH) . . . .*β-Blocker*
Alrheumun **Ketoprofen**. . . . . *nichtsteroidales Antiphlogistikum*
Altramet **Cimetidin** . . . . *H₂-Blocker*
Aluminiumclofibrat Atherolipin. . . . .*Lipidsenker*
Aluminiumhydroxid u.a. in Maalox, Maaloxan, Megalac, Solugastril, Trigastril; Lega-
    sil (A). . . . .*Antazidum*
Alupent Tabl. / Amp. **Orciprenalin**. . . . . *Broncholytikum, Antiasthmatikum*
Amagesan **Amoxicillin** . . . . *Breitbandpenicillin*
Amantadin Contenton, PK-Merz, Symmetrel . . . . . *Parkinsonmittel + Virostatikum*
Ambacamp **Becampicillin**. . . . . *Breitbandantibiotikum*
Ambene neu **Phenylbutazon** . . . . *nichtsteroidales Antiphlogistikum*
Ambril, AmbroHexal **Ambroxol** . . . .*Mukolytikum*
Ambrodoxy Hexal **Doxycyclin + Ambroxol**. . . . .*Mukolytikum*
Ambrohexal **Ambroxol** . . . .*Mukolytikum*
Ambrolös **Ambroxol-HCl** . . . .*Mykolytikum*
Ambroxol Ambrodoxy, -hexal, Ambrolös, Broncho Euphyllin retard, Doxam, Lindoxyl,
    Mibrox, Mucosolvan, Phlogat; Mucosolvon (CH). . . . .*Mukolytikum*
Amdox Puren **Doxycyclin + Ambroxol** . . . . *Mukolytikum, Antibiotikum*
Amiloretik **Hydrochlorothiazid + Amilorid**. . . . .*Diuretika-Kombination*
Amilorid Arumil; Midamor (A,CH). . . . . *kaliumsparendes Diuretikum*
Amineurin ***Amitriptylin** . . . . *Trizyklisches Antidepressivum*
Aminoglutethimid Orimeten . . . . *Antiöstrogen + Zytostatikum*
Aminophyllin **Theophyllin-Ethylendiamin** . . . . *Bronchodilatator*
Amiodaron Cordarex . . . .*Antiarrhythmikum*
Amiphenazol Daptazile. . . . .*Analeptikum*
*Amitriptylin Saroten, Equilibrin, Laroxyl,
    Amineurin. . . . . *Trizyklisches Antidepressivum*

20

Amlodipin Norvasc . . . . *Kalziumantagonist*
Amoxicillin Amagesan, Amoxi Hexal, Amoxi-Tablinen, Amoxy-,
   Amoxypen, ... *Breitbandpenicillin*
Ampho-Moronal-L- Tbl. / Susp. ***Amphotericin B**. . . . . *Antimykotikum*
Amphodyn **Etilefrin** . . . . *Antihypotonikum*
*Amphotericin B Ampho-Moronal-L- Tbl. / Susp.. . . . . *Antimykotikum*
Ampicillin Binotal, Amblosin, Totocillin; Penbritin (CH) . . . . . . *Breitbandpenicillin*
Amuno **Indometacin** . . . . *nichtsteroidales Antiphlogistikum*
Anaflon ***Paracetamol** . . . . *Analgetikum*
Anafranil **Clomipramin**. . . . . *trizyklisches Antidepressivum*
Analgin ***Metamizol** . . . . *Analgetikum, Antiphlogistikum, Spasmolytikum*
Anco ***Ibuprofen** . . . . *nichtsteroidales Antiphlogistikum*
Androcur **Cyproteron** . . . . *Antiandrogen*
Angionorm **Dihydroergotamin** . . . . *Antihypotonikum*
Aniflazym **Serrapeptase** . . . . *Enzympräparat, „Antiphlogistikum"*
Antagonil **Nicardipin** . . . . *Kalziumantagonist*
Antifungol / vaginal **Clotrimazol** . . . . *Antimykotikum*
Antra ***Omeprazol** . . . . *Protonenpumpenhemmer*
Anusol **Wismut + Zinkoxid + Perubalsam** . . . . *Hämorrhoidenmittel*
*Aponal Doxepin. *trizyklisches Antidepressivum*
Apranax **Naproxen** . . . . *nichtsteroidales Antiphlogistikum*
Aprical **Nifedipin** . . . . *Kalziumantagonist*
Aprotinin Trasylol. . . . . *Proteinasehemmer*
Apsomol Dosieraerosol **Salbutamol** . . . . . . *β-Mimetikum, Bronchospasmolytikum*
Aquamycetin **Chloramphenicol**. . . . . *Antibiotikum*
Aquaphor **Xipamid** . . . . *Thiazid-Diuretikum*
Aquapred (Augentr.)
   Chloramphenicol + Prednisolon. . . . . *Antibiotikum + Glukokortikoid*
Aquaretic **Amilorid + Hydrochlorothiazid** . . . . *Diuretika-Kombination*
Arcasin **Phenoxymethylpenicillin**. *Oralpenicillin*
Arelix **Piretanid** . . . . *Schleifendiuretikum*
Argun **Lonazolac** . . . . *nichtsteroidales Antiphlogistikum*
Arilin ***Metronidazol** . . . . *Chemotherapeutikum*
Arlevert **Cinnarizin + Dimenhydrinat** . . . . *Antihistaminikum + Antiemetikum*
Artane **Trihexyphenidyl** . . . . *Parkinsonmittel*
Arteoptic (Augentr.) **Carteolol** . . . . *β-Blocker*
arthrex Cellugel ***Diclofenac** . . . .*Antiphlogistikum*
Artocoron **Naftidrofuryl** . . . . *Vasodilatator*
Arubendol-Spray **Terbutalinsulfat** . . . . . . *β₂-Mimetikum, Bronchospasmolytikum*
Arutimol Augentropfen **Timolol** . . . . . *β-Blocker als Lokaltherapeutikum am Auge*
Asasantin **ASS, Dipyridamol**. . . . . *Thrombozyten-Aggregations-Hemmer*
Aspecton **Natriumdibunat, u.a.**. . . . .*Antitussivum + Mukolytika-Kombination*
Aspirin, Aspro, ASS **Acetylsalicylsäure** . . . . *Analgetikum, Antiphlogistikum*
Aspisol **Lysin-Acetylsalicylat**. . . . . *Analgetikum, Antiphlogistikum*
ASS-C-ratiopharm **Acetylsalicylsäure, Vit. C**. . . . . *Analgetikum + Vitamin C*
Astemizol Hismanal . . . . *nicht-sedierendes Antihistaminikum*
Asthenopin (Augentr.) **Pilocarpin**. . . . . *Cholinergikum*
Atarax **Hydroxyzin** . . . . *Tranquilizer*
Atehexal **Atenolol**. . . . . *β-Blocker*
Atenolol Atehexal, Blocotenol, in Bresben, Duratenol, Tenormin, ... *β-Blocker*
Atenos **Tulobuterol** . . . . *Sympathomimetikum*
Atosil ***Promethazin** . . . . *Phenothiazin-Neuroleptikum, Antihistaminikum*
Atrovent **Ipratropiumbromid** . . . . *Bronchospasmolytikum*
Augmentan **Amoxicillin** . . . . *Breitbandantibiotikum*
Aureomycin **Chlortetrazyklin** . . . . *Antibiotikum*
Aurorix **Moclobemid** . . . . *MAO-Hemmer, Antidepressivum*

20

Avamigran **Ergotamin + Propyphenazon +**
   Koffein u.a. . . . . *Vasokonstriktor + Analgetika-Kombination*
Avil /retard **Pheniramin**. . . . . *Antihistaminikum*
Azapropazon Prolixan, Tolyprin . . . . *nichtsteroidales Antiphlogistikum*
Azathioprin Imurek . . . . *Immunsuppressivum*
Azelastin Allergodil . . . . *Antihistaminikum*
Azithromycin Zithromax . . . . *Makrolidantibiotikum*
Azosemid Luret . . . . *Schleifendiuretikum*
Azubronchin **Acetylcystein**. . . . . *Mukolytikum*
Azucimet **Cimetidin** *H2-Rezeptorenblocker*
Azudoxat **Doxycyclin** . . . . *Tetrazyklin*
Azudoxat comp. **Ambroxol + Doxycyclin**. . . . . *Mycolytikum, Tetrazyklin*
Azufibrat **Bezafibrat**. . . . . *Lipidsenker*
Azuglucon **Glibenclamid** . . . . *Sulfonylharnstoff*
Azulfidine **Salazosulfapyridin** . . . . *Chemotherapeutikum*
Azumetop **Metoprolol**. . . . . *β_1-Blocker*
Azupamil **Verapamil** . . . . *Kalziumantagonist*
Azupanthenol Liqu. **Guajazulen + Na-D-Pantothenat** . . . *Gastritis-, Ulkusmittel*
Azupentat **Pentoxifyllin** . . . . *Xanthinderivat*
Azuprostat **Beta-Sitosterin, u.a.**. . . . . *Prostatamittel*
Azur comp. **Paracetamol + Kodein + Koffein** . . . *Analgetika-Kombination*
Azutranquil ***Oxazepam***. . . . . *Benzodiazepin*
Azutrimazol **Clotrimazol** . . . . *Antimykotikum*
β-**Acetyldigoxin** Novodigal, Digostada, Digotab, Stillacor, Digotab . . . . . *Herzglykosid*
β-**Sitosterin** Sito-Lande, Harzol, Prostasal . . . . *Lipidsenker*
Babylax **Glycerol** . . . . *Laxans*
Bacitracin Neomycin comp.-rathiopharm . . . . *Antibiotikum*
Baclofen Lioresal. . . . . *GABA-Agonist, bei MS verwendet*
Bactisubtil **Bacillus-Sporen**. . . . . *Antidiarrhoikum*
Bactoreduct, Bactrim
   Trimethoprim + Sulfamethoxazol . . . . *Antibiotika-Kombination*
Balkis **Etilefrin, Chlorphenamin** . . . . *Sympathomimetikum + Antihistaminikum*
Bambuterol Bambec. . . . . *β-Mimetikum, Bronchodilatator*
Bamethan Medigel. *β-Mimetikum, Bronchodilatator*
Bamipin -ratiopharm . . . . *Antihistaminikum*
Baralgin M ***Metamizol***. . . . . *Analgetikum, Antiphlogistikum, Spasmolytikum*
Barazan **Norfloxacin** . . . . *Gyrasehemmer*
Basal-H-Insulin Hoechst **Humaninsulin** . . . . *intermediärwirksames Insulin*
Batrafen **Ciclopiroxolamin** . . . . *topisches Antimykotikum*
Baycillin **Propicillin** . . . . *Oralpenicillin*
Baycuten **Clotrimazol, Dexamethason,**
   Azidamfenicol . . . . *Antibiotikum, Glukokortikoid, Antimykotikum*
Baymycard **Nisoldipin**. . . . . *Kalziumantagonist*
Bayotensin **Nitrendipin** . . . . *Kalziumantagonist*
Becampicillin Ambacamp. . . . . *Breitbandantibiotikum*
Beclamid Neuracen . . . . *Antiepileptikum*
Beclomet Orion/ Nasal **Beclomethason**. . . . . *Glukokortikoid*
Beclometason Beclomet Oroin/Nasal, Beconase Beclorhinol, Becloturmant, Sansasth-
   max, Sansasthmyl; Beconase (A,CH) . . . . *Glukokortikoid*
Beclorhinol **Beclometason** . . . . *Kortikoid-Rhinologikum*
Becloturmant **Beclometason**. . . . . *Kortikoid-Aerosol*
Beconase **Beclometason** . . . . *Glukokortikoid*
Befibrat **Bezafibrat** . . . . *Lipidsenker*
Bellergal **Belladonna-Alkaloide + Ergotamin +**
   Phenobarbital . . . . *Antiemetikum + zentraler α-Blocker + Barbiturat*
Belnif **Metoprolol + Nifedipin** . . . .*β-Blocker + Kalziumantagonist*
Beloc **Metoprolol**. . . . . *β_1-Blocker*

20

Beloc comp **Metoprolol + Hydrochlorothiazid** . . . . *β-Blocker + Diuretikum*
Ben-u-ron ***Paracetamol**. . . . . *Analgetikum*
Benadryl / Infant N **Diphenhydramin** . . . . *Antihistaminikum*
Benazepril Cibacen . . . . *ACE-Hemmer*
Bencyclan Fludilat; Ludilat (A) . . . . *Vasodilatator*
Bendigon **Inositolnicotinat + Mefrusid + Reserpin** . . . . *Antihypertonika-Kombination*
Bendofluminthiazid Pertenso. . . . . *Thiazid-Diuretikum*
Bendroflumethiazid Esberizid, Sinesalin. . . . . *Saluretikum*
Benfofen ***Diclofenac** . . . . *nichtsteroidales Antiphlogistikum*
Benfotiamin Milgamma Drag. . . . . *Vitamin B_1-Derivat*
Benperidol Glianimon . . . . *Butyrophenon-Neuroleptikum*
Benproperin Tussafug . . . . *Antitussivum*
Benserazid + L-Dopa Madopar . . . . *Parkinsonmittel*
Benzathin-Benzylpenicillin Tardocillin. . . . . *Depotpenicillin*
Benzatropin Cogentinol . . . . *Anticholinergikum*
Benzbromaron Uricovac; Narcaricin (CH) . . . . *Urikosurikum*
Benzylpenicillin Penicillin G, Retacillin comp . . . . *Penicillin*
Bepanthen, -Augen-/Nasensalbe
   Dexpanthenol . . . . *Lokaltherapeutikum, Epithelisierungsmittel*
Beriglobin **Immunglobulin** . . . . *Immunglobulin*
Berlicort **Triamcinolon** . . . . *Glukokortikoid*
Berlocid **Trimethoprim, Sulfamethoxazol** . . . . *Sulfonamid*
Berlocombin **Trimethoprim, Sulfamerazin**. . . . . *Sulfonamid*
Berodual **Ipratropiumbromid + Fenoterol**. . . . . *Bronchospasmolytika-Kombination*
Berotec **Fenoterol** . . . . *$β_2$-Mimetikum*
Beta-Lande **Bezafibrat** . . . . *Lipidsenker*
Beta-Tablinen **Propranolol**. . . . . *β-Blocker*
Betamann **Metipranolol** . . . . *β-Blocker*
Betamethason Betadermic, Betnesol, Celestan, Cordes Beta . . . . . . *Glukokortikoid*
Betapressin **Penbutolol** . . . . *β-Blocker*
Betasemid **Penbutolol + Furosemid** . . . . *β-Blocker + Schleifendiuretikum*
Betaxolol Kerlone; Kerlon (CH) . . . . *$β_1$-Blocker*
Betnesol, Rektal-Instillation **Betamethason**. . . . . *Glukokortikoid*
Betoptima **Betaxolol** . . . . *β-Blocker*
Beza-Lande, Bezacur **Bezafibrat** . . . . *Lipidsenker*
Bezafibrat Befibrat, Beta-Lande, Bezacur, Cedur; Bezalip (A). . . . . . . *Lipidsenker*
Bi-Vaspit **Fluocortinbutyl + Isoconazol**. . . . . . . *Glukokortkoid + Antimykotikum*
Biciron **Tramazolin** . . . . *Sympathomimetikum*
Bidocef **Cefadroxil** . . . . *Cephalosporin*
Bifiteral ***Lactulose**. . . . . *Laxans*
Bifonazol Mycospor; Mycosporin (CH) . . . . *Antimykotikum*
Bikalm **Zolpidem** . . . . *Hypnotikum/Sedativum*
Biofanal Drg./ vaginal ***Nystatin** . . . . *Antimykotikum*
Biperiden Akineton. . . . . *Anticholinergikum, Parkinsonmittel*
*Bisacodyl Dulcolax, Laxanin, Multilax, Stadalax Prepacol . . . . *Laxans*
Bisolvomycin **Bromhexin + Oxytetracyclin** . . . . . . *Mukolytikum + Antibiotikum*
Bisolvon **Bromhexin** . . . . *Mukolytikum*
Bisolvonat **Bromhexin + Erythromycin**. . . . . . *Mukolytikum + Antibiotikum*
Bisoprolol Concor . . . . *$β_1$-Blocker*
Blocotenol **Atenolol**. . . . . *β-Blocker*
Bornaprin Sormodren . . . . *Anticholinergikum, Parkinsonmittel*
Bresben **Atenolol, Nifidepin**. . . . . *komb. Antihypertonikum*
Brexidol **Piroxicam** . . . . *nichtsteroidales Antiphlogistikum*
Bricanyl Aerosol **Terbutalin** . . . . *$β_2$-Mimetikum, Bronchospasmolytikum*
Briserin **Dihydroergocristin +**
   Clopamid + Reserpin . . . . *Antihypertonika-Kombination*
*Bromazepam Bromazanil, Lexotanil, Normoc, durazanil, Gityl. . . . . . *Benzodiazepin*

Bromelaine Traumanase, Phlogenzym . . . . *Antiphlogistikum*
Bromhexin Bisolvon, Bromhexin 12. . . . . *Mukolytikum*
Bromocriptin Kirim . . . . *Dopamin-Antagonist*
Bromoprid Cascapride, Viaben. . . . . *Dopamin-Antagonist, Peristaltikanreger*
Bromperidol Impromen, Tesoprel . . . . *Butyrophenon-Neuroleptikum*
Bromuc **Acetylcystein**. . . . . *Mukolytikum*
Broncho Euphyllin retard
 Theophyllin, Ambroxol . . . . *Bronchospasmolytikum, Mykolytikum*
Broncho-Euphyllin **Theophyllin-Ethylendiamin,**
 Guaifenesin. . . . . *Bronchospasmolytikum, Mukolytikum*
Bronchoforton (verschiedn.) **Eukalyptus-,**
 Pfefferminz-, Anisöl. . . . . *pflanzl. Mukolytikum*
Bronchoparat **Theophyllin** . . . . *Bronchospamolytikum*
Bronchopront **Ambroxol** . . . . *Sektretolytikum*
Bronchoretard **Theophyllin** . . . . *Bronchospasmolytikum*
Bronchospray **Salbutamol**. . . . . *β-Sympathomimetikum*
Brotizolam Lendormin; Lendorm (A) . . . . *Benzodiazepin*
Budesonid Pulmicort, Topinasal. . . . . *Glukokortikoid*
Bufedil **Buflomedil** . . . . *Vasodilatator*
Buflomedil Bufedil, Defluina peri; Loftyl (A, CH) . . . . *Vasodilatator*
Bumadizon Eumotol, Rheumotol . . . . *nichtsteroidales Antiphlogistikum*
Bupivacain Carbostesin. . . . . *Lokalanästhetikum*
Bupranolol Betadrenol . . . . *β-Blocker*
***Buprenorphin** Temgesic. . . . . *starkes Analgetikum*
Buscopan ***N-Butyl-Scopolamin** . . . . *Spasmolytikum*
Buscopan plus **N-Butyl-Scopolamin +**
 Paracetamol . . . . *Spasmolytikum + Analgetikum*
Busulfan Myleran . . . . *Zytostatikum*
Cafergot N **Koffein + Ergtoamin** . . . . *Migränemittel*
Calci **Calcitonin** . . . . *Antihyperkalzetikum, Parathormonantagonist*
Calciparin **Heparin (Kalziumsalz)** . . . . *Antikoagulans*
Calcitonin Calci, Calimonta;
 Cibacalcin (A,CH). . . . . *Antihyperkalzetikum, Parathormonantagonist*
Calcitriol Rocaltrol. . . . . *Vitamin D3-Derivat*
Calsynar **Calcitonin** . . . . *Calcitonin*
Calcium Dago **Kalziumcarbonat**. . . . . *Kalziumpräparat*
Candio-Hermal **Nystatin** . . . . *Antimykotikum*
Canesten **Clotrimazol** . . . . *Antimykotikum*
Canifug **Clotrimazol**. . . . . *Antimykotikum*
Capozide **Captopril, Hydrochlorthiazid**. . . . . *Antihypertonika-Kombination*
Captin *Paracetamol . . . . *Analgetikum*
Capto-Isis **Captopril** . . . . *ACE-Hemmer*
Captopril Lopirin, Tensobon, Acenorm, Capto-Isis . . . . *ACE-Hemmer*
Capval **Noscarpin** . . . . *Antitussivum*
Carbachol Isopto-Carbachol, Doryl . . . . *Cholinergikum*
***Carbamazepin** Finlepsin, Tegretal; Tegretol (A, CH) . . . . . . *Antiepileptikum*
Carbenoxolon Ulcus-Tablinen; Biogastrone (A) . . . . . *Magenschleimhautprotektor*
Carbimazol Neo-Thyreostat, neo-morphazole. . . . . *Thyreostatikum*
Cardular **Doxazosin**. . . . . *peripherer α-Rezeptorantagonist*
Carnigen Mono **Oxilofrin**. . . . . *Sympathomimetikum, Antihypotonikum*
Carteolol Endak; Arteoptic (CH) . . . . *β-Blocker*
Carvedilol Dilatrend, Querto. . . . . *β-Blocker*
Cassadan **Alprazolam**. . . . . *Benzodiazepin*
Catapresan **Clonidin**. . . . . *Antihypertonikum*
Cavinton **Vinopectin** . . . . *Vasodilatator*
CEC **orales Cephalosporin** . . . . *Antibiotikum*
Cedur **Bezafibrat** . . . . *Lipidsenker*

20

Cefaclor Panoral; Ceclor (A, CH) . . . . *Cephalosporin*
Cefadroxil Bidocef . . . . *Cephalosporin*
Cefalexin -ratiopharm, Ceporexin; Cepexin (A); Ceporex (A, CH). . . . . . *Cephalosporin*
Cefallone **Cefaclor** . . . . *orales Cephalosporin*
Cefixim Cephoral, Suprax . . . . *Cephalosporin*
Cefoperazon Cefobis; Cefobid (A) . . . . *Cephalosporin*
Cefpodoxim Orelox. . . . . *Cephalosporin*
Cefpodoximproxetil Podomexef . . . . *Cephalosporin*
Ceftazidim Fortum; Fortam (CH) . . . . *Cephalosporin*
Ceftibuten Keimax . . . . *Cephalosporin*
Ceftizoxim Ceftix; Cefizox (A). . . . . *Cephalosporin*
Cefuroxim Elobact, Zinnat. . . . . *Cephalosporin*
Celestamine **Dexchlorpheniramin +**
   Betamethason . . . . *Antihistaminikum, Glukokortikoid*
Celestan /Creme **Betamethason**. . . . . *Glukokortikoid*
Celiprolol Selectol . . . . *β_1-Blocker*
Cellidrin **Allopurinol** . . . . *Urikostatikum*
Ceolat **Dimeticon** . . . . *Karminativum*
Cephadroxil Grüncef . . . . *Cephalosporin*
Cephalexin-ratiopharm **Cephalexin** . . . . *orales Cephalosporin*
Cephoral **Cefixim** . . . . *orales Cephalosporin*
Ceporexin **Cephalexin** . . . . *Cephalosporin*
Cerucal ***Metoclopramid**. . . . . *Antiemetikum*
Cetirizin Zyrtec . . . . *Antihistaminikum*
Chibro Cadron **Neomycin + Dexamethason**. . . . . . *Antibiotikum + Glukokortikoid*
Chibro-Amuno-3 **Indometacin** . . . . *nichtsteroidales Antirheumatikum*
Chibro-Timoptol (Augentr.) **Timolol** . . . . *β-Blocker*
Chinidin Chinidin-Duriles; Kinidin-Duriles (CH) . . . . *Antiarrhythmikum*
Chinidin-Duriles **Chinidin** . . . . *Antiarrhythmikum*
Chloraldurat **Chloralhydrat** . . . .*Hypnotikum*
Chloralhydrat Chloraldurat; Rectiolen (A); Medianox (CH) . . . .*Hypnotikum*
Chlorambucil Leukeran . . . . *Zytostatikum*
Chloramphenicol Leukomycin, Paraxin; Kemicetin Inj. . . . . *Antibiotikum*
*Chlorazepat Tranxilium. . . . . *Benzodiazepin*
Chlordiazepoxid Librium, Radepur. . . . . *Benzodiazepin*
Chlormadinon Gestafortin, in Gestamestrol . . . . *Gestagen*
Chlorpromazin Propaphenin . . . . *Neuroleptikum*
Chlorprothixen Truxal, Taractan . . . . *Neuroleptikum*
Chlortalidon Hygroton in antihypertens; Kombinationspräp. . . . . . . *Diuretikum*
Chlortetracyclin Aureomycin . . . . *Antibiotikum*
Cholecalciferol Vigantol, Vigantoletten . . . . *Vitamin D*
Cholintheophyllinat Euspirax . . . . *Bronchospasmolytikum*
Ciatyl **Clopenthixol** . . . . *trizyklisches Neuroleptikum*
Ciatyl-Z **Zuclopenthixol** . . . . *Neuroleptikum*
Cibacen **Benazepril**. . . . . *ACE-Hemmer*
Cibadrex **Hydrochlorothiazid** . . . . *Diuretikum*
Cibalcalcin **Calcitonin**. . . . . *Hormonpräparat*
Cicatrex (Salbe/Puder) **Bacitracin, Neomycin, u.a.** . . . . . . *Antibiotika-Kombination*
Ciclopiroxolamin Batrafen. . . . . *topisches Antimykotikum*
Ciclosporin Sandimmun . . . . *Immunsuppressivum*
Cilazapril Dynorm. . . . . *ACE-Hemmer*
Cime Puren **Cimetidin** . . . .*H_2-Blocker*
Cimebeta, -hexal **Cimetidin** . . . .*H_2-Blocker*
Cimet **Cimetidin**. . . . .*H_2-Blocker*
Cimetidin Altramet, Azucimet, Gastroprotect, H_2-Blocker-ratiopharm,
   Simgacimet, Tagagel, Tagamet, Ulcolind H_2 . . . .*H_2-Blocker*
CimLich **Cimetidin** . . . .*H_2-Blocker*

20

Cineol Eufiment Balsam N, Soledum Balsam Lsg. . . . . *Mukolytikum*
Cinobactin **Cinoxacin** . . . . *Gyrasehemmer*
Ciprobay **Ciprofloxacin** . . . . *Gyrasehemmer*
Ciprofloxacin Ciprobay; Ciproxin (A, CH). . . . . *Gyrasehemmer*
Circanol **Dihydroergotoxin**. . . . . *Vasodilatator*
Circo-Maren **Nicergolin**. . . . . *Vasodilatator*
*Cisaprid Alimix, Propulsin. . . . . *Peristaltikanreger*
Cisday **Nifidepin** . . . . *Calciumantagonist*
Clamoxyl **Amoxicillin** . . . . *Breitbandpenicillin*
Clarithromycin Cyllind, Klacid, Mavid. . . . . *Makrolidantibiotikum*
Claverasal **Mesalazin** . . . . *Chemotherapeutikum*
Clemastin Tavegil; Tavegyl (A, CH) . . . . *Antihistaminikum*
Clemizol-Penicillin G Megacillin, in Supracillin . . . . *Depotpenicillin*
Clenbuterol Contraspasmin, Spiropent. . . . . *Broncholytikum*
Clexane **Enoxaparin**. . . . . *Heparin*
Climarest **Östrogen** . . . . *Sexualhormon*
Clindahexal **Clindamycin** . . . . *Antibiotikum*
Clindamycin Clin-Sanorania, Sobelin; Dalacin (A); Dalacin C (CH) . . . . . *Antibiotikum*
Clinesfar (Salbe) **Erythromycin + Tretionin** . . . . *Antibiotikum + Keratolytikum*
Clinofem **Medroxyprogesteron** . . . . *Sexualhormon, Gynäkologikum*
Clinovir **Medroxyprogesteronacetat** . . . . *Gestagen*
Clivarin **Reviparin-Na** . . . . *Antikoagulans*
Clobazam Frisium; Urbanyl (CH). *Benzodiazepin*
Clobutinol Silomat . . . . *Antitussivum*
*Clomethiazol Distraneurin . . . . *Antikonvulsivum*
*Clomipramin Anafranil, Hydiphen. . . . . *trizyklisches Antidepressivum*
*Clonazepam Rivotril . . . . *Antiepileptikum + Benzodiazepin*
Clonidin Catapresan, Dixarit,
    Haemiton Tabl. . . . . *Antisympathotonikum, Antihypertonikum*
Clont ***Metronidazol** . . . . *(Anaerobier-)Antibiotikum*
Clopenthixol Ciatyl, Ciatyl; Cisordinol (A); Clopixol (CH) . . . . *Neuroleptikum*
Cloprednol Syntestan . . . . *halogeniertes Glukokortikoid*
Clotiazepam Trecalmo . . . . *Benzodiazepin*
Clotrimazol u.a. Canesten, Canifug, Fungidexan, Mycofug . . . . . . *Antimykotikum*
Clozapin Leponex . . . . *Neuroleptikum*
Co-Trimoxazol Eusaprim, Kepinol,
    Supracombin . . . . *Trimethoprim, Sulfamethoxazol*
*Codein u.a. Bronchicum Codein, Codicompren, Tryasol . . . . *Antitussivum*
Codeinum phosph. Compette ***Kodein** . . . . *Antitussivum*
Codicaps ***Kodein + Chlorphenamin** . . . . *Antitussivum, Antihistaminikum*
Codicompren, Codipertussin ***Kodein** . . . . *Antitussivum*
Codipront ***Kodein + Phenyltoloxamin** . . . . . . *Antitussivum, Antihistaminikum*
Colchicum Dispert **Colchizin** . . . . *Gichtmittel*
Colchizin Colchicum-Dispert, Colchysat Bürger . . . . *Gichtmittel*
Coleb **Isosorbidmononitrat** . . . . *Vasodilatator*
Colecalciferol Dekristol, Ossofortin; Olevit D₃ (A); Vi-De 3 (CH). . . . . . . *Vitamin D₃*
Colestyramin Quantalan . . . . *Ionenaustauscher, Lipidsenker*
Colfarit **Acetylsalicylsäure** . . . . *Analgetikum, Antiphlogistikum u.a.*
Colo-Pleon **Salazosulfapyridin**. . . . . *Sulfonamid*
Cambaren ***Diclofenac, *Kodein** . . . . *Analgetikum mit Kodein*
Combipresan **Clonidin + Chlortalidon** . . . . *Antihypertonika-Kombination*
Conceplan M **Ethinylestradiol, Norethinsteron** . . . . *Östrogen, Gestagen*
Concor **Bisoprolol** . . . . *β₁-Blocker*
Conpin **Isosorbidmononitrat**. . . . . *Koronarmittel*
Contramutan **Aconitum, Belladonna u.a.** . . . . *Immunstimulans*
Contraneural N **Acetylsalizylsäure + Paracetamol +**
    Kodein. . . . . *Analgetika-Kombination*

20

Contraspasmin **Clenbuterol** . . . . *Broncholytikum*
Convulex *****Valproinsäure** . . . . *Antiepileptikum*
Copyrkal N **Propyphenazon,**
    Koffein . . . .*Antipyretikum, Antiphlogistikum, Analgetikum*
cor tensobon **Captopril** . . . . *ACE-Hemmer*
Corangin **Isosorbidmononitrat** . . . . *Vasodilatator*
Corangin Nitro **Glycerolnitrat** . . . . *Vasodilatator*
Cordanun **Talinolol** . . . . *β-Blocker*
Cordarex **Amiodaron** . . . . *Antiarrhythmikum*
Cordes Estriol **Estriol** . . . . *Vaginaltherapeutikum*
Cordicant **Nifedipin** . . . . *Kalziumantagonist*
Cordichin **Verapamil + Chinidin** . . . . *Antiarrhythmika-Kombination*
Coric **Lisinopril** . . . . *ACE-Hemmer*
Corinfar **Nifidipin** . . . . *Kalziumantagonist*
Coro-Nitro **Glyceroltrinitrat** . . . . *Vasodilatator*
Corotrend **Nifedipin** . . . . *Kalziumantagonist*
Corti-Refobacin **Gentamycin** . . . . *Antibiotikum*
Corto-Tavegil **Clemastin + Dexamethason** . . . . . . *Antihistaminikum + Glukokortikoid*
Corvaton **Molsidomin** . . . . *Koronarvasodilatator*
Cotazym **Pankreatin** . . . . *Pankreasenzym*
Cotrim Diolan, -forte von ct, -Hexal, -stada, -Puren
    Trimethoprim + Sulfamethoxazol . . . . *Sulfonamidkombination*
Cotrimox-Wolff **Cotrimoxazol** . . . . *Sulfonamidkombination*
Cotrimoxazol = Trimethoprim-Sulfamethoxazol . . . . *Sulfonamidkombination*
Coversum **Perindopril** . . . . *ACE-Hemmer*
Cranoc **Fluvastatin** . . . . *Lipidsenker*
Crino-Kaban (Salbe) **Clocortolon, Panthenol, u.a.** . . . . *Glukokortikoid*
Crinohermal fem (Salbe) **Flupredniden +**
    Estradiol, u.a. . . . . *Glukokortikoid + Östrogen*
Cromoglicinsäure Allergocrom, Cromohexal Nasenspray, Diffusyl, Intal,
    Pulbil, Vividrin, Opticrom . . . . *Antiallergikum*
CromoHexal (Augentr./Nasenspray) **Cromoglicinsäure** . . . . *Antiallergikum*
Cumarine z.B. Venalot mono, Phenprocoumon (Marcumar) . . . . . . *Antikoagulans*
Curantyl **Dipyridamol** . . . . . *Vasodilatator, Thrombozyten-Aggregations-Hemmer*
cutistad **Clotrimazol** . . . . *Imidazolderivat, Antimykotikum*
Cuxabrain **Piracetam** . . . . *Neurotropikum*
Cyanocobalamin u.a.Vitamin B$_{12}$-ratiopharm, Vitaprint B$_{12}$,
    Erycytol (A); Vitarubin (CH) . . . . *Vitamin B$_{12}$*
Cyclandelat Natil . . . . *muskulotroper Vasodilatator*
Cyclo-Menorette **Estradiol + Estriol + Levanorgestrel** . . . . . *Östrogen-Kombination*
Cyclo-Progynova **Estradiol + Norgestrel** . . . . *Östrogen-Kombination*
Cyclobarbital Somnupan C, Phanodorm; Cyclobarbiton-Kalzium . . . . . . *Hypnotikum*
Cyclosa **Ethinylestradiol + Desogestrel** . . . . *Östrogen + Gestagen*
Cyllind **Clarithromycin** . . . . *Makrolidantibiotikum*
Cynt **Moxonidin** . . . . *zentraler α-Agonist, Antihypertonikum*
Cyproteron Androcur . . . . *Antiandrogen*
Cytarabin Alexan . . . . *Zytostatikum*
Cytobion **Vitamin B$_{12}$** . . . . *Vitamin B$_{12}$*
Cytotec **Misoprostol** . . . . *Prostaglandinderivat, Ulkustherapeutikum*
CycloÖstrogynal **Estradiol + Levanorgestrel** . . . . *Östrogen-Kombination*
Dacarbacin D.T.I.C., DTIC/Deticene . . . . *Zytostatikum*
Dactinomycin Lyovac-Cosmegen . . . . *Zytostatikum*
Daktar **Miconazol** . . . . *Antimykotikum*
Dalmadorm **Flurazepam** . . . . *Benzodiazepin, Hypnotikum*
Dapotum **Fluphenazin** . . . . *Phenothiazin-Neuroleptikum*
Darebon **Chlortalidon + Reserpin** . . . . *Diuretikum + Antihypertonikum*
Darob **Sotalol** . . . . *Antiarrhythmikum*

DCCK **Dihydroergotoxin** . . . . *Vasodilatator*
Deca-Durabolin **Nandrolen**. . . . . *Anabolikum*
Decaprednil ***Prednisolon*** . . . . *nichtfluoriertes Glukokortikoid*
Decentan **Perphenazin** . . . . *Phenothiazin-Neuroleptikum*
Decortilen **16-Methylenprednisolon** . . . .*Glukokortikoid*
Decortin H ***Prednisolon*** . . . .*Glukokortikoid*
dehydro (sanol) tri **Triamteren + Bemetizid, u.a.** . . . . *Diuretika-Kombination*
dehydro tri mite **Bemetizid + Triamteren** . . . . *Diuretika-Kombination*
Dekristol **Colecalciferol** . . . . *Vitamin D3*
Delgesic **Lysin-Acetylsalicylat** . . . . *Analgetikum*
Delix (plus) **Ramipril (+ Hydrochlorothiazid)**. . . . . . . *ACE-Hemmer (+ Diuretikum)*
Delonal (Salbe) **Alclometason** . . . .*Glukokortikoid*
Demetrin **Prazepam**. . . . . *Benzodiazepin*
Denan **Simvastatin** . . . . *Cholesterolsynthese-Enzym-Hemmer, Lipidsenker*
Depo-Clinovir **Medroxyprogesteron** . . . . *Gestagen*
Deponit **Glyceroltrinitrat** . . . .*Vasodilatator*
Depot-H-Insulin Hoechst **Humaninsulin** . . . . *Antidiabetikum*
Depressan **Dihydralazin** . . . . *direkter Vasodilatator*
Deprilept **Maproptilin** . . . . *trizyklisches Antidepressivum*
Desipramin Pertofran. . . . .*Antidepressivum*
Desogestrel Lovelle, Marvelon . . . . *Progestagen*
DET MS **Dihydroergotamin**. *Antihypotonikum*
Detajmiumbitartrat Tachmalcor. . . . . *Antiarrhythmikum*
Dexa Allovan, Dexabene, -Effekton ***Dexamethason***. . . . .*Glukokortikoid*
Dexaflam ***Dexamethason***. . . . .*Glukokortikoid*
Dexamethason Auxiloson, Fortecortin, Lipotalon, in Solupen D, Totocortin, Tutto-
     zem N; Decadron (A,CH) . . . .*Glukokortikoid*
Dexamonozon N ***Dexamethason*** . . . .*Glukokortikoid*
Dexapos ***Dexamethason*** . . . .*Glukokortikoid*
Dexchlorpheniramin Polaronil. . . . . *Antihistaminikum*
Dexium **Kalziumclobesilat** . . . .*Vasodilatator*
Dexpanthenol Bepanthen Augen/
     Nasensalbe . . . . *Vitamin der B-Gruppe, Epithelialisierungsmittel*
Dextromethorphan Neo Tussan; Romilar Roche (A); Calmerphan-L (A) . *Antitussivum*
Dextropropoxyphen Develin; Depronal (CH) . . . . *Analgetikum*
DHC Mundipharma ***Dihydrocodein*** . . . . *Narkoanalgetikum*
DHE-Puren, -ratiopharm
     Dihydroergotamin. . . . . *Vasokonstriktor, Antihypertonikum*
Diabenyl-Rhinex **Diphenhydramin,**
     Naphazolin . . . . *Antihistaminikum, Rhinologikum*
Diacard **Campher, u.a.** . . . . *Kardiakum*
Diamox **Acetazolamid** . . . . *Carboanhydrasehemmer*
Diane **Cyproteron + Ethinylestradiol** . . . . *Antiandrogen-Kombination*
Diaphal **Furosemid + Amilorid**. . . . . *Diuretika-Kombination*
Diarönt mono **Colestinsulfat**. . . . . *Darmdesinfizientium*
Diarrhoesan **Apfelpektin + Chamazulen** . . . .*Antidiarrhoika-Kombination*
Diazepam Valium, Tranquase, Valiquid, Faustan. . . . . *Benzodiazepin*
Dibenzepin Noveril . . . . *trizyklisches Antidepressivum*
Dibenzyran **Phenoxybenzamin** . . . . .α-Blocker
Diblocin **Doxazosin** . . . . *peripherer α1-Antagonist, Antihypertonikum*
Diclac ***Diclofenac***. . . . . *nichtsteroidales Antiphlogistikum*
Diclo, -von ct, -Divido, -Phlogont, -Puren,
     u.a. ***Diclofenac*** . . . . *nichtsteroidales Antiphlogistikum*
Diclofenac Allvoran, arthrex Cellugel,
     Duravolten,Voltaren. . . . . *nichtsteroidales Antiphlogistikum*
Dicloxacillin Dichlor-Stapenor . . . . *penicillinasefestes Penicillin*
Dicycloverin Spasmo-Rhoival . . . .*Spasmolytikum*

20

Diflucan **Fluconazol** . . . . *Antimykotikum*
Diflucortolon Neribas . . . . *halogeniertes Glukokortikoid*
Digacin **Digoxin**. . . . . *Herzglykosid*
Digitoxin Digimerck; Digimed (A) . . . . *Herzglykosid*
Dignokonstant **Nifedipin** . . . . *Kalziumantagonist*
Digostada, Digotab β-**Acetyldigoxin**. . . . . *Herzglykosid*
Digotab β-**Acetyldigoxin**. . . . . *Herzglykosid*
Digoxin Lanicor, Digacin, Novodigal, Lanoxin (CH). . . . . *Herzglykosid*
Dihydralazin Nepresol, Depressan, Obsilazin, Triniton . . . . . *direkter Vasodilatator*
*****Dihydrocodein** Remedacen, Paracodin, Tiamon Mono,
   DHC Mundipharma . . . . *Antitussivum*
Dihydroergocristin Nehydrin . . . . *Sekalealkaloid, Vasodilatator*
Dihydroergotamin Agit, Clavigrenen DET MS, Dihytamin-Tr.,
   DHE Puren,DHE-ratiopharm, Dihydergot, Ergont,
   Optalidon special NOC, ... *Migränemittel, Antihypotonikum*
Dihydroergotoxin Hydergin, Circanol; Ergomed (A);
   Progeril (CH) . . . . *Sekalealkaloid*
Dihydrotachysterol
   AT 10, Fenint . . . . *Vitamin D-Derivat, Kalziumstoffwechselregulator*
Diisopropylamin Disotat. . . . . *Vasodilatator*
*****Dikaliumclorazepat** Tranxilium . . . . *Benzodiazepin*
Dilanacin **Digoxin**. . . . . *Herzglykosid*
Dilatrend **Carvedilol** . . . . *β-Blocker, Antihypertonikum*
Dilcoran 80 Tabl. **Pentaerithrityltetranitrat** . . . . *Koronarmittel*
Diligan Piperazin, Hydroxyzin, Nicotinsäure . . . . *Antivertiginosum*
Diltahexal **Diltiazem** . . . . *Kalziumantagonist*
Diltiuc **Diltiazem** . . . . *Kalziumantagonist*
Dilzem **Diltiazem** . . . . *Kalziumantagonist*
*****Dimenhydrinat** Vomex-A, Vomacur; Emedyl (A);
   Dramamine (CH) . . . . *Antiemetikum*
Dimeticon u.a. Ceolat, Gallo-Merz N. . . . . *Karminativum*
*****Dimetinden** Fenistil, Fenistil Gel. . . . . *Antihistaminikum*
Diovan **Valsartan** . . . . *Antihypertonikum*
Diphenhydramin Benadryl / Infant N, Dabylen, in Diabenyl-Rhinex, Selodorm;
   Dibontrin(A); Benadryl (CH) . . . . *Antihistaminikum*
Dipiperon **Pamperon**. . . . . *Butyrophenon-Neuroleptikum*
Diprosis **Betamethason** . . . . *Glukokortikoid*
Dipyridamol Curantyl,
   Persantin . . . . *Vasodilatator, Thrombozyten-Aggregations-Hemmer*
Disalpin **Hydrochlorothiazid, Reserpin**. . . . . *komb. Antihypertonikum*
Disalunil **Hydrochlorothiazid** . . . . *Thiazid-Diuretikum*
Disopyramid Rythmodul; Rhythmodan (A,CH) . . . . *Antiarrhythmikum*
Disotat **Diisopropylamin**. . . . . *Vasodilatator*
Disprosone Depot **Betamethason** . . . . *Glukokortikoid*
Distigminbromid Ubretid . . . . *Cholinergikum*
Distraneurin *****Clomethiazol** . . . . *Antikonvulsivum, Neuroleptikum*
Ditec **Cromoglicinsäure + Fenoterol** . . . . *Antiallergikum + β-Mimetikum*
DIU Venostatin **Triamteren + Hydrochlorthiazid** . . . . *Diuretika-Kombination*
diucomb **Bemetizid + Triamteren** . . . . *Diuretika-Kombination*
Diuretikum Verla **Hydrochlorothiazid + Triamteren** . . . . . . *Diuretika-Kombination*
Diursan **Amilorid + Hydrochlorothiazid** . . . . *Diuretika-Kombination*
Diutensat **Triamteren + Hydrochlorothiazid**. . . . . *Diuretika-Kombination*
Dixarit **Clonidin** . . . . *Antihypertonikum*
DNCG TBS **Cromoglicinsäure** . . . . *Antiallergikum*
Dociton **Propranolol** . . . . *β-Blocker*
Döderlein Med **Lactobacillus gasseri**. . . . . *Vaginaltherapeutikum*
Dogmatil **Sulpirid**. . . . . *Dopaminantagonist, Antidepressivum*

Dolgit / Creme ***Ibuprofen** . . . . *nichtsteroidales Antiphlogistikum*
Dolo Posterine **Cinchocain +**
   Diphenylpyralin, u.a. . . . . *Anästhetikum + Antihistaminikum*
Dolo-Dobendan **Cetylpyridiniumchlorid,**
   Benzocain . . . . *Desinfiziens + Anästhetikum*
Dolo-Neurobion **Paracetamol + B-Vitamine** . . . . . . *nichtsteroidales Analgetikum*
Dolo-Puren ***Ibuprofen** . . . . *nichtsteroidales Antiphlogistikum*
Dolobasan ***Diclofenac** . . . . *Antiphlogistikum*
dolomo TN **ASS + Paracetamol + Koffein** . . . . *Analgetika-Kombination*
Doloreduct ***Paracetamol** . . . . *Analgetikum*
Dolovisano **Meprobamat + ASS + Kodein** . . . . *Muskelrelaxans + Analgetika*
Dolviran **ASS + Kodein + Koffein** . . . . *Analgetikum + Analeptikum*
Dolviran N **Acetylsalicylsäure, Kodein** . . . . *Analgetikum, Antiphlogistikum*
Dominal **Prothipendyl** . . . . *Phenothiazin-Neuroleptikum*
*Domperidon Motilium . . . . *Dopaminantagonist, Peristaltikanreger*
Dona 200-S **D-Glucosaminsulfat.** . . . . *Analgetikum/Antirheumatikum*
Dopegyt Tabl. **Methyldopa.** . . . . *Antisympathotonikum, Antihypertonikum*
Dopergin **Lisurid.** . . . . . *Prolaktinantagonist + Dopaminantagonist + Migränemittel*
Doryl ***Carbachol** . . . . *Cholinergikum*
Doxam **Ambroxol, Doxycyclin** . . . . *anibiotisches Mukolytikum*
Doxazosin Cardular, Diblocin . . . . *peripherer α_1-Blocker, Antihypertensivum*
*Doxepin Aponal, Sinquan; Sinequan (A) . . . . *trizyklisches Antidepressivum*
Doximucol, Doxy Duramucal Doxycyclin +
   Ambroxol . . . . *Tetrazyklin + Mukolytikum*
Doxy, Doxy-basan -Komb, -Hexal, -Tablinen, -biocin,
   -von ct, -Wolff **Doxycyclin** . . . . *Tetrazyklin*
Doxycyclin Ambrodoxy Hexal, Amdox Puren, Azudoxat / comp.,
   Doxam, Doxymono, in Mibrox comp., Sigadoxin, Sigadylat, -Stada,
   Supracyclin, Terelit. . . . . *Tetrazyklin*
Doxylamin Mereprine . . . . *sedierendes Antihistaminikum*
Doxymono **Doxycyclin** . . . . *Antibiotikum*
Dridase **Oxybutynin.** . . . . *Spasmolytikum*
Dulcolax ***Bisacodyl.** . . . . *Laxans*
Duolip **Etofyllinclofibrat** . . . . *Lipidsenker*
Duphaston **Dydrogesteron.** . . . . *Gestagen*
durabronchal **Acetylcystein** . . . . *Mukolytikum*
Duradiuret **Triamteren + Hydrochlorothiazid** . . . . *Diuretika-Kombination*
Duradoxal **Doxycyclin.** . . . . *Tetrazyklin*
durafenat **Fenofibrat** . . . . *Lipidsenker*
Duraglucon N **Glibenclamid** . . . . *Sulfonylharnstoff*
duralopid ***Loperamid** . . . . *obstipierendes Anitdiarrhoikum*
duramipress **Prazosin** . . . . *peripherer α_1-Blocker, Antihypertensivum*
Duramucal **Ambroxol.** . . . . *Mukolytikum*
Duranifin **Nifedipin** . . . . *Kalziumantagonist*
duranitrat **Isosorbiddinitrat** . . . . *Koronarmittel*
durapenicillin **Phenoxymethylpenicillin** . . . . *Oralpenicillin*
Durapental **Pentoxifyllin.** . . . . *durchblutungsförderndes Mittel*
duraprednisolon **Prednisolon** . . . . *Glukokortikoid*
durasoptin **Verapamil.** . . . . *Kalziumantagonist*
duraspiron-comp. ***Spironolacton + *Furosemid** . . . . *komb. Diuretukum*
Duratenol **Atenolol** . . . . *β-Blocker*
duravolten ***Diclofenac.** . . . . *Antiphlogistikum*
durazanil ***Bromazepam** . . . . *Benzodiazepin*
durazepam ***Oxazepam** . . . . *Benzodiazepin*
Dusodril **Naftidrofuryl** . . . . *Vasodilatator*
Duspatal **Mebeverin** . . . . *Spasmolytikum*
Dynacil **Fosinopril** . . . . *ACE-Hemmer*

20

Dynorm **Cilazapril**. . . . . *ACE-Hemmer*
Dysmenalgit N **Naproxen** . . . . *nichtsteroidales Antiphlogistikum*
Dysurgal N **Atropin**. . . . . *Spasmolytika-Kombination*
Dytide H **Triamteren + Hydrochlorothiazid** . . . . *Diuretika-Kombination*
Eatan N **Nitrazepam** . . . . *Benzodiazepin*
Ebrantil **Urapidil**. . . . . *α-Blocker, Antihypertonikum*
Eferox **Levothyroxin** . . . . *Schilddrüsenhormon*
Effekton ***Diclofenac**. . . . . *Antiphlogistikum*
Effortil **Etilefrin** . . . . *Sympathomimetikum*
Effortil plus **Etilefrin + Dihydroergotamin**. . . . .*Antihypotonika*
Elantan **Isosorbidmononitrat** . . . . *Vasodilatator*
Ellatun/N (Nasentr.) **Tramazolin** . . . .*α-Mimetikum*
Elobact **Cefuroxim** . . . . *orales Cephalosporin*
Elotrans Neu **Glucose + NaCl +**
   Natriumcitrat + KCl . . . . *Kaliumpräparat-Kombination*
Emesan (-E, -K, -S) **Diphenhydramin**. . . . . . *Antiemetika-Kombination + Analeptikum*
Enalapril Pres, Xanef; Renitec (A);
   Reniten (CH) . . . . *ACE-Hemmer, Antihypertonikum*
Enantone **Leuprorelin** . . . . *LH-RH-Antagonist*
Encephabol **Pyritinol**. . . . . *Neurotropikum*
Endak **Carteolol** . . . . *β-Blocker*
Endrine (Nasentr.) **Ephedrin, u.a.**. . . . . *Sympathomimetikum*
Enelbin-Salbe N **Zinkoxid, Salizylsäure, Al.silikat** . . . .*Antiphlogistikum*
Enelfa ***Paracetamol** . . . . *Analgetikum*
Enzym-Lefax **Pankreatin + Pepsin, u.a.** . . . . *Pankreas- + Magenenzyme*
Enzynorm forte **Magenschleimhautextrakt**. . . . . *magenwirksames Enzympräparat*
Ephedrin Medigel, Tussipect Sirup/Tr.;
   in Ipeca (CH) . . . . *indirektes Sympathomimetikum*
Epinephrin (Adrenalin) Suprarenin; Medihaler-Epi . . . .*α-, β-Mimetikum*
Epipevisone **Econazol + Triamcinolon** . . . . *Antimykotikum + Glukokortikoid*
Equilibrin ***Amitriptylin** . . . . *trizyklisches Antidepressivum*
Ergenyl ***Valproinsäure** . . . . *Antiepileptikum*
Ergocalm **Lormetazepam** . . . . *Benzodiazepin*
Ergodesit **Dihydroergotoxin** . . . . *Nootropikum*
Ergont **Dihydroergotamin**. . . . . *Antihypotonikum*
Ergotamin Migrätan, in Ergo-Kranit, Gynergen, Cafergot N; Ergotartrat (A),
   in Ergosanol (CH) . . . . *α-Blocker, Vasokonstriktor, Migränemittel*
Ery Diolan **Erythromycin**. *Makrolidantibiotikum*
Eryaknen **Erythromycin** . . . . *Antibiotkum*
Eryfer **Eisen(II)sulfat, u.a.** . . . . *Eisensalz*
Eryfer comp. **Eisen(II)sulfat + Vitamin B₁₂ + Folsäure** . . . . *Antianämikum*
EryHexal, Erythrocin **Erythromycin** . . . .*Makrolidantibiotikum*
Erypo **Erythropoetin** . . . . *Antianämikum*
Erythromycin u.a. Ery Diolan, Infectomycin,
   Monomycin; Ilosone (CH). . . . . *Makrolidantibiotikum*
Erythropoetin Erypo . . . . *Antianämikum*
Esberitox **Pflanzenauszüge** . . . . *Immunstimulans*
Escor **Nilvadipin**. . . . . *Kalziumantagonist*
Esidrix **Hydrochlorothiazid** . . . . *Thiazid-Diuretikum*
Esprenit ***Ibuprofen** . . . . *nichtsteroidales Antiphlogistikum*
Estraderm TTS **Estradiol** . . . . *Östrogen*
Estradiol Estraderm TTS, Alpicort-F/N, Estrifam; Ovocyclin (CH) . . . . *Östrogen*
Estradiolvalerat Progynova, Progynon, Klimonorm . . . . *Östrogen*
Estrifam **17 β-Estradiol**. . . . . *Östrogen*
Estriol Cordes-, in Cyclo menorette, OeKolp, Oestriolsalbe, Oestr Gynaedron, Ove-
   stin, Synapause, in Trisequens . . . . *Östrogen*
Ethenzamid Kolton grippale N, Optipyrin S. . . . . *Analgetikum*

Ethinylestradiol u.a. in: Cilest, Lovelle, Marvelon. . . . . *Östrogen*
Ethosuximid Pyknolepsinum, Suxinutin; Petinimid (A). . . . . *Antiepileptikum*
Eti-Puren **Etilefrin** . . . . *Sympathomimetikum*
Etilefrin Thomasin, Effortil, Eti-Puren; Circupon (CH). . . . . . . *Sympathomimetikum*
Etofibrat Lipo-Merz. . . . . *Lipidsenker*
Etofyllinclofibrat Duolip . . . . *Lipidsenker*
Etoposid Vepesid . . . . *Zytostatikum*
Eufibrom **Propyphenazon** . . . . *nichtsteroidales Analgetikum*
Eufiment Balsam N **Cineol, Fichtennadelöl, Menthol**. . . . .*Mukolytikum*
Eugalac ***Lactulose** . . . .*Laxans*
Euglucon **Glibenclamid**. . . . . *Sulfonylharnstoff*
Eunerpan **Melperon**. *Butyrophenon-Neuroleptikum*
Euphyllin **Theophyllin**. . . . . *Bronchospasmolytikum*
Euphylong **Theophyllin**. *Bronchospasmolytikum*
Eusaprim **Sulfamethoxazol + Trimethoprim**. . . . .*Antibiotika-Kombination*
Eusovit **Tocopherol** . . . . *Vitamin E*
Euspirax **Theophyllen**. . . . . *Bronchospasmolytikum*
Euthyrox **L-Thyroxin** . . . . *Schilddrüsenhormon*
Euvegal-Dragees forte
    Baldrian-, und Melissenextrakt . . . . *pflanzl. Hypnotikum/Sedativum*
Exoderil **Naftifin**. . . . . *Antimykotikum*
Expit **Ambroxol** . . . . *Mukolytikum*
Falicard **Verapamil**. . . . . *Kalziumantagonist*
Falithrom **Phenprocoumon**. . . . . *Antikoagulans*
Famotidin Pepdul, Ganor; Pepcidine (A, CH). . . . . *H₂-Blocker*
Farial (Nasentr.) **Indanazolin**. . . . . *Sympathomimetikum*
Faros **Weißdorntrockenextr.**. . . . .*pflanz. Kardiakum*
fasax **Piroxicam** . . . . *nichtsteroidales Antiphlogistikum*
Faustan ***Diazepam**. . . . . *Benzodiazepin*
Favistan **Thiamazol** . . . . *Thyreostatikum*
Felbinac Dolinac, Target . . . . *nichtsteroidales Antiphlogistikum*
Felden/Top **Piroxicam** . . . . *nichtsteroidales Antiphlogistikum*
Felodipin Modip, Munobal. . . . . *Kalziumantagonist*
Fendilin Sensit; Sensit 50 (A, CH) . . . . *Kalziumantagonist*
Fenetyllin Captagon . . . . *Analeptikum*
Fenistil/Gel **Dimetinden**. . . . . *Antihistaminikum, Antiallergikum*
Fenofibrat Lipanthyl, Normalip N, durafenat, Lipidril . . . .*Lipidsenker*
Fenoprofen Feprona . . . . *nichtsteroidales Antiphlogistikum*
Fenoterol Berotec, Partusisten. . . . . *β-Sympathomimetikum*
Ferrlecit 2 **Eisen(II)-succinat** . . . . *Eisensalz*
Ferro 66 **Eisen(II)-chlorid** . . . . *Eisensalz*
ferro sanol/duodenal **Eisen(II)-glycin-sulfat** . . . . *Eisenpräparat*
Ferro-Folsan **Eisen(II)-sulfat + Folsäure** . . . . *Eisensalz + Vitamin*
Ferroglukonat-ratiopharm **Eisen(II)glukonat** . . . . *orales Eisenpräparat*
Ferrum Hansmann Saft/Trpf. **Eisen (III)** . . . . *Eisenpräparat*
Fevarin **Fluvoxamin**. . . . .*Antidepressivum*
Fibraflex ***Ibuprofen** . . . . *nichtsteroidales Antiphlogistikum*
Finlepsin ***Carbamazepin**. . . . .*Antiepileptikum*
Flagyl ***Metronidazol** . . . .*(Anaerobier-)Antibiotikum*
Flammazine **Sulfadiazin** . . . . *Sulfonamid*
Flecainid Tambocor . . . . *Antiarrhythmikum*
Flexase **Piroxicam** . . . . *nichtsteroidales Antiphlogistikum*
Floxal **Ofloxacin** . . . . *Fluorchinolon, Gyrasehemmer*
Fluanxol **Flupentixol** . . . .*Neuroleptikum*
Flucloxacillin Staphylex; Floxapen (A, CH) . . . . *penicillinasefestes Penicillin*
Fluconazol Fungata. . . . . *Antimykotikum*
Fluctin ***Fluoxetin** . . . .*Anitdepressivum*

20

Flucytosin Ancotil. . . . . *Antimykotikum*
Fludilat Bencyclan . . . . *Vasodilatator*
Flufenaminsäure Dignodolin; Arlef,
    Algesalona (CH) . . . . *nichtsteroidales Antiphlogistikum*
Fluimucil **Acetylcystein**. . . . . *Mukolytikum*
Fluminoc ***Flunitrazepam** . . . . *Benzodiazepin*
Flunarizin Sibelium; Amalium (A). . . . . *Vasodilatator*
Flunisolid Inhacort, Syntaris. . . . . *Glukokortikoid*
*Flunitrazepam Rohypnol, Staurodorm neu, Fluminoc . . . . *Benzodiazepin*
*Fluocortolon Ultralan. . . . . *Glukokortikoid*
Fluomycin (Ovula) **Neomycin, u.a.**. *Antibiotikum*
*Fluoxetin Fluctin; Fluctine (A, CH). . . . . *Antidepressivum*
Flupentixol Fluanxol . . . . *Neuroleptikum*
Fluphenazin Dapotum, Lyogen, Lyorodin . . . . *Phenothiazin-Neuroleptikum*
*Flupirtin Katadolon . . . . *Analgetikum*
Flurazepam Dalmadorm. . . . . *Benzodiazepin*
*Flurbiprofen Ocuflur . . . . *nichtsteroidales Antiphlogistikum*
Fluspirilen Imap. . . . . *Neuroleptikum*
Flutide **Fluticasonpropionat**. . . . . *Broncholytikum*
Fluvastatin Cranoc . . . . *Lipidsenker*
Fluvoxamin Fevarin. . . . . *Antidepressivum*
Folicombin Eisen(II)-sulfat + Folsäure . . . . *Antianämikum*
Foligan **Allopurinol**. . . . . *Urikostatikum*
Folsäure Folsan, in Folicombin . . . . *Antianämikum*
Fondril **Bisoprololfumarat + Hydrochlorthiazid** . . . . *β-Blocker + Diuretikum*
Fortecortin ***Dexamethason** . . . . *Kortikosteroid*
Fosinopril Dynacil, Fosinorm . . . . *ACE-Hemmer*
Fosinorm **Fosinopril** . . . . *ACE-Hemmer*
Fragmin **Dalteparin-Na**. . . . . *Antikoagulans*
Fraxiparin **Nadroparin** . . . . *Heparin*
Frekatuss Acetylcystein . . . . *Mukolytikum*
Frenolon **Metofenazat**. . . . . *Phenothiazin-Neuroleptikum*
Frenopect **Ambroxol** . . . . *Mukolytikum*
Frisium **Clobazam**. . . . . *Benzodiazepin*
Frubiase Kalzium **Kalziumkarbonat** . . . . *Kalziumpräparat*
Fugerel **Flutamid** . . . . *Antiandrogen*
Fungata **Fluconazol**. . . . . *Antimykotikum*
Fungibacid Creme etc. **Tioconazol** . . . . *Imidazolderivat, Antimykotikum*
Fungidexan **Clotrimazol + Harnstoff**. . . . . *Antimykotikum*
Fungizid-ratiopharm / vaginal **Clotrimazol** . . . . *Antimykotikum*
Furadantin **Nitrofurantoin**. . . . . *Antibiotikum*
Furanthril ***Furosemid** . . . . *Diuretikum*
Furazolidon Nifuran . . . . *Chemotherapeutikum*
Furobeta ***Furosemid** . . . . *Diuretikum*
furo von ct ***Furosemid** . . . . *Schleifendiuretikum*
Furorese ***Furosemid** . . . . *Schleifendiuretikum*
*Furosemid u.a. -in Lasix, Ödemase, Spiro-D-Tablinen . . . . . . *Schleifendiuretikum*
Fusafungin **Locabiosol** . . . . *Chemotherapeutikum*
Fusid ***Furosemid**. . . . . *Schleifendiuretikum*
Fusidinsäure Fucidine, Fucithalmic; Fucidin (A, CH) . . . . *Antibiotikum*
Gallopamil Procorum. . . . . *Kalziumantagonist*
Ganor **Famotidin** . . . . *H₂-Blocker*
Gastrax **Nizatidin** . . . . *H₂-Blocker*
Gastricur **Pirenzepin** . . . . *Ulkustherapeutikum, Anticholinergikum*
Gastroloc ***Omeprazol**. . . . . *Protonenpumpenhemmer*
Gastronerton ***Metoclopramid** . . . . *Antiemetikum, Peristaltikanrreger*
Gastroprotect **Cimetidin**. . . . . *H₂-Blocker*

20

Gastrosil *Metoclopramid* . . . .*Antiemetikum, Peristaltikanreger*
Gastrotranquil *Metoclopramid*. . . . . *Antiemetikum*
Gastrozepin **Pirenzepin**. . . . . *Ulkustherapeutikum, Anticholinergikum*
Gaviscon **Alginsäure + Aluminiumhydroxid** . . . . *Antazidum*
Gelomyrtol **Myrtol** . . . . *Mukolytikum*
Gelonida NA **Codein + Paracetamol + ASS**. . . . . *Analgetika-Kombination*
Gelusil-Lac **Magnesium-Aluminium-Silicathydrat**. . . . . *Antazidum*
Gemfibrozil Gevilon. . . . . *Lipidsenker*
Gentamicin Refobacin, Sulmycin; Garamycin (CH) . . . . . .*Aminoglykosid-Antibiotikum*
Gentamytrex **Gentamicin**. . . . . *Aminoglykosid-Antibiotikum*
Gepefrin Wintonin . . . . *Sympathomimetikum*
Gestafortin **Chlormadinon** . . . . *Gestagen*
Gestamestrol **Mestranol + Chlormadinon** . . . . *Östrogen + Gestagen*
Gestoden in Femovan, Minulet . . . . *Gestagen*
Gevilon **Gemfibrozil**. . . . . *Lipidsenker*
Gilt **Clotrimazol** . . . . *Antimykotikum*
Gityl *Bromazepam*. . . . . *Benzodiazepin*
Glandosane **Sorbitol, Na-,**
    K-Hydrochlorid, Ca-, Mg-Chlorid . . . . *Rachentherapeutikum*
Glianimon **Benperidol** . . . . . .*Butyrophenon-Neuroleptikum, Dopaminantagonist*
Glibenclamid -Riker, Euglucon, Duraglucon,
    Gliben-Puren, Glukoreduct, ... *Sulfonylharnstoff*
GlibenHexal, Gliben-Puren, **Glibenclamid** . . . . *Sulfonylharnstoff*
Glibornurid Glutril, Gluborid. . . . . *Sulfonylharnstoff*
Glimidstada **Glibenclamid** . . . . *Sulfonylharnstoff*
Glisoxepid Pro-Diaban . . . . *Sulfonylharnstoff*
Gluborid **Glibornurid** . . . . *Sulfonylharnstoff*
Glucobay Acarbose. . . . . *Antidiabetikum*
Glucophage **Metformin**. . . . . *Biguanid, Antidiabetikum*
Glukoredukt, Glukovital Glibenclamid. . . . . *Sulfonylharnstoff*
Glukovital **Glibenclamid** . . . . *Sulfonylharnstoff*
Glutril **Glibornurid** . . . . *Sulfonylharnstoff*
Glycerol Glycilax . . . . *Laxans*
Glyceroltrinitrat Corangin Nitro, Coro-Nitro, Nitrangin, Nitrolingual, Nitro Mack;
    Nitroglyn(A); Nitrolent, Nitroacut (CH) . . . . *Vasodilatator*
Glycilax **Glycerol** . . . . *Laxans*
Glycolande **Glibenclamid**. . . . . *Sulfonylharnstoff*
Godamed **Acetylsalicylsäure**. . . . . *Analgetikum, Antiphlogistikum u.a.*
Gopten **Trandolaprid** . . . . *ACE-Hemmer*
Grüncef Cephadroxil . . . . *Cephalosporin*
Gumbaral **Ademetion**. . . . . *Antiphlogistikum*
Gutron **Midodrin** . . . . *Antihypertonikum*
Gynodian Depot **Estradiolvalerat + Prasteronenantat** . . . . . *Östrogen-Kombination*
Gynoflor **Estriol + Lactobac. acidoph.**. . . . . *Östrogen + Bakterien*
Gynofug *Ibuprofen* . . . . *nichtsteroidales Antiphlogistikum*
H$_2$ Blocker ratiopharm **Cimetidin** . . . . *H$_2$-Blocker*
Haemiton Tabl. **Clonidin** . . . . *Antisymphatotonikum, Antihypertonikum*
Haemoprotect **Eisen(II)-sulfat** . . . . *orales Eisenpräparat*
Halcion **Triazolam** . . . . *Benzodiazepin*
Haldol *Haloperidol*. . . . . *Butyrophenon-Neuroleptikum, Dopaminantagonist*
Haloperidol Haldol,
    Sigaperidol . . . . *Butyrophenon-Neuroleptikum, Dopaminantagonist*
Hämatopan **Eisen(II)-sulfat**. . . . . *Antianämikum*
Harnosal **Sulfaethidol + Sulfamethizol**. . . . . *Sulfonamid-Kombination*
Harpagin **Allopurinol + Benzbromaron**. . . . . *Urikostatikum + Urikosurikum*
Harzol **Beta-Sitosterin** . . . .*Prostatamittel, Lipidsenker*
Hedelix **ethanol. Efeublätterextrakt** . . . . *Antitussivum*

20

Heitrin **Terazosin** . . . . *peripherer α_1-Blocker*
Helfergin **Meclofenoxat** . . . . *Nootropikum*
Helixor **Tannenmistelauszug** . . . . *pflanzl. Zytostatikum*
Helopanflat **Pankreatin + Simethicon** . . . . *Pankreasenzym + Karminativum*
Heparin (niedermolekular) Mono Embolex . . . . *Antikoagulans*
Herphonal **Trimipramin** . . . . *Antidepressivum*
Herz ASS-rathiopharm **Acetylsalicylsäure** . . . . *Analgetikum, Antiphlogistikum*
Hexetidin comp. ratiopharm
    Hexetidin + Cetylpyridinium . . . . *Mund- und Rachentherapeutikum*
Hexoral **Hexetidin** . . . . *Antiseptikum*
Hexoraletten **Chlorhexidin + Benzocain** . . . . *Mund- und Rachentherapeutikum*
H-Insulin Hoechst **Humaninsulin** . . . . *Antidiabetikum*
Hirudoid (Salbe) **Heparinoid** . . . . *Venenmittel*
Hisfedin **Terfenadin** . . . . *Antihistaminikum, Antiallergikum*
Hismanal **Astemizol** . . . . *Antihistaminikum, Antiallergikum*
Hydergin Dihydroergo-cornin, -cristin, -cryptin . . . . . *durchblutungsförderndes Mittel*
Hydiphen **Clomipramin** . . . . *tricyclisches Antidepressivum*
Hydralazin Pertenso . . . . *Vasodilatator, Antihypertensivum*
Hydrochlorothiazid Accuzide, Acercomp, Cibadrex, Di-Chlotride, in Disalpin, Disal-
    unil, Esidrix, Tiampur comp., in Triniton . . . . *Thiazid-Diuretikum*
Hydrocodon Dicodid . . . . *Antitussivum*
Hydrocortison Ficortril, Fucidine plus, Hydrodexan, Munitren H, Pandel, Poloris, Sanati-
    son Mono, in Soventol H Creme; Hydrocortone (CH) . . . . *Glukokortikoid*
Hydrodexan Creme **Hydrocortison + Harnstoff** . . . . . *kortikoidhaltiges Dermatikum*
*****Hydromorphon** Dilaudid, Palladon . . . . *starkes Analgetikum*
Hydrotalcit Talcid . . . . *Antazidum*
Hydrotrix **Furosemid + Triamteren** . . . . *Diuretika-Kombination*
Hydroxycobalamin Aquo-Cytobion; Hepavit (A);
    Hydroxo 5000 (CH) . . . . *Vitamin B_{12}*
Hydroxyzin AH 3N, Atarax, Diligan . . . . *Antipruriginosum*
Hypnorex **Lithium** . . . . *Antidepressivum*
Iberogast verschiedene Tinkturen . . . . *Peristaltikanreger*
Ibu-Attritin, -fug, -hexal, -phlogont, -prof von ct
    *****Ibuprofen** . . . . *nichtsteroidales Antiphlogistikum*
*****Ibuprofen** u.a. Aktren, Dolgit, Ibuhexal, Ibuphlogont, Ibutad, Ibutop Creme, Imbun,
    Optalidon 200; Brufen (A,CH) . . . . *nichtsteroidales Antiphlogistikum*
Ibutad, -top Creme *****Ibuprofen** . . . . *nichtsteroidales Antiphlogistikum*
Idril N (Nasentr.) **Xylometazolin** . . . . *Sympathomimetikum*
Ildamen **Oxyfedrin** . . . . *Koronartherapeutikum*
Imap **Fluspirilen** . . . . *Neuroleptikum*
Imbun *****Ibuprofen** . . . . *nichtsteroidales Antiphlogistikum*
Imeson **Nitrazepam** . . . . *Benzodiazepin*
Imex Salbe **Tetracyclinhydrochlorid** . . . . *Antibiotikum*
Imigran **Sumatriptan** . . . . *Migränemittel*
*****Imipramin** Pryleugan, Tofranil . . . . *trizyklisches Antidepressivum*
Immunopret **Purpursonnenhutkraut** . . . . *Immunstimulans*
Imodium *****Loperamid** . . . . *Antidiarrhoikum*
Importal **Lactitol** . . . . *Lebertherapeutikum*
Imurek **Azathioprin** . . . . *Immunsuppressivum*
Indapamid Natrilix . . . . *Thiazid-Diuretikum*
Inderm-Lösung **Erythromycin** . . . . *Makrolidantibiotikum, Dermatikum*
Indo Top-rathiopharm **Indometacin** . . . . *nichtsteroidales Antiphlogistikum*
Indo-Phlogont **Indometacin** . . . . *nichtsteroidales Antiphlogistikum*
Indobloc **Propranolol** . . . . *β-Blocker*
Indomet **Indometacin** . . . . *nichtsteroidales Antiphlogistikum*
Indometacin u.a. Amuno, Elmetacin, Sigadoc . . . *nichtsteroidales Antiphlogistikum*
Infectocillin **Phenoxymethylpenicillin** . . . . *orales Penicillin*

Infectomycin **Erythromycin** . . . . *Makrolidantibiotikum*
Inflanefran **Prednisolon** . . . . *inhalatives Glukokortikoid*
Ingelan (Salbe) **Isoprenalin** . . . . *β-Mimetikum, ext. Antipruriginosum*
Ingelan Puder **Isoprenalinsulfat, Salicylsäure** . . . . *Antipuriginosum*
Inhacort **Flunisolid** . . . . *Glukokortikoid*
Insidon **Opipramol** . . . . *trizyklisches Antidepressivum*
Instillagel **Lidocain u.a.** . . . . *Urologikum*
Intal **Cromoglicinsäure** . . . . *Antiallergikum*
Ipratropiumbromid Atrovent, Itrop . . . . . *Bronchospasmolytikum, Antiarrhythmikum*
Irtan **Nedocromil** . . . . *Antiasthmatikum*
IS 5 mono-ratiopharm **Isosorbidmononitrat** . . . . *Vasodilatator*
Iscador **Mistelauszüge, u.a.** . . . . *pflanzliches Zytostatikum*
ISDN **Isosorbiddinitrat** . . . . *Vasodilatator*
Ismo **Isosorbitmononitrat** . . . . *Vasodilatator*
Iso Mack / retard **Isosorbiddinitrat** . . . . *Vasodilatator*
Iso-Puren **Isosorbiddinitrat** . . . . *Vasodilatator*
Isocillin **Phenoxymethylpenicillin** . . . . *Oralpenicillin*
Isoconazol Travogen; Travocort (CH) . . . . *Antimykotikum*
Isoglaucon (Augentr.) **Clonidin** . . . . *Sympathomimetikum*
Isoket **Isosorbitdinitrat** . . . . *Vasodilatator*
Isomonit **Isosorbidmononitrat** . . . . *Vasodilatator*
Isoniazid Isozid, Neoteben; Neotizide (A); Rimifon (A, CH) . . . . . . *Tuberkulostatikum*
Isoptin **Verapamil** . . . . *Kalziumantagonist*
Isosorbiddinitrat Isoket, Iso Mack, -Puren, ISDN, Maycor, Isostenase, Nitrosorbon,
    duranitrat Jenacard; Vasorbate (A); Cedocard, Isordil (CH). . . . . . . *Vasodilatator*
Isosorbidmononitrat Ismo, Mono Mack, Coleb, Corangin, Elantan,
    Conpin,Mono Wolff, Monolong . . . . *Vasodilatator*
Isostenase **Isosorbiddinitrat** . . . . *Vasodilatator*
Isradipin Lomir, Vascal . . . . *Kalziumantagonist*
Itraconazol Sempera, Siros. . . . . *Antimykotikum*
Itrop **Ipratropiumbromid** . . . . *Antiarrhythmikum*
Jarsin **Johanniskrautextrakt** . . . . *pflanzl. Psychopharmakum*
Jatrosom-N **Tranylcypromium** . . . . *Antidepressivum, MAO-Hemmer*
Jatrox **Wismutsalicylat + Ca-Carbonat** . . . . *Ulkustherapeutikum*
Jellin (Salbe) **Fluocinolon** . . . . *Glukokortikoid*
Jellin-Neomycin **Neomycin** . . . . *Aminoglykosid -Antibiotikum*
Jenacard **Isosorbiddinitrat** . . . . *Vasodilatator*
Jenacillin V **Phenoxymethylpenicillin** . . . . *Oralpenicillin*
Jenafenac *****Diclofenac** . . . . *nichtsteroidales Antiphlogistikum*
Jodthyrox **Levothyroxin + Kaliumjodid**. . . . . *SD-Hormon + Kaliumsalz*
Josamycin Wilprafen . . . . *Makrolidantibiotikum*
KadeFungin **Clotrimazol** . . . . *Antimykotikum, Gynäkologikum*
Kalitrans **Kalium** . . . . *orales Kaliumpräparat*
Kaliumchlorid Kalinor, Kalium-Duriles; Rekawan retard (A);
    KCl-retard Zyma (CH) . . . . *orales Kaliumpräparat*
Kanamycin Kanamytrex . . . . *Aminoglykosid-Antibiotikum*
Kanamytrex **Kanamycin** . . . . *Aminoglykosid-Antibiotikum*
Kaoprompt H **Kaolin + Pektin** . . . . *Antidiarrhoika-Kombination*
Karil **Calcitonin** . . . . *Hormon*
Katadolon *****Flupirtin** . . . . *starkes Analgetikum*
Keimax **Ceftibuten** . . . . *Cephalosporin*
Keltican N **Cytidin, Uridin-Gemisch** . . . . *Neuraltherapeutikum*
Kendural C **Eisen(II)-sulfat, u.a.** . . . . *Eisenpräparat*
Kepinol **Trimethoprim + Sulfamethoxazol**. . . . . *Sulfonamid-Kombination*
Kerlone **Betaxolol** . . . . *β₁-Blocker*
Ketoconazol Nizoral, Terzolin . . . . *Antimykotikum*
Ketofin Ketof . . . . *Antihistaminikum*

20

Ketoprofen Alrheumun, Orudis;
Profenid (A, CH) . . . . *nichtsteroidales Antiphlogistikum*
Ketotifen Zaditen . . . . *Antiallergikum*
Kirim **Bromocriptin** . . . . *Dopamin-Antagonist*
Klacid **Clarithromycin** . . . . *Makrolidantibiotikum*
Klimonorm **Estradiolvalerat, Levonorgestrel** . . . . *Östrogen-Gestagen*
Klinomycin **Minocyclin** . . . . *Antibiotikum*
Kliogest **Estradiol + Estriol + Norethisteron** . . . . *Östrogen-Kombination*
Kompensan **Al-Na-Carbonat** . . . . *Antazidum*
Kompensan-S **Al-Na-Carbonat + Dimeticon** . . . . *Antazidum, Karminativum*
Kontagripp N **Paracetamol, u.a.** . . . . *Analgetikum*
Korodin **Menthol, Campher, u.a.** . . . . *pflanzl. Kardiakum*
Kreon **Pankreatin** . . . . *Pankreasenzym*
L-Polamidon ***Levomethadon** . . . . *starkes Analgetikum*
L-Thyroxin Henning **Levothyroxin** . . . . *Schilddrüsenhormon*
Lactitol Importal . . . . *Laxans, Ammoniakentgiftung*
Lactuflor ***Lactulose** . . . . *Lebertherapeutikum*
*Lactulose Bifiteral, Lactofalk, Eugalac, Lactuflor; Duphalac (A);
Gatinar (CH) . . . . *Laxans*
Laevilac ***Lactulose** . . . . *Laxans*
Lamictal **Lamotrigin** . . . . *Antiepileptikum*
Lamisil Tabl./Creme **Terbinafin** . . . . *Antimykotikum*
Lamotrigin Lamictal . . . . *Antiepileptikum*
Lanatosid C Cedilanid, Lanitosid . . . . *Herzglykosid*
Lanicor **Digoxin** . . . . *Herzglykosid*
Lanitop β-**Methyldigoxin** . . . . *Herzglykosid*
Lansoprazol Agopton . . . . *Ulkustherapeutikum*
Lantarel **Methotrexat** . . . . *Antimetabolit, Zytostatikum*
Lanzor **Lansoprazol** . . . . *Ulkustherapeutikum*
Laroxyl ***Amitriptylin** . . . . *trizyklisches Antidepressivum*
Lasix ***Furosemid** . . . . *Schleifendiuretikum*
Latamoxef Moxalactam . . . . *Cephalosporin*
Laubeel ***Lorazepam** . . . . *Benzodiazepin*
Laxoberal ***Na-Picosulfat** . . . . *Laxans*
Lederderm **Minocyclin** . . . . *Tetracyclin*
Lederlind ***Nystatin** . . . . *Antimykotikum*
Lefax **Simethicon** . . . . *Karminativum*
Legalon **Silymarin** . . . . *Lebertherapeutikum*
Lemocin **Tyrothricin + Lidocain u.a.** . . . . *Antibiotikum + Lokalanästhetikum*
Lendormin **Brotizolam** . . . . *Benzodiazepin*
Lepinal / Lepinaletten **Phenobarbital** . . . . *Barbiturat*
Leponex **Clozapin** . . . . *Neuroleptikum*
Leptilan ***Valproinsäure** . . . . *Antiepileptikum*
Leukase **Framycetin + Trypsin** . . . . *Antibiotikum + Enzym*
Leuprorelin Enantone . . . . *LH-RH-Antagonist*
Levarterenol (Noradrenalin) Arterenol;
in Rupton (CH) . . . . α-*Mimetikum, Vasokonstriktor*
Levodopa Madopar, Nacom . . . . *Parkinsonmittel*
*Levomepromazin Neurocil; Nozinan (A, CH) . . . . . *Phenothiazin-Neuroleptikum*
*Levomethadon L-Polamidon . . . . *starkes Analgetikum*
Levonorgestrel in Femigoa, Femranette, Klimonorm, Levophta, Microgynon, Minisi-
stron, Oviol, Triette, Trinordiol . . . . *Gestagen*
Levothyroxin Euthyrox, Thevier; Thyrex (A);
Eltroxin (CH) . . . . *Schilddrüsenhormon T₄*
Levothyroxin, Liothyronin Novothyral, Ptothyrid,
Thyreocomb, Thyreotom . . . . *Schilddrüsenhormon-Komb. T₃-T₄*
Lexotanil ***Bromazepam** . . . . *Benzodiazepin*

20

Librium **Chlordiazepoxid** . . . . *Benzodiazepin*
*Lidocain Dentinox, Instillagel, Lidojekt, Xylestesin, Xylocain, Xylanest (A), Xylo-
neural (A, CH) . . . . *Lokalanästhetikum, Antiarrhythmikum*
Lidoflazin Clinium . . . . *Kalziumantagonist*
Limbatril **Amitriptylin + Chlordiazepoxid** . . . . . *Antidepressivum + Benzodiazepin*
Limptar **Chinisulfat + Theophyllin** . . . . . *Muskelrelaxans + Bronchospasmolytikum*
Lincomycin Cillimycin, Albiotic; Lincoin (CH). . . . . *Antibiotikum*
Lindoxyl **Ambroxol** . . . . *Mukolytikum*
Liniplant-Inhalat **Eukalyptusöl, Cajeputöl** . . . . *Antitussivum*
Linola-H (Salbe) **Prednisolon +**
Linolsäure, u.a. . . . . *kortikoidhaltige Dermatika-Kombination*
Lioresal ***Baclofen** . . . . *GABA-Agonist, bei MS verwendet*
Liothyronin Thybon; Trijodthyronin Sanabo (A);
Cynomel (CH) . . . . *Schilddrüsenhormon*
Lipanthyl **Fenofibrat** . . . . *Lipidsenker*
Lipidril **Fenofibrat** . . . . *Lipidsenker*
Lipo-Merz **Etofibrat** . . . . *Lipidsenker*
Lipostabil forte **essentielle Phospholipide + Etofyllin** . . . . *Lipidsenker*
Lipotalon ***Dexamethason** . . . . *Glukokortikoid*
Lipox **Benzafibrat** . . . . *Lipidsenker*
Liprevil **Pravastatin** . . . . *Cholesterolsynthese-Enzym-Hemmer, Lipidsenker*
Liquidepur Liquidum **Extr. Fruct. Sennae aquos.** . . . . *pflanzl. Laxantium*
Liserdol **Metergolin** . . . . *Prolaktinhemmer*
Lisino **Loratadin** . . . . *nicht-sedierendes Antihistaminikum*
Lisinopril Acerbon, Acercomp, Coric; Prinil (CH). . . . . *ACE-Hemmer*
Liskantin **Primidon** . . . . *Antiepileptikum*
Lisurid Dopergin. . . . . *Dopaminagonist, Migränemittel*
Lithiumsalze Quilonum, Hypnorex; Quilonorm (A, CH) . . . . *Antidepressivum*
Locabiosol **Fusafungin** . . . . *Chemotherapeutikum*
Loceryl **Amorolfin** . . . . *Antimykotikum*
Locol **Fluvastatin** . . . . *Lipidsenker*
Lofepramin Gamonil . . . . *Antidepressivum*
Loftan **Salbutamol** . . . . *β-Mimetikum, Broncholytikum, Antihistaminikum*
Lomir **Isradipin** . . . . *Kalziumantagonist*
Lonarid ***Paracetamol + *Kodein** . . . . *Analgetika-Kombination*
Lonazolac Argun . . . . *nichtsteroidales Antiphlogistikum*
Lopalind ***Loperamid** . . . . *Anitdiarrhoikum*
Lopedium ***Loperamid** . . . . *Antidiarrhoikum*
*Loperamid duralopid, Imodium, Lopalind, Lopedium. . . . . *Antidiarrhoikum*
Lopirin **Captopril** . . . . *ACE-Hemmer*
Loprazolam Sonin . . . . *Benzodiazepin*
Lopresor **Metoprolol** . . . . *β-Blocker*
Loracabef Lorafem . . . . *Cephalosporin*
Lorafem **Loracarbef** . . . . *Cephalosporin*
Loratadin Lisino . . . . *nicht-sedierendes Antihistaminikum*
*Lorazepam Tavor, Pro Dorm, Laubeel; Temesta (A,CH) . . . . *Benzodiazepin*
Loretam **Lormetazepam** . . . . *Benzodiazepin*
Lormetazepam Ergocalm, Loretam, Noctamid; Loramet (CH) . . . . . *Benzodiazepin*
Lorzaar **Losartan** . . . . *Antihypertonikum*
Löscalcon **Kalziumcarbonat** . . . . *Kalziumpräparat*
Lösferron **Eisen(II)-gluconat** . . . . *Eisenpräparat*
Lösmag **Magnesiumcarbonat** . . . . *Magnesiumpräparat*
Lovastatin Mevinacor; Mevacor (A). . . . . *HMG-CoA-Reduktasehemmer*
Luctor **Naftidrofuryl** . . . . *muskulotroper Vasodilatator*
Ludiomil **Maprotilin** . . . . *trizyklisches Antidepressivum*
Luminaletten **Phenobarbital** . . . . *Barbiturat*
Luret **Azosemid** . . . . *mittellangwirksames Schleifendiuretikum*

20

Lymphozil
   verschied. pflanzl. Extrakte . . . . . *pflanzliches Immunstimulantia-Kombination*
Lynestrenol Orgametril . . . . *Gestagen*
Lyogen/Depot **Fluphenazin** . . . . *Phenothiazin-Neuroleptikum*
Lyorodin **Fluphenazin** . . . . *Phenothiazin-Neuroleptikum*
Lysin-Acetylsalicylat Delgesic, Aspisol . . . . *Analgetikum*
Maalox, Maaloxan **Al-, Mg-Hydroxid** . . . . *Antazida-Kombination*
Madopar **Benserazid, L-Dopa** . . . . *Parkinsonmittel*
Magaldrat Riopan, Marax . . . . *Antazidum*
Makatussin forte **Dihydrocodein, u.a.** . . . . . . *Antitussivum, Mukolytika-Kombination*
Maliasin **Barbexaclon** . . . . *Antiepileptikum*
Mallebrin **Aluminiumchlorat** . . . . *Antiseptikum*
Maninil **Glibenclamid** . . . . *Sulfonylharnstoff*
Maprotilin Deprilet, Ludiomil . . . . *trizyklisches Antidepressivum*
Marax **Magaldrat** . . . . *Antazidum*
Marcumar **Phenprocoumon** . . . . *Antikoagulans*
Maycor **Isosorbiddinitrat** . . . . *Vasodilatator*
MCP-ratiopharm **Metoclopramid** . . . . *Peristaltikanrreger*
Meaverin **Mepivacain, u.a.** . . . . *Lokalanästhetikum*
Mebhydrolin Omeril . . . . *sedierendes Antihistaminikum*
Medazepam Nobrium, Rudotel . . . . *Benzodiazepin*
Mediabet **Metformin** . . . . *Biguanid*
Medivitan **Vit. B$_1$, B$_{12}$, Folsäure** . . . . *Vitamin-Kombination*
Medivitan N Neuro **Vitamin B$_1$, B$_6$, B$_{12}$** . . . . *Vitaminpräparat*
Medroxyprogesteron Clinofem, Depo-Clinovir; Farlutal (A,CH) . . . . *Gestagen*
Mefenaminsäure Parkemed, Ponalar;
   Ponstan (CH) . . . . *nichtsteroid. Antiphlogistikum*
Mefrusid Baycaron; Bendigon (A) . . . . *Saluretikum*
Megacillin oral **Phenoxymethyl-Penicillin** . . . . *Oralpenicillin*
Megagrisevit **Clostebol** . . . . *Anabolikum*
Megalac Almasilat, -Suspension **Aluminiumoxid, Magnesiumoxid** . . . . *Antazidum*
Melleretten ***Thioridazin** . . . . *Neuroleptikum*
Melleril ***Thioridazin** . . . . *Phenothiazin-Neuroleptikum*
*Melperon Eunerpan; Buronil (A) . . . . *Butyrophenon-Neuroleptikum*
Melrosum Codein **Codein** . . . . *Antitussivum*
Memantin Akatinol Memantine . . . . *Muskelrelaxans*
Mepivacain Meaverin, Scandicain . . . . *Lokalanästhetikum*
Mercaptopurin Puri-Nethol . . . . *Zytostatikum*
Mercuchrom (Externum) **Merbromin** . . . . *Antiseptikum*
Mereprine **Doxylamin** . . . . *Antihistamnikum*
Meresa **Sulpirid** . . . . *nicht-trizyklisches Antidepressivum*
Mesalazin Salofalk, Claversal . . . . *Chemotherapeutikum*
Mesterolon Proviron . . . . *Androgen*
Mestinon **Pyridostigmin** . . . . *Cholinesterasehmmer*
Mestranol in Gestamestrol . . . . *Östrogen*
*Metamizol Analgin, Baralgin M, Novalgin,
   Novaminsulfon . . . . *Analgetikum, Spasmolytikum*
Metamucil **Plantgo-avata-Samenschalen** . . . . *pflanzl. Antidiarrhoikum*
Meteosan **Dimeticon** . . . . *Karminativum*
Meteozym **Pankreatin + Simethicon** . . . . *Pankreasenzym + Karminativum*
Metformin Glucophage, Mediabet . . . . *Biguanid*
Methaqualon Normi-Nox; in Motolon (CH) . . . . *Hypnotikum*
Methimazol (Thiamazol) Favistan; Tapazole (CH) . . . . *Thyreostatikum*
Methotrexat Lantarel, Methotrexat „Lederle" . . . . . . *Antimetabolit, Zytostatikum*
Methyldopa Dopegyt, Presinol,; Aldomet (CH) . . . . . . *Antisympathotonikum, Anti-
   hypertonikum*
Methylergometrin Methergin . . . . *Mutterkornalkaloid*

Methylprednisolon Advantan, Urbason; Medral (CH) . . . .*Glukokortikoid*
Methyprylon Noludar. . . . . *Hypnotikum*
Methysergid Deseril. . . . . *Serotoninantagonist, Migränemittel*
Metifex **Ethacidrinlactat** . . . . *Chemotherapeutikum*
Metildigoxin Lanitop . . . . *Herzglykosid*
Metipranolol Disorat; Beta-Ophtiole (A); Turoptin (CH) . . . . *β-Blocker*
Metixen Tremarit; Tremaril (A) . . . *Parkinsonmittel, Anticholinerg., Neuroleptikum*
Meto Tablinen **Metoprolol** . . . . *β₁-Blocker*
***Metoclopramid** Gastrosil, Gastrotranquil, Paspertin; Imperan (A);
   Primperan (CH). . . . . *Dopaminantag., Antiemet., Peristaltikanreger*
Metypred
   Methylprednisolon-21-Hydrogensuccinat . . . . *nicht-fluorierte Glukokortikoide*
Metofenazat Frenolon . . . . *Phenothiazin-Neuroleptikum*
Metohexal **Metoprolol** . . . . *β-Blocker*
Metoprolol Azumetop, Beloc, Lopresor, Metohexal,
   Meto Tablinen, Prelis, ... *β₁-Blocker*
***Metronidazol** Arelin, Clont, Flagyl. . . . . *Chemotherapeutikum*
Mevinacor **Lovastatin**. . . . . *HMG-CoA-Reduktasehemmer*
Mexe ***Paracetamol + *Kodein** . . . . *Analgetika-Kombination*
Mexiletin Mexitil . . . . *Antiarrhythmikum*
Mexitil **Mexiletin** . . . . *Antiarrhythmikum*
Mezym forte Filmtabl. **Pankreatin** . . . . *Pankreasenzym*
Mg-Al-Silicathydrat Gelusil-Lac . . . . *Antazidum*
Mianserin Tolvin. . . . . *nicht-trizyklisches Antidepressivum*
Miconazol Daktar; Daktarin (A, CH) . . . . *Antimykotikum*
Micristin Tbl. **Acetylsalicylsäure** . . . . *Thrombozytenaggregationshemmer*
Mictonorm **Propiverin** . . . . *Anticholinergikum, Spasmolytikum*
Midodrin Gutron . . . . *Sympathomimetikum*
Migraeflux grün **Paracetamol + *Kodein**. . . . . *Analgetika-Kombination*
Migraeflux orange **Paracetamol, Dimenhydrinat** . . . . *Migränemittel*
Migraene-Neuridal **Paracetamol, Metoclopramid**. . . . .·. . . *kom. Migränemittel*
Migralave **Buclizin + Paracetamol**. . . . . *Migränemittel*
Migräne Kranit mono **Phenanzon**. . . . . *Analgetikum*
Migräne Kranit N **Propyphenaton, Paracetamol, Kodein** . . . . *Analgetikum*
Migränerton **Paracetamol + Metoclopramid** . . . . . . *Analgetikum, Antiemetikum*
Milgamma-100 / NA Drag. **Vitamin B₁ + B₁₂** . . . . *Vitamin B-Kombination*
Milgamma N Kaps. **Vitamin B₁, B₆, B₁₂** . . . . *Vitamin B-Kombination*
Milurit **Allopurinol** . . . . *Urikostatikum*
Miniasal **Acetylsalicylsäure**. . . . . *Thrombozytenaggregationshemmer*
Minipress **Prazosin** . . . . *α-Blocker, Antihypertonikum*
Minirin **ADH** . . . . *antidiuretisches Hormon*
Minitrans **Glycerolnitrat** . . . . *Vasodilatator*
Minocyclin Klinomycin, Aknosan, Lederderm,
   Skid; Minocin (A,CH). . . . . *Tetrazyklin*
Minulet **Ethinylestradiol, Levonorgestrel** . . . . *Östrogen, Gestagen*
Mirfulan Wund-Heilsalbe **Lebertran + Zinkoxid**. . . . . *Wundbehandlungsmittel*
***Misoprostol** Cytotec. . . . . *Prostaglandinderivat, Ulkustherapeutikum*
Mobiforton **Tetrazepam** . . . . *Muskelrelaxans, Benzodiazepin*
Moclobemid Aurorix . . . . *MAO-Hemmer Typ A, Antidepressivum*
Modenol **Butizid + Reserpin u.a.**. . . . . . *Saluretikum + Antihypertonika-Kombination*
Modip **Felodipin** . . . . *Kalziumantagonist*
Moduretik **Hydrochlorothiazid + Amilorid**. . . . . *Diuretika-Kombination*
Mofesal **Mofebutazon + Lidocain**. . . . . . . *Antiphlogistikum + Lokalanästhetikum*
Mogadan **Nitrazepam** . . . . *Benzodiazepin*
Molsidomin Corvaton, Molsihexal; Molsidolat (A) . . . . *Koronartherapeutikum*
Molsihexal **Molsidomin**. . . . . *Koronartherapeutikum*

20

Monapax (Saft/Supp./Tr.)
  verschied. Pflanzenextrakte, u.a. . . . . *Mukolytika-Kombination*
Mono Embolex **Heparinfragment vom Schwein** . . . . *Antikoagulans*
Mono Mack **Isosorbitmononitrat.** . . . . *Vasodilatator*
Mono Praecimed ***Paracetamol.** . . . . *Analgetikum*
Mono Wolff **Isosorbidmononitrat** . . . . *Koronarmittel*
Monoclair **Isosorbitmononitrat.** . . . . *Vasodilatator*
Monoflam ***Diclofenac.** . . . . *nichtsteroidales Antiphlogistikum*
Monolong **Isosorbidmononitrat** . . . . *Vasodilatator*
Monomycin **Erythromycin.** . . . . *Antibiotikum*
Monopur **Isosorbidmononitrat** . . . . *Vasodilatator*
Monostenase **Isosorbidmononitrat.** . . . . *Vasodilatator*
Monuril **Fosfomycin-Trometanol** . . . . *Antibiotikum*
Moronal ***Nystatin** . . . .*Antimykotikum*
***Morphin** u.a. MST Mundipharma . . . . *starkes opioides Analgetikum*
Motilium ***Domperidon** . . . . *Dopaminantagonist, Peristaltikanreger*
Movergan **Selegilin.** . . . . *MAO-Hemmer, Parkinsonmittel*
Moxonidin Cynt, Physiotens. . . . . *α₂-Rezeptoragonist*
MST Mundipharma ***Morphin** . . . . *starkes opioides Analgetikum*
Muciteran **Acetylcystein.** . . . . *Mukolytikum*
Muco Panoral **Bromhexin + Cephaclor.** . . . . *Mukolytikum + Antibiotikum*
Muco Sanigen **Acetylcystein** . . . . *Mukolytikum*
Muco-Aspecton, -broxol **Ambroxol.** . . . . *Mukolytikum*
Mucocedyl, Mucoclear **Acetylcystein.** . . . . *Mukolytikum*
Mucofalk **Plantago afra-Samenschalen** . . . . *pflanzl. Antidiarrhoikum*
Mucophlogat, -solvan, Muco Tablinen **Ambroxol** . . . . *Mukolytikum*
Mucotectan **Ambroxol + Doxycyclin** . . . . *Mukolytikum + Tetrazyklin*
Mucret **Acetylcystein.** . . . . *Mukolytikum*
Mundil **Captopril** . . . . *ACE-Hemmer*
Munobal **Felodipin** . . . . *Kalziumantagonist*
Musaril ***Tetrazepam** . . . . *Myotonolytikum + Benzodiazepin*
Muskel Trancopal **Chlormezanon.** . . . . *Myotonolytikum*
Muskel Trancopal c. codeino
  Chlormezanon + Kodein . . . . *Myotonolytikum + Analgetikum*
Muskel Trancopal comp.
  Chlormezanon + Paracetamol . . . . *Myotonolytikum + Analgetikum*
Mutaflor
  vermehrungsfähige E. coli . . . . . *mikroorganismenhaltiges Magen-Darm-Mittel*
Mycofug **Clotrimazol.** . . . .*Antimykotikum*
Mycospor **Bifonazol** . . . .*Antimykotikum*
Mycospor Nagelset **Bifonazol** . . . .*Antimykotikum*
Mydocalm **Tolperison** . . . . *Myotonolytikum*
Myko Cordes **Clotrimazol** . . . .*Antimykotikum*
Mykofungin Vaginal **Clotrimazol.** . . . .*Antimykotikum*
Mykontral Creme **Tioconazol** . . . .*Antimykotikum*
Mykundex Drg. / Susp. / Heilsalbe **Nystatin** . . . .*Antimykotikum*
Mylepsinum **Primidon** . . . . *Antiepileptikum*
Myofedrin **Oxyfedrin.** . . . . *Koronardilatator*
Myogit ***Diclofenac.** . . . . *nichtsteroidales Antiphlogistikum*
Myrtol Gelomyrtol. . . . . *Mukolytikum*
***N-Butyl-scopolamin** Buscopan. *Spasmolytikum*
NAC 100/200/600 Brause **Acetylcystein** . . . . *Mycolytikum*
Nacom **Carbidopa+Levodopa** . . . . *Parkinsonmittel-Kombination*
Nalidixinsäure Nogram; Negram (A, CH) . . . . . *Chemotherapeutikum, Gyrasehemmer*
Nandrolen Deca-Durabolin . . . .*Anabolikum*
Naproxen Proxen, Dysmenalgit N, Apranax;
  Naprosyn (CH) . . . . *nichtsteroidales Antiphlogistikum*

Natamycin Pimafucin . . . . *Antimykotikum*
Natrilix **Indapamid** . . . . *Diuretikum*
Natriumperchlorat Irenat. . . . . *Thyreostatikum*
Nedocromil Irtan, Tilade . . . . *Antiasthmatikum (Mastzellstabilisator)*
Nedolon P **Kodein + Paracetamol** . . . . *Analgetika-Kombination*
Nehydrin **Dihydroergocristin** . . . . *Vasodilatator*
Neo Tussan **Dextromethorphan** . . . . *Antitussivum*
Neo-Eunomin **Ethinylestradiol + Chlormadinonacetat** . . . . . . *Östrogen + Gestagen*
Neo-Gilurytmal **Prajmalin** . . . . *Antiarrhythmikum*
Neobiphyllin **Proxy- + Dipro- + Theophyllin.** . . . . . *Bronchospasmolytika-Kombination*
Neodorm **Pentobarbital** . . . . *Hypnotikum*
Neogama **Sulpirid** . . . . *nicht-trizyklisches Antidepressivum*
Neomycin Bykomycin, in Dexa-Polyspectran, in Dispadex copm.,
  in Mycinopred; Kaomycin (CH). . . . . *Aminoglykosid-Antibiotikum*
Neomycin comp.-ratiopharm **Neomycin, Bacitracin** . . . . *Antibiotikum*
NeoÖstrogynal **Estradiolvalerat + Estriol** . . . . *Östrogen-Kombination*
Neotri **Xipamid + Triamteren** . . . . *Diuretika-Kombination*
Nephral **Triamteren + Hydrochlorothiazid** . . . . *Diuretika-Kombination*
Nepresol **Dihydralazin** . . . . *direkter Vasodilatator*
Neuralgin N
  ASS + Paracetamol + Coffein . . . . *Analgetika-Kombination + Analeptikum*
Neuranidal **ASS + Paracetamol + Coffein** . . . . *Analgetika-Kombination*
Neuro-Effekton
  Diclofenac + Vitamine B$_1$, B$_6$, B$_{12}$ . . . . *Antiphlogistikum, Vitamin-Kombination*
Neuro-ratiopharm **Vitamine B$_1$, B$_6$, B$_{12}$.** . . . . *Vitamin-Kombination*
Neuro-Vibolex **Vitamine B$_1$, B$_6$, B$_{12}$** . . . . *Vitamin-Kombination*
Neurobion/forte **Vitamine B$_1$, B$_6$, B$_{12}$.** . . . . *Vitamin-Kombination*
Neurocil *****Levomepromazin** . . . . *Phenothiazin-Neuroleptikum*
Neurofenac
  Diclofenac + Vitamine B$_1$, B$_6$, B$_{12}$ . . . . *Antiphlogistikum, Vitamin-Kombination*
Neurothioct **Liponsäure** . . . . *Neuropathiemittel*
Neurotrat **Vitamine B$_1$, B$_6$, B$_{12}$.** . . . . *Vitamin-Kombination*
Nicardipin Antagonil . . . . *Kalziumantagonist*
Nicotinsäure Niconacid . . . . *Vasodilatator, Lipidsenker*
Nif-Ten **Atenolol + Nifedipin** . . . . *β-Blocker + Kalziumantagonist*
Nifeclair, Nifedipat, Nifelat, Nife-Puren,
  NifeHexal, Nifical **Nifedipin**. . . . . *Kalziumantagonist*
*****Nifedipin** Adalat, Besben, Cisday, Cordicant, Corinfar, Corotrend,
  Duranifin, Nifeclair, nife von ct, Nifedipat, Nifehexal, Nifelat, Pidilat,
  Pontuc, -Stada. . . . . *Kalziumantagonist*
Nifurantin **Nitrofurantion + Pyridoxin** . . . . . . *Chemotherapeutikum + Vitamin B$_6$*
Nilvadipin Escor . . . . *Kalziumantagonist*
Nimodipin Nimotop. . . . . *Kalziumantagonist*
Nipolept **Zotepin** . . . . *trizyklisches Neuroleptikum*
Nisoldipin Baymycard. . . . . *Kalziumantagonist*
Nitrangin comp., -Isis, -liquidium **Glyceroltrinitrat** . . . . *Vasodilatator*
Nitrazepam Radedorm, Mogadan, Eatan N, Novanox;
  Mogadon (A, CH). . . . . *Benzodiazepin*
Nitrendipin Bayotensin. . . . . *Kalziumantagonist*
Nitro-Obsidan **Pentaerithyltetranitrat, Propanolol** . . . . *Vasodilatator, β-Blocker*
Nitroderm **Glyceroltrinitrat** . . . . *Nitropflaster*
Nitrofurantoin Furadantin, Nifurantin . . . . *Chemotherapeutikum*
Nitrofurazon Furacin-Sol/ -Streusol . . . . *Chemotherapeutikum*
Nitrolingual, Nitro Mack **Glyceroltrinitrat** . . . . *Koronartherapeutikum*
Nitroprussidnatrium Nipruss; Nipride (A, CH). . . . . . *Antihypertonikum, Vasodilatator*
Nitrosorbon **Isosorbiddinitrat** . . . . *Koronartherapeutikum*
Nivadil **Nivadipin** . . . . *Kalziumantagonist*

20

Nivadipin Nivadil . . . . *Kalciumantagonist*
Nizax Nizatidin . . . . *H_2-Blocker*
Nizoral **Ketoconazol** . . . . *Antimykotikum*
Noctamid *****Lormetazepam** . . . . *Benzodiazepin*
Noctazepam *****Oxazepam** . . . . *Benzodiazepin*
Nolvadex **Tamoxifen** . . . . *Antiöstrogen, Zytostatikum*
Nootrop **Piracetam** . . . . *Neurotropikum*
*****Nordazepam** Tranxillium N. . . . . *Tranquilizer*
Norethisteron Conceplan M, Primolut-Nor, Sovel . . . . *Gestagen*
Norfenefrin Novadral. . . . . α-Mimetikum, Vasokonstriktor
Norfloxacin Barazan, Chibroxin; Zoroxin (A); Noroxin (CH). . . . . . . *Gyrasehemmer*
Norgestimat Pramino . . . . *Gestagen*
Norkotral **Pentobarbital + Promazin** . . . . . *Barbiturat + Phenothiazin-Neuroleptikum*
Normabrain **Piracetam** . . . . *Neurotropikum, durchblutungsförderndes Mittel*
Normalip N **Fenofibrat**. . . . . *Lipidsenker*
Normoc *****Bromazepam**. . . . . *Benzodiazepin*
Nortrilen *****Nortriptylin**. . . . . *Antidepressivum*
*****Nortriptylin** Nortrilen. . . . . *Antidepressivum*
Norvasc **Amlodipin** . . . . *Kalziumantagonist*
Noscapin Capval, in Tussoretard N; Noscalin (CH) . . . . *Antitussivum*
Novadral **Norfenefrin**. . . . . α-Mimetikum, Vasokonstriktor
Novalgin *****Metamizol** . . . . *Analgetikum*
Novaminsulfon-ratiopharm *****Metamizol** . . . . *Analgetikum*
Novanox **Nitrazepam**. . . . . *Benzodiazepin*
Noveril **Dibenzepin**. . . . . *trizyklisches Antidepressivum*
Novodigal β-**Acetyldigoxin**. . . . . *Herzglykosid*
Novoprotect *****Amitriptylin** . . . . *trizyklisches Antidepressivum*
Novothyral **Liothyronin + Levothyroxin** . . . . *Schilddrüsenhormone*
Nystaderm Creme/Paste **Nystatin** . . . . *Antimykotikum*
*****Nystatin** Adiclair, Biofanal Drg, Candio-Hermal Drg. / Susp.,
    Lederlind, Moronal, Nystaderm Creme/Paste, Nystalocal;
    Mycostatin (A,CH). . . . . *Antimykotikum*
Obsidan **Propranolol** . . . . *β-Blocker*
Obsilazin **Propanolol + Dihydralazin**. . . . . β-Blocker + direkter Vasodilatator
Ödemase *****Furosemid** . . . . *Schleifendiuretikum*
Ofloxacin Floxal, Tarivid, Uro-Farivid. . . . . *Gyrasehemmer*
Olbemox **Acipimox** . . . . *Lipidsenker*
Oleomycetin-Prednison
    Chloramphenicol + Prednison . . . . *Antibiotikum + Glukokortikoid*
Olicard **Isosorbidmononitrat** . . . . *Vasodilatator*
*****Omeprazol** Antra, Gastroloc. . . . . *Protonenpumpenhemmer*
Omeril **Mebhydrolin** . . . . *Antihistaminikum*
Omniflora **Lactobact. acidoph., bifidum, E. coli** . . . . *Antidiarrhoikum*
Omnisept **Lactobacillus acidoph.**. . . . . *Antidiarrhoikum*
*****Ondansetron** Zofran . . . . *$5HT_3$-Antagonist, Antiemetikum*
Opipramol Insidon . . . . *trizyklisches Antidepressivum*
Optalidon N **Propyphenazon + Coffein** . . . . *Analgetika-Kombination*
Optalidon 200 *****Ibuprofen**. . . . . *nichtsteroidales Antiphlogistikum*
Optalidon special NOC **Dihydroergotamin + Propyphenazon** . . . . . *Migränemittel*
Optipect Kodein forte **Codein, u.a.** . . . . . *Antitussivum + Mukolytika-Kombination*
Optipect N / Neo **Campher, Menthol, Pefferminzöl** . . . . *Antitussivum*
Opturem *****Ibuprofen**. . . . . *nichtsteroidales Antiphlogistikum*
Orabet **Tolbutamid**. . . . . *Sulfonylharnstoff*
Orciprenalin Alupent Tabl. / Amp. . . . . . . *Broncholytikum, Antiasthmatikum*
Ordinal/forte **Octodrin + Norfenefrin** . . . . *Antihypotonika-Kombination*
Orelox **Cefpodoxim**. . . . . *orales Cephalosporin*
Orfiril *****Valproinsäure** . . . . *Antiepileptikum*

20

Orgametril **Lynestrenol**. . . . . *Gestagen*
Ortoton **Methocarbamol** . . . . *Myotonolytikum, Muskelrelaxans*
Orudis **Ketoprofen** . . . . *nichtsteroidales Antiphlogistikum*
Ospolot **Sultiam** . . . . *Antiepileptikum*
Osyrol-Lasix
   *Spironolacton + *Furosemid . . . . *Aldosteronantagonist + Schleifendiuret.*
Ovestin **Estriol** . . . . *Östrogen*
Oxa von ct **Oxazepam** . . . . *Benzodiazepin*
Oxacillin Cryptocillin . . . . *penicillinasefestes Penicillin*
Oxazepam Adumbran, durazepam, Praxiten;
   Adumbran (A); Anxiolit (CH) . . . . *Benzodiazepin*
Oxedrin Sympatol, Solupen D . . . . *Sympathomimetikum*
Oxiconazol Myfungar, Oceral . . . . *Antimykotikum*
Oxilofrin Carnigen Mono. . . . . *Sympathomimetikum*
Oxitropiumbromid Ventilat . . . . *Anticholinergikum, Bronchospasmolytikum*
Oxycodon Oxygesic . . . . *starkes opioides Anagletikum*
Oxygesic **Oxycodon** . . . . *starkes opioides Analgetikum*
Oxprenolol Trasicor . . . . *β-Blocker*
Oxyphenbutazon Tanderil . . . . *nichtsteroidales Antiphlogistikum*
Oxytetracyclin Terramycin . . . . *Antibiotikum*
P-Mega-Tablinen **Phenoxymethylpenicillin** . . . . *Oralpenicillin*
Paedialgon ***Paracetamol** . . . . *Analgetikum*
Paediathrocin **Erythromycin** . . . . *Antibiotikum*
Paedisup K/S **Paracetamol + Doxylamin** . . . . *Analgetikum + Sedativum*
Palladon **Hydromorphon**. . . . . *starkes opioide Analgetikum*
Pangrol **Pankreatin** vom Schwein . . . . *darmwirksames Enzymppräparat*
Pankreaplex Neu **verschied. pflanzl. Extrakte** . . . . *pflanzl. Karminativum*
Pankreatan/forte **Pankreatin**. . . . . *Pankreasenzym*
Pankreatin Cotazym, Kreon, Pankreon, Panzytrat, Paspertase . . . . *Pankreasenzym*
Pankreoflat **Dimeticon + Pankreatin** . . . . *Karminativum + Pankreasenzym*
Pankreon **Pankreatin** . . . . *Pankreasenzym*
Pankreon comp/forte **Pankreatin, u.a.** . . . . *Pankreasenzym*
Panoral **Cephaclor**. . . . . *Cephalosporin*
Panthenol Tbl. / Amp.
   Dexpanthenol . . . . *Vitamin der B-Gruppe, Epithelisierungsmittel*
Pantoprazol Rifun . . . . *Protonenpumpenhemmer*
Pantozol **Pantoprazol**. . . . . *Magenmittel*
Panzynorm/forte **Pankreatin, u.a** . . . . *Pankreasenzym*
Panzytrat **Pankreatin** . . . . *Pankreasenzym*
Papaverin Paveriwern, Paverysat forte Bürger . . . . *Spasmolytikum*
*Paracetamol -Al, -Cors, ben-u-ron, Captin, Doloreduct, in Ergo-Kranit,
   Kont(r)agripp, in Migraene-Neuridal, Mono Praecimed, Neuranidal, Paedialgon,
   in Treupel comp; Kratofin simplex (A); Acetalgin, Panadol (CH). . . . *Analgetikum*
Paracodin N **Dihydrocodein** . . . . *Antitussivum*
Paractol flüssig **Simethicon + Al-Hydroxid** . . . . *Karminativum + Antazidum*
Paractol Kautabl.
   Dimeticon + Siliziumoxid + Al-Hydroxid . . . . *Karminativum + Antazidum*
*Paraffin in Agarol . . . . *Laxans*
Paramethason Monocortin. . . . . *Glukokortikoid*
Parkotil **Pergolidmesilat** . . . . *Antiparkinsonmittel*
Paromomycin Humatin. . . . . *Aminoglykosid-Antibiotikum*
Paroxetin Tagonis . . . . *Antidepressivum*
Parsal ***Ibuprofen** . . . . *nichtsteroidales Antiphlogistikum*
Paspertase **Pankreatin + Metoclopramid**. . . . . *Enzyme + Prokinetikum*
Paspertin ***Metoclopramid**. . . . . *Antiemetikum, Prokinetikum*
Paveriwern **Papaverin**. . . . . *Spasmolytikum*
Paverysat forte Bürger **Papaverin** . . . . *Spasmolytikum*

20

Pect **Ambroxol** . . . . *Mukolytikum*
Peflacin **Pefloxacin** . . . . *Gyrasehemmer*
Pefloxacin Peflacin . . . . *Gyrasehemmer*
Penbutolol Betapressin, in Betasemid . . . . *β-Blocker*
PenHexal, Penicillat, Penicillin V **Phenoxymethylpenicillin** . . . . *Oralpenicillin*
Penicillin G **Benzylpenicillin** . . . . *i.v.-Penicillin*
Pento-Puren **Pentoxifyllin** . . . . *durchblutungsförderndes Mittel*
Pentobarbital Neodorm, Repocal, Medinox mono, Nembutal . . . . *Barbiturat*
Pentofuryl **Nifuroxazid** . . . . *Chemotherapeutikum*
Pentoxifyllin Trental, Azutrentat,
  Rentylin, Claudicat, Ralofekt. . . . . *durchblutungsförderndes Mittel*
Pentoxyverin Sedotussin. . . . . *Antitussivum*
Pepdul **Famotidin**. . . . . H_2-*Antagonist*
Perazin Taxilan . . . . *Phenothiazin-Neuroleptikum*
Perenterol **Trockenhefe aus Saccharomyces boulardii**. . . . . . . *Magen-Darm-Mittel*
Perindopril Coversum . . . . *ACE-Hemmer*
Perphenazin Decentan; Trilafon (CH) . . . . *Phenothiazin-Neuroleptikum*
Persantin **Dipyridamol** . . . . . *Vasodilatator + Thrombozyten-Aggregations-Hemmer*
Persumbran **Dipyridamol + Oxazepam** . . . . *Vasodilatator + Benzodiazepin*
Pertenso **Propanolol + Hydralazin +
  Bendofluminthiazid** . . . . *β-Blocker + direkter Vasodilatator + Thiazid-Diuretikum*
Phenaemal **Phenobarbital**. . . . . *Barbiturat, Antikonvulsivum*
Phenhydan ***Phenytoin*** . . . . *Antiepileptikum, Antiarrhythmikum*
Pheniramin Avil. . . . . *Antihistaminikum*
Phenobarbital Lepinal, Lepinaletten, Luminaletten, Pheneamal. . . *Antiepileptikum*
Phenolphthalein Agarol . . . . *Laxans*
Phenoxybenzamin Dibenzyran; Dibenzyline (CH) . . . . *α-Blocker*
Phenoxymethylpenicillin Isocillin, Megacillin, Penicillin V, Ospen. . . . . *Oralpenicillin*
Phenprocoumon Falithrom, Marcumar; Marcoumar (A,CH). . . . . . . *Antikoagulans*
Phentolamin Regitin . . . . *α-Blocker, Antihypertonikum*
Phenylbutazon Butazolidin, Ambene, ... *nichtsteroidales Antiphlogistikum*
Phenylephrin Neo-Synephrine, Dignowell, Rhinotussal Saft. . . . *Sympathomimetikum*
Phenytoin Phenhydan, Epanutin, Zentropil . . . *Antiepileptikum, Antiarrhythmikum*
Phlogenzym **Bromelaine + Trypsin + Rutosid** . . . . . *enzymatisches Antiphlogistikum*
Phospholugal **Al-Phosphat** . . . . *Antazidum*
Physiotens **Moxonidin** . . . . *zentraler α-Antagonist, Antihypertonikum*
Phytomenadion Konakion. . . . . *Vitamin K*
Pidilat **Nifedipin**. . . . . *Kalziumantagonist*
Piladren **Pilocarpin + Epinephrin** . . . . *Glaukommittel*
Pilocarpin Pilocarpol, Spersacarpin, Pilomann, Piladren, in Pilopos Augentr.,
  in Timpilo. . . . . *Cholinergikum*
Pimafucin **Natamycin**. . . . . *Antimykotikum*
Pipamperon Dipiperon . . . . *Butyrophenon-Neuroleptikum*
Piracebral **Piracetam** . . . . *Neurotropikum, durchblutungsförderndes Mittel*
Piracetam Cerebroforte, Cuxabrain, Cuxabrain, Nootrop, Normabrain,
  Piracebral; Nootropil (A, CH). . . . . *durchblutungsförderndes Mittel*
Pirbuterol Zeisin . . . . *β-Sympathomimetikum*
Pirenzepin Gastrozepin, Ulcoprotect, Gastricur. . . . . *Ulkustherapeutikum*
Piretanid Arelix . . . . *Schleifendiuretikum*
Pirorheum **Propyphenazon** . . . . *nichtsteroidales Antiphlogistikum*
Pirox von ct **Piroxicam** . . . . *nichtsteroidales Antiphlogistikum*
Piroxicam Brexidol, fasax, Felden/Top, Flexase,
  Pirox von ct. . . . . *nichtsteroidales Antiphlogistikum*
PK-Merz **Amantadin** . . . . *Parkinsonmittel, Virostatikum*
Planum **Temazepam** . . . . *Benzodiazepin*
Plastufer **Eisen(II)-sulfat** . . . . *orales Eisenpräparat*
Plastulen **Eisen(II)-sulfat, u.a.**. . . . . *orales Eisenpräparat*

20

Pleomix B **Pyridoxin + Thiamin + Cyanocobalamin** . . . . *Vitamin-Kombination*
Podomexef **Cefpodoximproxetil** . . . . *Cephalosporin*
Polymycin Dexa-Polyspectran, Mycinopred . . . . *Antibiotikum*
Polypress **Prazosin + Polythiazid**. . . . . *α-Blocker, Vasodilatator*
Polyspectran (Augentr.)
    Polymycin B + Neomycin + Gramicidin . . . . *Antibiotika-Kombination*
Polythiazid Drenusil; Renese (CH). . . . . *Diuretikum*
Pontuc Nifedipin + Dihydoergotoxinmethansulfonat . . . . *Kalziumantagonist*
Posterisan/forte **E. Coli-Bestandteile** . . . . *Hämorrhoidenmittel*
Prajmalin Neo-Gilurytmal . . . . *Antiarrhythmikum*
Pramino **Ethinylestradiol, Norgestimat**. . . . . *Östrogen, Gestagen*
Pravasin **Pravastatin**. . . . . *Cholesterolsynthese-Enzym-Hemmer, Lipidsenker*
Pravidel Bromocriptin . . . . *Parkinsonmittel, Prolaktinhemmer*
Praxiten ***Oxazepam*** . . . . *Benzodiazepin*
Prazepam Demetrin. . . . . *Benzodiazepin*
Prazosin duramipress,
    Minipress, Adversuten. . . . .*peripherer α-Blocker, Antihypertonikum*
Prectal ***Prednison*** . . . . *Glukokortikoid*
Predni-H-Injekt / Tabl., -hexal, -Tablinen
    Prednisolonacetat . . . . *Depotglukokortikoid*
Prednisolon Alpicort-F/N, Decortin H, Dontisolon D, in Mycinopred,
    Scherisolon, Solu-Decortin-H; Ultracorten (CH) . . . . *Glukokortikoid*
Prednison Decaprednil, Decortin, Predni-H-Injekt / Tabl., Rectodelt,
    Ultracorten H; Deltacortil (A). . . . . *Glukokortikoid*
Prelis **Metoprolol** . . . . *β-Blocker*
Prelis comp **Metoprolol + Chlortalidon**. . . . . *β-Blocker + Diuretikum*
Prent **Acebutolol** . . . . *β-Blocker*
Prenylamin Segontin . . . . *Kalziumantagonist*
Prepacol **Bisacodyl** . . . . *Laxans*
Pres **Enalapril**. . . . . *ACE-Hemmer, Antihypertonikum*
Presinol **Methyldopa** . . . . *zentrales α-Mimetikum, Antihypertonikum*
Primaquin **Primaquine** . . . . *Chemotherapeutikum, Malariamittel*
Primidon Liskantin, Mylepsinum; Cyral (A); Mysoline (A, CH). . . . . . . *Antiepileptikum*
Pro-Diaban **Glisoxepid** . . . . *Sulfonylharnstoff*
Procarbazin Natulan . . . . *Zytostatikum*
Procorum Gallopamil . . . . *Kalziumantagonist*
Procyclidin Osnervan . . . . *Parkinsonmittel*
Progastrit **Mg-, Al-Hydroxid** . . . . *Antazida*
Progestogel (Externum) **Progesteron** . . . . *Gestagen*
Proglumetacin Protaxon . . . . *nichtsteroidales Antiphlogistikum*
Progynon C **Ethinylestradiol**. . . . . *Östrogen*
Progynova **Estradiolvalerat** . . . . *Östrogen*
Promazin Sinophenin, Protactyl; Prazine (CH). . . . . . *Phenothiazin-Neuroleptikum*
Promethazin Prothazin liquidum, Atosil; Phenergan (A);
    Sominex (CH). . . . .*Neuroleptikum*
Propafenon Rytmonorm; Rytmonorma (A) . . . . *Antiarrhythmikum*
Propaphenin Chlorpromazin. . . . . *Neuroleptikum*
Propicillin Baycillin, Oricillin . . . . *Oralpenicillin*
Propiverin Mictonorm . . . . *Anticholinergikum, Spasmolytikum*
Propra-ratiopharm **Propranolol** . . . . *β-Blocker*
Propranolol Dociton, Beta-Tablinen, Obsidan, Obsilazin, Indobloc;
    Inderal (CH) . . . . *β-Blocker*
Propulsin ***Cisaprid*** . . . . *Motilität steigerndes Magen-Darm-Mittel*
Propylthiouracil Propycil, Thyreostat II; Prothiucil (A) . . . . *Thyreostatikum*
Propyphenazon Copyrkal N, in Ergo-Kranit, Eufibrom, Optalidon special NOC, Piror-
    heum, Titretta analgica. . . . . *Antipyretikum, Antiphlogistikum, Analgetikum*
Prosiston **Norethisteron + Ethinylestradiol** . . . . *Gestagen + Östrogen*

20

Prospan **Efeublätterextrakt** . . . . *Antitussivum*
Prosta-Urgenin **Sägepalmfrüchteextrakt** . . . . *Urologikum*
Prostaforton N **Brennesselwurzelextrakt** . . . . *pflanzl. Prostatamittel*
Prostagutt mono/forte **Extrakt aus Sägepalmenfrüchten** . . . *pflanzl. Prostatamittel*
Prostasal **Beta-Sitosterin**. . . . . *Urologikum*
Protactyl **Promazin** . . . . *Phenothiazin-Neuroleptikum*
Protaxon **Proglumetacin**. . . . . *nichtsteroidales Antiphlogistikum*
Prothazin liquidum Lsg. ***Promethazin*** . . . . *Phenothiazin-Neuroleptikum*
Prothil **Medrogeston**. . . . . *Gestagen*
Prothipendyl Dominal . . . . *Phenothiazin-Neuroleptikum*
Prothyrid **Liothyronin + Levothyroxin** . . . . *Schilddrüsenhormon*
Proviron **Mesterolon** . . . . *Androgen*
Proxen **Naproxen**. *nichtsteroidales Antiphlogistikum*
Pryleugan Imipramin. . . . . *trizyklisches Antidepressivum*
Psyquil ***Triflupromazin*** . . . . *Phenothiazin-Neuroleptikum*
Pulbil **Cromoglicinsäure** . . . . *Antiallergikum*
Pulmicort **Budenosid** . . . . *Glukokortikoid*
Pulmicret **Acetylcycstein**. . . . . *Mukolytikum*
PulmiDur **Theophyllin** . . . . *Bronchospasmolytikum*
Pyrazinamid Pyrafat . . . . *Tuberkulosemittel*
Pyridostigmin Mestinon . . . . *Cholinesterasehemmer*
Pyridoxin Hepagrisevit forte, Neuro-Vibolex, in Nifurantin. . . . . *Vitamin B_6*
Pyromed ***Paracetamol*** . . . . *Analgetikum*
Quantalan **Cholestyramin** . . . . *Gallensäure*
Querto **Carvedilol** . . . . *β-Blocker*
Quilonum **Lithium** . . . . *Antidepressivum*
Quinapril Accupro, Accuzide . . . . *ACE-Hemmer*
Radedorn **Nitrazepam** . . . . *Benzodiazepin*
Radepur **Chlordiazepoxid** . . . . *Benzodiazepin*
Ralofekt **Pentoxifyllin** . . . . *Purin-Derivat*
Ramipril Delix / plus, Vesdil, ... *ACE-Hemmer*
Raniberl ***Ranitidin***. . . . . *H_2-Blocker*
Ranibeta ***Ranitidin*** . . . . *H_2-Blocker*
Raniprotect ***Ranitidin*** . . . . *H_2-Blocker*
Rani-Puren ***Ranitidin*** . . . . *H_2-Blocker*
Ranitic ***Ranitidin***. . . . . *H_2-Blocker*
Ranitidin Raniberl, Sostril, Zantic . . . . *H_2-Blocker*
Rantudil **Acemetacin** . . . . *nichtsteroidales Antiphlogistikum*
Reasec **Diphenoxylat + Atropin**. . . . . *Antidiarrhoikum*
Recessan **Polidocanol**. . . . . *Lokalanästhetikum, Mund- und Rachentherapeutikum*
Rectodelt ***Prednison*** . . . . *Glukokortikoid*
Refobacin **Gentamicin** . . . . *Aminoglykosid-Antibiotikum*
Remedacen **Dihydrocodein** . . . . *Antitussivum*
Remestan **Temazepam** . . . . *Benzodiazepin*
Remid **Allopurinol** . . . . *Urikostatikum*
Renacor **Enalapril + Hydrochlorothiazid**. . . . . *ACE-Hemmer + Diuretikum*
Rentylin **Pentoxifyllin** . . . . *durchblutungsförderndes Mittel*
Repyril **Aescin** . . . . *nichtsteroidales Antiphlogistikum*
Reproterol Bronchospasmin . . . . . . *β$_2$-Sympathomimetikum, Bronchospasmolytikum*
Resaltex **Reserpin + Hydrochlorothiazid +**
Triamteren . . . . *Antihypertonikum/Diuretika-Kombination*
Reserpin Disalpin, Serpasil, dystologes, Triniton . . . . *Antihypertonikum*
Retacillin comp. **Benzylpenicillin** . . . . *Penicillin*
Retinol/A Oculotect, Ophtol; Avitol (A); Arovit (CH). . . . . *Vitamin A*
Retrovir **Zidovudin** . . . . *Virostatikum*
Rewodina ***Diclofenac*** . . . . *nichtsteroidales Antiphlogistikum*
Rhefluin **Amilorid + Hydrochlorothiazid**. . . . . *Diuretika-Kombination*

Ribomunyl **bakterielle Ribosomen** . . . . *Immunstimulans*
Rifun **Pantoprazol**. . . . . *Protonenpumpenhemmer*
Riopan **Magaldrat**. . . . . *Antazidum*
Ritalin **Methylphenidat-HCl** . . . . *Psychostimulans*
Rivanol **Ethacridin**. . . . . *Desinfiziens/Antiseptikum*
Rivotril **Clonazepam**. . . . . *Antiepileptikum, Benzodiazepin*
Rocaltrol **Calcitriol**. . . . . *Vitamin D*
Rocornal **Trapidil** . . . . *Koronarmittel*
Rohypnol **Flunitrazepam** . . . . *Benzodiazepin*
Roxatidin Roxit . . . . *H₂-Blocker, Ulkustherapeutikum*
Roxit **Roxatidin** . . . . *H₂-Blocker*
Roxithromycin Rulid; Rulide (A). . . . . *Makrolidantibiotikum*
Rudotel **Medazepam** . . . . *Benzodiazepin*
Rulid **Roxithromycin** . . . . *Makrolid-Antbiotikum*
Rythmodul **Disopyramid** . . . . *Antiarrhythmikum*
Rytmonorm **Propafenon** . . . . *Antiarrhythmikum*
Sab simplex **Simethicon**. . . . . *Karminativum*
Sabril **Vigabatrin**. . . . . *Antiepileptikum*
Salazo[sulfa]pyridin = Sulfasalazin Azulfidine, Colo Pleon; . . . . *Chemotherapeutikum*
*Salbutamol Apsomol Dosieraerosol, Broncho Spray, Sultanol, Loftan, Volmac;
   Volmax (CH) . . . . *β-Mimetikum, Bronchodilatator*
Sali-Adalat **Nifedipin + Mefrusid** . . . . *Kalziumantagonist + Diuretikum*
Sali-Aldopur **Spironolacton + Bendroflumethiazid** . . . . *Diuretika-Kombination*
Sali-Prent **Acebutolol + Mefrusid** . . . . *β-Blocker, Diuretikum*
Salicylsäure Aknin-Winthrop, Betadermic, Collomack, ELL-Cranell,
   Guttaplast, Rheumasan-, Squamasol, Salhumin Bad, Verrucid,
   in Volon A Tinktur. . . . . *Keratolytikum, Antiseptikum*
Salofalk **Mesalazin** . . . . *Chemotherapeutikum*
Salviathymol
   verschied. pflanzl. Öle. . . . . . *Antiseptikum, Mund- und Rachentherapeutikum*
Sanasepton **Erythromycin** . . . . *Makrolidantibiotikum*
Sanasthmax, Sanasthmyl **Beclometason** . . . .*Glukokortikoid*
Sanatison Mono **Hydrocortison** . . . *nichthalogeniertes Glukokortikoid, Dermatikum*
Sandimmun **Ciclosporin**. . . . . *Immunsuppressivum*
Santalyt **NaCl + KCl + Glukose + Citrat**. . . . . *Mineralstoffpräparat*
Santax **med. Hefe** . . . . *Antidiarrhoikum*
Saroten ***Amitriptylin**. . . . . *trizyklisches Antidepressivum*
Scandicain ***Mepivacain** . . . . *Lokalanästhetikum*
Sedalipid **Mg-Pyridoxal-Phosphat-Glutaminat** . . . . *Lipidsenker*
Sedariston Konz./Tr.
   Johanniskraut-, Baldrianwurzelextrakt. . . . . *pflanzliches Sedativum*
Sedotussin **Pentoxyverin, u.a.**. . . . . *Antitussivum, Mukolytika-Kombination*
Sedovegan **Phenobarbital, Chinin, Chinidin, u.a.**. . . . . *Sedativum*
Selectol **Celiprolol** . . . . *β₁-Blocker*
Selectomycin **Spiramycin**. *Makrolidantibiotikum*
Selegilin Movergan; Jumex (A); Jumexal (CH). . . . . *MAO-Hemmer Typ B*
Selen Selenase. . . . . *Mineralstoffpräparat*
Semibiocin **Erythromycin**. *Makrolidantibiotikum*
Sempera **Itraconazol** . . . . *Antimykotikum*
Sensit **Fendilin** . . . . *Kalziumantagonist*
Septacord **K-Hydrogenaspartat, Mg-Hydrogenaspartat** . . . . *Kardiakum*
Serenoa ratiopharm **Sägezahnpalmenextrakt**. . . . . *pflanzl. Prostatamittel*
Serevent **Salmeterolxinafoat** . . . . *Broncholytikum*
Seroxat **Paroxetin** . . . . *Psychopharmakon*
Sermion **Nicergolin** . . . . *Secalealkaloid*
Sibelium **Flunarizin** . . . .*Vasodilatator*
Sigabroxol **Ambroxol** . . . .*Mukolytikum*

20

Sigacalm *Oxazepam . . . . *Benzodiazepin*
Sigacimet **Cimetidin** . . . . *H₂-Blocker*
Sigadoc **Indometacin**. . . . . *nichtsteroidales Antiphlogistikum*
Sigadoxin **Doxycyclin**. . . . . *Tetrazyklin*
Sigafenac Gel **Diclofenac** . . . . *nichtsteroidales Antiphlogistikum*
Sigamopen **Amoxicillin** . . . . *Breitbandpenicillin*
Sigamuc **Doxycyclin + Ambroxol** . . . . *Tetrazyklin + Mukolytikum*
Sigamucil **Acetylcystein** . . . . *Mykolytikum*
Sigaperidol *Haloperidol . . . . *Butyrophenon-Neuroleptikum, Dopaminantagonist*
Sigaprim **Trimethoprim + Sulfamethoxazol**. . . . . *Sulfonamid-Kombination*
Silomat **Clobutinol** . . . . *Antitussivum*
Simagel **Almasilat**. . . . . *Antazidum*
*Simethicon sab simplex, Lefax. . . . . *Karminativum*
Simplotan **Tinidazol** . . . . *Chemotherapeutikum*
Simvastatin Denan, Zocor. . . . . . . *Cholesterolsynthese-Hemmer, Lipidsenker*
Sinophenin **Phenothiazin, Promazin** . . . . *Phenothiazin-Neuroleptikum*
Sinquan *Doxepin . . . . *trizyklisches Antidepressivum*
Sinuforton **Anisöl,**
   Primelwurzel-, Thymiankrautextrakt. . . . . *pflanzl. Mukolytika-Kombination*
Sinupret **Rad. Gentianae, u.a.**. . . . . *pflanzl. Mukolytika-Kombination*
Siozwo N **Naphazolin, Pfefferminzöl.** . . . . *Sympathomimetikum*
Siran **Acetylcystein** . . . . *Mukolytikum*
Sirdalud **Tizanidin** . . . . *Muskelrelaxans*
Siros **Itraconazol** . . . . *Antimykotikum*
Sirtal *Carbamazepin . . . . *Antiepileptikum*
Sito-Lande **Sitosterin**. . . . . *Lipidsenker*
Skid **Minocyclin**. . . . . *Antibiotikum*
Skilpin **Al-Hydroxid-Mg-Carbonat, u.a.** . . . . *Antidiarrhoikum*
Sobelin **Clindamycin** . . . . *Antibiotikum*
Soledum Balsam Lösung **Cineol**. . . . . *Mukolytikum*
Solidagoren
   verschied. pflanzl. Extrakte . . . . . . *Diuretikum + Kalziumstoffwechselregulator*
Solosin **Theophyllin**. . . . . *Bronchospasmolytikum*
Solu-Decortin-H **Prednisolon** . . . . *Glukokortikoid*
Solugastril **Al-Hydroxid + CaCO₃** . . . . *Antazida-Kombination*
Sonin **Loprazolam** . . . . *Benzodiazepin*
Sormodren **Bornaprin** . . . . *Anticholinergikum, Parkinsonmittel*
Sostril *Ranitidin . . . . *H₂-Blocker*
Sotahexal **Sotalol** . . . . *β-Blocker, Antiarrhythmikum*
Sotalex **Sotalol** . . . . *β-Blocker, Antiarrhythmikum*
Sotalol Darob, Sotahexal, Sotalex; Sotacor (A). . . . . . *β-Blocker, Antiarrhythmikum*
Sovel **Norethisteronacetat**. . . . . *Gestagen*
Soventol **Bamipin**. . . . . *Antihistaminikum*
Spasmex **Trospiumchlorid** . . . . *Spasmolytikum*
Spasmo-Cibalgin comp S
   Propyphenazon + Drofenin + Codein. . . . . *Spasmolytikum + Analgetikum*
Spasmo-Cibalgin S **Propyphenazon + Drofenin.** . . . . *Spasmolytikum*
Spasmo-lyt **Trospiumchlorid**. . . . . *miktionsbeeinflussendes Mittel*
Spasmo-Mucosolvan **Clenbuterol + Ambroxol** . . . . . *β-Mimetikum + Mukolytikum*
Spasmo-Nervogastrol
   Butinolin + Wismut, u.a.. . . . . *Spasmolytikum, Antazida-Kombination*
Spasmo-Rhoival N **Dicycloverin**. . . . . *miktionsbeeinflussendes Mittel*
Spasmo-Solugastril
   Butinolin + Al-Hydroxid, u.a. . . . . . . *Spasmolytikum, Antazida-Kombination*
Spasmo-Urgenin **Trospiumchlorid, u.a.** . . . . *Spasmolytikum*
Spasuret **Flavoxat**. . . . . *Spasmolytikum*
Spectinomycin Stanilo . . . . *Aminoglykosid-Antibiotikum*

20

Spiramycin Selectomycin, Rovamycine;
Rovamycine (CH) . . . . *Makrolidantibiotikum*
Spiro comp.-ratiopharm, -D-Tablinen, - von ct
*   ***Spironolacton + *Furosemid*** . . . . *Diuretika-Kombination*
Spiro-D-Tablinen ***Spironolacton + *Furosemid***. . . . . . . *Diuretikum-Kombination*
Spironolacton Aldactone, diuraspiron, Osyrol . . . . *Aldosteron-Antagonist*
Spiropent **Clenbuterol** . . . . *Broncholytikum*
Spondylonal α-**Tocopherolacetat u.a.**. . . . . *Vitamin E*
Spondyvit α-**Tocopherolacetat**. . . . . *Vitamin E*
Stangyl **Trimipramin**. . . . . *trizyklisches Antidepressivum*
Staphylex **Flucloxacillin**. . . . . *penicillinasefestes Penicillin*
Stas **Ambroxol** . . . . *Mukolytikum*
Staurodorm Neu **Flurazepam** . . . . *Benzodiazepin*
Sterinor **Tetroxoprim + Sulfadiazin** . . . . *Chemotherapeutikum, Sulfonamid*
Stiemycine **Erythromycin**. . . . . *Antibiotikum*
Stillacor β-**Acetyldigoxin** . . . . *Herzglykosid*
Stilnox **Zolpidem**. . . . . *Hypnotikum/Sedativum*
Streptomycin Streptothenat. . . . . *Aminoglykosid-Antibiotikum*
Strogen **Sägezahnpalmenextrakt**. . . . . *pflanzl. Prostatamittel*
Sucralfat Ulcogant . . . . *Antazidum, Ulkusmittel*
Sulfacetamid Blephamide Augensalbe/Tr.; Beocid (A);
Spersacet (CH) . . . . *Sulfonamid*
Sulfadiazin Flammazine . . . . *Sulfonamid*
Sulfalen Longum . . . . *schwer resorbierb. Sulfonamid*
Sulfamerazin Berlocombin. . . . . *Sulfonamid*
Sulfamethoxazol in Bactrim, in Eusaprim,
Berlocid, Cotrim Hexal, -Puren. . . . . *Sulfonamid*
Sulfametoxydiazin Durenat . . . . *Sulfonamid*
Sulfasalazin Azulfidine. . . . . *Chemotherapeutikum*
Sulfinpyrazon
Anturano; Anturan (A,CH) . . . . . . *Urikosurikum, Thrombo.-Aggregat-Hemmer*
Sulpirid Dogmatil, Meresa,
Neogama . . . . *Dopaminantagonist, nichttrizykl. Antidepressivum*
Sultanol **Salbutamol**. . . . . *β-Mimetikum*
Sultiam Ospolot . . . . *Antiepileptikum*
Sumatriptanhydrogensuccinat Imigran . . . . *Migränemittel*
Supracombin **Trimethoprim + Sulfamethoxazol**. . . . . . *Sulfonamid-Kombination*
Supracyclin **Doxycyclin** . . . . *Tetrazyklin*
Suprax **Cefixim**. . . . . *Cephalosporin*
Surgam **Tiaprofensäure**. . . . . *nichtsteroidales Antiphlogistikum*
Symbioflor I: Str. faecalis; II: E. coli . . . . *Bakterien, Darmregulans*
Sympatol **Oxedrin**. . . . . *Sympathomimetikum*
Synapause **Estriolsuccinat** . . . . *Östrogen*
Synergomycin **Erythromycin + Bromhexin** . . . . *Antibiotikum + Mukolytikum*
Systral **Chlorphenoxamin**. *Antihistaminikum*
Tabalon ***Ibuprofen***. . . . . *nichtsteroidales Antiphlogistikum*
Tachmalcor **Detajmiumbitartrat**. . . . . *Antiarrhythmikum*
Tafil **Alprazolam**. . . . . *Benzodiazepin*
Tagagel, Tagamet **Cimetidin** . . . . H_1-Blocker
Tagonis **Paroxetin** . . . . *Antidepressivum*
Talcid **Hydrotalcit** . . . . *Antazidum*
Talinolol Cordanun. . . . . *β-Blocker*
Talso **Sabalfruchtextrakt** . . . . *pflanzl. Prostatamittel*
Talusin **Proscillaridin** . . . . *Herzglykosid*
talvosilen **Paracetamol + Codein** . . . . *Analgetika-Kombination*
Tambocor **Flecainid** . . . . *Antiarrhythmikum*
Tamoxifen Kessar, Nolvadex . . . . *Antiöstrogen, Zytostatikum*

20

Tamuc **Acetylcystein** . . . . *Mukolytikum*
Tannacomp **Tannin + Ethacridin** . . . . *Antidiarrhoikum + Antiseptikum*
Tannalbin **Tanninalbuminat** . . . . *Chemotherapeutikum, Antidiarrhoikum*
Tantum Benzydamin . . . . *nichtsteroidales Antiphlogistikum*
Tardocillin **Benzathin-Benzylpenicillin** . . . . *Depotpenicillin*
Tardyferon **Eisen(II)-sulfat** . . . . *Antianämikum*
Tarivid **Ofloxacin** . . . . *Gyrasehemmer*
Tavegil **Clemastin** . . . . *Antihistaminikum*
Tavor *Lorazepam** . . . . *Benzodiazepin*
Taxilan **Perazin** . . . .*Phenothiazin-Neuroleptikum*
Tefilin **Tetrazyklin** . . . . *Antibiotikum*
Tegretal *Carbamazepin** . . . . *Antiepileptikum*
Teldane **Terfenadin** . . . . *Antihistaminikum*
Temazepam Planum, Remestan; Levanxol (A); Normison (CH) . . . . . . *Benzodiazepin*
Temgesic *Buprenorphin** . . . . *starkes Analgetikum*
Teneretic **Atenolol + Chlortalidon** . . . .*β-Blocker + Diuretikum*
Tenormin **Atenolol** . . . . *β-Blocker*
Tensiomin **Captopril** . . . . *ACE-Hemmer*
tensobon **Captopril** . . . . *ACE-Hemmer*
tensobon comp **Captopril + Hydrochlorothiazid** . . . . . .*ACE-Hemmer + Diuretikum*
Tensostad **Captopril** . . . . *ACE-Hemmer*
Tepilta **Oxetacain + Al-Hydroxid, u.a.** . . . . . . *Anästhetikum + Antazida-Kombination*
Terazosin Heitrin . . . . *peripherer $α_1$-Blocker*
Terbinafin Lamisil Creme/Tabl. . . . .*Antimykotikum*
Terbutalin Bricanyl, Aerodur,
    Arubendul-Spray. . . . . $β_2$-*Mimetikum, Bronchospasmolytikum*
Terelit **Ambroxol + Doxycyclin** . . . . *Mukolytikum + Antibiotikum*
Terfemundin **Terfenadin** . . . . *Anithistaminikum, Aniallergikum*
Terfenadin Teldane, Hisfedin,
    Terfemundin, Triludan (A) . . . . *nicht-sedierendes Antihistaminikum*
Terramycin **Oxytetracyclin** . . . . *Antibiotikum*
Terzolin **Ketoconazol** . . . .*Antimykotikum*
Tesoprel **Bromperidol** . . . . *Butyrophenon-Neuroleptikum*
Testoviron **Testosteronpropionat** . . . . *Androgen*
Tetra-Gelomyrtol **Myrtol + Oxytetracyclin** . . . . *Mukolytikum + Tetrazyklin*
Tetracosactid Synacthen . . . . *synthetisches ACTH*
Tetrazepam Mobiforton, Musaril. . . . . *Muskelrelaxans + Benzodiazepin*
Tetrazyklin Tefilin, Tetracyclin Wolff; Tetralysal (A);
    Achromycin (CH). . . . . *Antibiotikum*
Theophyllard **Theophyllin** . . . . *Bronchospasmolytikum*
Theophyllin Afonilium, Aerobin, Bronchoretard,
    in Broncho Euphyllin retard, – von ct, Euphylong, PulmiDur, Solosin,
    Uniphyllin; Afonilum (A); Xantirent (CH). . . . . *Bronchospasmolytikum*
Thevier Levothyroxin . . . . *Schilddrüsenhormon*
Thiamazol Favistan; Tapazole (CH) . . . .*Thyreostatikum*
Thiamin Aneurin AS, Benerva, Betabion, Ophtol/N; Bevitol (A);
    Benerva (CH). . . . . *Vitamin B_1*
Thiamphenicol Urfamycine . . . . *Antibiotikum*
Thioctacid, Thiogamma α-**Liponsäure** . . . . *Neural-, Lebertherapeutikum*
*Thioridazin** Melleretten, Melleril . . . .*Phenothiazin-Neuroleptikum*
Thomapyrin
    ASS + Paracetamol + Coffein . . . . *Analgetika-Kombination + Analeptikum*
Thomapyrin
    C **ASS + Paracetamol +Vitamin C** . . . . . . *Analgetika-Kombination + Vitamin C*
Thomasin **Etilefrin** . . . . *Sympathomimetikum*
Thombran **Trazodon** . . . . *nicht-trizyklisches Antidepressivum*
Thrombareduct (Salbe) **Heparin** . . . . *Antikoagulans*

20

Thrombophob/gel **Heparin**. . . . . *Antikoagulans*
Thyreocomb **Levthyroxin, Liothyronin** . . . . *Schilddrüsenhormone T₃, T₄*
Thyreotom **Liothyronin, Levothyroxin** . . . . *Sympathomimetikum*
Tiamon Mono **Codein**. . . . . *Antitussivum*
Tiaprofensäure Surgam. . . . . *nichtsteroidales Antiphlogistikum*
Ticarcillin Aerugipen; Ticarpen (A); in Timenten (CH). . . . . . . *Breitbandpenicillin*
Ticlopidin Tiklyd . . . . *Thrombozytenaggregationshemmer*
Tiklyd **Ticlopidin** . . . . *Thrombozytenaggregationshemmer*
Tilade **Nedocromil**. . . . . *Kortikoid Aerosol, Antiallergikum, Bronchospasmolytikum*
*Tilidin in Valoron N . . . . *starkes Analgetikum*
Timonil ***Carbamazepin** . . . . *Antiepileptikum*
Tinidazol Simplotan; Fasigyn (A, CH) . . . . *Chemotherapeutikum*
Tizanidin Sirdalud . . . . *Muskelrelaxans*
TMS **Trimethoprim + Sulfamethoxazol** . . . . *Sulfonamid-Kombination*
Tobramycin Tobramaxin; Tobrasix (A);
    Obracin (CH) . . . . *Aminoglykosid-Antibiotikum*
Tocopherolacetat Eusovit. . . . . *Vitamin E*
Tofranil **Imipramin** . . . . *nicht-trizyklisches Antidepressivum*
Tolbutamid Orabet . . . . *Sulfonylharnstoff*
Tolid ***Lorazepam** . . . . *Tranquilizer*
Tolnaftat Tonoftal, Sorgoa, Tinatox; Sorgoran (A); Tinactin (CH) . . . . . *Antimykotikum*
Tolperison Mydocalm. . . . . *Myotonolytikum*
Tolvin **Mianserin**. . . . . *Antidepressivum*
Tolyprin **Azapropazon** . . . . *nichtsteroidales Antiphlogistikum*
Topinasal **Budesonid** . . . . *Kortikoid, Rhinologikum*
Topisolon (Salbe) **Desoximethason** . . . . *Glukokortikoid*
Topsym (Salbe) **Fluocinonid** . . . . *Glukokortikoid*
Torasemid Torem, Unat. . . . . *Diuretikum*
Toratex **Ketorolac + Trometamol** . . . . *starkes Analgetikum*
Torem **Torasemid** . . . . *Diuretikum*
Torrat **Metipranolol + Butizid** . . . . *β-Blocker + Diuretikum*
Trama-Dorsch ***Tramadol**. . . . . *starkes opioides Analgetikum*
*Tramadol Trama-Dorsch, Tramadolor,
    Tramagit,Tramal, Tramudin. . . . . *starkes opioides Analgetikum*
Tramadolor, Tramagit, Tramal ***Tramadol** . . . . *starkes opioides Analgetikum*
Tramazolin Biciron, Dexa Biciron, Ellatum . . . . *Sympathomimetikum*
Tramudin ***Tramadol** . . . . *starkes opioides Analgetikum*
Tranquase ***Diazepam** . . . . *Benzodiazepin*
Tranquo-Buscopan
    N-Butylscopolamin + Oxazepam. . . . . *Spasmolytikum + Benzodiazepin*
Transannon comp. **Östrogene + Fluphenazin** . . . . . . *Östrogene + Neuroleptikum*
Transbronchin **Carbocistein** . . . . *Mukolytikum*
Tranxilium **Dikaliumchlorazepat**. . . . . *Benzodiazepin*
Tranylcypromium Jatrosom-N . . . . *Antidepressivum, MAO-Hemmer*
Trapidil Rocornal . . . . *Vasodilatator*
traumanase **Bromelaine** . . . . *Antiphlogistikum*
traumanase-cyclin **Bromelaine + Tetrazyklin**. . . . . . *Antiphlogistikum + Tetrazyklin*
Travocort Creme **Isoconazol + Diflucortolon** . . . . . *Antimykotikum + Glukokortikoid*
Trazodon Thombran; Trittico (A, CH) . . . . *nicht-trizyklisches Antidepressivum*
Trecalmo **Clotriazepam** . . . . *Benzodiazepin*
Tredalat **Nifedipin + Acebutolol**. . . . . *Kalziumantagonist + β-Blocker*
Treloc **Metoprolol + Hydrochlorothiazid +**
    Hydralazin . . . . *β-Blocker + Diuretikum + Vasodilatator*
Tremarit **Metixen** . . . . *Parkinsonmittel*
Trental **Pentoxifyllin** . . . . *durchblutungsförderndes Mittel*
Trepress **Oxprenolol + Hydralazin +**
    Chlortalidon . . . . *β-Blocker + Vasodilatator + Diuretikum*

20

Treupel comp. ***Paracetamol, *Codeinphoshat**. . . . . *Analgetikum*
Treupel N **Paracetamol + Codein + Salicylamid**. . . . . . . *Analgetika-Kombination*
TRI-Normin **Atenolol + Chlortalidon +**
    Hydralazin . . . . *β-Blocker + Diuretikum + Vasodilatator*
Tri-Thiazid Stada **Triamteren + Hydrochlorothiazid** . . . . . . *Diuretika-Kombination*
Tri-Torrat **Metipranolol + Butitid +**
    Dihydralazin . . . . *β-Blocker + Diuretikum + Vasodilatator*
TRIAM Lichtenstein ***Triamcinolon** . . . . *Glukokortikoid*
Triam-Injekt ***Triamcinolon** . . . . *Glukokortikoid*
*Triamcinolon Volon A, Delphicort, Triamhexal, Triam Injekt.,
    TRIAM-Lichtenstein; Ledercort (CH). . . . . *Glukokortikoid*
Triamteren Triamteren comp. . . . . *Diuretikum*
Triamteren comp. **Triamteren, Hydrochlorothiazid**. . . . . *Diuretikakombination*
triazid von ct **Hydrochlorothiatid + Triamteren**. . . . . *Diuretikakombination*
Triazolam Halcion. . . . . *Benzodiazepin*
Trifluoperazin Jatroneural, Jatrosom. . . . .*Phenothiazin-Neuroleptikum*
Trifluperidol Triperidol. . . . .*Butyrophenon-Neuroleptikum*
*Triflupromazin Psyquil . . . .*Phenothiazin-Neuroleptikum*
Trigastril **Al-, Mg-Hydroxid + Ca-Carbonat** . . . . *Antazida-Kombination*
Trihexyphenidyl Artane, Parkopan. . . . .*Parkinsonmittel*
Trimethoprim Bactrim, Berlocid, Berlocombin, Cotrim Hexal, in Eusaprim, Monotrim,-
    Puren, Trimanyl, Trimono. . . . .*Chemotherapeutikum*
Trimipramin Herphonal, Stangyl; Surmontil (CH). . . . . *Antidepressivum*
Trimono **Trimethoprim**. . . . . *Antibiotikum*
Triniton **Dihydralazinsulfat, Hydrochlorothiazid,**
    Reserpin . . . . *komb. Antihypertonikum*
Trisequens **Estradiol + Estriol + Norethisteron** . . . . *Östrogen-Kombination*
Tromantadin Viru-Merz . . . . *Virostatikum*
Tromcardin **K-+ Mg-Hydrogenaspartat** . . . .*Kalium-+ Magnesiumsalz*
Trospiumchlorid Optipyrin, Spasmo-lyt . . . . . *Spasmolytikum, Anticholinergikum*
Truxal **Chlorprothixen** . . . . *Neuroleptikum*
Tryasol- **Codein** . . . . *Antitussivum*
Trypsin Phlogenzym . . . . *Trypsin*
Tulobuterol Atenos . . . . *β-Mimetikum*
Turfa **Triamteren + Hydrochlorothiazid** . . . . *Diuretika-Kombination*
Tussafug **Benproperin** . . . . *Antitussivum*
Tussamag Saft **Thymianfluidextrakt, u.a.**. . . . . *Expektorantia-Kombination*
Tussipect Codein (Tr.) **Codeinphosphat** . . . . *Antitussivum*
Tusso-Basan **Ambroxol**. . . . . *Mukolytikum*
Tussoretard N/Saft **Codein + Noscarpin** . . . . *Antitussiva-Kombination*
Tyzine (Nasentr.) **Tetryzolin** . . . .*Vasokonstriktor*
Ubretid **Distigminbromid** . . . . *Cholinergikum*
Udrik **Trandolapril** . . . . *ACE-Hemmer*
Ulcogant **Sucralfat** . . . . *Antazidum*
Ulcolind H2 **Cimetidin** . . . .*H₁-Blocker*
Ulcoprotect **Pirenzepin**. . . . . *Sekretionshemmer*
Ultralan **Fluocortolon** . . . . *Glukokortikoid*
Unat **Torasemid** . . . . *Diuretikum*
Unilair **Theophyllin**. . . . . *Bronchospasmolytikum*
Uniphyllin **Theophyllin**. *Bronchospasmolytikum*
Uralyt-U **Pentacitrathydrat** . . . . *Harnalkalisierungsmittel*
Urapidil Ebrantil, Alpha-Depressan . . . . *α-Blocker, Antihypertonikum*
Urbason **6-Methylprednisolon** . . . . *Glukokortikoid*
Urem/forte ***Ibuprofen**. . . . . *nichtsteroidales Antiphlogistikum*
Uripurinol **Allopurinol** . . . . *Urikostatikum*
Uro-Nebacetin **Neomycin +**
    Sulfamethizol . . . . *Antibiotika-Kombination, Sulfonamid*

Uro-Pract **Natriumchlorid**. . . . . *Urologikum*
Uro-Ripirin Novum **Emeproniumhydroxid** . . . . *Anticholinergikum*
Uro-Tarivid **Ofloxacin** . . . . *Gyrasehemmer*
Uromykol **Clotrimazol** . . . . *Antimykotikum*
Urospasmon **Nitrofurantoin + Sulfadiazin + Phenazopyridin** . . . . *Urologikum*
Urospasmon sine **Nitrofurantoin +**
   Sulfadiazin . . . . *Chemotherapeutikum + Sulfonamid*
Urtias **Allopurinol** . . . . *Urikostatikum*
Uskan ***Oxazepam** . . . . *Benzodiazepin*
Uvalysat **Auszüge aus Bärentraubenblättern** . . . . *Urologikum*
Uvirgam **verschied. pflanzl. Bestandteile** . . . . *Harnwegstherapeutika*
Uzara **Uzarin** . . . . *pflanzliches Antidiarrhoikum*
V-Tablopen **Phenoxymethylpenicillin**. . . . . *Oralpenicillin*
Vagimid **Metroindazol** . . . . *Chemotherapeutikum*
Valdispert **Baldrianextrakt** . . . . *pflanzliches Sedativum*
Valerina comp.-Hevert **div. pflanzl. Extrakte** . . . . *pflanzl. Sedativum*
Valiquid ***Diazepam**. . . . . *Benzodiazepin*
Valium ***Diazepam** . . . . *Benzodiazepin*
Valocordin N **Phenobarbital** . . . . *Barbiturat*
Valoron N ***Tilidin + Naloxon** . . . . *starkes opioides Analgetikum, Morphinantagonist*
***Valproinsäure** Convulex, Ergenyl, Leptilan, Orfiril. . . . . *Antiepileptikum*
Vancomycin Vancomycin Lilly . . . . *Antibiotikum*
Vascal **Isradipin** . . . . *Kalziumantagonist*
Vasomotal **Betahistin**. . . . . *Histaminderivat, Antiemetikum*
Venalot mono **Cumarin**. . . . . *Antikoagulans*
Ventilat **Oxitropiumbromid** . . . . *Bronchospasmolytikum*
Veradurat **Verapamil** . . . . *Vasodilatator*
VeraHexal, Veramex, Vera von ct **Verapamil**. . . . . *Kalziumantagonist*
Veramex **Verapamil** . . . . *Kalziumantagonist*
Verapamil Azupamil, durasoptin, Falicard, Isoptin, Veradurat, Veramex,
   Veratide, Veroptinstada, ... *Kalziumantagonist*
Veratide **Verapamil + Triamteren +**
   Hydrochlorothiazid, ... *Antihypertonikum + Diuretikum*
Veroptinstada **Verapamil**. . . . . *Kalziumantagonist*
Verospiron ***Spironolacton**. . . . . *Aldosteron-Antagonist, Diuretikum-Kombination*
Vertigo-Vomex **Dimenhydrinat +**
   Nicotinsäure, u.a. . . . . *Antiemetikum + Vasodilatator*
Vertigoheel **Homöopathika** . . . . *Antivertiginosum*
Vesdil **Ramipril**. . . . . *ACE-Hemmer*
Vetren Salbe **Heparin, u.a.**. . . . . *Antikoagulans*
Vibravenös **Doxycyclin** . . . . *Tetrazyklin*
Vigabatrin Sabril. . . . . *Antiepileptikum*
Vigantol **Cholecalciferol** . . . . *Vitamin D*
Vigantoletten **Cholecalciferol** . . . . *Vitamin D*
Viloxazin Vivalan; Vivarint a.H. (A) . . . . *Antidepressivum*
Vindesin Eldisine . . . . *Zytostatikum*
Vinopectin Caviton . . . . *Vasodilatator*
Viru-Merz Tromantadin. . . . . *Virostatikum*
Viruderm **Zinksulfat**. . . . . *Zinkpräparat*
Virunguent P Salbe **Idoxuridin + Prednisolon** . . . . . *Virostatikum + Glukokortikoid*
Virunguent Salbe **Idoxuridin**. . . . . *Virostatikum*
Visadron (Augentr.) **Phenylephrin**. . . . . *Vasokonstriktor*
Visken **Pindolol** . . . . *β-Blocker*
Vistagan (Augentr.) **Levobunolol** . . . . *β-Blocker*
Vitadral Tropfen **Rethinolpalmitat** . . . . *Vitamin A*
Vitaferro Drg. **Eisen (II)-sulfat** . . . . *Eisenpräparat*

20

Vitamin B-Komplex forte ratiopharm
Vitamine B$_1$, B$_2$, B$_6$, B$_{12}$, u.a. . . . . *Vitamin B-Kombination*
Vitamin B$_1$, B$_6$, B$_{12}$ Medivitan N Neuro . . . . *Vitaminpräparat*
Vitamin D$_3$ Ospur D$_3$ . . . . *Vitaminpräparat*
Vitaprint B$_{12}$ **Glutamin + Vitamin B$_{12}$ + Serin** . . . . *Vitamin B$_{12}$*
Vitenur **Acetylcystein** . . . . *Mykolytikum*
Vividrin **Cromoglycinsäure** . . . . *Antiallergikum*
Vividrin comp.
   Cromoglycinsäure + Xylometazolin. . . . . *Antiallergikum + α-Mimetikum*
Vividrin mit Terfenadin **Terfenadin.** . . . . *nicht-sedierendes Antihistaminikum*
Volmac **Salbutamol.** . . . . *Sympathomimetikum*
Volon A **Triamcinolon, Neomycin, Gramicidin** *Glukokortikoid, Antibiotikum, Chemo-
   therapeutikum*
Volon A Tinktur **Triamcinolon, Salicylsäure** . . . . *komb. Antiseptikum*
Volon A, Volon Tabl. **Triamcinolon** . . . . *Glukokortikoid*
Voltaren ophtha ***Diclofenac** . . . . *nichtsteroidales Antiphlogistikum*
Voltaren/Emulgel ***Diclofenac.** . . . . *nichtsteroidales Antiphlogistikum*
Vomacur ***Dimenhydrinat** . . . . *Antiemetikum*
Vomex A ***Dimenhydrinat.** . . . . *Antiemetikum*
Wilprafen **Josamycin.** . . . . *Makrolidantibiotikum*
X-Prep **Extrakt aus Alexandriner Sennesfrüchten** . . . . *Laxans, Diagnostikum*
Xanef **Enalapril** . . . . *ACE-Hemmer, Antihypertonikum*
Xantinolnicotinat Complamin. . . . . *Vasodilatator, Lipidsenker*
Ximovan **Zopiclon** . . . . *Hypnotikum/Sedativum*
Xipamid Aquaphor . . . . *Thiazid-Diuretikum*
Xycloneural **Lidocain** . . . . *Anästhetikum*
Xyloneural Lidocain . . . . *Lokalanästhetikum*
Yohimbin Yohimbin Spiegel . . . . *α$_2$-Blocker, Spasmolytikum, Urologikum*
Ypsiloheel **verschied. pflanzl. Bestandteile** . . . . . . *homöopath. Psychopharmakon*
Yxin (Augentr.) **Tetryzolin** . . . . *Vasokonstriktor*
Zaditen **Ketotifen.** . . . . *Mastzellstabilisator*
Zantic **Ranitidin** . . . . *H$_2$-Blocker*
Zeisin **Pirbuterol** . . . . *β-Sympathomimetikum*
Zentramin Bastian Tbl. **Mg, Phenobarbital, u.a.** . . . . . *Magnesiumpräparat, Barbiturat*
Zentropil ***Phenytoin.** . . . . *Antiepileptikum*
Zinnat **Cefuroxin** . . . . *orales Cephalosporin*
Zithromax **Azithromycin.** . . . . *Makrolidantibiotikum*
Zocor **Simvastatin** . . . . *Cholesterolsynthese-Enzym-Hemmer, Lipidsenker*
Zofran ***Ondansetron** . . . . *5HT3-Antagonist, Antiemetikum*
Zoladex **Goserelin** . . . . *LH-RH-Antagonist, Zytostatikum*
Zolpidem Bikalm, Stilnox . . . . *Hypnotikum/Sedativum*
Zopiclon Ximovan . . . . *Hypnotikum/Sedativum*
Zotepin Nipolept . . . . *Neuroleptikum*
Zovirax **Aciclovir** . . . . *Virostatikum*
Zuclopenthixol Ciatyl-Z, Cloxipol, Sedanxol; Cisordinol (A) . . . . . . *Neuroleptikum*
Zyloric **Allopurinol** . . . . *Urikostatikum*
Zyrtec **Cetirizin** . . . . *Antiallergikum*

20

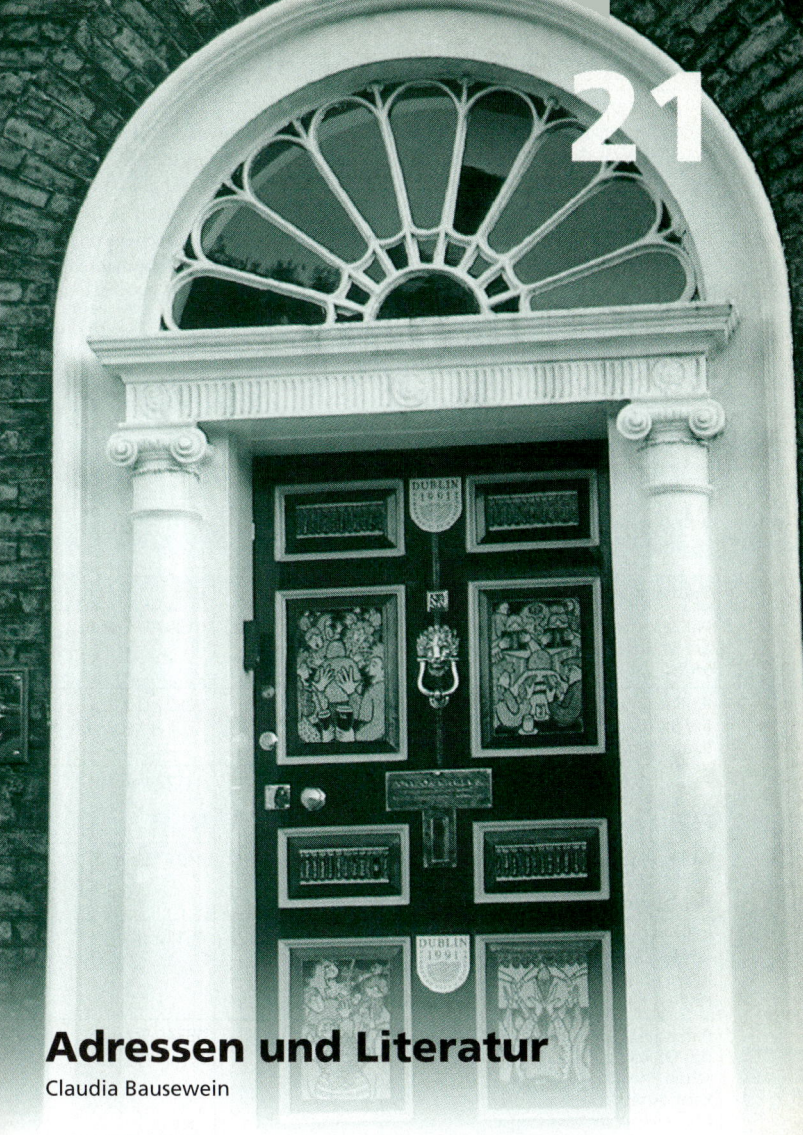

Adressen und Literatur

Claudia Bausewein

In den letzten Jahren wurden ständig neue ambulante und stationäre Einrichtungen gegründet. Da die Hospizbewegung und Palliativmedizin nicht zentral organisiert ist, gibt es auch (noch) keine zentrale Meldestelle für solche neuen Einrichtungen. Auch ein noch so aktuelles Register kann also nicht alle Adressen führen. Eine jährlich aktualisierte Liste wird gemeinsam herausgegeben von der Deutschen Gesellschaft für Palliativmedizin, der Bundesarbeitsgemeinschaft Hospiz und der Deutschen Gesellschaft zum Studium des Schmerzes:

„Palliativmedizin 2000

Stationäre und ambulante Palliativ- und Hospizeinrichtungen in Deutschland"

21.1　Palliativstationen

Auflistung nach Postleitzahlen

Stationsname	Telefon	Straße	Ort
Palliativstation am St. Joseph-Stift	0351/44 40-0	Wintergartenstr. 15–17	01307 Dresden
Palliativstation am St. Carolus Krankenhaus	03581/7 20	Carolusstr. 212	02827 Görlitz
Palliativstation am Städt. Klinikum St. Georg	0341/9092566	Delitzscher Str. 141	04129 Leipzig
Palliativstation am St. Elisabeth Krankenhaus	0341/39590	Biedermannstr. 84	04277 Leipzig
Palliativstation am St. Elisabeth-Krankenhaus Halle	0345/213-30	Mauerstr. 5–10	06110 Halle
Palliativstation des Onkologischen Fachkrankenhauses Marienstift	03774/2650-220	Clara-Zetkin-Straße 72	08340 Schwarzenberg
Palliativstation am Krankenhaus Neukölln	030/6004-2100	Rudowerstr. 48	12313 Berlin

21

Stationsname	Telefon	Straße	Ort
Palliativstation der Charité Campus Virchow-Klinikum	030/4505 3164	Augustenburger Platz 1	13353 Berlin
Palliativstation am Krankenhaus Spandau	030/3387-2661	Neue Bergstr. 6	13578 Berlin
Palliativbereich am Malteser Krankenhaus	030/30001-483	Pillkaller Allee 1	14055 Berlin
Palliativstation am Gemeinschaftskrankenhaus Havelhöhe	030/36501160 oder 36501311	Kladower Damm 221	14089 Berlin
Palliativstation des Evangelisch-Freikirchlichen Krankenhauses Rüdersdorf	033638/83401	Seebad 82–83	15562 Rüdersdorf
Palliativstation des Klinikums Neubrandenburg II Medizinische Klinik	0395/7754353	Wilhelm-Külz-Straße 13	17009 Neubrandenburg
Palliativstation am Klinikum Südstadt	0381/4401644	Südring 81	18059 Rostock
Palliativstation der Klinik Dr. Hancken GmbH	04141/6040	Harsefelder Straße 8	21680 Stade
Palliativstation des Allgemeinen Krankenhauses Barmbeck	040/6385-3720	Rübenkamp 148	22291 Hamburg
Palliativstation im Krankenhaus Rissen	040/81912440	Suurheid 20	22559 Hamburg
Palliativbereich am St. Elisabeth-Krankenhaus Eutin	04521/802461	Plöner Str. 42	23701 Eutin
Palliativstation in der Klinik für Strahlentherapie	0431/597-3075	Arnold-Keller-Str. 9	24105 Kiel

21

Stationsname	Telefon	Straße	Ort
Palliativstation im FEK	04321/405-5550	Friesenstr. 1	24534 Neu-münster
Palliativstation am Katharinen Hospiz am Park	0461/503230	Mühlenstr. 1	24937 Flensburg
Palliativstation der Medizini-schen Klinik am St. Joseph Hospital	0471/4805-340	Wiener Straße 1	27568 Bremer-haven
Palliativstation am Kreiskranken-haus Hameln	05151/97-1207	PF 100 653	31785 Hameln
Klinik für Pallia-tive Tumor-therapie	05252/954625	An der Jordan-quelle 6	33175 Bad Lippspringe
Palliativstation am Städtischen Krankenhaus Gütersloh	05241/832516	Reckenberger Straße 19	33332 Gütersloh
Palliativstation an der Universi-tätsklinik Göttingen	0551/399528	Robert-Koch-Str. 40	37075 Göttingen
Palliativstation Kalesse an der Sonnenberg-Klinik	05652/54940	Hardtstr. 13	37242 Bad Sooden-Allen-dorf
Palliativbereich am Kreiskranken-haus Salzgitter-Lebenstedt	05341/8350	Kattowitzer Straße 191	38226 Salzgitter
Palliativstation des Harz-Klini-kums Wernige-rode GmbH	03943/611274	Ilsenburgerstr. 15	38855 Wernige-rode
Palliativstation des Med. Klinik der Pfeifferschen Stiftungen Magdeburg	0391/8505171	Pfeifferstr. 10	39114 Magde-burg
Palliativstation Tangermünde	039322/940	Schloßfreiheit 7	39590 Tanger-münde

21

Stationsname	Telefon	Straße	Ort
Palliativstation am St.-Johannes Krankenhaus	0231/1843 2413	Johannesstr. 9–17	44137 Dortmund
Palliativstation am Evangelischen Krankenhaus Herne	02323/498-2201	Wiescher-straße 24	44623 Herne
Palliativstation am Elisabeth-Krankenhaus	02361/601-0	Röntgenstraße 10	45661 Reckling-hausen
Palliativstation am Evang. Kran-kenhaus Wesel	0281/106-2350	Schermbekker Landstr. 88	46485 Wesel
Palliativstation im Dr. Mildred Scheel Haus	0221/478-3354 oder 3362	Joseph-Stelz-mann-Straße 9	50924 Köln
Palliativstation am Vinzenz Pallo-tti-Krankenhaus	02204/41525	Vinzenz-Pallotti-Straße 20-24	51429 Bergisch-Gladbach
Palliativstation am Kreiskranken-haus Waldbröl	02291/821470	Doktor-Goldbo-gen-Straße 1-3	51545 Waldbröl
Palliativstation am Kreiskranken-haus Marienhöhe	02405/623283	Mauer-feldchen 25	52146 Würselen
Palliativstation der Robert-Jan-ker-Klinik	0228/72910	Baumschulallee 12-14	53115 Bonn
Palliativstation am Malteser Krankenhaus	0228/6481-468	Von-Hompesch-Straße 1	53123 Bonn
Palliativstation des Krankenhaus Maria Stern	02642/280	Am Anger 1	53424 Remagen
Palliativstation am St. Josef-Hos-pital	02241/801980	Hospitalstraße 45	53840 Troisdorf
Palliativstation des Herz Jesu Krankenhauses	0651/946-2300	Friedrich-Wil-helm Straße 29	54290 Trier

21

Stationsname	Telefon	Straße	Ort
Palliativstation an den Städt. Krankenanstalten Idar-Oberstein	06781/660	Dr.-Ottmar-Kohler-Str. 1	55743 Idar-Oberstein
Palliativeinrichtung am St. Elisabeth Krankenhaus	02631/821201	Friedrich-Ebert-Straße 59	56564 Neuwied
Palliativstation im Katharinen-Hospital	02303/100-3800	Obere Husemannstr. 2	59423 Unna
Evangelisches Hospital für Palliative Medizin	069/2998790	Rechneigrabenstraße 12	60311 Frankfurt am Main
Integrierte Palliativeinheit des Krankenhauses Nordwest	069/76013380	Steinbacher Hohl 2-26	60488 Frankfurt am Main
Palliativstation am St. Michael Krankenhaus	06898/17439	Kühlweinstraße 103	66333 Völklingen
Palliativstation der Vita Natura Klinik	06335/921100	Altschloßstr. 1	66957 Eppenbrunn
Palliativstation Marienhospital	0711/6489-2674	Böheimstraße 37	70199 Stuttgart
Palliativstation Johannes Hospiz am Krankenhaus der Barmherzigen Brüder	089/1797-2901	Romanstraße 93	80639 München
Palliativstation am Städt. Krankenhaus München Harlaching	089/6210-2849 oder 64289664	Sanatoriumsplatz 2	81545 München
Palliativstation am Kreiskrankenhaus Eggenfelden	08721/983-0	Simonsöder Allee 20	84307 Eggenfelden
Palliativstation am Klinikum Kempten-Oberallgäu	0831/530-2226	Memmingerstr. 50–52	87439 Kempten

21

Stationsname	Telefon	Straße	Ort
Palliativstation am Klinikum Kaufbeuren-Oberallgäu	083/41420	Haus Heinzel-mannstr.	87606 Kauf-beuren
Palliativstation Klinikum Bamberg	0951/5032980	Buger Str. 80	96049 Bamberg
Palliativstation am Katholischen Krankenhaus Erfurt	0361/6541150	Kartäuser-straße 64	99084 Erfurt

21.2　　Stationäre Hospizeinrichtungen

Auflistung nach Postleitzahlen

Name	Telefon	Straße	Ort
Hospiz Radebeul	0351/8308675	Augustus-weg 101f	01445 Radebeul
Stadthospiz Cottbus	0355/381520	Bahnhofstraße 62	03046 Cottbus
Hospiz Advena der IFB	0341/486270	Birkenstr. 11	04177 Leipzig
Hospiz am St. Elisabeth-Krankenhaus Halle	0345/225450	Tauben-straße 25-28	06110 Halle
Hospiz der Ricam gGmbH	030/628880-0	Delbrückstr. 22	12051 Berlin
Lazarus Hospiz	030/46705-272	Bernauerstr. 115-118	13355 Berlin
Hospiz am Luise-Henrietten-Stift	03382/768-719	Klosterkirch-platz 17a	14797 Lehnin
Hospiz am Klinikum Südstadt	0381/4401668	Südring 79	18059 Rostock
Hospiz Sinus e.V.	040/4313340	Margareten-str. 36	20357 Hamburg
Hamburg Leucht-feuer Hospiz	040/317780-0	Simon-von-Utrecht-Str. 4d	20359 Hamburg

21

Name	Telefon	Straße	Ort
St. Marianus - Zentrum für Schwerkranke	04131/925150	Schlöpkeweg 8	21357 Bardowick
Hamburger Hospiz	040/3903031	Max-Brauer-Allee 133	22765 Hamburg
Hospiz „Rickers-Kock-Haus"	0451/8720353	Moislinger Allee 75a	23558 Lübeck
Hospiz Haus Porsefeld	04331/14350	Mühlengraben 2	24768 Rendsburg
Hospiz St. Peter	0441/229-1399	Georgstr. 23	26121 Oldenburg
Hospiz Luise	0511/9504000	Brakestraße 2d	30559 Hannover
Sozialzentrum Misburg e.V.	0511/959830	Dietger-Ederhof-Weg 4	30629 Hannover
Hospiz „Mutter der Barmherzig-keit"	05251/102201	Gesellenhaus-gasse 1	33098 Paderborn
Stationäres Hospiz Haus Zuversicht	0521/1446180	Bethelweg 25	33617 Bielefeld
St. Elisabeth-Hospiz	06421/935040	Rotenberg 60	35037 Marburg
Haus Rudolf - Kurzzeitpflege-heim	06471/51393	Obergasse 5	35781 Weilburg
Hospiz an der Lutter	0551/3834410	An der Lutter 26	37075 Göttingen-Wende
Evang. Hospiz Stendal	03931/662283	Wendstr. 31	39576 Stendal
Hospiz am Ev. Krankenhaus Düsseldorf	0221/9194-900	Kirchfeld-straße 40	40217 Düsseldorf
Caritas-Hospiz	0221/9808888	René-Schickele-Straße 8	40595 Düsseldorf
Franziskus Hos-piz Hochdahl	02104/93720	Trills 27	40699 Erkrath
Hospiz St. Christophorus	02161/21737	Rathausstraße 19	41061 Mönchen-gladbach
Augustinus Hospiz Neuss e.V.	02131/129544	Augustinus-straße 46	41464 Neuss

21

Name	Telefon	Straße	Ort
Marienheim Hospiz Kaarst e.V.	02131/797520	Giemesstr. 4a	41564 Kaarst
Hospiz der Hermann-Josef-Stiftung	02431/890	Goswinstr. 28	41812 Erkelenz
Palliatives Hospiz PHOS e.V. (Tageshospiz)	0212/5472700	Gotenstr. 1	42653 Solingen
Malteser Hospiz St. Christophorus (Tageshospiz)	0231/7380710	Hohe Eiche 29	44229 Dortmund
Hospiz St. Hildegard	0243/3079023	Königsallee 135	44789 Bochum
Hospiz Essen-Steele e.V.	0201/8052740	Hellweg 102	45276 Essen-Steele
Hospiz Cosmas und Damian	0201/6091150	Laarmannstraße 14	45359 Essen
Hospiz zum Heiligen Franziskus	02361/60930	Röntgenstraße 39	45661 Recklinghausen
Elisabeth-Hospiz	02363/4021	St. Vincenz-Straße 6	45711 Datteln
Haus vom Guten Hirten	02871/9580	Karolinger Str. 65	46395 Bocholt
Malteser Hospiz St. Raphael	0203/755-2000	Remberger Str. 36	47259 Duisburg
Hospiz „Haus Sonnenschein"	02843/179189	Orsoyer Str. 55	47495 Rheinberg
Hospiz Lebens-Haus Münster gGmbH	0251/64624	Dorbaumstr. 215	48157 Münster
Osnabrücker Hospiz	0541/3505550	Johannisfreiheit 7	49074 Osnabrück
Hospiz „St. Anna"	04443/892-420	Clemens-August-Str. 12	49413 Dinklage
Hospiz-Wohnung der kath. Kirchengemeinde Lemförde	05443/997093	Am Burggraben 20	49448 Lemförde
St. Katharinen-Hospiz	02234/5020	Kapellenstr. 1 - 5	50226 Frechen

21

Name	Telefon	Straße	Ort
Hospiz für Palliative Therapie	0221/9746200	Altonaerstr. 63	50737 Köln
Stationäres Hospiz am Vinzenz Palotti Hospital	02204/41-0	Vinzenz-Palotti-Str. 20 - 24	51429 Bergisch Gladbach
Hospiz Haus Hörn	0241/81045-47	Johann-von-den-Driesch Weg 4	52074 Aachen
Hospiz am St. Augustinus Krankenhaus	02421/599860	Renkerstr. 45	52355 Düren-Lendersdorf
St. Anna Hospiz	02404/987723	Bettendorfer Str. 30	52477 Alsdorf
Elisabeth-Hospiz GmbH	02246/1060	Ühmichbad 5	53797 Lohmar
Hospiz Stella Maris	02443/98140	Bruchgasse 10	53894 Mechernich
Koblenzer Hospiz St. Martin	0261/1004900	Kurfürstenstr. 80	56068 Koblenz
Ev. Hospiz Siegerland	0271/331051	Wichernstr. 48	57074 Siegen
St. Elisabeth Hospiz	02723/5037	Uferstraße 2	57368 Lennestadt
Kinderhospiz Balthasar	02761/926541	Maria-Theresia-Str. 30a	57462 Olpe
Ilsa Maria Wuttke Haus	02304/943680	Alter Dortmunder Weg	58239 Schwerte
Amalie-Sieveking-Haus	02351/361050	Sedanstraße 12	58507 Lüdenscheid
Hospiz „Mutter Teresa"	02374/54-555	Hagenerstr. 121	58642 Iserlohn
Stationäres Hospiz	02382/806463	Im Nonnengarten 10	59227 Ahlen
Hospiz Raphael	02931/806650	Hellefelderstr. 27	59821 Arnsberg
Franziskushaus	069/9443680	Sandweg 57	60316 Frankfurt am Main
Hospiz Advena der IFB	0611/976200	Baumgarten 5	65205 Wiesbaden
Paul-Marien-Hospiz am Ev. Krankenhaus	0681/3886216	Großherzog-Friedrich-Straße 44	66111 Saarbrücken

21

Name	Telefon	Straße	Ort
Hospiz am Wilhelminenstift	06232/221689	Hildegardstraße 26	67346 Speyer
Hospiz Louise	06221/526520	Kaiserstraße 21	69115 Heidelberg
Hospiz Stuttgart	0711/2374153	Staffenbergstraße 22	70184 Stuttgart
Stationäres Hospiz Weinsberg	07134/8567	Kernerstr. 13	74189 Weinsberg
Hospiz Sonnenlicht	07202/8625	Buchenweg 25	76307 Karlsbad-Auerbach
Hospiz Karfanaum	07221/213-325	Dr.-Rumpf-Weg 7	76530 Baden Baden
Haus Maria Frieden	07837/92960	Auf der Hub 1	77784 Oberhamersbach
St. Vinzenz-Hospiz	0821/26165-0	Nebelhornstraße 25	86163 Augsburg
Hospiz im Franziskuszentrum	07541/9234111	Franziskusplatz 1	88045 Friedrichshafen
Hospizzentrum Haus Brög z. Engel	08382/944374	Ludwig-Kick-Str. 30	88131 Lindau
Hospizstation am Diakoniezentrum Nürnberg-Mögeldorf	0911/9954170	Ziegenstr. 33	90482 Nürnberg
Hospiz „Haus Xenia"	0911/9598050	Thumenberger Weg 96	90491 Nürnberg
Hospizappartement St. Thekla	0931/80484-0	Sonnenstraße 18	97072 Würzburg

21

21.3   Überregionale Organisationen

Organisation	Telefon	Straße	Ort
Deutsche Gesellschaft für Palliativmedizin e.V. (DGP)	0228/6481361	Von-Hompesch-Str. 1	53123 Bonn
Bundesarbeitsgemeinschaft Hospiz	0241/599472	Renkerstr. 45	52355 Düren
European Association of Palliative Care (EAPC)	(0039)-(02)-2390792	Instituto Nazionale Die Tumori Via Venezian 1	230133 Milano Italien
Hospice Information Service, St. Christopher's Hospice	(0044)-(0)181-7789252	51- 59 Lawrie Park Road, Sydenham	London SE26 6DZ, England

21.4   Fortbildungseinrichtungen

Organisation	Telefon	Straße	Ort
Dr. Mildred Scheel Akademie	0221/4783376	Joseph-Stelzmann-Str. 9	50931 Köln
Zentrum für Palliativmedizin	0228/6481-539	v. Hompesch-Str. 1	53123 Bonn
ALPHA* Rheinland	0228/746547	v. Hompesch-Str. 1	53123 Bonn
ALPHA* Westfalen	0251/230848	Salzburgweg 1	48145 Münster
Akademie für Palliativmedizin, Palliativpflege und Hospizarbeit	089/130180-1	Rotkreutzplatz 2a	80634 München
IFF - Palliative Care und Organisationales Lernen	(0043)015269688	Westbahnstr. 40/6	1070 Wien
Education Centre of St. Christopher's Hospice	(0044)-(0)181-7789252	51- 59 Lawrie Park Road, Sydenham	London SE26 6DZ England

21

Organisation	Telefon	Straße	Ort
Sobell Study Centre		Sir Michael Sobell House Churchill Hospital	Oxford OX3 7LJ England
Trent Palliative Care Centre	0044-(0)114/ 2620174	Sykes House, Little Common Lane, Abbey Lane	Sheffield S11 9NE, England

* Ansprechstelle im Land Nordrhein-Westfalen zur Pflege Sterbender, Hospizarbeit und Angehörigenbegleitung

21.5 Selbsthilfegruppen

Organisation	Telefon	Straße	Ort
Deutsche Aids-Hilfe e.V.	030/690087-0	Dieffenbach-str. 33	10967 Berlin
Ileostomie/ Colo-stomie, Deutsche ILCO e.V. Bundes-geschäftsstelle	08161/84911	Kepserstr. 50	85356 Freising
Frauenselbsthilfe nach Krebs e.V., Bundesverband	0621/24434	B6, 10/11	68159 Mannheim
Deutsche Krebs-gesellschaft e.V.	069/6300960	Hanauer Landstr. 194	60314 Frankfurt/ Main
Deutsche Krebs-hilfe e.V.	0228/729900	Thomas-Mann-Str. 40	53111 Bonn
Krebsinformati-onsdienst (KID) am Deutschen Krebsforschungs-zentrum Heidel-berg	06221/410121	Im Neuenheimer Feld 280	69120 Heidelberg
Deutsche Gesell-schaft für Mus-kelkranke (DGM) e.V., Bundesge-schäftsstelle	0761/277932	Rennerstr. 4	79106 Freiburg
Deutsche Schmerzhilfe e.V.	040/465646	Woldsenweg 3	20249 Hamburg

21

21.6　Trauerbegleitung

Organisation	Telefon	Straße	Ort
TAU e.V. Bundesweites Netzwerk von Trauerbegleiter-Innen	0711/831912	Huttenstr. 30	70499 Stuttgart
M.I.T. Münchner Institut für Trauer-pädagogik	089/74548120	Grabmannstr. 19	81476 München
Akademie für menschliche Begleitung (AMB) Jorgos Canacakis	0201/442469	Goldammer-weg 9	45134 Essen
Evang. Akademie Nordelbien	045/5180090	Marienstr. 31	23795 Bad Segeberg
Verwaiste Eltern e.V. Deutschland	040/3355056-44	Esplanade 15	20354 Hamburg
Private Trauer-akademie Fritz Roth	02202/93580	Kürtenerstr. 10	51465 Bergisch Gladbach

21.7　Literatur

■ Bücher

Palliativmedizin, Symptomkontrolle, Hospizarbeit

- Aulbert, Eberhard; Zech Detlev (Hrsg.): Lehrbuch der Palliativmedizin, Schattauer Verlag 1997
- Doyle, Derek: Hauspflege bei unheilbar Kranken, Thieme Verlag, 1990
- Doyle, Derek; Geoffrey Hanks, Neil MacDonald: Oxford Textbook of Palliative Medicine, Oxford University Press, Oxford New York Tokyo 1993
- Higginson, Irene (Ed.): Clinical Audit in Palliative Care, Radcliffe Medical Press, Oxford and New York 1993
- Jage, Jürgen: Medikamente gegen Krebsschmerzen, Edition Medizin VCH Verlagsgesellschaft Weinheim 1991

21

- Kaye, Peter: A to Z of Hospice and Palliative Medicine, EPL Publications Northampton 1994
- Keseberg, Adalbert; Schrömbgens, Hans-Heinz: Hausärztliche Betreuung des Schwerkranken und Sterbenden, Hippokrates Verlag Stuttgart 1995
- Klaschik, Eberhard; Nauck Friedemann (Hrsg.): Palliativmedizin heute, Springer-Verlag Berlin Heidelberg New York
- Neuberger, Julia: Die Pflege Sterbender unterschiedlicher Glaubensrichtungen, Ullstein Mosby, Berlin/Wiesbaden 1995
- Regnard, Claude; Hockley, Jo: Flow Diagrams in Advanced Cancer and Other Diseases, Edward Arnold London Boston Melbourne Auckland 1995
- Regnard, Claude; Tempest, Sue: A Guide to Symptom Relief in Advanced Cancer, 3rd Edition, Haigh and Hochland Ltd Manchester 1992
- Twycross, Robert
    - Symptom Management in Advanced Cancer, Radcliffe Medical Press, Oxford and New York 1995
    - Introducing Palliative Care, Radcliffe Medical Press, Oxford and New York 1995
    - Pain Relief in Advanced Cancer, Churchill Livingstone Edinburgh London Madrid Melbourne New York Tokyo 1994
- Twycross, Robert; Lack Sylvia
    - Therapeutics in Terminal Cancer, Second Edition, Churchill Livingstone Edinburgh London 1990
    - Control of Alimentary Symptoms in Far Advanced Cancer, Churchill Livingstone Edinburgh London 1986
- Waller, Alex; Caroline, Nancy: Handbook of Palliative Care in Cancer, Butterworth-Heinemann Boston Oxford 1996
- World Health Organisation:
    - Cancer pain relief, Genf 1986
    - Cancer pain relief and palliative care, Genf 1990
    - Symptom relief in terminal illness, Genf 1998
- Zenz, Michael; Jurna, I.: Lehrbuch der Schmerztherapie, Wissenschaftliche Verlagsgesellschaft, Stuttgart 1993.

Trauer

- Canacakis, Jorgos
    - Ich begleite dich durch deine Trauer, Kreuz Verlag, Stuttgart 1990
    - Ich sehe deine Tränen, Kreuz Verlag, Stuttgart 1987
- Kast, Verena
    - Trauern. Phasen und Chancen des psychischen Prozesses. Kreuz Verlag, Stuttgart 1982
    - Der schöpferische Sprung. Vom therapeutischen Umgang mit Krisen. Walter Verlag Olten, 1987

21

- Parkes, Colin Murray: Bereavement. Studies of grief in adult life. Penguin Books, London 1998
- Schibilsky, Michael: Trauerwege. Beratung für helfende Berufe. Patmos Verlag, Düsseldorf 1989
- Worden, William: Beratung und Therapie in Trauerfällen, Verlag Hans Huber, Bern 1987.

■ Zeitschriften

- Palliative Medicine, Arnold, Hodder Headline PLC, London
- Journal of Palliative Care, Clinical Research Institute of Montreal, Canada, Centre of Bioethics
- European Journal of Palliative Care, Hayward Medical Communications, Newmarket, England
- Journal of Pain and Symptom Management, Elsevier Science, New York
- Progress in Palliative Care, Leeds Medical Information
- Info Kara, Herausgeber Schweizerische Gesellschaft für palliative Medizin, Pflege und Begleitung.

21

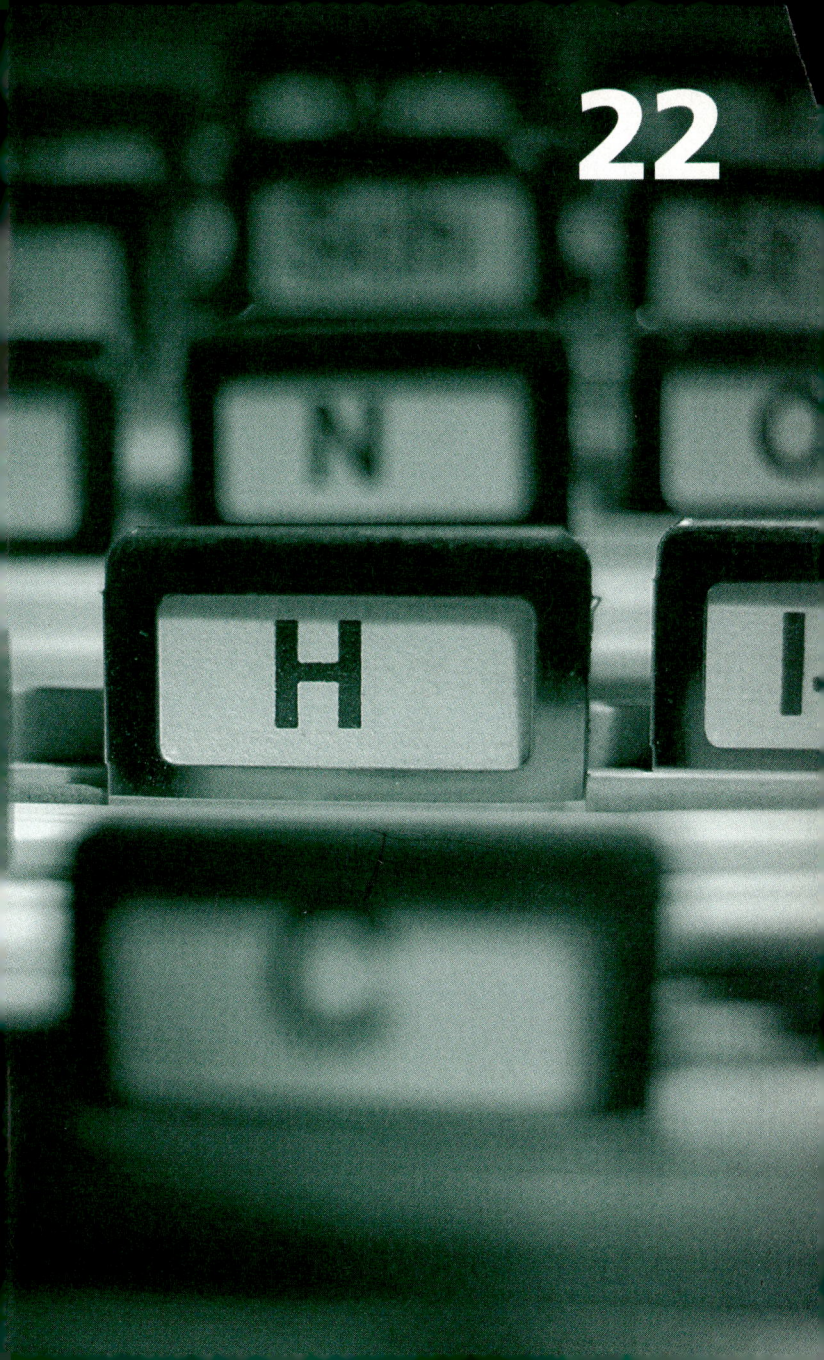

22

Verzeichnis wichtiger Telefonnummern

Medizinische Hilfen	
Schmerztherapie bzw. Schmerzambulanz	
Anästhesie	
Innere Med.	
Endoskopie	
Ultraschall	
Onkologie	
Chirurgie	
Knochen	
Abdomen	
Orthopädie	
Röntgen	
Strahlentherapie	
Tumorzentrum	
Andere Konsiliardienste	
1	
2	
3	
Physikalische Therapie	
Andere Therapeuten	
1	
2	
3	
Pflegedienstleitung	
Apotheke	
Medizintechnik	
Soziale Hilfen	
Küche	
Diätberatung	
Sozialdienst	
Supervision	
Krankentransporte	
Fußpflege	
Frisör	
Zusammenarbeit mit Palliativeinrichtungen	
Aufnahmearzt	
Palliativstation	
Hospizvereine	
1	
2	